胆胰疾病
——现状与进展

主　编：赵　秋　邓长生

副主编：袁玉峰　徐海波　王红玲　王晓艳

人民卫生出版社

图书在版编目(CIP)数据

胆胰疾病:现状与进展/赵秋,邓长生主编.
—北京:人民卫生出版社,2019
ISBN 978-7-117-27498-2

Ⅰ.①胆… Ⅱ.①赵…②邓… Ⅲ.①胆道疾病-诊疗②胰腺疾病-诊疗 Ⅳ.①R575②R576

中国版本图书馆 CIP 数据核字(2019)第 034053 号

人卫智网 www.ipmph.com	医学教育、学术、考试、健康,
	购书智慧智能综合服务平台
人卫官网 www.pmph.com	人卫官方资讯发布平台

胆胰疾病——现状与进展

主　　编:赵　秋　邓长生
出版发行:人民卫生出版社(中继线 010-59780011)
地　　址:北京市朝阳区潘家园南里 19 号
邮　　编:100021
E - mail:pmph @ pmph.com
购书热线:010-59787592　010-59787584　010-65264830
印　　刷:三河市潮河印业有限公司
经　　销:新华书店
开　　本:787×1092　1/16　印张:35
字　　数:874 千字
版　　次:2019 年 5 月第 1 版　2019 年 9 月第 1 版第 2 次印刷
标准书号:ISBN 978-7-117-27498-2
定　　价:158.00 元

打击盗版举报电话:010-59787491　E-mail:WQ @ pmph.com
(凡属印装质量问题请与本社市场营销中心联系退换)

编　者（以姓氏汉语拼音为序）

成　伟（湖南省人民医院）

程　斌（华中科技大学同济医学院附属同济医院）

邓长生（武汉大学中南医院）

丁佑铭（武汉大学人民医院）

丁　震（华中科技大学同济医学院附属协和医院）

范　彦（武汉市中心医院）

龚　彪（上海中医药大学附属曙光医院）

何　勇（武汉大学中南医院）

何跃明（武汉大学中南医院）

江　平（武汉大学中南医院）

李　锟（武汉大学中南医院）

李开艳（华中科技大学同济医学院附属同济医院）

廖宇圣（武汉市中心医院）

陆明军（武汉大学人民医院）

秦仁义（华中科技大学同济医学院附属同济医院）

沈关心（华中科技大学同济医学院基础医学院）

覃　华（华中科技大学同济医学院附属同济医院）

谭诗云（武汉大学人民医院）

唐胜利（武汉大学中南医院）

王　斌（湖北医药学院附属人民医院）

王　维（中南大学湘雅三院）

王　瑜（华中科技大学同济医学院附属同济医院）

王红玲（武汉大学中南医院）

王昆华（昆明医科大学第一附属医院）

王晓艳（中南大学湘雅三院）

吴河水（华中科技大学同济医学院附属协和医院）

熊枝繁（华中科技大学同济医学院附属梨园医院）

徐国斌（武汉大学中南医院）

徐海波（武汉大学中南医院）

尹新民（湖南省人民医院）

俞亚红（华中科技大学同济医学院附属同济医院）

袁玉峰（武汉大学中南医院）

张中林（武汉大学中南医院）

赵　秋（武汉大学中南医院）

周福祥（武汉大学中南医院）

邹多武（上海交通大学医学院附属瑞金医院）

邹晓平（南京大学医学院附属鼓楼医院）

秘　书

刘　静（武汉大学中南医院）

常　莹（武汉大学中南医院）

罗璐瑶（武汉大学中南医院）

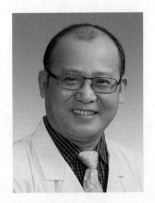

赵　秋

　　武汉大学中南医院消化内科教授、主任医师、博士生导师,任武汉大学中南医院内科及内科教研室主任、消化内科主任、消化内镜中心主任;湖北省肠病临床研究中心主任;中华医学会消化内镜学分会委员、中国医师协会消化内镜专业委员会副主任委员,中华医学会消化内镜学分会 ERCP 学组主要成员;湖北省消化内镜学会副主任委员,武汉医学会消化专业委员会主任委员;《中华胰腺病杂志》《中华消化内镜杂志》《临床肝胆杂志》等编委;主持和参与国家自然科学基金、国家重点研发计划、湖北省技术创新专项重大项目等国家和省市课题十余项;参与《消化疾病诊疗指南》(第 3 版副主编)、《肝脏病学》《肝病治疗学》《肝胆外科学》《消化病免疫学》等多本专著的编写。在国内外期刊上发表论文 140 余篇,其中 SCI 论文 30 余篇。

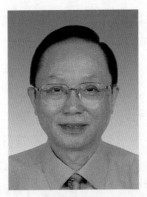

邓长生

　　武汉大学二级教授,武汉大学中南医院一级主任医师,博士生导师,武汉医学会消化专业委员会名誉主委。荣获国务院、湖北省委和湖北省政府颁发的"有突出贡献专家"等多项荣誉。有十余项科研成果获湖北省政府科技进步奖和自然科学奖,其中一等奖1项。全国医学高等学校规划教材主编、主审,研究生选修教材主编。主编出版专著和教材17本,发表论文约300篇,其中30余篇被SCI期刊收录。培养博(硕)士90名,不少成为全国三甲医院消化内科的领军人物。

前　言

胆胰疾病是临床常见病、多发病。近年来,随着以腹腔镜、消化内镜等为代表的新技术的飞速发展及以多学科团队(MDT)代表的理念更新,胆胰疾病的诊断与治疗有了更丰富的内涵。胆胰良恶性肿瘤、复杂性肝内胆管结石、胆囊结石等疾病仍是内外科的主要和复杂问题。自1968年Macume首次报道内镜逆行胰胆管造影(ERCP)以来,ERCP业已成为诊治胆胰疾病如胆总管结石、胰管结石、胰腺假性囊肿、胰腺导管内乳头状黏液肿瘤、胆汁淤积性黄疸及化脓性胆管炎等的重要手段。然而,内镜超声(EUS)从20世纪80年代开始,彻底颠覆了胆胰疾病的诊治流程,如EUS引导下细针穿刺活检术、神经节阻滞术、射频消融和胆管穿刺引流等。随着医学的发展,越来越多的诊治手段应用于临床,使得临床诊治更加精准、迅速、方便,这就要求专科医生不断学习新技术、新理论,既要掌握全面的理论知识,熟悉常见病、多发病的诊治,又要不断积累经验、拓宽视野、更新知识,提高诊断准确率、避免医疗差错,使患者获得最佳治疗方案。有鉴于此,我们参考国内外有关文献并结合自己的临床经验进行编写,希望本书能成为消化内科医生、胆胰外科医生和相关专业研究生的一本重要参考书。

本书共分50章,从解剖、生理、病理、病因、诊断和治疗,全面、详细阐述了胆胰各种疾病的特点、诊治策略和方案,同时介绍了特殊人群如老年人、儿童、妊娠期妇女胆胰疾病的处理规范。全书突出临床诊疗的科学性、先进性、实用性和指导性。

全体编者在本书编写过程中力求精益求精,但由于都有繁重的临床工作,精力和时间有限,疏漏和不当之处请广大读者和同行专家惠予指正,以利再版时完善。

赵　秋　邓长生

2018 年 12 月

目　录

第一篇　胆道、胰腺解剖，病理生理，生化和病理学检查

第二篇　胆胰疾病影像学

第三篇　胆石症和良性胆道疾病

第四篇　胆道狭窄、胆瘘和胆道肿瘤

第五篇 胰 腺 炎

第六篇 胰腺肿瘤性疾病

第七篇　十二指肠乳头及周围病变

第八篇　胆胰疾病的特殊问题

第一篇

胆道、胰腺解剖，病理生理，
生化和病理学检查

第一章

胆胰的局部解剖及影像学解剖

第一节　胆胰的局部解剖

一、胆道

（一）肝内胆道

肝内胆管起源于肝内毛细胆管,逐渐汇集成肝段、肝叶和肝内左右肝管,最后经肝门出肝后汇合成肝总管,其分支与门静脉、肝固有动脉分支伴行、同名,引流范围与肝的分叶及分段一致(图 1-1)。

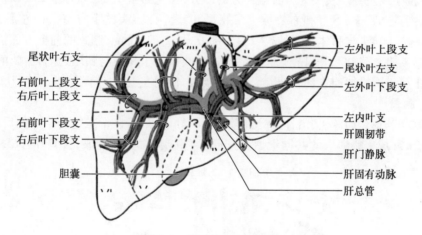

尾状叶右支
右前叶上段支
右后叶上段支
右前叶下段支
右后叶下段支
胆囊

左外叶上段支
尾状叶左支
左外叶下段支
左内叶支
肝圆韧带
肝门静脉
肝固有动脉
肝总管

图 1-1　肝脏解剖学示意图

（二）肝外胆道

肝外胆道是肝门之外的胆道,包括肝总管、胆囊、胆囊管和胆总管,与肝内胆道一起将肝分泌的胆汁输送到十二指肠腔内。

1. **胆囊**　为贮存和浓缩胆汁的囊状器官,位于肝脏下方的胆囊窝内。胆囊分底、体、颈、管四部分。胆囊底是胆囊突向前下方的盲端,常在肝前缘的胆囊切迹处露出。胆囊体是胆囊的主体部分。胆囊颈在肝门右端常以直角起于胆囊体,略作"S"形扭转,即向前上方弯曲,继而转向后下方延续为胆囊管。胆囊管比胆囊颈稍细,长为 3～4cm,直径为 0.2～0.3cm,胆囊管靠近肝总管的一段内壁光滑平整,靠近胆囊颈的一段内壁则有螺旋黏膜皱襞,称 Heister 瓣,可控制胆汁的流入和流出,也是胆结石易嵌顿的部位。胆囊管在肝十二指肠韧带内与其左侧的肝总管汇合,延续为胆总管。

2. 肝总管　左、右半肝内的毛细胆管逐渐汇合成肝左、右肝内胆管,出肝门后即合成肝总管。肝总管长约3cm,直径约0.5cm,下行于肝十二指肠韧带内,并在韧带内与胆囊管汇合成胆总管。

3. 胆总管　由肝总管与胆囊管汇合而成,胆总管长度取决于胆囊管与肝总管汇合点的高低,一般长4~8cm,直径0.6~0.8cm。胆总管在肝固有动脉的右侧、肝门静脉的前方,与胰管汇合形成肝胰壶腹(又称 Vater 壶腹),开口于十二指肠大乳头。在肝胰壶腹周围有肝胰壶腹括约肌包绕,在胆总管末段及胰管末段周围亦有少量平滑肌包绕,以上三部分括约肌统称为 Oddi 括约肌。Oddi 括约肌口径较小,为0.2~0.6cm,是结石经常嵌顿的部位。肝胰壶腹的开口大多位于十二指肠降部的中下段1/3段的内后侧壁,有十二指肠纵襞下端做标志,依此标志,可行逆行胰胆管造影和壶腹部切开取石术时寻找乳头。

二、胰腺

胰腺是人体内仅次于肝脏的第二大消化腺。胰腺是一个狭长的腺体,质地柔软,位于腹上区和左季肋区,横置于第1~2腰椎体前方。胰腺的前面隔网膜囊与胃相邻,后方有下腔静脉、胆总管、肝门静脉和腹主动脉等重要结构。其右端被十二指肠环抱,左端抵达脾门。

(一) 胰腺的分部

胰腺可以分为头、颈、体、尾四部分,各部分之间无明显界限。头、颈部在腹中线右侧,体、尾部在腹中线左侧。胰头为胰右端膨大的部分,长宽为4.5~5.5cm,厚2~3cm,位于第2腰椎体的右前方,其上、下方和右侧被十二指肠包绕。在胰头的下方有一向左后上方的钩突。胰颈是位于胰头与胰体之间的狭窄扁薄部分,长2~2.5cm。胰颈的前上方邻接胃幽门,其后面有肠系膜上静脉和肝门静脉起始部通过。胰体位于胰颈与胰尾之间,占胰的大部分。胰体横位于第1腰椎体前方,向前凸起。胰尾较细,伸向左上方,末端可抵达脾门。

(二) 胰管

从胰尾经胰体走向胰头,沿途接受许多小叶间导管,最后在十二指肠降部的后内侧壁与胆总管汇合,形成一略膨大的共同管道,称肝胰壶腹或称 Vater 壶腹,开口于十二指肠大乳

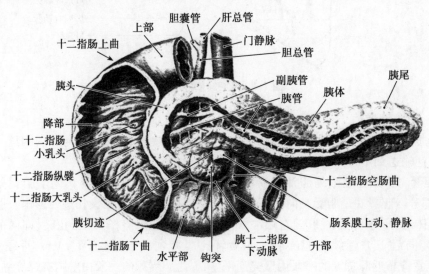

图 1-2　胰腺及其毗邻结构

头,少数可单独开口于十二指肠大乳头。在胰头上方常可见一小管,行于胰管上方,称副胰管,开口于十二指肠小乳头,主要引流胰头前上部的胰液。通常情况下,从胰尾到胰头,胰管的管径逐渐变粗(图1-2、图1-3)。

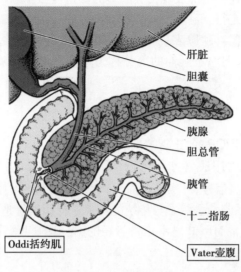

图1-3 肝外胆道系统

第二节 胆胰的影像学解剖

一、胆胰的 CT 表现

胆囊呈卵圆形,一般位于肝左、右叶间的胆囊窝内,囊壁光滑,壁厚1~2mm,内部胆汁密度因其黏稠度和成分不同而变化,通常情况下接近水样密度。正常的肝内胆管分支在 CT 上难以显示。胰平扫时,呈不规则的条状软组织密度影,密度稍低于脾,边缘较光整。当腺体萎缩或脂肪浸润时胰边缘可呈锯齿样改变。增强后胰实质明显均匀强化。胰管正常情况下不易显示。

二、胆胰的 MRI 表现

胆汁因含水量很高,在 T_2WI 上胆囊和胆管内胆汁呈明显高信号,在 T_1WI 上一般呈低信号。胆囊内的胆汁化学成分不同,可对信号强度产生影响,T_1WI 上未浓缩的胆汁含水较多呈低信号,浓缩的胆汁胆固醇和胆盐成分浓聚则呈高信号,有时可见胆汁分层现象。T_2WI 上,胆囊壁常不能显示。肝内胆管直径小于3mm,在正常的 MR 图像上可显示肝门部肝总管及左、右肝管,在薄层 MR 图像上可以显示左右肝管的1~2级分支,而磁共振胰胆管造影(magnetic resonance cholangiopancreatography,MRCP)可以显示3~4级分支。MRI 上胆管呈圆点状或长条状 T_1WI 低信号、T_2WI 高信号,MRCP 上呈树枝状高信号。动态增强胆管壁和胆囊壁可强化,而腔内胆汁不强化。

胰腺组织内富含蛋白质和糖原,因此在 T_1WI 上胰腺呈现较高信号,较肝实质高,部分正常老年人胰腺逐渐纤维化,其信号可略低于肝实质,在 T_2WI 上呈中低信号。正常胰管可在

薄层 T_2WI 和 MRCP 上显示，表现为细管状高信号影。

三、胆胰的 CT 影像解剖

CT 横断面上，肝总管在肝门部表现为类圆形的低密度影，一般位于门脉主干前外侧，与胆囊管汇合成胆总管向下走行，经胰头内及十二指肠降段，止于十二指肠乳头。肝内显现门静脉左右分支并汇合至肝门。胰腺表现为长条形的软组织密度影，密度均匀，胰头部膨大，包绕在十二指肠圈内，胰头向左下延伸的部分称为钩突。正常主胰管从尾部至头部逐渐变粗，宽 2mm。

四、胆胰的 MRI 影像解剖

磁共振胰胆管造影（MRCP）的正常解剖表现

MRCP 的成像基础是利用胆管和胰管内的液体处于静止状态，T_2 弛豫时间很长，在 T_2WI 上，这些结构呈明显高信号，肝实质及周围软组织呈低信号，血管由于流空呈低或无信号，从而显示胆管和胰管系统的全貌。与传统的内镜逆行胆胰管造影相比，MRCP 具有无创和多方位观察等优点。正常 MRCP 显示正常管径的、光滑的胆总管、胰管、胆囊和均匀变细的肝内胆管。

（胡金香　徐海波）

参 考 文 献

1. 彭裕文. 局部解剖学. 第 7 版. 北京：人民卫生出版社，2008.

2. 郭光金. 胆胰肠结合部的应用解剖. 中国实用外科杂志，2010，30（05）：395-399.

3. 王蒙，王广义，张平. 诊断性 ERCP 在胆胰疾病中应用价值. 中国现代医学杂志，2012，22（13）：95-98.

4. Navarro S. A brief history of the anatomy and physiology of a mysterious and hidden gland called the pancreas. Gastroenterol Hepatol，2014，37（9）：527-34.

5. Jirasiritham J，Wilasrusmee C，Poprom N，et，al. Pancreaticobiliary Ductal Anatomy in the Normal Population. Asian Pac J Cancer Prev，2016，17（9）：4363-4365.

6. Ye XH，Gao JY，Yang ZH. Apparent diffusion coefficient reproducibility of the pancreas measured at different MR scanners using diffusion-weighted imaging. J Magn Reson Imaging，2014，40（6）：1375-1381.

7. O'Neill E，Hammond N，Miller FH. MR imaging of the pancreas. Radiol Clin North Am，2014，52（4）：757-777.

8. Coté GA，Smith J，Sherman S. Technologies for imaging the normal and diseased pancreas. Gastroenterology，2013，144（6）：1262-1271.

9. van Dijk AH，Lamberts M，van Laarhoven CJ. Laparoscopy in cholecysto-choledocholithiasis. Best Pract Res Clin Gastroenterol，2014，28（1）：195-209.

第二章

胆胰的生理与病理生理

第一节　胆胰的生理

一、胰腺的生理

胰腺是整个消化道内最重要的分泌腺,兼有内分泌和外分泌功能。内分泌部又称为胰岛,能分泌多种激素,参与机体的代谢活动;外分泌部由腺泡和导管组成,腺泡细胞和导管上皮细胞分泌消化酶、无机物和水,这些外分泌物构成胰液。正常胰腺每天产生约 1500ml 胰液,而在疾病状态下(例如慢性胰腺炎)胰液的分泌会明显减少。

（一）胰液的性质、成分与作用

胰液(pancreatic juice)是无色、无味的碱性液体,pH 为 7.8~8.4,其主要成为是水、HCO_3^-、Na^+、K^+、Cl^- 等无机离子和各种消化酶,其中 HCO_3^- 尤为重要。

碳酸氢盐主要由胰腺的小导管上皮细胞所分泌,在碳酸酐酶的催化下,CO_2 和 H_2O 中 OH^- 结合生成 HCO_3^- 并分泌到胰液中。胰液的酸碱度取决于 HCO_3^- 的浓度。生理状态下,其浓度随胰液分泌率增加而增加,这也是胰液呈碱性的主要原因。当流速达到最大量的时候,HCO_3^- 在胰液中的浓度可达到 150mEq/L(相比 24mEq/L 血浆中的浓度),此时其 pH 可达到 8.3,胰液的碱性可中和胃酸,使十二指肠的 pH 平衡至 6.0~7.0。当这些化合物到达空肠时,其 pH 接近中性,保护胃黏膜免受胃酸的侵蚀,同时为小肠内的多种消化酶发挥作用提供适宜的 pH 环境。

蛋白组学分析显示,胰液中有超过 200 种蛋白。这些蛋白在细胞的生长和信号传导过程都起着非常重要的作用,甚至参与了细胞免疫。外分泌的胰液蛋白参与食物的消化过程。该过程由胰蛋白酶原及其他的蛋白酶调节。此外,胰腺还分泌与代谢和脂类(酯酶、辅脂肪酶)、碳水化合物(淀粉酶、烯醇酶)吸收相关的酶类。胰腺腺泡细胞分泌的一些酶类(酯酶、淀粉酶、脱氧核糖核酸酶、核糖核酸酶)处于活性状态,而其他的酶类处于非激活状态(胰蛋白酶原、糜蛋白酶原、弹性蛋白酶原、羧肽酶原以及磷脂酶 A2),这些酶类在近端小肠腔内激活。目前研究者们认为,酶原在腺泡内的异常激活可导致急性胰腺炎的发生和胰腺的自我消化。

当胰液进入十二指肠,胰蛋白酶原转化成活性状态的胰蛋白酶。胰蛋白酶同时可激活它自己的前体,即胰蛋白酶原,从而产生其潜在的自我催化反应链。当蛋白酶原在胰腺自身中被激活之后,通常会有两种保护的机制。首先,胰腺分泌的胰蛋白酶原抑制剂(PSTI)抑制激活的蛋白酶,其二是丝氨酸蛋白酶抑制剂,Kazal 1(或 SPINK1),抑制近 20% 的蛋白酶活性。当蛋白酶激活超出 SPINK1/PSTI 抑制剂的抑制能力,胰蛋白酶可通过自溶使其失活。

1. 胰淀粉酶　胰淀粉酶(pancreatic amylase)属于 α-淀粉酶,能将食物中淀粉、糖原和大部分碳水化合物分解为麦芽糖及少量麦芽三糖、葡萄糖等。胰淀粉酶发挥作用的最适 pH 为 6.7~7.0。胰淀粉酶的水解作用效率高、速度快。

2. 胰蛋白酶和糜蛋白酶　腺泡细胞分泌的胰蛋白酶原(trypsinogen)和糜蛋白酶原(chymotrypsinogen)以无活性的酶原形式分泌。随胰液进入小肠后,小肠液中的肠激酶迅速激活胰蛋白酶原为有活性的胰蛋白酶(trypsin)。胰蛋白酶形成后,以正反馈的形式自我激活,同时还激活糜蛋白酶原等胰液中其他的蛋白水解酶原。胰蛋白酶属于肽链内切酶,主要水解碱性氨基酸组成的肽键,如水解肽链中赖氨酸和精氨酸,并产生以碱性氨基酸为羧基末端的肽链。糜蛋白酶也属于肽链内切酶,能迅速分解变形蛋白质,特别是芳香族氨基酸,如苯丙氨酸、酪氨酸、色氨酸的肽键,产生羧基末端带有芳香族氨基酸的多肽。胰蛋白酶和糜蛋白酶的作用相似,当它们协同作用于蛋白质时,可将蛋白质分解为小分子的多肽和氨基酸。此外,胰液中氨基酸寡肽酶、羧基肽酶可分别作用于肽链的氨基和羧基端肽键,释放出具有自由羧基的氨基酸。另外,胃酸及组织液也能激活胰蛋白酶原。

3. 胰脂肪酶　胰脂肪酶(pancreatic lipase)以活性形式分泌,可水解甘油三酯,水解产物为甘油单酯、甘油和脂肪酸。胰脂肪酶在胰腺分泌的辅酯酶和肝脏分泌的胆盐帮助下发挥作用。此外,胰液中含有胆固醇酯酶和磷脂酶。胆固醇酯酶可水解胆固醇脂成为胆固醇和脂肪酸。小肠内与磷脂消化有关的磷脂酶主要是磷脂酶 A2,磷脂酶 A2 以无活性的形式分泌,被胰蛋白酶激活后可水解细胞膜的卵磷脂。

(二) 胰液分泌的调节

胰腺的外分泌功能受激素以及中枢神经系统两方面调节,且两者交互作用。在胰酶分泌的过程中,有两种激素起关键作用,即肠促胰液素和胆囊收缩素(CCK)。促胰液素(secretin)由小肠上段黏膜 S 细胞分泌,是由 27 个氨基酸残基组成的多肽。缩胆囊素(cholecystokinin,CCK)由小肠黏膜中的 I 细胞产生,是由 33 个氨基酸残基组成的多肽。CCK 除在小肠黏膜存在外,还广泛分布于中枢神经系统中,包括皮层额叶、皮层梨状区、尾核、海马、丘脑、下丘脑、小脑和间脑,是一种重要的脑肠肽。这两种激素通过特异和协同作用的细胞内信号传导通路作用于胰腺腺泡。

胃酸以及十二指肠中的蛋白质可触发肠促胰液素的分泌,肠促胰液素主要作用于胰腺导管上皮,中心腺泡细胞以及少部分的腺泡细胞产生 HCO_3^-,从而提高胰液的 pH。肠促胰液素同时可增加 H_2O 的分泌,从而增加胰液的体积。目前的机制研究已证实肠促胰液素以及相关的激素血管活性肠肽(VIP)可通过激活腺苷酸环化酶进而激活 cAMP-依赖性的蛋白激酶 A 作用于胰腺导管及腺泡细胞。蛋白质组学分析显示肠促胰液素不能改变胰液的成分组成,但是可相对的调节胰液中各种酶的分泌比例。此外,促胰液素还可刺激胆汁的分泌,抑制胃酸分泌和胃的排空。

而对于 CCK 激素,进入十二指肠的蛋白质以及脂肪产物(多肽、氨基酸、脂肪酸)可促发 CCK 的分泌。近端小肠中的 CCK 释放多肽可调节肠道细胞释放 CCK,且 CCK 释放多肽对胰蛋白酶敏感。CCK 通过两种机制调节胰腺的外分泌功能:①激活位于迷走神经运动神经元的背侧运动核,从而调节副交感神经系统信号;②直接作用于胰腺的腺泡细胞。CCK 的释放可提高细胞内 Ca^{2+} 的浓度,从而诱发胰腺酶的释放。CCK 可促进胆囊平滑肌收缩,并引起

Oddi 括约肌舒张,促进胰液的分泌和胆汁的排放;此外,CCK 还可抑制胃酸分泌和胃排空,调节小肠、结肠运动,也可作为饱感因素调节摄食。

在肠促胰液素及 CCK 的共同协调作用下,cAMP 及钙离子依赖通路同时被激活(对腺泡细胞的作用远大于其各自单独作用),胰腺产生充足的富含各种酶类以及碱性的胰液。因此,CCK 和肠促胰液素以协同作用的方式,刺激胰腺产生大量的碱性包含消化酶的胰液。最近的证据也证实,其他胃肠道激素和多肽(生长素、瘦素和褪黑素)也参与胰液的分泌。

胰腺分泌的胰液以不同方式促进食物的消化。胰液中大量的碳酸氢盐帮助中和来自胃内的酸性食糜,使胰酶能够在中性 pH 范围内发挥作用。胰液中的淀粉酶将直链葡萄糖多糖(即淀粉)裂解为小的 α-糊精、麦芽糖以及鼠李糖。小肠绒毛分泌的酶将这些小分子糖类再次分解成葡萄糖,再通过小肠上皮的 Na^+ 耦合运载蛋白将葡萄糖运载入小肠上皮细胞。胰腺脂肪酶可将甘油三酯分解为脂肪酸以及甘油单酯;胆汁酸的乳化作用可促进该过程。磷脂酶 A2 通过脱脂作用将卵凝脂转变为脱脂酸卵凝脂。核糖核酸酶及脱氧核糖核酸酶可分解核酸。其余的酶参与蛋白质分解。胰蛋白酶、糜蛋白酶及弹性蛋白酶均是肽链内切酶(可切断多肽链中间的肽键)。羧肽酶是一种外肽酶(可裂解肽链上碳端的肽键)。总之,这些蛋白酶将不同的蛋白质分解为寡肽以及游离的氨基酸。进食后,通过神经及激素的双重调节,可引起胰液大量分泌,分泌的过程包括头期、胃期和肠期。头期主要是神经调节,胃期和肠期以体液调节为主。

1. **头期** 与胃液分泌调节头期相同,食物可引起含酶多、但液体量少的胰液分泌。一方面,因为食物的颜色、气味等刺激头部视觉、嗅觉等感受器,通过条件反射引起胰液的分泌;另一方面,食物直接刺激口、咽部感受器,通过非条件反射引起胰液的分泌。反射的传出神经是迷走神经,其末梢释放乙酰胆碱(ACh)。乙酰胆碱作用的靶细胞主要是胰腺的腺泡细胞,对导管上皮细胞的作用较弱。因此,迷走神经兴奋引起的胰液分泌以胰酶为主,水和 HCO_3^- 的含量较少。此外,迷走神经还可通过促进胃窦和小肠黏膜释放促胃液素,引起胰腺的分泌,但这一作用较弱。头期的胰液分泌量占消化期胰液分泌量的 20% 左右。

2. **胃期** 食物进入胃后,对胃产生机械、化学刺激,通过迷走-迷走反射引起含酶多、但液体量少的胰液分泌。食物扩张及蛋白质的消化产物也可刺激胃黏膜释放促胃液素,间接引起胰液分泌。胃内食糜成分的不同使胰腺的分泌发生改变。此期胰液分泌仅占消化期胰液分泌量的 5%~10%。

3. **肠期** 肠期胰液分泌是消化期胰腺分泌量最多的时期,约占消化期胰液分泌量的 70%,胰酶和碳酸氢盐含量也高。进入十二指肠的各种食糜成分,特别是蛋白质、脂肪的水解产物对胰液分泌具有很强的刺激作用。参与这一时相调节胰液分泌的体液因素主要是促胰液素和缩胆囊素。此外,消化产物刺激小肠黏膜并通过迷走-迷走反射,引起胰液分泌。

研究表明,向动物十二指肠内注入胰蛋白酶,可抑制 CCK 和胰酶的分泌;若向十二指肠内灌注胰蛋白酶的抑制剂,则可刺激 CCK 的释放和胰酶的分泌。结果表明,肠腔内的胰蛋白酶对胰酶的分泌具有负反馈调节作用。进一步研究显示,蛋白水解产物及脂肪酸可刺激小肠黏膜 I 细胞释放 CCK 释放肽(CCK-releasing peptide,CCK-RP),后者可引起 CCK 的释放,促进胰酶的分泌。另外,CCK-RP 也可促进胰蛋白酶的分泌,后者又可使 CCK-RP 失活,抑制 CCK 和胰蛋白酶的释放。这种负反馈调节的生理意义在于防止胰蛋白酶的过度分泌。

二、胆囊的生理

胆汁(bile)是由肝细胞分泌的。在消化期,胆汁经肝管、胆总管直接排入十二指肠;在消化间期，分泌的胆汁经胆囊管进入胆囊贮存，进食时再由胆囊排入十二指肠。刚从肝细胞分泌出来的胆汁称肝胆汁，贮存于胆囊内的胆汁称胆囊胆汁。

（一）胆汁的性质、成分和作用

胆汁是一种味苦的有色液体，成年人每日分泌量为 800～1000ml。肝胆汁呈金黄色或橘黄色，pH 为 7.4，胆囊胆汁为深棕色或墨绿色，pH 为 6.8。胆汁的成分复杂，除水、钠、钾、钙、碳酸氢盐等无机成分外，还有胆盐、胆色素、胆固醇、卵磷脂和黏蛋白等有机成分，不含消化酶。

1. **胆盐** 胆盐（bile salt）是胆汁酸与甘氨酸或牛磺酸结合形成的钠盐或钾盐，是胆汁参与消化和吸收的主要成分，对脂肪的消化和吸收有重要作用。胆盐进入肠道发挥生理作用后，大部分在回肠末端被吸收入血，由门静脉运送到肝脏，再进入胆汁，而后又被排入肠内，这个过程称为胆盐的肠-肝循环（enterohepatic circulation of bile salt）。通过肠-肝循环到达肝细胞的胆盐还可刺激肝细胞合成和分泌胆汁，此作用称为胆盐的利胆作用。胆汁中的胆盐、胆固醇和卵磷脂等都可作为乳化剂，降低脂肪的表明张力，使脂肪乳化成微滴，从而增加胰脂肪酶的作用面积，促进脂肪的消化分解。胆盐可与脂肪酸、甘油一酯、胆固醇等结合形成水溶性复合物，运载脂肪分解产物到肠黏膜表面，促进脂肪消化产物的吸收。胆汁在促进脂肪分解产物吸收的同时，也促进脂溶性维生素 A、D、E、K 的吸收。

2. **胆色素** 胆色素（bile pigments）是胆汁的主要基本成分之一，约占胆汁固体成分的 2%。人胆汁中主要为胆红素，其氧化产物胆绿素和还原产物尿胆色素原或粪胆色素原很少。胆色素是血红蛋白的降解产物。血浆中胆红素含量为 0.2%～0.8%，若肝脏对胆红素的摄取减少，血中胆红素浓度超过 2% 时，胆红素会扩散进入组织，表现为黄疸。胆道阻塞、胆道内压升高也可引起黄疸。尿液中排出的尿胆色素原，经氧化后变成尿胆色素呈黄色。粪便的颜色主要是由于胆红素经肠内细菌还原生成粪胆色素原，再氧化成粪胆色素所致。

3. **胆固醇** 胆固醇（cholesterol）是体内脂肪的代谢产物，约占胆汁固体成分的 4%。它不仅参与形成细胞膜，而且是合成胆汁酸、维生素 D 以及甾体激素的原料。肝脏可将占全身总量约一半的胆固醇转化为胆汁酸。胆汁中的胆盐、胆固醇和卵磷脂保持一定的比例是维持胆固醇呈溶解状态的必备条件。当胆固醇分泌过多或胆盐、卵磷脂合成减少时，胆固醇容易沉积而形成胆结石。

（二）胆汁的分泌、排放及其调节

在消化期，胆汁经肝管、胆总管直接进入十二指肠。在消化间期，分泌的胆汁经胆囊管进入胆囊贮存，待进食时在神经和体液因素的影响下，胆囊收缩，Oddi 括约肌舒张，胆汁再由胆囊排入十二指肠，参与小肠内的消化。消化道内的食物是引起胆汁分泌和排出的自然刺激物，高蛋白质食物引起胆汁分泌最多，高脂肪或混合食物次之，糖类食物的作用最小。胆汁的分泌与排放受到神经和体液因素的调节，以体液调节更为重要。

1. **神经调节** 在胆管、胆囊和 Oddi 括约肌组织中有丰富的交感、副交感神经及内在神经丛。进食、食物对胃、小肠等的机械和化学刺激，均可通过迷走神经引起胆汁和胆囊收缩分泌增加，切断迷走神经或用胆碱受体阻断剂均可阻断这种反应。迷走神经还可通过引起促胃液素的释放而间接促进胆汁分泌和胆囊收缩。胆囊平滑肌也接受交感神经的支配，胆囊平滑肌上有 α 和 β 肾上腺素能受体。α 受体激动时引起胆囊平滑肌收缩，β 受体激动时平滑肌舒张。因为 β 受体占优势，当交感神经兴奋引起胆囊舒张，从而有利于胆汁的贮存。

2. **体液调节** 胃肠激素对胆汁分泌具有重要的调节作用。缩胆囊素是引起胆囊收缩作用最强的胃肠激素。在胆管、胆囊和 Oddi 括约肌上均有缩胆囊素受体。小肠内蛋白质和脂肪的分解产物可有效刺激小肠黏膜中的 I 细胞释放 CCK,通过血液途径到达胆囊,引起胆囊强烈收缩和 Oddi 括约肌舒张,使胆汁大量排出。研究表明,血中 CCK 浓度是决定胆囊排空和充盈的主要因素。促胰液素除作用于胰腺引起胰液分泌外,还作用于胆管系统,主要是促进胆汁中水和 HCO_3^- 的分泌,对胆盐分泌物无作用。促胃液素可通过内分泌途径直接作用于肝细胞和胆囊,促进肝胆汁分泌和胆囊收缩。在胆管、胆囊和 Oddi 括约肌上还分布有生长抑素受体,生长抑素可拮抗 CCK 对胆囊和 Oddi 括约肌的作用,抑制肝细胞胆汁的生成和分泌,参与对胆汁分泌的调节。

第二节 胆胰的病理生理

一、胆石症的病理生理

胆石症的病因复杂,通常为胆汁中胆固醇的浓度高于其可溶解的程度。正常情况下,胆汁在胆囊中不会停留太长时间,以阻止胆石的形成或者抑制胆石形成倾向。因此,胆囊肌壁功能失常,如肌肉本身的病变、CCK 激素水平的改变或神经中枢调节的紊乱,导致括约肌持续的收缩、胆囊排空障碍,均为结石沉积的诱因。胆囊排空障碍的结果即导致胆汁浓度升高,诱发了高致病性。摄入饮水减少或胆固醇摄入增加可诱发胆汁浓度聚集。其他因素可不同程度增加胆石形成,包括核石的形成、胆囊池自身的大小、雌激素水平、前列腺素水平、胆囊上皮生成黏液及糖蛋白增多、胆囊内慢性细菌的种植和感染等。其中,雌激素可能发挥着较多的作用,影响胆汁的构成(增加胆汁中胆固醇浓度,促进其饱和),并减少胆囊的活动(增加了胆囊静息、沉积形成和成石的可能)。前列腺素通过增加黏液的分泌对胃黏膜具有保护作用,同时也增加了胆囊成石的可能性。因此,非甾体抗炎药物(NSAID)可通过阻断前列腺素的生成而减少胆囊结石的形成。

二、梗阻性黄疸的病理生理

梗阻性黄疸可导致机体一系列病理生理变化,进而造成多系统器官损害,加速病情恶化。其影响主要包括:凝血功能障碍,免疫功能障碍,全身重要脏器功能损害(特别是肝功能和肾功能)及代谢障碍。

(一)凝血功能障碍

梗阻性黄疸时,胆汁不能排入肠道可导致脂溶性维生素吸收障碍。维生素 K 吸收不良,引起肝脏合成的凝血因子 Ⅱ、Ⅶ、Ⅹ 减少,患者有出血倾向,常出现手术创面广泛而严重地渗血,处理十分困难。肝细胞变性与坏死使凝血和纤维蛋白溶解异常,进一步加重了梗阻性黄疸患者的出血倾向。

(二)免疫功能障碍

梗阻性黄疸患者常出现肠源性内毒素血症、菌血症,其原因有:

1. 在梗阻黄疸时,结合胆红素和胆汁酸能抑制肝脏巨噬细胞的功能,使内毒素被吞噬而进入人体组织循环;

2. 胆盐与内毒素结合,形成不吸收的大分子复合物而减少内毒素的吸收;梗阻性黄疸时排入肠道的胆盐减少,从而使内毒素吸收增多;

3. 肠道中 IgA 可以防止细菌黏附到黏膜上，而 IgA 主要由胆汁分泌至肠道，梗阻性黄疸时，因胆汁无法排入肠道而使肠道 IgA 减少；

4. 梗阻性黄疸时，肠蠕动减弱，细菌繁殖，内毒素产生增加。而这种肠源性内毒素血症进一步加重了肝功能的损害，甚至发展成肝功能衰竭。由于肝功能受损，甚至肝功能衰竭，出现补体严重不足及菌血症而并发感染。肠源性内毒素血症可导致全身脏器的损害而严重威胁患者生命。

（三）全身脏器的损害

梗阻性黄疸时肾功能的损害首先出现。其原因主要有：①结合胆红素水平过高、胆盐积聚使心肌受损、心动过缓、动脉压降低，肾脏灌流不足；②肠源性内毒素血症显著影响肾功能；③过高的结合胆红素水平使肾小管上皮细胞对缺血的敏感性增加。

（四）心脏的影响

梗阻性黄疸可引起心肌收缩无力、心率减慢、心排血量降低等。其原因可能为：①血中胆汁酸增多，因其具有毒扁豆碱样作用而引起心率减慢；②胆盐与洋地黄结构相似，可竞争性结合心肌上的洋地黄受体而使心肌收缩力减弱。另外，非结合胆红素的增加能改变磷脂膜表明的张力，使 II 型肺泡上皮受损，表明活性物质减少，同时对胃排空亦有抑制作用。

（五）代谢障碍

梗阻性黄疸时常出现糖耐量异常和胰腺内分泌功能降低。可能与以下因素有关：①胰岛素的敏感性降低；②长期梗阻性黄疸可使胰腺 β 细胞功能降低，并影响蛋白及脂类代谢。慢性胆道梗阻患者的血清总脂升高、维生素 K 吸收不良；蛋白合成吸收障碍，球蛋白相对增加，尤以 α2、β 球蛋白明显。

三、急性胰腺炎

在发达国家，急性胰腺炎的发生多与饮酒相关，急性胰腺炎常发生在大量饮酒后，而长期嗜酒则可能导致慢性胰腺炎，并且可以增加急性胰腺炎的发病率。酒精在对胰腺的损伤过程中，存在多种机制。酒精及其代谢产物乙醛对胰腺腺泡细胞有直接毒性，导致细胞内的胰蛋白酶被溶酶体酶激活。同时，Oddi 括约肌炎症可加重水解酶在胰腺导管及腺泡中的滞留。营养不良可增加酒精诱发胰腺炎的风险，例如急性胰腺炎的患者存在锌元素和硒元素的缺乏，且与腺泡的损伤相关。一些金属酶，例如过氧化物歧化酶、过氧化氢酶、谷胱甘肽过氧化物酶等，在清除自由基的过程中起重要作用。

对于不饮酒的患者，急性胰腺炎最常见的原因是胆道疾病。该类患者常有胆道及主胰管梗阻、或壶腹部乳头泥砂样结石性梗阻。胆汁或胰液反流至胰导管可导致胰腺实质性的损伤。有研究者认为，细菌毒性或胆汁酸从胆囊通过淋巴管至胰腺加重了炎症。绝大部分的"胆石"型胰腺炎并不是与穿过胆囊管并阻塞壶腹部的胆石相关，而是与胆囊泥砂样或者小结石有着密切的联系。ERCP 技术显示，该类患者多为小结石或泥砂样结石存在于胆管远端，从而引起了胆管一过性阻塞，进一步激活了诱发胰腺炎的机制。目前也有观点认为，小结石可导致乳头的硬化或 Oddi 括约肌的功能失调。

急性胰腺炎还可由不同病原体感染诱发，包括病毒（腮腺炎病毒、柯萨奇病毒、甲肝病毒、HIV 以及巨细胞病毒）和细菌（伤寒沙门菌或是溶血性链球菌）等。胰腺的钝挫伤及穿透伤也可引起急性胰腺炎。胰腺炎有时发生在胰腺周围组织术后。休克和低体温可导致血液灌流不足，导致细胞分解和胰腺酶的释放。放射性治疗腹膜后的恶性肿瘤有时也可诱发急性胰腺炎,例如微血管的损伤和腺泡结构的重构。显著的高钙血症,伴有甲状腺功能亢进,结节病,维生素 D 过多,或是多发骨髓瘤患者可引发急性胰腺炎,其发生率约为10%。其可能机制为:①血浆中高钙使胰腺导管中的钙过度沉积而致导管堵塞;②高钙血症可激活胰腺导管中的胰蛋白酶原。胰腺炎与高脂血症相关,尤其与血浆中乳糜微粒水平升高相关。游离脂肪酸由胰腺酯酶激活可导致腺体自身的炎症和损伤。酗酒和口服避孕药会增加高脂血症患者急性胰腺炎的发生风险。某些药物也与胰腺炎症相关,包括糖皮质激素、噻嗪类利尿剂、免疫抑制剂及化疗药物等。

某些罕见的情况,急性胰腺炎可能有家族遗传性,见于某些常染色体遗传。近年来,自身免疫性胰腺炎的诊断和分级也逐渐深入。慢性纤维化和淋巴浆细胞浸润不仅导致了急性胰腺炎的发生,同时也导致了胰腺的慢性损伤。其中主要包括两种类型。在美国,Ⅰ型自身免疫胰腺炎比例占比约80%,且与血清 IgG4 抗体水平和淋巴细胞浸润胰腺间质相关。许多Ⅰ型自身免疫性胰腺炎患者均有胰腺外表现,被归纳为 IgG4 相关性疾病。Ⅱ型自身免疫性胰腺炎在除美国之外的国家很常见,并且不受 IgG4 抗体调节。组织病理学发现,这些疾病表现为粒细胞浸润下的上皮病变。与Ⅰ型相比,Ⅱ型自身免疫性胰腺炎常表现为急性胰腺炎。

急性胰腺炎的病理生理至今仍尚未完全明确。其核心理论均围绕胰蛋白酶原和胰腺腺泡内的其他酶类的异常激活,从而导致了胰腺的自我消化和一系列炎症反应。最近的实验模型证据表明,胰蛋白酶原激活的同时伴随 NF-κB 的激活,均可诱发急性胰腺炎。但是大量的研究也已证实,胰腺腺泡内激活的胰蛋白酶表达足以诱导其自身细胞炎症反应甚至死亡。因此,体内胰腺自身消化的机制尚不明确。

(一) 酶类异常激活

胰腺及其周围组织中的胰蛋白酶和其他酶类的激活可导致一系列病理生理变化。激活的胰蛋白酶可反复激活胰凝乳蛋白酶原、弹性蛋白酶、磷脂酶 A2,造成胰腺不同程度的损伤。例如,胰凝乳蛋白酶原的活化可导致水肿和血管损坏。同样,弹性蛋白酶一旦被激活即可消化血管壁的弹性蛋白,从而导致血管损伤和出血,周围血管损伤可导致出血性胰腺炎。磷脂酶 A2 可裂解卵磷脂中的脂肪酸,形成对红细胞具有毒性作用的异卵磷脂,损伤细胞膜,引起胰腺结构紊乱及周围脂肪坏死。磷脂酶 A2 还可分解花生四烯酸,进一步转化为前列腺素、白介素及其他炎症调节因子,导致凝固性坏死。胰腺脂肪酶直接释放可导致胰腺腺泡损坏,作用于胰腺周围的脂肪组织,引起胰周脂肪坏死。胰蛋白酶和糜蛋白酶可激活激肽、补体、凝血因子及胞质素,导致水肿、炎症、栓塞及腺体内出血。例如,胰蛋白酶激活激肽释放酶-激肽系统后,使得缓激酶和胰激肽被释放,引起血管舒张、血管通透性增加、水肿及炎症,上述改变可产生急性胰腺炎特征性的系统性炎症反应综合征(SIRS)。循环中的磷脂酶可干扰肺表面活性剂的功能,进而导致成人急性呼吸窘迫综合征。血清中大量的脂肪酶偶尔可引发腹膜外脂肪坏死。

(二) 炎症因子的作用

急性胰腺炎发病过程中,炎症细胞迅速分泌大量的细胞因子及其他炎症介质,例如肿瘤坏死因子(TNF),白介素(尤其是 IL-1,IL-6,以及 IL-8),血小板激活因子(PAF)和内毒素。细胞因子的释放始于疼痛开始后很短的时间内,并且在 36~48 小时之后达到高峰。目前认为,细胞因子在急性胰腺炎局部炎症转化为系统疾病的过程中起至关重要的作用。TNF 诱导的炎症程度与胰腺损伤的严重程度呈正相关。来自腹膜腔的细胞因子通过胸导管迅速进入循环系统,继而影响全身各系统并诱发 SIRS 及多器官功能衰竭。急性胰腺炎的并发症,如呼吸衰竭、休克甚至多器官衰竭,均伴有细胞因子(TNF,IL-6,IL-1,以及 IL-8)升高及其相应受体的上调。

(三) 胆汁酸

胆汁酸对腺泡细胞的毒性作用可能是胆管类胰腺炎的另一个致病因素。胰腺腺泡细胞可以通过顶侧及基底侧的胆汁酸转运载体或胆汁酸 G 耦联蛋白摄取胆汁酸。胆汁酸能增加细胞内的钙离子浓度,抑制内质网中的 Ca^{2+} ATP 酶、激活其他信号通路,包括 MARK、PI3K 及 NK-κB 转录因子,诱导炎症调节因子合成。由于胆胰反流的临床证据不足,胆汁酸的作用目前仍不十分明确。

四、慢性胰腺炎

慢性胰腺炎的发生涉及多种病理生理机制。对于导管堵塞的患者,导管的病变常早于胰腺实质的异常,其病理生理可能为胰腺导管压力升高,导致组织充血、坏死及腺泡细胞炎症。慢性结石性胰腺炎的致病机制存在多条假设,有理论认为胰蛋白酶原的高分泌是其初始事件。研究发现,该类患者的胰腺外分泌组织的超微结构存在胰蛋白酶原的高分泌,包括细胞直径、核及核仁的扩大;内质网长度增加;浓缩空泡数量增多及酶原颗粒数目减少。胰蛋白酶原高表达不伴有导管细胞液体和碳酸氢盐分泌增多。同时,溶酶体水解酶与消化性水解酶比值上调,导致蛋白酶原活化。

导管内蛋白沉积常见于下列情况:①酒精摄入:腺泡细胞在酒精的作用下功能失常,当水解酶产生,不可溶的多肽聚集在小纤维中成为蛋白结石的基质。②钙离子高分泌:神经系统和激素刺激下钙离子高分泌,胰腺导管基膜在蛋白结石侵蚀下致使血清蛋白和钙离子渗透至胰液,黏稠的蛋白结石在饱和钙离子作用下形成钙结石。胰石蛋白是胰液中的多肽,正常情况下可抑制蛋白结石以及碳酸氢盐结晶的形成。长期酗酒及营养缺乏可导致胰石蛋白的失调,特别是成石抑制因子,如局部胰蛋白酶抑制因子和柠檬酸盐水平下降时,更易引起胰液结石。乳铁蛋白是含有铁离子的大分子蛋白,在酒精引起的慢性胰腺炎患者胰液中分泌增高,可以引起嗜酸性蛋白大量聚集,如白蛋白等,可能与蛋白结石的形成有关。上述因素最终可导致慢性胰腺炎早期导管结构纤维化、导管扩张、腺泡细胞的凋亡和胰腺实质的凋亡。另一种假设是坏死-纤维化序列反应,急性胰腺炎持续性组织坏死导致胰腺瘢痕及纤维化形成,导致慢性胰腺炎。急性胰腺炎血管损害导致细胞缺氧、坏死、慢性炎症和纤维化,尤其是腺泡及导管周围的脂肪坏死致使导管周围纤维化,部分阻塞小叶间导管、小导管的淤积,导致蛋白栓及结石形成。最终,因钙离子存在使导管完全阻塞,导致腺泡细胞坏死、炎症及纤维化。

五、胰腺癌

在美国,胰腺癌是第四大致死性肿瘤。据统计,2015 年约有 48 960 例新发胰腺癌病例,其中有 40 560 名患者死亡。胰腺癌的患病率随着年龄而增长,通常 50 岁以后发病,男性患病率稍高于女性,黑种人稍高于白种人。胰腺癌发现及确诊较晚、化疗及放疗治疗效果不理想以及肿瘤进展和转移较快,患者预后差,5 年生存率约为 5%,病死率几乎为 100%。

胰腺癌的病因目前尚不明确,但与吸烟等危险因素密切相关。研究认为香烟中的含氮物质与胰腺癌的发生相关。长期暴露于该类物质,可引起胰腺导管的高细胞基质状态,可能与胰腺癌的前驱状态有关。另外,危险因素还包括饮食因素如高脂饮食以及长期食用加工后的肉类。糖尿病最近同样被认为是胰腺癌的危险因素之一。慢性胰腺炎患胰腺癌的风险可增加 10~20 倍。其他的饮食因素(咖啡以及酒精)仍然存在争议。进食新鲜的水果和蔬菜被认为具有保护性。具有胰腺癌家族遗传史的人群患病率也增高。

类似于其他上皮恶性肿瘤,胰腺癌表现为胰腺上皮细胞的一系列基因突变的过程。基因和表观遗传学的变化对应胰腺导管早期恶性化至浸润性胰腺癌的病变过程。胰腺导管内上皮的异常增生(PanIN)是胰腺癌的前体。从微小异常增生(PanIN 1a 以及 b)转变为显著异常增生(PanIN 2 以及 3),再转变为胰腺腺癌均遵循基因突变的积累,其中包括 *K-ras2* 致癌基因的活化,抑癌基因 *CDKM2a/INK4a* 的失活,最后是抑癌基因 *TP53* 以及 *DPC4/SMaD4* 的失活。另一部分胰腺腺癌的前期病变表现为胰腺囊肿新生物产生丰富的黏蛋白,例如乳突状黏蛋白瘤以及黏液囊腺瘤。侵袭性胰腺腺癌通常具有 1 个甚至更多的基因突变。90%的胰腺癌患者可检测到 *K-ras* 基因的激活突变;而 *TP53* 抑癌基因的失活在 50%~75%的胰腺癌患者被证实。在 *TP53* 失活、*K-ras* 基因激活的情况下,可导致临床所见的侵袭性肿瘤。

胰腺癌可来源于内分泌及外分泌细胞。大部分胰腺肿瘤来源于胰腺导管的外分泌细胞,被称为导管腺癌。显微镜下,90%的胰腺肿瘤是腺癌;其余是腺鳞癌、间变细胞癌以及细胞腺泡癌。慢性胰腺炎以及炎症因子可促进肿瘤细胞的生长。小部分胰腺癌肿瘤干细胞存在可导致放化疗抵抗。活化的胰腺卫星细胞是一种胰腺成纤维细胞,含有丰富致密的细胞基质,与肿瘤的浸润及纤维化特性相关。导管来源的胰腺癌细胞浸润至周围的腺体组织,穿透胰腺包膜,并转移至周围其他组织。对于慢性胰腺炎导致胰腺癌的患者,主要源于长期的慢性炎症过程。胰腺细胞的炎症因子可促进细胞发生恶变,然而具体致病机制目前尚不清楚。

胰腺肿瘤主要位于头部(70%)、体部(20%)以及尾部(10%)。大体上,胰腺癌呈现出促结缔组织生成的状态,肿瘤细胞的浸润可导致胰腺导管阻塞,从而导致胰腺纤维化和远端腺体萎缩。胰头部的肿瘤常在早期即呈现出胆总管阻塞症状,表现为黄疸,可侵犯至钩突部分包绕肠系膜上动静脉。而体部和尾部的肿瘤则在较晚期出现症状,直到肿瘤较大时才被发现。胰腺癌侵犯周围组织,沿神经分布侵犯周围器官,可引起患者剧烈的疼痛,并通过淋巴和血流进行局部淋巴结、肝脏及其他部位的转移。静脉的浸润通常将肿瘤细胞转移至肝脏。肿瘤细胞种植至腹膜表面可引起静脉阻塞并促进腹水的生成。约 70%的胰腺癌患者存在糖耐量异常或类似于糖尿病的状态。近端胰腺导管的阻塞以及胰腺远端的腺体萎缩可能导致了该情况的发生。一系列的肿瘤标志物,例如癌胚抗原(CEA)、CA19-9,胰腺癌胚抗原等均可在胰腺癌患者的血清中检测,但是缺乏足够的特异性用于胰腺癌的筛查。

六、胰腺结核

胰腺结核患者起病初期通常无症状,主要的表现为胰腺脓肿和局部淋巴结肿大以及类似胰腺癌的肿块,患者临床表现通常不具有特异性。部分有临床表现的患者可能表现出结核分枝杆菌毒血症。胰腺 TB 患者的临床表现包括:腹痛、腹部肿块、厌食、消瘦、盗汗、背痛、黄疸以及发热。如果胰头受到侵犯,梗阻性黄疸以及腹痛是最常见的临床表现。腹痛通常集中于上腹部。另外,许多病例报道显示,胰腺结核也可呈现出不同的表现,例如消化不良,继发于脾静脉栓塞后的胃肠道出血以及急慢性胰腺炎,或者继发的糖尿病。胰腺是对结核分枝杆菌抵抗力较强的器官，具有侵蚀病原的胰腺酶。腹部实体器官传播结核分枝杆菌最常见的路径为血运途径，其次为淋巴途径。胰腺 TB 即是通过血管或淋巴管弥散，甚至是由周围邻近器官直接传播。胰腺结核目前被认为有三种形式：①粟粒性结核的一部分；②腹膜后淋巴结直接播散至胰腺；③胰腺的直接感染。其中胰腺的直接感染最主要的原因是继发于肠道结核分枝杆菌的感染。

（李静泊　刘少俊　王晓艳）

参 考 文 献

1. 王建枝，钱睿哲. 病理生理学. 第 3 版. 北京：人民卫生出版社，2015.

2. Gary D. Hammer. Pathophysiology of Disease：An introduction to Clinical Medicine. 7ᵗʰ Edition. Michigan：McGraw-Hill Education，2014.

3. Stephen C. Hauser. Mayo Clinic Gastroenterology and Hepatology Broad Review. 5ᵗʰ Edition. New York：Oxford University Press，2014.

4. Paul Georg Lankisch，Minoti Apte，Peter A Banks. Acute pancreatitis. Lancet，2015，386（7）：86-96.

5. Terumi Kamisawa，Laura D Wood，Takao Itoi，et al. Pancreatic cancer. Lancet，2016，388（1）：73-78.

6. Shounak Majumder，Suresh T Chari. Chronic pancreatitis. Lancet，2016，387（5）：1957-1966.

7. Sue E. Huether，Kathryn L. Mc Cance. Understanding Pathophysiology. 6ᵗʰ Edition. Elsevier Medicine，2017.

第三章

胆胰的生化及免疫检查

　　胆道疾病与胰腺疾病是消化道常见的疾病,生化与免疫学检测可提供鉴别诊断。另外,肿瘤标记物的检查可提供一些胆胰癌症的辅助诊断,但由于其特异性相对较低,仅能提供参考。随着现代免疫学、分子生物学与生物化学技术的建立,基因组学、蛋白质组学与代谢组学的不断发展,为新的胆胰疾病标志物的发现提供了可能,并提高了其早期诊断率。

一、胆胰肿瘤标志物检测

　　肿瘤标志物是指在正常组织或良性疾病时有一定程度表达或表达量极少,可在肿瘤患者的组织细胞、体液、排泄物中高表达,主要是一些抗原、激素和酶类。

(一) 血液中胆胰肿瘤标志物检测

　　血清肿瘤标志物是胆胰腺癌诊断常用的方法之一,临床上使用最多的肿瘤相关标志物包括糖链抗原 CA19-9(carbohydrate antigen19-9)、CA242 及 CA50 等,但其敏感性、特异性均不高,目前尚无单一对胆胰肿瘤具有较高敏感性和特异性的肿瘤标志物,通过联合检测可以提高诊断的敏感性和特异性。

　　1. CA19-9、CA50 与 CA125　　CA19-9 是唾液酸化的 Lewis a 血型抗原(sialosyl fucosy lactote triose),是目前临床上具有诊断价值的肿瘤相关抗原之一。研究表明,CA19-9 诊断胰腺癌的敏感性超过 90%,特异性达 80%。但在胃癌、结肠癌以及一些胰腺、胆道良性疾病、肝功能不全和肝外胆管阻塞时 CA19-9 也会升高而影响诊断。CA19-9 经肝脏代谢和胆汁排泄。

　　CA50 有部分抗原决定基与 CA19-9 相同,含有唾液酸化的 Lewis a 血型抗原。此外,CA50 含有另外一种碳水化合物能够与 CA50 单抗发生反应。CA50 对胰腺癌的敏感性接近于 CA242。但在肝硬化,良性阻塞性黄疸和胰腺炎时血清 CA50 水平显著高于 CA242 的水平。

　　CA125 是另一种糖链抗原,CA125 的升高可见于卵巢、乳腺及肺部肿瘤,也可见于一些非肿瘤新生物的病变如子宫内膜异位症。已有文章报道,CA125 虽然敏感性小于 CA19-9,但是亦可作为诊断胆胰病变的指标之一,CA125 的高表达常与肿瘤的大小以及分级有关。联合两种或两种以上肿瘤标志物检测,可以提高胆胰肿瘤诊断率。

　　CA242 也是一种肿瘤相关性糖链抗原,主要存在于胰腺和结肠恶性肿瘤细胞中,在正常人体组织中含量少。血清 CA242 升高主要见于胰腺癌,其敏感性与 CA19-9 相似或略低。CA242 对胰腺癌诊断的特异性,尤其是在与良性阻塞性黄疸鉴别方面优于 CA19-9。

　　2. 癌胚抗原(carcino-embryonic antigen, CEA)　　是一类 180kD 的酸性糖蛋白。CEA 在胆管癌患者胆管上皮、胆汁及血清中均可见。CEA 一方面是胆管癌早期诊断指标,另一方面也是胆管癌微转移指标，对胆管癌患者临床治疗、预后有着十分重要的价值。CEA、CA19-9可为原发性硬化性胆管炎中胆管癌患者检测提供有利依据。

CEA对胰腺癌诊断的敏感性为30%~68%，胰腺癌胰液中CEA水平显著高于胰腺良性疾病，对胰腺癌有诊断价值。

3. **胰腺癌胚胎抗原（pancreatic oncofetal antigen，POA）和胰腺癌相关抗原（pancreatic carcinoma associated antigen，PCAA）**　　POA是从胚胎期胰腺中提取的一种糖蛋白，作为胰腺癌较特异性的标志物，需排除肝癌、胃癌、胆管癌和肺癌。PCAA是由胰腺癌腹水中分离出来的一种糖蛋白，正常人血清PCAA含量<16.2μg/L，胰腺高分化腺癌内PCAA的阳性率高于低分化腺癌，胰腺癌、肺癌、乳癌都有一定阳性率。

4. **受体结合型癌抗原（receptor-binding cancer antigen，RCAS1）**　　是由SiSo细胞表达的一种在全身多种器官发生肿瘤时都会表达的肿瘤相关癌抗原，在胰腺癌中高度表达。胰腺癌血清RCAS1的浓度明显高于胰腺炎性疾病，作为血清肿瘤标志物对胰腺癌的综合诊断能力优于CA19-9和CA242，血清RCAS1可作为筛查胰腺癌的标志物。但RCAS1在其他多种非胰腺肿瘤组织中都有表达，如肺癌细胞的胞质和胞膜上都有RCAS1的表达。亦有报道，RCAS1可能与再生障碍性贫血有关系，因此，对血清RCAS1的临床意义需进一步的研究。

5. **黏蛋白1（mucin-1）**　　是一种高糖基化、高分子量的糖蛋白，分布于多种上皮组织表面，在肿瘤组织中具有促使肿瘤细胞对正常细胞的黏附作用和减少肿瘤细胞间的黏附力，在肿瘤转移中起重要作用。在肿瘤细胞表面通过位阻现象使肿瘤细胞逃避免疫识别，降低机体对肿瘤的免疫抑制作用，在胰腺癌发生的早期表达，诊断胰腺癌的敏感度为81%，特异性为95%，对胰管上皮内瘤变及导管内乳头状黏液瘤的敏感性为87.3%，特异性为92.1%。

6. **高流动蛋白1（extracellular high mobility group box-1，HMGB1）**　　被认为是一种核蛋白，其细胞外形式类似细胞因子发挥作用，参与如炎症、细胞迁移、组织再生等许多重要的病理过程，有助于肿瘤的生长和侵袭，是胰腺癌诊断和预后评价理想的标记物。

7. **巨噬细胞抑制因子-1（macrophage inhibitory cytokine 1，MIC-1）**　　MIC-1是转化生长因子β（TGF-β）超家族的成员，参与巨噬细胞活化的过程。研究发现胰腺恶性肿瘤患者的血清MIC-1水平显著高于胰腺良性肿瘤、慢性胰腺炎患者和正常人。MIC-1和CA19-9联合检测，可以增加灵敏度。

8. **循环肿瘤细胞（circulating tumor cells，CTCs）**　　检测循环血液中CTCs的存在及数目变化，是一种有效的监控癌转移、癌症预后手段，并对癌症的药物治疗、病理学研究等都具有很重要的意义。胰腺癌常经血液转移至远处器官，如肝、肺和骨骼系统，CTCs是具有进入循环系统能力的肿瘤细胞，这些细胞群在肿瘤远处转移中发挥作用，检测外周血的CTCs可能有助于胰腺癌患者的预后判断与疗效检测。目前CTCs的检测方法众多，根据检测原理可分为两大类：细胞计数法（cytometric methods）和核酸检测法（nucleic-acid based methods）。细胞计数法主要包括各种免疫细胞化学技术、流式细胞术等检测胆胰肿瘤相关标志物；核酸检测法主要包括聚合酶链反应、反转录聚合酶链反应及其各种衍生技术检测胆胰肿瘤相关基因的表达。

9. **循环游离DNA（circulating cell-free DNA，cfDNA）与ctDNA**　　cfDNA是指存在于血浆中的小片段DNA，被认为是细胞坏死或凋亡后细胞核中的DNA进入循环形成的，其中肿瘤来源cfDNA被称为循环肿瘤DNA（circulating tumor DNA，ctDNA），带有肿瘤细胞的遗传特质,因此可以被用作一种"液体活检"的指标,诊断肿瘤、预测化疗靶点、判断肿瘤异质性。以血液为检测标本,从而有利于对疾病的发展及肿瘤的治疗过程进行跟踪监测。此外,在胰腺癌中可检测出 K-ras 基因、p53 抑癌基因与 Bcl-2 基因以及 DPC4 抑癌基因突变。

乳球蛋白 2(mammaglobin B,MGB2)基因是一种哺乳类多基因家族中的同源基因,在良性组织、恶性组织中的表达却存在差异,是胆管癌检测中一种有价值的标志物,可为临床分期提供一定有利依据。

MicroRNA 是小的非编码转录体,参与包括肿瘤发生在内的多种细胞生理病理过程,miR-200a、miR-200b、miR-210、miR-221、miR-141 在胰腺癌患者血浆中明显升高(关于基因肿瘤标志物检测详见第四章)。

（二）胰液的检查

早期胰腺癌,特别是局限于胰管上皮的胰腺癌,癌细胞很容易出现在胰液中,因此胰液检测成为早期胰腺癌筛选的重要工具。在胰腺癌中过度表达的蛋白,如肝癌-肠-胰腺/胰腺炎相关蛋白-1(hepatocarcinoma-intestine-pancreas/pancreatic-associated protein-1,HIP/PAP-1),经 ELISA 量化表明这种蛋白质在胰腺癌患者的胰液和血清中表达远高于对照组,因此胰液中 HIP/PAP-1 可作为诊断的标志物。利用胰液刷取脱落细胞行细胞学检查,应用聚合酶链反应-限制性片段长度多态性的方法可检测胰腺良、恶性疾病组织物、胰液上清和细胞的 K-ras 基因突变。

此外,胰液中含有胰腺组织细胞所释放的高浓度的蛋白质与 DNA,胰液中蛋白质可被视为潜在的胰腺疾病标记物,其变化与胰腺的生理或病理状态密切相关。胰腺癌、慢性胰腺炎患者胰液蛋白质谱表达存在明显差异,可将其作为临床鉴别诊断胰腺癌、慢性胰腺炎疾病的主要依据。

（三）胆汁肿瘤标志物的检测

有研究发现胆管癌和胰腺癌之间胆汁中 CA19-9、CA242、CEA 水平无统计学意义,但胆管癌组和胰腺癌组胆汁中 CA19-9、CA242、CEA 水平显著高于良性对照组,检测胆汁内其水平可鉴别良恶性胆道和胰腺疾病,通过平行试验和序列试验,联合检测胆汁内 CA19-9、CA242、CEA 可提高对良恶性胆道和胰腺疾病的诊断效率。

总之,理想的肿瘤标记物应该具有高度敏感性和特异性、浓度与肿瘤大小相关、半衰期短,从而能较快反映体内肿瘤的实际情况,能协助判断肿瘤的分期及预后。目前仍然没有哪一种肿瘤标志物对胆胰肿瘤诊断的灵敏度及特异性完全符合上述需要,临床上普遍采取联合检测以提高诊断的敏感度和特异性。

二、胰腺炎症的生化及免疫检查

（一）胰腺炎的血液学检查

1. 血淀粉酶和淀粉酶同工酶(isoamylase,IA)的测定　　淀粉酶是诊断急性胰腺炎最常用的指标,约75%患者在起病 24 小时内淀粉酶超过正常值上限 3 倍,并持续 3~5 天或更长时间,一般认为血清淀粉酶在起病 6~12 小时开始升高,48 小时达高峰,而后逐渐下降。淀粉酶升高的患者应排除消化性溃疡穿孔、肠系膜梗死、肠梗阻、阑尾炎、胆道感染、胆石症等急腹症疾病,绝大多数非胰腺炎疾病所致的淀粉酶升高不超过 3 倍。

血清淀粉酶的升高只出现在 90%的急性胰腺炎患者中。不升高的情况有:①极重症急性胰腺炎;②极轻胰腺炎;③慢性胰腺炎基础上急性发作;④急性胰腺炎恢复期;⑤高脂血症相关性胰腺炎,甘油三酯升高可能使淀粉酶抑制物升高。

血清淀粉酶活性高低与病情无明显相关性。胰源性腹腔积液和胸腔积液的淀粉酶显著增高,可作为急性胰腺炎的诊断依据。血清淀粉酶动态观察有助于早期发现并发症。

胰腺淀粉酶同工酶:血清中的淀粉酶活性不仅来源于胰腺产生的淀粉酶,还有唾液腺产生的淀粉酶。唾液腺产生的淀粉酶称淀粉酶同工酶 S。来源于胰腺产生的淀粉酶称淀粉酶同工酶 P。对高度怀疑胰腺炎而淀粉酶正常者,对高淀粉酶血症的淀粉酶是否来源于胰腺,测定同工酶则更有价值。非胰腺疾病血清淀粉酶升高是以 S 型同工酶升高为主。因此,当高淀粉酶血症时,P 型同工酶不升高,几乎可以排除急性胰腺炎的诊断。

2. 血清脂肪酶　主要来源于胰腺,无同工酶。发病 4 小时后开始升高,24 小时达到高峰,持续 10~15 天,比血清淀粉酶持续时间长。超过正常上限 3 倍有诊断意义,其敏感性、特异性与淀粉酶基本相同,但在血清淀粉酶活性已经下降至正常,或其他原因引起血清淀粉酶活性增高时,脂肪酶测定有互补作用。

血清淀粉酶,P 型同工酶,血清脂肪酶三者同时升高时,可以较准确诊断急性胰腺炎。

3. C 反应蛋白　C 反应蛋白(C-reactive protein,CRP)是一种急性时相蛋白。在正常情况下,血清中只有微量存在,<10mg/L。当组织损伤或器官炎症时,单核/巨噬细胞释放 IL-6、IL-8 和肿瘤坏死因子,刺激肝脏细胞合成急性时相蛋白,其中 CRP 升高最为显著。急性胰腺炎时 CRP 明显增高。由于 CRP 半衰期短于 24 小时,故一旦炎症控制、创伤反应消失,CRP 迅速下降,血清 CRP 水平高低可反映胰腺炎症的严重程度,但与胰腺坏死程度(Balthazar 评分系统)无明显相关。因此,血清 C 反应蛋白水平可用于判断急性胰腺炎严重程度的可靠性指标之一。

4. 降钙素原　降钙素原(procalcitonin,PCT)是一个由 116 个氨基酸组成的多肽,一种急性期反应物,用于判定急性胰腺炎患者后期发生器官衰竭的敏感性约 92%,特异性为 84%。PCT 可在 24 小时内区别轻型和重型胰腺炎。测定血清 PCT 的方法有生化和金标半定量方法,操作简单,结果较快速。

5. 白介素-6　IL-6 是肝脏合成 C 反应蛋白的主要诱导物之一,其血浆峰值早于 C 反应蛋白。IL-6 检出重症急性胰腺炎的敏感性及特异性较高。但 IL-6 的血浆浓度下降很快,且测定复杂,限制了其在临床中的应用。

6. 蛋白酶及酶原

(1) 免疫反应性胰蛋白酶(immunoreactive trypsin,IRT)及酶原:急性胰腺炎时腺泡损坏可释放大量胰蛋白酶及酶原,是一种仅存在于胰腺内的蛋白酶。血清 IRT 在重型胰腺炎时,升高的幅度大,持续时间久,对急性胰腺炎的早期诊断与鉴别轻重程度具有一定帮助。

(2) 弹力蛋白酶Ⅱ(elastase Ⅱ):是胰腺腺泡细胞分泌的一种肽链内切酶,血清弹力蛋白酶的测定对胰腺疾病的诊断具有重要意义。此外,弹力蛋白酶还与肺气肿、动脉粥样硬化以及衰老等多种临床病理过程密切相关。

(3) 磷脂酶 A2(phospholipase A2,PLA2):PLA2 是一种脂肪分解酶,是引起胰腺坏死的重要因素之一。急性胰腺炎早期即可升高,且持续时间较血清淀粉酶长。

(4) 羟基酯水解酶(carboxylic ester hydrolase,CEH):以 CEH>7.6μg/L 为界诊断急性胰腺炎的敏感性为 98.4%。坏死性胰腺炎患者 CEH 从第 2 天升高,持续升高至第 10 天,而急性间质性胰腺炎则逐渐下降,动态监测有助于两者的鉴别诊断。

7. 胰分泌性胰蛋白酶抑制物(pancreatic secretory trypsin inhibitor,PSTI)　PSTI 是由

胰腺腺泡分泌,能阻抑胰内蛋白酶的激活。由于是一种特异性胰蛋白酶抑制物,存在于胰液与血液中,测定其含量不仅能早期诊断急性胰腺炎,还能鉴别病情轻重程度,有利于病情观察。

8. **正铁血红蛋白(methemoglobin,MHA)** 在急性胰腺炎发病后 12 小时可呈阳性,MHA 阳性者多为重症胰腺炎,肺、肾并发症发生率较高,有助于重症胰腺炎的早期诊断。

9. **β-半乳糖苷酶基因(beta-galactosidase gene)** 肠道细菌移位是导致急性胰腺炎患者继发细菌感染的重要原因,而急性胰腺炎患者胰腺组织继发细菌感染 80% 以上为大肠杆菌,因此,β-半乳糖苷酶基因在早期诊断急性胰腺炎继发肠源性感染中的应用中有其重要的意义。

10. **胰蛋白酶原激活肽(trypsinogen activation peptide,TAP)** TAP 是胰蛋白酶原激活降解产物,作为胰蛋白酶原激活的分子性标志物。在正常生理条件下,小肠腔内的肠激酶分解胰蛋白酶原,从而激活酶原。急性胰腺炎时胰蛋白酶原首先在胰腺实质内被活化,在生成胰蛋白酶同时释放 TAP。由于 TAP 相对分子质量小,可通过肾小球由肾脏排出。因此测定血及尿中的 TAP 可反映急性胰腺炎的严重程度。以血 TAP 诊断急性胰腺炎灵敏度和特异性为最高,对急性胰腺炎的阴性判断率达 97.5%,尿 TAP 也能达 95%,远远超过血、尿淀粉酶。TAP 在 12 小时内即达高峰,在腹疼 48 小时内对急性胰腺炎的诊断敏感度和特异性分别为 85% 和 83.6%,对重症胰腺炎的诊断敏感度可达 100%,特异性为 85%。

某些炎症介质和细胞因子在急性胰腺炎时的组织损害中起重要作用。急性胰腺炎时胰腺蛋白酶的活化、胰腺微循环障碍,可刺激粒细胞、巨噬细胞、血管内皮细胞释放 TNF-α、IL-6 和 IL-8 等细胞因子。急性胰腺炎和胰腺损伤后 1 小时内即可释放 TNF-α、IL-6 和 IL-8 等,其血清水平与急性胰腺炎的严重程度相关。可作为早期评估胰腺炎症程度的指标。除以上阐述的检测指标,还有报道血浆白蛋白(ALb)、血糖(Glu)、血钙(Ca^{2+})、血钾(K$^+$)等生化指标与急性胰腺炎严重程度呈正相关,其可以作为评价急性胰腺炎严重程度的指标,并能指导临床治疗。

11. **肝脏酶学的生化检测** 可用于急性胆源性胰腺炎的辅助检测,主要包括血清谷丙转氨酶(glutamic-pyruvic transaminase/alanine aminotransferase,GPT/ALT),血清 γ-谷氨酰转移酶(gamma-glutamyl transpeptidase,GGT),血清碱性磷酸酶(alkaline phosphatase,ALP)的检测等。

(二) 尿液的检查

1. **尿淀粉酶(Uamy)** 淀粉酶分子量较小,容易从肾脏自尿中排出。Uamy 于发病后 12~24 小时开始升高。由于 Uamy 从尿中排出受到肾脏功能状况,尿液浓度和饮水等多种因素的影响,结果变动较大,参考价值有限。对急性胰腺炎(AP)的诊断和疗效的判断有一定局限性。

2. **Uamy 与尿肌酐(Ucr)清除率比值** 急性胰腺炎时,由于血管活性物质增加使肾小球通透性增加,肾对淀粉酶的清除增加而对肌酐清除率没变,Uamy/Ucr 的正常值为 1%~4%,胰腺炎时可增加 3 倍以上,其他原因所致的高血清淀粉酶症则正常或低于正常。因此,Uamy/Uer 比值对急性胰腺炎更具诊断意义,建议作为急性胰腺炎的临床诊断指标。应排除糖尿病酮症、烧伤、肾功能不全,尚应考虑影响肌酐排出的各种因素。

3. **尿胰蛋白酶原2** 胰蛋白酶原是胰蛋白酶的前体,相对分子量为 25kD,主要由胰蛋白酶原 1 和胰蛋白酶原 2 组成,在生理情况下由胰腺腺泡分泌入胰液,血及尿中含量很低,其激活是急性胰腺炎发病机制中的重要环节。当急性胰腺炎时胰腺组织受损,胰蛋白酶原大量释放入血,通过肾小球滤过,大部分胰蛋白酶原1被肾小管重吸收,而胰蛋白酶原2重吸收少,大量随尿液排出。AP患者在腹痛4小时即可显著升高,持续升高时间可达2周左右。相比Uamy,尿胰蛋白酶原2对重型胰腺炎更具敏感性,其检测可明显减少AP的漏诊,是目前诊断AP较好的筛选方法。

（三）穿刺液的检查

坏死性胰腺炎腹腔穿刺抽出血性混浊液,是外科手术的主要指征,诊断性穿刺偶尔用于诊断,可抽出混浊血性液,有时可见脂肪小滴,淀粉酶和脂肪酶升高有诊断意义,急性出血坏死性胰腺炎作为严重的外科急腹症,晚期坏死胰腺组织易合并感染,感染主要来源于肠道的细菌,也可来源于其他溶血性链球菌的感染,所以要同时进行细菌的培养。但由于本方法的侵袭性和可能的并发症,并不是理想的诊断方法。

1. **腹水的检查**　腹水/血清淀粉酶比值>2提示存在急性胰腺炎、胰腺假性囊肿等;慢性复发性胰腺炎急性发作患者和滥用酒精患者血清淀粉酶可高达10 000U/L。

2. **胸腔积液的检查**　胸腔积液淀粉酶的活性高于血清最高参考值,80%见于胰腺疾病患者。由于许多酶类的运输通过淋巴完成,故胰腺急性受累时胰酶也可出现胸腔积液中。

（四）胰液的检查

胰液中含有胰腺组织细胞所释放的高浓度的蛋白质与DNA,胰液中蛋白质可被视为潜在的胰腺疾病标记物,其变化与胰腺的生理或病理状态密切相关。因此,胰液的检测对早期胰腺疾病的筛查具有重要意义。

（五）大便的检查

主要是对胰腺外分泌功能的监测和评估,主要检查项目包括:①粪糜蛋白酶的测定;②粪弹性蛋白酶1(elastase-1,E1)的测定:是一种具有蛋白分解活性的胰腺分泌糖蛋白,在消化道内高度稳定,其浓度不受其他胃肠疾病或胰酶制剂的影响,可用于慢性胰腺炎的诊断,临床敏感度和临床特异性93%;③粪脂肪定量分析;④碘化脂肪吸收试验等。

（六）胰腺分泌功能试验

1. **胰腺外分泌功能试验**　胰腺外分泌功能不全是许多胰腺疾病的症状,检测胰腺外分泌功能,可以监测胰腺炎的病情,也可用于评估急性胰腺炎是否完全治愈且有无后遗症,或是否遗留功能缺陷,甚至可能逐渐转变为慢性胰腺炎。

胰腺外分泌功能试验可分为直接试验和间接试验两类。两者均通过测定胰液、电解质和胰酶的分泌量,或测定胰酶消化底物生成的产物,以评估胰腺分泌胰酶的能力,从而判定胰腺外分泌功能。超声胰泌素试验和胰泌素-磁共振检查将胰泌素试验与影像学方法相结合,其原理是基于注射胰泌素刺激胰液分泌,可引起相应的胰管管径变化,从而间接评价胰腺外分泌功能。

胰腺外分泌功能直接试验利用胃肠激素直接刺激胰腺分泌,如胰酶泌素-胰泌素(PS)试验:按1U/kg缓慢静注胰酶泌素,注后每10分钟收集十二指肠液引流液于试管中,共3管;再按1U/kg缓慢静注胰泌素,以后每10分钟收集1管共6管,标本冰浴保存,分别测液量、淀粉酶、脂酶、胰蛋白酶活力和重碳酸盐浓度。该试验是评价胰腺外分泌功能的"金标准",对慢性胰腺炎诊断的敏感性为75%~90%,特异性80%~90%。

胰腺外分泌功能间接试验是利用试验餐等方法刺激胃肠激素分泌,进而刺激胰腺分泌,主要包括:①Lundh试验:用标准配方的Lundh试验餐代替外源性胃肠激素,生理性刺激胰腺分泌,临床敏感度和特异性与肠促胰液素-胆囊收缩素试验相似,不要求受试者有正常的胃肠功能;②胰十二醇试验;③尿 BT-PABA(苯甲酰-酪氨酰-对氮基苯甲酸)试验;④粪糜蛋白酶测定;⑤粪弹性蛋白酶测定;⑥粪脂肪定量分析;⑦^{131}I 碘化脂肪吸收试验:血^{131}I<正常值;粪便^{131}I>正常值;⑧促胰液素试验:胰液分泌量减少(<80ml/20min),碳酸氢钠(十二指肠液正常值:>80mmol/L)和胰酶含量减低;⑨维生素 B_{12} 吸收试验:提示维生素 B_{12} 吸收障碍。上述试验对判断胰腺外分泌功能具有一定的临床价值。

2. 胰腺内分泌功能检测 包括口服葡萄糖耐量试验及血浆胰岛素及 C 肽测定等,这些指标通常在胰腺内分泌功能损失 90% 以上才出现变化,敏感度低。

三、胆道疾病的生化及免疫检查

(一) 血液学检查

血常规检测:白细胞总数和中性粒细胞计数增高可反映胆囊炎或胆石症急性发作期,与感染程度呈正相关。

(二) 肝功能测定

可评估胆(肝)总管或双侧肝管梗阻时引起的肝脏损害,多呈现为梗阻黄疸。

1. 胆红素分类

(1) 正常血清中存在的胆红素按其性质和结构不同可分为两大类型:未经肝细胞结合转化的胆红素,即其侧链上的丙酸基的羧基为自由羧基者,为未结合胆红素,又称"间接反应胆红素"或"间接胆红素";经过肝细胞转化,与葡萄糖醛酸或其他物质结合者,称为结合胆红素,又称"直接反应胆红素"或"直接胆红素";δ-胆红素,是与血清白蛋白紧密结合的结合胆红素,占总胆红素的 20%~30%。

(2) 高效液相色谱法对血清胆红素可进行比较准确和更详细的分类:①α 组分胆红素即未结合胆红素,通过与血清白蛋白结合运输到肝。α-胆红素与白蛋白结合是可逆的,血中可呈现未与白蛋白结合以及也未与葡萄糖醛酸结合的游离胆红素,称为蛋白非结合型胆红素,这种胆红素有毒性,正常人血清含量甚微,如增加可发生胆红素脑病或称核黄疸;②β 组分胆红素即单葡萄糖醛酸结合胆红素;③γ 组分胆红素即双葡萄糖醛酸结合胆红素;④δ 组分胆红素,即结合胆红素和白蛋白以共价键结合者,这一部分可与重氮试剂呈直接反应。

2. 血清总胆红素测定 总胆红素是未结合胆红素、单和双葡萄糖醛酸结合胆红素、δ 组分胆红素的总和。血清胆红素可在加速剂(甲醇、咖啡因)的作用下,与重氮试剂反应生成偶氮胆红素,出现颜色反应,颜色的深浅与胆红素的浓度呈正比,IF-CC 推荐目前总胆红素测定采用偶氮反应方法。参考值:1.7~20μmol/L(0.1~1.2mg/dl)。

3. 血清结合胆红素与非结合胆红素测定 血清与重氮试剂混合后,在规定时间所测定的胆红素,相当于结合胆红素含量,总胆红素减去结合胆红素的值即为非结合胆红素。该方法在反应时间不同,结果相差很大。时间短,非结合胆红素参与反应少,结合胆红素反应也不完全;时间长,结合胆红素反应较完全,但一部分非结合胆红素也参与反应。化学钒酸法也可检测血清总胆红素和结合胆红素。胆红素氧化酶法测定样本和试剂用量少,特异性高,重复性好,但目前还不能准确测定结合胆红素。参考值:结合胆红素:0~6.8μmol/L(0~0.4mg/dl);非结合胆红素:1.7~13.2μmol/L(0.1~0.8mg/dl)。

4. 1 分钟胆红素测定 是通过直接重氮反应测定 1、15、30 分钟时胆红素的量,变色反应主要在 1 分钟内发生,故血清 1 分钟胆红素测定的结果大致可反映血清内结合胆红素的高低。

5. 临床意义

（1）当血清总胆红素水平升高时，可根据结合胆红素/总胆红素比率来协助鉴别黄疸的类型，梗阻性黄疸时比值>60%。

（2）δ-胆红素的半衰期大约21天，在梗阻性黄疸时，含量增高。在疾病的恢复期，总胆红素下降，结合胆红素明显降低，由于δ-胆红素的半衰期较长，消失慢，可达到总胆红素的80%以上。

（三）尿液的生化检测

1. 尿胆红素检查　未结合胆红素不溶于水，在血中与蛋白质结合不能通过肾小球滤膜。结合胆红素分子量小，溶解度高，可通过肾小球滤膜，由尿中排出。由于正常人血中结合胆红素含量很低，滤过量极少，尿中胆红素为阴性；如血中结合胆红素增加，可通过肾小球滤过使尿中结合胆红素量增加，尿胆红素试验量阳性反应。

影响因素及注意事项：

（1）标本必须新鲜，以免胆红素在阳光照射下成为胆绿素。

（2）尿液中含高浓度维生素C和亚硝酸盐时抑制偶氮反应而使尿胆红素呈假阴性；当患者接受大剂量氯丙嗪治疗或尿中含有盐酸苯偶氮吡啶的代谢产物时可呈假阴性。

2. 尿胆原检查　在强酸条件下尿胆原和对一甲氧基苯重氮四氟化硼酸盐发生重氮盐耦联反应，生成胭脂红色化合物。

结合型胆红素经胆汁分泌进入肠道，在回肠末端和结肠内经细菌作用而被还原成尿胆原，多数尿胆原随粪便排出，10%～15%尿胆原被肠黏膜重新吸收，经门静脉而达肝脏，其中小部分经肾脏随尿排出，即在尿中所检测到的尿胆原。正常情况下，尿胆原阴性或弱阳性：定量0～5.9μmol/24h或0～3.5mg/24h。

影响因素及注意事项：

（1）标本必须新鲜，以免尿胆原在阳光照射下氧化成尿胆素。

（2）健康人尿胆原排出量每天波动很大，夜间和上午量少，午后则迅速增加，在午后14:00～16:00达到高峰。

（3）尿胆原的清除率与尿pH相关，pH为5.0时，清除率为2ml/min；pH为8.0时增加至25ml/min，因此有建议预先给患者服用碳酸氢钠，碱化尿液后收集午后2～4小时（2小时排出量）进行测定以提高检出率。

（4）尿液中一些内源物质如胆色素原、吲哚、胆红素等可使检查结果出现假阳性，一些药物（如吩噻嗪）也可产生干扰试验。

四、基因组学、蛋白质组学以及代谢组学在胆胰疾病诊断与研究中的应用

随着基因组测序技术快速进步以及生物信息与大数据科学的交叉应用，通过基因组学、蛋白质组学、表型组学以及代谢组学等医学前沿技术，对大样本人群与特定疾病类型进行生物标志物的分析与鉴定、验证与应用，从而精确寻找到疾病的原因和治疗的靶点，并对一种疾病不同状态和过程进行精确亚分类。最终实现对于疾病和特定患者进行个性化精准治疗的目的，提高疾病诊治与预防的效益。

（一）基因组学

基因组学研究已发现大量与人类疾病/性状关联的遗传变异，为探索疾病与性状的形成

提供了重要线索。随着新一代测序技术快速发展及广泛使用,加快了与人类健康和疾病密切相关的遗传变异与性状的发掘。基因组学能为胆胰疾病提供新的诊断和治疗方法。Scarpa A 等 2017 年对 102 例胰腺内分泌肿瘤(pancreatic neuroendocrine tumour,PanNET)的基因组学研究,进行了全基因组测序,并分析了其突变标记。研究发现涉及的染色质重建、DNA 损伤修复、mTOR 信号转导激活以及端粒维持等功能基因频繁的突变,并发现了突变的标记,包括 DNA 修复基因 *MUTYH*、*CHEK2* 和 *BRCA2* 的突变。此外,基因表达分析表明肿瘤亚类与低氧和 HIF 信号相关。

(二) 蛋白质组学

蛋白质组学从蛋白质水平探索蛋白质表达模式及功能模式,其研究蛋白质组表达模式的技术主要有以双向凝胶电泳为代表的蛋白质分离技术、以质谱为代表的蛋白质鉴定技术以及蛋白芯片与生物信息学分析技术。蛋白质组学在胆胰疾病的研究主要是通过正常个体与患病个体的血清、胆/胰液或组织等进行蛋白质比较,发现差异蛋白质,从而对胆胰炎症和癌等疾病的发病机制、早期诊断和治疗提供理论依据和新思路。如采用 2-DE 和 LC-MS/MS 方法,分离出胰腺癌和健康者的血清标本,鉴定出胰腺癌的可能血清学标志物 α-1-抗胰蛋白酶(α-1-antitrypsin,AAT)的 2 个亚型 AAT-1 和 AAT-2。

目前研究胆胰腺癌蛋白质组学常用策略主要是表达蛋白质组学、比较蛋白质组学和细胞图谱蛋白质组学。从血清、胆/胰液、病变组织和激素来研究胰腺癌的标志物,均发现了一些有意义的蛋白质峰。通过对胆胰肿瘤相关蛋白质的分离和鉴定,有助于胆胰肿瘤的早期发现和治疗。

通过对胰腺癌自身抗体的研究发现一些有用的生物学标志物。Xiao 等应用免疫印迹、双向电泳和电喷射离子化串联质谱法进行研究,发现死亡盒子蛋白 48(DEAD-box protein 48,DDX48),重组和纯化的 DDX48 作为抗原用于检测血清抗 DDX48 自身抗体,在胰腺癌为 33.33%,结肠直肠癌为 10.00%,胃癌为 6.67%,慢性胰腺炎为 0%。Hong 等对胰腺癌、胰腺炎、其他肿瘤、健康人血清中胰腺癌细胞株(Panc-1)蛋白质组抗体进行筛选,发现了一些胰腺癌细胞蛋白质的抗体,其中钙网织蛋白亚型的自身抗体对早期诊断胰腺癌具有应用价值。

(三) 代谢组学

代谢组学是通过检查生物体系受刺激前后代谢产物图谱及其动态变化,进而研究生物体系代谢网络的一种技术。代谢组学以动物的体液和组织为研究对象,研究生物体对病理生理刺激或基因修饰产生的代谢物质质和量的动态变化,关注的对象是相对分子质量在 106 以下的小分子化合物,通过研究代谢物谱帮助诊断胆胰疾病。代谢组学最广泛的应用是发现与疾病诊断、治疗相关的代谢标记物,通过代谢物谱分析得到的相关标志物是疾病分型、诊断、治疗的基础。

(雷萍　沈关心)

参 考 文 献

1. Swords DS,Firpo MA,Scaife CL,Mulvihill SJ,et al. Biomarkers in pancreatic adenocarcinoma:current perspectives. Onco Targets Ther,2016,9:7459-7467.

2. Bowlus CL,Olson KA,Gershwin ME. Evaluation of indeterminate biliary strictures. Nat Rev Gastroenterol Hepatol,2016,13(1):28-37.

3. Blechacz B,Komuta M,Roskams T,et al. Clinical diagnosis and staging of cholangiocarcinoma. Nat Rev Gastro-

enterol Hepatol,2011,8(9):512-522.

4. Hernandez C,Huebener P,Schwabe RF. Damage-associated molecular patterns in cancer:a double-edged sword. Oncogene,2016,35(46):5931-5941.

5. Peinado H,Zhang H,Matei IR,et al. Pre-metastatic niches:organ-specific homes for metastases. Nat Rev Cancer,2017,17(5):302.

6. Fogel EL,Shahda S,Sandrasegaran K,et al. A Multidisciplinary Approach to Pancreas Cancer in 2016:A Review. Am J Gastroenterol,2017,112(4)

7. Schueneman A,Goggins M,Ensor J,et al. Validation of histomolecular classification utilizing histological subtype,MUC1,and CDX2 for prognostication of resected ampullary adenocarcinoma. Br J Cancer,2015,113(1):64-68.

8. Holmes E,Wijeyesekera A,Taylor-Robinson SD,et al. The promise of metabolic phenotyping in gastroenterology and hepatology. Nat Rev Gastroenterol Hepatol,2015,12(8):458-471.

9. 韩序,楼文晖.胰腺神经内分泌瘤基因组学和表观遗传学的研究进展.中华消化外科杂志,2014,13(10):822-825.

10. Scarpa A,Chang DK,Nones K,et al. Whole-genome landscape of pancreatic neuroendocrine tumours. Nature,2017,543(7643):65-71.

11. 张殿彩,蔡端.基于蛋白质组学技术的胆汁蛋白研究进展.肝胆胰外科杂志,2012,24(1):83-85.

12. 贾凯,党学义.蛋白质组学对于胰腺癌诊断的研究进展.中华临床医师杂志,2015,9(15):2916-2919.

13. 张伟,王兴鹏.蛋白质组学在胰腺疾病研究中的应用.国际消化病杂志,2007,27(6):405-410.

14. 许宏敏,张磊,康华,等.轻症急性胰腺炎患者血清代谢组学研究.2014,14(5):293-298.

15. 李之帅,谭蔚锋,姜小清,等.利用代谢组学方法筛选肝门部胆管癌血浆诊断标志物.中华实验外科杂志.31(9):2022-2025.

16. 林贤超,占博涵,文实,等.胰腺癌核磁共振血清代谢组学分析.中华消化外科杂志,2016,15(6):574-578.

第四章

胆胰的临床病理及分子生物学标志

第一节 肝外胆管疾病

一、肝外胆管的组织学结构

肝外胆管包括左、右肝管、肝总管、胆囊管及胆总管。肝外胆管分为黏膜、肌层和外膜三层。黏膜表面被覆单层柱状上皮,黏膜上皮向管壁内凹陷形成纵行皱襞,致肝外胆管横断面呈星状外观。固有膜为薄层结缔组织,内有黏液腺。胆囊管、肝管壁内几无平滑肌,自胆总管开始逐渐出现平滑肌纤维。胆总管上 1/3 的肌层较薄,中 1/3 的肌层渐厚,下 1/3 的肌层分为内环、外纵两层,在靠近十二指肠处才有完整的平滑肌层。外膜为较厚的结缔组织,内含血管、淋巴管及神经纤维。

二、肝外胆管肿瘤

(一) 良性肿瘤

1. 良性上皮性肿瘤

(1) 腺瘤:肝外胆管腺瘤多见于成人,可单发或多发,有蒂或无蒂。最常见于胆管远端 1/3 近壶腹部。腺瘤一般体积小,不引起临床症状,但也可多发并充满胆管,引起胆管梗阻症状。根据其生长方式可分为管状腺瘤、乳头状腺瘤和管状乳头状腺瘤。管状腺瘤最常见,肿瘤由密集排列的幽门腺型腺体构成,腺上皮细胞呈柱状,多分泌黏液,单层排列,腺管间为纤维结缔组织构成的间质。乳头状腺瘤见肿瘤呈多级分支的细乳头状结构,乳头表面被覆立方或柱状上皮细胞,胞质内含黏液,轴心由疏松的纤维结缔组织构成。管状乳头状腺瘤由管状腺体和乳头状结构组成,每种成分占 20% 以上。

(2) 囊腺瘤:肝外胆管囊腺瘤是一种罕见的良性肿瘤,多发于中年女性。其临床表现差异很大,症状轻重程度不等,多以上腹不适,腹痛、恶心、呕吐、发热、黄疸而就诊。组织学上可能类似于发生于胰腺和卵巢的黏液性囊性肿瘤。显微镜下,肿瘤囊壁内衬单层立方或柱状上皮,上皮常被一种类似于卵巢间质、富于梭形细胞的间叶成分围绕。囊内实性区肿瘤呈乳头状增生时应诊断为乳头状囊腺瘤。当上皮细胞出现不典型增生,如细胞多层排列、极性消失,细胞核增大、核染色质增多、核分裂象活跃,提示"交界性病变",具有癌变倾向。

免疫组化显示,腺上皮 CA19-9、PCK、CEA、EMA 阳性,上皮下卵巢样间质 ER、PR 阳性,并可表达 VIM、Desmin、SMA、actin。

（3）乳头状瘤（腺瘤）：肝外胆管乳头状瘤多发生于中老年人，男多于女。该病变可长期潜伏，症状不明显。少数患者可出现黄疸、上腹疼痛、发热等症状，或伴发胆管炎。实验室检查血清碱性磷酸酶及血清胆红素升高，部分患者 CEA 升高。胆管造影见胆总管内弥漫性息肉样充盈缺损，近端胆管扩张。

形态大体上常表现为充满胆管的多发性灰白色或棕黄色乳头状肿物。显微镜下，胆管扩张，管腔内见多个乳头状物。乳头分支多而细密，中央为纤细的纤维血管轴心，表面被覆排列规则的单层柱状或立方上皮，细胞核呈卵圆形，位于基底部，染色质均匀，无明显异型性，核分裂象罕见。胆管乳头状瘤在形态学上虽呈良性，但因其病灶多发且广泛、恶变率和复发率高，生物学行为上具有低度恶性的特点。少数病例出现乳头表面被覆的上皮细胞排列拥挤多层，极性消失，细胞核大深染，核仁明显，可见较多的核分裂象；乳头内腺体可见出芽、共壁及浸润间质现象，提示胆管乳头状瘤恶变。

2. 良性神经和间叶肿瘤　肝外胆管良性神经和间叶肿瘤包括神经节细胞瘤、神经纤维瘤、神经鞘瘤、颗粒细胞瘤、脂肪瘤、黏液瘤、纤维瘤及平滑肌瘤等，但均甚少见。其形态结构与发生在其他部位的形态相同。

（1）神经节细胞瘤：神经节细胞瘤亦称为副神经节瘤（paraganglioma），是一种非常少见的良性神经内分泌肿瘤，位于胆囊或肝外胆管壁浆膜下或肌壁。发生于胆囊的神经节细胞瘤常在手术切除标本中偶然发现，但发生于肝外胆管的神经节细胞瘤常引起胆管阻塞。某些病例可并发多发性内分泌肿瘤（MEN）综合征。肿瘤由神经细胞（主细胞）巢和施万细胞相关支持细胞排列成巢状或小叶状细胞球团。

免疫组化显示，主细胞 NSE 和 CgA 阳性，支持细胞 S-100 阳性。

（2）颗粒细胞瘤（granular cell tumor）：发生于肝外胆管的颗粒细胞瘤少见，多位于胆囊管-肝总管-胆总管的结合部。常见于中年女性，临床表现为腹痛和梗阻性黄疸。肿瘤常单发，也可呈多中心性，累及不同内脏器官和皮肤及周围软组织。大体上，一般表现为胆管壁内的孤立性质韧结节，可突入胆管腔内或围绕胆管外生长，包膜不完整或无包膜。显微镜下，肿瘤由成簇或片状的卵圆形或多角形细胞构成，细胞核小，细胞质有丰富的嗜伊红细颗粒，淀粉酶消化后 PAS 染色阳性。

免疫组化显示，肿瘤细胞 S-100、a-inhibin、NSE、MBP、CD68 和 CD57 阳性。

3. 其他肿瘤　肝外胆管还可发生血管瘤、纤维腺瘤、腺肌瘤等，但均罕见。

（二）恶性肿瘤

1. 肝外胆管癌（extrahepatic cholangiocarcinoma，ECC）　肝外胆管癌是来源于肝外胆管的恶性上皮肿瘤，以胆总管和肝管、胆囊管汇合处多见，发病率低。患者年龄多在 50~70 岁之间，男性多见。其病因和发病机制尚未完全明确，主要致病因素包括溃疡性结肠炎、原发性硬化性胆管炎、胆胰管合流异常、肝外胆管的先天性异常（先天性胆管扩张、胆管囊肿）、肝吸虫感染。临床表现以梗阻性黄疸、腹痛和体重下降为主，并发胆管炎时会出现寒战、高热。实验室检查可见血清 CEA、CA19-9 和 CA125 升高。MRCP、肝胆管造影和内镜逆行胰胆管造影（ERCP）是对肝外胆管癌准确定位的重要手段。

大体形态上，肝外胆管癌可分为息肉样型、结节型、缩窄性硬化型和弥漫浸润型。息肉样型或结节型可见肿瘤在胆管腔内呈息肉状、结节状或乳头状生长，部分或完全阻塞胆管腔。缩窄性硬化型或弥漫浸润型可见肿瘤沿胆管壁弥漫浸润性生长，使管壁增厚、僵硬、扭曲，管腔狭窄。

镜下分型:

(1) 胆管型腺癌:胆管型高-中分化腺癌是肝外胆管最常见的恶性上皮性肿瘤。肿瘤由大小不等、形状不规则的管状腺体构成,细胞呈立方状或高柱状,类似胆管上皮。免疫组化显示,肿瘤细胞 CEA、MUC1、MUC2、P53、CK7 和 CK19 染色阳性。

(2) 胃小凹型腺癌:是一种少见的特殊类型,由高柱状上皮细胞构成,细胞核位于基底部,细胞质富于黏液。免疫组化显示,肿瘤细胞 MUC5AC 阳性。

(3) 肠型腺癌:可分为两种亚型,其中一种由类似于结肠腺癌的管状腺体构成,腺体被覆假复层柱状上皮细胞,细胞核呈杆状。另一种亚型的腺体富于杯状细胞,并常见各种神经内分泌细胞和潘氏细胞。免疫组化显示,两种亚型均表达 CDX2、CEA、MUC2 和 CK20。

(4) 鳞状细胞癌:是一类完全由鳞状细胞组成的恶性上皮性肿瘤。根据其分化程度不同,分为角化型和非角化型。在某些低分化鳞状细胞癌中常以梭形细胞为主。免疫组化显示,肿瘤细胞 CK5/6、P63 和 P40 阳性。

(5) 腺鳞癌:这类肿瘤由腺癌和鳞状细胞癌两种成分构成。在不同的病例中,两种成分可有不同分化程度,所占的比例也各不相同。鳞状细胞癌成分见肿瘤细胞大小不一,细胞质丰富,呈镶嵌状排列构成巢状结构,巢内可见单个细胞角化或角化珠。瘤细胞间有时可见细胞间桥。腺癌成分可见肿瘤形成大小不一、形态不规则的腺管样结构,分化差时呈实性片状排列,细胞核大、深染,可见核分裂象。

(6) 透明细胞癌:肿瘤由富于糖原的透明细胞构成,细胞体积较大,呈圆形或卵圆形,界限清楚,细胞核居中、深染。一些透明细胞腺癌的柱状细胞含有核上、核下空泡,类似分泌期子宫内膜。诊断肝外胆管透明细胞癌时,必须排除转移性肾透明细胞癌,PAX-8 和肾细胞癌免疫组化检测有助于鉴别。

(7) 黏液腺癌:肿瘤间质内有大片的黏液湖,黏液湖内见呈条索排列的癌细胞,细胞呈柱状,细胞质内充盈黏液,细胞核深染,具有异型性。免疫组化显示,PCK 和 CEA 阳性。

(8) 未分化癌:癌细胞排列成实性巢状、条索状或片状,缺乏腺样结构,包括梭形细胞型、巨细胞型(包括破骨样巨细胞腺癌)、小细胞(非神经内分泌)型和结节型/小叶型 4 种组织学类型。

分子病理显示,肝外胆管细胞癌中存在 *K-ras* 基因突变、P53 蛋白标记和 SMAD4 表达缺失增加。

2. 肝外胆管经内分泌肿瘤　肝外胆管神经内分泌肿瘤是发生于肝外胆管的伴神经内分泌分化的肿瘤,包括神经内分泌肿瘤(neuroendocrine tumors,NET)和神经内分泌癌(neuroendocrine carcinoma,NEC)。肝外胆管 NET 很少见,平均发病年龄为 60 岁,无性别差异。NEC 的发病年龄在 43~83 岁之间,女性略多见。肝外肝管神经内分泌肿瘤可累及胆管系统的任何部位,其中 NETs 以胆总管和肝管、胆囊管汇合处和胰腺内远端胆总管最为常见,NEC 以胆管远端最为常见。临床表现以梗阻性黄疸和腹痛为主,偶尔可伴有 Zollinger-Ellison 综合征。

形态上,肝外胆管 NET 多为小的黏膜下结节,伴有不同程度的纤维化,并浸润性生长。NEC 常表现为息肉样或结节样,弥漫浸润胆管壁,并可广泛侵犯肝及邻近组织。

显微镜下,肝外胆管 NET 肿瘤细胞排列呈小梁状、管状或实性巢状。肿瘤大小均一,细胞核呈圆形或椭圆形,核仁不明显。免疫组化显示,肿瘤细胞表达 PCK、CgA、Syn、CD56、NSE。肝外胆管 NEC 分为小细胞型和大细胞型。小细胞 NEC 肿瘤细胞由圆形或梭形细胞排列成片状、巢状、索状或花环状，偶见菊形团样结构。细胞核呈圆形或椭圆形，深染，核仁不明显，核分裂象常见。免疫组化显示，肿瘤细胞常弥漫表达 Syn、CD56、NSE，散在表达CgA。此外，肿瘤细胞表达上皮标记 PCK、EMA 和 CEA。大细胞 NECs 肿瘤由具有器官样生长方式的大细胞排列成玫瑰花环样，细胞核泡状，核仁明显。免疫组化显示，肿瘤细胞表达PCK、CgA、Syn、CD56，Ki67 增殖指数大于 50%（图 4-1、图 4-2）。

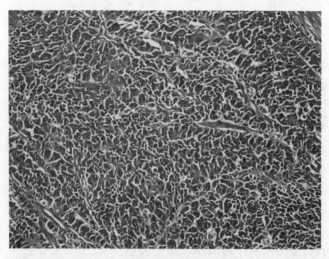

图 4-1 肝外胆管神经内分泌癌（NEC）
肿瘤由圆形或梭形细胞组成，排列成片状、巢状或索状结构

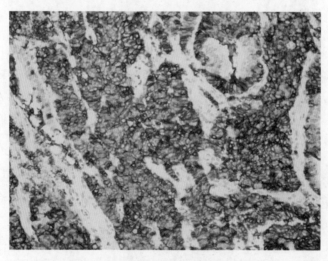

图 4-2 肝外胆管神经内分泌癌（NEC）
肿瘤细胞常弥漫表达 Syn

神经内分泌肿瘤根据核分裂象和 Ki67 增殖指数，可分为 3 级：1 级（G1）指肿瘤细胞核分裂象<2/10 高倍视野（HPFs），和（或）Ki67 指数≤2%。2 级（G2）指肿瘤细胞核分裂象（2~20）/10HPFs，和（或）Ki67 指数为 3% ~ 20%。3 级（G3）指肿瘤细胞核分裂象>20/10HPFs，和（或）Ki67 指数>20%。G1 和 G2 级的肿瘤为 NETs，而 G3 级肿瘤为 NEC。

3. 肝外胆管恶性间叶组织肿瘤 肝外胆管可发生胚胎性横纹肌肉瘤、未分化多形性肉瘤、肌纤维肉瘤(恶性纤维组织细胞瘤)、血管肉瘤、平滑肌肉瘤、黏液纤维肉瘤和 Kaposi 肉瘤,均极为罕见。

胚胎性(葡萄状)横纹肌肉瘤是儿童最常见的肝外胆管恶性肿瘤,多位于肝外胆管。梗阻性黄疸是其最常见的症状。大体表现为胆管腔内多个息肉样隆起型肿物,状如葡萄。显微镜下,肿物表面大部分区域被覆单层柱状上皮,上皮下可见肿瘤细胞带(cambium layer),由小的未分化梭形肿瘤细胞构成。瘤细胞胞质较少,可见不同程度的横纹肌母细胞分化。免疫组化显示,肿瘤细胞表达 Desmin、Myogenin 和 MyoD1。

4. 肝外胆管淋巴瘤　原发于肝外胆管的结外淋巴瘤十分罕见。患者在临床上常表现为发热、腹痛、黄疸、体重下降等。B 超、CT、ERCP、MRCP 检查常可见肝外胆管一段狭窄,近端胆管扩张。形态上,肝外胆管黏膜弥漫性增厚、僵硬,管腔狭窄、闭塞。肿瘤亦可向管腔内隆起,形成肿块。肝外胆管原发性淋巴瘤以 B 细胞淋巴瘤多见,其中包括黏膜相关淋巴组织淋巴瘤(MALT)、滤泡性淋巴瘤和弥漫性大 B 细胞淋巴瘤等。

5. 肝外胆管原发性恶性黑色素瘤　原发于肝外胆管的恶性黑色素瘤十分罕见。诊断肝外胆管原发性恶性黑色素瘤,必须除外来自皮肤或眼睛的恶性黑色素瘤转移的可能性。形态上,肿瘤常呈乳头状或息肉状突入胆管管腔内。显微镜下见肿瘤的形态与发生于皮肤的恶性黑色素瘤相似。瘤细胞呈巢状、条索状、腺泡状或弥散束状排列。瘤细胞具有明显的多形性,以上皮样细胞和梭形细胞为主,细胞异型明显,多出现明显的核仁,核分裂象易见。细胞胞质内、外可见黑色素颗粒。原发性黑色素瘤可见肿瘤邻近上皮交界处病变(junctional activity),即在上皮细胞和黏膜固有层交界处可见肿瘤性黑色素细胞呈巢状和片状分布。

三、胆管炎

(一) 急性化脓性胆管炎(acute suppurative cholangitis)

胆管阻塞导致胆汁排泄不畅并继发化脓菌的逆行性感染是引起急性化脓性胆管炎的主要原因。胆管阻塞最常见的部位是胆总管下端;最常见的原因是胆总管结石,其次为胆管寄生虫、胆管狭窄或肿瘤。阻塞部位以上的胆管扩张,黏膜充血水肿,炎症细胞浸润,管壁呈化脓性炎改变。在含有脓性胆汁的胆管高压的作用下,炎症可累及肝组织,引起肝内小胆管及其周围的肝实质细胞的化脓性炎,并形成肝内多发性脓肿。

(二) 硬化性胆管炎(sclerosing cholangitis)

硬化性胆管炎为胆管系统的慢性炎症及纤维化性病变,分为原发性硬化性胆管炎和继发性硬化性胆管炎。前者是一种病因不明、相对少见的疾病,可累及肝内外的胆管。后者是由于胆管阻塞、感染、手术创伤、缺血性损伤等原因引起的。在组织学上,原发性和继发性硬化性胆管炎均表现为胆管壁的慢性炎症细胞浸润、纤维化及管腔增厚狭窄。然而原发性硬化性胆管炎的早期阶段肝内胆管病变表现为特征性的纤维性闭塞性胆管炎,胆管管腔完全消失,被纤维化瘢痕取代,形成无管腔的纤维化条索。

IgG4 相关性硬化性胆管炎(immunoglobulin G4 related sclerosing cholangitis)为 IgG4 相关系统性硬化性疾病的一部分,可以累及除胰腺及胆管外的多种器官或组织如泪腺、后腹膜、肺、甲状腺、乳腺、前列腺及淋巴结等。IgG4 相关性硬化性胆管炎显微镜下主要表现为,胆管壁多量 IgG4 阳性浆细胞浸润(>10 个/高倍视野 HPF)、胆管周围的轮辐状纤维化及闭塞性静脉炎。

四、胆管先天性异常

胆管先天性异常分为胆囊异常与肝外胆管异常。胆囊异常多种多样，包括胆囊缺如、胆囊重复、胆囊位置异常及胆囊内异位组织等，一般不影响胆囊功能，亦无临床症状。而肝外胆管异常如先天性胆总管闭锁和先天性胆总管囊肿，可引起严重的淤胆。

（一）先天性胆管闭锁（congenital biliary atresia）

在先天性胆管闭锁中胆囊和肝外胆管可以完全缺如或只有一条完全无腔隙的纤维性条索。病变早期，由于胆管阻塞和胆汁淤积，导致肝实质受损，肝脏出现轻度肿大；病变晚期由于长期的胆管阻塞，可导致胆汁性肝硬化。显微镜下，胆管闭锁主要表现为肝外胆管上皮破坏、炎症、纤维化、管腔消失形成胆管树及肝组织损伤。

（二）先天性胆总管囊肿（congenital biliary dilatation，CBD）

先天性胆总管囊肿是儿童发生阻塞性黄疸的最常见原因，又称先天性胆总管囊性扩张。其病因不明，一般认为是胆总管壁薄弱、胆总管远端梗阻或胰胆管合流异常所致。

先天性胆总管囊肿好发于胆总管上部及中部，表现为胆总管局部囊样扩张，管壁增厚、纤维化。显微镜下，囊壁主要由胶原纤维及弹力纤维构成，可有炎症细胞浸润。根据患者的年龄不同，病变有所差异。在婴儿，囊肿壁常有完整的柱状上皮，炎症轻。在稍大的儿童，被覆上皮常不连续，炎症明显。在成人，被覆上皮大部分破坏消失，炎症更为明显，囊壁内可见化生的腺体，且常合并慢性胆囊炎。先天性胆总管囊肿偶有并发囊内乳头状瘤、腺癌、类癌和胚胎性横纹肌肉瘤的报道。

第二节　胰腺疾病

一、胰腺的组织学结构

胰腺由外分泌部和内分泌部两部分组成。外分泌部为浆液性复管泡状腺，构成胰腺的大部分，但腺泡无肌上皮细胞，导管部无分泌管。胰腺腺泡是外分泌部的分泌单位，由单层锥体形腺泡细胞组成，细胞外有基膜，腺泡腔内常见染色较浅的泡心细胞。泡心细胞位于腺泡中央，与腺泡的引流管-闰管细胞相移行。内分泌部主要由胰岛构成。胰岛是由内分泌细胞组成的球形细胞团，分布于胰腺小叶内，与腺泡之间有少量网状纤维分隔，以胰尾部较多。胰岛细胞常呈团索状分布，细胞间有丰富的有孔型毛细血管，主要由 A、B、D、PP、D_1 五种类型细胞构成。胰岛细胞较小，在 HE 染色的切片中胞质着色浅，难以分类。

二、胰腺肿瘤

（一）胰腺外分泌肿瘤

1. 胰腺癌　胰腺癌是发生于胰腺外分泌腺的恶性上皮性肿瘤，大多数起源于胰腺导管，少数起源于腺泡。患者年龄多在 40~60 岁之间，男性多于女性。由于其发病隐匿，难以早期发现和治疗，五年生存率不足 5%。胰腺癌的高危因素主要有吸烟、酗酒、肥胖、高脂摄入、缺乏体育锻炼等。患者在临床上主要表现为上腹痛、厌食、黄疸和体重减轻。发生于胰头部的癌多因胆总管受压出现进行性阻塞性黄疸。胰体尾的癌一般较为隐蔽，往往到晚期出现转移时才会症状明显。影像学检查如 B 超、CT、MRI、ERCP、PET 对确定肿瘤具有重要的作用。血清 CA19-9 和 Span-1 升高对诊断有一定的参考意义。

大体上,60%~70% 的胰腺癌位于胰头部,其余 30%~40% 位于胰体尾部(胰体部占 20%~30%,胰尾部占 5%~10%)。大部分胰腺癌为质硬界限不清的肿块,少数呈弥漫性或多结节性,遍布整个胰腺。胰头癌一般体积较小,仅见胰头轻度或中度肿大,或触之感胰腺质地较硬和不规则结节感。胰头癌常侵及胆总管和(或)主胰管,导致管腔狭窄阻塞。胰体尾部的肿瘤常形成质实不规则且体积较大肿块。由于该部位的胰腺癌更为隐蔽,发现时多已扩散或转移。

镜下分型:

(1)导管腺癌(ductal adenocarcinoma):导管腺癌是胰腺癌最常见的类型,占胰腺癌的 80%~90%。肿瘤由不同分化程度的腺体或管状结构组成,在胰腺实质内浸润性生长,伴有丰富的纤维间质(图 4-3)。90% 的胰腺导管腺癌在诊断时都可见到胰腺内神经浸润(图 4-4)。

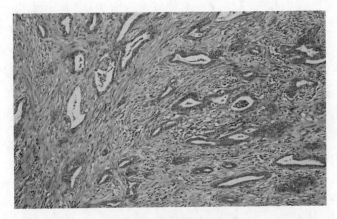

图 4-3 胰腺导管腺癌
中分化,肿瘤由大小不规则的腺管样结构构成,细胞异性

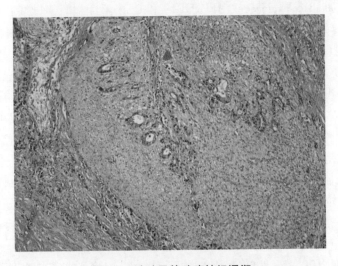

图 4-4 胰腺导管腺癌神经浸润

根据其组织学特点和核分裂数,可分为高、中、低分化导管腺癌。高分化导管腺癌主由分化良好的导管样结构和中等大小的腺体构成。肿瘤细胞呈立方形及高柱状,排列成假复

层,极性消失,可形成乳头状结构。细胞核呈圆形或椭圆形,核分裂象≤5 个/10HPFs。中分化导管腺癌由中等大小导管样结构和大小不规则的小腺管样结构共同构成,可形成筛状结构和实性癌巢。与高分化癌相比,肿瘤细胞产生的黏液有所减少,而细胞核的大小及核仁则具有更大的异型性,核分裂象 6~10 个/10HPFs。低分化导管腺癌由密集排列且形状不规则的小腺体构成,可形成条索状结构或实性癌巢。肿瘤细胞具有明显的异型性,可出现瘤巨细胞,核分裂象>10 个/10HPFs。

目前尚无胰腺癌特异性的免疫组化标记物,胰腺导管腺癌通常表达细胞角蛋白 CK7、8、18 和 19,但 CK20 只在 25%的导管腺癌呈阳性。大部分导管腺癌表达 MUC1、MUC3、MUC4、MUC5/6 及肿瘤糖蛋白抗原 CEA、CA125 和 CA19-9。该特征与壶腹癌、结直肠癌和黏液癌不同,这些癌常表达 MUC2。

(2) 腺鳞癌(adenosquamous carcinoma):腺鳞癌占胰腺外分泌恶性肿瘤的 1%~4%,以胰尾部多见。肿瘤由腺癌和鳞状细胞癌两种成分混合组成,其中鳞状上皮成分至少要占 30%以上。大体上,大部分腺鳞癌为黄白或灰白色实性肿块,也可呈多结节性或囊性。显微镜下,腺癌成分呈管状或腺样结构,可见细胞内或细胞外黏液。鳞癌成分见成巢或成片的多角形细胞浸润,可见角化珠或细胞间桥。胰腺单纯鳞状细胞癌很少见,因此在诊断胰腺原发性鳞状细胞癌时,必须排除其他部位(如肺)的鳞状细胞癌转移到胰腺的可能。

(3) 胶样癌(colloid carcinoma):胶样癌也称黏液性非囊性腺癌,少见,占胰腺外分泌癌的 1%~3%。肿瘤内见大量的细胞外黏液,异型腺上皮细胞呈立方形或柱状,成簇或条索状分布于黏液湖中,亦可见单个印戒样细胞。胶样癌常伴发肠型导管内乳头状黏液性肿瘤(IPMN)。免疫组化显示,与导管腺癌不同,胶样癌多向肠上皮方向分化,CK20、CDX2 和 MUC2 阳性。胶样癌中 P53 和 K-ras 的突变率要低于导管腺癌,亦无 DPC4 的缺失。

(4) 肝样癌(hepatoid carcinoma):胰腺肝样癌极罕见,肿瘤由大的多角形细胞排列成实性、巢状或小梁状结构,细胞含有丰富的嗜酸性胞质,并有明显的肝细胞分化。免疫组化显示,肿瘤细胞 hepatocyte、Arginase-1、AFP、CD10 和 CEA 阳性。但胰母细胞瘤、无肝样分化的腺泡、神经内分泌及导管肿瘤也可出现 AFP 阳性,因此诊断时应注意鉴别。

(5) 髓样癌(medullary carcinoma):胰腺髓样癌以合体细胞样、分化差、腺体形成受限、推进性边缘、间质反应少但常伴有炎症细胞浸润为特征。组织学上与腺泡细胞癌有重叠,故需做免疫组化胰蛋白酶和糜蛋白酶染色以排除腺泡细胞分化。大部分髓样癌存在微卫星不稳定(MSI+)、BRAF 基因突变、FHIT 纯合性缺失、ACVR2 和 TCFBR2 基因的等位失活突变。髓样癌可单发,也发生在 Lynch 综合征患者,该患者有某一条 DNA 错配修复基因(MLH1 和 MSH2)出现等位基因突变。尽管髓样癌分化差,其预后却好于导管腺癌。

(6) 印戒细胞癌(signet cell carcinoma):胰腺印戒细胞癌极罕见,肿瘤由充满黏液的圆形或卵圆形细胞构成,细胞核被推挤至边缘似印戒状。肿瘤细胞常弥漫分布,间质内可见黏液湖。印戒细胞癌的预后极差,诊断时必须排除胃及乳腺原发性肿瘤转移至胰腺的可能。

(7) 未分化(间变性)癌(undifferentiated carcinoma):胰腺未分化癌十分少见,又名多形性癌、多形性大细胞癌、多形性巨细胞癌、梭形细胞癌、肉瘤样癌等。多见于老年人,男女发病均等,预后极差。肿瘤细胞呈多角形、卵圆形或梭形,细胞大小、形态不一,多形性明显,可见多核瘤巨细胞,核分裂象多见,相当多的肿瘤细胞无明确分化方向。未分化癌可分为三种亚型:①间变性巨细胞癌,肿瘤由圆形或梭形的多形性单核细胞混合奇异的胞质嗜酸的巨细胞共同构成。免疫组化显示,大部分单核细胞表达 Vimentin,部分表达细胞角蛋白和 P53;而巨细胞和小部分单核细胞表达 CD68、Vimentin 及白细胞共同抗原。②肉瘤样癌,以梭形细胞为主。③癌肉瘤,可见腺癌及高级别梭形细胞成分,上皮及间叶成分均为恶性。免疫组化显示,大部分肿瘤细胞达角蛋白、Vi-mentin 和 CD68,不表达 E-cadherin。

(8) 其他分类:胰腺癌还有一些少见的亚型,包括嗜酸细胞癌、绒癌、透明细胞癌、纤毛细胞腺癌、非黏液糖原少的囊腺癌及微腺癌等。由于其临床生物学行为不明确,目前还不能作为单独亚型存在。部分根据免疫组化表型,归入腺癌、腺泡细胞癌和神经内分泌癌,剩下的部分根据生长方式分类。

胰腺癌的基因改变主要包括染色体的缺失和获得、染色体不稳定等,其中缺失发生率最高的染色体包括 18q(90%)、17p(90%)、1p(60%) 和 9p(85%)。胰腺癌中亦存在某些抑癌基因和原癌基因异常,其中抑癌基因包括 *CDKN2A*、*TP53* 和 *SMAD4*,原癌基因包括 *K-ras* 和 *ERBB2*。

2. 胰腺浆液性肿瘤　胰腺浆液性肿瘤是由富于糖原的立方上皮组成的囊性上皮性肿瘤,内含浆液性液体。大多数是良性病变(浆液性囊腺瘤),只有极罕见的病例发生转移(浆液性囊腺癌)。

(1) 浆液性囊腺瘤(serous cystadenoma):胰腺浆液性囊腺瘤又称浆液性微囊腺瘤(microcystic adenoma)或富含糖原的囊腺瘤(glycogen-rich adenoma),少见,占胰腺肿瘤的 1%~2%。发病年龄在 26~92 岁之间,女性多于男性。患者在临床上一般无症状,常偶然发现。部分患者出现腹痛、恶心、呕吐或腹部可触及包块。内镜超声(EUS)和 CT 表现为边界清楚的多房性囊肿,其囊性结构与胰腺导管系统无连通,可见中央星状瘢痕及日照型钙化(图 4-5)。

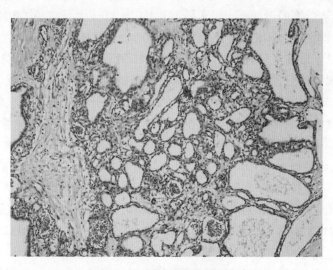

图 4-5　胰腺浆液性囊腺癌
囊壁被覆单层立方细胞,核圆形,大小一致

大体上,肿瘤常位于胰体或胰尾部,界限清楚,切面呈蜂窝状,由多个小囊构成,内含浆液性液体。囊腔通常围绕中央致密纤维呈结节状瘢痕排列。显微镜下,囊壁衬覆单层立方或扁平上皮,细胞胞质透明,富含糖原。细胞核居中,圆形或卵圆形,大小及形态一致,核分裂象非常少见。

组织化学染色显示，肿瘤细胞 PAS 染色阳性，但加淀粉酶消化后 PAS 染色及阿尔辛蓝染色阴性。免疫组化显示，肿瘤细胞 EMA、细胞角蛋白（CK7、8、18、19）、α-抑制素、MUC6、MUC1 和 NSE 阳性，但 Syn、CgA、CD56 和 CEA 阴性。

（2）浆液性囊腺癌（serous cystadenocarcinoma）：胰腺浆液性囊腺癌常位于胰尾部，占浆液性囊性肿瘤的 1%～3%。患者年龄在 52～81 岁之间，女性多于男性。患者在临床上主要表现为腹痛、黄疸、体重减轻、上腹部可触及包块及上消化道出血。血清 CEA 和 CA19-9 可有轻度增高。浆液性囊腺癌的组织学形态与良性浆液性囊腺瘤几乎完全相同，肿瘤细胞一致，大部分核分裂指数不高。但诊断浆液性囊腺癌必须有远处转移。免疫组化显示，肿瘤细胞角蛋白（CK7、8、18、19）、α-抑制素，MUC6 和 NSE 阳性。

3. 胰腺黏液性囊性肿瘤（mucinous cyctic neoplasm，MCN）　胰腺黏液性囊性肿瘤少见，几乎仅见于女性，患者年龄多在 40～50 岁之间。肿瘤较小时（<3cm），患者一般无临床症状，多偶然发现。肿瘤较大时可压迫周围器官出现腹痛、黄疸、体重减轻等继发症状，腹部可触及包块。罕见情况下，患者可出现肿瘤侵犯胆总管、结肠、胃、腹腔或肝转移相关的症状。EUS、CT 和 MRI 表现为胰体尾部边界清楚的单囊或多囊性病变，与胰腺导管系统不相通。

大体上，MCN 常为表面光滑的圆形囊性肿物，可见厚度不等的纤维性假包膜。切面为单房或多房性，囊腔内含有浓稠黏液或黏液和出血坏死物的混合物。MCN 相关浸润癌肿瘤体积通常较大，呈多囊性。囊腔内可见乳头状突起或附壁结节，肿瘤可浸润到邻近器官。

显微镜下，MCN 由囊壁衬覆的高柱状上皮和其下的卵巢样间质构成。柱状上皮细胞产生黏液，组织化学染色显示 PAS 和阿尔辛蓝染色阳性。上皮下的卵巢样间质由密集排列的梭形细胞组成，细胞核呈圆形或卵圆形，胞质少，常伴有不同程度的黄素化。根据组织结构和柱状上皮细胞异型性的严重程度，非浸润性 MCN 可分为低度、中度和重度异型增生。MCN 伴低级别异型增生的柱状上皮细胞核轻度增大，位于基底，无核分裂象。MCN 伴中级别异型增生的柱状上皮细胞呈乳头状突起或隐窝样凹陷。细胞呈假复层排列，细胞核轻度增大、排列拥挤，偶见核分裂象。MCN 伴高级别异型增生的乳头杂乱分支、出芽。细胞核极向消失、多形、核仁明显，核分裂象常见，并可见不典型核分裂象。一旦出现浸润性癌成分，则命名为黏液性囊性肿瘤伴相关浸润性癌。黏液性囊腺瘤及黏液性囊腺癌的命名已不再使用。

免疫组化显示，肿瘤上皮 CK7、8、18、19，EMA 和 CEA 阳性。胃型黏液 MUC5AC 阳性，胰腺型黏液 DUPAN-2 和 CA19-9 阳性，散在的杯状细胞肠型黏液 MUC2 阳性。上皮下卵巢样间质 SMA、ER 和 PR 阳性。黄素化细胞 α-抑制素、钙视网膜蛋白和酪氨酸羟化酶阳性。大部分非浸润性 MCN 表达 SMAD4，不表达 MUC1；而伴浸润性癌时，SMAD4 可表达缺失，且 MUC1 阳性。

分子病理学显示，非浸润性 MCN 和浸润性 MCN 中均存在 *K-ras* 基因的 12 外显子点突变，且随着细胞异型程度的增加，*K-ras* 基因的突变率升高。浸润性 MCN 中 *TP53*、*CDKN2A*（*p16*）及 *SMAD4* 等抑癌基因改变则更为常见。

4. 胰腺导管内肿瘤（intraductal neoplasms of the pancreas）　胰腺导管内肿瘤是原发于胰腺导管系统并形成大体可见的囊性或实性上皮性肿瘤，包括胰腺导管内乳头状黏液肿瘤（IPMN）和导管内管状乳头状肿瘤（ITPN，曾称为导管内管状肿瘤）。

（1）导管内乳头状黏液性肿瘤（IPMN）：IPMN 是发生于胰腺主胰管及分支内的黏液上皮性肿瘤，可发生于整个胰腺，但大部分位于胰头部。患者年龄在 34～94 岁之间，以老年人更常见。患者临床症状包括上腹痛、体重减轻、黄疸、慢性胰腺炎及糖尿病。影像学上出现明显的胰导管扩张是其特征。血清学检查淀粉酶和脂肪酶水平常升高，但肿瘤标志物 CEA 和 CK19-9 通常没有价值。

IPMN 以前的各种命名，包括黏液导管扩张、导管扩张性黏液性囊腺瘤/囊腺癌、乳头状腺瘤/腺癌、绒毛性腺瘤等现已不再使用。而"导管内乳头状黏液腺瘤"被重新命名为"导管内乳头状黏液性肿瘤伴轻度异型增生"，"导管内乳头状黏液性肿瘤伴中度不典型增生"现命名为"导管内乳头状黏液性肿瘤伴中度异型增生"，"导管内乳头状黏液性腺癌，非浸润性"现命名为"导管内乳头状黏液性肿瘤伴重度异型增生"，"导管内乳头状黏液腺癌，浸润性"现命名为"导管内乳头状黏液性肿瘤相关浸润性癌"。

大体形态上，IPMN 可分为主胰管型 IPMN 和分支型 IPMN。主胰管型 IPMN 通常发生于胰头部，沿主胰管蔓延，可累及整个胰腺。该型伴重度不典型增生和浸润癌的危险性高。未累及的胰腺常呈慢性梗阻性胰腺炎改变。分支胰管型 IPMN 多见于沟突，形成多囊、葡萄样结构。囊壁薄，光滑或乳头状。囊性扩张的导管内充满黏滞的黏液。浸润性癌的囊壁常增厚，管腔内见结节状乳头状物或凝胶样肿块。

显微镜下，IPMN 以导管内黏液柱状细胞增生为特点，上皮扁平或形成大小不等、以纤维血管为轴心的单纯性、绒毛状或复杂分支的乳头。IPMN 根据肿瘤上皮分化方向不同，可分为 4 型：胃型主要见于分支胰管型 IPMN，细胞形态与胃腺窝上皮类似，呈高柱状，细胞核位于基底，胞质富于黏液，通常仅有上皮轻度或中度异型增生。肠型主要位于主胰管，与结肠绒毛状腺瘤类似，乳头表面被覆复层高柱状上皮，常伴有上皮中度或重度异型增生。胰胆管型最少见，常累及主胰管，多出现多分支状乳头和微乳头。上皮呈立方状，核圆形，核仁明显，黏液较少，常伴有重度不典型增生。嗜酸细胞型常出现树枝状复杂增生的纤细乳头，被覆立方或柱状嗜酸性细胞，又称为导管内嗜酸性乳头状肿瘤（IOPN）。

IPMN 常出现不同程度的异型上皮增生，根据细胞及结构异型程度，非浸润性 IPMN 可分为轻度、中度和重度三类。伴轻度异型增生的 IPMN 被覆上皮单层，细胞核小、极向一致，核分裂象罕见。伴中度异型增生的 IPMN 的上皮细胞呈复层排列，极向消失，细胞核大，中度异型。伴重度不典型增生的 IPMN 组织结构和细胞异型明显，乳头呈不规则分支状，可见筛状结构，上皮细胞极向消失，细胞呈多形性，核分裂常见。

约 30% 的 IPMN 可出现一灶或多灶的浸润，一旦出现了浸润癌的成分，则称为"IPMN 相关浸润性癌"。大部分的浸润性癌发生在主胰管型 IPMN 伴上皮重度异型增生。IPMN 相关浸润性癌可分为浸润性胶样癌和管状腺癌两种类型，前者常发生在肠型 IPMN，后者主要发生在胰胆管型和肠型 IPMN。

免疫组化显示，IPMN 通常表达角蛋白 CK7、8、18、19 和 CEA。各型 IPMN 中 MUC 的表达有所不同，胃型 MUC5AC 阳性，MUC1、MUC2 和 MUC6 阴性；肠型 MUC2、CDX2 和 MUC5AC 弥漫强阳性，MUC1 和 MUC6 阴性；胰胆管型 MUC5AC、MUC1 和 MUC6 阳性，MUC2 和 CDX2 阴性；嗜酸细胞型 MUC6 和 MUC5AC 同时阳性，MUC2 和 CDX2 阴性。

（2）胰腺导管内管状乳头状肿瘤（ITPN）：ITPN 在胰腺外分泌肿瘤中的占比不到 1%，患者年龄在 35～84 岁之间，男女发病均等。患者临床症状无特异性，可出现腹痛、体重减轻、恶心、糖尿病等，黄疸少见。约 1/2 的 ITPN 位于胰头，1/3 弥漫累及整个胰腺，15% 位于胰尾。

ITPN 常在扩张的胰管内见实性结节状肿物，平均直径 6cm。显微镜下，大部分 ITPN 以小管结构为主，偶见乳头结构。小管状腺体呈背靠背致密排列，在扩张的大管内形成筛状结构，黏液少或无黏液。肿瘤细胞呈立方形，胞质嗜酸性或双嗜性，细胞核圆形或卵圆形，中-重度异型，核分裂象易见（0~9 个/10HPFs）。约 40% 的 ITPN 可出现浸润性癌，但浸润成分常较局限。

免疫组化显示，ITPN 肿瘤细胞具有导管分化，CK7、CK19 和 PanCK 阳性，但腺泡标记物（如胰蛋白酶）和神经内分泌标记物（如 CgA 和 Syn）阴性。CEA、CA125、MUC1 和 MUC6 多为局灶阳性。

ITPN 与 IPMN 均发生在胰腺导管内，ITPN 倾向于发生在更年轻的患者（平均年龄小 10 岁）。IPMN 通常产生大量黏液并聚集在管腔内，囊性变更明显，而 ITPN 细胞内外黏液较少。虽然两种肿瘤均有管状和乳头状生长方式，但 IPMN 以乳头状生长方式为主，而 ITPN 以管状生长方式为主，且常出现类似粉刺样坏死。免疫组化显示，IPMN 中 MUC5AC 常阳性，而 ITPN 阴性。

5. 胰腺腺泡细胞肿瘤（acinar cell neoplasm of the pancreas）　胰腺腺泡细胞肿瘤是一类形态学类似腺泡细胞，并产生胰腺外分泌酶的上皮性肿瘤，分为腺泡细胞癌、腺泡细胞囊腺瘤、腺泡细胞囊腺癌和混合性癌。

（1）腺泡细胞癌：胰腺腺泡细胞癌较少见，仅占胰腺外分泌肿瘤的 1%~2%。常见于老年人，男性多于女性。约 6% 的腺泡细胞癌可发生于儿童，年龄通常在 8~15 岁之间。临床症状无特异性，患者可出现腹痛、体重减轻、恶心及腹部包块等，很少出现黄疸。10%~15% 的患者可因肿瘤脂肪酶分泌过多并释放入血，出现脂肪酶分泌过多综合征，表现为广泛播散的皮下脂肪坏死和多发性关节痛。

腺泡细胞癌可发生于胰腺任何部位，以胰头部多见。肿瘤边界清楚，包膜完整，质地较软，呈多结节状。体积通常较大，平均直径 11cm，可见坏死和囊性变。

显微镜下，肿瘤细胞密集丰富，呈小梁状、腺泡状或实性条索状排列，间质反应轻微。肿瘤细胞大小形态一致，细胞核呈圆形或椭圆形，位于基底部，可见单个居中的核仁，核分裂象多少不等，胞质丰富，呈嗜酸性颗粒状（图 4-6）。

肿瘤细胞富含酶原颗粒，组织化学染色显示，PAS 染色及淀粉酶消化后 PAS 染色均为阳性，但黏液染色阴性。免疫组化显示，肿瘤细胞表达胰腺外分泌酶（如胰蛋白酶、糜蛋白酶、弹性蛋白酶及脂肪酶）、胰石蛋白（PAP）、分泌蛋白酶抑制物（PSTI）、磷酸酶 A1 和 BCL10。角蛋白 CK8 和 CK18 阳性，但 CK7、CK19 和 CK20 阴性。少数散在的肿瘤细胞可表达 NSE 和 CgA。

分子病理学显示，胰腺腺泡细胞癌中存在染色体 11p 等位基因的高频率丢失和 APC/β-catenin 通路的突变，但极少出现 K-ras、SMAD（DPC4）、p53 和 CDKN2A（p16）的异常。

（2）腺泡细胞囊腺瘤：胰腺腺泡细胞囊腺瘤罕见，可累及胰腺任何部位，胰头更多见。临床上患者可无症状，偶然影像学发现，甚至是胰腺切除后显微镜下偶然发现。

大体形态上，腺泡细胞囊腺瘤为边界清楚的单囊或多囊肿物，囊内含水样清亮液体，内壁光滑，通常与胰腺导管不相通。显微镜下，囊壁常衬覆分化好的腺泡细胞，呈单层排列或

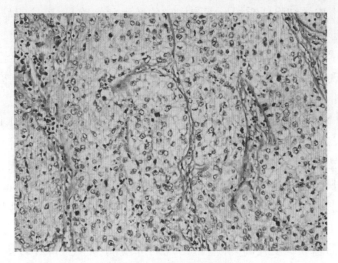

图 4-6　胰腺腺泡细胞癌
肿瘤细胞排列成腺泡样结构,细胞胞浆丰富

形成小的细胞簇。细胞核多位于基底部,大小一致,顶部胞质呈嗜酸性颗粒状,基底部胞质嗜碱性。

组织化学染色显示,囊壁衬覆的上皮细胞 PAS 染色及淀粉酶消化后 PAS 染色均为阳性,但黏液染色阴性。免疫组化显示,上皮细胞表达胰腺外分泌酶,包括胰蛋白酶、糜蛋白酶及脂肪酶。细胞角蛋白 CK8 和 18 表达也呈阳性。

(3) 腺泡细胞囊腺癌:胰腺腺泡细胞囊腺癌少见,由衬覆腺泡型细胞的多房性囊肿构成,囊内充满分泌液。囊间的肿瘤细胞与腺泡细胞癌相同。其生物学行为与经典腺泡细胞癌相同。

(4) 混合性腺泡细胞癌:胰腺混合性腺泡细胞癌少见,是指包括不止一种分化方向成分的恶性上皮性肿瘤,每种细胞类型数量超过 30%。根据细胞类型,可分为混合性腺泡细胞-神经内分泌癌,混合性腺泡细胞-神经内分泌-导管癌和混合性腺泡-导管癌三类,其中混合性腺泡-神经内分泌癌最常见。腺泡分化的肿瘤细胞的免疫标记胰蛋白酶和糜蛋白酶阳性。神经内分泌分化的肿瘤细胞表达神经内分泌标记物 Syn、CgA 和 CD56。导管分化的肿瘤细胞产生黏液,表达导管标记物 CEA 或 MUC1。

6. **胰母细胞瘤**　胰母细胞瘤是少见的胰腺恶性上皮性肿瘤,主要见于 10 岁以内的儿童,平均年龄 4 岁,是儿童最常见的胰腺肿瘤。偶见病例伴有 Beckwith-Wiedemann 综合征,或并发家族性结肠腺瘤样息肉病。胰母细胞瘤偶尔可发生于成人,年龄在 18~78 岁之间,男性略多见。患者临床症状通常无特异性,可出现腹痛、恶心、腹体重减轻及腹部包块,少见症状有黄疸、消化道出血及肠道梗阻。约 1/4 的患者可出现血清甲胎蛋白升高,临床上可检测该项指标以评估治疗效果。

胰母细胞瘤大部分位于胰头和体尾部之间,肿瘤通常为体积较大、边界清楚的孤立实性结节,直径平均 11cm,常有出血坏死。

显微镜下,胰母细胞瘤由上皮和间叶成分混合构成。上皮成分细胞丰富,被富含细胞的纤维间质分隔成大小不等的巢状或器官样结构。瘤细胞为形态一致的多角形细胞,排列成巢状、条索状、腺泡状或管状结构。细胞核呈卵圆形,核仁偶见。鳞状小体是其特征性结构,为大的胞质宽的上皮样细胞岛或梭形细胞构成的漩涡状细胞巢，可见明显的角化。成人胰母细胞瘤与儿童形态相同，均有鳞状小体，但前者间质纤维少，细胞不丰富。

免疫组化显示，肿瘤细胞表达角蛋白 CK7、8、18 和 19，具有腺泡、导管及内分泌分化。腺泡细胞分化表现为 PAS 染色和淀粉酶消化后 PAS 染色阳性，免疫组化染色胰酶（如胰蛋白酶、糜蛋白酶和脂肪酶）呈阳性表达。导管分化表达 CEA 和 DUPAN-2。神经内分泌分化表达 Syn、CgA 和 NSE。鳞状小体特征性免疫组化表型为 CK8、CK18、CK19 和 EMA 阳性，CK7 阴性。高达 22% 的胰母细胞瘤有 SMAD4（DPC4）表达缺失和 p53 阴性。

分子病理学显示，大多数胰母细胞瘤存在 11p 染色体短臂杂合性缺失，这与肾母细胞瘤（Wilms tumor）和肝母细胞瘤类似。50%~80% 的胰母细胞瘤有 APC/β-catenin 通路异常，导致 β-catenin 蛋白核聚集。胰母细胞瘤中无导管腺癌中常见的 *K-ras2* 基因突变和 p53 蛋白聚集。

胰母细胞瘤的恶性程度较高，肿瘤常出现局部浸润、复发和转移，其预后取决于是否有转移。儿童胰母细胞瘤边界更清楚，无转移，生物学行为偏惰性，预后较成人胰母细胞瘤好。

7. 胰腺实性-假乳头瘤（solid-peripapillary neoplasm of the pancreas）　胰腺实性-假乳头瘤少见，占胰腺外分泌肿瘤的 0.9%~2.7%，主要见于青春期及年轻女性。过去曾被命名为实性-假乳头状肿瘤、乳头状-囊性肿瘤、实性-囊性肿瘤及实性乳头状上皮性肿瘤。患者的临床症状多为腹痛、恶心、呕吐，可触及腹部包块。血清肿瘤标志物正常。内镜超声及 CT 表现为胰腺内边界清楚的囊实性肿物。

肿瘤多呈圆形、界限清楚的实性肿物，多有包膜，肿瘤体积较大，直径平均为 8~10cm。肿物切面呈分叶状，质软，常出现出血、坏死和囊性变，实性区与囊性区混合存在。肿物壁可有钙化。

显微镜下，胰腺实性-假乳头瘤的生长方式多样，可形成实性、假乳头及假囊状结构，三者呈不同的比例存在于肿瘤中。实性区由形态一致的多角形肿瘤细胞构成，其间有丰富的薄壁小血管。肿瘤细胞胞质呈嗜酸性或透明的空泡状，无糖原及黏液，部分细胞质内可见大小不等的 PAS 染色（抗淀粉酶消化）阳性的嗜酸性小体，这些小体也可位于细胞外。细胞核呈圆形或卵圆形，染色质细，常有核沟或凹陷，核分裂象罕见。肿瘤间质内可见大量的薄壁血管，肿瘤细胞可围绕纤维血管轴心呈复层排列形成分支状的假乳头结构。在远离血管周围的区域，肿瘤细胞可退变并脱落，并可出现不同程度的坏死及囊性变。有时肿瘤细胞可围绕血管轴心呈放射状排列，形成假菊形团。

胰腺实性-假乳头瘤具有腺泡、导管及神经内分泌分化特征，免疫组化显示，肿瘤细胞阳性表达 PCK、EMA、α-1-抗胰蛋白酶、α-1-抗糜蛋白酶、CD10、孕激素 PR、Vimentin、NSE、CD56、Claudins 5、Claudins 7、Galectin 3、CyclinD1 及 β-catenin（核/浆），不表达 CgA、胰腺激素、外分泌酶（胃蛋白酶、糜蛋白酶及脂肪酶）、ER-α 及 AFP。约 50% 此病可出现 CD117 阳性表达，但无 C-KIT 突变。通常可用 CD10、β-catenin、CgA 和 Vimentin 这四种抗体作为核心抗体来确定其诊断。

8. 胰腺间叶性肿瘤　发生于软组织的大部分间叶性肿瘤均可原发于胰腺，包括淋巴管瘤、腺瘤样瘤、脂肪瘤、神经鞘瘤、孤立性纤维性肿瘤、血管周上皮肿瘤（PEComas）、尤因肉瘤、促纤维增生小圆细胞肿瘤、囊性和实性错构瘤等。胰腺原发性间叶性肿瘤极少见，大部分为胰腺外间叶性肿瘤侵犯胰腺。诊断胰腺内原发性肉瘤（GIST、平滑肌肉瘤）需仔细检查胰腺外其他部位。

9. 胰腺淋巴瘤　胰腺原发性淋巴瘤是发生于胰腺的结外淋巴瘤，很少见。胰腺原发性淋巴瘤通常都是 B 细胞性，包括滤泡性淋巴瘤、黏膜相关淋巴组织淋巴瘤（MALT 淋巴瘤）和弥漫大 B 细胞淋巴瘤，组织学特点与其他部位的淋巴瘤相似。原发于胰腺的 T 细胞淋巴瘤极其罕见。

10. 胰腺转移性肿瘤　胰腺转移性肿瘤较少见，主要见于肾细胞癌、结直肠癌、乳腺癌、黑色素瘤和肉瘤，常表现为胰腺多发孤立性结节，其组织学特点与原发肿瘤相同，肿瘤与周围正常胰腺界限明显。

（二）胰腺神经内分泌肿瘤

胰腺神经内分泌肿瘤（neuroendocrine neoplasm，NEN）是指起源于胰腺具有显著神经内分泌分化的肿瘤，包括神经内分泌瘤（NET）和神经内分泌癌（NEC）。胰腺 NET 较少见，占胰腺肿瘤的 1%~2%，年龄在 30~60 岁之间，无性别差异。高级别胰腺 NEC 少见，不足胰腺 NET 的 2%~3%，大部分为>40 岁的男性患者。根据肿瘤与激素分泌引起的临床症状的相关性，NEN 也可分为功能性和无功能性两大类。功能性 NEN 的临床症状多由激素过度分泌所引起，包括胰岛素瘤、胃泌素瘤、高血糖素瘤、生长抑素瘤、血管活性肠肽（vasoactive intestinal peptide，VIP）瘤和胰腺多肽（pancreatic polypeptide，PP）瘤。无功能 NET 通常无明显临床症状，血清学检测和组织免疫组化可显示某种激素水平升高。直径<0.5cm 的无功能性胰腺 NET，称为胰腺神经内分泌微腺瘤。

显微镜下，胰腺 NET 由大小一致、胞质细颗粒状的肿瘤细胞构成巢状、腺样、脑回状、小梁状、腺泡状或假菊形团样结构。肿瘤细胞核呈圆形或卵圆形，居中，核仁明显，核分裂象<20 个/10HPFs。如果肿瘤细胞核明显增大且形状不规则，则称为胰腺"多形性"NET。胰腺高级别 NEC 由致密排列的肿瘤细胞呈巢状或弥漫不规则片状排列，常有广泛坏死。根据肿瘤细胞大小、核仁和胞质数量，胰腺 NEC 可分为小细胞和大细胞两型，其中大细胞型更常见。混合性胰腺神经内分泌癌（MANEC）是指同时具有外分泌和神经内分泌两种成分，且每种成分超过 30%，包括混合性腺泡-神经内分泌癌、混合性导管-神经内分泌癌和混合性腺泡细胞-神经内分泌-导管癌。

NEN 主要根据组织分化程度和细胞增殖活性进行分级。增殖活性分级主要根据核分裂象和 Ki67 增殖指数来确定。NET 核分裂象<20/10HPFs 和（或）Ki67 指数<20%［1 级核分裂象<2/10HPFs，和/或 Ki67 指数≤2%；2 级核分裂象 2~20/10HPFs，和（或）Ki67 指数 3%~20%］，NEC 核分裂象>20/10HPF，和（或）Ki67 指数>20%。对于组织学分化好的神经内分泌肿瘤，而 Ki67 指数高（20%~50%）的病例，《中国胃肠胰神经内分泌治疗专家共识》推荐诊断为高增殖活性 NET，以提供临床医师在治疗上考虑选用不同于 NEC 的治疗方案。

免疫组化显示，胰腺 NET 表达 CgA、Syn 和 CD56，CK8、18 和 19 也有表达。功能性 NET 中常可检测到肽类激素，如胰岛素、胰高血糖素等。Ki67 阳性指数（MIBI）一般为 1%~5%，偶尔可高达 20%。胰腺 NEC 也表达神经内分泌标记物 CgA、Syn 和 CD56，但其阳性程度低于分化好的 NET。典型的胰腺小细胞 NEC 可以出现神经内分泌标记物阴性。

三、胰腺炎(pancreatitis)

胰腺炎是指各种原因导致胰腺酶类的异常激活而出现胰腺自我消化所形成的炎症反应。根据病程分为急性胰腺炎和慢性胰腺炎。

(一) 急性胰腺炎

急性胰腺炎(acute pancreatitis)的主要发病因素为胆系疾病、酗酒和创伤,根据病理形态和病变炎症程度不同,分为急性水肿型胰腺炎和急性出血坏死型胰腺炎两型。

1. 急性水肿型(间质型)胰腺炎　此型为早期或轻型胰腺炎。以胰腺间质充血水肿伴炎症细胞浸润为特征,腺泡及导管基本正常。可出现散在点灶状脂肪坏死,但无出血。经治疗后病变可消退痊愈,少数病例可转变为急性出血坏死型胰腺炎。

2. 急性出血坏死型胰腺炎　又称胰腺急性出血坏死。以胰腺组织广泛出血坏死为特征,腺泡及小叶结构模糊不清。坏死区周围有中性粒细胞及单核细胞浸润,并见附近胰腺腺体及导管不同程度的扩张。胰腺内外脂肪均有灶性坏死。

(二) 慢性胰腺炎(chronic pancreatitis)

慢性胰腺炎多由轻度炎症反复发作而成,胰腺出现不同程度的腺泡萎缩、胰管变形、纤维化及钙化。结石、肿瘤造成的胰导管阻塞和酗酒是慢性胰腺炎发病的主要因素。形态学上,慢性胰腺炎分为梗阻性慢性胰腺炎和非梗阻性慢性胰腺炎,前者是由于肿瘤或结石引起距 Vater 壶腹 2~4cm 的主胰管的狭窄或堵塞所致,后者伴有广泛的胰腺实质钙化,约占慢性胰腺炎的95%。

大体上,胰腺呈结节状,质硬韧。切面正常胰腺小叶结构丧失,分叶不清,导管常有不同程度的扩张。病变通常以头部较明显,晚期可累及整个胰腺。显微镜下,以腺泡和胰岛萎缩,导管扩张,间质纤维结缔组织增生和淋巴细胞、浆细胞浸润为主要特征。

四、胰腺先天性异常

(一) 异位胰腺组织(heterotopic pancreatic tissue)

异位胰腺组织常见于十二指肠、胃、空肠、回肠,也可见于 Meckel 憩室、胆囊、胆管、肠系膜、网膜、肝、脾、横结肠等处。形态上,大多为没有包膜,淡黄色质硬的单个分叶状结节,直径一般在 1cm 以下,可达4cm,与周围组织分界清楚。显微镜下,异位胰腺组织与正常胰腺组织相似,有腺泡和导管,甚至出现胰岛。发生于胰腺的所有病变均可见于异位胰腺,包括急性胰腺炎、囊肿及各种内分泌和外分泌的肿瘤。此外,发生于胃的异位胰腺应与胃黏膜的胰腺化生相鉴别。

(二) 环形胰腺(annular pancreas)

环形胰腺是一种少见的胚胎发育异常,由于在胚胎发育的第 6~7 周,部分腹侧胰胚基未能随同十二指肠完全向左旋转而形成。它可以伴发于胃肠道其他先天性畸形,这种畸形最常见于 Down 综合征。形态上,可见部分胰腺实质包绕十二指肠降部,可压迫十二指肠,引起十二指肠狭窄。显微镜下,环形胰腺的胰岛不规则,含有丰富的 PP 细胞。

(三) 胰腺分裂症(pancreas divisum)

胰腺分裂症是由于胰腺发育过程中腹侧胰管(主胰管)和背侧胰管(副胰管)未融合或未完全融合,大部分胰液通过相对较小的副乳头引流,可引起部分或功能性梗阻,导致胰性腹痛、复发性急性胰腺炎和慢性胰腺炎。

（四）副脾（accessory spleen）

副脾是指胰腺组织内出现与正常脾脏结构相似、功能相同的组织。常见于胰尾部，偶尔可见整个副脾均埋于胰腺组织中。

五、胰腺囊肿（pancreatic cyst）

胰腺囊肿是发生于胰腺的非肿瘤性囊性病变，包括假性囊肿、真性囊肿。

（一）假性囊肿（pseudocyst）

假性囊肿多因急、慢性胰腺炎或胰腺创伤，导致组织出血、坏死，胰液外渗，积聚于胰腺周围的组织间隙内，与周围组织发生粘连，形成肉芽、纤维组织包裹性囊肿。形态上，囊肿体积一般很大，多为单个，壁厚且不规则，囊液可浑浊或为血性。显微镜下，囊壁主由纤维组织构成，表面无被覆上皮，是其与真性囊肿和囊性肿瘤鉴别的主要特征。

（二）真囊肿

真囊肿通常是先天性的，也可以由后天因素引起，如潴留性囊肿（retention cyst）、肠源性囊肿、壶腹周十二指肠壁囊肿、皮样囊肿、淋巴上皮囊肿、寄生虫性囊肿（parasitic cyst）等。

（三）先天性囊肿（congenital cyst）

先天性囊肿是胰腺导管、腺泡的发育异常，常见于儿童。囊壁表面被覆单层柱状或立方状上皮，紧贴囊旁的胰腺组织未发生炎症，不粘连。

潴留性囊肿常因慢性胰腺炎或胰管内结石引起导管阻塞所致，囊壁表面被覆单层立方或扁平上皮，个别囊肿的被覆上皮可因潴留液压迫而完全消失，此时与假性囊肿相似，但其囊壁内常伴有炎症反应、出血或钙化，周围腺泡导管呈不同程度的囊性扩张。

淋巴上皮囊肿是一种特殊类型的胰腺囊肿，其形态学上与鳃裂起源的同名囊肿相似，囊内被覆鳞状上皮，囊壁有大量淋巴细胞浸润，并常有生发中心形成。

（王　瑜）

参 考 文 献

1. 崔金才，孟宇宏，王鲁平，译. 消化系统肿瘤 WHO 分类（WHO Classification of Tumors of the Digestive System）. 北京：诊断病理学杂志社，2012.

2. Brito AF, Abrantes AM, Encarnação JC, et al. Cholangiocarcinoma：from molecular biology to treatment. Med Oncol, 2015, 32(11)：245.

3. 王坚，朱维增. 软组织肿瘤病理学. 北京：人民卫生出版社，2008.

4. Al-Dhahab H, McNabb-Baltar J, Al-Busafi S, et al. Immunoglobulin G4-related pancreatic and biliary diseases. Can J Gastroenterol, 2013, 27(9)：523-530.

5. Ying H, Dey P, Yao W, et al. Genetics and biology of pancreatic ductal adenocarcinoma. Genes Dev, 2016, 30(4)：355-385.

6. Al-Haddad M, Schmidt MC, Sandrasegaran K, et al. Diagnosis and treatment of cystic pancreatic tumors. Clin Gastroenterol Hepatol, 2011, 9(8)：635-648.

7. Scoazec JY, Vullierme MP, Barthet M, et al. Cystic and ductal tumors of the pancreas：diagnosis and management. J Visc Surg, 2013, 150(2)：69-84.

8. Wolf AM, Shirley LA, Winter JM, et al. Acinar cell cystadenoma of the pancreas：report of three cases and literature review. J Gastrointest Surg, 2013, 17(7)：1322-1326.

9. Hackeng WM, Hruban RH, Offerhaus GJ, et al. Surgical and molecular pathology of pancreatic neoplasms. Diagn Pathol, 2016, 11(1):47.

10. Dan D, Rambally R, Cawich SO, et al. Solid pseudopapillary neoplasms of the pancreas: a report of two cases. Case Rep Med, 2014, 2014:1-5.

11. Young K, Iyer R, Morganstein D, et al. Pancreatic neuroendocrine tumors: a review. Future Oncol, 2015, 11(5):853-864.

第二篇

胆胰疾病影像学

第五章

胆胰X线检查

第一节　胆道系统X线检查

胆道系统通常简称为胆系,包括胆囊和各级肝胆管。常见疾病为胆石症、胆囊炎、胆系肿瘤及这些疾病引起的胆管梗阻。影像学检查的主要目的就是要检出疾病并确定病灶部位、大小、范围和病因及伴随的胆管梗阻情况。X线检查在诊断胆道系统疾病中有一定的作用,不仅了解胆道功能,同时可观察其形态,是辅助临床诊断的重要步骤之一,经长期临床实践证明,选择适当的检查方法,可获得正确诊断。

一、检查方法

胆系的常规X线检查方法包括胆系平片和各种胆系造影检查。其中以造影检查尤为重要,为避免胆道本身各结构和胆道与其他结构相互重叠,需采用不同位置和角度观察并摄片。

（一）平片检查

X线平片检查是胆系疾病X线诊断中基本、初步的诊查手段,以右上腹平片为重点。摄片之前要进行肠道准备,否则结肠肝区与横结肠内容物会造成干扰。摄片位置一般取仰卧位,右侧抬高20°,即左前斜位,以避免胆区与脊柱重叠。一般胆系平片应作为造影前的常规检查,其目的是与造影对照。

（二）造影检查

胆道系统的X线解剖、生理和病理情况必须用造影检查才能显示。造影方法多种多样,每种方法根据特殊要求又有改良。分泌性胆道造影,现在已不适用,就不介绍。目前仍在应用的胆系X线造影检查包括经皮经肝胆道造影(percutaneous transhepaticcholangiography,PTC)、内镜逆行胆胰管造影(endoscopic retrograde cholangiopancreatography,ERCP)和胆管术后放置T形管造影。

PTC为经皮肝直接穿刺胆管,并注入对比剂以显示胆管病变的方法,主要应用于胆汁淤积的患者,拟在术前明确黄疸为肝外胆管阻塞还是肝内病变引起。造影可显示梗阻原因、部位和范围,为手术提供确切地病理和解剖关系,尤其适用于曾有多次胆管手术史者。禁忌证为凝血机制异常、感染、心脏及肝肾功能极差患者。

ERCP是首先将十二指肠镜插入至十二指肠降部,寻找到十二指肠乳头,再通过内镜工作管道将导管插入十二指肠乳头,注入对比剂以显示胆胰管病变的方法。适用于黄疸鉴别诊断,能明确肝外梗阻的部位和原因,特别对曾行胆道手术,有术后胆道狭窄者。无黄疸症状怀疑胆道疾病而常规检查阴性患者也有帮助。

胆管术后 T 管胆道造影是经胆道术后放置 T 形引流管注入对比剂显示胆管,目的是在引流一段时间后准备拔管前进行检查,为了观察胆道内有无残留结石、胆管狭窄以及 Oddi 括约肌通畅情况。

(三) 上消化道钡餐造影

一些胆道疾病所表现的临床症状有时很类似上部胃肠道疾病,经常要进行常规的上部胃肠造影以排除胃及十二指肠病变。而胆系疾病本身也可直接或间接产生胃肠道改变,常用方法除常规上部胃肠道钡餐检查外,还有低张力十二指肠造影。

二、胆道系统先天性异常

(一) 胆道系统先天变异

胆道系统先天变异主要有胆囊及胆管树的变异,有的并发各种胆道系统阻塞或感染症状,有的则无任何临床症状。了解和熟悉这些变异,可避免在影像诊断中误诊为病变,同时指导胆道外科手术,减少医源性的胆道损伤。

1. **胆囊变异** 胆囊变异包括数目的变异和形态、位置的变异。

(1) 数目变异:包括胆囊缺如或胆囊闭锁及双胆囊或三胆囊。胆囊缺如或胆囊闭锁是一种少见的先天变异,造影检查无胆囊阴影,而胆管正常或略有增粗。双胆囊或三胆囊罕见,双胆囊可通过各自的胆囊管与胆管相连,也可以同一分支与胆管相连,显示对比剂充填的双囊或三囊结构即可作出诊断。

(2) 形态变异:胆囊的形态变异有折叠胆囊、分叶胆囊、胆囊憩室等,以折叠胆囊最常见,占人群 10%。胆囊底部呈折叠状,可发生于体部与漏斗之间或底部与体部之间。直接胆管造影表现为突入胆囊腔内的皱褶。

(3) 位置变异:胆囊异位并不少见,异位方式有:包埋在肝内的胆囊,位于镰状韧带左侧的胆囊,肝脏后上方或膈下胆囊,漂浮游离,甚至疝入小网膜内的胆囊。怀疑胆囊异位时,直接胆管造影可正确诊断。

2. **胆管变异** 胆管解剖变异包括胆管分叉及胆囊管汇合的变异。胆管分叉处变异最多见是右肝管汇合的变异;或右肝管直接流入胆囊管、胆囊等;副肝管及肝段胆管在肝总管以下开口直接与胆囊管、胆囊和胆总管连接;胆囊管的变异以胆囊管与总肝管在壁内平行走向而无汇合最多见,胆囊管在总肝管内侧汇入及胆囊管低位汇合次之。胆管变异诊断的"金标准"是直接胆道造影如 ERCP、PTC、术中胆道造影等。

(二) 先天性胆管扩张症(胆总管囊肿)

胆总管囊肿临床比较少见,主要表现为胆总管扩张,尤其囊性扩张,而扩张上方的肝管、胆囊管及胆囊均不扩张。根据囊肿的位置和形态可将本症分成五型:Ⅰ型(80%~90%),胆总管呈囊状,纺锤状或柱状;Ⅱ型(2%),胆总管单发憩室;Ⅲ型(1.4%~5%),十二指肠壁内段的胆总管囊性扩张;Ⅳ型(19%),肝内外胆管多发囊状扩张;Ⅴ型,又称 Caroli 病,肝内胆管多发囊状扩张。胆管囊肿的并发症很多,包括胆囊及胆管结石,囊肿内结石,胰腺炎,胆汁性肝硬化,肝纤维化,癌变等。

传统的 X 线平片仅能提示上中腹的巨大肿块影,进一步诊断困难。而 ERCP 和 PTC 能显示囊肿的范围、大小、形态、位置,与正常胆管的关系及其并发症,但这两种检查方法的缺点为有创性,且婴幼儿的成功率不高。

(三) 胆道闭锁

胆道闭锁是新生儿阻塞性黄疸的常见病因之一。病变不仅局限于部分或整个肝外胆道,也同时波及肝内胆道,从而成为一种婴儿致死性的疾病。

胆道造影如 PTC、ERCP 等由于小儿不合作而很少使用。本病诊断需要结合临床、典型病史,影像学检查胆道系统显影不良,往往提示此病的存在。

三、胆石症

(一) 胆囊结石

1. **平片**　胆囊结石仅 10% ~ 20% 为阳性结石,表现为胆囊区结节状、环形高密度影,大小不等,可单发或多发,大量结石聚在一起可呈石榴状,结石位置可随膈肌运动上下移动。

2. **ERCP 及 PTC**　胆囊显影良好,腔内见圆形、卵圆形充盈缺损区,有时如石榴籽样;当结石嵌顿于 Hartman 袋内时,出现完全阻塞时,胆囊难显示,仅见胆囊颈部杯口状充盈缺损;结石较小,由于对比剂太浓密,结石显示不清。

(二) 肝内胆管结石

ERCP 及 PTC 检查表现为肝内胆管的柱状、不规则充盈缺损,也可为圆形或卵圆形,受累胆管扩张,远端可有或无狭窄。伴有胆管炎症,故可见胆管走行僵硬,胆管树呈“枯树枝”征。少数病例由于结石的阻塞,ERCP 对结石近端的胆管显示欠佳,PTC 却可以很好的显示肝内胆管结石近端的胆管情况。

(三) 肝外胆管结石(胆总管结石)

1. **ERCP**　是目前胆总管结石确诊的主要手段,造影显示结石呈柱状、卵圆形和圆形、多角形充盈缺损。胆总管下段往往可见狭窄,多呈对称性,边缘光滑;胆囊及肝内胆管改变也可显示。有时胰管亦见显影增粗,或呈串串珠样慢性胰腺炎改变。

2. **PTC**　表现为浮游于胆管内的透亮影。但透亮影应与管内气泡及肿瘤相鉴别,肿瘤所致充盈缺损不会伴随体位变化而变化;气泡影为整圆形、随体位改变气泡影向胆总管的高处移动。当胆石完全阻塞胆总管时,可呈杯口状、直线型或不整型的闭塞,以杯口状闭塞最常见,同时合并近端胆总管的扩张。

(四) 胰胆管十二指肠连接区结石

1. **低张十二指肠造影**　胆胰共同管结石表现为十二指肠乳头呈边缘锐利的多边形或类圆形充盈缺损,呈十二指肠外压征;有的甚至推压附近的肠黏膜皱襞,但黏膜无中断或破坏的表现。

胆胰共同管结石低张造影所见和临床表现不够典型的患者,常须与胰头癌、共同管癌和胆总管下端癌相区别。

胰头癌可有十二指肠降段中部的不规则充盈缺损,可有倒“3”征,十二指肠扩大及胃窦部的垫压迹,这些征象在结石都难出现。

共同管癌与共同管结石一样,可出现乳头的充盈缺损,球部的柱状征,但缺乏乳头的角形变化,并且肿瘤所致的充盈缺损多为不规则形状。

肝外胆管下端癌少见。与共同管结石一样,可出现球部上缘喇叭征及降段内壁上部单弧形压迹征,并有球后段的不规则的不成比例的外压征象同时伴存。

2. **ERCP**　表现为胆胰共同管上方的杯口向下的深杯状充盈缺损,也可表现为共同管内不规则的一个或多个充盈缺损,伴有胆胰共同管扩张或不扩张;同时伴有:①肝外胆管或肝内外胆管扩张;②肝外胆管或肝内外胆管或胆囊内结石的充盈缺损表现;③主胰管伴或不伴各分支胰管扩张,伴有胰管结石或无胰管结石。

四、胆系炎症

(一)急性胆囊炎

X线表现:偶尔腹部平片可以发现一些阳性表现:①胆囊或胆囊管内有不透X线的结石影;②胆囊壁钙化;③胆囊腔有气体存在,提示气肿性胆囊炎。多数情况下,腹部平片不能为急性胆囊炎的诊断提供线索,临床上进行腹部平片检查,主要是为了排除其他急腹症如胃肠道穿孔或肠梗阻等。

(二)慢性胆囊炎

1. X线检查　X线腹部平片检查意义不大,但当胆囊钙化,或慢性胆囊炎出现石灰乳沉积或合并胆囊结石时,可在胆囊区观察到不透X线致密影,结合病史,可提示诊断。

2. ERCP　显示胆囊缩小,胆囊内结石所致充盈缺损,但一般不作慢性胆囊炎的诊断。

(三)胆管炎

1. 急性化脓性胆管炎　急性梗阻性化脓性胆管炎一般不做诊断性ERCP,仅在做引流、取石及乳头切开时,才做此项检查。ERCP表现为脓性胆汁并胆管内结石或蛔虫所致充盈缺损,胆管局限性狭窄及狭窄后扩张,胆管壁僵硬,胆管树呈"枯树枝"征,有时可见胆囊结石。

2. 慢性胆管炎　ERCP示胆管形态上表现与急性化脓性胆管炎相似,但肝内胆管可呈串珠状改变,有时可无结石或蛔虫所致充盈缺损,仅表现为胆管树呈"枯树枝"征。

3. 硬化性胆管炎　十二指肠乳头多呈扁平型,具有韧硬感,对比剂易反流入十二指肠。ERCP表现为环形狭窄并且范围短,各病灶间有正常或稍扩张的胆管,故胆管呈串珠样改变。

五、胆囊良性肿瘤及瘤样改变

(一)胆囊增生性疾病

ERCP表现:胆囊腔的一侧或两侧呈三角形、半月形或带状透光影的突入腔内的结节增生组织,有时见胆囊底部的局限性块状增厚或结节状充盈缺损,缺损中央有一小圆点状致密影,呈脐凹征。

(二)胆囊息肉和胆囊良性肿瘤

X线表现:平片检查不能显示肿瘤,仅能明确胆囊内有无阳性结石影。胆系造影见胆囊内位置固定不变的透光区或类圆形充盈缺损,单发多见,少数可多发。但要与胆囊内阳性结石鉴别,可采取不同体位显示,结石随体位变动而位置改变。

六、胆囊癌

(一)X线表现

X线平片可显示伴发的阳性结石或胆囊壁钙化。胆系造影敏感性和特异性差,胆囊常不显影,当癌肿累及胆囊管或肝总管时,可显示梗阻以上肝总管和肝内胆管扩张,很难与胆管癌鉴别;如胆囊显影,可见胆囊内不规则充盈缺损,囊壁增厚或不平整,并与肿块分界不清,常伴发结石影。胆系造影对胆囊癌的早期诊断、周围组织有受累及其范围的检测的作用有限。

（二）血管造影检查

特征性表现有：①胆囊动脉扩张，不规则增粗，走行不光整，可断裂及成角变形；②胆囊区可见"肿瘤染色"；③胆囊壁上可见异常血管影或不规则血管湖；④肝内动脉分支，胃十二指肠动脉和肝固有动脉的受压移位征象；⑤肝动脉右支的狭窄和闭塞，邻近血管的狭窄；⑥来自胃十二指肠动脉分支或结肠中动脉分支的异常血流；⑦胰头部的浓染像。

七、胆管肿瘤

（一）胆管良性肿瘤

胆管良性肿瘤以上皮样肿瘤多见，最常见的是乳头状瘤和腺瘤。其胆道造影（PTC、ERCP、和 T 形管法等）的表现：胆管内有充盈缺损，表面光整，或可见胆管透亮影、胆管狭窄等征象，病变上部胆管可见扩张。胆管乳头状瘤的影像学表现，需与结石、血凝块、胆泥和节段性括约肌收缩引起的假肿瘤相鉴别。

（二）胆管恶性肿瘤

1. 原发性胆管癌

（1）ERCP 表现：①胆管狭窄：受侵犯胆管长短不等，在 1~6cm 之间，多较局限，有时较广泛，呈规则或不规则的线样狭窄，但在胰头段和胆总管下端时，常须与胰头癌和壶腹癌鉴别，胰头癌在仅向外生长，未侵犯压迫胰管而侵犯胆总管时，ERCP 表现与胆总管癌相似；壶腹癌和胆总管下端癌，在 ERCP 上存在一定程度的鉴别困难，须结合 CT 和 MRI 检查综合考虑；②息肉型充盈缺损：表现为胆管内边缘清楚，密度均匀的充盈缺损影，触之可发现其胆管壁相连；③胆管阻塞中断：由于对比剂不能通过病变段或仅少量通过而不能显示，故病变段呈截断现象，断端表现为"鸟嘴"状或不规则的锯齿状；④梗阻上段胆管及肝内胆管扩张，重度扩张多呈"软藤"状，中度扩张呈柱状。

（2）血管造影：由于胆管癌一般都较小，故在选择性腹腔动脉造影中很少能显示缺血性肿瘤影像，少数患者可显示出扭曲增粗的新生血管。

2. 转移性癌侵犯胆管　ERCP 或 PTC 主要表现为：①胆管不规则移位，受压和偏心性狭窄，范围可局限或广泛；②管腔内可见为小卵圆形、蚕蛹形、烧杯形、土豆形的充盈缺损，形态较规则，与正常管腔分界清楚，病灶段管腔壁有中断和破坏征象；③管腔狭窄段呈跳跃式；④不规则线状狭窄，或胆管呈截断征象，其上胆管未能显示。

而胆囊癌常侵犯肝总管，也可侵犯胆总管，表现为肝外胆管的偏心线状狭窄或弧状狭窄；胃癌及结肠癌多为胆道周围的淋巴结转移压迫，表现为多弧状狭窄；胰头癌除直接侵犯胰头段胆管外，还可侵犯肝总管，表现为肝总管的狭窄。

八、胰胆管十二指肠连接区肿瘤

（一）十二指肠 X 线低张造影

分为直接征象和间接征象。

1. 直接征象　乳头及其周围的正常形态消失，见边缘不规则和密度不均匀的充盈缺损或龛影或钡斑；癌肿较大时，可出现"反 3"征，邻近十二指肠的黏膜破坏和消失，肠壁僵硬和不规则性肠腔狭窄。影像表现分为肿瘤型与溃疡型。

2. 间接征象　十二指肠上部外上缘形成较大而浅的弧形压迹。肝外胆管扩张有两种表现：一是在十二指肠球后段形成一垂直带状压迹；二是同一部位形成局限性圆弧状压迹，对早期诊断胆胰管十二指肠连接区癌有重要意义。

有时还可出现十二指肠功能障碍，诸如局限性痉挛和激惹，排空延迟等；十二指肠乳头旁憩室可能受压、移位、变形，以及边缘不整等；十二指肠黏膜增粗和紊乱。

（二）ERCP

1. 直接征象　管腔内充盈缺损或不规则性管腔狭窄。管腔内型和混合型呈不规则的充盈缺损，或呈杯口状缺损；乳头型呈圆钝的 V 形改变，不规则的偏侧性狭窄。

2. 间接征象　呈不同程度的胆胰管梗阻表现，梗阻较严重，胆管和胰管普遍扩张和迂曲，状似软藤；部分病例可见典型双管征，即胆管胰管均表现扩张。

（三）X 线血管造影

腹腔动脉造影和肠系膜上动脉造影时，十二指肠动脉，尤其是胰十二指肠动脉的后上支呈现不规则、增粗、僵直、中断、成角弯曲以及肿瘤血管，有时可见斑片的肿瘤染色。

九、胆管术后狭窄

ERCP 或 T 管造影表现：①环形狭窄：表现狭窄两端光滑对称，呈环形狭窄，宽度为 1～2cm；②线样狭窄：表现为线样狭窄，形态不规则，边缘欠光滑；③闭塞性狭窄：表现为肝总管上段的中断，狭窄以上胆管未显影；④胆管狭窄：为肝门部胆管被结扎（部分病例可见钛夹），表现为结扎部对比剂不能通过；⑤胆管中断分离：左右肝管分离，右肝管扩张，左肝管狭窄；或总肝管、胆管离断，T 管脱落，两断端由窦道连接；⑥肝门部胆总管狭窄，肝内胆管呈重度扩张；⑦肝总管远端狭窄，肝内胆管可重度、轻度和无扩张等表现。

文献报道影像表现为杵状狭窄、局限环形狭窄、葫芦形狭窄、闭塞性狭窄、完全性闭塞等。此外，尚可见不规则跳跃状狭窄，钛夹结扎和胆管错位。

十、胆道阻塞

胆管造影：直接征象是发现明确的阻塞点或阻塞的原因，如结石、瘤栓、管壁增厚、腔外压迫等。间接征象是阻塞近端的胆流受阻，根据胆管壁的弹性，可引起程度不同的胆管扩张。

直接胆管造影：如 ERCP 能直接显示阻塞点处胆管腔的变化，是敏感而可靠的方法，直至目前胆道阻塞的诊断通常以此作为标准。

第二节　胰腺的正常与病变 X 线表现

一、胰腺检查方法

（一）腹部平片

因胰腺与周围脏器缺乏良好的自然对比，其诊断价值极为有限，急性胰腺炎时可显示胰腺内异常气体，反射性肠曲扩张，液体潴留等征象；慢性胰腺炎可显示胰腺钙化。

（二）消化道造影、十二指肠低张造影数字成像

主要用于胰腺癌、胰腺炎及假性囊肿的检查，通过胃窦、胃体后壁受压、移位，十二指肠曲扩大及局限性压迹，侵蚀等征象间接判断上述病变。数字胃肠成像因成像快、分辨率高，

实时显像不易受胃肠蠕动干扰,显示黏膜皱襞及微皱襞的病理改变好;而且还具有较强的图像后处理及随意储存、调取等功能,明显提高了图像质量及诊断水平,同时具有远程会诊功能。

(三) 经皮经肝穿刺胆道造影术(PTC)

PTC 仅对胰头肿瘤侵犯胆道时有一定价值,但不能直接显示肿瘤,定性亦有一定困难,如仅出于诊断目的,该检查方法不作为首选方法。

(四) 经内镜逆行胰胆管造影术(ERCP)

造影方法:通过十二指肠镜的工作管道,将造影导管插入壶腹内,注入造影剂,充盈胰胆管,X 线透视或摄片观察胰胆管造影表现。是目前胆胰管疾病的影像学诊断的"金标准"。

(五) 血管造影

1. 动脉造影 应用 Seldinger 技术,经股动脉或腋动脉、肱动脉穿刺,将导管置入靶血管造影。造影时除必须行超选择性动脉造影外,还应多支胰腺血管造影,如疑胰头病变,应行胃十二指肠动脉、胰十二指肠下动脉及胰背动脉造影。这有利于提高病变检出率及早期病变的诊断。对隐匿性胰岛素瘤可应用动脉钙化激发技术作出定位、定性诊断。

2. 门静脉造影 经肠系膜上动脉或脾动脉行间接门脉造影,可帮助判断胰腺癌的部位、是否侵及门脉系统,对胰腺癌的治疗方案选择具有一定价值。

二、胰腺正常影像学表现

(一) X 线正常表现

胰腺 X 线检查主要借助 ERCP 显示胰管,胰管分为主、副胰管,两者于胰头部融合,主胰管于十二指肠壁内与胆总管汇合成胆胰壶腹,开口于 Vater 乳头,副胰管亦可开口于 Vater 乳头前上方的十二指肠副乳头。主胰管与胆总管开口有三种形式:①两者在十二指肠壁内汇合,形成 Vater 壶腹;②两者在十二指肠壁以外汇合;③两者分别开口于十二指肠乳头。主胰管自开口至胰尾逐渐为细锥形,轮廓光滑;走行方向分上升型、水平型、乙状型和下降型。其直径头、体、尾部分别为 4mm、3mm、2mm,胰管直径随年龄增长而增粗。主胰管分支呈树枝状,主要分支有钩突支、上体支、上尾支及下尾支。副胰管最大直径 3mm,最小直径 0.5mm。副胰管与主胰管的关系有五种类型:Ⅰ型,两者相通,分别开口主、副乳头;Ⅱ型,两者相通,副胰管无开口且较主胰管细;Ⅲ型,两者相通,副胰管较主胰管粗;Ⅳ型,两者不通,分别开口于十二指肠乳头和副乳头;Ⅴ型,副胰管部分开口于副乳头,部分与主胰管相通,但大部分不相通。

(二) 正常血管造影表现

1. 动脉期

(1) 脾动脉的胰腺支:其分支较少,在相当胰体左侧及胰尾部位,可见数支或十余支小动脉自脾动脉垂直向下行走,最大一支即胰大动脉,另一较恒定的至胰尾部分支为胰尾动脉。

(2) 胰十二指肠弓:胃十二指肠动脉先后发出胰十二指肠上动脉后支、前支。而起自肠系膜上动脉或第一空肠动脉的胰十二指肠下动脉前、后支发生小分支上行,与胰十二指肠上动脉后支下行的小分支吻合,形成双弓或单弓、三弓。

(3) 胰背动脉及胰横动脉:前者起始处变异多,常见起自脾动脉或肝总动脉,呈垂直向下行走。胰横动脉直径较细,沿胰下缘走行,起至胰背动脉或胰十二指肠弓的分支。

2. **毛细血管期** 胰腺实质均匀性密度增高从而显示出其形态。

3. **静脉期** 胰腺静脉一般不易显影。腹腔动脉或肠系膜上动脉造影可显示脾静脉、肠系膜上静脉及门静脉。

三、胰腺炎

（一）急性胰腺炎

急性胰腺炎时，X线平片可显示胰周区域肠腔的反射性积气和液平；胃肠钡餐造影及低张十二指肠造影可以间接地反映胰腺炎在胃肠道的改变，如十二指肠圈扩大、乳头水肿和胃的受压移位等。

（二）慢性胰腺炎

1. **X线平片** 价值有限，仅钙化或胰导管结石者在平片上表现为沿胰管走行分布的沙砾样钙化或沿胰管区域分布的串珠状钙化。

2. **胃肠钡餐检查** 可表现为正常，部分病例十二指肠低张造影可显示十二指肠降部内缘平坦，或"双边征"。因胰头假性囊肿十二指肠圈扩大移位。

3. **ERCP** 表现胰管梗阻、扩张、狭窄、结石及假性囊肿显影等。

四、胰腺肿瘤

（一）胰腺癌

1. **胃肠造影** 胃窦部因胰头癌可呈局限性压迹和前上移位，即垫征。亦可因肿瘤侵犯表现为外压性充盈缺损，轮廓僵直。梗阻性扩张的胆总管和胆囊分别可导致十二指肠球后带状压迹（笔杆征）和球部上方弧形压迹。肝门部转移性淋巴结亦可致球部外上方分叶状压迹。十二指肠环扩张，可见反"3"征，环内双重影或黏膜皱襞扁平，破坏，十二指肠梗阻。部分胰尾癌可发生脾静脉阻塞而出现胃底静脉曲张。

2. **ERCP** 胰管表现四型狭窄：①阻塞型：主胰管截断，其末端形态呈直线状或尖端变细如鼠尾状，可见偏心性充盈缺损；②狭窄型：主胰管局限性不规则狭窄，狭窄区胰管分支较少或中断，尾侧胰管广泛性扩张；③腺房潴留型：主胰管分支侵蚀破坏，造影剂漏出胰管之外，腺房显影，出现造影剂不规则斑点状潴留，亦称为筛孔状破坏型；④分支异常型或胰腺缺损型：胰腺癌发生于胰管小分支时，主胰管显示正常，分支稀少、阻塞、不规则僵硬等改变。

3. **胰动脉造影**

（1）动脉期：病变区域动脉锯齿状不规则狭窄，呈葡形状。部分胰腺癌粗、细动脉均呈平滑状狭窄，此征象亦见于慢性胰腺炎。

（2）实质期：表现为无血管区实质的缺损区，少数腺泡细胞癌可显示肿瘤血管及肿瘤染色。

（3）门静脉及属支改变：小胰腺癌只有胰腺内静脉变化，门静脉主干及属支正常。胰头癌浸润可引起门静脉主干、肠系膜上静脉狭窄或阻塞，伴行于肝十二指肠韧带及后腹膜内的无名静脉扩张。脾静脉受累可伴胃冠状静脉、胃网膜静脉曲张，但无食管静脉曲张。

（二）胰腺囊腺瘤和囊腺癌

1. **常规X线** 当肿块较大时，X线平片可显示左上腹圆形致密影，"日光放射"状钙化则颇具特征，亦可见多发中央性弧形、线状、球形钙化或单个雪茄形钙化灶。胃肠道钡餐检查表现为外压性改变,主要表现为胃、横结肠受压、移位。

2. **血管造影**　肿瘤供血动脉增粗,血管丰富,并可见血湖。囊腺癌可见脾动脉、肝总动脉狭窄及脾静脉中断征象。实质期肿瘤染色,可见大小不一的半透亮区,而小囊腺瘤伴透亮区多数直径小于2cm。静脉期见粗大的回流静脉、动静脉短路及静脉栓塞征象。亦有报道小囊腺瘤静脉区可见静脉瘤。

3. **ERCP**　呈充盈缺损表现,如造影剂进入微小囊见多个直径数毫米或至1cm半透亮区。胰腺头部囊腺瘤压迫胆总管使之狭窄,其上部胆管扩张,主胰管可正常或狭窄、扩张。

（三）胰腺转移性肿瘤

X线平片无阳性发现,胃肠道造影呈外压性改变。

ERCP可显示胰管局限性移位,胰管狭窄或多段狭窄,狭窄后胰管扩张,胆道亦可扩张,其狭窄的程度取决于肿瘤的大小。

（四）胰岛细胞瘤

1. **平片**　偶尔胰腺区域片状、点状、条状或挤集成团的钙化。

2. **胃肠道造影**　胃泌素瘤患者胃、十二指肠、空肠上段可见多发性溃疡,受压改变,因肿瘤较小,胃肠道无推移。

3. **动脉造影**　表现为动脉期肿瘤区血管增多,小动脉增粗,不规则扭曲。实质期见肿瘤区结节状染色灶,部分病例仅有实质期征象,而动脉期可显示正常。当病灶位于胰头或胰尾时,易分别与十二指肠染色及脾门区血管影重叠。

（五）胰腺囊肿

1. **平片**　偶见囊壁钙化,呈弧线形、蛋壳样,也可见到胰腺内钙化。

2. **胃肠道造影**　为外压性改变,受压方向取决于病灶部位。一般为圆形、椭圆形的边缘光滑压迹,皱襞无破坏,胃肠蠕动存在。肝胃韧带的胰腺囊肿可将胃向下向前推移,胃小弯形成明显压迹。

3. **ERCP**　假性囊肿时可显示胰管正常、囊肿不显影,胰管受压移位,胰管阻塞,造影剂自胰管流入囊肿使囊肿显影;胆总管因胰头囊肿压迫而移位、狭窄。

五、胰腺外伤

（一）平片

血肿及肿大胰腺显示呈大片软组织密度影,边界不清,如胃、横结肠腔内气体存在,可将两者分开。伴随膈上升,左腰大肌及肾影消失,严重者腹直线外凸或消失、肠管扩张,脂肪坏死则可在上腹部见大小不一的较暗的透亮区。

（二）ERCP

ERCP是目前判断胰管完整性的"金标准"。胰腺严重外伤时,可显示胰管主干或主分支的中断,造影剂自胰管外漏,如并发胰腺坏死或假性囊肿形成则可显示造影剂从胰管溢入假性囊肿,胰管闭塞、移位,以及胆总管移位和狭窄。

（三）血管造影

胰腺外伤在临床怀疑急性大出血时行超选择性胰腺供血动脉DSA,可确诊出血部位,并可行介入栓塞治疗止血。DSA可见胰腺一支或数支血管破裂、狭窄、移位及造影剂外溢征象,胰腺静脉中断、闭塞。

六、胰腺其他疾病

（一）胰腺包虫病

1. 平片 胰腺轮廓可异常增大,胰腺区域见钙化灶,呈分层弧形、厚壳状、不规则状及结节层状弧形钙化为特征,如囊肿破裂胰腺区域可见液气平面。

2. 胃肠道造影 囊肿较大时,邻近肠道或胃因受压出现弧形压迹、移位。

3. 血管造影 胰腺供血动脉或分支移位、分离或弧形走向。实质期示胰腺区域充盈缺损,病灶边缘见一宽度不一染色环。

（二）胰腺囊性纤维化

平片:腹部平片示小肠梗阻,梗阻端与扩张之肠管交界段肠管见斑点状或颗粒状透亮影,即肥皂泡征。亦可见腹膜炎及气腹等征象,胸片及骨骼亦有相应改变。

（梅列军　徐海波）

参 考 文 献

1. 周康荣. 中华影像医学:肝胆胰脾卷. 北京:人民卫生出版社,2011.

2. 余华,孙建明,张代,等. 75 例逆行性胰胆管造影术后相关并发症分析. 重庆医学,2012,41(6):569-570.

3. 何敏,王坚. 不明原因胆胰管扩张的诊断策略. 肝胆胰外科杂志,2017,29(3):177-180.

4. 韩殿冰,董家鸿. 肝胆管结石病影像学诊断方法的效果评价. 局解手术学杂志,2015,(5):551-553.

5. 左罗. 胆源性急性胰腺炎病因诊断的影像学选择. 世界临床医学,2015,9(4):290.

6. Leszczyszyn J. Choledocholithiasis diagnostics-endoscopic ultrasound or endoscopic retrograde cholangiopancreatography? Ultrason,2014,14(57):125-129.

7. Yachimski PS,Ross A,The Future of Endoscopic Retrograde Cholangiopancreatography. Gastroenterology,2017,153(2):338-344.

8. Li Z,Li TF,Ren JZ. Value of percutaneous transhepatic cholangiobiopsy for pathologic diagnosis of obstructive jaundice:analysis of 826 cases. Acta Radiol,2017,58(1):3-9.

9. Ahmed S,Schlachter TR,Hong K,et al. Percutaneous Transhepatic Cholangioscopy. Tech Vasc Interv Radiol,2015,18(4):201-209

10. Yoon JH. Biliary papillomatosis:correlation of radiologic findings with percutaneous transhepatic cholangioscopy. Gastrointestin Liver Dis,2013,22(4):427-433.

11. Fukukura Y,Shindo T,Hakamada H,et al. Diffusion-weighted MR imaging of the pancreas:optimizing b-value for visualization of pancreatic adenocarcinoma. Eur Radiol,2016,26(10):3419-3427.

第六章

胆胰超声检查和治疗

第一节　胆道系统疾病的超声诊断

一、常规超声检查方法

（一）检查前准备

1. 须禁食 8 小时以上，尤以晨起空腹为宜。

2. 超声检查应于胃肠及胆道 X 线造影之先，或在造影后 2~3 天再作超声检查。急症患者无须准备，应立即进行检查。

3. 根据需要采取仰卧或俯卧位。

（二）仪器条件

选用实时超声显像仪，可用凸阵探头，探头频率用 3.5~5.0MHz。

（三）扫查方法

1. **胆囊扫查方法**　于右肋缘下腹直肌外侧缘作纵向及横向扫查，右侧第 7~8 肋间斜向扫查及右肋缘下向上斜向扫查，均可获得胆囊的一系列长轴及短轴切面。

2. **胆管扫查方法**

（1）肝内胆管扫查方法：右肋缘下、剑突下作斜向及横向扫查，可获得与同名门静脉伴行的肝内段间、叶间及左右肝管。

（2）肝外胆管扫查方法：于右上腹正中旁进行斜-纵向扫查，可获得肝总管及胆总管上、下段纵断面。从肝门部至胰腺平面作一系列横断面扫查，可显示肝外各段胆管的横断面图。

二、正常声像图及常用正常值

（一）胆囊声像图及其测值

正常胆囊纵断面超声显示为梨形，横断面为椭圆形的无回声区，壁为光滑纤细的光带，胆囊后壁及后方回声增强。正常胆囊长径一般不超过 8cm，前后径不超过 3.5cm，胆囊壁厚 <3mm，在测量胆囊长径时，如胆囊有折叠呈弯曲状，应分段测量再相加，胆囊管长 2~3cm，直径 0.2~0.3cm。

（二）胆管声像图及其测值

1. **肝内胆管**　正常左右肝管一般超声显示为薄壁的管道样结构，位于门静脉左右支腹侧，内径 2~3mm。

2. **肝外胆管**　右上腹斜-纵断切面,在第一肝门部可显示肝总管及胆总管上段,位于门静脉左前方,呈一细管道结构。在门静脉与肝总管之间常可见右肝动脉的小圆形横断面,它可作为肝总管的定位标志。肝总管向肝门处延伸呈稍宽的胆总管。正常肝总管内径0.4~0.6cm,胆总管内径0.6~0.8cm。

三、适应证

1. 因右上腹部疼痛疑有胆囊结石和(或)胆囊炎、胆道蛔虫病者。
2. 黄疸的鉴别、判断阻塞性或非阻塞性黄疸、阻塞的部位和病因诊断。
3. 右上腹部肿块的鉴别诊断,判断是否为胆道肿瘤。
4. 先天性胆道异常　先天性胆囊异常,先天性胆管囊状扩张症。
5. 不明原因发热者　是否胆道系统感染。

四、常见胆道系统疾病的声像图表现

(一)胆囊结石

1. **典型声像图表现**　典型的胆囊结石有以下三个特征:
(1)胆囊腔无回声区内可见一个或多个强回声光团或光斑。
(2)强回声团后方伴有清晰的声影(图6-1)。
(3)强回声团可随体位变化而移动。

2. **非典型声像图表现**
(1)胆囊填满型结石:胆囊无回声区消失,胆囊区可见一弧形强回声带,后方伴宽的声影。如合并慢性胆囊炎,胆囊壁增厚,可形成囊壁结石声影"三合征"(WES征),此特征具有较高的诊断价值(图6-2)。

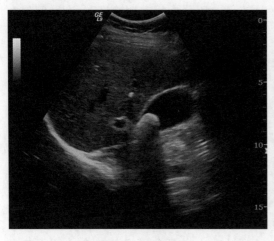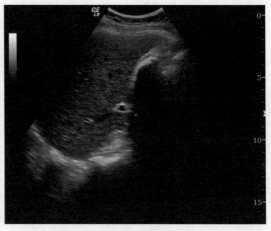

图6-1　胆囊结石　　　　　　　　　　图6-2　胆囊填满型结石

(2)胆囊泥沙样结石:胆囊无回声区内见强光点回声,呈带状沉积于胆囊后壁,后方伴有相应的宽大声影。改变体位时,强回声带因结石移动可重新分布。当结石细小疏松沉积层较薄时,可无明显声影,此时改变体位,结石可移动。
(3)胆囊颈部结石:在胆囊颈部可显示结石强回声团,后方伴声影。结石较小或未嵌顿时,左侧卧位或胸膝卧位可使结石向胆囊体、底部移动,提高检出率。若结石嵌顿于胆囊颈部多表现为胆囊肿大,在颈部强回声光团后方有清晰的声影(图 6-3)。

（二）胆管结石

1. **肝内胆管结石**　在肝实质中可见与门静脉伴行,沿肝内胆管及左右肝管走向的强回声团或条索状的强回声光带,后方伴声影。当有胆汁淤积时,扩张的胆管无回声区内可见结石的强回声团,后方伴声影,结石阻塞的近端胆管扩张(图 6-4)。

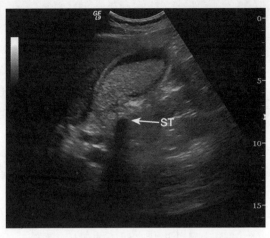

图 6-3　胆囊颈部结石并胆囊内胆汁淤滞

2. **肝外胆管结石**　扩张的肝外胆管内可见一个或多个强回声光团,后方伴有声影,强回声光团与胆管壁分界清楚(图 6-5)。

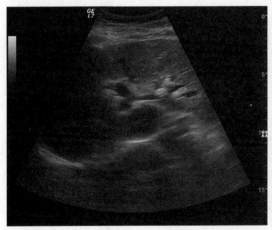

图 6-4　肝左叶肝内胆管结石

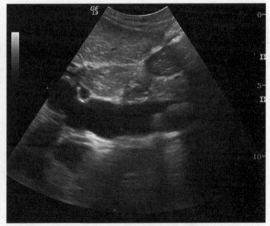

图 6-5　胆总管结石

（三）胆囊炎

1. **急性胆囊炎**

（1）胆囊肿大,尤以横径增大明显,横径≥4cm,胆囊边缘轮廓线模糊。

（2）胆囊壁弥漫增厚>5mm,毛糙呈"双边影"。

（3）由结石阻塞引起的急性胆囊炎,可在胆囊颈部见到结石强回声及声影。

（4）胆囊穿孔时可见胆囊壁连续中断,胆囊有所缩小,胆囊周围有不规则无回声区。

（5）超声墨菲征阳性:即探头探触胆囊表面区域时有明显触痛。

2. **慢性胆囊炎**

（1）轻型慢性胆囊炎:胆囊大小可正常,仅胆囊壁增厚(>4mm),胆囊壁呈均匀性增厚,若与周围粘连时,边缘轮廓模糊不清。

（2）慢性胆囊炎后期:胆囊可萎缩,胆囊缩小,囊腔变窄,壁增厚回声增强,边界模糊不清。如合并有结石,可以出现囊壁-结石-声影三合征(WES 征)。

（3）胆囊收缩功能减弱或丧失。

（四）胆管炎

1. 化脓性胆管炎

（1）肝外胆管扩张，胆管壁增厚、回声增强。

（2）胆管腔内可见密集的点状或斑点状回声，后方无声影。

（3）有时在胆管梗阻部位可显示结石或蛔虫回声。

2. 硬化性胆管炎

（1）病变的胆管壁明显增厚，回声明显增强，呈僵硬状。

（2）管腔狭窄，呈等号样强回声，若管腔闭塞，则见胆管呈一强回声带，后方无声影。

（3）狭窄段近端的胆管有轻度扩张。

（五）胆囊腺瘤

（1）腺瘤呈乳头状高回声或等回声结节，自胆囊壁向胆囊腔内突起。

（2）结节后方无声影，且不随体位改变而移动。

（3）多数大小在 10~15mm 左右，基底较宽，偶见有蒂，多为单发。

（4）CDFI：肿瘤内有时可见星点状彩色血流显示。

（六）胆囊癌

（1）小结节型：癌肿呈乳头状结节突入腔内，表面不平整，基底部较宽，好发于胆囊颈部。

（2）蕈伞状型：胆囊癌呈低回声或等回声，形似蕈伞状，突入胆囊腔内，基底宽，可单发，也可多发融合成不规则团块。

（3）厚壁型：胆囊壁受肿瘤浸润，呈局限性或弥漫性不均匀增厚，内壁线不规则，胆囊腔狭窄变形。

（4）混合型：此型较多见，其声像图表现为蕈伞型加厚壁型的表现。

（5）实块型：正常胆囊无回声区消失，整个胆囊为一实性肿块取代，边缘不规则，轮廓欠清晰，内部回声强弱不均。

（6）如肿瘤浸润肝脏时，胆囊与肝脏无明显分界，并可见到肝实质内浸润病灶，如转移到肝门及胆囊周围淋巴结时，可形成多个低回声结节（图 6-6）。

（7）CDFI 显示胆囊癌肿内有丰富的彩色血流信号，呈高速低阻的动脉频谱，RI 多小于 0.40（图 6-7）。

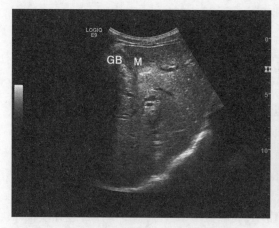

图 6-6　胆囊癌并肝左叶侵犯，胆囊结石

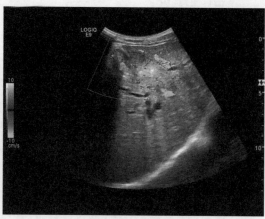

图 6-7　胆囊癌内可见血流信号

（七）胆管癌

1. 直接征象

（1）乳头型：扩张的胆管腔内可见乳头状或结节状的高回声或等回声的软组织样肿块，形态不规则，后方无声影，肿块与胆管壁分界不清（图6-8）。

（2）狭窄型或截断型：扩张的胆管远端因癌组织浸润，管腔内径狭窄呈"鼠尾征"，或被肿块突然截断（图6-9）。

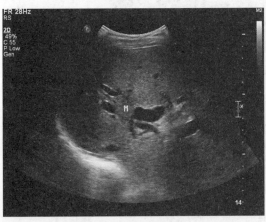

图6-8　肝门部胆管癌，肝内胆管扩张　　　图6-9　胆总管末端因肿瘤浸润而狭窄

2. 间接征象

（1）肝门部左右肝管汇合处癌肿阻塞时，可引起肝内胆管扩张（图6-8）。

（2）肝外胆管下端癌肿阻塞时可引起肝内胆管、肝总管、胆总管扩张，胆囊肿大。

（3）癌肿有转移时，肝内可见占位性病变，肝门部淋巴结可肿大。

（4）CDFI：胆管肿瘤内可有动脉血流信号显示。

（八）胆固醇息肉

（1）胆囊大小一般正常，息肉呈乳头状高回声或等回声团附着于胆囊内壁（图6-10）。

（2）多有细蒂相连，不随体位改变而移动，后方无声影。

（3）息肉体积较小，一般不超过1cm。

（九）胆囊腺肌增生症

1. 受累的胆囊壁明显增厚，根据增生的部位和范围可分为：

（1）局限性：胆囊底部呈圆锥帽状增厚，此型多见。

（2）节段型：胆囊壁底体部呈节段性增厚，呈"三角征"。

（3）弥漫型：胆囊壁弥漫性增厚。

2. 增厚的胆囊壁内可见小囊状的无回声区或低回声区即罗-阿窦，合并有小结石时，可见强回声斑，后方伴"彗星尾"征。

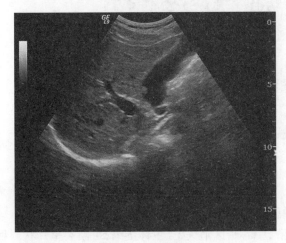

图6-10　胆囊息肉

3. 脂餐试验显示胆囊收缩功能亢进。

（十）先天性胆管囊状扩张症

1. **先天性胆总管囊肿** 胆总管区可见梭形无回声区，壁薄、后方回声增强，囊肿无回声区上段与近端胆管相通。有时无回声区内可见结石强回声团及声影，或胆汁形成的细小光点回声（图6-11）。

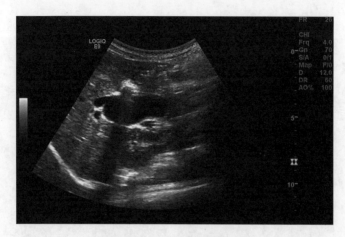

图 6-11　先天性胆总管囊肿

2. **肝内胆管囊状扩张症** 肝内可出现圆形的无回声区，多呈串分布，沿肝内胆管走行。囊腔无回声区与未扩张的胆管相通，囊腔之间也可相通。

（十一）胆道蛔虫症

（1）在扩张的胆管长轴切面内，可见前后径为3~5mm的平行双线状高回声带。中心为暗区，前端圆钝（图6-12）。

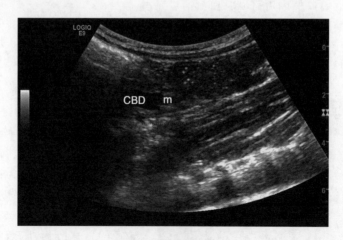

图 6-12　胆道蛔虫
CBD:胆总管;m:蛔虫

（2）活蛔虫:可见在胆管内呈"~"形蠕动。

（3）死蛔虫:呈线状高回声带模糊不清,中心暗区消失,当虫体萎缩,可断裂呈片状或回声不均的带状物。

（4）当蛔虫进入到胆囊时,胆囊无回声区内可见弯曲状的管状回声。

第二节　胰腺疾病的超声诊断

一、常规超声检查方法

（一）检查前准备

1. 须禁食 8 小时以上,尤以晨起空腹为宜。

2. 超声检查应于胃肠及胆道 X 线造影之先,或在造影后 2~3 天再作超声检查。急症患者无须准备,应立即进行检查。

3. 根据需要采取仰卧或左侧卧位。

（二）仪器条件

选用实时超声显像仪,可用凸阵探头,探头频率用 3.5~5.0MHz。

（三）扫查方法

首先在第 1~2 腰椎水平作横切显示胰腺长轴切面,然后上下移动以全面观察胰腺形态。横切扫查后,用纵切扫查显示胰腺短轴切面。

二、正常声像图及常用正常值

正常胰腺的边界整齐,胰头稍膨大,胰腺的自然走行呈头低尾高位,扫查时探头的位置及方向应作相应调整。胰腺内部呈均匀细小光点回声,多数回声稍强于肝脏。

关于胰腺的大小,多以测量胰腺的厚度为准。一般认为,胰头厚度小于 2.5cm,胰体尾厚度在 1.5cm 左右,大于 2cm 应考虑异常。胰管直径为 1~2mm,超过 3mm 者应考虑胰管增粗或扩张。

三、适应证

1. **胰腺炎**　急性胰腺炎,慢性胰腺炎。

2. **胰腺囊肿**　假性囊肿和真性囊肿。

3. **胰腺肿瘤**　胰腺囊腺瘤或囊腺癌,胰岛细胞瘤,胰腺癌,壶腹周围癌及转移癌。

四、常见胰腺疾病的声像图表现

（一）急性胰腺炎

（1）急性水肿性胰腺炎:表现为全胰腺普遍性均匀性增大,但外形不变,胰腺体积可达正常 3~4 倍,胰腺实质回声减低。胰腺亦可呈局限性肿大,常为慢性炎症急性发作所致。

（2）出血坏死性胰腺炎:胰腺内部呈低回声甚至无回声暗区,胰腺形态失常,边缘模糊,胰腺周围及腹膜后可见渗出所致的积液无回声区。

（二）慢性胰腺炎

（1）胰腺轻度肿大或局限性肿大;胰腺轮廓不清,边界常不规整,与周围组织分界不清。

（2）胰腺内部回声增强,分布不均,呈条状或带状。

（3）胰管呈囊状或串珠样扩张;胰管内有时可见结石,表现为强回声光团,后方伴声影（图 6-13）。

（三）胰腺假性囊肿

（1）胰腺周围可见一无回声区，后壁回声增强，边界光滑整齐，呈圆形或分叶状，多位于胰腺体尾部。

（2）囊肿多为单发，亦可呈多发或内有分隔。

（四）胰腺囊腺瘤或囊腺癌

胰腺实质内囊性或混合性病灶，囊壁较厚，内部呈分隔或多房改变，囊腺瘤时内部分隔多表现为细而一致。囊腺癌时内部分隔多表现为粗细不一，且囊壁可见乳头状结构的高回声光团（图6-14）。

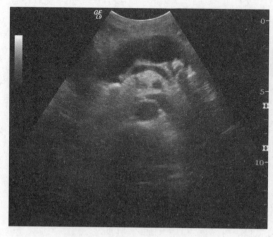

图6-13　胰管多发结石并扩张

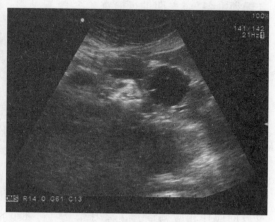

图6-14　胰尾部囊腺瘤

（五）胰岛细胞瘤

一般较小，直径大多1cm左右。肿瘤边界整齐光滑，内部呈均匀稀疏的低回声光点。肿瘤常位于胰体尾部。有功能的胰岛细胞瘤因有典型的低血糖症状，临床诊断并不困难，但由于肿瘤小，定位较困难。

（六）胰腺癌

（1）胰腺多呈局限性肿大，内见肿物，形态不规则，边界不清晰，肿瘤可向周围组织呈蟹足样浸润（图6-15）。

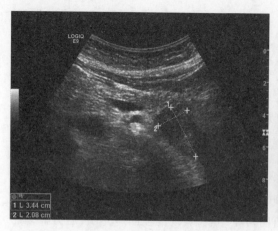

图6-15　胰尾部胰腺癌

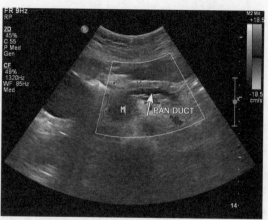

图6-16　胰头部胰腺癌并胰管扩张

（2）病灶内部多呈低回声，可不均匀。

（3）胰头癌压迫胆总管可使肝内、外胆管及胆囊扩张，也可使胰管扩张。胰颈癌可使门静脉，肠系膜上静脉受压移位（图6-16）。

（李开艳）

参 考 文 献

1. Slim K, Martin G. Does routine intra-operative cholangiography reduce the risk of biliary injury during laparoscopic cholecystectomy an evidence-based approach. J Visc Surg, 2013, 150: 321-324.

2. Jamal KN, Smith H, Ratnasingham K, et al. Meta-analysis of the diagnostic accuracy of laparoscopic ultrasonography and intraoperative cholangiography in detection of common bile duct stones. Ann R Coll Surg Engl, 2016, 98 (4): 244-249.

3. Lee JY, Keane MG, Pereira S, et al. Diagnosis and treatment of gallstone disease. Practitioner, 2015, 259 (1783): 15-92.

4. Perez-Miranda M, De la, Serna-Higuera C, et al. EUS access to the biliary tree. Curr Gastroenterol Rep, 2013, 15 (10): 349.

5. Wallace MB, Wang KK, Adler DG, et al. Recent Advances in Endoscopy. Gastroenterology, 2017, 153 (2): 364-381.

6. Guo LH, Xu HX. Contrast-Enhanced Ultrasound in the Diagnosis of Hepatocellular Carcinoma and Intrahepatic Cholangiocarcinoma: Controversy over the ASSLD Guideline. Biomed Res Int, 2015, 2015: 1-5.

7. Li R, Zhang X, Ma KS, et al. Dynamic enhancing vascular pattern of intrahepatic peripheral cholangiocarcinoma on contrast-enhanced ultrasound: the influence of chronic hepatitis and cirrhosis. Abdominal Imaging, 2013, 38 (1): 112-119.

8. Claudon M, Dietrich CF, Choi B, et al. Guidelines and good clinical practice recommendations for contrast enhanced ultrasound (CEUS) in the liver—update 2012: a WFUMB-EFSUMB initiative in cooperation with representatives of AFSUMB, AIUM, ASUM, FLAUS and ICUS. Ultrasound in Medicine & Biology, 2013, 39 (2): 187-210.

9. Kong WT, Wang WP, Zhang WW, et al. Contribution of contrast-enhanced sonography in the detection of intrahepatic cholangiocarcinoma. Journal of Ultrasound in Medicine, 2014, 33 (2): 215-220.

10. Xu HX, Chen LD, Liu LN, et al. Contrast-enhanced ultrasound of intrahepatic cholangiocarcinoma: correlation with pathological examination. British Journal of Radiology, 2012, 85 (1016): 1029-1037.

11. Carraway RE, Cochrane DE. Enhanced vascular permeability is hypothesized to promote inflammation-induced carcinogenesis and tumor development via extravasation of large molecular proteins into the tissue. Medical Hypotheses, 2012, 78 (6): 738-743.

第三节　胆道胰腺疾病的介入超声治疗

一、经皮经肝穿刺胆管造影及置管引流（PTCD）

（一）主要适应证
凡胆管梗阻导致胆汁淤积不能手术或不宜立即手术者均适于作PTCD。

（二）主要禁忌证
1. 严重的出血倾向

2. 肝前间隙有腹水者

（三）术前准备

需作 PTCD 的患者多有梗阻性黄疸，凝血酶原时间延长。术前给维生素 K 可使凝血酶原时间改善。为预防感染，术后可给予抗生素。

（四）操作方法

患者取仰卧位或左侧卧位，常规消毒铺巾，确定拟穿刺的胆管及皮肤进针点。局麻后，用小尖刀在皮肤进针点切深达肌层的小口，超声引导下将 18G 套管穿刺针沿预定路径穿刺进入肝内胆管。此时，荧光屏上可见针尖在胆管内，拔出针芯可见胆汁流出。将针尖斜面朝向肝门，将导丝经套管穿刺针插入抵达梗阻部位后，固定导丝拔出穿刺针，再将扩张管沿导丝推进扩张通道而后拔出扩张管，最后将引流管沿导丝置入胆管内，引流管以 7F 或 10F 猪尾引流管为佳。

（五）注意事项

1. 待穿刺肝内胆管内径应在 3mm 以上，迂曲较少并有一定长度，且与肝门有一定距离，便于可靠地置管。严禁穿刺邻近肝表面明显扩张的胆管及肝门部的左、右肝管或肝总管。选择左支还是右支系统穿刺，应根据胆管扩张情况、临床需要和操作者的经验而定。

2. 穿刺针与胆管长轴的夹角要适当，一般在 60°～70° 为宜。

3. 穿刺途径中应避免损伤胸腔内结构、肝内较大的血管分支及肿瘤。

4. 肝门部胆管癌左右肝内胆管阻断时，仅留置一根引流管不足以达到减轻黄疸的作用，必要时分别置入两根或更多引流管。

5. 胆瘘　是 PTCD 的主要并发症，多为胆管内压力较高或操作不熟练所致，胆汁经肝实质渗漏到肝前间隙可致局部胆汁性腹膜炎，经镇痛等对症处理后一般可自行缓解。但穿刺邻近肝表面的胆管或左、右肝管致大量胆瘘则需紧急手术处理。

二、超声引导下胆囊造瘘术（PTGD）

（一）主要适应证

急性胆囊炎患者不能耐受手术者，胆总管下段梗阻但 PTCD 无法进行时。

（二）主要禁忌证

凝血功能障碍，肝前间隙腹水，陶瓷胆囊或胆囊壁增厚无法穿刺。

（三）术前准备及操作步骤

同 PTCD。

（四）注意事项

1. 穿刺径路要经过肝组织，穿刺部位定于胆囊颈，进针方向与胆囊床尽可能保持垂直。避免穿刺游离胆囊。

2. 引流管应放置 10 天以上以避免胆瘘，经造影证实胆囊管通畅时，方可取出引流管。

3. 胆瘘是主要的并发症，一旦发生常需外科紧急手术处理。

三、胰腺穿刺

（一）主要适应证

1. 胰腺病灶的活检。

2. 急性胰腺炎胰周积液及胰腺假性囊肿的穿刺引流。

（二）主要禁忌证

1. 严重凝血机制障碍。

2. 腹部胀气明显或其他因素致穿刺路径显示不清。

（三）术前准备

胰腺活检可使用 18G 或 20G 活检枪。

（四）注意事项

1. 需要特别强调的是，胰腺周围及后方解剖结构复杂，大血管密集，使用自动活检枪时，必须保证射程内没有血管结构，使用彩色多普勒监测对避开血管更有效。胰腺穿刺需要操作者技术更熟练，导向更精确，穿刺时应避免患者深呼吸。

2. 虽然胰腺穿刺要经过胃腔或肝脏，但损伤性胰腺炎是主要的并发症。对胰腺穿刺时，要避免穿刺针经过正常胰腺组织和扩张的胰管。另外，穿刺后大量出血主要与损伤肠系膜或胰腺血管有关，而胰瘘则主要为胰管损伤所致。

3. 坏死性胰腺炎常伴胰周及腹膜后渗出积液，且感染发生率高。目前坏死性胰腺炎首选保守治疗，对过量渗出积液、出现腹腔内压力明显增高，影响内脏血流或出现明显呼吸困难者，可考虑置管引流，引流管可选 10F 及 14F 猪尾引流管。

（李开艳）

参 考 文 献

1. Choi JH，Lee SS. Endoscopic ultrasonography-guided gallbladder drainage for acute cholecystitis：from evidence to practice. Dig Endosc，2015，27（1）：1-7.

2. 何文. 实用介入超声学. 北京：人民卫生出版社，2012：487-489.

3. 刘凌云，鲁杰，李香瑞. 经皮经肝胆道引流术后胆道感染的相关因素分析. 中华医院感染学杂志，2014，24（24）：6165-6167.

4. 刘志坚，金晓辉. 胆胰疾病的超声内镜诊断与介入治疗. 现代实用医学，2012，24（03）：243-246.

5. Bagla P，Sarria JC，Riall TS. Management of acute cholecystitis. Curr Opin Infect Dis，2016，29（5）：508-513.

6. Hatzidakis A，Venetucci P，Krokidis M，et al. Percutaneous biliary interventions through the gallbladder and the cystic duct：What radiologists need to know. Clin Radiol，2014，69（12）：1304-1311.

7. Perez-Miranda M，De la Serna-Higuera C. EUS access to the biliary tree. Curr Gastroenterol Rep，2013，15（10）：349.

8. Hasan MK，Itoi T，Varadarajulu S，et al. Endoscopic management of acute cholecystitis. Gastrointest Endosc Clin N Am，2013，23（2）：453-459.

9. Wallace MB，Wang KK，Adler DG，et al. Recent Advances in Endoscopy. Gastroenterology，2017，153（2）：364-381.

10. 符洁，洪勇强，陈勇，等. 超声引导下经皮经肝胆囊穿刺置管引流术的临床应用. 世界最新医学信息文摘，2016，16（78）：169.

第七章

胆胰内镜超声检查和治疗

第一节 胰腺超声内镜检查术

一、引言

胰腺是人体重要的消化腺,富含外分泌腺和内分泌腺,代谢功能旺盛,易于受到各种致病因子损伤。由于胰腺位于腹膜后,周围毗邻器官组织较多,当前各种影像学检查技术难以清楚显示。超声内镜检查(endoscopic ultrasonography,EUS)是将高频超声探头安置在内镜前端,对消化道管壁层次及周围邻近器官、组织和可疑病灶进行超声扫查。其高分辨率能清晰地显示胰腺及其周边病灶,可显示 0.5cm 左右的微小病灶。EUS 目前被认为是诊断胰腺肿瘤最敏感的无创性检查方法,受到广泛关注。

二、胰腺超声解剖概要

胰腺为柔软、多叶状、浅红或黄色的实体腺,在活体状态下长 12~15cm,位于上腹部及左季肋部,紧贴于腹后壁。胰腺由右往左分为胰头、胰颈、胰体、胰尾四部分。胰头较扁平,前方有肠系膜根通过,后面近下腔静脉。胰头于肠系膜上血管后方向左突出如钩形,称为钩突。胰颈短而窄,为胰头和胰体之间的移行部分,长约 2cm,其后脾静脉和肠系膜上静脉汇合成门静脉。胰体呈棱柱形,其后面接触主动脉、肠系膜上动脉、左肾上腺,左肾及其血管,紧邻脾静脉,脾动脉由腹腔干发出后,沿胰腺上缘由右向左行进。胰尾位于左肾之前,与脾及结肠左曲紧邻,并常进入脾肾韧带基部而接触脾门。脾静脉起自脾门,沿胰尾后面由左向右走行,脾动脉由胰体上缘移行至胰尾前上方,直达脾门。

胰腺外分泌排出管为主胰管和副胰管,正常主胰管管腔直径为 2~3mm,其粗细均匀,平滑光整。随着年龄增长,管腔逐渐增粗,至老年期,主胰管直径可达 6~7mm。

三、适应证与禁忌证

(一) 适应证

1. 其他影像学检查发现胰腺有异常征象,需要进一步明确诊断者;
2. 临床有胰腺疾病症状或体征者;
3. 血液或体液化验与胰腺相关的指标异常,如 CA19-9 升高者;
4. 胰腺占位性病变的鉴别诊断;

5. 胰腺癌患者需进一步作进展度判断者；

6. 胰腺炎性疾患的病因诊断和性质诊断。

（二）禁忌证

超声内镜检查胰腺无绝对禁忌证。

四、术前准备

（一）患者准备

1. 超声内镜检查或治疗前应签署知情同意书。

2. 术前应向患者做好解释工作，以消除患者及其家属顾虑，争取积极配合。

3. 上午检查者，前 1 天晚餐后禁食；下午检查者，早晨可进流质饮食，上午 8 时后禁食。

4. 对病情较重、高龄患者或伴有心、肺、脑疾病患者，应心电监测。

5. 检查前服用祛泡剂，同普通胃镜；因情绪紧张等原因难以配合者，可肌肉内注射地西泮等镇静药，若条件允许，最好施行异丙酚等静脉镇静。检查前也可以加用东莨菪碱等肠道解痉药肌内注射。

6. 拟行超声内镜引导下治疗者，术前应建立静脉通道。

7. 拟行超声内镜检查时患者左侧卧位。

（二）器材准备

1. **超声内镜**　目前应用于临床的超声内镜仪器及其辅助设备品种繁多，其中大部分可用于胰腺疾病的诊断和治疗。

（1）超声内镜机型：检查胰腺探头须在十二指肠腔内反复变动位置，并作 360°扫查，因此临床上多选用电子环形扫描式超声内镜（图 7-1）。穿刺超声内镜可在胃和十二指肠内近距离对胰腺及其毗邻结构进行穿刺活检，具有准确性高、并发症小的优点。多普勒超声内镜能对胰腺占位性病变进行鉴别诊断，清楚地显示胰腺及其毗邻血管。新型的彩色多普勒超声内镜已经与穿刺超声内镜融为一体，以线阵式扫描为主，其优点是显示穿刺针道清楚，能同时显示扫描区血管和脏器的血流情况，主要用于胰腺占位性病变的诊断、鉴别诊断、穿刺活检和治疗。

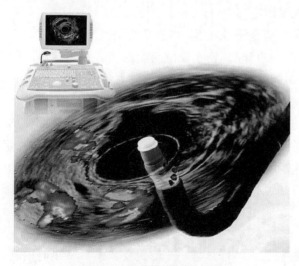

图 7-1　环形扫描超声内镜

（2）超声内镜探头频率：探头频率首选变频探头，即一个探头可行多种频率切换，频率范围为 5MHz、7.5MHz、12MHz，以后两种频率切换为佳，这样组合既能显示胰腺及毗邻结构形态，又能清楚显示靠近探头的结构，如十二指肠壁、胃壁及其间的细微结构等。

（3）微型超声探头：行胰管内微型超声探头扫查的探头应尽量选择外径细的探头，目前以外径 2mm 的无囊型超声探头最为理想。

2. **注水设备**　超声内镜探头外覆以水囊，每次进镜前均应检查水囊有无破损及滑脱，并反复注水测试，排尽囊中气泡。驱除探头或水囊与检查部位间的空气,一般使用的方法是在水囊中注入脱气水。脱气水能保持消化道在自然伸展状态下进行腔内超声检查,使探头与胰腺保持一定距离,使胰腺处于超声的焦点附近,从而有可能产生最佳超声图像。

(1) 脱气水的准备:①水源:蒸馏水或经煮沸的饮用水。②水温:应与体温相当,冷水会刺激消化管导致消化管蠕动增加,产生新的气泡,影响超声图像显示质量。③注水方法:最好的方法是先注入适量水后再行超声检查,以免快速注水使胃内产生新的气泡。但是,十二指肠通常只能边注水边行超声扫查。④气泡去除方法:如胃和十二指肠内黏液中留有气泡,可先反复注入部分脱气水,吸引干净后,重新注入脱气水。

(2) 注水装置的检查:①容量:自动注水装置的容量一般为 1000ml,但每次装入脱气水的容量最好为 800ml。②新装入的脱气水应静置片刻后再使用,以利装水时产生的气泡自动化解。③装水时,应缓慢注水及避免剧烈晃动水瓶,以免产生气泡。④装水完毕,应拧紧水瓶,以免注水时漏气,致水压下降,水流减慢。⑤使用注水装置前,应实验性体外注水,以确保检查时能正常注水。

(3) 注水的注意事项:①仅显示消化管外病灶,如胰腺及脾脏等,可先于胃底部注水,然后再观察。②注水前应先用内镜吸尽胃液和潴留物,然后再注水。③对于病灶表面的附着物,最好先用水冲刷干净,然后注水行超声扫查。④注水过程应由内镜监视,而超声最好处于冻结状态,除非采用边注水边观察法。⑤注入水后,行超声扫查前,最好能将水面以上的空气吸尽。⑥注入水量因被检部位和器官不同而异,通常胃内注入 300~500ml 水即可。⑦十二指肠因注入水会不断流失,故常采用持续注水法,以不断补充流失的水量。⑧如果检查时间较长,注入水与胃内黏液及残留物混合影响超声图像时,应吸尽胃内液,重新注入脱气水。⑨行胃内超声内镜检查时,手法要轻,以免诱发患者呕吐,造成微小气泡附着于消化管壁,影响超声图像质量。

五、检查方法

1. 超声内镜检查方法 超声内镜显示胰腺需要分别在胃和十二指肠内显示,先将超声内镜插入十二指肠乳头稍下方,然后边往外退镜边扫查,直至清楚显示全部胰腺。

(1) 十二指肠内扫查:超声内镜插至十二指肠乳头平面,调节弯曲钮,使探头伸直。吸尽十二指肠内空气和黏液,然后将水囊注水(5~15ml),使水囊壁与十二指肠紧密接触。通过调节超声内镜,使图像保持最佳状态,显示胰腺及其毗邻结构。

(2) 胃内扫查:在十二指肠内扫查结束后吸尽水囊内脱气水,将内镜退至胃窦部。向水囊内注入脱气水,边显示超声图像边后退超声内镜,至胃体及胃底区域后显示胰腺体部和尾部,然后向胃内注入脱气水 200~300ml 左右,使胰腺体尾部显示清楚为止。

2. 胰腺的测量 超声内镜显示胰腺各径线的测量方法基本同体表超声,但因超声内镜显示的胰腺形态有别于体表超声,故测量方法也有区别。

六、术后处理

超声内镜检查术后处理同普通胃镜检查,无须特殊处理。一般仅要求术后 2 小时内禁食、禁饮即可。

七、并发症及其处理

同普通胃镜检查。

八、正常胰腺声像图

(一) 胰腺的正常图像

1. 胰管像

(1) 多平面、间断性显示的主胰管呈管状结构,最大内径≤3mm,通常主胰管内径为2mm,在胰头部平均3mm,体部平均2.1mm,体与尾部连接处1.6mm。若主胰管大于3mm提示扩张。

(2) 分支胰管显示困难,仅当其扩张时才能显示。

2. 胰腺边缘像　胰腺边缘被覆薄层脂肪,较光滑,无异常隆起灶。

3. 胰腺实质像　正常胰腺实质呈均匀的点状回声,较肝脏回声略为粗大。但是,随着年龄的增大,回声强度增加,非均匀强化明显,尤其是围绕全胰管周围的点状高回声密集。正常胰腺的形态及大小均有一定的差别,随着年龄的增长,正常胰腺实质有萎缩性变化。

(二) 胰腺周围淋巴结

胰腺在7.5MHz频率扫查具有较大范围和深度,可显示胰腺周围大部分淋巴结。

九、异常胰腺声像图

(一) 急性胰腺炎

1. 声像图特征

(1) 急性胰腺炎时胰腺往往普遍性均匀肿大及增厚,轮廓不清,肿大的程度与急性胰腺炎严重程度及时间有关,少数患者可呈局限性肿大。

(2) 急性胰腺炎时由于胰腺的肿胀、出血、坏死,致胰腺内出现无回声或弱回声,严重时可见囊性无回声。重症胰腺炎周围可出现不规则液性暗区,为坏死渗出积液所致。

2. 临床评价　急性胰腺炎是常见的临床急症,可分为轻型急性胰腺炎(水肿型)和重型急性胰腺炎(坏死型)。据统计,急性胰腺炎病死率达5%,其中47%的死亡原因为多器官功能衰竭,早期正确诊断可明显提高救治率。超声内镜是一种非侵入性检查,可移动性好、重复性好、无放射性、无需造影剂,显像清晰度高、分辨率高,诊断的准确性和特异性均较高,其可以完整的显示所有患者的胰腺及胆道,可以分辨胰腺的细微结构。EUS可以分辨水肿型和坏死型胰腺炎,水肿型胰腺炎的EUS表现同体表超声,坏死型胰腺炎的EUS表现为局限性低回声团块,低回声损害中散在高回声亮点提示胰周脓肿可能。胰周炎症EUS表现同CT,但是EUS不能像CT一样准确评价腹膜炎。对于胆源性胰腺炎,EUS显示胆总管结石的敏感性与ERCP相似,明显优于体表超声和CT。

除非特殊必要,诊断明确的急性胰腺炎一般不行EUS。急性胰腺炎患者行EUS时操作要特别轻柔,术后应将胃肠道的气体和注入的液体抽出,以降低患者病情加重的风险。

(二) 慢性胰腺炎

1. 声像图特征　慢性胰腺炎EUS的特征声像图,包括胰腺实质和胰管改变的九大特征,其相应组织学意义及表现如表7-1。

表 7-1　慢性胰腺炎声像图特征与组织学意义

慢性胰腺炎 EUS 特征	相应组织学意义
胰腺实质改变	
强回声病灶	局灶性纤维化
强回声条带	桥接纤维化
小叶化	小叶间纤维化
囊肿	囊肿/假性囊肿
胰管病变	
主胰管扩张	胰头>3mm，胰体>2mm，胰尾>1mm
胰管不规则	胰管局部扩张/狭窄
管壁回声增强	胰管周围纤维化
侧支胰管显现	侧支胰管扩张
结石	钙化结石

　　一般认为，≥5 项为胰腺显著异常，3~4 项为中度异常，当≤2 项时判定为胰腺轻度异常。EUS 诊断慢性胰腺炎的灵敏度和特异性由选择的阈值而定，阈值低，则灵敏度高，反之特异性高。典型的阈值是 3 项(最大灵敏度)至 5 项(最大特异性)。

　　2. 临床评价　EUS 贴近胰腺近距离精细观察胰腺，尤其在 CT 等影像学检查较难检出的非钙化性慢性胰腺炎方面，灵敏度和特异性均较高。但其仍存在一定局限性：①易受操作者自身水平及操作者间一致性影响；②随着年龄增长，胰管逐渐增宽，管壁回声逐渐增强，某些男性、有烟酒摄入史或急性胰腺炎史的健康人亦可有某些慢性胰腺炎 EUS 特征；③胰腺腺体萎缩或小叶化等某些特征可影响对全部影像学特征的把握，如无法观察侧支胰管等；④慢性胰腺炎中有 7%~14%可看到不规则团块，少数病例呈低回声，易误诊为胰腺肿瘤。

　　ERCP 在发现主胰管、分支胰管的扩张及狭窄方面有独特优势，因为 EUS 显示胰头和胰尾需要分别在十二指肠和胃内分段显示，易使某些在头体交界处胰管狭窄的病例漏扫，因此 EUS 对于主胰管的显示不如 ERCP。某些分支胰管扩张是在注入造影剂前后在一定压力的条件下表现出来，因此 ERCP 易发现扩张的分支胰管，而 EUS 则难以显示轻度扩张的胰管，且有时易与邻近血管混淆。ERCP 在显示胰腺实质变化及边缘形态改变时，显示的病灶全貌、侵犯范围及程度均不及 EUS，对胰腺结石和囊肿的显示，EUS 优于 ERCP。对于局限型慢性胰腺炎主胰管狭窄患者，EUS 诊断率低于 ERCP，因为 ERCP 不仅能显示连续扩张的胰管，还可显示狭窄与扩张并存的胰管。EUS 可综合胰管和胰腺实质改变的信息，尤其是对胰腺实质显示的独特优势，使对于慢性胰腺炎的综合诊断率较高。

　　(三) 胰腺癌

　　1. 声像图特征

　　(1) 小胰癌：指肿瘤最大直径≤2cm，不论其是否有周围浸润或局部淋巴结及(或)远处转移的胰腺癌。因其瘤体较小，很少侵犯胰腺周围结构，故其声像图特征也有别于进展期胰腺癌。

　　小胰癌多表现为低回声，大多数内部回声均匀，边缘清晰(图 7-2)。据谷川刚等报道，19

例小胰癌肿瘤边界清晰者占95%、不清晰者占5%；肿瘤边缘规整者占15%、不规整者占85%；肿瘤中心不均匀高回声者占30%、均匀性低回声者占70%。通常EUS将小胰癌的内部回声分为4型，Ⅰ型：均匀低回声；Ⅱ型：不均匀低回声；ⅢA型：中心规则高回声；ⅢB型：中心不规则高回声。

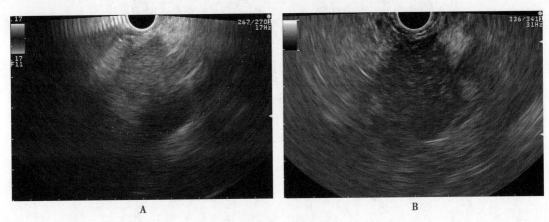

图7-2　小胰癌
A.边界清晰,回声均匀；B.边界尚清,回声欠均匀

（2）进展期胰腺癌：胰腺形态失常，肿瘤所在部位胰腺呈结节状、团块状或不规则状局限性肿大，胰腺癌肿块轮廓向外突起或向周围呈蟹足样或锯齿样浸润性伸展，其边缘不规则，边界较清楚；胰腺癌以低回声型多见，部分呈高回声和混合回声型，少数为等回声型及无回声型。

胆道扩张多系胰头压迫或浸润胆总管引起，部分晚期胰体、尾癌因肝内转移或肝门部淋巴结转移压迫肝外胆管，也可引起胆道梗阻；主胰管扩张；主胰管浸润性闭塞；胰腺周围血管如门静脉、脾静脉、肠系膜上静脉、下腔静脉、腹主动脉、肠系膜上动脉等浸润；胰腺毗邻脏器如肝脏、胆囊、胃浸润，十二指肠的浸润性征象；淋巴结转移征象；腹水征。

2. **临床评价**　EUS对于小胰癌的诊断较其他影像学有着明显优势，EUS诊断准确率近100%，EUS对小胰癌的阴性预测值亦可达100%。EUS特别适用于ERCP发现胰管异常改变，而腹部体表超声、CT又未见占位性病变者，因为EUS可探测到直径为5mm大小的胰腺癌，这是其他传统影像学检查无法探测到的。

EUS因其能同时显示胰腺癌的大小，肿瘤是否侵犯周围血管、胆总管、十二指肠、肝脏、肾脏、肾上腺，以及有无淋巴结转移，故有较高的TNM分期诊断准确率。

目前超声内镜技术的发展已经可以进行穿刺活检。超声内镜引导下细针抽吸术（endoscopic ultrasound-guided fine needle aspiration，EUS-FNA）除可以获得影像学诊断外，还可以提供比较准确的病理及细胞学诊断，因此可避免诊断性腹腔镜等很多创伤较大的组织诊断手段。

（四）胰腺内分泌肿瘤

1. **声像图特征**　胰腺内分泌肿瘤是来源于胰腺多能神经内分泌干细胞的一类肿瘤，胰岛是胃、肠、胰内分泌肿瘤中最好发的部位。大多数情况下，胰腺内分泌肿瘤的EUS影像特征为圆形或类圆形，相对于胰腺实质呈均匀弱低回声区域（图7-3）。

2. **临床评价**　目前对于胰腺内分泌肿瘤，常规影像学诊断手段很多，但总的来看，诊断

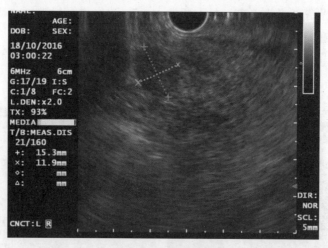

图 7-3　胰腺内分泌肿瘤
边界清晰,圆形低回声

敏感性及特异性均不尽人意,特别是对于直径小于 1cm 肿瘤的检出,效果仍不理想。目前,超声内镜是所有影像学检查中,对于胰腺内分泌肿瘤的定位准确率最高的检查方法。

有研究认为,术前 EUS 对于胰腺内分泌肿瘤准确检出率与肿瘤的大小和位置有关,其对于胰腺内占位病灶的总检出率为 87.5%,检出病灶的平均直径为 8.8mm×13.2mm,其中对于胰头部和胰体部病灶的检出率为 100%,而对于胰尾部肿瘤的检出率仅为 50%。

(五) 胰腺囊腺瘤

1. 声像图特征

(1) 浆液性囊腺瘤:浆液性囊腺瘤(serous cystadenoma,SCA)是胰腺最常见的囊性肿瘤,好发于胰体尾部,根据病理类型分为微囊型腺瘤、寡囊腺瘤和多囊性腺瘤。本病无恶性类型。

浆液性囊腺瘤多呈圆形,边界清晰,边缘光滑(图 7-4),整体回声稍高,内部为大量直径数毫米的无回声小囊,呈密集多房结构,中心可有强回声伴声影,提示钙化。肿瘤后方衰减不明显,或稍增强。

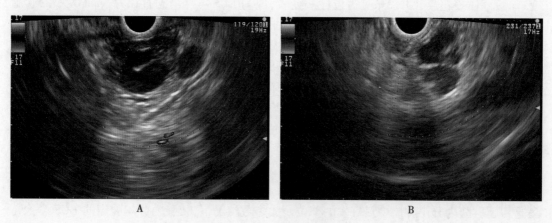

图 7-4　胰腺浆液性囊腺瘤
A.边界清晰,内见分隔;B.可见直径数毫米无回声小囊,呈密集多房结构

（2）黏液性囊性肿瘤：可分为黏液性囊腺瘤（mucinous cystadenoma, MCA）和黏液性囊腺癌（mucinous cystadenocarcinoma, MCAC），多发生于胰腺体尾部，通常与胰腺导管不相通。黏液性囊腺瘤为潜在恶性肿瘤，一般认为黏液性囊腺癌由黏液性囊腺瘤转变而来。

肿瘤呈类圆形或分叶状，边界欠清，整体回声稍低，肿瘤内有单个或多个分房的囊肿，每个房的直径相对较大。囊壁厚薄不均，囊内壁欠清晰，壁上可有点状钙化，有时可见突起的乳头状结构（图7-5）。常有厚壁增强效应。肿瘤恶变时，边界模糊，内部回声杂乱，囊内乳头样增生明显，向邻近器官浸润生长，周围淋巴结肿大（图7-6）。

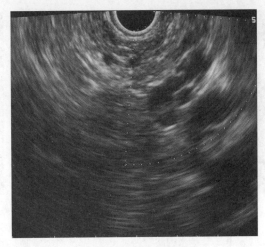

图7-5　黏液性囊腺瘤
分叶状，内部可见厚薄不均分隔

2. **临床评价**　传统影像学手段在判断胰腺囊性肿瘤良恶性方面仍存在不足，EUS在这方面有较大优势，其能清楚鉴别出肿瘤大小、囊腔个数、导管交通情况、囊壁厚度、是否不规则、是否存在壁结节或乳头样病变及囊腔内结构，彩色多普勒超声可显示肿瘤内部血管和血流情况，并且可以通过穿刺获取囊液及囊壁细胞学标本，进一步进行良恶性鉴别。

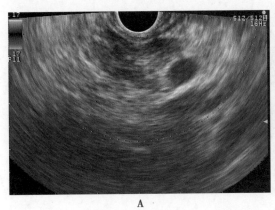
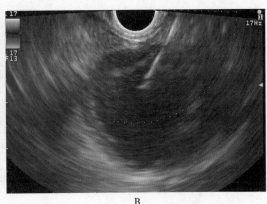

图7-6　黏液性囊腺癌
A.囊壁厚薄不均，囊内壁欠清晰；B.可见数毫米无回声小囊，囊内乳头样增生明显

（六）胰管内乳头状黏液性肿瘤

1. **声像图特征**　胰腺导管内乳头状黏液肿瘤（intraductal papillary mucinous neoplasm, IPMN）是一类大体可见的胰腺外分泌性黏液性肿瘤（图7-7），发生于主胰管或分支胰管的胰管上皮，病灶呈乳头状突起，少数为扁平状，病灶直径长>1cm。主胰管型IPMN表现为局限性或弥漫性主胰管扩张，可伴有胰管内结节，胰腺实质多有萎缩。分支胰管型IPMN可见多个囊性低回声区相互交通，呈葡萄串征象，可伴主胰管轻度扩张。与主胰管相通是分支型IPMN的一个重要征象，据此可以排除黏液性囊性肿瘤，但是由于扫描切面的关系，缺乏交通并不能排除IPMN。混合型IPMN兼有两者的表现。

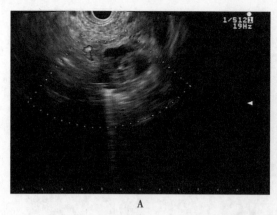
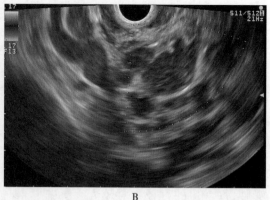

A B

图 7-7 胰管内乳头状黏液性肿瘤

A. IPMN：扩张的胰管内可见壁结节，多个蜂窝状低回声囊性结构；B. 葡萄串征象，伴主胰管扩张

2. 临床评价 IPMN 的诊断需要结合影像学检查和内镜检查综合判断。EUS 对 IPMN 有较高的诊断价值，其诊断 IPMN 的敏感性、特异性、准确性分别为 77%、89% 和 86%，结合细针穿刺细胞学及分子生物学分析，对于 IPMN 的诊断价值更高。

第二节　胆胰管管腔内超声内镜检查术

一、引言

管腔内超声（intraductal ultrasonography, IDUS）是将微超声探头置入胆管或胰管内扫查，以诊断胆胰疾病的一种新技术。任何内径>2mm 的消化管腔或病灶均可经各种介入性手段导入微型超声探头进行腔内超声探查。由于插入探头接近病灶，缩短声路而降低声衰减，故可采用高频技术。IDUS 明显提高了图像分辨力，发现细小病灶，这些性能在常规超声检查中是无法达到的。在胰腺疾病中，尤其对微小胰腺肿瘤的显示，IDUS 已表现出越来越多的优点。

二、适应证与禁忌证

（一）适应证

1. 胰管结构的良恶性鉴别。

2. 局限性肿瘤的分期。

3. 显示囊性肿瘤的特征。

4. 不能确定的胰岛细胞瘤的定位。

5. 对多发性内分泌腺瘤病中胰岛细胞瘤多发灶的显示。

（二）禁忌证

急性胰腺炎或复发性胰腺炎淀粉酶明显升高者不宜行 IDUS 检查。

三、检查方法

1. 按 ERCP 检查方法做术前准备，并经静脉注入镇静剂。

2. 将十二指肠镜插至十二指肠乳头部,先行胰管造影,留置导丝,经内镜工作钳道,沿导丝插入微型超声探头。

3. 微型超声探头经十二指肠乳头插入胰管时,应带紧导丝,尽量用内镜向上角度钮调节靠近乳头,轻轻调节抬钳器,慢慢向胰管内插入,以免用力过度损坏超声探头。

4. 在 X 线透视下,将微型超声探头缓缓插至胰尾部。

5. 如有主胰管严重狭窄,则微型超声探头应避免强行插入,以免损伤胰管。

6. 对于与主胰管或与主胰管相通的病灶,如胰腺假性囊肿和胰管内乳头状瘤等检查时,应尽量减少探头在胰管内滞留的时间。

四、术后处理

基本同 ERCP。

五、并发症及其处理

IDUS 本身很少引起并发症,一般与 ERCP 操作有关,主要是急性胰腺炎,术后如出现腹痛、血和尿淀粉酶升高,即应考虑可给予抑制胰酶活力及胰腺分泌药物,如呕吐明显可胃肠减压。

六、正常胰腺 IDUS 图像

1. **胰腺实质**　正常胰腺实质的超声图像呈细网状,不同频率 IDUS 对胰腺的显像范围及程度不一样。

2. **主胰管**　胰管主要由黏膜及结缔组织构成,不同频率的 IDUS 对胰管层次结构的显示率不同。据报道,30MHz IDUS 的正常主胰管超声图像多为三层结构,由内向外其分层分别为:强回声-低回声-强回声,其组织学组成为黏膜、结缔组织和实质细胞。20MHz IDUS 显示的主胰管多呈一层高回声。

3. **胆总管及血管**　对于胰腺周围组织,不同频率成像不同:①胆总管:30MHz IDUS7.2%完全成像,71.4%部分成像,21.4%不成像;20MHz IDUS 53.6%完全成像,46.4%部分成像。②脾静脉:30MHz IDUS 7.2%完全成像,82.1%部分成像,10.7%不成像;20MHz IDUS100%完全横扫成像。③门静脉及肠系膜上静脉:30MHz IDUS100%部分成像,20MHz IDUS100%完全横扫成像。④下腔静脉:30MHz IDUS 42.9%部分成像,57.1%不成像;20MHz IDUS 28.6%完全横扫成像。

七、异常胰腺 IDUS 图像

（一）慢性胰腺炎

IDUS 图像分为两种:Ⅰ型,即细小不均匀的网状结构;Ⅱ型,即局灶性慢性胰腺炎,呈围绕主胰管的环形高回声带,其外侧伴细小的网状结构。

（二）胰腺癌

1. **小胰癌**　由于正常胰腺呈细网络状,小胰癌多呈高回声区中的低回声灶。主胰管内侧全周性低回声增厚。

2. **进展期胰腺癌**　其在 30MHz IDUS 的超声图像一般分为两型:①分化较好的管状腺癌,此型较多,表现为低回声病灶外伴强回声区,正常胰实质网状图像消失;②乳头状腺癌,较少见,表现为胰管内高回声,胰实质正常网状图像存在。

（三）胰腺囊性肿瘤

1. 浆液性囊腺瘤　IDUS 像呈中心高回声,边缘低回声。

2. 黏液性囊性肿瘤　分为主胰管型和分支胰管型,主胰管型病灶呈颗粒状高回声局限在主胰管的表面,多数病例胰腺实质成像正常;分支胰管型胰腺实质网状结构消失,表现为不规则无回声区,肿瘤囊壁上有高回声结节。

（四）胰管内乳头状黏液性肿瘤

表现为胰管内高回声乳头状突起。据报道,IDUS 发现乳头样突起超过 4mm 为恶性病灶的正确率为 78%。

第三节　超声内镜引导下细针抽吸术

一、引言

超声内镜引导下细针抽吸术(endoscopic ultrasound-guided fine needle aspiration, EUS-FNA)可取得细胞学及组织学标本进行检查,大大提高了良恶性胰腺疾病的诊断率。EUS-FNA 进针距离短,操作稳定,使并发症的出现可能大为减少。

二、适应证与禁忌证

（一）适应证

1. 胰腺癌及其术前分级。

2. 胰腺炎性肿块。

3. 胰腺神经内分泌肿瘤。

4. 胰腺囊性病变。

5. 慢性胰腺炎可疑。

（二）禁忌证

1. 绝对禁忌证

（1）患者缺少配合。

（2）已知或怀疑内脏器官穿孔。

（3）急性憩室炎。

2. 相对禁忌证

（1）术者缺乏经验。

（2）食管重度狭窄。

（3）心肺功能不全。

三、并发症

1. EUS-FNA 是一种安全的操作,其并发症发生率接近 1%,主要并发症包括:

（1）感染:对于胰腺实性病灶,感染发生率很低,波动在 0~0.6%。胰腺囊性病灶感染发生率比实性病灶高,一般在操作前静脉使用喹诺酮类或 β-内酰胺类抗生素,或口服抗生素3~5 天预防感染的发生。

（2）出血：出血的发生率波动在 0~0.5%，大部分为术中无症状的自限性出血，如出血持续应暂停穿刺，局部应用去甲肾上腺素盐水，黏膜内注射肾上腺素盐水，偶有出血严重需血管夹钳夹止血治疗，术后可抗生素预防感染。

对于使用了低分子肝素的患者，建议至少停药后 8 小时进行穿刺。对于实性病灶，口服非甾体抗炎药（如阿司匹林）可进行 FNA，但口服噻吩并吡啶类药物（如氯吡格雷）尽量避免穿刺。对于囊性病灶，口服任何非甾体药物都应避免穿刺。

（3）急性胰腺炎：EUS-FNA 后急性胰腺炎的发生率波动在 0.26%~2%。一项历时 14 年、19 个中心纳入的 4909 例 EUS-FNA 多中心研究提示，EUS-FNA 后发生胰腺炎 14 例，其中轻度胰腺炎 10 例（71%），中度胰腺炎 3 例（21%），重症胰腺炎 1 例（7%）。

G. Fernμndez-Esparrach 等的一项前瞻性研究显示，100 例胰腺穿刺患者，术后 8 小时有 11 例患者出现血清淀粉酶升高[（298±293）UI/L，范围波动在（105~1044）UI/L]，仅 2 例出现轻症胰腺炎，患者术后出现高淀粉酶血症与病灶位置、类型（囊性或实性）、操作时间长短及穿刺针数均无关。最新指南提示 EUS-FNA 后发生胰腺炎的危险因素包括近期胰腺炎及穿刺胰腺良性病灶。这两种危险因素尚需进一步大型研究证实。

2. 其他少见并发症包括：

（1）食管或十二指肠穿孔：根据 Eloubeidi MA 等的一项大型前瞻性研究显示，进行线阵式 EUS 检查时，颈段食管穿孔发生率约 0.06%。十二指肠穿孔罕见，一般为梗阻性病变时，勿勉强通过狭窄部位，以避免穿孔的发生。

（2）胆汁性腹膜炎：胆汁性腹膜炎发生后常常需要手术治疗。有报道称 EUS-FNA 后行 ERCP 可能导致胆汁性腹膜炎，需谨慎联合使用两种检查方法。

（3）针道肿瘤细胞播散：到目前为止，仅报道过 3 例 EUS-FNA 后发生针道转移病例。一项回顾性研究表明，与 B 超引导下经皮穿刺相比，EUS-FNA 胰腺癌发生腹膜后播散率更低。

（4）死亡：根据多项研究包括 2468 例病例结果显示，仅 1 例（0.04%）发生死亡。

四、检查方法

大多数情况下，助手负责进针及抽吸，穿刺时内镜医师必须保持超声探头与胃肠壁紧密接触，多在抽吸状态下，无须看清黏膜。穿刺步骤如下：

（1）由内镜活检孔将穿刺针、针芯及外套管插入，针注意要收入外套管内。

（2）按常规 EUS 操作法将探头插至病灶附近，并清楚显示病灶及消化道层次关系。

（3）测量病灶大小，计算出最大可穿刺深度及最小可穿刺深度，选择合适的穿刺针。

（4）选择离消化道管壁最近的穿刺路径。

（5）开启超声多普勒及彩色血流图，了解病变血流分布、病变与胃肠壁之间有无血管横跨，病变周围组织结构血流分布情况。

（6）针推出外套管约 1cm，以便超声显示针轨迹的图像。

（7）针芯向外抽出几毫米，以利穿刺进针。

（8）将靶病灶调整至视野中央或稍靠镜头前方，穿刺针与胃肠壁呈锐角进入最好，但不同厂家的超声镜进针视野略有不同。

（9）显示穿刺针头端，观察非穿刺时针道的回声情况，将气体吸尽，水囊的充盈程度应以不妨碍穿刺针的自由进针为宜，但通常情况穿刺时不使用水囊。

（10）用水囊紧贴穿刺部位，计算好穿刺针伸出的距离并固定，快速或缓慢的将穿刺针刺入病灶。

（11）拔出穿刺针芯，接穿刺针筒，形成负压，多用10ml针筒。近年来也有20ml或50ml针筒做穿刺吸引的，但似乎10ml的针筒组织成功率较高。

（12）将接负压的针芯来回在靶组织内做提插运动3~5次，缓慢释放负压，或用专用筒直接关闭负压，针芯退回到外鞘内，将针具由活检孔拔出。

（13）针筒变正压，对准玻片推出组织或组织液，将组织条放入甲醛溶液中固定，送病理学检查。少许组织条涂片，液体送细胞学检查。

五、术后处理

（1）卧床休息，观察生命体征和腹部体征，监测胰腺功能，早期发现并发症。

（2）穿刺后禁食8~24小时，输液补充能量。

（3）必要时输注止血及抗生素。

六、临床应用价值

EUS-FNA对于胰腺病变的诊断具有明确的临床价值，其敏感性、特异性、准确性分别为86%、94%、88%。但目前，对于胰腺病灶行EUS-FNA穿刺仍有若干存在争议的问题。

目前EUS-FNA有各种型号穿刺针（图7-8），使用最广泛的是22G穿刺针，2012年EUS-FNA指南指出，使用19G、22G及25G针进行穿刺，对于诊断的敏感性、特异性并没有显著影响，相反，细针更稳定、更易定位，取材更精确，更安全。

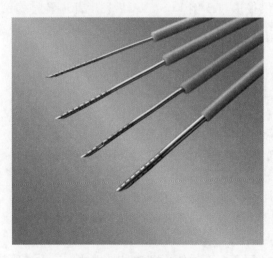

图7-8 不同型号穿刺针

最近有研究显示，在胰腺肿块中，病灶大小与EUS-FNA诊断准确性成正相关，即病灶越大，诊断准确性越高，对于小于1cm的病灶，其诊断的敏感性及特异性明显下降。

据报道，有现场快速评估（ROSE）时，EUS-FNA诊断的敏感性可达96%，无ROSE时，EUS-FNA诊断的敏感性可降至89%。ROSE可以减少因标本太少无法诊断的情况的发生，还可减轻因多次穿刺造成的经济负担。但是，ROSE是否直接影响了诊断的敏感性尚无定论。

对于穿刺针数，Turner等认为，80%以上的胰腺肿块穿刺2~3针即可以获得准确诊断。如何确定穿刺针数，这是一个存在争议的问题，一般认为，当没有ROSE时，应适当增加穿刺针数。根据2012年EUS-FNA指南，对于胰腺实性占位，在没有ROSE时，建议穿刺5针。

总的说来，内镜超声引导下细针抽吸活检术（EUS-FNA）是一种安全有效的诊断胰腺疾病的检查方法。

第四节　内镜超声引导下胰腺疾病介入治疗

一、内镜超声引导下胰胆管造影术及引流治疗

内镜超声引导下胰胆管引流术主要针对 MRCP 显示胰胆管病变不理想或不能接受 MRCP 并且 ERCP 插管不成功的情况下,了解患者胰胆管狭窄程度的一种技术。内镜超声可较好的显示胆总管和胰管远端,但显示整个胆道系统及分支胰管有一定困难。当其他检查无法替代时,可以在内镜超声的引导下,将穿刺针刺入胆胰管,注射造影剂,显示清晰的胆胰管影像,并且针对严重狭窄部位进行扩张后置入支架。经十二指肠降部穿刺胆管风险较小,但是经十二指肠球部穿刺胆管风险较大,在球部引流应慎重。行内镜超声引导下胆胰管穿刺引流,术者应具备丰富的十二指肠镜胆胰管治疗经验。经超声引导下胆胰管穿刺引流的治疗原则是针对胆管梗阻,首先应进行 ERCP,如果反复尝试失败则考虑行内镜超声引导下置入导丝,并尽可能将导丝顺利穿过乳头;如果不成功,可考虑胆肠造瘘/肝胃造瘘/或胰胃造瘘。对于良性狭窄,不推荐采取造瘘。不推荐没有经过正规的 ERCP 诊疗尝试而直接进行内镜超声引导下胰胆管引流术。

二、内镜超声引导下胰腺假性囊肿引流术

内镜超声引导下胰腺假性囊肿引流术一般用于治疗直径>6cm 且囊壁紧贴胃或十二指肠壁的胰腺假性囊肿经内科保守治疗至少 4 周无效且无内镜禁忌的患者。在内镜超声的引导下,在消化道将穿刺针刺入假性囊肿,扩张针道,在导丝的引导下将引流管(支架)置入囊肿与消化道之间。治疗前需进行 CT、B 超及 MRI 检查明确假性囊肿的部位及其与十二指肠壁之间的解剖关系,超声内镜穿刺引流者需注意避开大血管,以免发生严重的并发症。内镜超声引导下胰腺假性囊肿引流术疗效显著,一般数日到数月后囊肿会基本消失。通常引流管应当留置 3~6 个月,如果囊肿为外伤后胰管断裂所致,建议引流时间适当延长。此治疗并发症发生率低,常见并发症有出血和感染。出血可以通过多普勒显像,穿刺时避开血管而避免。感染可以同时留置鼻-囊肿引流管冲洗。有时为了预防感染,可首先放置鼻-囊肿引流管 3~5 天。壁薄、直径小的假性囊肿,建议观察一段时间后再考虑引流,以免过早治疗后造成胰瘘。

EUS 引导下胰腺假性囊肿引流一般使用双猪尾塑料支架,近年来出现了全覆膜金属支架,对于两种支架的选择,存在诸多争议。一项回顾性研究结果显示,塑料支架和金属支架在技术成功率、引流成功率、并发症发生率方面均无显著差异,但是金属支架操作时间更短。虽然金属支架更易于操作,直径更粗,引流充分,但是其价格昂贵并且容易移位。对于充分液化的假性囊肿,塑料支架引流效果不亚于金属支架,推荐使用塑料支架;但是对于有分隔及坏死物的胰腺假性囊肿,建议优先选择管腔更大的金属支架。

三、腹腔神经丛阻滞术

腹腔神经丛阻滞术(CPN)是指将无水乙醇或者苯酚注射到神经丛或神经节里面或者周边,从而永久性破坏神经丛或神经节。CPN 治疗一般用来缓解疼痛及减少麻醉类药品的使用剂量。CPN 操作可以经皮穿刺注射/术中注射以及 EUS 引导下注射,EUS-CPN 的优势在

于穿刺距离短,并且通过多普勒显像可以精确的避开血管,并且,CPN 操作可以在 EUS-FNA 检查的同时完成(图 7-9)。

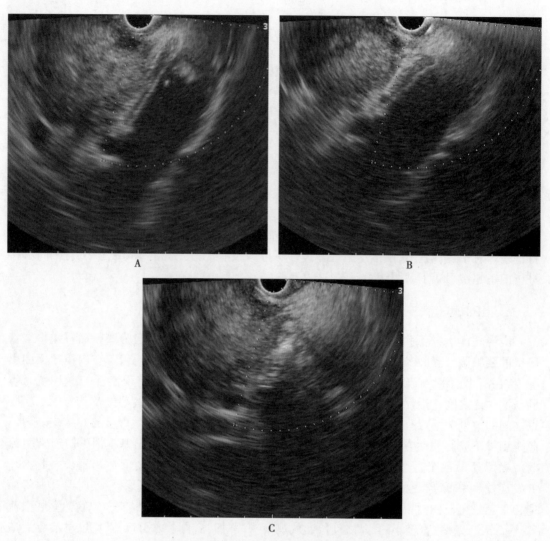

图 7-9　EUS 引导下腹腔神经丛阻滞术
A. 腹腔干;B. 注射中;C. 注射后

　　Wiersema 等在 1996 年首次报道了 EUS-CPN,研究中纳入 30 名腹膜后恶性疾病导致腹痛的患者,结果显示 EUS-CPN 治疗后患者疼痛评分显著降低。此后,有多个多中心随机对照研究及荟萃分析结果证明,与传统镇痛治疗相比,EUS-CPN 效果更好。一项荟萃分析结果证实,EUS-CPN 可以减少麻醉类药品药品使用剂量。因此,EUS-CPN 的治疗效果是比较肯定的。

　　一般 EUS-CPN 缓解疼痛有效期限为 12 周,当疼痛再次加剧,部分患者会选择再行 CPN 治疗。一项纳入 96 例患者的随机对照研究结果显示,实验组接受 EUS-CPN 的患者在 3 个月后吗啡使用剂量低于未接受 EUS-CPN 对照组患者;但实验组有 15% 的患者吗啡使用剂量无减少,这部分患者再次进行 EUS-CPN 治疗后,吗啡剂量依旧未减少。一项纳入 24 例患者的临床研究结果显示,首次行 CPN 治疗疼痛缓解率为 69%,再次行 CPN 治疗疼痛缓解率仅为 24%。无论是首次 CPN 治疗是否有效,再次进行 CPN 治疗价值有限。

在进行 EUS-CPN 治疗时,一般选择腹腔干与腹主动脉夹角处进针注射,目前有单侧注射和双侧注射两种选择。一项随机对照研究结果显示,两种方法在疼痛缓解持续时间、完全缓解患者比例及麻醉药物使用剂量减低这几个疗效评估指标上的差异均没有统计学意义。选择单侧注射还是双侧注射,与操作者习惯及熟练程度有关,在治疗效果上目前并没有发现明显差异。

四、内镜超声引导下胰腺肿瘤治疗

内镜超声引导下穿刺定位精准、穿刺路径短,结合多普勒显像可了解病变血供及周围血管情况,不仅可对病灶局部注射药物,还可以行免疫治疗、基因治疗、光动力治疗、射频治疗、放射性粒子治疗等。内镜超声引导下的免疫治疗、基因治疗尚未大规模投入临床使用,其应用价值有待进一步研究。目前临床研究较多治疗是内镜超声引导下射频消融治疗,其是将消融电极通过穿刺针刺入病灶,通过射频电流产热使病灶出现凝固性坏死,从而起到治疗作用。已经被证明对于胰腺囊肿、胰腺神经内分泌肿瘤、胰岛细胞瘤等疾病有一定疗效,但仍需大规模临床研究验证其价值。也可应用于无法手术的晚期胰腺癌患者,但疗效有待进一步探讨。目前,上述治疗方法疗效虽然并不十分令人满意,但是指明了内镜超声引导下肿瘤治疗的方向,相信在不久的将来,内镜超声引导下胰腺肿瘤的治疗将得到更加广泛的应用。

(王金林　程斌)

参 考 文 献

1. 金震东,李兆申. 消化超声内镜学. 北京科学出版社,2011:639-665.

2. Dumonceau JM,Polkowski M,Larghi A,et al. Indications,results,and clinical impact of endoscopicultrasound(EUS)-guided sampling in gastroenterology:European Society of Gastrointestinal Endoscopy(ESGE) Clinical Guideline. Endoscopy,2011,43:897-909.

3. Polkowski M,Larghi A,Weynand B,et al. Learning, techniques, and complications ofendoscopic ultrasound(EUS)-guided samplingin gastroenterology:European Society of GastrointestinalEndoscopy(ESGE) Technical Guideline. Endoscopy,2012,44:190-206.

4. Chen J,Yang R,Lu Y,et al. Diagnostic accuracy of endoscopic ultrasound-guided fine-needle aspiration for solid pancreatic lesion:a systematic review. J Cancer Res Clin Oncol,2012,138(9):1433-1441.

5. Raddaoui E. Clinical utility and diagnostic accuracy of endoscopic ultrasound-guided fine needle aspiration of pancreatic lesions:Saudi Arabian experience. Acta Cytol,2011,55(1):26-29.

6. Siddiqui A,Brown L J,Hong S K,et al. Relationship of pancreatic mass size and diagnostic yield of endoscopic ultrasound-guided fine needle aspiration. Dig Dis Sci,2011,56(11):3370-3375.

7. Kocjan G,Chandra A,Cross P,et al. BSCC Code of Practice-fine needle aspiration cytology. Cytopathology,2009,20(5):283-296.

8. Song TJ,Seo DW,Lakhtakia S,et al. Initial experience of EUS-guided radiofrequency ablation of unresectable pancreatic cancer. gastrointestinal endoscopy,2015,83(2):440-443.

9. Pai M,Habib N,Senturk H,et al. Endoscopic ultrasound guided radiofrequency ablation,for pancreatic cystic ne-oplasms and neuroendocrine tumors. World J Gastrointest Surg,2015,7(4):52-59.

10. Lakhtakia S,Ramchandani M,Galasso D,et al. radiofrequency ablation for management of pancreatic insulino-ma by using a novel needle electrode. gastrointestinal endoscopy,2016,83(1):234-239.

第八章

胆胰CT

　　胆管系统涉及腹部范围较大,上自肝内末梢胆管,下至胆胰壶腹区。胆系疾病除胆系自身病变外,邻近脏器病变可累及胆管系统而出现相应症状。因此,胆系检查应包含胆管、胆囊及上腹部其他器官。超声检查因简便易行、重复性强、准确性高,通常作为胆管系统首选检查方法,但其影像不够直观,对胆管内细小病变显示不佳。螺旋CT由于密度分辨力高、成像速度快、图像后处理功能强大等优点,成为继超声检查后胆管系统疾病需进一步明确诊断的主要影像手段。CT检查主要包括平扫及增强扫描两种。

第一节　胆管CT检查方法及正常表现

一、CT平扫

(一)检查前准备

　　检查前尽量食用少渣饮食,特别是不能服用含金属的药品,前3天不能进行消化道钡剂检查。检查当日空腹,上机前饮清水500~1000ml以充盈胃及十二指肠。如低位胆管梗阻患者,可于检查前15~20分钟肌内注射山莨菪碱10~20mg充分松弛胃及十二指肠,利于液体良好充盈形成密度对比。

(二)扫描方法

　　扫描范围包括膈顶至十二指肠水平段,一次屏气完成全部扫描。

二、增强扫描

　　即采用非离子型细胞外非特异性碘对比剂,使肝实质、胆管壁和肝内血管强化,与胆管形成密度对比,从而更好地显示胆系及其病变。碘过敏患者属禁忌证,严重肝、肾功能不全患者慎用。检查前胃肠道准备和扫描范围同平扫,团注对比剂用量80~100ml,注射流率2.5~3ml/秒。常规扫描肝动脉期和门静脉期,怀疑胆管细胞类肿瘤患者,应加扫延迟期,进一步显示病变强化特点。扫描时间选择一般为:对比剂开始注射后20秒左右为动脉期,50秒左右门静脉期,180~300秒延迟期。

三、特殊成像技术

　　阴性法CT胰胆管造影(negative CT cholangiopancreatography,N-CTCP),是利用CT血管对比剂不经胆管排泄的特性,增强肝胰实质与扩张胰胆管间的密度差,运用多种重建方法,达到显示扩张胰胆管全程,全方位观察梗阻部位形态的一种成像方法。患者检查前15~30分钟饮用800~1000ml清水充盈胃及十二指肠,吸气后屏气,完成平扫和三期增强扫描。扫描后将图像薄层重建为0.625mm层厚,将原始图像在后处理工作站上进行胆系图像重建,包括多平面重建(MPR)、曲面重建(CPR)、最大密度投影(MIP)及最小密度投影(MinIP)等。

CT判断肝内外胆管及胰管扩张的参考标准为:胆总管直径>1.0cm为扩张;肝内胆管一级分支直径>0.5cm为轻度扩张,0.6~0.8cm为中度扩张,>0.9cm为重度扩张;正常胰管直径为0.2~0.3cm,>0.3cm为扩张。

四、正常表现

(一) 平扫

1. **胆管**　肝内胆管通常不能显示,肝总管位于门静脉前方呈圆形低密度影,胆总管位于胰腺上方和后方呈圆形低密度影,下端汇入十二指肠降部内侧。自肝总管至胆总管下端管腔直径7~9mm,管壁厚度小于2mm。

2. **胆囊**　呈卵圆形或葫芦形位于胆囊窝内,分为底、体、颈三部分,胆囊管通常不易显示。胆囊大小变异较大,切面长径小于5cm。胆囊内容物密度均匀,CT值0~15HU,胆汁浓缩密度均匀增高。胆囊壁厚度一般不超过3mm,根据胆囊舒缩状态有一定变化。

(二) 增强

没有扩张的肝内胆管不显示,或表现为自肝门向周围延伸的细小规则的树枝状低密度影;胆管壁可以强化,使胆管影显示更清晰。胆囊壁轻度强化,其内胆汁不强化。

第二节　胆管先天性病变

一、胆管闭锁

胆管闭锁(biliary atresia,BA)是一种新生儿及婴儿期的少见畸形,是新生儿胆汁淤积性黄疸最常见的病因,也是造成婴幼儿死亡的主要肝脏疾病。临床表现为胆汁淤积性黄疸持续不退或进行性加重。BA的治疗主要是早期手术,手术最佳时间为出生后40~60天,故早期诊断与患儿的生存质量密切相关。

影像学检查是早期诊断BA的重要手段之一。目前其方法主要有:①肝胆超声检查,探查到肝门纤维块和胆囊缺如对BA诊断有帮助;②放射性核素肝胆显像诊断BA的灵敏度高,但受血清胆红素水平影响和严重肝功能损害的限制,诊断特异性较低。③磁共振胆胰管成像(MRCP),基本取代了内镜逆行胰胆管造影术(ERCP),可更加直观地显示胆管的树状结构,能较清晰显示2mm以上的胆管及胰管;但MRCP受婴儿不能配合及胆汁分泌的影响,在胆管系统的显示方面明显不如成人;④MSCT胰胆管成像:包括胆管对比剂(阳性对比剂)的CT胆管成像(P-CTCP)和非胆管对比剂的阴性法CT胰胆管成像(N-CTCP)。P-CTCP在显示胆管疾病时的主要不足是受到胆管压力及肝功能的影响,N-CTCP不受胆管压力升高的制约,采用多层CT行胆管重建,图像质量达到甚至超过MRCP。

CT表现:

1. **无胆囊或小胆囊**　胆囊宽径≤0.5cm。由于胆管闭锁、胆囊发育不良,胆囊可消失或空瘪,内无胆汁,因此其形态具有提示诊断的意义。

2. 肝门区三角形低密度区　代表肝门部纤维结缔组织块内残存的胆管囊性扩张。

3. 门静脉间隙增宽,可见"双边征"或"靶征"　表现为门脉及其分支血管周围间隙增宽,分支两边可见边界模糊的稍低密度影,此征象可能与肝门周围纤维化有关。"双边征"可提示闭锁的胆总管周围和被纤维充填的门脉及其分支血管周围水肿、炎性细胞浸润及慢性纤维化。因此,局限于闭锁胆管周围继发的水肿和炎症是诊断胆管闭锁的重要征象。

4. CT 重建未见明显的肝外胆管或肝外胆管可见而不连续　如胆总管显示可排除肝外胆管闭锁,不显示则提示胆管闭锁的可能,此时结合胆囊和肝门结构形态异常可作出正确诊断。

Ohi 根据胆管闭锁部位及严重程度分为三型:Ⅰ型:右肝管、左肝管或肝总管孤立性闭锁;Ⅱ型:肝管闭锁;Ⅲ型:肝内外胆管闭锁。

5. 继发性肝大、脾大。

二、胆总管囊肿

胆总管囊肿(choledochal cyst)属胆管少见的囊性扩张,好发于东亚国家女性婴儿和青少年。胆总管囊肿虽属良性病变,但可恶变,并发胆管炎、胰腺炎、胆结石。发病原因可能为多种因素,包括胆管板畸形、胆胰管汇合异常、胆总管狭窄等所致。

迄今,仍沿用 Todani 等于 1977 年改进的胆总管囊肿分型:

Type ⅠA 与胆胰管汇合异常相关的肝外胆管囊性扩张;

　　　ⅠB 与胆胰管汇合异常不相关的肝外胆管节段性扩张;

　　　ⅠC 与胆胰管汇合异常相关的肝外胆管梭形扩张及胆总管远端轻度狭窄。

Type Ⅱ肝外胆管一处或多处憩室。

Type Ⅲ胆总管十二指肠内段扩张。

Type ⅣA 多发肝内、外胆管囊状扩张。

　　　ⅣB 多发肝外胆管囊状扩张。

Type Ⅴ Caroli Disease(肝内胆管囊状扩张)。

Type Ⅵ孤立性胆管囊性扩张。

Type Ⅰ占发病总数的 50%~90%,患儿常表现出腹痛、黄疸、右上腹部肿块,易发胆管炎、胰腺炎、门脉高压、肝功能异常,与胆胰管汇合异常和结石梗阻有关。Type Ⅳ占总数的 30%~40%。超声、CT、MRCP 是常用的影像检查手段。

CT 表现:

1. 边界清楚、密度均匀的囊性低密度影,少数囊液内因蛋白含量多而呈软组织密度,囊肿内常可见到结石影;

2. 囊肿与正常大小胆管相连,囊壁均匀菲薄,增强无明显强化;

3. 囊肿数目及位置根据类型不同而异,发生于肝内胆管者沿左右肝管方向排列成串,发生于肝外胆管者常位于肝门下、胰头内或后方;

4. 囊肿周围器官受压移位;

5. 成年人囊肿壁局限性不规则增厚或软组织肿块提示继发恶性肿瘤。

三、Caroli 病及 Caroli 综合征

法国医生 Caroli 在 1958 年首次对 Caroli 病及 Caroli 综合征(Caroli disease AND Caroli syndrome)进行了系统的报道,为肝内胆管囊状或梭形扩张,不伴有潜在的胆管梗阻和肝外胆管受累,可累及肝左叶或两叶。如合并肾病或先天性肝纤维化,则称为 Caroli 综合征。多发于儿童和青年,多在 30 岁前发病,一般确诊时间较晚,到中年时期才确诊。患者病程较长,儿童期表现为发热、反复腹痛、一过性黄疸,与胆汁淤积和胆管结石形成有关。该病分为两种类型:Ⅰ型以肝内胆管囊状扩张为主,可合并有胆管炎和胆石症,但无肝硬化及门静脉高压;Ⅱ型同时并发轻微肝硬化及门静脉高压,主要特征为肝内胆管末端呈现囊状扩张,大胆管不扩张。Ⅰ型患者较Ⅱ型少见。

CT 表现:

1. CT 检查可清晰显示肝内胆管多发性囊状扩张,分布区域明显。形成单个或多个大小不均的低密度影,囊状病灶分布于胆管并与其相通。

2. 部分囊状扩张与胆小管相连形成"囊肿尾征",囊状影与轻度扩张的柱状或树枝状的小胆管影相互连接,形成蝌蚪样的影像学特征。

3. 增强 CT 可显示囊状阴影区中央点状强化,即"中心圆点征"。其机制是扩张的球状胆管包绕门脉小分支,同时在囊肿壁出现连接的索条状阴影。"中心圆点征"为本病的特异性影像,可与肝内胆管囊腺瘤或囊腺癌区分。

4. CT 检查发现Ⅰ型患者经常合并多发结石,在胆管内可见高密度结石影;Ⅱ型常可见门静脉高压合并肝纤维化,还可见到脾脏大、腹水和门静脉侧支循环形成等的肝硬化特征。

第三节　胆 系 结 石

胆石症在我国为常见病,随年龄增长发病率增高。根据结石所在部位分为胆囊结石、肝内胆管结石、肝外胆管结石;根据结石成分分为胆固醇性、胆色素性、混合性。引起胆石症的高危因素为年龄、性别和肥胖。形成结石的共同理化机制为胆汁的某些脂质、无机盐或有机盐含量超过在胆汁中的最大溶解度,而从胆汁中析出所致。

胆系结石(cholelithiasis)常用影像学检查手段包括:超声、CT、MRCP、ERCP 等。胆囊及肝内胆管结石首选超声检查,其方便价廉,敏感度和特异性可达到 95% 以上,但对胆总管结石显示不佳。CT 存在辐射,对于胆囊结石诊断效能低于超声,但可评估结石成分,为药物溶石和体外碎石提供参考;对于胆管结石可以大部分直接显示,并能显示扩张的胆管及其他并发症,对于急腹症为首要症状患者可常规应用。MRCP 对于诊断胆总管结石敏感性、特异性接近有创性的 ERCP,应用普遍,但图像质量受腹水、胃肠内容物及运动的影响。ERCP 多作为治疗手段应用。

一、胆囊结石

胆囊结石(gallstone)临床表现与结石的大小、位置、数量及有无合并感染密切相关。主要症状为右上腹部剧烈疼痛,并向右肩部背部放射,Murphy 征阳性。并发症包括急慢性胆囊炎、胰腺炎、肝脓肿、胆管炎、门静脉炎和 Mirizzi 综合征等。

CT 表现：

1. 根据结石成分的不同而表现各异，胆固醇含量越高密度越低，胆色素和钙含量越高密度越高。

2. 结石形状可呈点状、颗粒状、圆环形；密度均匀或不均匀，表现为高、略高、等及低密度；等密度或较小结石 CT 可漏诊。

3. Mirrizi 综合征　是胆囊结石的一个少见并发症，结石嵌顿于胆囊颈部或胆囊管，压迫肝总管并发肝总管狭窄，嵌顿于肝总管、胆囊管和胆总管合流部的结石称为合流结石。

二、肝内胆管结石

肝内胆管结石（stones in intrahepatic bile duct）是指左右肝管汇合区及邻近胆管分支内的结石，主要为胆色素性结石，常多发、形态不规则、质软易碎，可呈弥漫型、区域型及散在分布。发生机制与胆管感染、胆汁淤积相关。主要临床症状为腹痛、黄疸及发热（Charcot 三联症）。肝内胆管结石常与多种疾病并存，包括胆管蛔虫症、肝硬化、血吸虫病、慢性胰腺炎、Caroli 病和糖尿病等。

CT 表现：

1. 扩张的胆管内有等、高密度结石影，多见于 1~3 级肝内胆管。

2. 胆管壁增厚、强化，呈区域或弥漫分布者，可有肝叶纤维化及萎缩。

3. SCTC 检查可显示胆管树全貌，表现为胆管僵硬、粗细不均呈"枯枝"状，内见充盈缺损。

三、肝外胆管结石

肝外胆管（胆总管）结石（stones in extrahepatic bile duct）可继发于胆囊结石和肝内胆管结石，也可原发于有部分梗阻的胆总管，形成机制与胆汁淤积、细菌感染和寄生虫感染等密切相关。原发型结石多为胆色素性，密度较高，多为单个或数个，常阻塞于胆总管下端、狭窄处或狭窄近端，引起胆总管扩张、梗阻性胆管炎。结石亦可漂浮于扩张的胆总管内。胆总管结石患者的典型症状为 Charcot 三联症，与结石阻塞的频率、程度及合并感染种类有关。常见并发症为不同程度胆管炎、胆源性胰腺炎、肝脓肿、胆肠瘘及胆石性肠梗阻等。

CT 表现（图 8-1）：

1. 胆总管内不同密度的结石影并胆总管扩张，结石可嵌顿或与胆管壁不完全接触，形成高密度或软组织密度的"靶征"或"新月征"；

2. 胆管壁增厚并强化；

3. 胆囊、肝内胆管、胰腺相应改变及并发症；

4. SCTC 可显示胆总管内充盈缺损、狭窄及肝内外胆管扩张情况。

四、胆胰管十二指肠连接区结石

连接区结石多来自于胆囊结石或肝胆管结石排出途中嵌塞，极少数来自胰腺结石。临床症状明显，急性胆绞痛、恶心呕吐，部分并发黄疸、胰腺炎。

CT 表现（图 8-2）：

1. 结石嵌顿于连接区中央或一侧，与管壁共同形成"牛眼征"，不随体位变化而改变；

2. 胆总管下端或胰管内可见结石影；

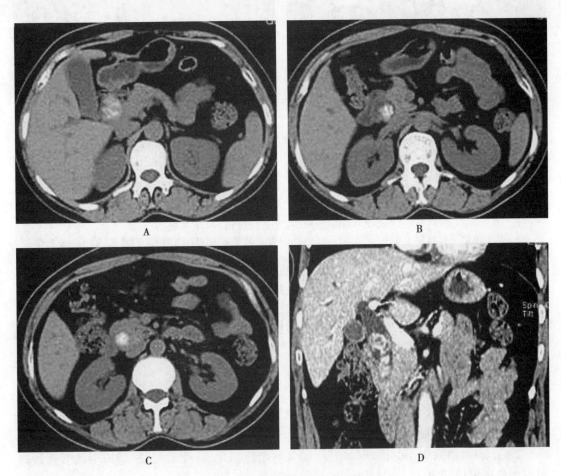

图 8-1　胆总管多发结石并扩张
A～C. CT 轴位平扫；D. 增强冠状位重建

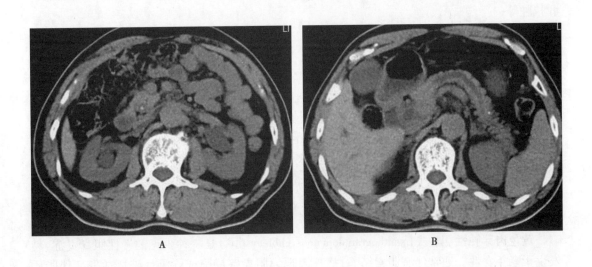

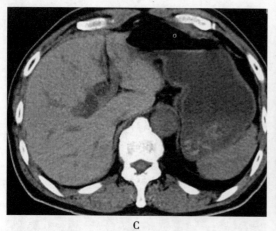
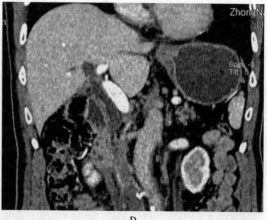

C　　　　　　　　　　　　　　　　　　　D

图 8-2　胆胰管十二指肠连接区结石 CT 表现

A～C. CT 轴位平扫显示胆胰共同管结石,肝内外胆管及胰管扩张;D. 增强 CT 冠状位重建显示扩张的肝内外胆管

3. 胆胰管梗阻扩张。

第四节　胆系炎症

一、急性胆囊炎

CT 对急性胆囊炎(acute cholecystitis)可作为一种辅助性检查手段,其表现包括:

1. 胆囊增大,其横径超过 5cm;

2. 胆囊壁增厚,多呈弥漫均匀增厚,增强时明显强化,持续时间长,呈局限结节性增厚时与胆囊癌不易鉴别;

3. 胆囊周围水肿带,胆囊窝积液,邻近肝组织炎症反应带;

4. 根据病理改变可分为单纯性、化脓性、坏疽性胆囊炎,严重者继发胆囊穿孔、腹膜炎、肝脓肿等;

5. 伴有胆囊、胆管内结石表现。

二、慢性胆囊炎

慢性胆囊炎(chronic cholecystitis)可为急性胆囊炎反复发作或开始即为慢性过程,95%以上慢性胆囊炎患者合并胆囊结石。CT 诊断价值有限,表现包括:

1. 胆囊充盈良好时壁增厚超过 3mm,胆囊内结石;

2. 胆囊壁钙化,为慢性胆囊炎典型少见表现;

3. 胆囊体积缩小,少数可增大,均无特异性。

三、黄色肉芽肿性胆囊炎

黄色肉芽肿性胆囊炎(xanthogranulomatous cholecystitis)是一种少见的慢性胆囊炎症,易发生于老年女性。通常伴有胆囊结石,病理表现为胆囊壁局限或弥漫性破坏性炎症伴脂质沉积的巨噬细胞浸润。CT 表现为:

1. 胆囊壁不规则广泛增厚,与肝脏分界不清,黏膜线连续完整;

2. 增强扫描胆囊黏膜明显线状强化,或胆囊全层不均匀强化,胆囊壁内见多发低密度凹陷区,提示黄色肉芽肿沉积及小脓肿;

3. 胆囊周围炎症可累及肝实质、十二指肠、结肠,肝脏周围显示一过性楔形异常强化区;

4. 影像表现不易与胆囊癌鉴别,约12%患者合并胆囊癌,确诊需术后病理。

四、胆管炎症

胆管炎症包括急性化脓性胆管炎、慢性胆管炎、慢性硬化性胆管炎,CT表现无特异性。急性化脓性胆管炎CT表现为:胆管内结石或蛔虫、胆管壁增厚并增强时强化、胆管内积气积脓、并发肝脓肿。慢性胆管炎CT表现为:胆管内结石、胆管狭窄扩张、胆管壁增厚等。

慢性硬化性胆管炎分为原发性和继发性两种,原发性硬化性胆管炎病因不明,常并发炎症性肠病等自身免疫性疾病,胆管受累可呈局限性或弥漫性;继发性硬化性胆管炎病因常为十二指肠乳头狭窄、胆总管结石、反复胆管感染、手术损伤等。CT表现:局限于肝外胆管者表现为低位胆管梗阻,胆管壁增厚伴近端胆管扩张;广泛病变者肝内胆管扩张与狭窄交替,管壁增厚并强化,胆囊受累者壁增厚,后期并发肝硬化及门脉高压表现。

第五节　胆系肿瘤及瘤样病变

一、胆囊腺肌症

胆囊腺肌症(adenomyomatosis of gallbladder)又称腺样增生性胆囊炎,特点为表面上皮的过度增生并伴有深入肌层的凹陷,并伴发胆汁淤积和胆石形成。CT表现:

1. 平扫见胆囊壁明显增厚,轮廓清楚,中心见水样密度影,胆囊壁罗-阿窦内见小结石影;

2. 根据累及范围可分为弥漫型、节段型和局限型三型。

二、胆囊息肉和腺瘤

胆囊息肉和腺瘤(gallbladder polypus and adenoma)病理属两种性质不同病变,但影像表现不易鉴别。CT表现:

1. 平扫不易显示,可表现为胆囊壁突向腔内乳头状软组织结节;

2. 增强病变显示清楚,表现为中度均匀强化,多在10mm以下,单发或多发,边缘光滑;

3. 可合并胆囊炎和胆囊结石,胆囊壁均匀增厚,较大病变有恶变可能。

三、胆囊癌

胆囊癌(gallbladder carcinoma)女性患者居多,高发年龄60~70岁。其发生与慢性胆囊炎、结石、胆胰管汇合异常有关。根据不同生长方式分为浸润型、肿块型及结节型三型,CT表现为:

1. **浸润型**　胆囊壁不均匀性局限或弥漫增厚,边缘凸凹不平,与胆囊壁分界不清,邻近肝组织分界模糊,常早期有肝内转移灶;

2. **肿块型**　胆囊窝内密度不均匀软组织肿块,胆囊腔缩小并结构不清;

3. **结节型**　胆囊壁突向腔内菜花状软组织结节或肿块,与增厚胆囊壁分界不清,胆囊腔部分显示,病变明显强化;

4. **其他征象**　累及邻近肝脏或肝内转移灶、肝门区腹膜后淋巴结肿大转移、梗阻性肝内外胆管扩张、并发胆囊炎及胆石。

鉴别诊断包括:原发性肝癌、黄色肉芽肿性胆囊炎、胆囊肿瘤样病变等。

四、胆管恶性肿瘤

胆管恶性肿瘤(bile duct malignant tumor)包括原发性胆管癌、转移性胆管癌、胰头癌和壶腹周围癌累及胆管三类,以原发性胆管癌最常见。95%以上为胆管腺癌,高分化型最多见,大体病理分为结节型、浸润型和乳头型三型。结节型呈肿瘤局限,可引起部分或全部胆管阻塞;浸润型累及胆管呈广泛硬化的实体样管道,与硬化性胆管炎难以鉴别;乳头型呈乳头状向管腔内突出而引起胆管梗阻。胆管癌可发生在胆管的各个部位,根据发生部位不同分为肝内胆管癌、肝门胆管癌和肝外胆管癌。发生于左右肝管及汇合处和肝总管上段 2cm 以内的癌肿称为肝门部胆管癌;发生在肝外胆管及其他部位的称为肝外胆管癌。胆管癌确诊时 45%～70% 已发生转移,直接浸润周围脉管和肝脏较常见,淋巴结转移部位主要为肝门区、胰腺及腹膜后血管周围。

螺旋 CT 平扫及三期增强,联合 MRI 检查是胆管恶性肿瘤诊断、鉴别诊断及手术前综合评估的重要影像手段。CT 检查可显示胆管肿瘤的影像学特点,肿瘤累及胆系的部位、范围,增强后 2D、3D 成像可以进一步明确肿瘤与门静脉、肝静脉系统的关系,判断肝门区腹膜后淋巴结情况,协助肿瘤分期评估,为制订手术及其他治疗计划提供参考。

(一)原发性胆管癌

原发性胆管癌(primary cholangiocarcinoma)根据其部位及大体病理类型的 CT 表现有所不同。

1. **肝内胆管癌**　平扫可见肝脏不均匀稍低密度结节或肿块影,病变境界不清晰,多为分叶状,伴有邻近肝内胆管扩张,外围肝组织萎缩,部分可见斑点状钙化或肝内胆管结石,同侧肝叶包膜皱缩。增强动脉期一般轻度不均匀强化,门脉期及延迟期中度、持续边缘及实质部分强化,其内坏死区不强化。门脉受累可见门脉癌栓或动静脉瘘。

2. **肝门胆管癌**　浸润性生长的癌肿一般较小,平扫仅显示肝门结构模糊,肝内胆管明显扩张或左右肝管突然中断;增强后胆管扩张更加明显,有时可见梗阻近端增厚的胆管壁,有助于胆管癌的诊断。结节型或乳头型胆管癌可见扩张的胆管内软组织结节影,增强可见轻中度强化。

3. **肝外胆管癌**　为胆管中下段癌,主要表现为胆管壁局限偏心性增厚,可达 5mm 以上,胆管内充盈缺损或软组织块影,以及继发以上段胆管明显扩张。

CT 增强还可清楚显示肝门、胰头、十二指肠及腹膜后血管周围有无异常淋巴结,转移性淋巴结多表现为淋巴结增大、融合成团、边缘不均匀强化。

(二)转移性胆管癌

原发于胆管以外组织或器官的恶性肿瘤,可以转移或侵犯胆管,使之狭窄、移位、管腔内软组织肿块,并继发胆管梗阻,称为转移性胆管癌(metastatic cholangiocarcinoma)。原发病灶常见于肝癌、胆囊癌、结肠癌、胃癌等。CT 表现:

1. 显示腹部原发癌肿征象;

2. 胆管周围肿大淋巴结呈轻度强化分叶状软组织影,胆管被肿块包绕、压迫致窄小、移位,以上胆管梗阻扩张;

3. 肝癌侵犯胆管可见扩张胆管被肿瘤包绕,分界不清。

(三) 壶腹周围癌

壶腹周围癌(periampullary carcinoma)即胆胰管十二指肠连接区的癌肿,较少见,发病可能与遗传、胆系结石等因素有关。常合并慢性胆囊炎、慢性胰腺炎、胆系结石、异位胰腺、胃幽门乳头状瘤等。病理以乳头状腺癌为主,大体形态分为十二指肠乳头型、共同管内型和混合型。乳头型常见,表现为十二指肠壁内局限肿块向腔内生长。共同管内型肿瘤向胆胰管下端蔓延生长,因此与胆管下端癌难以区分。壶腹周围癌主要通过淋巴管途径转移,常累及胰十二指肠后组淋巴结-胰十二指肠下动脉组淋巴结-主动脉旁组淋巴结。

常规采取超声、十二指肠低张 CT 平扫及增强、MRI 及 MRCP、ERCP 单独或联合应用。CT/MRI 对于梗阻定位准确可靠,但定性诊断有一定难度,主要是不易显示早期小病灶,与低密度结石及良性肿瘤鉴别困难。CT 主要表现包括:

1. 低位胆管梗阻表现,常见胆总管及主胰管扩张,即"双管征",胆囊增大。

2. 十二指肠壁局部不规则增厚,乳头周围软组织结节,增强时多呈相对低密度。

3. 周围肿大淋巴结。

鉴别诊断包括胰头癌、胆总管下端癌等。

第六节　胆管梗阻

胆管梗阻(obstruction of biliary tract)是临床常见多发病,阻塞平面上自肝内某支肝管,向下至壶腹部。梗阻原因复杂众多,包括管腔内病变、管壁病变及腔外病变。影像学检查在胆管梗阻综合评判中发挥重要作用。CT 检查可比较准确地判断有无梗阻、梗阻平面及其病因。

一般情况下,正常肝内胆管在 CT 上不显示,管腔直径肝内胆管不超过 3mm,肝总管不超过 8mm,胆总管不超过 10mm。CT 平扫结合增强能清楚显示低密度扩张的肝胆管,CT 胆系造影可以多角度显示扩张肝胆管及梗阻点。

梗阻平面一般分为肝门、胰腺上、胰头区及壶腹四个平面。根据扩张胆管与正常胆管交界点确定梗阻部位,胆管扩张越明显,与正常胆管交界点越突出。

CT 对于胆管阻塞性质的判断准确率在 90% 以上,尚需结合以下几点综合分析:

1. 胆管阻塞点形态特征　胆管阻塞点逐渐变尖一般见于良性病变,如胰腺炎;而阻塞点突然中断则多见于恶性病变,显示肿块则诊断更加明确;少数见于结石嵌顿、胆管结扎后。

2. CT 对于胆系结石显示敏感,直接显示结石是定性诊断直接依据,但对于等、低密度结石确诊有难度,同时需与结石伴发肿瘤进行鉴别,以免遗漏重要病因。

3. 阻塞平面与梗阻原因有关　肝门平面梗阻多见于胆管癌,胰头部梗阻多为胰头癌或胰腺炎,壶腹部梗阻多为结石嵌顿或肿瘤。

4. 阻塞附近胆管壁改变　阻塞附近胆管壁均匀向心性环状增厚多提示为慢性炎症所致良性阻塞,而局限、偏心性不规则增厚则主要见于恶性肿瘤。

5. 肝内外胆管扩张程度与阻塞性质有关　恶性梗阻呈进行性完全性阻塞,梗阻点以上管壁弹性良好,表现为均匀一致的肝内外胆管扩张;良性梗阻如结石、慢性炎症导致胆管壁纤维增生,引发梗阻多为间歇、不全性,一般肝内胆管扩张轻,肝外胆管扩张明显。

6. CT 同时显示胆管外器官癌肿或转移灶是胆管恶性梗阻的重要征象。如胰头癌肿块推移或直接侵犯胆管,原发性肝癌直接压迫进入胆管,胃肠道癌肿引起肝内转移灶、肝门区及腹膜后淋巴结肿大转移等。

第七节　胰腺 CT 检查方法及正常表现

一、胰腺 CT 检查适应证及检查方法

MSCT 是胰腺病变检出、定位、定性诊断的首选影像手段。采用平扫加增强双期扫描,可清楚显示多数胰腺病变。平扫有利于显示出血、钙化,增强动脉期和门脉期有助于病灶与正常胰腺实质形成密度对比。多层 CT 动脉成像及门脉成像通过增强选择不同期像扫描,将原始数据行 MIP、MPR、VR 等后处理技术,可以多方位重建腹腔动脉及分支、门静脉主干及属支,判断肿瘤病变与血管关系,为手术治疗提供参考。

(一)适应证

1. 胰腺癌肿性病变　包括原发和转移性癌,CT 检查可以发现病灶、准确定位、确定原发病灶范围和术前分期、对手术切除可能性及预后评估、治疗后的随访观察均有帮助;

2. 胆汁淤积性黄疸的病因诊断　包括肿瘤、炎症、胆管损伤等病因;

3. 胰腺炎性病变　包括各种急、慢性胰腺炎,可以确定胰腺炎存在,判断胰腺炎的范围、程度和各种并发症等,连续性随访判断转归;

4. 胰腺先天性发育变异和异常;

5. CT 导向下穿刺活检及治疗。

(二)检查方法

胰腺疾病多而复杂,应根据不同病变制订个性化的扫描方案,有利于更好显示病变。对于急性胰腺炎患者应扩大扫描范围,选择平扫加增强扫描;怀疑胰头癌、胰岛素瘤等患者,应行薄层增强或动态增强扫描,观察血供变化对肿瘤进行定性诊断。

1. **检查前准备**　检查前进少渣易消化食物,不能服用含有金属的药品;检查当日空腹;检查前口服 500～1000ml 温水充盈胃及十二指肠,尤其是十二指肠降部,以利于胰腺轮廓显示;去除检查部位金属及其他高密度饰物;训练患者屏气。

2. **成像参数**　对比剂为非离子型碘剂,浓度 300～370mg/ml,总量 70～90ml,注射流率 2.5～3.0ml/秒;双期扫描动脉期 30～35 秒,平衡期 65～70 秒。

3. **图像后处理**　软组织窗显示图像,将原始扫描图像行薄层重建,多轴位观察病变与胰腺周围脏器及血管关系。

二、胰腺正常 CT 表现

胰腺位于上腹部,属于腹膜后位器官,相当于第 12 胸椎至第 1 腰椎水平范围。胰腺由基质纤维导管和实质腺体小叶结构构成,正常情况下密度均匀一致。平扫测得 CT 值范围 30～50HU 之间,增强扫描增加 50HU 左右,达到 80～130HU。增强早期因为胰腺各部分血供不一致而出现节段性不均匀强化,很快胰腺各部分达到均匀一致强化。老年人和肥胖者因

胰腺小叶间隔内脂肪沉积而表现胰腺实质 CT 值降低,胰腺密度呈现网状不均匀改变。正常胰管宽径 2~4mm,常规扫描不易显示,采用薄层增强 CT 检查 30%~50% 可显示胰管。

胰腺 CT 观察应注意的问题:

1. 分析肠系膜上静脉的关系有助于胰头、颈和钩突划分;

2. 口服液体充盈胃肠道有助于分辨胰腺周围小肠的结构;

3. 胰腺体尾部横向走行的脾静脉与胰腺之间有薄层的带状脂肪组织,平扫易误为胰管,增强扫描可以鉴别。

第八节　胰腺先天性病变

一、异常胆胰管结合(anomalous pancreaticobiliary union,APBU)

胰管和胆总管在十二指肠外汇合,胰腺分泌物可自由进入胆管系统,增加了发生胰腺炎和胆石症风险。MRI、MRCP 是最佳影像检查手段,CT 胆管成像可有阳性发现。

二、胰腺分裂症(pancreatic divisum)

CT 显示没有融合的背侧和腹侧胰腺组织被一层线状脂肪密度影分隔。

三、环状胰腺(annular pancreas)

胰头被十二指肠降部环绕,大部分患者因十二指肠狭窄梗阻或复发性胰腺炎而诊断。

四、异位胰腺(ectopic pancreas)

胰腺组织可以异位于胃窦部、十二指肠、小肠,因很少出现症状而偶然发现。

五、胰腺发育不良(pancreatic agenesis/hypoplasia)

因幼年糖尿病或偶然发现,表现为背侧胰腺组织缺如,首选 MRI 检查明确诊断。

六、胰腺先天囊肿(congenital cyst)

常合并其他脏器囊性改变,CT 表现为境界清楚囊性低密度灶,增强无强化。成年人胰腺囊肿与胰腺假性囊肿、黏液性囊腺瘤不易鉴别。

第九节　胰腺炎症

一、急性胰腺炎

急性胰腺炎(acute pancreatitis,AP)表现变化很大,CT 显示病变范围与临床严重程度不成绝对正相关。由于胰腺周围缺乏坚固的包膜,除胰腺自身炎症改变外,胰腺渗出液容易突破周围薄层结缔组织进入胰周间隙及肾旁前间隙,形成蜂窝织炎。

常见 CT 征象包括:

1. 弥漫性或局限性胰腺轮廓肿大、胰腺边界模糊、肾筋膜增厚;

2. 其他包括胃肠道淤张、横结肠小肠系膜肿胀、腹膜后间隙积液、腹腔积液、胸腔积液和肺底炎症等；

3. 临床病理通常分为急性水肿型和出血坏死型两类。急性水肿型胰腺炎 CT 可无大小和形态的明显改变，急性出血坏死型胰腺炎胰腺肿大显著，平扫可见局灶性出血高密度灶，CT 值 60HU 左右，坏死区增强扫描呈片状无强化低密度区；

4. CT 对胰腺炎并发症判断帮助很大，包括胰腺内及周围积液、肾周围间隙炎症、胰腺源性腹水、假性囊肿、炎性包块、肠壁坏死肠瘘、出血及假性动脉瘤形成、呼吸系统并发症等。50%左右胰周积液或胰内积液在发病 5~6 周左右自行吸收，不能吸收的积液被一层炎性纤维组织膜包被形成胰腺假囊肿。包裹局限化的坏死组织、陈旧出血及胰腺分泌物亦称假性囊肿，CT 可较清楚显示其囊壁。早期假性囊肿可类似实性肿块，需与胰腺癌鉴别，后期假性囊肿须与脓肿鉴别。

根据 CT 显示胰腺炎症范围及胰腺实质坏死，可对急性胰腺炎病情程度进行分级，有利于指导临床治疗及判断预后。通常采用 Balthazar CT 分级标准（表 8-1），其局限性在于其观察指标未纳入胰腺外组织或血管并发症，以及随之出现的器官衰竭。

表 8-1　急性胰腺炎影像学分级标准（Balthazar CT 分级标准）

CT 表现	积分
胰腺炎症范围	
正常胰腺	0
胰腺局灶性或弥漫性增大	1
伴有胰腺周围炎症	2
伴有单处胰周积液	3
伴有两处以上胰周积液	4
胰腺坏死	
0	0
≤30%	2
>30%~50%	4
>50%	6

轻度:0~3 分　中度:4~6 分　重度:7~10 分

二、慢性胰腺炎

慢性胰腺炎（chronic pancreatitis，CP）多为急性胰腺炎反复发作迁延不愈而形成，CT 表现为：

1. 胰腺萎缩变细，周围见细线状软组织密度影；

2. 胰头可呈分叶状增大，密度较均匀，增强均匀强化，可高于或低于胰腺实质强化，多见于胆总管结石伴胆管炎，需与胰头癌鉴别；

3. 胰管不规则扩张，可伴有胰管结石，胰腺实质沙砾样或条状钙化；

4. 肾前筋膜增厚；

5. 胰周假性囊肿,呈边界清楚水样密度影,壁可见钙化,增强轻度强化;

6. 形成肿块型胰腺炎与胰头癌鉴别困难。伴有钙化、胰管扩张及动脉期强化提示胰腺炎可能性大,双管征、且扩张的胆总管胰头段突然中断/扩张胰管边缘光滑或呈串珠状,提示胰腺癌可能性大,必要时应用 PET-CT 鉴别,胰腺癌表现为代谢活性增高。

三、自身免疫性胰腺炎

自身免疫性胰腺炎(autoimmune pancreatitis, AIP)是慢性胰腺炎的一种特殊类型,占 2%~11%,好发于中年男性,临床表现无痛性黄疸及腹部不适,IgG4 阳性浆细胞浸润,导致胰腺纤维化和胰腺功能不全,属 IgG4 相关硬化性疾病。CT 表现:

1. 全胰腺增大呈腊肠状,边缘锐利,见薄边或晕征;

2. 胰管不扩张,呈不规则变细改变;

3. 受累胰腺实质因水肿而密度减低,增强早期不强化,纤维组织成分呈延迟强化;

4. 可同时观察其他器官如胰胆管、胆囊、肾脏等有无受累情况。

第十节 胰 腺 肿 瘤

一、胰腺癌

胰腺癌(pancreatic adenocarcinoma)是胰腺恶性肿瘤中最常见肿瘤,好发于 50~70 岁,以胰头癌最多,占 2/3,病理主要来自导管上皮,少数起源于腺泡,肿瘤发生坏死、出血及囊变率高,易侵犯胆总管引起胆汁淤积性黄疸。预后极差。胰头癌常以黄疸症状就诊,胰腺体尾部癌表现为腹痛和肿块。CA19-9 抗原是较敏感的肿瘤标志物,超声、CT、MRI 是诊断胰腺癌的主要影像手段。

(一) CT 表现

1. **胰腺肿块** 是胰腺癌最常见的表现,平扫为等、低密度,增强轻度强化低于胰腺实质,其内坏死囊变区不强化,约 10% 患者肿块不明显,远端胰腺实质萎缩、近端胰管扩张、胆管扩张等间接征象提示肿块存在;

2. **胆管及胰管扩张呈"双管征"** 多数胰头癌侵犯胆总管下端和胰管近端,导致胆总管下端变窄,肝内外胆管扩张,胰管边界光滑或呈串珠状扩张;

3. **癌肿侵犯表现** 累及包膜外导致胰腺周围脂肪间隙消失,侵犯血管引起血管包埋,不规则狭窄或增粗,胰头癌累及肠系膜上动脉及静脉最常见,侵犯邻近脏器,如胰头癌侵犯十二指肠致肠腔狭窄,体尾部癌可侵及胃及脾门结构;

4. **转移征象** 脏器转移以肝脏多见,其次为肾上腺、脾、胃、腹腔;淋巴结转移主要为腹膜后淋巴结,即胰腺周围、腹腔干及腹主动脉周围、肝门淋巴结等;

5. 肿瘤阻塞胰管继发胰液潴留囊肿形成,为单房规则薄壁含水样密度囊腔;

6. 继发脾脏增大由于脾静脉、门静脉受压或形成血栓,胆管梗阻后胆汁性肝硬化继发门静脉高压。

(二) 美国国立综合癌症网络(NCCN)建议

1. **可切除胰腺癌标准** 无远处转移;影像学表现证明肠系膜上静脉和门静脉无紧邻、扭曲、瘤栓、包埋;腹腔干、肝动脉、肠系膜上动脉周围脂肪间隙清晰。

2. 临界切除标准 无远处转移;肠系膜上静脉和门静脉紧邻受侵并管腔变窄,肠系膜上静脉/门静脉包埋但无邻近动脉包埋或短段静脉阻塞;胃十二指肠动脉包埋至肝动脉水平,伴有肝动脉短段包埋或直接接触,范围未达腹腔干,肿瘤与肠系膜上动脉接触面小于180°。

3. 不可切除胰腺癌标准

(1) 胰头癌:有远处转移,肿瘤包埋肠上动脉超过180°,任何程度腹腔干相接触,不能重建的肠系膜上静脉/门脉阻塞,主动脉侵犯/包埋;

(2) 胰体癌:有远处转移,肿瘤包埋肠上动脉/腹腔干超过180°,不能重建的肠系膜上静脉/门脉阻塞,主动脉侵犯/包埋;

(3) 胰尾癌:有远处转移,肿瘤包埋肠上动脉/腹腔干超过180°;

(4) 淋巴结:不可切除的受累淋巴结。

二、胰腺囊性肿瘤

囊性胰腺肿瘤(cystic pancreatic neoplasm)占胰腺肿瘤约10%,多为偶然发现,多数预后较好,包括胰腺假性囊肿、浆液性囊腺瘤、黏液性囊腺瘤、导管内乳头状瘤。胰岛细胞瘤、转移瘤、假实性乳头状瘤有时可表现为囊性。

(一) 黏液性囊腺瘤

黏液性囊腺瘤好发于40~50岁女性,多见于胰腺体尾部,与胰管不相通。首选手术切除治疗。CT表现:

1. 为单囊或多房大囊,每个囊直径超过2cm,囊壁较薄;10%~30%患者囊壁可见钙化,提示恶性可能;

2. 分隔薄,不伴壁结节;少数囊内伴出血高密度影;

3. 黏液性囊腺癌多由囊腺瘤演变而成,表现为软组织壁结节、囊壁及分隔增厚模糊,增强明显强化;

4. CT检查后应常规行MRI检查。MRI对于显示囊内复杂结构成分优于CT,可以显示囊腔与胰管系统的关系。

(二) 浆液性囊腺瘤

浆液性囊腺瘤好发于60岁以上老年女性患者,男女比为3:1,一半以上发生于胰腺体尾部,多为良性病变,极少恶变。发生于胰腺头部或引起梗阻患者需手术切除肿瘤。CT表现为:

1. 10%~30%患者微囊性灶,由超过6个以上小囊构成,囊中心星状瘢痕灶可伴钙化,每个囊大小不超过2cm;

2. 囊性灶呈突出胰腺分叶状外观,囊壁及分隔薄而光滑,增强轻度强化;囊内容物平扫CT值低于20Hu,因囊内含多发小囊增强时出现假性强化,囊性灶与血管分界清楚;

3. 有时囊内间隔显示不清类似实性肿块,需MRI检查帮助鉴别。小囊、单囊或超过2cm大囊,有时与黏液性囊腺瘤不易鉴别,需随访复查、活检或手术治疗。

(三) 胰腺导管内乳头状黏液瘤(IPMN)

导管内乳头状瘤好发于60~70岁老年男性,肿瘤由不同程度异形增生的乳头状导管构成,或具有直接侵袭性病变,肿瘤分泌黏蛋白成分,但是临床和病理不同于黏液性囊腺瘤。根据肿瘤发生部位,将导管内乳头状瘤分为主胰管型、分支胰管型和混合型。肿瘤分泌黏蛋白导致胆管阻塞扩张或慢性胰腺炎。组织学可表现为良性腺瘤、交界性肿瘤或恶性型。恶性占 60%，以主导管型居多，近一半病例可出现转移性肿大淋巴结。MRI 联合 MRCP 是评价导管内乳头状瘤的主要影像手段。

螺旋 CT 平扫及增强亦可显示有价值的信息，主要表现为：

1. 局限性或广泛胰管扩张，与胰管相通的低密度囊性病灶，增强无明显强化；

2. 影像显示囊壁结节、胰管弥漫扩张、程度超过 1.5cm、多部位受累、局部侵袭性肿块、胆管梗阻征象时，要考虑恶性变可能。

鉴别诊断：慢性胰腺炎常合并胰管内钙化或结石，胰腺萎缩明显。导管内乳头状瘤并有阻塞性胰腺炎时鉴别极其困难。不能显示与囊性病灶相通的胰腺导管时，与黏液性囊腺瘤难以鉴别。另外与导管相连的假性囊肿，有急、慢性胰腺炎病史、胰管不规则扩张、胰管内结石、胰腺萎缩等有助于假囊肿诊断。

三、胰腺神经内分泌肿瘤

胰腺神经内分泌肿瘤（pancreatic neuroendocrine neoplasm，PNEN）广义上分为功能性和非功能性两大类。功能性肿瘤由于异常内分泌功能变化可以早期发现，病灶小，多为良性，主要包括胰岛素瘤和促胃液素瘤两种，好发于 30~50 岁年龄段。而 1 型多发性内分泌瘤综合征发生于 10~30 岁。

CT 表现：

1. 平扫小结节呈等密度，不易发现，增强动脉期明显强化，可持续至门脉期；

2. 非功能性肿瘤可以长得较大，出现占位效应，肿瘤内囊性变，呈现强化厚壁；

3. 恶性者出现肝内转移、淋巴结或腹腔转移，转移灶强化方式与原发灶相同。

四、胰腺少见肿瘤

（一）实性假乳头状瘤

胰腺实性假乳头状瘤（solid pseudopapillary tumors，SPT）是一种好发于 20~30 岁青年女性的少见肿瘤，大多为良性，15%~20% 为低度恶性；可起源于胰腺内分泌细胞、外分泌细胞、多潜能干细胞、原始卵巢组织；大体病理呈类圆形较大肿块，有假性包膜，切面显示囊性、实性及出血区。治疗以手术切除为主，5 年生存率 95% 以上。

CT 表现为：

1. 好发胰腺尾部或头部较大类圆形肿块，具有包膜、境界清楚、成分不均质；

2. 肿块内可并发出血，30% 患者见钙化，无胆管胰管扩张；

3. 增强包膜强化早而明显，实质部分进行性充填强化，低于胰腺实质。其中具有包膜和瘤内出血是其主要特点。

（二）胰腺转移瘤

胰腺转移瘤（pancreatic metastasis）较少见，有原发肿瘤病史是诊断的关键。富血供转移瘤包括肾细胞癌和黑色素瘤；乏血供转移瘤来自肺癌、乳腺癌等。增强 CT 可显示明显强化或轻度强化的胰腺结节/肿块。

（三）胰腺淋巴瘤

胰腺淋巴瘤（pancreatic lymphoma）多为淋巴瘤继之累及胰腺。CT 表现为：

1. 胰腺较大均质肿块，常累及整个胰腺，密度低于胰腺实质；

2. 胰管扩张不明显,对周围结构推移而不侵犯;

3. 增强表现为高于或低于胰腺实质强化,周围可见肿大淋巴结。

五、胰腺类肿瘤性病变

(一)胰腺内副脾

多见于胰腺尾部 1~3cm 类圆形结节,边界清楚,增强 CT 各期强化方式和程度等同于脾脏。

(二)假性动脉瘤

常见于脾动脉和胃十二指肠动脉,增强 CT 与载瘤血管关系密切。

(三)胰腺局灶性脂肪浸润

弥漫性脂肪浸润见于肥胖、糖尿病、胰腺囊性纤维化、慢性胰腺炎等。局灶性脂肪浸润多偶然发现,见于胰头前部,CT 平扫表现为片状脂肪密度灶、无胰管占位效应、胰头轮廓无变化。MRI 抑脂序列及同反相位可明确诊断。胰腺含脂肪成分肿瘤极其少见,包括脂肪瘤、肌脂瘤。

第十一节　胰腺术后CT检查

胰腺肿瘤最常见的手术方式为胰十二指肠切除术,即 Whipple 术,包括切除胰头、十二指肠、胆囊,行胆总管-空肠吻合+胰空肠吻合+胃空肠吻合术。胰腺体尾部肿瘤可行部分胰腺切除和(或)脾切除术。前者吻合部位多,术后并发症发生率高。胰腺术后并发症包括吻合口瘘、出血、感染。除口服碘水造影了解吻合口情况外,CT 检查是胰腺术后发现并发症及随访的主要影像检查手段。术后早期 CT 扫描可以显示吻合口周围积液、脓肿、血肿,指导穿刺抽吸或进一步手术治疗;CT 随访可以发现吻合口狭窄继发胆管扩张、高位梗阻和复发肿块等。

(徐国斌　徐海波)

参 考 文 献

1. 刘鸿圣,张雪林,曾斯慧,等.阴性法 64 层 CT 胆胰管成像在胆管闭锁中的诊断价值.放射学实践,2014,29(1):92-96.

2. 陈龙华.CT 联合 MRI 检查在 Caroli's 病诊断的应用效果.中国 CT 和 MRI 杂志,2016,14(2):78-80.

3. Sharafinski ME,Meyers AB,Vorona G. Pediatric cholangiopathies:diseases of the gallbladder and biliary tract. Abdom Radiol,2016,42(1):1-17.

4. Tubay M,Zelasko S. Multimodality Imaging of the Gallbladder:Spectrum of Pathology and Associated Imaging Findings. Curr Radiol Rep,2016,4:21.

5. LaRocca CJ,Hoskuldsson T,Beilman GJ. The Use of Imaging in Gallbladder Disease. Springer International Publishing Switzerland,2015.

6. Li B,Zhang L,Zhang ZY,et al. Differentiation of noncalculous periampullary obstruction:comparison of CT with negative-contrast CT cholangiopancreatography versus MRI with MR cholangiopancreatography. Eur Radiol,2015,25:391-401.

7. Li HG,He D,Lao Q,et al. Clinical value of spectral CT in diagnosis of negative gallstones and common bile duct stones. Abdom Imaging,2015,40:1587-1594.

8. Lee ES, Kim JH, Joo I, et al. Xanthogranulomatous cholecystitis: diagnostic performance of US, CT, and MRI for differentiation from gallbladder carcinoma. Abdom Imaging, 2015, 40: 2281-2292.

9. Liu YB, Zhong XM, Yan LF, et al. Diagnostic performance of CT and MRI in distinguishing intraductal papillary neoplasm of the bile duct from cholangiocarcinoma with intraductal papillary growth. Eur Radiol, 2015, 25: 1967-1974.

10. Heller MT, Borhani AA, Furlan A, et al. Biliary strictures and masses: an expanded differential diagnosis. Abdom Imaging, 2015, 40: 1944-1960.

11. Casillas J, Serafini A, Castillo P, et al. Multidisciplinary Teaching Atlas of the Pancreas: Radiological, Surgical, and Pathological Correlations. Springer-Verlag Berlin Heidelberg, 2016.

12. Park HS, Kim SY, Hong SM, et al. Hypervascular solid-appearing serous cystic neoplasms of the pancreas: Differential diagnosis with neuroendocrine tumours. Eur Radiol, 2016, 26: 1348-1358.

第九章

胆胰MRI和MRCP

第一节　胆道 MRI 和 MRCP 成像基础

一、MRI 原理简述

磁共振成像(MRI)是一项具有软组织高对比度及高空间分辨率的非电离成像技术,但其时间分辨率远低于超声或 CT。磁共振成像涉及物理、数学等,为一非常复杂的物理过程。磁共振检查所取得的图像在外观上类似 CT,但其原理和技术均不相同,它不以 X 线穿透人体产生的线性衰减作为成像参数,而是以人体在磁共振过程中所发射及接收的电磁波,以及与此相关的参数如质子密度 T_1 及 T_2 弛豫时间、流动效应等作为参数。

人体组织以水分子为主要成分(约占 60%)。水分子中所含 ^1H 质子作为 MRI 成像的基础物质。原子由原子核及核外电子构成。质子、中子及核外电子等都具有自旋和磁矩的特性。在没有外加磁场时,质子 ^1H 的自旋如同一个个小磁体,它们排列无序,磁矩相互抵消。当进入强的外加磁场内,在磁场作用下依磁场的磁力线方向作有序排列,产生纵向磁矢量,并围绕磁力线作锥形运动,称为进动,如旋转陀螺状,进动的频率与外磁场场强呈正比。在将人体置于强磁场内进行医学检查时,通过 MRI 设备中的线圈发射特定频率(即与 ^1H 进动频率)相同的 RF 脉冲(射频脉冲),^1H 吸收能量后发生磁共振现象,其结果同时产生纵向磁矢量及横向磁矢量的变化,前者吸收能量,^1H 呈反磁力线方向排列,纵向磁矢量变小、消失;后者是指 ^1H 呈同相位运动,产生横向磁矢量。停止 RF 脉冲后,^1H 恢复至原有状态并产生 MR 信号,这一过程为 ^1H 迅速恢复至原有的平衡状态,称为弛豫,所需时间称为弛豫时间,可分为纵向弛豫时间(称为 T_1,即纵向磁矢量恢复的时间)和横向弛豫时间(称为 T_2,即横向磁矢量的衰减和消失所需时间),在共振的 ^1H 弛豫过程中,产生代表 T_1 值和 T_2 值的 MR 信号。再通过采集、编码计算等一系列复杂处理,即可重建出 MR 灰阶图像。故 MRI 图像的黑白灰度对比反映的是组织间弛豫时间的差异。因此,其基本成像有两种:一种主要反映组织间 T_1 值的差异,为 T_1 加权像(T_1 weighted imagine,T_1WI),另一种为 T_2WI,主要反映组织间 T_2 值的差异。人体由不同组织具有相对恒定的 T_1 值和 T_2 值,故反映在 MRI 图像上的 T_1 值和 T_2 值的灰度及变化,从而检测出异常信号灶来诊断疾病。

MRI 图像上的黑白灰度称为信号强度,白影为高信号,灰影为等信号,黑影称低信号或无信号。在不同的 MRI 图像上(T_2WI 或 T_1WI,)不同的组织因固有的 T_1 和 T_2 值不同,表现出对应的不等信号,由此可识别不同组织成分,如脂肪组织 T_1 时间短,T_2 时间长,在 $T_1WI/$

T_2WI 均呈高信号(表9-1)。

表 9-1　1.5T 状态下组织的弛豫时间

组织	$T_1(ms)$	$T_2(ms)$
脂肪	260	80
肌肉	870	45
脑(灰质)	900	100
脑(白质)	780	90
肝脏	500	40
脑脊液	2400	160

在与肌肉组织信号作参照时,不同的腹部脏器一般呈等信号(T_1WI)或低信号(T_2WI),如肝脏和胰腺;而含水的器官结构(胆道、胰管)则呈长 T_1(低信号,T_1WI)和长 T_2(高信号,T_2WI)。

在病理情况下,如实质脏器内病灶与周围正常器官组织固有的信号形成不等的信号差别,由此检测病变、诊断疾病。

二、腹部 MRI 优势及局限性

(一) MRI 主要优势

1. 组织分辨力高,MRI 为多参数、多序列成像　除常规 SE 序列(目前高场 MRI 仪在上腹部应用已很少采用)的 T_2WI 的快速自旋回波(FSE/TSE),还可进行其他序列和技术检查,如梯度回波(gradient echo,GRE)序列,同反相位技术,EPI(平面回波成像)等,不同病变组织因不同成像方式信号强度不同,据此可进行诊断。

2. 直接进行水成像。

3. 直接进行血管成像。

4. MRS 检查　在体分析组织和病变代谢物的生化成分。

5. f MRI 检查(功能成像)　包括 DWI(diffusion weighted imaging,DWI),PWI(perfusion weighted imaging,PWI)等。

(二) MR 成像局限性

1. 通常为断层图像,不能整体显示器官的结构和病变,但目前已可作 3D 扫描及图像后处理逐渐消除此局限性。

2. 图像多,序列多,观察及检查费时,且部分患者难以耐受,通常不用于腹部急症或重症患者。

3. 伪影多,尤其是运动伪影;但现有快速序列使腹部检查不再受此限制。

4. 对钙化灶不易识别,如慢性胰腺炎的钙化,不利于某些疾病特征性观察。

三、磁共振检查的禁忌证

1. 绝对禁忌

(1) 进入 MRI 检查室的患者、家属及医务人员严禁携带任何铁磁性物体及带有普通心脏起搏器,可用于 MRI 环境的最新特殊心脏起搏装置例外;带有植入式心脏除颤器、主动脉球囊反搏、心室辅助装置、胰岛素泵、普通的人工心脏瓣膜等的患者禁行 MRI 检查。

（2）曾做过动脉瘤手术及颅内带有动脉瘤夹者（非磁性合金材质除外）。

（3）眼科植入物：铁质金属异物及无确定性质异物。电子耳蜗、铁磁性金属假肢及金属关节、弹片等。

2. 相对禁忌 手术医生确认非铁磁性物体者可行磁共振检查。

（1）冠脉支架及外周血管支架：几乎所有市面上的冠脉支架产品都已注明 MRI 安全性，一般建议在手术 6 周后行 MRI 检查。

（2）人工心脏瓣膜（查看型号及说明书）。

（3）下腔静脉滤器，间隔 6 周后行检查。

（4）动脉瘤夹、弹簧圈、滤器、血管止血夹及人造血管多为合金制作，检查前应明确其型号及说明书意见，还有胆道支架及胃肠吻合器也需事先明确。

（5）带有金属避孕环者需先行取环，有癫痫及幽闭恐惧症患者及不合作者均需镇静处理后进行。

3. MRI 安全性 骨科植入物、输液泵和留置导管、牙科植入物、新型宫内节育器、某些青光眼阀、金或铂眼睑植入物可耐受高场 MRI（3.0T）。

四、胆系 MRI 检查方法

磁共振胰胆管造影（magnetic resonance cholangiopancreatography，MRCP）可显示正常胆系结构的全貌；对胆囊管扭转的术前诊断很有价值：可显示肝外胆管由于胆囊管的牵拉形成 V 形扭曲，胆囊管扭曲且远端变细，胆囊扩大，胆囊、肝外胆管、胆囊管的信号存在差别，据此可诊断胆囊扭转，对于胆囊切除术时避免损伤胆管意义重大，对于有急性胆囊炎，或不明原因的急腹症患者，MPCP 可作出拟似诊断。

（一）平扫

胆道系统 MRI 检查以冠状（斜冠状）位、过矢状位（斜矢状）位为主，轴位为辅，此点有别于肝脏、脾脏等。

1. 首选相控阵列表面线圈，体线圈亦可。平扫 T_2WI 采用呼吸触发 FS-FSE 序列。T_1WI 用屏气的梯度回波，如屏气的 FLASH：快速小角度激发，FMPSPGR 和 FSPGR 等系列，如屏气困难，可采用 SE-T_1WI，呼吸门控参数（500ms/15ms，TR/TE）。

2. 范围 扫描要包括整个胆道（从膈肌顶到十二指肠水平段）层厚 5~10ms，间隔 0~3mm，根据病变大小选用适当的层薄和间隔，与病变大小相适应，病变小则层厚及间隔小。

3. 附加序列 对发现 T_1WI 存在异常高信号，病变内疑有脂质或脂肪肝存在时，应加扫脂肪抑制序列和采用化学位移成像来帮助判断该异常信号的病理基础。

（二）常规 MRCP

MRCP 的本质即重 T_2WI。随着 T_2WI 中回波时间（TE）的延长，水的信号逐渐加强而实质脏器的信号逐渐降低，当 TE>200ms（1.5T MR 机）以上时，含水非常丰富的胰液、胆汁等呈明显的高信号，实质脏器和血流为低信号，由此形成强烈对比，很好的显示胆管及胰管，即 MRCP，该检查通常包括冠（斜冠或斜矢）状位 3D-FSE 和（或）单次激发快速自旋回波即 single shot fast spin echo（SS-FSE），横轴位用 2D-FSE。观察图像时应结合原始 2D 图像和重建图像，有利于观察微小病灶。

（三）增强扫描

平扫疑有胆道病变，可采用 2D 或 3D 动态增强，快速扫描序列。目前常用梯度回波屏气序列，如 FLASH、FMP-SPGR 和 FSPGR 等多时相动态增强扫描。磁共振压力注射器或手推注射，速率 1.5~4ml/s，剂量 0.1mmol/kg（10ml），对比剂为非特异型细胞外间隙分布对比剂（Gd-DTPA）或双相对比剂（细胞外间隙及肝细胞介导双重成像功能），钆塞酸二钠、钆贝葡胺，注药后 18~22 秒行首次屏气扫描（动脉期），间歇 5~10 秒行重复扫描（门脉期）4~5 次，再行梯度回波（也可用 SE）T_1WI 扫描（延迟期）。随着 MR 快速扫描技术进步，动脉期可采用 2~3 个时相扫描，有利于病灶的检出和定性，如采用 LAVA 技术[肝脏容积加速采集技术，3D-FSPGR，矩阵（128~160）×（160~270）]注药 15~20 秒开始扫描，15~22 秒内可获得 2~3 个时相的动脉期图像，注药后需注射 15~20ml 生理盐水，以免对比剂滞留在上腔静脉内。如果对比剂注射过快，则肝动脉期扫描的延迟时间要相应缩短，而延迟扫描对胆系病变诊断非常重要，常延至注药后 5~6 分钟。

五、胰腺 MRI 常规检查方法

胰腺（上腹部）的检查因受呼吸的影响大，故在检查前应做基本准备（禁服带金属的药物，禁水 8 小时），行呼吸训练等。具体要求与胆道的基本一致。

（一）平扫

作为常规扫描，一般采用快速序列 GRE、Dixon 等，以轴位（横断层）T_1WI/T_2WI 为基本方位，可加做 T_2WI-FS（抑脂序列）或 T_1WI 抑脂，为增强扫描作准备。矢状位为辅。首选相控阵表面线圈、体线圈亦可。T_1WI 用屏气的梯度回波，如化学位移成像同（反）相位（in/out phase）成像；屏气的 FLASH 快速小角度激发；FMP-SPGR 快速多平面扰相梯度重聚成像，FSPGR 快速扰相梯度重聚成像等，及脂肪抑制屏气的梯度回波序列。对屏气困难者可采用呼吸门控 SE（T_1WI）。用高场强 MRI（1.5T/3.0T）等常规采用 FIESTA 序列横轴位或冠状位，以显示胰腺与邻近血管的关系。扫描参数 T_1WI（TR/TE<500ms/15ms）中低强机型 TE 可略高，TR 则更短。

目前 T_1WI 常选 2D-SPGR 序列，扫描速度快，信噪比高，组织对比好。配合同反相位成像在肝、肾上腺应用较多。

（二）增强

一般采用多时相动态增强扫描。采用 2D 或 3D（后者更有利于微小病变显示）快速序列。常用横轴位或冠状位梯度回波屏气序列（如 3D FAME 或用 3D LAVA 或 BLADE），以压力注射器或手推，流率 1.5~4.0ml/s，剂量 0.1mmol/kg（约 10ml），对比剂为非特异性细胞外间隙分布对比剂（Gd-DTPA），如钆喷酸 0.05~0.1mmol/kg，注射开始后 15~20 秒行第一次屏气扫描（动脉期），重复屏气扫描（门脉期）4~5 次，每次扫描间歇 5~10 秒，然后行延迟期扫描（横轴位梯度回波或 SE T_1WI），在注入对比剂后应及时用 15~20ml 生理盐水将对比剂全部送入大静脉内（右心房）。如果注射速率过快，动脉期扫描的延迟时间要相应缩短。

不同的胰腺疾病在血供上存在一定差异，可采用 3D-FLASH 序列，小剂量团注法获得 MRI 双期动态增强；最佳延迟时间窗为对比剂达腹主动脉后延迟 5 秒和 33 秒行屏气扫描。以该时间窗为基准对富血供病变应在胰实质强化前扫描。对慢性胰腺炎等血流变化者作动态观察来判断血流动力学变化。

（三）MRCP

MRCP 是 21 世纪初迅速发展起来的一种无创性胆胰管成像新技术,能多方位、多角度显示胆道解剖结构,现已广泛应用于胆道疾病的诊断,诊断价值已接近或替代有创性 ERCP。

成像原理:采用重 T_2 加权成像技术,增强体内胆汁、胰液等近似静止状态的液性结构的信号(呈高信号),而实质器官显示为低信号,从而凸显胆胰管的影像,能三维显示胆囊管、胆管及胰管管腔的形态学表现,以此对胆胰疾病作出诊断。

1. 常规 MRCP

（1）准备:检查前 4~8 小时禁食,扫描前 15 分钟肌内注射山莨菪碱 20mg,抑制胃肠蠕动,减少伪影,检查前训练患者平静呼吸及屏气,呼吸动度保持一致以及最大时间屏气。在检查前口服枸橼酸铁铵(顺磁性对比剂)可缩短 T_1 及 T_2 值,降低背景信号,减少胃肠道液体干扰。

（2）扫描:早期采用 GRE,现多采用 FSE,其中应用技术及序列最广泛为 SS-FSE,选用长 TE(500~1000ms)仅显示静流,成像速度快(2 秒 1 帧)层厚薄,空间分辨率高,信噪比高,并可在冠状面成像基础上对原始图像进行重组(MIP),同时采用抑脂技术,屏气及多角度放射状扫描,获得与 ERCP 相似的图像,成像时间短。

2. 3D-MRCP　FR-FSE(快速恢复快速回波序列)较 2D MRCP(SS-FSE)胰胆管显示率明显提高,从理论上讲可以对胆囊管、胆管及胰管多角度多功能显示形态学,可避免成像重叠,其敏感性、特异性及准确性均明显提高。

3. 胰泌素刺激 MRCP　胰泌素刺激 MRCP(secretin stimulated MRCP,S-MRCP)属功能成像范畴。包括 MPCP 和 DWI-MRI,对有外分泌功能障碍的慢性胰腺炎早期诊断有特别的意义。通过静脉注射促胰液素可以促进胰液分泌,使胰管内胰液容量增加,填充较细的分支胰管,显示导管内的细小变化。此外,S-MRCP 还可以(通过充盈十二指肠)评估胰腺外分泌功能,可更好地显示胰胆管形态,用于多种胰腺疾病的诊断,减少假阳性率。胰管主干及分支扩张程度以及十二指肠充盈程度均采用半定量标准,主要针对慢性胰腺炎。

4. MRCP 的价值

（1）提高胆囊管的显示,易发现各种解剖变异并良好地显示其病变。

（2）完整显示胆道的胆树结构,易于发现胆系梗阻的部位及范围,并查找原因,有助梗阻性黄疸的诊断及鉴别。

（3）显示胰管的狭窄或扩张程度,并根据其程度及范围以及与病变是否相通作出诊断并鉴别,尤其对于特殊少见类型胰腺肿瘤与常见肿瘤的区分。

3D-SSFSE:通过呼吸门控触发,连续扫描多个薄层的原始图像,并经后处理对图像进行多角度最大信号强度投影(maximum intensity projection,MIP)形成立体影像。3D 薄层 SS-FSE 层间无间隔,细微结构显示好,但是扫描时间长,且易受呼吸运动影响。近年由于 3T 超高场的设备增多及软件升级,图像质量越来越好。

3D 成像往往由于肠道内液体会遮盖胰胆管结构,可通过口服 T_2 阴性对比剂消除肠道液体信号的干扰,但也会影响十二指肠及壶腹周围细小结构的显示。

5. 优势(比较 ERCP)

（1）不需插管及注射对比剂,无辐射,不会引起胰腺炎、肠穿孔等 ERCP 并发症。

（2）为自然状态下成像,避免了注射剂引起的胰胆管压力性扩张,可用于 ERCP 操作困难、危险或禁忌者。

MRCP 局限性在于仅用于诊断,图像会受到诸多因素干扰,且需注意 MR 安全性。另外,MRCP 影像空间分辨力低,难以评估微小病变。

6. MRCP 适应证

（1）疑有结石但 ERCP 禁忌,如胰腺。

（2）查找胆管梗阻原因,显示梗阻近端。

（3）ERCP 检查失败或手术后肠道解剖关系改变,阻止了内镜进入胆道。

（4）硬化性胆管炎的跟踪。

（5）胆囊扭转的术前诊断。

7. 影响 MRCP 图像质量的因素

（1）在稠密胆汁中的小胆石或息肉,在 MIP 时可不显影。

（2）呼吸控制不佳时可形成胆管变异假象（异常接口,双胆管）。

（3）胆管外因素（如金属夹、胃肠气体）能导致肝外胆管周围信号缺失,造成狭窄或梗阻假象。

（4）血管搏动（较大血管如肝右、胃十二指肠动脉）造成假性梗阻或中断。

（5）胆管内因素（非胆汁物质:气、血、细胞碎屑、对比剂）均可造成假象,类似阻塞充盈缺损甚至完全不显影。

采用合格的 MRI 技术并结合临床阅片,对上述问题解决至关重要。

（四）胰腺 MRI 的特殊检查（功能成像序列）

1. 磁共振弥散加权成像（diffusion weighted imaging,DWI）　DWI 是磁共振功能成像之一,是在活体上观察水分子弥散运动的唯一方法,可以反映人体组织的空间组成信息及病理生理状态下各组织成分之间水分子交换的功能状态。成像速度快,图像后处理简单,实用性强。弥散又称扩散（diffusion）,是指热能激发使分子发生的一种微观随机运动,又称布朗运动。例如在纯水中滴入墨水,可以观察到墨水逐渐散开变淡的宏观扩散现象。当颜色均匀一致时,扩散并未停止,只是需通过一些特殊技术加以检测,DWI 技术就是能检测这种微观扩散运动的技术。水分子扩散不受任何约束时为自由扩散。但在人体内会受到周围组织的限制,为限制性扩散。DWI 通过检测组织中水分子扩散运动受限的方向和程度,间接反映其微观结构的变化。

人体组织结构不同会导致水分子扩散在各方向上受限的差异。包括各向同性扩散（扩散对称）和各向异性扩散（扩散不对称）。

（1）DWI 基本原理:RF（射频脉冲）激发使体素内的质子相位一致,关闭 RF 后,形成宏观横向磁化矢量衰减。此时在某个方向上施加一个梯度场,人为制造磁场不均匀性,则体素内的该方向上的质子进动频率出现差别,质子群加速失相位,宏观磁化矢量衰减及 MR 信号减弱,实际应用中就是在 SE-EPI 序列 180°相位重聚脉冲的两侧各施加一个梯度场（方向不同的）,时间和强度相同,即扩散梯度场,引起失相位,在施压方向上若没有移动质子,则不引起质子信号衰减,若在施压方向上有移动质子,则 180°脉冲可剔除质子失相位,引起质子信号衰减。如果水分子在敏感梯度场方向扩散越自由,则在施压扩散梯度场期间扩散距离越大,经历的磁场变化也越大,则组织的信号衰减明显。DWI 通过测量施加扩散敏感梯度场前后组织发生的信号强度变化,来检测组织中水分子扩散状态（自由度及方向）,从而间接反映组织微观结构特点及其变化。

（2）DWI 技术要点:影响 DWI 组织信号衰减的因素主要有:①扩散梯度场的强度;②梯度场持续时间;③间隔时间;这三者中,强度越大,持续及间隔时间越长,信号衰减越明显;

④水分子扩散程度:扩散越自由,信号衰减越明显。前三项与扩散梯度场有关,相应的参数称为 b 值,又称为扩散敏感系数,在 SE-EPI 序列中(常用序列)中,b 值 $= \gamma^2 G^2 \delta^2 (\Delta - \delta/3)$,其中 γ 代表磁旋比,G 代表梯度场强,Δ 和 δ 分别代表持续及间隔时间。b 值选择对 DWI 有重要意义。低 b 值检测扩散不敏感,高 b 值信噪比差。体部扫描 b 值范围 $400 \sim 1000 s/mm^2$。通过对施加扩散敏感梯度场前后的信号强度检测,在已知 b 值的情况下,可计算出组织的扩散系数。影响 DWI 上组织信号衰减因素,除了扩散运动本身外,还有血流灌注等其他因素,实际检测到的扩散系数称为表观扩散系数(apparent diffusion coefficient,ADC)ADC = In(SI 低/SI 高)/(b 高−b 低),SI 表示信号强度,其意义:ADC 同时受到体内水分子扩散和血流灌注两者的影响,高于真实扩散系数(D 值)。b 值越大,DWI 对水分子扩散运动越敏感,ADC 值受血流灌注影响越小,DWI 信号受 T_2 穿透效应影响越小,反之,b 值越小,图像信噪比高,但对水分子扩散运动不敏感,测得的 ADC 值受血流灌注影响大,DWI 信号受到的 T_2 穿透效应影响越大。

(3)常用 DWI 序列:①单次激发自旋回波-平面回波(SS-SE-EPI)DWI 序列:场强 1.0T 以上的 MRI 多采用此序列。该序列如果不施加扩散敏感梯度场,得到的将是 T_2WI 像,在 T_2WI 基础上再施加扩散敏感梯度场,即 DWI:b 值一般选择为 0,$1000 s/mm^2$(目前可达 0,$2000 s/mm^2$),可在不同方向选层、频率及相位编码方向上施加扩散敏感梯度场,TR$\to \infty$,TE $50 \sim 100 ms$,成像速度快。②自旋回波线扫描 DWI 序列:主要用于低场强 MRI 仪。

(4)DWI 在胰腺疾病的应用:DWI 在临床上主要用于超急性脑梗死的诊断和鉴别,与其他脑组织病变(MS、肿瘤、血肿、脓肿)等表现为 DWI 高信号加以鉴别。在腹部以肝、肾、前列腺应用较多,近年来已用于胰腺疾病诊断,主要包括慢性胰腺炎的分级、胰腺外分泌功能评价,胰腺肿瘤及肿瘤样病变的诊断和鉴别诊断。

2. 灌注加权成像(perfusion weighted imaging,PWI) PWI 由常规动态增强检查基础上结合快速扫描技术而成,仍属于动态增强 MR 的范畴,它的出现标志着现代影像学从结构向代谢及功能研究的转化。PWI 是将组织毛细血管水平的血流灌注情况通过磁共振成像方式显示出来,能快速、准确、无创地评价微血管内血流动力学的变化。最初由 Villringer 等在 1988 年提出此概念。按其原理主要分为:外源性对比剂法(在腹部常用)和内源性动脉血质子标记法(ASL),后者成像时间较长,故目前仍以前者较常用。

(1)方法:在静脉注射对比剂的同时对选定的层面进行连续不断的扫描,以获得该层面内每一像素的信号随强化时间而变化的曲线,即时间-信号强度曲线(TIC),进而间接反映组织器官内(血流)灌注量的变化。目前受技术限制,尚无关于胰腺灌注参数绝对值测量研究,主要通过组织强化峰值时间,增强前后信号增加百分率等参数了解胰腺的血流动力学信息,有人认为 MR 灌注比 CT 灌注在胰腺应用方面更具优势。

(2)应用:①胰腺癌:相对于正常胰腺,胰腺癌的峰值时间(达峰时间)TTP 显著延长,最大斜率(SS)明显降低,即胰腺癌相对于正常胰腺组织呈低灌注,说明癌组织微血管数量少,其他相关指标有初始强度时间值较高,而最大相对增强以及流入/流出速率,曲线大面积低于正常胰腺。MR 灌注与微血管密度(MVD)间无显著关系。总之,MR-PWI 可评价肿瘤血供情况,血管分布和血管通透性,对肿瘤的诊断、鉴别诊断、术前评估、疗效评价及预后分析提供有价值信息;②慢性炎症。

3. 磁共振波谱(magnetic resonance spectrum,MRS)

(1)MRS 利用磁共振现象和化学位移作用对特定原子核及其化合物进行分析,是一种无创性研究活体器官组织代谢生化变化及化合物定量分析的技术。它通过 RF 脉冲激励受检物质的原子核，测量原子核弛豫过程中释放出来的自由衰减信号，再经过傅里叶转换，在化合物固有的化学位移上显示其波峰，并以波谱曲线的形式表示出感兴趣区（region of intestine，ROI）内物质的生化代谢变化，是目前唯一能够定性定量提供活体内生化信息的方法。

（2）应用：用于胰腺疾病，保留了胰腺及肿瘤的完整性，避免了活检等有创检查对患者造成的创伤及并发症。常用的波谱包括^{1}氢（^{1}H）^{31}磷（^{31}P）和^{23}钠（^{23}Na）波谱分析，前者^{1}H 为胰腺癌方面研究所用，其特征性代谢物尚处于探索阶段，如^{1}H-MRS 牛磺酸峰的升高、一种尚未命名的复合物（UCM，unknown confirmed material）的出现并高于正常胰腺值 2 倍等，其他有胆固醇和不饱和脂肪酸的混合峰与脂峰的比值增加（较正常胰腺组织）以及磷酸胆碱和甘油磷酸胆碱在胰腺癌降低而慢性胰腺炎增加（离体标本检测）。

尚有胰腺癌^{1}H 波谱脂质峰降低，残留水峰增加的报道。另外，对胰腺癌患者尿液中代谢物的 MRS 检测（与正常人对照），提示患者尿液中可能存在特异性代谢物，其敏感性和特异性分别可达 75.8% 和 90.7%，可用于筛查。

4. MRI 分子影像学（特异性靶向成像）　目前 MRI 分子影像主要集中在特异性分子探针的制备及其他设备结合的双（多）模态成像，分子探针的制备是靶向成像的重点和难点，必须满足诸多因素才能用于临床，如高敏感性和特异性、无毒性、生物兼容性好及合适的分子量以克服体内生理屏障。胰腺癌的 MR 分子靶向成像仍处于起步阶段。

第二节　胆系常见疾病 MRI 表现

胆系常见疾病包括胆石症、炎症、肿瘤以及这些疾病导致的胆系梗阻；少见疾病有胆系发育异常、寄生虫感染和胆系损伤。MRI 在胆系疾病诊治、预后评估中有重要价值。

一、胆囊炎与胆石症

胆系结石依成分不同，影像学表现各异。常为 T_1WI 低号，部分为高信号，T_2WI 均为低信号。MRCP 可直观地显示低信号结石的部位、大小、形态、数目等；还可显示胆管扩张及其程度。MRI 对阴性结石更可靠。胆囊炎在 MRI 表现为胆囊增大，胆囊壁增厚呈三层结构，厚度>3mm，胆囊壁水肿层在 T_1WI 呈低信号，T_2WI 呈高信号；增强扫描无强化。胆囊周围渗出液呈水样信号，亦无强化。胆囊黏膜下层于动脉期轻度或明显强化，门脉期全层强化。胆囊炎穿孔可导致弥漫性胆汁性腹膜炎或由网膜包裹形成周围脓肿，T_2WI-FS 呈脂肪区模糊高信号区或境界清楚长 T_2 水样信号区。结石存在及胆囊壁形态改变构成胆囊炎诊断。

二、胆管炎

根据病因可分细菌性胆管炎、原发或继发性硬化型胆管炎等。MRI 表现：①病变胆管与扩张胆管均呈水样信号，肝内外胆管节段性不连续，不规则扩张或狭窄，部分胆管树呈串珠状。狭窄段胆管壁厚达 3~4mm，肝内胆管呈剪枝样外观；根据狭窄范围可分局限型，弥漫不规则型及类憩室型胆管炎。②肝门静脉周围纤维化，T_1WI 低信号，T_2WI 高信号。③原发硬化性胆管炎：少见，原因不明，胆管壁呈慢性炎症及纤维化，胆道进行性狭窄，导致胆道梗阻和肝衰竭，70% 伴有肠道炎性疾病，MRI 表现为肝内外胆管呈多灶、不规则狭窄及节段性扩张，狭窄段可呈环状，可同时累及肝内外胆管。MRCP 检出胆管炎的敏感性及特异性均高，有肝硬化时可出现肝内胆管变形等假阳性结果。

三、胆囊息肉

T_1WI/T_2WI 呈低或等信号，MRCP 呈稍低信号。增强动脉期无强化或轻度强化，门脉期及延迟期呈轻度-中度强化。

四、Mirizzi 综合征

Mirizzi 综合征往往由于胆囊管过长与胆总管平行走行，伴有胆囊颈部或胆囊管较大的结石。可分为单纯型（Ⅰ型）及胆囊-胆管瘘（Ⅱ型）。MRI：T_2WI 显示肝内胆管扩张，呈长 T_2 长 T_1 信号，胆总管外侧缘扇形受压变窄（Ⅰ型），结石可跨界存在于胆囊颈-胆囊颈管-胆总管，无边界清楚的胆总管压迹（Ⅱ型）。MRCP：肝内胆管扩张及胆管内的充盈缺损以及低汇入改变。鉴别诊断包括胆总管炎及胆囊急性炎症。

五、胆囊癌 MRI

胆囊癌是胆系最常见的恶性肿瘤，50 岁以上女性多见。70% 以上为腺癌，常发生在胆囊底或胆囊颈，80% 呈浸润生长，致胆囊壁环形增厚。影像学大体分肿块型、厚壁型和结节型。

（一）肿块型
表现为胆囊腔大部或完全为肿块替代并累及邻近肝实质，两者分界不清。

（二）厚壁型
为胆囊壁不规则增厚，局限性或弥漫性分布。

（三）结节型
表现为自胆囊壁凸向腔内的乳突状或菜花状肿块，单发或多发，胆囊基底部壁增厚。MRI：T_1WI 和 T_2WI 均可显示胆囊壁病变（增厚，结节或肿块），T_1WI 呈低或等信号，T_2WI 混杂高信号。与胆汁信号仍有差异。DWI：肿块呈高信号，T_2WI 上胆囊周围邻近肝实质不规则高信号带（脂肪信号区）的消失，提示肿瘤已累及肝脏。MRI 还可显示局部淋巴结转移及胆系扩张。增强：注射 Gd-DTPA 后，动脉期轻度不均匀强化，门静脉期特别是延迟期增强显著。鉴别诊断：胆囊癌并发症（穿孔、合并感染时）以及表现为弥漫性增厚时需与急性胆囊炎鉴别。

六、胆管癌的 MRI 表现

胆管癌主要指肝外胆管癌，95% 为腺癌，依肿瘤形态分为结节型、浸润型、乳头型，以浸润型较多见。常引起胆管局限性狭窄，其他两型在胆管腔内形成结节或肿块。晚期均可发生胆系梗阻，肝门发病约占 50%.

（一）胆管癌 MRI
肝内外胆管不同程度扩张，梗阻端则表现各异。按不同类型表现：①管壁不规则环形增厚、管腔向心性狭窄（浸润型），若病变限于肝门区，则仅见左右肝管未连合。②结节或乳头型：胆管腔内不规则结节，少数向壁外延伸，形成结节及肿块并累及肝脏。扩张的胆管 T_1WI 呈低信号，T_2WI 呈明显高信号，肿瘤 T_1WI 为略低信号，T_2WI 为不均匀较高信号的软组织结节，但低于管腔内胆汁信号。MRCP：肝外胆管癌梗阻部位胆管截断，或明显变细及鼠尾状狭窄，梗阻以上肝内外胆管显著扩张，呈软藤状。MRCP 对病变本身显示不佳。

（二）肝内胆管癌

典型者 T_1WI 呈低信号或稍低信号，T_2WI 呈稍高信号或等信号，常可见条状低信号。常规增强（Gd-DTPA）动脉期不均匀强化，门脉期对比剂逐渐向中心弥散，延迟期整个病灶明显强化。少数伴有肝内胆管扩张。鉴别：需与肝内强化显著的肿瘤性病变鉴别，如腺瘤、FNH 及海绵状血管瘤鉴别。

七、胆系的先天性发育异常

胆系的先天性发育异常包括先天性胆囊异常、先天性胆管闭锁、先天性胆管扩张。后者临床意义较大，一般认为是先天性胆管壁发育不全所致。可发生在胆管的任何部位。可分为 5 个类型（Ⅰ～Ⅴ型），其中，Ⅰ、Ⅱ、Ⅲ型均在胆总管，Ⅰ型为胆总管梭形扩张，Ⅳ型发生在肝内及肝外，Ⅴ型发生在肝内，称 Caroli 病，Ⅰ型及Ⅴ型较为常见。

MRI 表现为：Ⅰ型胆总管全程扩张，其内可并发结石，也可伴发胆管癌，Ⅴ型表现以肝周围部分为主的多发囊状水样信号影。Ⅴ型中并行的血管可包绕其中，囊状扩张的胆管在 T_1WI 和 T_2WI 呈水样信号。Ⅴ型中扩张囊腔与肝内胆管间交通，此为 Caroli 病的特征性表现。Caroli 病尚可分为两型，分别发生在近肝门的大的分支胆管（Ⅰ型）及肝边缘区的细小分支胆管（Ⅱ型），前者易于发生感染合并结石；后者可并发肝硬化，囊肿合并结石者或淤胆者 T_2WI 信号混杂，或呈低信号充盈缺损，T_1WI 则呈高信号胆汁淤积。多数病变囊壁薄而均匀，小于 2mm，增强无强化；病变大小一般大于 30mm，冠状位、矢状面有利于显示囊肿与胆管树的关系。成年人胆总管囊肿发现局部增厚及肿块为恶性特征。

MRCP：可显示胆管树的全貌，并可多角度观察，有助于胆管囊肿的准确分型，为首选影像检查方法。

第三节　胰腺疾病 MRI 表现

一、慢性胰腺炎（非 AIP）

慢性胰腺炎是指由各种原因造成胰腺局限或弥漫性慢性进行性炎症，导致胰腺实质及胰管不可逆损害。病理上以反复增生及纤维化为主，伴有腺泡及胰岛萎缩以至消失、胰管扩张、结石形成、间质钙化。

（一）平扫

胰腺大小形态可正常，也可增大及萎缩，依纤维化程度及范围而异。胰管扩张且粗细不等，可合并假性囊肿，胰腺周围索条影及筋膜增厚。T_1WI/T_2WI 信号均减低，呈弥漫性或局限性，扩张的胰管及假囊肿呈 T_1WI 低信号，T_2WI 高信号。

（二）增强

胰腺实质强化不均，纤维化区域强化较低。

（三）分期

有早晚期之分。早期：T_1WI 抑脂呈低信号，增强后延迟强化或轻度强化，分支胰管扩张；晚期：胰腺实质萎缩或增厚，可见假性囊肿、胰腺管扩张呈串珠状、胰腺管内钙化。由于慢性炎症及纤维化胰腺内水溶性蛋白质含量减少，使得胰腺 T_1WI 信号减低。并发症：假性囊肿、假性动脉瘤、假囊肿内出血、动脉性出血、门静脉系统血栓、胆石症、胆瘘、胆管扩张或狭窄等。

（四）MRCP

可显示胰管狭窄、扩张及管腔不规则、胰管结石及假性囊肿，显示结石及胰管扩张梗阻优于 CT，对解剖变异及胰腺周围积液更具优势。

（五）鉴别诊断

慢性胰腺炎与胰腺癌有时鉴别困难，尤其是肿块型胰腺炎，T_1WI 呈低信号并可延迟强化，伴胆系扩张。鉴别可一方面查找恶性征象，包括周围结构受累、局部淋巴结转移及肝内转移灶，另一方面可采用特殊序列，如 DWI。

功能性 DWI 通过注射胰泌素前后不同时间胰腺的 ADC 值变化发现慢性胰腺炎 ADC 之较正常对照下降；但在慢性胰腺炎及胰腺癌之间存在交叉或重叠，只是后者（胰腺癌）病灶的 ADC 值变异系数显著高于肿块型慢性胰腺炎。

二、自身免疫性胰腺炎

自身免疫性胰腺炎（autoimmune pancreatitis，AIP）是由自身免疫炎症介导，以胰腺肿大和胰管不规则狭窄为特征的慢性胰腺炎，临床表现缺乏特异性，易误为胰腺肿瘤。患者血清 IgG4 水平增高。

（一）MRI 表现

1. 胰腺形态改变　胰腺弥漫性肿大，腺体饱满，失去老年胰腺的"羽毛样"正常形态而呈腊肠状，也可表现为局部增大。

2. 病变区信号改变　T_2WI 呈稍高信号，T_1WI 及其抑脂序列信号减低；动态增强：动脉期轻微强化，门静脉期、平衡期及延迟期均匀强化。由于淋巴细胞，浆细胞及纤维化组织替代正常组织所致。

3. 胰周包膜样结构　病变周围环绕增厚的包膜样结构，连续或不连续，T_2WI 为低信号，T_1WI 略低或等信号，增强后动脉期无明确强化，平衡期及延迟期强化，大体形态类似"香蕉皮"样。

4. 胆管和胰管　MRCP 表现多数胆总管胰头段鸟嘴样狭窄，近段肝内外胆管不同程度增宽，少数胆管无扩张，胰管常明显扩张。胆总管狭窄段较光整，与受压及细胞浸润及纤维化有关。

5. AIP 胰腺周围血管未受侵犯或包绕，多数病例没有肿大淋巴结，此点不同于胰腺癌。

6. 类固醇激素治疗后，胰腺形态大小信号异常及异常强化均可明显改善。

（二）DWI

AIP 的 ADC 值显著低于肿块型胰腺炎与胰腺癌之间的 ADC 值，后两者之间 ADC 值无统计学差异，不足以作为相互鉴别依据。（已有研究发现，在 $b=0,500mm^2/S$ DWI 上胰腺癌、肿块型慢性胰腺炎与胰腺囊性病变表现为不同程度的高信号，$b=0,1000mm^2/S$ 时，肿块型胰腺炎和胰腺癌均呈高信号，囊性肿瘤为低或等信号。）

三、急性胰腺炎

急性胰腺炎（acute pancreatitis）系胰液外溢所致的胰腺及周围组织的化学性炎症。病理上分为水肿型及出血坏死型两种，以前者多见，表现为胰腺肿大、间质充血及炎性细胞浸润，后者尚伴有广泛的胰腺坏死及出血。渗出、坏死及出血等聚集在胰腺内外并扩展至腹膜腔和腹膜后,还可合并感染。一般认为急性胰腺炎以 CT 检查更具优势,MRI 较少应用。但随着临床应用及研究深入,目前也有研究表明对于其严重程度的判断,MRI 更具优势。MRI 发现早期胰腺炎也较 CT 敏感性高。

（一）MRI

1. 常规 MRI　胰腺不同程度肿大,边缘模糊不清。肿大的胰腺在 T_2WI 信号增高; T_1WI 信号减低, T_1WI 抑脂像信号不均,出血时可见高信号,胰腺周围渗出也呈 T_1WI 低信号, T_2WI 高信号。

2. 增强　胰腺强化不均,坏死灶在动脉期及静脉期均无强化。假性囊肿呈长 T_1 长 T_2 的类圆形、边界清楚、壁厚的囊性改变。囊内信号也可不均匀,合并感染时可出现含气极低信号区;

3. 对于轻型(间质水肿型)胰腺炎,MRI 判断较 CT 为敏感,在显示出血、坏死方面也优于 CT,同时可查找胰腺炎的病因,如胆石、胆管-胰腺管的先天异常。

4. 判断急性胰腺炎的预后　通过显示胰管的完整性实现与临床严重度评分(APACHE Ⅱ)及 CT 评分(CTSI)比较,MRI 在评价严重度方面方法简便,可靠而稳定。MRSI 侧重反映胰腺水肿、坏死范围及胰腺周围、腹膜后各间隙的扩展范围,同时可在一定程度上反映全身病情的严重程度,尤其是,急性坏死型胰腺炎 40% ~ 70% 可继发细菌感染,为其病死的主要原因。胰腺坏死程度及炎性扩展范围是急性胰腺炎严重度的两个重要指标。

（二）MRCP

冠状面及横断面 T_2WI(HASTE)及 2D/3D 成像均可显示胆管胰腺管的扩张程度、范围及胰腺周围积液范围。

四、胰腺癌

胰腺癌通常指胰腺导管癌。约占全部胰腺恶性肿瘤 90%,多发于胰头。肿瘤富于黏蛋白和致密胶原纤维性基质,易发生局部浸润,侵及血管神经、易于发生淋巴结及肝脏转移,临床上有发病率增高及年轻化趋势,预后差。

（一）MRI

T_1WI 胰腺内肿块信号稍低, T_1 抑脂序列病灶低信号更为显著; T_2WI 肿块信号稍高,坏死区更高。增强:强化不明显,可有轻度强化,但呈相对低信号。其他间接征象:扩张的胰腺导管在 T_2WI 及 MRCP 呈高信号,同时可见继发改变(血管结构包绕、淋巴结肿大、肝转移灶)

（二）DWI

胰腺内原发灶、淋巴结转移及肝内转移均可呈高信号,MRA 可显示血管受累的整体图像。

（三）**鉴别诊断**

慢性胰腺炎,见前。肿块型慢性胰腺炎常表现为胰腺弥漫性受累、胰管不规则、导管及胰腺实质钙化等,胰腺癌则表现扩张胰管的截断征、胆管胰管扩张的双管征以及周围血管受累。

早期胰腺癌的检出与诊断:

DWI:当 $b = 0,600s/mm^2$ 时,局灶性胰腺炎与正常胰腺的 ADC 值无显著差别; $b = 0$,

$800s/mm^2$ 胰腺癌的 ADC 值高于肿块型胰腺炎；慢性胰腺炎纤维组织含量高，脂质含量低，H^1-MRS 可资鉴别。

五、胰腺实性假乳头状瘤的 MRI 表现

胰腺实性假乳头状瘤（solid pseudo-papillary tumor of pancreas，SPTP）为少见的具有恶性潜能的良性肿瘤，有较厚的纤维包膜。

（一）MRI 表现

1. 表现为囊性，实性或混合性（多见），后者为实性壁结节或浮云状。

2. T_2WI 抑脂呈混杂信号，T_1WI 呈低或混杂信号，坏死区在 T_2WI 呈更高信号，在 T1WI 呈更低信号。

3. 常伴有出血，在抑脂 T_2WI 呈低信号，T_1WI 呈高信号。

4. 包膜在抑脂 T_2WI 和 T_1WI 均为低信号。肿瘤因为有包膜或假包膜形成，一般边界清晰。

5. 增强 动脉期肿块实质性部分呈不均匀轻度强化，静脉期或平衡期显著强化。囊性成分在各期均无强化。包膜在早期可有轻度强化，持续强化至平衡期。多数学者认为 SPTP 具有延迟强化的特征。

6. 病变部位 可发生在胰腺任何部位。有文献（总结 154 例）报道，认为此病好发于胰尾和胰头，少数可发生在胰腺以外的腹膜后、肠系膜甚至肝脏。

7. 瘤体 通常单发、较大，直径多在 50mm 以上，椭圆形或圆形，巨大者可呈分叶状，瘤体凸出于胰轮廓之外。

8. 多数胰腺管和胆管无扩张，并不受肿块占位效应影响。

（二）鉴别诊断

1. **无功能胰岛细胞瘤** STPT 极易误为该肿瘤，增强后胰岛细胞瘤强化高于 STPT，常见囊变、出血及钙化，囊实性成分区域分布，无壁结节，发生肝转移较多。

2. **浆液性囊腺瘤** 圆形或分叶状，呈囊性、实性或混合性改变，不规则强化，瘤体内有特征性放射状或不规则钙化。

3. **黏液囊性肿瘤（瘤或癌）** 圆形无分叶肿块，内部多呈水样密度，分隔及内部实性结节强化，胰管常扩张。

4. **胰腺癌** 肿块小，少见钙化或囊变。胰管扩张出现早，周围结构已受累，强化不明显。

六、胰腺囊性肿瘤 MRI 表现

胰腺囊性肿瘤占所有胰腺肿瘤的 10%～15%，主要为浆液性和黏液性囊腺瘤。均以中老年女性好发，后者较年轻，多位于胰腺体尾部。两者区别在于：浆液性囊腺瘤较小（直径小于 2cm），由无数小囊构成，常无临床症状，无恶变倾向；黏液性肿瘤则不然，其体积较大，直径可达 30cm，为单囊或数个大囊组成，囊的直径大于 2cm，囊内充满黏液，囊腔分隔厚而少，为潜在恶性肿瘤，与黏液囊腺癌统称黏液性肿瘤。肿瘤直径大于 5cm 即可考虑恶性可能。

MRI 表现：

1. 浆液性囊腺瘤呈蜂窝状，细薄分隔；黏液性肿瘤呈较厚分隔大囊肿瘤，可见不规则壁结节。两者共性：囊内液体呈长 T_2 长 T_1 水样信号，囊壁及分隔呈低信号。

2. 增强 浆液性囊腺瘤囊壁及分隔均有强化,蜂窝样结构更具特征;黏液性肿瘤的不规则分隔厚壁、壁结节也有强化,有别于浆液性囊管腺瘤。其他:对胰管的影响,黏液性囊性肿瘤易伴有胰管扩张。

七、导管内黏液乳头状瘤 MRI 表现

胰腺导管内乳头状黏液瘤具有低度恶性倾向,由导管内衬发育不良的分泌黏液上皮细胞组成。在导管内分泌大量黏液栓,胰管囊状扩张并有壁结节突入管腔。

（一）分型

依起源位置不同可分三种类型:

1. 主胰管型 主胰管弥漫性扩张,主要分支也扩张,囊腔内可见大量黏液信号(长 T_2 信号),增强沿管壁不规则强化。胰腺实质萎缩。

2. 分支型 卵圆形的多房囊性肿块,内部可见间隔,以胰头好发,类似囊腺瘤。MRCP 见囊性肿块与主胰管之间有交通。

3. 混合型 兼有胰钩突囊性肿块与主胰管扩张两种表现。

（二）MRCP

MRCP 有助于显示病灶并正确诊断,可显示主胰管扩张、多发分叶囊腔以及软组织充盈缺损。若发现十二指肠腔内肿大的大乳头对本病定性有重大意义。提示恶性的征象主要有:主胰管扩张,管径≥1cm,囊腔≥3cm,出现大小不一的壁结节等。

（三）诊断及鉴别

慢性胰腺炎,囊腺瘤尤其是黏液囊腺瘤。

1. 慢性阻塞性胰腺炎 两者常伴发(导管内黏液乳头状瘤伴发慢性胰腺炎炎),慢性胰腺炎患者较年轻,有长期饮酒史。MRI 胰管呈弥漫性中度扩张,胰腺实质萎缩,常伴有钙化及假性囊肿。

2. 胰腺黏液性囊腺瘤 与主胰管不通,胰管无扩张。

（张在鹏　徐海波）

参 考 文 献

1. 陈士跃,黄文才,陆建平,等.胰腺 3T 磁共振弥散加权成像的临床应用研究.中华胰腺病杂志,2011,11(4):243-246.

2. 苏宇征,孙斌,薛蕴菁,等.胰腺实性假乳头状瘤的 CT 和 MRI 诊断.中国 CT 和 MRI 杂志,2010,8(2):37-40.

3. 常雪姣,陈颖,张晶,等.纤维包块型胰腺炎的临床及病理特征.中华病理学杂志,2013,42(6):366-371.

4. 刘绪明,邱乾德,李烁,等.自身免疫性胰腺炎的磁共振检查表现特点.中华内分泌杂志,2010,26(9):782-783.

5. 郑凯,沈洪,贾佳.自身免疫性胰腺炎诊断标准的演变与发展.疑难病杂志,2013,12(3):247-249.

6. 边云,王莉,陈超,等.胰泌素增强 MR 胰胆管成像联合常规胰腺 MRI 对慢性胰腺炎诊断的价值.中华放射学杂志,2014,48(4):294-298.

7. 丁庆国,成翠娥,蒯新平,等.磁共振扩散加权成像在胰腺囊性病变中的鉴别诊断价值.中华胰腺病杂志,2013,13(6):382-385.

8. 潘华山,匡楚龙,魏娟,等.急性胰腺严重程度的评估:MR 严重度指数与 APACHE Ⅱ评分的相关性研究.中国 CT 与 MRI 杂志,2012,10(4):59-62.

9. 常娜,郭启勇,于兵,等.表观弥散系数值的离散系数在胰腺癌及肿块型胰腺炎鉴别诊断中的应用.中国临床医学影像学杂志,2014,25(2):103-105.

10. 徐生芳,郭顺林,辛仲洪,等.胰腺癌 MRI 研究进展.中国 CT 与 MRI 杂志,2014,12(2):105-107.

11. 戴攀.MRI 对先天性胆管囊肿及其并发症的诊断价值.放射学实践,2012,27(9)871-974.

12. 胡瑶,胡道予,王秋霞,等.多 B 值 DWI 指数模型对胰腺肿瘤鉴别诊断价值初探.放射学实践,2014,29(3):305-309.

13. Stojanovic MP,Radojkovic,M Jeremic,JM,et al. Malignant schwannoma of the pangcreas involving transversal colon treated with en-bloc resection. World J gastroenterol,2010,16(1):119-122.

14. Freeman HJ. Intraductal papillary mucinous neoplasms and other pancreatic cystic lesiongs. World,Gastroenterol,2008,14(19):2977-2979.

第十章

胆胰PET/CT

PET/CT是目前最为成熟的分子影像技术,能将高灵敏的分子代谢PET显像与高分辨力的解剖CT显像相结合,在肿瘤的诊断和治疗中具有重要的意义。PET/CT目前最为常用的显像剂是^{18}F-氟代脱氧葡萄糖(^{18}F-FDG),FDG是葡萄糖的类似物,其可在葡萄糖转运体(GLUT)的介导下被细胞摄取,并在己糖激酶作用下生成6-磷酸-FDG。肿瘤细胞膜表面的GLUT表达量增加、己糖激酶活性增强,因而肿瘤组织比正常组织能吸收较多FDG。多数胆胰恶性肿瘤,如胆管细胞癌、胆囊癌及胰腺癌对FDG有较高的亲和力,因此PET/CT对于胆胰肿瘤的良恶性鉴别诊断、分期、疗效评估、预后及复发监测等方面有重要的作用。

一、胆管细胞癌及胆囊癌

胆管细胞癌PET/CT显像多数表现为^{18}F-FDG摄取明显增高,手术后肿瘤组织的免疫组化显示,GLUT-1在胆管细胞癌中表达明显增高。胆管细胞癌PET/CT显像的灵敏度与病变的部位、大小及类型明显相关。PET/CT对于体积较小的早期胆管癌肿瘤不易检出,但对于中晚期胆管癌的侵犯范围、肝内累及、区域淋巴结及远处转移灵敏度较高,表现为病变高度摄取^{18}F-FDG,多数情况下肿瘤中心乏血乏氧出现坏死,放射性分布呈不规则环形浓聚,肿瘤边缘的快速生长带为高摄取。位于肝门区及肝外的胆管癌^{18}F-FDG亲和力低于周围型肝内胆管细胞癌,特别是胆总管下段及壶腹部肿瘤通常较小,受部分容积效应的影响,PET常表现为局限性轻度浓聚或不浓聚。对于这类肿瘤应常规进行延迟PET/CT显像,以提高肿瘤部位病灶的进一步摄取,并口服肠道阳性对比剂充盈邻近的十二指肠增强组织对比,必要时同机进行增强CT更好地显示胆总管及邻近结构,当PET延迟显像所见的浓聚部位与CT所见的胆总管梗阻平面及走行部位一致时,诊断为肿瘤的可能性较大。PET显像对于结节或肿块型的胆管癌病灶检出率较高,而对浸润生长的胆管类型,如肝门部胆管癌波及左右肝胆管分叉,^{18}F-FDG PET/CT显像诊断灵敏度有限,主要是因为肿瘤沿肝内胆管结构平行生长,生长方式类似肺泡癌或胃的印戒细胞癌。PET对于黏液性肿瘤的亲和力低于导管腺癌,主要因为黏液性肿瘤的有效细胞核成分相对较少。尽管胆道慢性感染或胆道支架置入有假阳性显像,但研究证实PET/CT能有效鉴别硬化性胆管炎是否合并胆管癌。

PET/CT对于胆管细胞癌的分期评估有重要作用,特别是淋巴结分期及远处转移灶的探测。胆管细胞癌常伴有肝门区、肝十二指肠韧带等区域淋巴结转移,PET诊断灵敏度各研究者报道不一。Kim等研究表明,^{18}F-FDG PET/CT对于胆管细胞癌淋巴结转移灶的探测灵敏度和准确性分别为88.2%和75.9%,而单纯的增强CT检查分别为64.7%和60.9%。Seo等研究表明，[18]F-FDG PET 检查优于 CT 和 MR，对于淋巴结转移的准确性、灵敏度和特异性分别为 86%、43%、100%，而 CT 和 MR 分别为 68%、43% 和 76%，57%、43% 和 64%。对于远处转移性病变，[18]F-FDG PET 探测灵敏度为 65%~70%。有 20%~30% 的患者因为 PET 发现远处转移灶，从而改变了其治疗方案。

胆囊癌[18]F-FDG PET/CT 显像典型表现为与胆囊床部位一致的放射性浓聚，浓聚程度高于正常肝组织，边界相对较清晰。晚期胆囊癌常侵犯胆囊床邻近的肝脏、肝门、结肠等组织及脏器，其浓聚范围可超出正常胆囊大小，呈不规则形，分布可不均匀。PET/CT 显像可同机进行增强 CT 或 CTA，从而更清晰显示肿瘤病灶累及范围及血管侵犯，一站式解决胆囊癌术前评估，并提供决策依据。胆囊癌的假阴性常见于小病灶、黏液腺癌，而假阳性常见于肉芽肿性胆囊炎、胆囊结核、息肉样胆囊腺肌症等，诊断时需要结合增强 CT、MRI 等形态学特征、肿瘤标志物（CA199 等）、C 反应蛋白等检验指标进行综合评判。总体而言，[18]F-FDG PET/CT 对于胆囊癌的诊断灵敏度 87%，特异性 78%。有研究表明，2.5 小时 PET 延迟显像对于胆囊癌病变显示更清晰，较常规 1 小时标准显像可提高肿瘤病灶的摄取及对比度，有助于诊断准确性的提高。

总体而言，[18]F-FDG PET/CT 对于胆系肿瘤综合诊断效能优于常规影像，具体表现在以下几个方面：①肝门区胆管癌常侵犯肝门、血管结构，结合同机增强 CT，PET/CT 能有效显示病变侵犯范围及局部淋巴结转移情况；②胆总管下段和壶腹部的肿瘤体积通常较小，但肝内外胆管或胰管梗阻明显，MRCP 等可有效显示梗阻程度和部位，但对于病灶定性较为困难。[18]F-FDG PET/CT 可在梗阻点部位呈明显的局灶性高代谢浓聚，可以在很大程度上明确病变性质，从而排除结石或炎症性梗阻诊断；③CT 及 MR 能发现胆囊早期隆起性病变，但定性困难，PET/CT 对于这类隆起性小病灶有鉴别诊断意义；④对于胆系肿瘤的远处转移、腹膜转移，PET/CT 灵敏度高于常规影像。

二、胰腺癌

在胰腺癌的诊断中，常用的影像学技术如增强 CT、增强 MR，在鉴别诊断胰腺癌和慢性胰腺炎、评估局部切除和远期转移方面仍存在着不足。正常胰腺在禁食状态下呈低葡萄糖代谢，多数胰腺癌摄取葡萄糖程度较高，因此[18]F-FDG 显像对于胰腺癌探测灵敏度较高。国家综合癌症网络（NCCN）指南及美国放射学会（ACR）均把[18]F-FDG 显像作为胰腺癌诊断和分期的推荐标准。对于小胰腺癌（病灶直径≤2cm）、等密度或形态改变不明显的胰腺癌而言，增强或强化后病灶与正常胰腺组织差别不大，易于漏诊，此时应用 PET/CT 可以弥补不足。同样，PET/CT 对于腹膜和网膜等处的微小转移灶敏感性亦高于 CT。PET/CT 虽然不可替代胰腺 CT 或 MRI 的地位，但是作为补充，其在排除及检测远处转移方面具有优势；对于原发病灶较大、疑有区域淋巴结转移及 CA19-9 显著升高的患者，推荐应用 PET/CT 检查。[18]F-FDG PET/CT 显像在胰腺癌的鉴别诊断中有较好的临床价值，但仍会出现少部分假阳性、假阴性情况。由于[18]F-FDG 并非特异性的亲肿瘤显像剂，淋巴细胞、单核细胞等炎症细胞在行使其吞噬功能时，其能量代谢也以无氧葡萄糖酵解模式为主，致使感染、肉芽肿等炎性病变、增生性病变以及某些良性肿瘤等非恶性病理改变在[18]F-FDG PET/CT 显像中出现假阳性，主要见于慢性胰腺炎的急性过程，也见于脂肪坏死、炎性肉芽肿、活动性结核、胰腺假瘤、胰腺神经内分泌肿瘤、黏液囊腺瘤、浆液囊腺瘤、腹膜后纤维变性、胰腺导管内管状腺瘤等良性病变。这类疾病通常呈弥散性[18]F-FDG 摄取，而胰腺癌呈局灶性浓聚，病灶的代谢特征具有一定的鉴别意义。但是,少数情况下,如肿块性胰腺炎无论从 CT 特征还是 PET 代谢特征均难与胰腺癌区别,需要结合 CT 灌注、超声、MRI 信号特征及肿瘤标志物、IgG_4 动态变化等进行综合分析确定,以最大限度地避免误诊。由于胰腺癌患者常出现葡萄糖耐受不良、高血糖,而血清葡萄糖浓度的升高可以通过竞争性抑制降低[18]F-FDG 在肿瘤部位的摄取,从而导致[18]F-FDG PET/CT 显像假阴性。另外黏液腺癌、分化较好的神经内分泌等肿瘤摄取 FDG 较低,亦可导致假阴性。

^{18}F-FDG PET/CT 显像在胰腺癌分期诊断方面具有重要意义。在胰腺癌血管受侵方面,研究表明,同机 PET/增强 CT 显像对胰周血管(腹主动脉、肠系膜上动脉、脾动脉、脾静脉、门静脉)受侵诊断的灵敏度、特异性及准确性分别可达 93.3%、93.7% 和 93.5%,PET/增强 CT 一站式检查可以提高胰腺癌术前局部分期诊断的准确性。在胰周淋巴结转移方面,PET/CT 较增强 CT 或 MR 具有更高的灵敏度,后者诊断淋巴结转移的主要依据为淋巴结短轴直径 > 10mm,然而胰腺癌淋巴结转移可早于形态学改变。有报道在直径 < 10mm 的淋巴结中,多达 21% 是恶性;而在直径 > 10mm 的淋巴结中,高达 40% 的淋巴结经证实为良性。单纯依据淋巴结的大小判断是否出现淋巴结转移很容易出现漏诊、误诊,而 PET/CT 作为代谢显像,可以根据淋巴结摄取[18]F-FDG 的高低进行定性诊断,从而提高对胰周淋巴结诊断的灵敏度、准确性。在肝脏转移探测方面,PET/CT 对于直径 ≥ 1cm 肝转移病灶中的阳性检出率超过 88%,但是其在直径 < 1cm 的肝脏转移灶仅有 50%,因增强 MRI 空间分辨力较高,MRI 对于小的肝转移瘤灶检出有优势。究其根源,其一是部分容积效应致使 PET/CT 低估了小病灶的代谢活性,其次在肝脏生理性高摄取[18]F-FDG 的情况下,小肝脏转移病灶极易被忽视。[18]F-FDG 可以进行全身显像,对于远处转移具有得天独厚的优势,能减少病灶的遗漏。

PET/CT 有助于胰腺癌治疗决策的制订,较 CT、MR 显像为临床提供更加准确的临床分期,避免不必要的诊断性剖腹探查。以 PET/CT 显像结合 EUS 病理活检应作为胰腺癌诊断与治疗决策的一线影像学方案。有学者应用 PET/CT 显像评估 44 例局部进展期(Ⅲ期,$T_4N_{0-1}M_0$)胰腺癌患者的同期放化疗后的疗效发现,PET/CT 显像重新调整了 27.27%(12 例)以 CT 显像为基础的临床病理分期,包括 5 例腹膜转移、4 例肝脏转移、3 例多脏器转移,并更改了临床治疗决策。在胰腺癌放疗靶区规划中,PET/CT 融合图像不仅能减少勾画者之间对同一肿瘤认识的差异性,而且在勾画原发肿瘤和转移性淋巴结方面具有更高的灵敏度和准确性,并且能提供更丰富和准确的图像信息。既可以保证正常组织受量符合临床要求,又可以较精确地确定胰腺癌放射治疗靶区,利于制订合理的三维适形放疗计划。

PET/CT 在胰腺癌术后复发诊断的效能明显高于其他显像,能有效地从纤维组织或放化疗后的局部改变中区分是否有残留、坏死的腺癌组织,而从分子水平显示机体及病灶组织细胞功能代谢变化。胰腺癌的常规预后指标包括胰腺癌的分期和分级、肿瘤的大小和位置、CA199 水平、切口边缘情况(R0 期还是 R1 期)、神经血管侵袭情况、新辅助化疗疗效等。国外有学者提出,SUV 值可以作为胰腺癌患者独立的预后因素,其在可切除性与不可切除性方面具有统计学差异,低 SUVmax 组较高 SUVmax 组具有明显高的中位总生存期、无进展生存期、局部无进展生存期。

(何　勇)

参 考 文 献

1. Dibble EH Karantanis D,Mercier G,et al. PET/CT of cancer patients:part 1,pancreatic neoplasms. AJR Am J

Roentgenol,2012,199(5):952-967.

2. Bragazzi MC,Cardinale V,Carpino G,et al. Cholangiocarcinoma:epidemiology and risk factors. Transl Gastrointest Cancer,2012,1:21-32.

3. Rijkers AP,Valkema R,Duivenvoorden HJ,et al. Usefulness of F-18-fluorodeoxyglucose positron emission tomography to confirm suspected pancreatic cancer:a meta-analysis. Eur J Surg Oncol,2014,40(7):794-804.

4. Xu HX,Chen T,Wang WQ,et al. Metabolic tumour burden assessed by 18F-FDG PET/CT associated with serum CA19-9 predicts pancreatic cancer outcome after resection. Eur J Nucl Med Mol Imaging,2014,41(6):1093-1102.

5. Kim JY,Kim MH,Lee TY,et al. Clinical role of 18F-FDG PET-CT in suspected and potentially operable cholangiocarcinoma:a prospective study compared with conventional imaging. Am J Gastroenterol,2008,103(5):1145-1151.

6. Park TG,Schmidt F,Caca K,et al. Implication of lymph node metastasis detected on 18F-FDG PET/CT for surgical planning in patients with peripheral intrahepatic cholangiocarcinoma. Clin Nucl Med,2014,39(1):1-7.

7. Seo S,Hatano E,Higashi T,et al. Fluorine-18 fluorodeoxyglucose positron emission tomography predicts lymph node metastasis,P-glycoprotein expression,and recurrence after resection in mass-forming intrahepatic cholangiocarcinoma. Surgery,2008,143(6):769-777.

8. Ramos-Font C,Gómez-Rio M,Rodrı′guez-Fernández A,et al. Ability of FDG-PET/CT in the detection of gallbladder cancer. J Surg Oncol,2014,109(3):218-224.

第十一章

胆道镜检查与治疗

Thornton 于 1889 年提出了观察胆管的设想,1941 年 Mclver 首先发明了仅能观察的硬式胆道镜,1953 年 Wildegans 设计了可用于治疗的硬式胆道镜,1965 年 Shore 和 ACMI 公司研制成功了软式纤维胆道镜,应用较前更为方便。此后,一些国家相继研制出多种型号的胆道镜纤维胆道镜、电子胆道镜、经皮肝胆道镜(PTCS)、经口胆胰管镜(PCPS)、经口胆道镜(POCS)等。

胆道镜技术是内镜技术的重要分支之一。在诊断方面,其可直视胆管黏膜结构,对可疑病变获取细胞学和(或)组织学标本,以行病理诊断;在治疗方面,其可行胆管取石、碎石、狭窄扩张和支架置入等多种直视下的胆管腔内治疗。

硬性胆道镜只能应用于术中,目前已很少使用。软式胆道镜按应用技术又分为:术前胆道镜(包括胆管子镜、经皮经肝胆道镜)、术中胆道镜和术后胆道镜。

一、胆道镜检查

(一) 胆道镜下正常胆管黏膜图像

胆道镜进入胆总管近肝段时,可观察到左右肝管的分叉部,形似支气管隆突,称为胆管第一隆突;进入右肝管后,可见前上支和后下支分叉处,称胆管第二隆突;再深入时可见到胆管第三隆突。左肝管亦可观察到类似的隆突,但变异较多。由于左右肝管有长短、分叉、走形等形态变异,在胆道镜下有时难以确定病变的具体部位,常需结合胆道镜进入胆管内的方向,并参考肝胆 CT、MRCP、T 管造影等检查结果方可判断。

肝内胆管黏膜呈灰白、淡黄或浅红黄色,表面光滑、平坦。肝外胆管黏膜为淡红色,至壶腹部,黏膜呈放射皱襞状,当胆管内压力增高时,黏膜皱襞消失。壶腹开口处可呈放射形、鱼口形或三角形等,并观察到 Oddi 括约肌收缩与舒张动态变化。

(二) 胆道镜下病理性胆管黏膜图像

1. **炎症** 胆管炎可以是急性或慢性,可以是全胆管炎性病变或局限性胆管炎。胆管炎除可观察到黏膜充血水肿、糜烂、溃疡、易出血外,还可观察到肉芽组织增生、黏膜肥厚和瘢痕形成。胆管炎常由感染、结石、胆管蛔虫、异物引起,病因去除、胆汁引流通畅后,胆管炎症表现可随之消退。根据胆道镜下表现可对胆管炎作出如下分类:

(1) **卡他性胆管炎**:胆管黏膜有充血、水肿、黏膜下有小点状溢血;

(2) **纤维性胆管炎**:胆管黏膜有黄色薄膜样纤维素沉积,胆管壁充血、溢血;

(3) **纤维溃疡性胆管炎**:胆管黏膜除有明显充血、溢血外,还伴有糜烂或溃疡形成,并有大量纤维素渗出;

（4）化脓性胆管炎：胆管内有大量黄绿色脓性渗出液、纤维脓苔；

（5）慢性胆管炎：胆管黏膜萎缩，瘢痕形成，管腔畸形等。

2. 结石　胆管结石可为继发性结石，但大多为原发性结石。继发性结石多为胆固醇结石，呈淡灰黄色，圆形、多面形或桑葚形。原发胆管结石多为胆色素混合结石，少数为含胆色素的黑色结石，亦偶可见到胆固醇结石。

一般来说，胆道镜检查时发现胆管结石并不困难，有时 B 超、CT 以及 T 管造影等检查发现肝内胆管结石，然而应用胆道镜检查却未见结石，在此情况下通常只要仔细行胆道镜检查还是能够发现细小胆管开口的，开口处可见黄白色絮状物，头小尾大，状如"彗星"。此时可行球囊扩张开口后必定能取石，也可行取石网篮插入后套取结石进行扩张，往往取得良好效果。张宝善总结此种现象为"肝内胆管有彗星征必有结石，但不能逆反"，并命名为彗星征定律。

3. 狭窄　胆管狭窄可为肝内胆管狭窄、肝外胆管狭窄，也可为胆总管下端狭窄。多由结石、肿瘤、炎症以及外伤和医源性等原因导致，最常见为结石所致。胆管狭窄根据狭窄的程度、性质和狭窄的形状分为不同类型。

（1）根据狭窄的程度

1）相对狭窄：此型狭窄系指该部胆管的内径尚在正常解剖范围之内，其近端的胆管相对扩张，邻近结石嵌顿的远端胆管相对狭窄。

2）绝对狭窄：即该处胆管内径绝对小于正常解剖数值。

（2）根据狭窄的形状

1）膜状狭窄：指该处胆管狭窄部很薄，状如薄膜，中央有一狭窄开口，影响胆汁引流和结石的排出。关于狭窄部位厚薄说法不一，有些小于 1mm，也有些小于 2mm。此型多为炎性狭窄，占肝内胆管狭窄的绝大部分，此型狭窄胆管造影常难发现。

2）管状狭窄：指该处胆管狭窄部位较长，形成管状。此型狭窄多发生在肝外胆管，多为手术损伤所致。近年来随着腹腔镜胆囊切除术的开展，肝外胆管损伤率有明显增多。其他多由炎症、先天和肿瘤等因素引起。

（3）根据狭窄性质

1）良性狭窄：多为手术损伤或炎症引起，随着腹腔镜胆囊切除术的开展，肝外胆管损伤较为常见，其他有外伤、先天性疾病等。

2）恶性狭窄：由恶性肿瘤引起。

4. 肿瘤　胆管肿瘤可分为良性肿瘤和恶性肿瘤两种。胆管良性肿瘤较少见，应与炎性息肉样改变或肉芽组织相鉴别。有时在 T 管放置胆总管造口处可见有菊花样黏膜肿物，此为 T 管刺激黏膜所致之炎性肿物，不需处理，拔除 T 管后可自行恢复正常。

（1）胆管息肉：胆管息肉常位于肝内胆管，胆道镜下清晰可见黏膜呈圆形隆起，表面光滑，活体时有韧性，病理检查可确诊。

（2）胆管乳头状瘤：胆道镜下可见细小绒毛状隆起突出管腔，呈乳头白色，可胆道镜下取组织行病检确诊。

（3）胆管癌：多为腺癌，可位于肝内外胆管，胆道镜下可见病变呈菜花样，触碰时易出血，取活体组织行病理检查可确诊。胆管癌亦可表现为胆管局部的环状增厚，表面不平，胆管狭窄僵硬，甚至梗阻，梗阻以上胆管扩张并可与胆管结石并存，也可通过病变胆管壁取活检而确诊。

5. Oddi 括约肌功能不良　胆道镜下见乳头开口张大,有瘢痕畸形,收缩功能消失,并因肠液反流而有胆管炎现象。

6. 胆总管囊肿　胆总管囊肿为先天性疾患,常表现为胆总管囊性扩张,其特点为胆总管末端失去正常漏斗形状,开口极小,偏于一边,不同于一般胆总管扩张。另外,可伴有肝门部狭窄和肝内胆管扩张。

7. 胆管出血　在胆道镜下见胆管黏膜充血、水肿、糜烂甚至发生溃疡,病变胆管有血块可见淡红的液体充满视野,经胆管滴注液体冲洗后可见病变的胆管有鲜红血液流出。

8. 蛔虫或异物

(1) 蛔虫:胆道镜下见活的蛔虫呈乳白色、光滑、长圆形,虫体有弹性;蛔虫尸体则为暗绿色或黑灰色的扁长条形碎片。

(2) 异物:在 T 管窦道进入胆总管处及肝叶切除术后的胆管断端有时可见到黑色的丝线结或蓝色无损伤缝线等。在窦道近胆管旁还可发现创面封闭胶,质地硬,黄色,有时误作结石,对于腹腔镜手术患者甚至可在胆管内发现钛夹。在一部分 Oddi 括约肌松弛或括约肌切开和胆总管十二指肠吻合术后的患者,在胆管内有时可见反流的食物残渣。

(三) 适应证与禁忌证

胆道镜在胆管炎症、胆管结石、胆管狭窄、胆管肿瘤、胆管囊肿、Oddi 括约肌功能不良、胆管出血、胆管蛔虫及异物等方面均有适应证及相应禁忌证,但术前、术中及术后侧重不同。

1. 经皮经肝胆道镜(percutaneous transhepatic cholangioscopy,PTCS)　PTCS 指先行经皮经肝胆管引流(percutaneous transhepatic cholangiodrainage,PTCD),然后再行 PTCD 瘘道扩张,待瘘道被扩张至能容纳胆镜进入胆管时,再行胆镜检查和治疗,相对术中、术后胆道镜而言,此种胆道镜技术又称术前胆道镜。

(1) 适应证

1) 胆汁淤积性黄疸,经 B 超、CT、ERCP 或 PTC 等检查后提示有肝内胆管扩张而不能确诊者。

2) 胆管肿瘤未能确诊,需行 PTCS 取病理诊断,或行肿瘤激光治疗、植入同位素粒子等。

3) 胆管狭窄伴肝内胆管扩张者,包括外伤性狭窄、胆肠吻合口狭窄。

4) 肝内胆管结石,年老及全身情况较差不能耐受手术,或多次手术患者不愿意再次手术同时伴有肝内胆管扩张者。或手术难以取净的复杂的肝内胆管结石。

5) 肝内胆管蛔虫 ERCP 无法取出者。

(2) 禁忌证:有出凝血机制障碍、肝功能衰竭、腹水、肝硬化门脉高压症、肝内胆管不扩张者,均不适合行经皮经肝胆道镜检查。

2. 术中胆道镜(intraoperative choledochoscopy,IOC)　术中胆道镜是指在胆管手术过程中,胆道镜可经胆囊颈管、胆总管切口或肝胆管切口处直接进入胆管进行检查和治疗,术中胆道镜可用软性胆道镜或硬性胆道镜来完成。其中软性胆道镜能进入扩张的肝内胆管,更好地达到诊治要求。

(1) 适应证

1) 胆总管切开探查手术者:胆囊结石术中需行胆总管探查或胆总管结石、肝内胆管结石的患者行胆总管切开探查,或经胆囊颈胆管探查时,均建议行胆道镜检查。有学者认为应严格控制此适应证,不应滥用,主要认为部分肝内胆管结石病例,术中一次难以取净结石,预计会残余结石,无必要为行胆镜取石延长手术时间,另外,术中胆道镜检查有污染腹腔的可能,并且术后胆道镜取石比术中胆道镜更加容易。我们建议有条件应行术中胆道镜取石,尽量减少残留结石,使胆管保持通畅,防止术后近期出现胆管炎、肝功能衰竭等发生而又不能及时行胆道镜检查而导致严重后果。

2)术前胆管疾病诊断不明者:术前诊断可疑胆管占位性病变(胆石、肿瘤)需术中明确诊断,以便制订手术计划、确定手术方式。另外,术中胆管结构显示不清、胆管变异、胆管损伤,难以完全判断胆管情况,术中可行胆道镜帮助诊断。

3)胆囊多发结石行胆囊切除手术者:胆囊多发结石怀疑有结石掉进胆总管,可行经胆囊颈管行胆道镜检查。

4)胆囊结石行保胆取石者:微创保胆取石术治疗胆囊结石是近年来开展的一种新的手术方式,虽然存在较多争论,但仍得到较为广泛的应用。其中最重要的在于术中行胆道镜检查及取石,避免胆囊结石残留。

5)胆囊结石合并胆总管结石行三镜联合手术者:三镜是指腹腔镜、胆道镜、十二指肠镜,胆囊结石合并胆总管结石者,术中应用腹腔镜切除胆囊、胆道镜取净胆总管结石、十二指肠镜置入鼻胆管引流,手术中一期缝合胆总管,不需置入 T 管引流,更符合胆管生理,减少患者痛苦、加速康复。

(2)禁忌证:无特殊禁忌证,能行胆管手术者即能行术中胆道镜检查。

3. 术后胆道镜　术后胆道镜(post operative choledochoscopy,POC)是指胆管手术后再经胆管瘘道口插入胆道镜进行检查和治疗,其中最常见的为经 T 管瘘道插入胆道镜。术后胆道镜较术前、术中胆道镜应用更为普遍。其痛苦小,操作安全,不需麻醉、禁食水、住院,做完即走。一般认为,行单纯胆道镜检查应于术后 4 周开始,胆道镜取石应超过术后 6 周,过早开始胆道镜检查和治疗容易发生瘘道损伤。对于需多次胆道镜取石的患者建议每周 1 次,如出现发热等也可尽快再次行胆道镜检查取石。

(1)适应证

1)已知或可疑胆管残余结石。

2)T 管造影可疑胆管占位病变或提示肿瘤取病检确诊。

3)T 管造影提示胆管畸形。

4)T 管造影提示胆管蛔虫、胆管内异物。

5)胆管功能紊乱,需了解 Oddi 括约肌功能。

6)胆管狭窄或梗阻需进一步明确病因和治疗者。

7)胆管出血需明确病因和部位者。

8)行胆道镜选择性胆管造影,可做到明确病变所在胆管分支。

9)诊断硬化性胆管炎,可在胆道镜下直接取病检确诊。

10)胆管动力学的研究,通过胆道镜放置检测器具。

11)胆管肿瘤伴胆汁淤积性黄疸,未能行手术,可经胆道镜置支架保持胆管通畅性。

(2)禁忌证:一般认为术后胆道镜无绝对禁忌证,但有相对禁忌证。

1)全身情况差,腹水、低蛋白、贫血患者,窦道不牢固,容易出现窦道穿孔、断裂等,此时不宜行胆道镜,即使术后时间足够长仍需谨慎操作。

2)有明显出血时间异常者慎用。

3)有明显心功能不全者慎用。

4）胆管以外原因所致发热应暂停胆道镜检查,避免行胆道镜检查延误诊治及加重病情。如果考虑为胆管炎症所致,则应及时行胆道镜处理。

（四）并发症

术中胆道镜较为安全,一般未发生并发症,研究表明术中胆道镜未增加伤口感染率和胆管感染发生率。胆道镜并发症多发生在 PTCS 及术后胆道镜操作时,主要为发热和穿孔。有报道发生急性胰腺炎及迷走神经反射性休克等并发症,极为罕见。

1. 发热 胆道镜检查治疗术后出现,一般在 38℃ 左右,也可出现高热,多为一过性。原因主要为滴注生理盐水冲洗胆管压力过高、时间过长等所致,部分患者为术后结石嵌顿引起。也可因为 PTCS 行穿刺造影时注射造影剂压力过高,造影后引流不畅发生。因器械消毒不严、术者没有严格按无菌技术要求操作所致的类型,随着胆道镜检查规范要求,目前较为少见。通常只要持续开放胆管引流,发热一般可自行消退,仅在部分持续发热、血象升高、胆汁浑浊患者建议使用抗生素。如考虑为结石嵌顿引起发热,可及时行胆道镜取石解除梗阻。

2. 窦道损伤 窦道损伤表现为窦道穿孔和断裂,胆道镜可进入腹腔肠管间隙,可见小肠段外观,同时胆道镜难以进入胆管内见到胆管结构（部分可以进入）。发生窦道损伤往往由于患者全身状况差、胆道镜检查治疗时间过早,此时窦道壁薄或形成不佳,窦道不牢固导致容易穿孔和断裂。另外,胆道镜操作不当,未能遵守视野"有洞方能前进"的原则以及取石时取石网套取结石较大,拉出窦道过程中用力过猛均易导致窦道损伤。关于如何防治窦道损伤,我们主张胆道镜检查至少要在术后 6 周进行,对年老体弱者适当延迟检查取石时间,同时要操作轻柔,缓慢进镜,切忌取石时强拖,进镜时硬捅。如果发生窦道损伤应立即停止纤维胆道镜检查取石,最好用胆道镜找到窦道穿孔处的胆管侧窦道开口,置入导丝将引流管插入胆管内引流,此时效果最好,患者几无症状,且可择期再次胆道镜检查。如果找不到胆管侧窦道,则就近置入引流管,保持引流通畅,可见到冲洗液流出,并密切观察腹部情况,必要时应用抗生素,定期复查腹部 B 超了解腹腔积液情况,一般能痊愈。

3. 出血 包括胆管出血与腹腔出血。胆管出血与患者凝血功能有一定关系。另外,因胆管内结石压迫胆管黏膜形成溃疡,或结石过大在网篮套取拉出相对狭窄部位（胆管、窦道）时,在胆道镜下碎石或狭窄胆管扩张时也引起胆管出血。胆管息肉或肿瘤的碰触或活检也可导致胆管出血。在行 PTCS 过程中穿刺肝脏血管、肋间血管或扩张窦道过程中可以引起出血,包括胆管及向肝周出血。胆管出血虽与患者凝血功能有一定关系,但主要还是与操作有关,因此建议胆道镜操作要轻柔,对结石大小作出准确评估,切勿暴力拖拉,在行碎石等治疗时应在可视范围内操作,切勿盲目,避免损伤周围胆管。对于发生胆管出血者,可在胆道镜下滴注去甲肾上腺素盐水冲洗,也可直视下行柱状球囊压迫止血,同时在止血后建议暂不继续行胆道镜检查,放置 T 管密切观察。

4. 胆瘘 窦道穿孔、断裂均可导致胆瘘,一般通过窦道置管引流可以痊愈。如果量较大甚至可引起胆汁性腹膜炎,病情较重,严重者需手术处理。PTCS 亦可出现胆瘘,与穿刺、扩管过程中胆汁流出或导管松脱等相关。穿刺扩管过程中胆瘘量较少,可密切观察,一般不需特殊处理,如导管脱落亦需酌情处理,此时窦道形成,一般尚未牢固,难以顺窦道再次胆管置管,需观察局部情况及全身反应,必要时肝周置管引流或手术治疗。

5. 恶心、呕吐 较为常见,多在胆道镜检查治疗过程中出现,术后也可发生。多由检查过程中胆道镜直接刺激肝内外胆管,或者检查过程中滴注生理盐水过快、胆管压力过高所致。因此,在胆道镜检查过程中应轻柔操作,顺管腔进镜,减少对胆管刺激,同时减慢生理盐水滴注速度,遇患者反应较重时应停止诊治,往往症状可以迅速缓解。

6. **腹泻**　亦较多发生,主要与胆道镜检查治疗时间过长,滴注生理盐水量过多有关。因此,建议一次胆道镜诊治过程中灌注生理盐水不超过 3000ml。胆道镜检查时腹泻多为一过性,不需特殊处理。

(五) 胆道镜检查方法及操作技巧

1. **经皮经肝胆道镜检查方法及操作技巧**　先行 PTCD,在 B 超引导下进行,穿刺点选择距肝内胆管最近、胆管扩张最明显处;然后行 PTCD 窦道扩张,我们的经验是在 B 超引导下可以一次扩张至置入 16F 导管,患者耐受良好,并无并发症发生。较多文献建议,1 周后进行逐级扩张,每周 1 次,直至更换 16F 导管,往往需 3～4 次。相较而言,"一步法"明显缩短行 PTCS 时间。待足够时间后行 PTCS,关于 PTCS 时间,我们仍建议在行 PTCD 6 周后进行,可根据患者营养状况等适当提前或延后。PTCS 术中注意动作轻柔,减少胆管壁及窦道损伤,术中酌情行取石、扩张等处理。

2. **术中胆道镜检查方法及操作技巧**　术中胆道镜的插入可通过胆囊管残端和切开胆总管开口,亦可通过肝部分切除后肝内胆管断端,通过开口进入胆道镜,根据病情可先观察胆管下端或上端,采用边观察、边注水的办法,若有胆总管结石时,可直视下或在镜下取出结石,动作轻柔,避免损伤胆管黏膜。如胆道镜发现为其他病变,则可酌情行相应手术治疗。术中胆道镜应避免操作时间过长,注入盐水过多导致胆汁溢于腹腔内污染腹腔,因此应随时吸引保持干净。

3. **术后胆道镜检查方法及操作技巧**　术后胆道镜一般在 T 管置入 6 周后进行,如患者营养状态差及肝功能异常、腹水等应延迟进行,避免窦道形成不良。腹腔镜患者也建议适当延迟进行胆道镜。

术后胆道镜的检查顺序与 PTCS 顺序有所不同,一般是先进入肝外胆管,然后再进肝内胆管。应先明确肝外胆管是否扩张,有无结石、肿瘤等,Oddi 括约肌开口有无炎症、梗阻。若有结石并梗阻应先取出结石解除梗阻后再检查肝内胆管。

检查肝内胆管时,为避免肝内胆管迷路带来的定位错误和遗漏肝内胆管结石或其他病变,应首先熟悉和判定肝内胆管的解剖位置,判断结石后再取石为宜。切忌未查明全貌,见到结石就盲目套取,避免再次找结石时费时费力。

胆道镜可以到达病理扩张的Ⅳ级胆管,向下可到达胆总管下端,甚至穿过 Oddi 括约肌开口进入十二指肠,当胆道镜检查完毕时,需再次放置 T 管引流胆汁,防止术后发热,并为第二次取石或检查保持通道。

胆道镜检查后应再放 T 管并开放 12～24 小时,如患者无发热或腹胀、腹痛等则关闭 T 管。如出现发热等,则应持续开放胆管引流;如考虑发热为结石梗阻引起,应提前再次取石解除胆管梗阻。

二、胆道镜治疗

胆道镜检查是胆管手术术中、术后重要的检查方法,在胆管结石、胆管狭窄等治疗中发挥着不可替代的作用。

(一) 胆管结石的胆道镜治疗

胆管结石最关键就是将结石取出。对肝内胆管结石而言,其治疗原则是取净结石,解除胆管狭窄,解除梗阻。对于手术中需要胆道镜取石的患者,如术前诊断胆管结石量少,可术中胆道镜一次取净结石；如果术中结石较多，部分结石嵌顿，建议术中应尽量在较短时间（避免导致手术时间过长）内多取出结石，特别是嵌顿结石，建议予以碎石后取出，避免术后胆管继续梗阻。一旦术后近期内出现胆管炎、肝功能衰竭等，如不能行胆道镜等治疗，将导致严重后果。

对于胆道术后残余结石的治疗，传统手术是术中"盲取"结石，放置 T 管，术后即使 T 管造影发现胆管有结石残留也无法取出，只能夹闭后拔出 T 管，等待术后 3 个月再次手术。如果 T 管不能夹闭则更为痛苦，患者胆汁大量丢失，造成电解质紊乱及营养不良可能性增加，影响手术及治疗效果。术后胆道镜取石成功率高，安全易行，绝大部分患者无并发症，痛苦小，降低了胆管术后胆管残余结石的发生率，使患者避免遭受再次开刀之苦，是目前行之有效的治疗方法。

术后患者经过一次或多次胆道镜胆管取石后一般能取净结石，但部分患者仍存在取石不净及取石困难等问题，主要由于：

（1）部分患者术后胆道镜检查仅能窥见部分狭窄肝段肝管开口，甚至不能发现开口，而肝脏 B 超、CT 或行 T 管造影发现有残留结石，并且有时结石较多汇聚于某一肝段、肝叶。胆道镜因胆管变形较大而不能进入相应肝管；有时因肝内胆管结石填满，相应肝脏萎缩，肝管不扩张，即使行胆道镜下扩张等方法仍不能取出结石。因此，建议术者做好术前评估，需行肝部分切除术者应尽量行切除手术，不要过分依赖术后胆道镜取石。

（2）患者窦道过度弯曲、过长或与胆总管纵轴夹角过小：通常此种情况下行胆道镜取石十分困难，尤其是窦道与胆管夹角过小，形成锐角时，胆道镜甚至不能窥见窦道上方肝管及肝内胆管或窦道下方胆总管，导致取石失败。有时，即使胆道镜能够进入胆管，患者也需承受难以忍受之痛苦。此种情况较少见，偶尔出现，即使 T 管造影发现胆管末端或肝内胆管残留结石，也只能望"石"兴叹。因此我们亦认为 T 管放置不可随意，T 管长臂与胆总管垂直，T 管长臂在腹腔内应取直，避免弯曲，同时注意 T 管粗细适宜，使术后窦道短、粗、直，为术后胆道镜取石创造有利的条件。

（3）胆管内大结石或末端胆管小结石：取石较为困难，胆管结石的大小有绝对大小，也有相对大小。一般超过 1cm 结石即为大结石，取出较为困难。大结石网篮难以套取，有时即使取石网篮套住结石，也难以从胆管或窦道中拉出体外。相对大小是指结石相对胆管而言，结石稍大而胆管相对较小时，结石容易嵌顿，此时网篮不易张开，难以套住结石，即或套住结石也难以取出。总体而言，结石过大不仅取石困难，导致患者疼痛、恶心、呕吐等不适症状，而且易出现出血、窦道穿孔、撕裂等并发症。因此，对于较大结石，一般用活检钳、液电碎石、激光碎石等将结石破碎后取出，对于部分胆管狭窄，可胆道镜直接扩张或套取结石后，适当用力拖拉扩张狭窄部位，还可用柱状球囊扩张狭窄胆管后取出结石。

胆管小结石有时是结石细小，因结石较小容易漏网，导致网篮难以取出。此时需助手配合，网篮半张，套取结石后及时缓慢收网常可成功。如果是结石处于胆管盲端，则可使用平头网篮套取，往往事半功倍。如果细小结石及胆泥较多，也可在胆道镜冲洗时张开取石网篮，患者咳嗽同时连同网篮迅速将胆道镜拉出体外，小结石亦可随之排出。此外还可以采取胆道镜下冲洗及抽吸等方法取石。另外，对于位于 Ⅲ～Ⅳ 级肝内胆管的小结石，胆道镜不能进入，无法直视下取石是造成结石残留的主要原因之一，也是胆道镜取石常见困难。通常只能尽量将胆道镜接近可疑细小肝管开口，将取石网插入该胆管后，半张开取石网篮并反复抖动将结石取出。

（4）胆管狭窄和胆管过度弯曲：是胆道镜取石困难常见原因，个别病例处理十分棘手可导致取石失败。膜状狭窄处理起来相对容易,有时用胆道镜镜端直接扩张即可解除狭窄,有时通过狭窄处伸入网篮盲视下套取结石,通过拖拉扩张亦可解除狭窄。而管状狭窄处理较为困难,有的肝内胆管重度狭窄,开口呈针尖状,勉强可进入取石网篮,此时可插入导丝然后在导丝引导下行柱状球囊扩张,对于大部分患者能够取得良好效果。对于肝内胆管或胆总管角度不佳,进镜过度弯曲时将导致胆道镜不能进入相应胆管,可采用取石网篮或导丝引导方法导入胆道镜直视下取石,一般能获得成功。

PTCS 治疗胆管结石与术中、术后胆道镜相比不尽相同,其特点是:胆道镜取石的顺序是先由肝外窦道进入肝内胆管取石,或者再进入肝外胆管寻找结石经由肝内取出。若结石较大,套住结石后切勿盲目硬拉硬拖,否则易引起肝内胆管或肝内窦道撕裂,有导致肝内大出血的危险,此时应用液电或激光等碎石设备将结石破碎后逐个取出。

(二)胆管狭窄的胆道镜治疗

胆管狭窄是胆管疾病常见的病理改变,大多可由肝胆病变引起,也可由其他疾病导致,如胃癌侵犯、胰腺癌、胰腺炎等。胆管狭窄的治疗一直是胆管外科的难题,外科手术治疗的方法主要为狭窄切除、胆管整形、胆肠吻合或带瓣修补胆管缺损等,但部分病例治疗效果仍不甚满意。

胆管狭窄根据病变性质,分为良性狭窄和恶性狭窄。良性狭窄包括炎性狭窄和外伤性狭窄,以及手术损伤。恶性狭窄由恶性肿瘤引起,多由胆囊癌、胆管癌、胰腺癌、壶腹癌、胃癌等恶性肿瘤压迫或阻塞胆管所致。为便于胆管狭窄的治疗,按狭窄所在胆管部位分为四级:

1 级:狭窄发生在肝外胆管如胆总管、肝总管。

2 级:狭窄发生在一级肝胆管,如左右肝管。

3 级:狭窄发生在二级肝胆管,如右肝管前后支或左肝管内外支。

4 级:狭窄发生在三级以上肝胆管分支。

通过 B 超、CT、ERCP、MRCP、PTC、胆管造影和胆道镜等检查可作出胆管狭窄的诊断及明确具体部位,但有时单独行一种检查方法可能导致假阴性或假阳性。如结石堵塞胆管某一分支或胆管狭窄严重造影剂充盈不良,也会遗漏病灶。因此,有时诊断胆管狭窄要依靠造影、B 超、CT 等影像检查与胆道镜检查相结合。

胆管狭窄的胆道镜治疗根据狭窄的部位、级别、形状、性质、程度,以及是否带有胆管引流管,采取不同的内镜治疗方法。

对于良性胆管狭窄,除终末胆管狭窄对肝脏病理生理影响较小可以不予处理,其他级别胆管狭窄均建议积极治疗。采用胆道镜直接扩张、扩张导管扩张或柱状球囊扩张一般可解除狭窄。管状狭窄也可以根据情况,放置塑料支架或塑料导管支撑解除梗阻症状,更甚者还可放置带膜金属支架。对于胆管狭窄手术患者,术中或术后应用胆道镜可直视下解除狭窄或放置支架,而未行手术者则可通过 PTCS 直接扩张狭窄或放置支撑解除梗阻症状,如果联合 X 线监测可达到更佳的效果。

对于恶性胆管狭窄,虽然治疗仍以手术为主,但根治性切除率低,多数患者只能行姑息性治疗。对于术中不能行根治手术且不宜行胆肠吻合的病例,可术中切开肝外胆管,在胆道镜引导下向肝内或胆总管下段放置塑料支架、金属支架或支撑引流管等。在部分未行手术患者,除应用内镜逆行胰胆管造影(endoscopic retrograde cholangio-pancreatography,ERCP)技术放置支撑外,亦可采用经皮经肝胆道镜(PTCS)技术放置胆管支架、导管内引流或外引流治疗。另外,采取术后胆道镜或 PTCS 技术还可以行胆管内射频消融治疗,能够使电极周围肿瘤组织坏死,改善胆管通畅性。此技术副作用小,操作安全,可反复操作,效果良好。在恶性胆管狭窄患者,通过应用胆道镜技术可消融部分肿瘤组织、解除胆管梗阻,进行胆管引流,使黄疸减退和肝功能恢复,可改善患者生活质量,延长患者生命。

(三) 胆管肿瘤的胆道镜治疗

胆管肿瘤分为良性肿瘤和恶性肿瘤。良性肿瘤最常见是乳头状瘤,肝内外均常见到,恶性肿瘤以肝门部胆管好发。胆管肿瘤应首选手术治疗,但部分胆管肿瘤患者由于病变范围广、周围侵犯、远处转移以及自身状况等原因,无法行手术切除或未能得到根治。如果患者胆管梗阻不能有效解除,将导致肝功能衰竭等严重后果。对于此类患者,应用胆道镜可以较容易地解除梗阻,减轻黄疸,改善肝功能,维持水电解质平衡,有效地改善患者生存质量,延长患者生命。

胆道镜下胆管肿瘤治疗主要采用激光和射频治疗。对于术后放置 T 管患者,术后经 T 管窦道胆道镜操作管道内置入激光光纤,有些较小肿瘤一次就可消除。对于多发肿瘤或较大肿瘤可反复进行激光治疗。而对于有些环状生长肿瘤,尤其是有胆管梗阻患者比较适合射频消融治疗,即在胆道镜直视及 X 线监视下置入导丝通过肿瘤狭窄处,然后跟入射频电极进行射频治疗(图 11-1A、B),不仅可有效治疗肿瘤,还可明显改善胆管梗阻。对于一些不能行手术切除以及无法手术进行胆管造瘘患者,除 ERCP 进行治疗外(见相关章节),同样可经 PTCS 进行激光及射频治疗。

胆道镜下支架植入术亦是胆管肿瘤治疗重要方法(见胆管狭窄),支架植入主要目的是维持胆管通畅,对肿瘤生长无直接作用,但能够有效解除胆管梗阻、控制胆管感染,改善肝功能,从而获得较好的治疗效果(图 11-1C)。

(四) 胆道镜取胆管异物

胆管异物包括术中缝合线头、钛夹、反流的食物残渣等,本篇将胆管蛔虫归于异物。胆管异物留于胆管易形成结石,必须取出。目前胆管蛔虫较为少见,胆道镜检查可能见到蛔虫活体及死亡虫体,均需取出,一般胆道镜直视下用取石网篮或活检钳容易取净。

(五) 多镜联合应用治疗胆囊结石、胆管结石

胆囊结石治疗方法一般是手术切除胆囊,但除胆管损伤等手术相关并发症外,还可引起消化不良、腹胀、腹泻,胆汁反流,结肠癌发病率增加,胆囊切除术后综合征等远期并发症。因此,保胆取石手术治疗胆囊结石有着广泛的应用市场。此方法要点是腹腔镜下胆囊切一小口进入胆道镜,取净并确保胆囊无结石残留。保胆取石具有安全、保留胆囊生理功能等优点,但仍然存在结石复发及胆囊炎再发可能,应予以权衡选择,不宜一味行保胆取石手术。可以明确的是,对于胆囊萎缩、胆囊已无功能或可疑癌变者,应毫不犹豫行胆囊切除手术。

胆管结石术中应用胆道镜取出结石后,一般需行 T 管引流,但其导致胆汁丢失过多、电解质紊乱、生活不便等问题。目前,一部分患者可行腹腔镜下经胆囊颈管取净结石,切除胆囊,不需行胆管切开。对于部分不适合经胆囊颈管取石患者,例如胆囊颈管细小者,可行胆总管切开后胆道镜取石,然后在十二指肠镜辅助下置入鼻胆管引流,一期缝合胆总管。也有报道,采取不放置鼻胆管而一期缝合胆总管的方法。该手术要点是术中胆道镜检查,确保无结石残留。腹腔镜下经胆囊颈管胆道镜取石及腹腔镜联合胆道镜、十二指肠镜取石、胆总管一期缝合手术均为微创操作,不放置 T 管,患者舒适性好,住院时间短;同时保留胆管的完整性及线头等异物存留从而减少结石复发,与传统手术相比有明显优势。

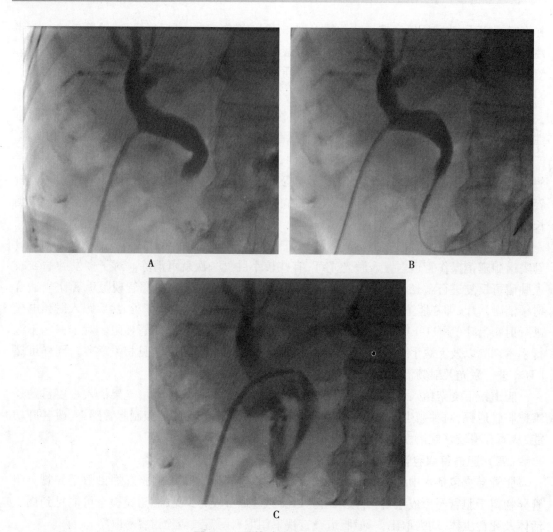

图 11-1　胆管肿瘤的胆道镜治疗

A. 胆总管下段梗阻；B. 胆道镜结合 X 线监视行腔内射频治疗；C. 胆道镜结合 X 线监视胆总管下段狭窄金属支架置入

（六）胆道镜在胰腺疾病中的应用

1. 胆道镜在胰管结石治疗中的应用　胰管结石发生率不高，但常引起较严重的后果，如腹痛反复发作，进行性胰腺功能损害，慢性胰腺炎加重，甚至诱发胰腺癌等。胰管结石的治疗手段包括内科保守治疗、内镜介入治疗和外科手术治疗等方法。内科保守治疗主要采用的是对症治疗，不能取得根治效果。欧美等发达国家普遍提倡内镜介入治疗胰管结石，如内镜下括约肌切开术（EST）取石、体外震波碎石（ESWL）、ESWL 加 EST 等。近年来的观察发现，EST 和 ESWL 等介入手段在疼痛缓解、结石复发、生活质量等方面劣于手术治疗，且对于采用药物治疗的顽固性慢性胰腺炎，手术治疗是治疗标准。

对于胰管结石的外科治疗，既要尽可能取尽结石，又必须纠正胰管的狭窄和梗阻。胰管切开后胆道镜可直视下进行取石，若铸型结石或结石较大，可液电碎石后取出，取石方便、快捷且彻底，避免因强行取出嵌顿结石可能导致的大出血，同时可最大限度地取出胰管内结石。胆道镜还可对胰管全程进行观察，有利于发现狭窄部位及确定胰管切开范围，能够做到最早最彻底的解除胰管梗阻，最大限度地保护残存胰腺的功能。

2. **胆道镜在急性胰腺炎中的应用**　多器官功能障碍及继发的胰周严重感染是急性重症胰腺炎的主要威胁。近年来,随着对病情认识的进步,大部分急性重症胰腺炎患者可安全地度过早期的多器官功能障碍,而其继发的胰周感染却是目前急性重症胰腺炎患者最常见、最难处理的死亡原因。继发的胰周感染对机体的危害主要有以下几方面:其一,胰周聚集的坏死组织及积液是体内致命的感染源,不及时有效地引流或清除,只能进一步加重机体内的感染;其二,此种胰周积液内含有大量的胰液成分,不及时清除可进一步腐蚀邻近组织,导致大量胰周组织坏死;其三,腹膜后的坏死组织及积液可刺激腹腔神经,引起肠麻痹,加重患者腹胀症状,造成腹内压增高,严重者可致呼吸及心功能障碍。

对于难以控制的胰周感染,治疗以开腹手术清创为主。临床实践表明,不论应用何种引流管,采用何种引流方法,对于急性重症胰腺炎继发的胰周感染坏死病灶而言,由于胰周感染坏死的组织通常呈固体状或"烂棉絮"状,术后将胰周感染坏死的组织及时、有效地引流至体外是非常困难的。在术后待腹腔引流管周围已形成良好的纤维结缔组织包裹时拔除引流管,也可以是通过超声引导穿刺置管后建立窦道,将胆道镜插入引流管窦道,并沿窦道缓慢进入感染灶内,用大量生理盐水对脓腔进行冲洗,将脓腔内淤积的脓液及脱落的坏死组织冲至体外,也可采用活检钳适时将坏死组织清除到体外。胆道镜对胰周感染灶进行反复、多次清创,可取得具有开腹手术清创及手术后引流管引流难以达到的临床效果。

（七）胆道镜在肝脓肿治疗中的应用

肝脓肿有效的治疗方法是保持引流通畅和彻底清除坏死物,常见的处理是使用抗生素联合超声引导下穿刺,脓肿引流,部分需手术。由于超声引导下穿刺置入的引流管直径有限,通常为7Fr,且有些脓肿为分隔,引流不彻底,感染无法有效控制。因此采用如同 PTCS 窦道扩张相同的技术,经超声引导下穿刺所建立的路径,分次、逐级扩张窦道到 16Fr,然后置管引流、冲洗,并择期行胆道镜脓腔检查及清除坏死组织。在此类患者可酌情多次进行胆道镜治疗,达到治疗目的。

（八）腹腔内局限脓肿处理

有极少数患者术后出现局部感染、脓腔形成,但引流管引流不畅,如再次手术创伤较大,且有些患者不宜再次手术,此时可以使用胆道镜技术,拔除腹腔引流管,对局部进行探查、冲洗、清除坏死物及异物。笔者曾经治疗一例病例,患者脾切除后反复发热,引流管引流不畅,影像检查发现不均质包块样改变。我们拔出引流管后经窦道进入胆道镜检查发现脾窝处有大量异物(考虑为止血材料),予以清除异物并再置入引流管,后患者痊愈。

（九）胆道镜的其他用途

主要是指胆道镜在其他专业的应用,例如替代肾镜进行肾术后残余结石取石,替代膀胱镜、气管镜进行膀胱及气管的检查治疗。在妇科方面还可行阴道及子宫检查和治疗。随着内镜发展越来越专业化,目前较少应用胆道镜替代进行诊治。

（江　平）

参 考 文 献

1. 秦鸣放.腹部外科腹腔镜与内镜治疗学.北京:人民军医出版社,2010.
2. Oh HC. Percutaneous Transhepatic Cholangioscopy in Bilioenteric Anastomosis Stricture. Clin Endosc,2016,49(6):530-532.
3. Jung JY,Lee SK,Oh HC,et al. The role of percutaneous transhepatic cholangioscopy in patients with hilar stric-

tures. Gut Liver,2007,1(1):56-62.

4. Lim JU,Joo KR,Cha JM,et al. Needle-knife fistulotomy with percutaneous transhepatic cholangioscopy for managing complete bilioenteric anastomosis occlusion. Surg Laparosc Endosc Percutan Tech,2014,24(1):e10-12.

5. Maydeo A1,Kwek BE,Bhandari S,et al. Single-operator cholangioscopy-guided laser lithotripsy in patients with difficult biliary and pancreaticductal stones (with videos). Gastrointest Endosc,2011,74(6):1308-1314.

6. 徐元昌,乔占峰,赵铁军,等. CT 引导置管联合胆道镜治疗胰周脓肿 13 例. 介入放射学杂志,2013,7:567-567.

7. 王华,汪涛,汤礼军,等. 超声引导穿刺引流联合胆道镜清创治疗重症急性胰腺炎胰周脓肿. 复旦学报(医学版),2012,1:107-109.

8. 冯众一,杨玉龙,付维利,等. 经皮经肝纤维胆道镜在肝内胆道疾病中的应用. 肝胆胰外科杂志,2007,2:110-112.

第十二章

胆、胰疾病内镜下诊断与治疗

内镜技术的问世被誉为医学史上的一次革命,应用十二指肠镜可清晰显示十二指肠乳头周围病变,并可经内镜逆行胆管造影(ERC)和胰管造影(ERP),对胆、胰疾病有较高的诊断价值。经超声内镜检查(endoscopic ultras onography,EUS)目前已成为消化道内镜学中最为精准的影像技术,弥补了 ERCP 仅能观察管腔形态,不能观察壁内或实质内病变的缺陷,极大地提高了胆、胰疾病的内镜诊治能力。

近二十余年来,随着内镜本身、各种辅助器械及放射介入技术的不断发展和完善,以内镜技术为代表的胆、胰疾病的诊断和介入治疗已进入了一个新时代,凸显出具有明显的安全、简便、并发症低等优点。

第一节 内镜下相关检查技术

一、十二指肠镜逆行胆胰管造影

内镜逆行胆胰管造影(endoscopic retrograde cholangiopancreatography,ERCP)是将内镜技术和 X 线技术联合起来检查胆、胰疾病的重要手段,检查是将内镜插入到十二指肠降部,寻找胆胰管开口的乳头,再插入导管注入造影剂进行造影检查,是直接窥察乳头形态及胆、胰管显像的综合诊断方法。ERCP 为一种无创或微创胆、胰系疾病重要的诊治方法,目前已在国内外广泛应用于临床。

（一）器械

包括内镜(JF-240、JF-260 型、TJF-240、TJF-260 型电子十二指肠镜);造影导管及附件;造影剂(60%泛影葡胺、非离子性造影剂);内镜专用高频电装置;X 线透视及摄影装置。

（二）适应证

一般认为凡疑有胰胆疾病者均为其适应证,主要包括:

1. 原因不明的胆汁淤积性黄疸;

2. 怀疑为胰、胆及壶腹部恶性肿瘤者;

3. 疑为胆源性胰腺炎者;

4. 病因不明的复发性胰腺炎;

5. 胰胆系先天性异常,如胆总管囊肿、胰腺分裂症、胆胰管汇合异常等;

6. 胆囊结石拟行腹腔镜切除术,需除外胆总管结石者;

7. 胆囊切除术后反复发作性右上腹痛者;

8. 胆道感染并胆管阻塞需行鼻胆管或内支架引流减轻黄疸者；

9. 胆管或胰腺疾病需行内镜下治疗者；

10. 不明原因上腹痛需除外胆管及胰腺疾病者；

11. 疑为 Oddi 括约肌及胆管功能障碍需测压者；

12. 因胆、胰病变需收集胆汁、胰液检查者；

13. 疑为胆道出血者；

14. 胰腺外伤后怀疑胰管破裂及胰瘘者；

15. 胆管手术后怀疑有误伤及胆瘘者；

16. 某些肝脏疾病及肝移植后需了解胆管情况者。

（三）禁忌证

1. 有上消化道狭窄、梗阻,估计内镜不可能抵达十二指肠降段者；

2. 严重心肺功能不全者；

3. 非胆源性急性胰腺炎或慢性胰腺炎急性发作期；

4. 有胆道狭窄或梗阻,而不具备胆道引流技术者。

（四）并发症

国外报道发生率为 0.78%~3.0%,致死率 0%~2%;国内报道发生率为 1.19%~2.11%,致死率为 0.13%~0.18%。诊断性 ERCP 并发症主要为急性胰腺炎,与插管困难、反复显影、注射造影剂过量有关,其次为化脓性胆管炎。治疗性 ERCP 并发症主要为出血、穿孔与化脓性胆管炎。

二、外科手术改变解剖结构后 ERCP 技术

临床上最常见的是 Billroth Ⅱ 、Roux-en-Y 式胃切除术和 Whipple 胰腺切除术式。因解剖位置的变化(消化道结构重建、胆肠吻合等),内镜从远端进入十二指肠,ERCP 成功率较低。

器械上可选用前视胃肠镜,也可用侧视十二指肠镜,特别难进镜者可选用推进式或气夹辅助囊小肠镜操作。

由于乳头在内镜视野中上下颠倒,对内镜术者技术要求较高,采用通常的方法行乳头切开较为困难,需行 EST 时可用专门设计的反向弓背刀或针状刀进行乳头括约肌切开。

三、内镜下胆、胰管脱落细胞学及组织学检查技术

ERCP 主要是提供形态学上的诊断资料,在一些不典型或模棱两可的形态变化时,易造成诊断上的困难。ERCP 下通过收集纯胆汁、胰液或胆胰管刷检获取标本进行细胞学检查,为胆、胰肿瘤的诊断与鉴别诊断另辟蹊径。特别是近年来随着分子生物学技术的发展,通过对标本肿瘤标记物和肿瘤相关基因的检测,如 K-ras、端粒酶、CA19-9、CEA、组织蛋白酶 E 等,提高了胆、胰腺肿瘤的早期诊断与鉴别诊断价值,为早期发现"胆管肿瘤"、"小胰癌"开辟了前景。

针对通过收集纯胆汁、胰液或胆胰管刷检存在着获得标本量少的问题,近年来已开发出胆、胰管专用活检钳,结合 ERCP 进行胆、胰管活检组织学检查,极大地提高了胆、胰管活检的成功率和准确率,能明确病变性质及病理类型,诊断特异性强。目前该类技术在国外已得到广泛开展,国内一些医疗单位也开始用于临床诊断,随着 ERCP 检查技术的普及,它将成为一项有前途的临床诊断技术。

四、经口胆道镜、胰管镜检查术

经口胆道镜(peroral cholangioscopy,PCS)、胰管镜(peroral pancreatoscopy,PPS)又名母子镜检查,是将十二指肠镜(母镜)插到十二指肠降段乳头处,再将胆道镜或胰管镜(子镜)经母镜的活检孔道插入,并进入胆管、胰管内,直接窥察胆总管、肝内胆管、胆囊管及胰管。对胆胰疾病,尤其是 ERCP 无法明确的病变可在直视下检查及诊断,并可取组织送检,同时在此基础上可采用激光及液电等设备治疗胆管巨大结石及肝内胆管结石。

五、经皮经肝胆道镜检查术

经皮经肝胆道镜检查术(percutaneous transhepatic cholangioscopy,PTCS)是在经皮经肝胆道造影及引流术的基础上发展起来的一种检查方法。

该方法有一定创伤性,随着磁共振胆胰管成像(MRCP)、CT、经口胆道镜以及胆管内超声(IDUS)应用于临床,以诊断为目的的应用相对减少。目前主要用于经皮经肝胆道引流减轻黄疸治疗后需要明确病变性质者;因解剖位置的变化,如消化道结构重建、胆肠吻合术后内镜不能到达乳头部或 ERCP 失败者。

六、经内镜超声检查及胆、胰管腔内超声检查术

经内镜超声扫描(endoscopic ultrasonography,EUS)系将微型高频超声波探头安置在内镜顶端或经内镜活检孔道插入,置于胃、十二指肠的预定部位,即可清晰探测到壶腹部、胰腺、肝外胆管和周围血管情况。由于插入探头接近病变,缩短声路而降低声衰减,故可采用高频技术,明显提高图像分辨力,发现细小病灶。目前腔内超声技术所应用的探头频率一般为5.0~30MHz,按扫描方式分为线阵式纵轴扫描、环形机械扫描两大类,按性能分为二维、三维、黑白和彩色多普勒三类。

管腔内超声(intraductal ultrasonography,IDUS)是 20 世纪 90 年代初开始应用于胆、胰疾病诊断领域的一项介入性超声新技术,是将微超声探头通过十二指肠镜置入胆管或胰管内扫查。由于插入探头更接近病变,故可采用更高频率,发现细小病灶,在胰腺疾病的诊断中,尤其是对微小胆、胰肿瘤的显示,IDUS 已凸显出越来越多的优点。

胆道系统适应证:临床高度怀疑胆管结石或胆泥但 ERCP 阴性、胆囊或胆囊壁有病变经其他检查欠清晰者、疑有胆囊癌变倾向者、胆管良恶性肿瘤鉴别、胆管癌的诊断及分期评价、胆管狭窄的定性及定位诊断、胆管炎、对 ERCP 失败或诊断不明者、胆汁淤积性黄疸的鉴别诊断及壶腹部良恶性疾病等。

胰腺疾病适应证:胰管结石、胰腺癌术前分期、慢性胰腺炎的诊断、胰腺囊性病灶的鉴别诊断、神经内分泌肿瘤的定位及胰管占位病灶的活检辅助定位。

但对于有胃手术史尤其是经 Billroth Ⅱ 式手术后者,EUS 探头难以进入降部,故不适检查;对急性胰腺炎和复发性胰腺炎淀粉酶明显升高者,应避免做胰管内超声检查。

七、Oddi 括约肌测压检查技术

临床上部分患者不明原因的腹痛、发热或黄疸可能是 Oddi 括约肌功能紊乱(sphincter of Oddi dyskinesia,SOD)所致,由于迄今尚缺乏令人信服的诊断手段,SOD 一直未得到普遍认可。近年来随着低顺应性毛细管液体灌注系统、多通道测压导管和计算机收集整理数据等

新技术的应用,在 ERCP 基础上 Oddi 括约肌测压推动了 Oddi 括约肌运动功能的研究,该项技术日臻成熟。

一般认为临床疑有 SOD 患者均为这项检查的适应证,通过该项检查可了解胆管或胰管内压、Oddi 括约肌基础压、Oddi 括约肌时相性收缩幅度、收缩频率与收缩间期及 Oddi 括约肌时相性收缩传播方式。

第二节　内镜下相关治疗技术

一、内镜下括约肌切开术

内镜下括约肌切开术(endoscopic sphincterotomy,EST)即在内镜下用高频电切开乳头括约肌、胆总管或胰管的末梢部分括约肌,根据切割部位不同,分为内镜下十二指肠乳头切开术(endoscopic papillotomy,EPT)、内镜下胆管括约肌切开术(endoscopic biliary sphincterotomy,EBS)及内镜下胰管括约肌切开术(endoscopic pancreatic sphincterotomy,EPS)。目前已广泛用于胆管结石、胆管良性狭窄、急性胆源性胰腺炎等胆胰疾病的治疗。

(一) 十二指肠乳头切开术

通过切开十二指肠乳头和 Oddi 括约肌末端部分,暴露胆总管或胰管开口,一般未对壶腹括约肌造成完全永久性破坏,可以保留部分胆胰管括约肌的功能。其主要适用于 ERCP 过程中实施选择性胆胰插管困难者。

(二) 胆管括约肌切开术

1. 适应证　胆总管结石;胆囊结石合并反复发作性胰腺炎或胆总管扩张且下段狭窄;胆总管下段良性狭窄;壶腹部肿瘤致梗阻的姑息治疗;急性胆源性胰腺炎;急性梗阻性化脓性胆管炎插入引流管困难;标准插管技术失败后;Oddi 括约肌功能障碍;胆道寄生虫病;胆肠吻合术后胆总管盲端综合征;胆总管囊肿;需行经口胆道镜及胆管腔内超声检查者。

2. 禁忌证　全身情况极差不能耐受内镜检查者;食管、胃及十二指肠狭窄内镜无法通过者;有严重凝血机制障碍及出血性疾病者。

3. 并发症　包括早期和晚期并发症。在早期并发症中急性胰腺炎最常见,发生率约为 5.4%,其余依次为出血、穿孔,发生率分别为 0.8%~2%、0.3%~0.6%,胆管炎较少发生。晚期并发症总发生率约为 10%,以胆总管结石复发和乳头部狭窄最常见。

(三) 胰管括约肌切开术

1. 适应证　慢性胰腺炎并胰管狭窄或结石需行支架置入和(或)取石;胰腺假性囊肿经乳头引流;胰腺分裂症(副乳头胰管括约肌切开术);胰瘘需行支架置入;胰管产黏蛋白瘤致反复发作性胰腺炎;壶腹部肿瘤;Oddi 括约肌功能障碍;需行经口胰管镜及胰管腔内超声检查。

2. 禁忌证　急性胰腺炎、慢性胰腺炎急性发作期;胆管括约肌切开术禁忌证。

3. 并发症　早期并发症中急性胰腺炎的发生率为 10%~12%,其余包括穿孔、出血、胆源性和(或)胰源性脓毒血症,总发生率为 10%~15%;晚期并发症主要包括乳头狭窄和近端胰管狭窄,发生率约为 14%。

二、内镜下乳头括约肌气囊扩张术

内镜下乳头括约肌气囊扩张术(endoscopic papillo-sphincter ballon dilation,EPBD)是在

不破坏壶腹括约肌及保持乳头括约肌完整性的前提下,通过气囊导管扩张,放大乳头开口,以便结石能顺利取出。对于小至中等大小的胆总管结石,EPBD 与 EST 同样有效,但前者最大限度地减少了出血并发症的发生,保留了括约肌的正常生理功能。

（一）适应证

1. 胆总管结石　结石直径小于 10mm,伴或不伴有胆囊结石者,有 EST 高危患者及禁忌证者,年龄较轻需保留括约肌功能者;Billroth Ⅱ 式术后胆总管结石。

2. 非结石性病变　Oddi 括约肌功能障碍、乳头及胆管下端炎性及瘢痕性狭窄。

（二）禁忌证

有 ERCP 禁忌证者;胆管结石大于 20mm;胆管下段严重瘢痕狭窄结石无法通过者。

（三）并发症

常见的早期并发症有胰腺炎、出血、感染（胆管炎或胆囊炎）和穿孔,总体发生率与 EST 相似,约为 10.3%,但其出血的发生率明显减少;晚期并发症主要是胆管结石复发,但较 EST 复发率低。

三、内镜下胆道取石术

传统治疗胆管结石大多采用外科开腹探查取石、T 管引流,目前随着治疗性 ERCP 及相关技术的发展,经内镜可以处理绝大部分胆管结石,达到完全清理结石、避免外科手术的目的,经内镜治疗胆管结石已成为首选治疗方法。

（一）球囊取石术

内镜下球囊取石术是将球囊导管插入胆管结石上方后充气,向外牵拉球囊直至将结石通过乳头部排出到十二指肠腔。

适应证:适用于胆总管和肝内胆管中、小型结石,尤其适用于小结石和结石碎块及胆泥样结石;相对禁忌证:大结石取出较困难且可能导致结石嵌顿;并发症:常见为球囊破裂和大结石嵌顿。

（二）网篮取石术

网篮取石术是将闭合网篮插入胆管内结石上方,打开网篮回拉并套住结石,牵引网篮直至结石被拖出胆管。

适应证:主要适用于胆管内大、中型结石;相对禁忌证:小结石或结石碎块不易被套住,肝内胆管直径过小,网篮不易到达结石旁且不易打开;并发症:取石过程中可能致胆总管内结石滑入肝内胆管,可换用取石球囊取出,另一可能为网篮连同结石嵌顿在胆管或乳头内,此时需用应急碎石器处理。

（三）经内镜机械碎石术

经内镜碎石器由网篮、塑料外套管、金属蛇皮套管及碎石手柄组成,碎石网篮插入胆管套住结石后,将塑料套管退回至金属套管内,旋转手柄缓慢收紧网篮,利用网篮与金属套管对结石进行机械切割后取出（往往较大结石碎块用网篮直接取出,取石气囊清理较小结石碎块）。

适应证:主要用于结石过大（大于 2cm）,球囊和普通网篮取石失败者;结石明显超过取石通道大小,如远端胆总管狭窄、括约肌切口较小（某些情况下进一步扩大切口有致出血和穿孔的风险增加）。

并发症:结石非常坚硬,过度牵拉可能导致网篮或手柄部断裂,如胆管腔内部分断裂,可能需外科手术处理,如手柄部断裂,可用 Soehandra 碎石器行紧急碎石处理。

(四) 应急碎石术

应急碎石器由金属外套管及手柄组成。应急碎石时,将取石网篮手柄部分剪断,退出内镜,将碎石器外套管套入网篮,循网篮推进至胆管内与结石接触,安装固定手柄,顺时针绞转手柄,利用网篮与金属套管进行碎石。

适应证:主要用于紧急情况下碎石,如取石网篮取石过程中网篮与结石嵌顿在胆总管下段或壶腹部;内镜碎石网篮手柄部断裂。

(五) 胆管内液电碎石术

胆管内液电碎石装置包括子母镜系统、液电碎石机、碎石电极及长碎石电线。首先应用电子十二指肠镜(母镜)将胆道镜(子镜)插入胆管置于目标结石之前,再通过胆道镜工作通道将碎石电极伸出直接触及靶结石(不能触及或贴近胆管壁),同时从胆道镜活检钳道注入生理盐水使之充满胆道,液电碎石机产生的高压电经长碎石电线传至碎石电极,在盐水中产生电火花,使液-石界面迅速膨胀形成冲击波粉碎结石。

适应证:由于设备昂贵,主要用于难于用碎石网捕获的巨大结石或嵌顿结石。

并发症:主要是操作过程中误伤胆管,甚至发生穿孔。

四、胰管取石术

胰管结石和胰腺间质钙化是慢性胰腺炎的特征之一。传统胰管结石的治疗,症状轻微者,以内科保守、对症处理为主;结石大、症状明显者,则需行外科手术治疗。近年来,随着治疗性 ERCP 的不断发展和广泛应用,有关内镜下胰管取石术(endoscopic extraction of pancreatic stone)的报道逐渐增多,已成为一种主要的治疗手段。治疗方式上可采用取石气囊取石、标准网篮取石、体外震波碎石(extraco-poral shock lithotripsy)和联合内镜下取石等。

主要适应证:主胰管内非嵌顿性结石,主胰管扩张近端不狭窄者。

五、内镜下胆、胰管扩张术

内镜下胆、胰管扩张术是用气囊或扩张探条对胆胰管狭窄、梗阻部位进行扩张治疗。胆管狭窄、梗阻可引起黄疸、胆道感染,严重时可致胆源性脓毒血症;胰管狭窄后胰液不能顺利引流,可出现反复发作性高淀粉酶血症、复发性胰腺炎、脂肪泻及吸收不良等。与传统外科手术相比,内镜下胆、胰管扩张术具有患者痛苦小、并发症少、费用低等优点,并可为进一步的治疗(如支架置入)创造条件。

器械:包括不同规格的胆、胰管扩张探条及胆、胰管扩张气囊。

方法:首先行常规 ERCP 检查明确狭窄部位、长度及程度,选择性胆、胰管插管置入导丝至狭窄远端,循导丝插入扩张探条通过狭窄部(根据情况首先选择细探条,逐渐增大型号),或插入扩张气囊达狭窄部中央缓慢注入造影剂充盈气囊(保持一定压力维持 1 分钟,反复 2~3 次),扩张后重复造影以观察扩张治疗后效果。操作过程均在 X 线监视下完成。对于胆、胰管高度狭窄用探条和气囊未能成功者,可试用 Soehendra 螺旋扩张器(顺时针旋转时靠其螺纹向前移动)扩张。

适应证:各种胆管及乳头壶腹部良恶性狭窄;慢性胰腺炎、外伤、手术损伤及胰腺分裂症等致胰管狭窄;SOD;胆、胰管支架置入前准备。

并发症:主要为胰腺炎、高淀粉酶血症、胆管炎及胆管损伤等。

六、内镜下鼻胆管引流术

内镜下鼻胆管引流（endoscopic nasobiliary drainage，ENBD）即 ERCP 成功后经内镜将引流管循导丝插至胆管预定部位，途经十二指肠、胃、食管，经咽喉部从鼻腔引出，由此形成鼻胆管引流。其费用低廉、并发症少，不仅能充分将胆汁进行引流，而且还能冲洗胆管，反复进行胆管造影，一旦引流失败，能及时发现。

适应证：主要用于胆汁淤积性黄疸、急性化脓性胆管炎、胆源性胰腺炎的引流减压；预防结石嵌顿、ERCP 术后胰腺炎的发生；胆石的腔内溶石治疗等。

七、内镜下鼻胰管引流术

内镜下鼻胰管引流（endoscopic nasopancreatic drainage，ENPD）是在 ENBD 的基础上发展起来的一种新技术。与鼻胆管引流相似，鼻胰管引流是经十二指肠镜将特制的引流管循专用导丝插入胰管内合适位置，通过引流管外接特制的负压吸引器，将胰液引流至体外的一种方法。

适应证：配合胰管结石治疗；收集胰液进行分子生物学及生化检查；胰瘘、胰管狭窄的治疗；预防胰腺疾病内镜治疗后胰腺炎并发症；与胰管相通的胰腺囊肿或脓肿引流。

八、内镜下胆道塑料支架内引流术

内镜下胆道塑料支架内引流（endoscopic retrograde biliary drainage，ERBD）首先由德国 Soehendra 教授报道使用。近 30 年来，随着内镜技术和塑料工艺技术的改进与发展，ERBD 已成为对肝外梗阻性疾病进行胆汁引流、胆管减压的基本内镜治疗技术。该方法克服了鼻胆管引流术造成的体液丢失、酸碱平衡失调及水电解质紊乱等的缺点。

胆管塑料支架包括双猪尾形、单猪尾形、带侧孔或无侧孔直形侧翼支架等不同样式，外径 7~12F 不等。

操作方法：首先常规性 ERCP 确定胆道病变部位及范围，插入导管或导丝通过狭窄部位并留置导丝，根据情况选用 8.5~12F 扩张探条或球囊扩张器对狭窄部位进行扩张，后循导丝用推送器将支架顶端推送到狭窄部上方预定部位，拉出支架内支撑架及导丝后见胆汁流出。根据不同病变，可在操作过程中放置 1 根或数根支架。

适应证：恶性肿瘤所致的胆道梗阻，既可用于术前准备，也可作为晚期肿瘤患者的姑息性治疗；良性胆管狭窄，可在内镜胆道扩张后应用；硬化性胆管炎；胆瘘患者；胆管结石有以下情况者：老年或因手术风险大、不宜手术者；不宜行 EST 或内镜取石不成功者；预防结石嵌顿或胆管炎发作，作为术前准备。

并发症：主要是继发性支架阻塞引起黄疸、胆管炎和胆囊炎，发生率约为 30%，多在植入后 3~4.5 个月发生；有 5% 可发生支架滑入或滑出胆管，导致反复发作的胆管炎；另有少见的并发症是支架向远端移位造成十二指肠溃疡甚至穿孔。

九、内镜下胰管塑料支架内引流术

由于胰管塑料支架置入后可能导致胰管及其分支出现明显的形态学变化，故目前对胰管支架引流术尚存争议，随着内镜技术的发展，胰管支架引流术在胰腺疾病内镜介入治疗中已得到广泛应用，因其疗效确切、创伤小且安全而受到人们的关注。

胰管塑料支架包括不同样式,外径往往比较小(3~7F 不等)。

操作方法:同胆管塑料支架术,有时根据情况可同时置入胰、胆管支架。

适应证:包括慢性胰腺炎并有胰管狭窄、慢性胰腺炎胰管结石的辅助治疗、壶腹部肿瘤、胰腺癌等引起的胰管狭窄的保守治疗、慢性胰腺炎止痛治疗、EPS 后胰液引流、胰腺假性囊肿引流等。

并发症:主要是继发性支架阻塞引起胰腺炎,由于支架直径小,较少见支架滑入胰管内造成胰管损伤且难以回收。

十、内镜下胆道自膨式金属支架内引流术

内镜下胆道金属支架内引流术(endoscopic metal biliary endoprothesis,EMBE)是 20 世纪 90 年代初开始在我国应用于临床的内镜下胆道引流技术。金属支架具有可膨胀性,而且放置后位置相对固定,不易发生移动,引流通畅性明显优于塑料支架。覆膜支架的优势在于可阻止恶性肿瘤向内生长引起支架阻塞,分叉金属支架适用于肝门肿瘤梗阻部位的引流。

支架类型:包括多种类型如未覆膜的 Wallstent 支架、Zilver 支架、菱形支架、Fexxus 支架和覆膜 Wallstent 支架,支架长度有 4cm、5.7cm、6cm、7.5cm、8cm 及 10cm 等,开放后直径多为 8mm 和 10mm。推放装置包括亲水性外鞘和能通导丝的放置导管。

置入过程:首先常规性 ERCP 确定胆道病变部位及范围,插入导管或导丝通过狭窄部位并留置导丝,根据情况选用扩张探条或球囊扩张器对狭窄部位进行扩张,后循导丝将支架输送系统送到狭窄部上方预定部位,释放后的支架应超过狭窄处至少 1cm 以上,远端可留在乳头开口外 1cm 处或乳头内,释放支架后见胆汁流出。操作过程中支架长度的测量方法有导丝测量法和 X 线屏幕上镜身测量法。

适应证:适用于诊断明确、无手术指征、引流胆系丰富及预期寿命超过 3~6 个月的恶性肿瘤所致胆道梗阻。

禁忌证:包括 ERCP 禁忌证、病变性质不明确及病变胆管广泛狭窄且引流胆系十分有限者;良性狭窄或梗阻者,虽有个别报道尝试使用,但多数学者认为应持谨慎态度。

并发症:常见的为 ERCP 相关并发症(出血、穿孔、急性胰腺炎等);其次为支架释放失败、支架错位、胆管炎、胆管出血和穿孔;晚期并发症为支架阻塞,发生率较塑料支架低,平均通畅期为 5~13 个月。

第三节　十二指肠乳头壶腹部疾病

一、Oddi 壶腹括约肌功能障碍

Oddi 括约肌功能障碍(sphincter of Oddi dysfunction,SOD)指 Oddi 括约肌运动异常致患者胆汁、胰液排出受阻,使胆管、胰管内压升高,临床上表现为胆源性腹痛、胆汁淤积性黄疸、胰源性腹痛或急性胰腺炎。目前常根据患者的临床表现将 SOD 分为胆道型和胰腺型及胆囊功能障碍型三大类。

（一）内镜诊断

1. ERCP 检查　部分患者可见胆总管直径大于 12mm,胆总管造影剂排空明显延迟,大

于 45 分钟,结合临床有肝功能异常,可诊断为胆道型 SOD。部分可见胰管扩张,头部大于 6mm、体部大于 5mm,胰管造影剂排空时间大于 9 分钟,结合临床有胰源性腹痛及出现血淀粉酶、脂肪酶升高,可诊断为胰腺型 SOD。

2. Oddi 括约肌测压检查　Oddi 括约肌测压是目前诊断 SOD 最有价值的检查方法,通过该项检查,了解 Oddi 括约肌基础压;Oddi 括约肌时相性收缩幅度、收缩频率与收缩间期;Oddi 括约肌时相性收缩传播方式。Guelrud 等建议 Oddi 括约肌测压正常值如下:基础压≤35mmHg,收缩幅度≤220mmHg,收缩间期≤8 秒,收缩频率≤10 次/min;逆行性收缩≤50%。

Oddi 括约肌测压异常分为两类:①狭窄型:基础压≥40mmHg;②运动功能紊乱型:收频率≥7 次/min;间断性基础压升高;逆行性收缩≥50%;对胆囊收缩素八肽起矛盾反应。

(二) 内镜治疗

SOD 治疗总原则是降低肝胰腺壶腹括约肌引起的胆汁和胰液排出时的阻力。

1. 内镜下括约肌切开术(EST)　是治疗 SOD 最常用方法,EST 术后 Dddi 括约肌功能丧失,压力降低,故能取得肯定疗效。由于胆、胰管括约肌压力通常具有一致性,对于胆道型 SOD 和胰腺型 SOD,目前多数学者主张联合胆胰管括约肌切开,疗效明显,优于单独胆管或胰管括约肌切开。

2. 内镜下 BTX 注射术　BTX 是一种神经毒素,通过局部注射阻断乙酰胆碱的释放,从而阻滞神经对 Oddi 括约肌的传导,抑制其收缩,缓解腹痛症状。与 EST 相比,BTX 注射治疗技术要求低、不良反应少(无需造影),但易于复发(一般 6 个月),长期疗效有待进一步观察。

3. 腹腔镜下胆囊摘除术　对于胆囊功能障碍型 SOD,首先应考虑摘除胆囊。如术后效果不明显或症状复发,可进一步行 EST。

二、十二指肠乳头腺瘤

乳头腺瘤是最常见的乳头壶腹部良性肿瘤。组织学上分为管状腺瘤、管状绒毛状腺瘤和绒毛状腺瘤三类,恶性潜能依次升高,为十二指肠乳头癌的癌前病变。大部分临床上无症状,是在内镜检查过程中发现的。

(一) 内镜诊断

1. 电子十二指肠镜检查　可见瘤体外观呈半球形、分叶状或不规则状,无蒂、亚蒂或有蒂,表面可有充血、水肿及糜烂,检查过程中可钳取组织行病理检查。

2. 超声内镜检查(EUS)　声像图表现为起源于黏膜层的高回声、等回声、或低回声病灶,突向腔内,无包膜,壁结构完整。

(二) 内镜治疗

方法上包括经十二指肠局部切除术(外科壶腹切除术)和经内镜十二指肠乳头切除术,两种方法并发症和复发率相似。由于经内镜治疗,患者痛苦小、住院时间短和费用经济,可作为有内镜治疗能力的医院首选方法。

内镜治疗是在内镜下用圈套器行腺瘤切除术。主要适应证为边缘清楚、形状突出、小于 3cm 的乳头腺瘤。

内镜治疗可能的并发症包括出血、穿孔及急性胰腺炎。为预防术后胰腺炎,根据情况可在手术完成后置入胰管塑料内支架引流(2~3 天后取出或自行脱落);少量出血可采用局部注射稀释的肾上腺素,动脉性出血用止血夹钳夹止血;穿孔可先行内镜下止血夹修补、无效者需行手术治疗。

三、十二指肠乳头癌

十二指肠乳头癌是发生在十二指肠壶腹乳头部位的恶性肿病。此部位是胆管、胰管和十二指肠的汇合处,无论肿瘤原发于何处,肿瘤一旦生长,因各部位解剖上的密切关系即均遭波及,病理上也很难区分,所以统称之为壶腹周围癌或法特壶腹癌(Vater ampulla carcinoma,VPC)。临床上主要表现为进行性加重的胆汁淤积性黄疸,其次为上腹痛及黑便,如胆管梗阻和细菌逆行感染引起急性胆管炎,可表现为寒战、高热。

(一) 内镜诊断

临床常用的 B 超、CT、MRCP 等诊断手段虽然能提供影像学依据,但无法提供良恶性疾病鉴别的病理证据。

1. 电子胃镜、十二指肠镜检查　应用胃镜或十二指肠镜能直接窥察十二指肠乳头部肿瘤形态,同时可钳取组织或插入导管吸取胆汁和胰液行病理及细胞学检查。

根据内镜下 VPC 表现,日本胆道外科协会将壶腹癌分为四型:

肿瘤型:病变以隆起为主,表面可光滑或有充血、水肿、糜烂、坏死,或有小结节增生;

溃疡型:局部呈盘状,肿瘤中央坏死,深溃疡形成,溃疡底部不平,边缘呈块状或似火山口形;

混合型:隆起与溃疡兼有;

特殊型:乳头表面尚正常,内部有肿物组织,或在乳头表面发生息肉样隆起。

2. ERCP 检查　ERCP 影像主要表现为胰胆管汇合区管腔变细变窄或闭塞,形态不规则或呈鼠尾状、圆锥形狭窄,有时局部可见一组织隆起(肿瘤阴影);胰管或胆管明显扩张,壁光滑,肝内胆管可呈软藤状。

3. 超声内镜检查(EUS)、微探头腔内超声检查　EUS 声像图显示乳头部低回声灶,突入腔内,基部呈浸润性生长,壁结构部分或全部消失,周围可有圆形或类圆形淋巴结肿大,亦可侵犯周围脏器,特别是胰腺。

EUS 可以判断肿瘤浸润范围,进行术前分期。EUS 分期:T_1 肿瘤局限于 Vater 壶腹内;T_2 侵犯十二指肠壁,特别是十二指肠固有肌层;T_3 侵及胰腺,但未超过 2cm;T_4 侵及胰腺达2cm,或侵犯其他邻近脏器(特别是一些主要血管)。

微探头腔内超声具有比标准 EUS 更高的频率,图像分辨率更高。只有通过微探头腔内超声检查确定肿瘤未有黏膜下内生性生长和管腔内蔓延生长时,才能行内镜下瘤体切除术。

(二) 内镜治疗

外科切除术是 VPC 的主要治疗,方式包括胰十二指肠切除术(Whipple 手术)、十二指肠壶腹切除术(局部切除术)和姑息手术。但对于早期乳头癌和晚期无法手术者,内镜治疗以其微创、安全、恢复快等优点亦可作为首选治疗。

1. 内镜下局部治疗　内镜下局部治疗包括肿瘤圈套器切除术、氩离子凝固术、电凝及射频术。圈套器切除术是主要治疗方式,较小的病变可一次性完整切除,大的病变需分块切除,术后常规放置胆、胰塑料内引流管,以利于胆汁和胰液引流,3~4 周后取出。

主要适用于肿瘤侵犯深度不超过黏膜层及 Oddi 括约肌的早期乳头癌,若术后标本病理检查证明为侵袭性癌时,则应改为胰十二指肠切除术。

2. 内镜下引流术　壶腹周围癌常表现为胆汁淤积性黄疸、胆管炎,术前胆道引流可以减轻黄疸、缓解胆管炎,为胰十二指肠切除手术治疗壶腹周围恶性肿瘤创造良好条件。引流方式根据情况可采用内镜下胆道塑料支架内引流术(ERBD)或内镜下鼻胰管引流术(EN-BD),如患者急性胆管炎症状严重应选择 ENBD,既可抽吸胆汁减压,也可通过引流管局部使用药物。

部分壶腹周围癌患者发现时已有远处转移,或局部浸润生长较为严重,无法切除,或老年体弱多病患者,无法承受手术治疗,经内镜胆道置管引流,有较好的姑息性疗效,而且简便、安全、有效。经济条件许可、预计生存期较长者,可行胆道金属支架内引流术(EMBE),否则选用塑料支架内引流术(ERBD)。若患者 ERCP 插管困难,无法行内引流术,可选用 B 超引导下经皮经肝胆管穿刺引流(PTCD)。

第四节　胆道系统疾病

一、胆囊癌

胆囊癌(cholecystic carcinoma)是指胆囊黏膜上皮发生的恶性病变,为胆道系统中常见的恶性肿瘤。多发生于 50 岁以上,女性较男性多见。胆囊癌可分为肿块型和浸润型,病理类型以腺癌为主。患者往往以上腹痛、右上腹包块及黄疸就诊,并发胆囊感染时可出现畏寒、发热、恶心及呕吐等。

(一) 内镜诊断

虽然腹部实时 B 超、CT、MRI 及 MRCP 诊断率高,且能清楚了解胆囊、胆道、肝门部及邻近器官的局部解剖关系,但对于及时发现早期胆囊癌或癌肿局限于壁内者,超声内镜检查(EUS)和经皮经肝胆囊内镜(PTCCS)有着无可比拟的优势。

1. EUS　胆囊癌 EUS 声像图显示为内部不均匀的高回声或低回声团块。早期胆囊癌或癌肿局限于壁内的进展期胆囊癌与胆囊息肉样病变(如炎性息肉、胆固醇性息肉、腺瘤、腺肌瘤等向腔内隆起的病变)表现具有相似之处,往往难以辨别,主要是观察低回声病变有无壁结构的中断或破坏。

2. PTCCS　PTCCS 能直接观察到胆囊黏膜的细微改变,并在直视下钳取组织病检,是目前诊断早期胆囊癌的最好方法。

3. ERCP　在诊断胆囊癌方面,ERCP 作为介入性检查方法不列入常规。但对于有明显梗阻症状者可考虑 ERCP 明确梗阻部位,进一步进行内镜下治疗。

胆囊癌 ERCP 影像特征表现主要有胆囊内不规则充盈缺损;如胆囊癌侵及三汇合部,呈现胆总管上端不规则狭窄、中断而类似胆总管癌的造影表现;如癌肿压迫胆总管上端或总肝管,则受压侧可向对侧弯曲,胆管腔狭窄。

(二) 内镜治疗

胆囊癌主要治疗方法为外科手术。内镜治疗包括腹腔镜胆囊切除术及各种胆道内外引流术。

1. 腹腔镜胆囊切除术　随着诊断技术的不断发展,早期胆囊癌的检出率逐渐提高。对于早期胆囊癌,腹腔镜胆囊切除术具有微创、安全、恢复快等优点,且术后复发率与外科手术相似,可作为首选方法,术后定期监测。

2. 经内镜胆道内外引流术　胆囊癌侵及三汇合部或癌肿压迫胆总管上端及肝总管造成胆汁淤积性黄疸、胆管炎者,应先行术前胆道引流,为胆囊癌外科手术创造良好条件。方法包括 ERBD、ENBD 和 PTCD。

肿瘤晚期无法手术的患者,根据具体情况可行 EMBE、ERBD 或 PTCD,也可经引流胆汁、胆管减压,改善患者生活质量。

二、胆囊结石

胆囊结石是最常见的胆系疾病,女性多见,其中胆固醇结石最多见,约占 75%。结石可位于胆囊体部、颈部及胆囊管处。临床上多表现为反复发作的右上腹隐痛不适,并可出现急性胆囊炎和胆绞痛,有少数患者可出现胆管炎或黄疸,系因胆囊管或胆囊颈部结石嵌顿或合并炎症水肿引起胆管狭窄、闭塞,称为 Mirizzi 综合征。

(一) 内镜诊断

腹部超声是临床诊断胆囊结石的最常用手段,安全且敏感性高。内镜诊断包括 ERC 基础上胆囊造影和 EUS,由于属于介入性诊断,有一定并发症风险,临床应用价值有限。

1. ERCP 影像特征　主要为结石部位的造影剂充盈缺损,或胆囊颈结石嵌顿造成胆囊不显影。

2. EUS 声像图　典型 EUS 声像图表现为胆囊内见强回声,后伴声影。

(二) 内镜治疗

对于伴有反复发作急慢性胆囊炎的胆囊结石患者,目前推荐腹腔镜下胆囊切除术。

在特殊情况下如 Mirizzi 综合征,由于患者基础情况差,腹腔镜下胆囊切除难度大且不能耐受开腹手术,可考虑内镜下碎石。

对于病情严重、身体虚弱伴胆囊积水或积脓的胆囊结石患者,可通过 ERCP 技术插入胆管塑料支架内引流胆囊积液或积脓,或置入鼻-胆囊引流管进行冲洗和外引流,待患者临床症状改善后再择期行更决定性的治疗方法(腹腔镜下或开腹胆囊切除术)。

对于无法或不愿行胆囊切除术的患者,可通过内镜下置入鼻-胆囊管进行胆囊直接溶石治疗。最常用的溶剂是甲基叔丁醚(methyl-tert-butyl ether,MTBE),对胆固醇结石成功率达 90%。

三、胆管结石

胆管结石是胆道常见疾病,根据结石的不同部位分为肝外胆管结石(包括肝总管和胆总管)、肝内胆管结石及肝内外胆管结石三类;根据病因分为继发性胆管结石和原发性胆管结石两类。大部分的胆管结石为继发性的,系较小的胆囊结石迁徙至胆总管所致,部分迁徙到肝内胆管形成继发性肝内胆管结石,其组成成分多为胆固醇结石。原发性胆管结石是指结石原发于胆管系统,与胆道感染、胆道寄生虫、胆汁淤积和胆道手术等有关,胆红素钙为其主要成分。典型的临床表现是胆绞痛、黄疸和寒战(Charcot 三联征)。

(一) 内镜诊断

腹部超声是诊断胆管结石的常用手段,但结果阴性也不能排除胆管结石的可能。磁共振胆胰管造影术(MRCP)是另一种诊断胆管结石的准确而无创方法,诊断的敏感性和特异性均与 ERCP 相似,目前在临床上已逐渐取代诊断性 ERCP,但其对胆管小结石及泥沙样结石的检出仍较困难。

1. **ERCP**　胆系结石的 ERCP 特征主要为圆形、类圆形、多角形或不规则形的造影剂充盈缺损,结石部位以上胆管常呈不同程度的扩张。但需要与气泡伪影鉴别,气泡一般呈圆形,可分离及融合,大小不一,且位置及大小可变化。

2. **超声内镜检查**　EUS 诊断的敏感性和特异性明显提高,且很少受胆管结石大小和胆管直径大小的影响。胆管结石在 EUS 图像上显示为强回声亮团,大的结石后方可产生声影。

(二) 内镜治疗

对于胆管结石传统处理方法是外科手术,包括腹腔镜下经胆囊行胆总管探查、开腹胆总管探查、胆管切开取石及 T 管引流。随着内镜器械的发展和操作技术的提高,内镜治疗因其创伤小、并发症少、住院时间短等优势,在很大程度上取代了外科手术,经内镜可以处理绝大部分胆管结石,业已成为首选治疗方法。

1. **肝外胆管结石**　内镜治疗方式包括乳头括约肌切开取石术(EST)、乳头括约肌气囊扩张取石术(EPBD)、子母镜下取石术、经 T 窦道胆道镜取石术及 PTCD-ERCP 联合取石术,方法有球囊取石、普通网篮取石、金属网篮机械碎石及胆管内液电碎石等。

对于多发结石者如情况允许,应尽可能一次取完,如患者情况不允许长时间操作,可分次取石,但需要放置鼻胆管或塑料内支架,以保持胆汁引流通畅。

对合并继发性胆管炎的患者进行 ERCP 取石,可能会促进败血症的发展。如病情较轻且基本状况稳定者,插管成功后先行抽出感染的胆汁以降低胆管内压力,继之行 EST 取石,术后常规置入鼻胆管外引流或塑料胆管支架内引流;对因长期胆汁淤积而致病情危重和凝血功能障碍者,可先置入鼻胆管或塑料胆管内支架行胆道急诊减压,待病情稳定后再择期行 ERCP 取石术。

各种取石方法的联合应用,使肝外胆管结石的清除率达 89%~98.4%,近期并发症(术后急性胰腺炎、穿孔及出血)发生率为 6.8%~10%,这与操作者的经验有重要关系。远期并发症(结石复发、乳头狭窄)的发生率为 5%~24%,乳头狭窄者可行乳头括约肌气囊扩张,复发结石者可反复多次行乳头括约肌气囊扩张取石术。

2. **肝内胆管结石**　由于肝内胆管直径限制,常规各种取石器械无法置入或难以套住结石,目前对其治疗的主要方法为外科手术切除病变部位肝叶或肝段。

内镜治疗的方式包括胆道镜经皮经肝窦道取肝内胆管结石(PTCS)、手术后经 T 管窦道胆道镜取石(POCS),主要适用于不能耐受手术或不愿接受手术治疗的患者。随着医疗器械的发展,未来非手术微创治疗肝内胆系结石的适应证会逐渐扩大。

四、胆管癌

胆管癌(cholangiocarcinoma)指发生于左、右肝管、肝总管、三管汇合部(肝总管、胆囊管及胆总管汇合处)及胆总管的恶性肿瘤(远端胆总管肝胰壶腹部除外,其归属于壶腹周围癌)。以发生于肝总管者居多,位于肝管分叉部的胆管癌又称 Klatskin 肿瘤。临床上多表现为呈进行性加重的黄疸、中上腹部或右上腹疼痛,常伴皮肤瘙痒、消瘦、食欲缺乏、恶心、呕吐及腹泻等症状。

(一) 内镜诊断

目前临床上增强 CT、三相螺旋 CT、MRI、MRCP 对发现胆道肿瘤、了解梗阻水平及肝萎缩情况、周围淋巴结、血管有否浸润等均很敏感,基本上取代了经皮经肝胆道造影(PTC)、内镜下逆行胆道造影(ERC),PTC 和 ERC 的意义更在于进一步的内镜下治疗。

1. **内镜下逆行胆胰管造影(ERCP)**　胆管癌 ERCP 影像特征:表现为局限性不规则狭窄、管壁僵直,近侧胆系有不同程度扩张;肿瘤较小时,表现为局限性充盈缺损;肿瘤大时可致管腔完全闭塞,其断端形态多样,如不规则锯齿状、平整直线形、倒 U、倒 V、斜削、圆锥状和鼠尾状等;肝总管内占位性病变时肝总管及其近侧不显影,有时胆囊显影良好;阻塞位于三管汇合部以下则胆囊不显影;一般病变以上近侧胆管扩张,由于病史短且呈急性扩张故似软藤状,而病变以下远侧胆管正常。

对于高位胆管癌的诊断,MRCP 或 PTC 可能比 ERCP 更有帮助,因为胆管完全梗阻后 ERCP 不能获得完整的胆道影像。

2. **内镜下胆管脱落细胞学及组织学检查技术**　对于早期可疑病变,可在 ERCP 过程中行纯胆汁收集、胆管细胞刷检获取标本、胆道镜直视下钳取组织做组织细胞学检查,可提高早期癌变的检出率。

3. **超声内镜检查(EUS、IDUS)**　胆管癌 EUS 表现为胆管附近的局部低回声、均匀或不均匀低回声病变;胆管壁增厚(提示肿瘤沿管壁扩散生长)。其评价肝总管及胆总管肿瘤的浸润程度有较高的准确性,但由于穿透力有限,对于肝门部胆管癌的诊断相对不可靠,诊断价值不如 IDUS,同时对于胆管肿瘤性和炎性狭窄的区分较为困难。

对怀疑胆管癌的患者行 IDUS,可以发现早期胆管内病变。但由于这项技术目前尚未在我国普遍应用于临床,所得资料有限,确切的作用尚待探讨。

(二)内镜治疗

胆管肿瘤的主要治疗手段是病变部位全切除。

内镜治疗主要是放置各种支架进行胆汁引流,包括手术前的减轻黄疸引流、并发胆管炎的减压引流和晚期肿瘤的姑息性减轻黄疸引流。

1. **术前支架引流**

(1) 适应证:适用于有手术条件但有肾损害、胆管炎或短期内无法手术且难以忍受瘙痒的患者。通过 ERCP 在狭窄处置放内支架或鼻胆管引流,降低黄疸程度,为手术创造条件。

(2) 禁忌证:肝内胆管广泛阻塞、弥漫性胆管癌引流管不能通畅引流;患者一般情况较差,难以耐受内镜手术。

(3) 具体方法:包括内镜下鼻胆管引流术(ENBD)和内镜下胆管塑料支架引流术(ERBD),推荐使用 10~12F 塑料支架内引流,引流效果好且不易发生电解质紊乱,必要时可联合 ENBD+ERBD 内引流、PTCD+ERBD 内外引流。

2. **姑息性减轻黄疸引流**　对于肿瘤晚期无法手术者,可行内镜下置入支架胆汁引流治疗,除可显著改善患者瘙痒和黄疸外,还能使其腹部不适感、体重下降、食欲减退和睡眠状况得以改善,同时创伤较小、不易发生电解质紊乱、外观上较为满意、患者心理上容易接受。

方法包括内镜下胆管塑料支架引流术(ERBD)和内镜下胆管金属支架引流术(EBMSD)。患者生存预期小于 3 个月时考虑使用塑料支架;对肿瘤无法切除且生存预期长于 3 个月者考虑金属支架;对于放置塑料支架后发生快速或者重复堵塞的患者,也适合金属支架。如患者出现十二指肠部狭窄无法行 ERCP 时,可先行置入金属十二指肠支架,而后再行胆管支架置入术。

五、急性梗阻性化脓性胆管炎

急性梗阻性化脓性胆管炎(acute obstructive suppurative cholangitis,AOSC)又称重症急性

胆管炎,是胆管的急性梗阻后继发胆管化脓性炎症。若梗阻不能解决,常并发败血症、胆源性肝脓肿、感染性休克、弥散性血管内凝血及多器官功能衰竭。此病进展迅速,病死率高。最常见的病因是各种继发性和原发性胆总管结石和(或)肝内胆管结石,其他有胆管肿瘤、胰头癌、胆管病理性瘢痕狭窄、胆管寄生虫(蛔虫、华支睾吸虫等)、Mirizzi 综合征及先天性胆管囊性扩张症等。

(一) 内镜诊断

ERCP 或经皮经肝胆道造影(PTC)抽吸获得脓性胆汁可明确诊断,并可进一步行胆汁引流、胆管减压治疗。

1. ERCP　通过 ERCR 了解 AOSC 患者狭窄或梗阻部位(十二指肠乳头部狭窄、胆管结石梗阻、胆管良恶性狭窄)及胆管扩张程度,同时可见乳头白色脓性胆汁流出,并可进行内镜下治疗。

2. PTC　如内镜下插管失败,可行经皮肝穿胆道造影,抽吸获得脓性胆汁,造影了解患者胆管狭窄部位及扩张程度,并可行经皮经肝胆汁引流(PTCD)外引流胆汁。

(二) 内镜治疗

过去主张急诊胆管切开减压引流,但创伤大,并发症多,病死率高,近年来已逐渐被内镜治疗所取代,内镜治疗具有减轻患者痛苦、缩短住院时间、减少费用等优点。

根据病因不同,内镜治疗方法的选择包括内镜下乳头括约肌切开术(EST)或内镜下乳头括约肌球囊扩张术(EPBD)、内镜下鼻胆管外引流术(ENBD)、内镜下塑料内支架管引流术(ERBD)及 PTCD 等。

如结石、十二指肠乳头部肿瘤所致一般情况较差者,可先 ENBD 或 ERBD 引流胆汁,减轻胆管内压力,缓解症状,一般选择 ENBD,既可直接观察引流情况,又可通过引流管局部应用抗生素冲洗胆管,再择期行内镜取石、外科手术治疗或内镜下肿瘤切除术。

对于肝门部肿瘤可放置两根或三根引流管,分别引流左右肝管。对于 ERCP 内镜引流失败者,可实施 PTCD。

检查证实为胆管寄生虫引起者,可行急诊 ERCP 虫体取出术。

六、原发性硬化性胆管炎

原发性硬化性胆管炎(primary sclerosing cholangitis,PSC)是病因不明、以肝内外大、中段胆管节段性或弥漫性炎症伴胆管周围纤维化为主要特征的慢性进行性疾病。女性多见,发病年龄多在 30~50 岁。早期起病隐匿,进展期以慢性胆汁淤积和反复发作性胆管炎为主要表现,血清碱性磷酸酶增高,持续胆管受损最终导致胆汁淤积性肝硬化。少数患者可发展为胆管癌。

(一) 内镜诊断

目前更多的是采用非侵入性的 MRCP,若患者存在潜在的治疗适应证,则选择 ERCP。

根据 ERCP 影像特征分为肝外型、肝内型及弥漫型三型。

肝外型:病变侵及肝外胆管,造影可见病变处管腔狭窄、僵硬,失去正常光滑,有时胆管狭窄段与轻微扩张段交织一起形成串珠状改变。

肝内型:病变累及肝内胆管的全部或大部,病变部位已失去正常形态,分支稀疏而纤细,边缘僵硬,无弹性,常可见似"枯树枝状"改变,肝外胆管的形态大多正常,管腔多较细,但弹性尚好。

弥漫型:病变波及整个或大部分胆道系统,肝内、肝外胆管可多处、多段受累。

(二) 内镜治疗

目前尚无有效的药物能控制病变进程。当病变严重、肝功能恶化时应尽早考虑肝移植。

内镜治疗对弥漫型 PSC 不适合,但对大的胆管狭窄有一定效果,可考虑使用。主要是反复行胆管扩张及塑料支架引流,以保持胆管通畅,使患者的症状及胆汁淤积得以改善,以期提高患者的存活率。需要指出的是,目前尚不清楚内镜治疗是否能改变 PSC 的长期自然病程。

适应证:有临床症状或血生化检查异常;主要胆管狭窄、反复发作性胆管炎者。对没有明显的临床症状者,因潜在收益未明确且相关并发症高,通常不采用内镜治疗。

治疗方法:包括内镜下行狭窄部探条扩张、球形气囊扩张术及胆管塑料支架置入术。

并发症:包括胆管炎、术后胰腺炎、出血及穿孔,发生率较高,约为 14%。胆管炎最常见,术后连续数日使用抗生素可降低发生胆管炎的风险。

七、胆总管囊肿

胆总管囊肿又称先天性胆总管囊状扩张症(congenital cystic dilation of the common bile duct),是由于各种原因导致胆总管和(或)肝内胆管的囊状扩张,其中先天性肝内胆管扩张者又称 Caroli 病。本病多见于儿童,男女比例为 1∶4,10 岁以下发病者约占 2/3。有 10% 的胆总管囊肿患者可发生胆管癌,年发生率为 1%,常合并有胆胰管汇合异常。临床上腹痛、黄疸及腹部包块为本病的三个基本症状,部分患者可出现反复胆道感染,严重者可出现败血症、细菌性肝脓肿等。

(一) 内镜诊断

ERCP 影像特征为:胆总管囊性扩张可呈椭圆形或球形,轮廓光滑,与胆管相通并沿胆管走行分布,扩张部位可累及肝总管、肝内胆管及胆囊管,其下段多合并狭窄、畸形、屈曲以及胆胰管汇流异常。根据其扩张位置和形状分成 5 型,如表 12-1。

表 12-1　胆总管扩张分型及示意图

Ⅰ型	Ⅱ型	Ⅲ型	Ⅳ型	Ⅴ型
囊肿型	憩室型	胆总管瘤型	肝内外胆管型	肝内胆管单发/多发型
胆总管呈球型或纺锤形扩张	囊肿突出于胆总管侧方	胆总管末端扩张呈球形膨出于十二指肠内	兼有Ⅰ型及Ⅴ型特点	Caroli 病

(二) 内镜治疗

由于发生胆管癌的危险较高,胆总管囊肿一经诊断应尽早切除。

内镜治疗手段主要是十二指肠乳头切开术、胆管支架和鼻胆管引流术及内镜下网篮和(或)球囊导管取石术,可有效缓解临床症状和阻止疾病的进展,为手术治疗创造有利条件,同时对于身体状况差、并发症多的患者,内镜治疗是不可或缺的手段。

第五节　胰　腺　疾　病

一、胰腺癌

胰腺癌（pancreatic carcinoma）主要指胰外分泌腺腺癌，是临床常见的消化系恶性肿瘤，恶性程度高，进展迅速，预后极差。可发生于胰腺任何部位，但以胰头部最多见，约占60%以上，其他依次为体部、尾部和全胰腺。多起源于导管上皮细胞，约占90%以上，其中约80%发生于主胰管，其他20%起于分支胰管或腺泡组织。腹痛、黄疸、体重下降是胰腺癌三大症状。

（一）内镜诊断

尽管增强 CT、MRI、MRCP 及 PET 等影像学检查已得到较大的发展，但是胰腺癌的诊断尤其是小胰癌的诊断依然较困难，且胰腺癌早期症状不典型，患者就诊时多属中晚期，临床经过凶险，5 年生存率极低。近年，随着内镜下各种诊断技术的应用，对早期胰腺癌、小胰癌的检出率有所提高。

1. ERCP　根据主胰管造影表现，胰腺癌可分为 6 型，见表 12-2。

表 12-2　胰腺癌主胰管造影 ERCP 分型

Ⅰ型 狭窄型	Ⅱ型 闭塞型	Ⅲ型 圆锥型	Ⅳ型 压迫型	Ⅴ型 囊肿型	Ⅵ型 充盈缺损型
主胰管可表现为节段性狭窄或逐渐变细，狭窄段胰管僵硬甚至不规则，在狭窄段远端可显示胰管扩张	胰管在头、体或尾部突然中断，梗阻部位可显示各种不同形态如不规则结节状、鼠尾状、偏心性中断	主胰管广泛受侵，向尾侧逐渐变细，最后中断，形成圆锥形，边缘不整、硬化，有时整个病变段主胰管僵硬，如鼠尾形状	由于肿瘤生长而迫使主胰管移位变形，表现为胰野缺损，病变来自分支胰管或胰实质	由于胰管狭窄、闭塞，远端胰液不能排出而逐渐聚集形成囊样改变	胰管内较小病变造成充盈缺损

胰头癌可以使胰段胆管发生改变，表现为完全梗阻、不规则或管壁光滑的狭窄及胆管移位等。一般将胰管及同时显示的胰段胆管的狭窄称为"双管征"，该征对胰腺癌有较高的诊断价值。

需要注意的是，有时胰癌位于胰头上部和下部及胰尾部，即使肿瘤很大，不侵及胰管，因此亦可得到正常图像。

2. 超声内镜检查（EUS）和管腔内超声检查（IDUS）　EUS 对胰腺癌的诊断优越性主要表现在对肿瘤的显示率高，对小胰癌亦然，EUS 对胰腺癌显示率高于体表 B 超、CT、ERCP 和血管造影，近年的报道也认为 EUS 对胰腺癌的显示优于 PET；肿瘤进展度的诊断及分期诊断精确，EUS 的 TN 分级敏感性超过 90%，优于螺旋 CT、普通超声、血管造影和 MRI。

胰腺癌 EUS 声像图包括直接征象和间接征象。

直接征象：小胰癌表现为边缘规整或不规整、均匀或不均匀低回声占位性病灶；进展期胰腺癌表现为胰腺形态失常，呈结节状、团块状或不规则状局限性肿大，肿块轮廓向外突起或向周围呈蟹足样或锯齿样浸润性伸展，其边缘不规则，边界较清楚，胰腺癌以低回声型多见，部分呈高回声型和混合回声型，少数为等回声型及无回声型。

间接征象：主胰管扩张和浸润性闭塞；胰头癌压迫或浸润胆总管引起胆管扩张；胰腺周围血管如门静脉、脾静脉、肠系膜上静脉、下腔静脉、腹主动脉、肠系膜上动脉等以及胰腺毗邻脏器如肝脏、胆囊、胃和十二指肠等的浸润征象和淋巴结转移征象。

将微超声探头置入胰管内扫查，可发现胰管及其周围早期微小病变，对早期胰腺癌的诊断比 EUS 具有较高的敏感性和特异性。通常小胰癌 IDUS 呈主胰管内侧全周性低回声增厚。

3. **经口胰管镜（peroral pancreatoscopy，PPS）检查**　利用超细胰管镜通过十二指肠镜的操作孔插入胰管，直接观察胰管内的病变。对确定胰管病变的性质、慢性胰腺炎和胰腺癌的鉴别诊断特别是小胰癌早期诊断具有很大的参考价值。但在急性胰腺炎或慢性胰腺炎急性发作期时不宜施行。

胰腺癌胰管镜下表现为胰管壁不规则隆起、管腔多呈非对称性狭窄或完全性阻塞，黏膜发红变脆、血管扭曲扩张。

肉眼观察不能确定其组织类型时，可在胰管镜直视下取活检。还可在近病变处取胰液查脱落细胞及进行细胞刷检。

4. **内镜下胆、胰管脱落细胞学及组织学检查**　通过 ERCP 收集纯胰液、胰管刷检及专用活检钳钳取组织标本，对标本进行病理组织学检查和肿瘤标记物、肿瘤相关基因（如 *K-ras*、端粒酶、CA19-9、CEA、组织蛋白酶 E 等）检测，不仅为慢性胰腺炎和胰腺癌的鉴别诊断提供了重要手段，而且为早期发现"小胰癌"提供了可能。

5. **超声内镜超声引导下行细针穿刺、切割针活检**　内镜超声引导下行细针穿刺（FNA）和切割针活检（TNB）术是另一种获取组织标本的有效方法。由于排除了腹壁脂肪、肠腔气体等因素对图像质量的影响，使其对胰腺疾病的显示效果明显提高，而且穿刺进针距离短，也使操作更为稳定可靠。尤其适用于部位较深、瘤体较小、细胞刷和活检钳不能到达（胰腺体、尾部）或次级胰管起源的肿瘤。

（二）内镜治疗

胰腺癌首选的治疗方法为局部肿瘤手术切除加术后辅助治疗。生物免疫治疗和靶向治疗是近年来最为活跃的研究领域。

胰腺癌患者晚期可有胆汁淤积性黄疸、胰管梗阻、疼痛、十二指肠梗阻等表现，内镜介入技术由于安全有效、易于操作、创伤性小，在无法切除的胰腺癌的姑息性治疗中，发挥着重要作用，业已成为晚期胰腺癌首选的姑息治疗手段。

1. **胆汁淤积性黄疸**　胰腺癌病程中 50%~80% 可出现胆汁淤积性黄疸，内镜下置入胆管支架在解除胆汁淤积性黄疸、改善全身状况、延长生存期等方面已取得满意疗效。内镜下可置入胆管塑料支架、金属支架，如内镜下导丝不能通过胆管狭窄部位，可联用 PTCD 行胆管支架置入术。

2. **胰管梗阻**　胰管狭窄或梗阻为胰腺癌疼痛的重要原因，内镜下胰管扩张术、胰管括约肌切开术和胰管支架置入引流术，有助于解决胰管梗阻和缓解胰管梗阻性疼痛，明显减少患者对止痛剂的依赖。

3. 疼痛的治疗 胰腺癌表现严重的持续性腹痛,药物处理无效时,腹腔神经丛阻滞(CPN)可望缓解疼痛。EUS引导的CPN是最直接和最近的进入腹腔神经丛的路径,注射路径短,中间不会伤及其他器官或组织结构,疗效可靠,并发症低。注射用药物有利多卡因、布比卡因、无水酒精及激素类曲安奈德等。

4. 十二指肠梗阻的内镜治疗 十二指肠梗阻是胰腺癌常见并发症之一,常为晚期胰腺癌患者的突出症状和主要死因。胆肠吻合术、胃肠吻合术外科分流并发症较多,发生率达20%~30%。内镜下放置十二指肠内自膨式金属支架解除梗阻,不仅安全有效,而且使患者免除手术带来的创伤。

5. 内镜下物理治疗 治疗方法包括内镜超声引导下以卟菲尔钠为光敏剂进行光动力治疗,^{125}I粒子瘤体内种植;经内镜的微波、射频治疗;经胆、胰管支架腔内近程放疗。虽然目前尚属临床研究阶段,但有望成为治疗胰腺癌的新途径。

二、急性胰腺炎

急性胰腺炎(acute pancreatitis)是指多种病因引起的胰酶被激活,继以胰腺局部炎症反应为主要特征,伴或不伴有其他器官功能改变的疾病,是临床常见急腹症之一。病因以胆道疾病和酒精为主,不过,近年来缺血性损伤、代谢异常、Oddi括约肌功能障碍、药物性及胰腺手术、创伤等所致急性胰腺炎的发病率也有逐渐上升的趋势。临床常表现为腹痛、腹胀、恶心、呕吐、发热、黄疸及手足抽搐等症状。局部并发症有胰腺脓肿、假性囊肿及门脉高压;病情严重时可出现腹腔间隔室综合征、急性呼吸窘迫综合征、急性肾衰竭、心律失常、心力衰竭、肺炎、胰性脑病及休克等全身并发症,病死率很高。

(一) 内镜诊断

1. ERCP 除急性胆源性胰腺炎外,一般情况下急性胰腺炎发作期不行ERCP,特发性胰腺炎及复发性胰腺炎的缓解期或恢复期为ERCP的适应证,目的为明确胰腺炎的病因,及时行内镜治疗。

通过ERCP,可发现胰胆管合流异常、环状胰腺、胰腺分裂症等先天异常或壶腹瘤、阴性结石(胆泥和微小结石)等解剖学改变,结合Oddi括约肌测压可发现SOD,后者往往是胰腺炎反复发作或"特发性"胰腺炎的主要原因。

2. 超声内镜检查(EUS) 目前认为急性胰腺炎恢复期行EUS有助于发现CT、MRCP等难以揭示的病因。临床上有一部分特发性胰腺炎及复发性胰腺炎往往由胆泥和微小结石引起,行EUS能提高该类患者的诊断率,并为ERCP的干预治疗提供有效信息。

(二) 内镜治疗

1. 病因治疗 急性胰腺炎的治疗目前仍以积极补液、胃肠减压、补充营养及控制疼痛等治疗为主。但对疑有胆源性疾病患者早期(发病后24~72小时)行ERCP检查与治疗已达成共识;对于并发胆道梗阻的急性重症胆源性胰腺炎应尽早行内镜治疗;并发胆管炎或黄疸、最初病情轻但出现临床表现加重的急性胆源性胰腺炎,亦是内镜治疗的指征。

2. 并发症治疗 对于急性胰腺炎病程中出现胰腺坏死组织感染、胰腺脓肿形成、胰瘘或假性胰腺囊肿感染等,以往需要外科手术干预,包括胰包膜切开术、胰腺坏死组织清除术及病灶清除引流术。但由于患者全身状况不稳定、手术耐受性差,同时坏死与非坏死的胰腺组织病理变化界限常不明确,手术效果不甚理想且并发症较多,近年来部分专家开始尝试内镜下的治疗。对于胰腺囊肿的内镜下治疗,目前技术日臻成熟。

假性囊肿的处理:如果囊肿与主胰管相通,可在内镜下在胰管内置入引流管行内引流或置入鼻囊肿引流管行外引流,必须确保引流管位于囊肿内;如囊肿紧贴胃及十二指肠壁,可在彩色多普勒超声内镜引导下,经胃或十二指肠置入多根猪尾塑料引流支架或金属支架行腔内引流;如果较大的囊肿既贴近消化管壁又与主胰管相通,可进行联合引流。

假性囊肿合并胰瘘的处理:由于假性囊肿没有完整的上皮覆盖,如果囊内压力过大,很容易形成胰瘘,造成反复难治的胰性腹水,可在内镜下通过置入引流管于胰管与囊肿相通处,注射组织胶以封堵瘘口,同时对囊肿进行内引流,减轻囊腔内压力。

胰腺坏死组织、胰腺脓肿的处理:内镜下使用大直径扩张气囊在胃内对穿刺部位扩张,用儿童胃镜经扩张部位插入囊腔清理坏死组织,然后置入多根粗直径猪尾塑料引流支架或金属支架行腔内引流。

三、慢性胰腺炎

慢性胰腺炎(chronic pancreatitis)是由各种因素造成的胰腺组织和功能的持续性损害,最终导致胰腺内、外分泌功能永久性丧失的疾病。近年来,发病人数呈逐年增加趋势,在国外以慢性酒精中毒为主要病因,我国则以胆系疾病为主,尤其是胆囊、胆管结石。其病理特征主要为胰腺纤维化,可有胰腺内分泌功能不全、胰腺实质钙化、胰管结石、胰腺假性囊肿形成。临床上表现为腹痛、胰源性吸收不良、胰源性糖尿病、胆汁淤积性黄疸及胰源性门脉高压症等。

(一) 内镜诊断

腹部超声(US)、CT、MRCP、ERCP、EUS是目前五种最常用的诊断慢性胰腺炎的影像技术。在诊断准确率方面ERCP、EUS高于前三种,ERCP、EUS两者间无明显差异。

1. ERCP 根据ERCP影像学改变,慢性胰腺炎可分为三度:①轻度:主胰管稍扩张,分支呈棒状扩张(超过3个);②中度:主胰管狭窄及扩张,呈串珠样;③重度:头部主胰管完全性梗阻,近端胰管不显影,可由假性囊肿形成。

胰管结石是慢性胰腺炎的特征之一。胰管结石的ERCP主要征象为胰管内充盈缺损(透亮区)、远端胰管及分支不同程度扩张。

慢性胰腺炎在发展过程中可有假性囊肿形成。多为胰管阻塞或狭窄引起胰管内部压力增大,导致囊性扩张,这种囊肿常与胰管相通,对此类患者行ERCP应慎重,过多注入造影剂可能导致囊肿破裂形成胰液外漏;亦有部分为急性胰腺炎后形成,可与主胰管不通。

在慢性胰腺炎的病程中胆道梗阻亦常见。通常为胆总管远端狭窄,多数由于胰头部硬化、瘢痕所致,少数由于囊肿压迫所致。ERCP主要征象为胰部的胆管向心性狭窄,边缘光滑对称,其上方胆管扩张呈屈膝样改变。

2. EUS EUS对主胰管及分支胰管显示不如ERCP,但EUS对胰实质的显示有其独特的优点,对胰石和囊肿的显示,EUS优于ERCP。

慢性胰腺炎EUS声像图表现主要有:胰实质弥漫性回声增强、散在高回声亮点(钙化);主胰管规则或不规则扩张;主胰管内多发、大小不一的强回声点(结石);圆形或类圆形液性暗区,后方伴增强效应(假性囊肿)。

3. 经口胰管镜(PPS)检查 有时慢性胰腺炎很难与胰腺癌鉴别,尤其胰头癌很难和胰头部瘤样胰腺炎鉴别。使用胰管镜则能直观地看到癌性和炎性胰管病变的差别,在ERCP

过程中使用胰管镜可直接窥察胰管表面改变。胰管镜下慢性胰腺炎胰管管壁不平滑,多呈苍白色。管壁黏膜可见充血水肿,毛细血管网模糊不清,胰管瘢痕性狭窄,胰管壁上蛋白栓和胰管内结石。

4. 内镜下胆、胰管脱落细胞学、组织学及 FNA 检查 慢性胰腺炎持续 10~15 年可发生癌变,同时胰腺癌也可由于胰管阻塞、引流不畅引起慢性胰腺炎,临床上有时胰头癌很难和胰头部瘤样胰腺炎鉴别。通过 ERCP 收集纯胰液、胰管刷检及专用活检钳钳取组织标本,或行 EUS 引导下的 FNA、TNB 获取标本,进行细胞学和病理组织学检查,可明确诊断。

(二) 内镜治疗

由于慢性胰腺炎致病因素复杂,病程迁延,临床表现多变和早期诊断困难,其治疗仍是当前面临的挑战性课题。目前的治疗方案是以控制症状、改善胰腺功能和处理并发症为重点,强调以个体化治疗为原则的综合治疗。

内镜治疗主要用于胰管减压、缓解胰性疼痛,提高生活质量;有胰管结石者,可切开取石;并发胰腺假性囊肿者,可作内镜下的引流术或胰管支架置入。

1. 慢性胰腺炎疼痛的治疗 慢性胰腺炎的疼痛机制是多因素的,主要涉及胰管狭窄或结石造成胰管及胰组织的压力升高、神经损害等因素。

胰管狭窄的内镜治疗方法主要有胰管括约肌切开术(EPS)、探条或气囊扩张术及胰管支架置放术。可快速、有效解除胰管梗阻、降低胰管内高压,缓解症状,尤其对胰头部胰管狭窄伴近段胰管扩张的患者效果更明显。

若有胰管结石,可行内镜下网篮取石、碎石后气囊取石、体外震波碎石(ESWL)、鼻胰管引流、胰管放置内支架引流等,大多数患者经治疗后腹痛症状与胰腺外分泌功能均获改善。

对于经各种治疗效果不佳的顽固性疼痛患者,可行 EUS 引导下的腹腔神经丛阻滞(CPN),有望缓解疼痛。

2. 胰腺假性囊肿的治疗 外科手术引流曾是胰腺假性囊肿的唯一治疗手段,近些年经 EUS 腔内引流紧贴胃或十二指肠壁胰腺假性囊肿已成为重要的临床治疗手段,并获得较好疗效,其复发率及病死率均较外科手术为低。根据囊肿是否与主胰管相通或紧贴胃及十二指肠壁,内镜下引流的方法有经乳头和经消化道壁两种。

如腔内引流 4~6 个月后囊肿仍不消退,可经内镜重新扩张后更换内支架,如经 3 次治疗仍不缓解者,宜行外科手术治疗。如发生囊肿破裂及出血,应行急诊手术。

四、胰腺分裂症

胰腺分裂症(pancreas divisum)是胰腺在胚胎发育过程中腹侧、背侧胰管未能融合的一种先天性胰腺导管发育异常。发生率约 1%。大多数患者临床没有症状,少数出现症状者主要为上腹部疼痛,反复急性胰腺炎发作,原因是由于大部分胰液通过相对细小的背侧胰管和副乳头引流,导致引流不畅,从而引起梗阻性疼痛及胰腺炎。

(一) 内镜诊断

随着内镜逆行胰胆管造影(ERCP)的普及,这一解剖异常的临床意义才逐渐为人们所重视,以往认为特发性胰腺炎患者中有一部分是由胰腺分裂症引起。

胰腺分裂症的 ERCP 表现主要有:从主乳头插管造影腹侧胰管短小,末端可呈细树枝状或马尾样;从副乳头插管造影背侧胰管可延伸至胰尾部,近副乳头开口处可有狭窄,其远侧可有扩张甚至呈囊状;背腹胰管彼此无或有交通支吻合;内镜下可见副乳头膨大及开口明显。

根据背侧胰管和腹侧胰管融合的解剖学特点,胰腺分裂症可分为4种类型:

1 型:主副胰管之间完全分离,无任何交通支,该型最常见,约占胰腺分裂症的80%;

2 型:主、副胰管通过细小的分支相互交通,交通支不足以使胰液通畅流出,约5%;

3 型:腹侧胰管完全缺如,约为15%;

4 型:背侧侧胰管完全缺如。这类胰腺分裂症胰液可通过主乳头流出,副乳头存在,但无副乳头胰管开口。

(二) 内镜治疗

胰腺分裂症并发急性胰腺炎者,在急性发作期可采用内科保守治疗,包括禁食、抑酸、抑制胰酶分泌等。若胰腺炎反复发作,内科保守治疗无效可采用内镜治疗。

内镜治疗胰腺分裂症是解除副胰管梗阻,使胰液引流通畅,从而达到治疗目的。治疗方法包括内镜下副乳头扩张术、内镜下副乳头胰管支架置入术、内镜下副乳头括约肌切开术及内镜下副乳头括约肌肉毒杆菌毒素注射术等。

1. 内镜下副乳头扩张术 包括气囊扩张术及探条扩张术,适用于副乳头开口有狭窄的胰腺分裂症。副乳头扩张术只能暂时扩张狭窄,短期效果明显,多数患者狭窄会复发,可作为副胰管支架置入前的准备工作。

2. 内镜下副乳头胰管支架置入术 胰管支架置入术疗效确切、安全可靠、并发症少,已作为胰腺分裂症内镜治疗的首选方法。支架放置时间不宜过长,一般不超过2个月,时间长有引起胰管形态学改变之虑。

3. 内镜下副乳头括约肌切开术 胰管支架长期放置可导致胰管形态学改变。因此,有学者仅采用副乳头括约肌切开治疗胰腺分裂症,在部分患者中取得一定疗效,特别对于副乳头开口明显狭窄者效果明显。

4. 内镜下副乳头括约肌肉毒杆菌毒素注射术 内镜下副乳头括约肌肉毒杆菌毒素注射操作简单,可在门诊实施,短期疗效好,一般能维持5~16个月。

第六节 ERCP 在胆胰外科手术后并发症中的应用

医源性胆、胰管损伤的内镜下治疗是内镜医生需要面对的挑战,目前该领域已取得一定进展,但尚未建立指导手术后并发症内镜治疗的系统方法。

一、常见胆胰外科手术及其并发症

目前常见的胆、胰外科手术有:腹腔镜胆囊切除术(LC)、胆总管探查术、肝切除术、肝移植术、胰十二指肠切除术(Whipple 术)、远端胰腺切除术、胰管空肠侧吻合术(Puestow 术)及保留十二指肠的胰头局部切除术(Beger 和 Frey 术)。

胆道手术后相关并发症主要是胆管损伤(包括胆管撕裂或灼伤、胆管连续性狭窄及胆管完全横断)和胆瘘。

胰腺手术后相关并发症主要包括吻合口瘘(胆管瘘或胰腺瘘管)、胆总管空肠吻合口梗阻、胰管空肠吻合口梗阻。

二、临床表现

胆道损伤临床主要表现为发热、腹痛、厌食、肠梗阻、腹水和黄疸等,由胆汁性腹膜炎、胆管梗阻及胆管炎引起。

胰腺手术后如发生胰管瘘,表现为腹水、肠梗阻或胃排空延迟;如发生吻合口梗阻,则有复发性胰腺炎、胆汁淤积性黄疸、复发性胆管炎的表现。

三、内镜治疗

(一) 胆道手术后相关并发症的治疗

内镜治疗术后并发症的方法有十二指肠乳头括约肌切开术(EST)、鼻胆管引流术、胆道塑料支架置入术、胆管狭窄内镜下探条或气囊扩张术及 ERCP 注射封闭剂封闭瘘口等。

多数胆道损伤常是胆管小撕裂和瘘口,手术中容易漏掉,亦有胆管横断情况的发生。只有受损胆道的连续性存在,有可能完全越过胆管损伤部位,并用支架给整个胆道系统减压的情况下才考虑首先进行内镜疗法;通过 EST、内镜下气囊扩张狭窄胆管、置入胆道塑料支架或鼻胆管,保持胆管排泄通畅,使胆汁顺利引流。

以往胆管完全横断、断端间缺乏连续性等损伤通常无法内镜治疗。新近国外有内镜专家利用磁性压缩吻合技术(magnet compression anastomosis, MCA)对胆总管完全横断者进行胆总管对口吻合术并成功再通的报道。其主要载体为两个大小 15mm×5mm、中间通道对称的铁钴磁体,一个经 ERCP 技术放置于远端胆总管狭窄部,另一个经 PTCD 技术放置于近端胆总管狭窄部,利用磁性吸力压缩,造成压缩间组织缺血坏死,磁体中间通道再通,待两端管壁增生融合后,内镜下取出磁体复合物。

由于胆管塑料支架内生物膜蓄积和继发支架堵塞后需要更换支架,可造成患者不适且反复操作容易引起并发症,近年有报道可吸收的自膨胀支架因其直径较大且无需回收,可能效果更好。

以往胆瘘是外科手术的适应证,现今经内镜治疗成功的报道已越来越多。置入胆道塑料支架或鼻胆管在瘘口处分流胆汁,减少瘘口流量,从而间接促进瘘口闭合。与胆道塑料支架内引流相比,ENBD 处理胆瘘优点在于易移出并可间断行胆道造影以评估瘘口愈合情况。如单纯内引流不佳,可联合经皮外引流。亦可利用 ERCP 注射封闭剂(氰基丙烯酸酯胶)可快速封闭瘘口,用于 EST、胆道塑料支架置入术难以治愈的患者。

胆道损伤的内镜处理应遵循越早越好、循序渐进(逐渐增加支架直径)、越多越好(多支架引流和联合引流)的原则,大约80%患者可取得满意的长期疗效。

(二) 胰腺手术后相关并发症的治疗

在治疗前,需明确引起吻合口梗阻的原因。如系肿瘤复发引起,则适合行内镜下支架置入,根据情况选择塑料支架或金属支架;如为良性狭窄,则以球囊扩张和短期塑料支架置入为宜(推荐 10F 胆道塑料支架和 5F 胰管塑料支架,2~5 个月后重新评估狭窄)。

如发生胰管瘘,可采用 ERCP 注射封闭剂(氰基丙烯酸酯胶)封闭瘘口后置入胰管塑料支架内引流;单用效果不佳时,可经皮穿刺局部外引流管置放行内、外联合引流。

特别提出的是,由于手术后解剖结构的改变,对这类患者行 ERCP 时往往存在着技术难点,包括通过空肠的输入袢到达吻合口处、胆总管空肠吻合口或胰管空肠吻合口的鉴别。

对于顺利到达吻合口的内镜操作,推荐尽量使用十二指肠镜,因为十二指肠镜能够使用更多的治疗器械;如不能顺利到达吻合口可选用治疗性胃、肠镜或小肠镜,前两者均可通过治疗用的附件,而小肠镜在使用治疗器械时受到一定的限制。

(赵 秋)

参 考 文 献

1. Szary NM, Al-Kawas FH. Complications of endoscopic retrograde cholangiopancreatography:how to avoid and manage them. Gastroenterol Hepatol (N Y),2013,9(8):496-504.

2. Yüksel M1,Dişibeyaz S1,Kaplan M1,Parlak E2,Yldz H3,Ates i4,Kayaçetin E1. Biliary stenting in difficult common bile duct stones:a single tertiary center experience. Turk J Med Sci,2016,46(6):1779-1785.

3. Dacha S,Chawla S,Lee J E,et al. Endoscopic retrograde cholangiopancreatography with ampullary biopsy vs ERCP alone:a matched-pairs controlled evaluation of outcomes and complications. Gastroenterol Rep,2017,5(4):277-281.

4. Baron TH,Irani S. Prevention of post-ERCP pancreatitis. Minerva Med,2014,105(2):129-136.

5. Rappaport DE,Solano JJ,Edlow JA. Bilateral Pneumothoraces as a Complication of Endoscopic Retrograde Cholangiopancreatography. J Emerg Med,2017,52(4):573-575.

6. Weiser R,Pencovich N,Mlynarsky L,et al. Management of endoscopic retrograde cholangiopancreatography-related perforations:Experience of a tertiary center. Surgery,2016,pii:S0039-6060(16)30724-3.

7. Menon S. Pancreatic duct manipulation and risk of post-ERCP pancreatitis. Gastrointest Endosc,2015,82(1):184.

8. Ödemiş B,Kuzu UB,Öztaş E,et al. Endoscopic Management of the Difficult Bile Duct Stones:A Single Tertiary Center Experience. Gastroenterol Res Pract,2016:874583.

9. Tse F,Yuan Y,Moayyedi P,et al. Double-guidewire technique in difficult biliary cannulation for the prevention of post-ERCP pancreatitis:a systematic review and meta-analysis. Endoscopy,2017,49(1):15-26.

10. Tringali A,Balassone V,De Angelis P,et al. Complications in pediatric endoscopy. Best Pract Res Clin Gastroenterol,2016,30(5):825-839.

11. Talukdar R. Complications of ERCP. Best Pract Res Clin Gastroenterol,2016,30(5):793-805.

12. Park CS,Jeong HS,Kim KB,et al. Urgent ERCP for acute cholangitis reduces mortality and hospital stay in elderly and very elderly patients. Hepatobiliary Pancreat Dis Int,2016,15(6):619-625.

13. Huang RJ,Thosani NC,Barakat MT,et al. Evolution in the Utilization of Biliary Interventions in the United States:Results of a Nationwide Longitudinal Study from 1998 to 2013. Gastrointest Endosc,2017,86(2):319.

14. Vasilieva L,Papadhimitriou SI,Alexopoulou A,et al. Clinical presentation,diagnosis,and survival in cholangiocarcinoma:A prospective study. Arab J Gastroenterol,2016,17(4):181-184.

第三篇

胆石症和良性胆道疾病

第十三章

胆石症和胆系感染

第一节 胆 石 症

胆石症是胆管或胆囊产生结石而引起的腹痛、黄疸、发热等症状的疾病,为临床最常见疾病,有 10%~15% 的成年人患有胆石症。胆石症的发生率随着年龄的增大而升高,40 岁以上胆石症发生率约为 20%,到 70 岁时为 30%,女性和男性比例约为 4:1,随着年龄增长,性别的差异逐渐缩小。

一、危险因素

胆石病的发病机制和成核成石机制至今尚无明确定论。目前研究已经涉及胆固醇的代谢、遗传、免疫、微量元素、氧自由基、氨基酸含量、游离脂肪酸含量、金属元素等方面。胆结石的形成是一个复杂的过程,从结石的成核到增大成石,从患者胆管内环境到全身情况,从无机物到有机复杂大分子,从激素/受体功能的改变到基因变异,从遗传、流行病学到环境等相关因素的改变,均与其有关联。因此,对该领域进行多学科、多角度、多层次、全方位、立体的研究终将对治疗产生积极的影响。

二、临床表现

各种胆道疾病临床体征有所差异,急性结石性胆囊炎主要表现为右上腹剧烈绞痛,持续性伴阵发性加剧,可向右肩背部放射,油腻饮食常为胆绞痛诱发因素,体温常在 38℃ 以上,右上腹有压痛、肌卫,有时可扪及肿大之胆囊。慢性胆囊炎主要表现为上腹部饱胀、嗳气和厌食油腻等消化不良症状,类似"胃痛",有时可感到右肩胛下、右季肋处隐痛,右上腹部可能有轻度压痛和不适,病史可长达数年至十余年,部分患者可曾有胆绞痛及急性胆囊炎发作史。腹痛、寒战发热及黄疸是胆总管结石梗阻、感染而致急性胆管炎的典型三联症状(夏科氏三联征),如出现神昏谵语、血压下降等中毒性休克征象时,称为重症急性胆管炎。较大的胆囊结石主要表现为右上腹闷胀不适,或呈慢性胆囊炎症状;较小的胆囊结石可使在油腻饮食或夜间平卧后结石移动阻塞胆囊颈部引起胆绞痛及继发急性胆囊炎;结石如长期阻塞胆囊颈管不发生感染,则形成胆囊积水。约有半数的胆管结石患者,可因无症状而终身被忽略,称为隐性结石。肝内胆管结石症状常不典型,表现为经常反复发作的右上腹肝区闷胀疼痛,偶有畏寒发热、黄疸,肝区可有叩击痛或可扪及触痛和肿大的肝脏。大约 80% 的胆结石患者不出现诸如疼痛、胆囊炎、胆管炎及胰腺炎等表现,因此,大部分胆结石为无症状结石,仅在体检时发现。20%有症状的胆结石常表现为腹痛,并且可以出现相关并发症。其他的表现主要为呕吐,黄疸以及寒战高热。有报道发现以肾前性氮质血症为主要表现的胆结石病例;也有文献报道,胆石症可表现为持续不退的慢性右背部疼痛,但该临床表现极为罕见。

三、诊断方式

急性胆囊炎是胆囊结石急性期的表现,其诊断标准为:①Murphy 征和右上腹肿块、疼痛或压痛的局部炎症表现;②出现发热、C 反应蛋白水平升高和白细胞数目增多等全身炎症表现;③影像学:胆囊壁厚度≥5mm,胆囊周围出现液体,或当探头推向胆囊时有直接压痛感(超声 Murphy 征)。当局部炎症表现和全身炎症表现各有一项阳性时,则有较大的可能性为急性胆囊炎,如果影像学也符合上述标准,则可确诊急性胆囊炎。近 20 年来,随着影像学的不断发展,胆道疾病的诊断方法有了很大的突破。胆道疾病常规的影像学检查包括 X 线、超声、计算机断层扫描(computed tomography,CT)、内镜逆行胰胆管造影(endoscopicretrograde cholangio-pancreatography,ERCP)、磁共振胰胆管造影(magnetic resonance cholangiopancreatography,MRCP)、内镜超声、胆道闪烁成像和胆道造影等,各种方式都有自己的优势与局限性。有研究显示,胆道闪烁造影的敏感性高于超声造影和 MRI,但三种诊断方法的特异性无差异。由此可见,在这四种方式中,胆道闪烁成像对急性胆囊炎诊断精确度最高,但是由于其为放射性核素检查,只可作为辅助诊断的方式,不可取代简便易行且价格低廉的超声造影成为首选的检查方式。CT 和 MRI 由于价格昂贵,且其准确性与超声差距不大,使用也受到限制。因此,超声依旧是首选的检查方式。对腹腔镜胆囊切除术中行腹腔镜下超声(laparoscopic ultrasound,LUS)和胆管造影(intra-operative cholangiography,IOC)探查胆总管结石的相关研究进行荟萃分析表明:IOC 敏感性为 87%,特异性为 99%,LUS 敏感性为 87%,特异性为 100%。两种诊断方法在腹腔镜下行胆囊切除术中探查胆总管结石的效果相似。但是,由于 LUS 无需将导管插入胆道,对胆道系统的创伤小,因此其用于探查胆总管结石将会有较好的前景。

四、治疗方式

(一) 胆囊结石

常规的手术方式有开腹胆囊切除术(open cholecystectomy,OC)和腹腔镜下胆囊切除术(laparoscopic cholecystectomy,LC)。OC 是治疗胆囊疾病的经典术式,适用范围广,但因创伤大,其地位逐渐被 LC 术取代。LC 术因其安全,创伤小,恢复快,深受大家的青睐。目前,超过 90%的胆囊手术通过 LC 术来完成。日间手术和隔天手术在再入院率、疼痛情况、生活质量、患者满意度以及恢复情况等方面相似,两者安全性一致。LC 术相比内科治疗,其优势在于可以缩短住院时间,减少治疗花费及手术相关的并发症,并且患者对于治疗结果的满意度更高。

1. 高危人群和手术时机　LC 术中出血少,手术时间短,术后并发症少,住院时间短,恢复速度快,但损伤胆总管的概率高于 OC。相比无肝硬化的患者,有肝硬化的患者行 LC 术,手术方式中转率高,手术时间长,出血和相关并发症的发生率大。所以,为肝硬化患者行 LC 术风险高,难度大,应做好充分准备。急性胆囊炎的手术时机一直受到研究者的关注,早期施行 LC 术安全性好,总的住院时间短,但手术时间以及术后住院时间长于延迟施行 LC 术。对于不适合行 LC 术的患者,早期行 OC 可以降低病死率。近期的研究结果更倾向于早期施行手术。重症急性胆囊炎相较轻型,行 LC 术时转变手术方式以及术后出现并发症的概率较高。

2. 手术方式选择 LC 术由于具有安全和侵袭性小的优势,广受患者及医生青睐。现在,出现了几种有别于传统 LC 的术式,其中一种为小孔腹腔镜下胆囊切除术(minilaparoscopic cholecystectomy,MLC)。MLC 相比传统 LC 术,腹部的孔洞有了明显的缩小。MLC 治疗胆囊疾病,患者术后疼痛轻,伤口美观程度高,住院时间短,是一种不错的治疗方法。其缺点为手术时间长,手术中转率相比传统法高。第二种为单孔腹腔镜下胆囊切除术(single incision laparoscopic cholecystectomy,SILC)。与传统法在腹部开四孔不同,SILC 仅在脐部开一大孔来完成手术。相比传统的 LC 术,SILC 的优势在于住院时间短,术后疼痛轻,伤口美观程度高以及患者对该方法的满意度高。但是,SILC 手术时间长,手术方式中转率高,术后并发症以及伤口相关的不良反应发生率高于传统法。

目前,MLC 和 SILC 可以作为胆囊疾病的治疗方式,但由于存在诸多缺点,其开展仍受到限制。除此以外,还有三孔 LC 术,二孔 LC 术以及机器人辅助下行 LC 术等。SILC 相比三孔 LC 术,美观程度高,但手术时间长,相比 MLC,术后并发症发生率高。三孔 LC 术相比 MLC,手术时间短,相比二孔 LC 术,术后疼痛较轻。二孔 LC 术相比 SILC,术后并发症少,但住院时间长。机器人协助下行 LC 术与传统法相比并无优势,而且其花费大,技术要求高,因此未能广泛开展。气腹的建立是 LC 术的关键步骤,气腹压力的大小影响着 LC 术的效果。通过对过去的研究资料进行荟萃分析后发现,低压气腹可以显著降低术后疼痛,缩短手术时间和住院时间。因此,低压气腹相较标准压力而言更加安全、实用。

3. 术后处理 胆囊切除术后是否要常规放置引流管?有分析表明,对于 OC,术后腹腔引流会增加伤口感染和胸部感染的几率。对于 LC 术,其结果与 OC 类似,术后腹腔引流使得伤口感染风险增加,住院时间延长,同时,放置引流管使得手术时间延长。因此,OC 和 LC 术后应尽量避免行腹腔引流。

4. 术后并发症 有观点指出,胆石症和胆囊切除会促进某些消化系肿瘤的发生。为了探索这一观点的真实性,多组专家团队进行了研究。有专家分析后认为,胆囊切除术与食管癌以及胃癌的发生无关。行胆囊切除术的患者,至少 10 年后食管腺癌的发生率才会上升。也有报道,胆结石会增加结肠腺瘤和直肠癌的发生率,但胆囊切除术无此影响。另外的研究指出,胆囊切除会使罹患胰腺癌的风险增加 23%,并且这种差异与地理位置、性别和研究设计等无关。中国人群的相关荟萃分析,发现胆囊切除术和胆石症可能会增加结直肠癌的发生的风险。

综上所述,腹腔镜胆囊切除术作为一种新型的现代高科技与传统外科技术相结合的手术治疗方式,能以最小的创伤完成传统的外科手术,优势明显可见。经过外科医生漫长的探索和实践,腹腔镜胆囊切除术最终成为胆石症外科治疗方法的"金标准",其方法安全可行,能达到开腹手术一致的效果,且具有微创、恢复快、美容等优点。腹腔镜胆囊切除术是外科手术往微创发展的腾飞标志,亦是未来胆石症外科治疗的主流。

(二)胆管结石

处理胆管结石,有多种治疗方式可供选择,如开腹手术、腹腔镜手术或 ERCP。开腹手术相较 ERCP,结石残留率低,手术成功率高,病死率低;腹腔镜手术相较术后 ERCP,结石残留率低;腹腔镜手术相较开腹手术,住院时间短、创伤小。而腹腔镜手术与 ERCP 的优劣还需要进一步研究。

1. **内镜**　选择内镜下括约肌切开术(endoscopic sphincteropapillotomy,EST)和内镜下十二指肠乳头球囊扩张术(endoscopic papillary balloon dilatation,EPBD)是两种治疗胆总管结石的方法。EST是经口将十二指肠镜送到十二指肠乳头处,后将乳头括约肌切开以达到取石的目的。EPBD是经口将十二指肠镜送至十二指肠降部,后经十二指肠乳头放入气囊以扩张胆总管和Oddi括约肌。研究显示,相比EST,EPBD结石清除率低,胰腺炎发生率高,但是出血和穿孔的风险小,总的长期并发症发生率和1年后结石复发率低。因此,EPBD可作为EST的替代治疗方式,当患者存在凝血机制障碍时,EPBD治疗效果更好。

2. **EST时机**　对怀疑的胆总管结石,可以选择术前行EST,也可以选择术中行EST。术中行EST,其在ERCP时插入导管较为困难,而术前行EST会导致ERCP相关的并发症,特别是胰腺炎的发生率升高,住院时间延长。总体而言,两种方法均有效,但术中行EST安全性更好。

(三)胆囊结石合并胆总管结石

目前应用最广泛和流行的方案是LC手术前联合ERCP、EST方案。有学者认为,EST伴有十二指肠乳头括约肌的结构破坏,存在远期结石复发和反流性胆管炎的缺陷,仅建议应用于确切的胆管结石患者;ERCP后可致使胆囊炎的发作,加重胆囊三角处粘连,增加了LC手术的难度。ERCP、EST存在如急性重症胰腺炎、消化道穿孔、出血等风险。两阶段治疗方案产生了一些顺序、间隔问题,ERCP前需要超声、MRCP或者EUS的影像支持,ERCP后需要间隔72小时实施LC。这些情况占用了医院的诊治协调、安排时间和住院时间。另外,两阶段方案的患者需要经历两次不同的麻醉。ERCP治疗巨大、数量多的胆总管结石,或伴有十二指肠乳头解剖异常、十二指肠乳头旁憩室、胆管胰管合流异常、胃肠吻合重建术后等情况时,失败率高。目前随着内镜大球囊扩张术、内镜碎石网篮、内镜液电碎石、子母镜、胆道镜系统的发展,已经显著地提高了困难ERCP治疗的成功率。

1. **LC术后联合ERCP**　对于一些低风险的胆总管结石患者,策略性选择LC术后的ERCP是合理的。当胆总管结石于LC术后得到诊断,或者术中诊断为胆总管结石,但由于医疗资源或技术的原因又无法实施术中清除胆管结石的状况下,该方案也是一种选择。对于既往有ERCP治疗成功病史的非复杂胆总管结石患者,也可应用此方案。同样,该方案患者也承受了两次麻醉,而且主要的风险在于ERCP清除胆管结石失败后,患者将不得不面临再次手术治疗。

2. **LC术中联合ERCP**　即LC手术中实施ERCP清除胆管结石。ERCP十二指肠乳头插管可借助手术医师经胆囊管插管,导丝穿过乳头进入十二指肠腔实施。该方案与其他方案相比,胆管结石清除率高,并发症发生率低。另外,该方案经导丝引导的十二指肠乳头插管,避免了激惹胰管的风险。该方案虽然需要改变患者的体位,增加手术时间,但并没有延长LC手术后的恢复时间和住院时间。部分学者认为,该方案与两阶段的LC联合ERCP方案相似,仅减少了一次麻醉,并缩短了2~3天住院时间;而且该技术的实施要求麻醉医师、内镜医师、手术医师的统一组织和协调安排,对医疗量繁重的医院来说是一种挑战。

3. **LC术中联合腹腔镜胆管探查取石术**(laparoscopic commonbile duct stone exploration,LCBDE)　可以通过一次手术麻醉操作,全解决胆囊结石和胆总管结石,同时避免Oddi括约肌的切开。另外,手术医师的经验对取石的途径(经胆囊管或经胆总管)和胆管缝合的选择(一期缝合或放置T管)有一定的影响。LCBDE技术对设备和医师的手术操作水平要求较高,同时也存在不同方法的胆道取石和不同方式的胆道引流,甚至是否引流胆道的争议。目前亦存在较多的胆道引流技术,包括传统的 T 管引流,以及经胆囊管引流和胆总管内放置支架;T 管引流适用于胆管直径小,或怀疑胆管残余结石,或患者合并有肝内胆管结石。LC 术中联合 LCBDE 与 LC 术前联合 ERCP 比较何种微创方法更好的争论焦点,主要集中于一阶段的 LC 术中联合 LCBDE 和两阶段的 LC 术前联合 ERCP 之间。近年 Meta 分析显示,LC 术前联合 ERCP 与 LC 术中联合 LCBDE 的病死率、并发症发生率、结石残留率、手术中转率均无统计显著性差异。然而,将复杂性胆总管结石作为亚组分组对比研究发现,LC 术中联合 LCBDE 治疗成功率、中转率明显优于 LC 术前联合 ERCP。有随机对照研究高风险的胆总管结石合并胆囊结石患者,LC 术中联合 LCBDE 结石清除率明显高于 LC 术前联合 ER-CP。另外,LC 术前联合 ERCP 手术不可避免的增加了患者的麻醉次数。在第一次手术到出院时间和恢复正常生活时间方面,LC 术中联合 LCBDE 显著较 LC 术前联合 ERCP 缩短。LC 术前联合 ERCP 的总住院时间长于 LC 术中联合 LCBDE。一期缝合胆管与 LC 术前联合 ERCP 相比,LC 术中联合 LCBDE 手术时间显著更长。

LC 术中联合 LCBDE,胆瘘发病率显著高于 LC 术前联合 ERCP。LC 术前联合 ERCP 比 LC 术中联合 LCBDE 术后腹腔脓肿发病率高,可能与 ERCP 后急性胆囊炎发病率增高和 LC 术中联合 LCBDE 腹腔引流率高有关。

LC 术前联合 ERCP 更适合于治疗胆道结石伴有急性胆管炎,急性胆源性胰腺炎和胆管术后并发症,如残留结石、胆瘘。LC 术前联合 ERCP 技术关键点在于 ERCP 取石的成功,但对于复杂性胆管结石失败率高。ERCP 有潜在致命性并发症发生的可能,有增加急性胆囊炎的发病率可能。LC 术中联合 LCBDE 更适合于复杂性胆道结石,能够作为 ERCP 治疗胆管结石失败时的有效方法。该方案不受十二指肠乳头解剖畸形和胃肠重建手术的影响,但存在二次手术粘连等困难。对于部分合并肝内胆管结石、无肝内胆管狭窄的患者,该方案的治疗比 ERCP 的结石清除率高。然而,该方案延长了患者的麻醉和手术时间,提高了手术操作难度,特别是腹腔镜下缝合胆管技术,可相应伴有胆汁漏并发症。如果 LC 术中联合 LCBDE 一期缝合术后患者出现胆管残余结石,仍需要依靠术后 ERCP 清除胆管结石。LC 术中联合 LCBDE 技术关键点在于取净胆管结石,良好的胆管缝合技术。熟练的腹腔镜下缝合技术和胆道镜胆总管取石操作技术可缩短 LCBDE 手术时间,降低胆总管结石残留率,减少术后胆瘘的发生。常规放置腹腔引流可降低胆瘘的危害。

面对多种可利用的技术,多种不同的联合、组合方式,选择的标准仍需以患者的情况,如胆管结石的大小、多少,十二指肠乳头、胆管及胆囊管的解剖特点,以及医院的资源和医师的专业水平为选择的依据。通常 ERCP/EST 适用于有急性胆管炎、急性胆源性胰腺炎、十二指肠乳头结石嵌顿,患者无法承受手术等。LC 术中联合 LCBDE 具有住院时间短,麻醉手术次数少的明显优势。随着各种微创技术治疗胆总管结石合并胆囊结石的临床经验积累和技术的提高,使临床医师更清晰地为每一位患者制订出更合理的微创诊治方案。同时期待微创设备和微创治疗理念的不断发展,进一步提高了胆总管结石合并胆囊结石的微创治疗成功率,减少了并发症的发生率,缩短住院时间,节约医疗费用。

(四) 肝胆管结石

肝切除是治疗肝胆管结石最为彻底的方法,肝切除去除了病变的肝组织和狭窄的肝管,且可预防其发生癌变。因肝胆管结石患者大多反复发生炎症,肝周粘连,腔镜下肝切除难度较肝肿瘤及血管瘤高,故腹腔镜肝切除术治疗肝胆管结石病开展相对较少,但开腹肝切除术治疗肝胆管结石比较常用。但随着技术的进步和经验的积累,在国内外的一些中心,腹腔镜肝切除治疗肝胆管结石的数量正在逐渐增多,取得了很好的效果,也积累了许多较成熟的经验。肝胆管结石行开腹肝切除术的适应证早已明确,但行腹腔镜肝切除的适应证目前尚在不断完善中。

2013 版的《腹腔镜治疗肝胆管结石病的专家共识》将适应证界定为:

1. 患者全身情况良好,无重要器官质性病变,符合开放手术指征。

2. 肝功能 Child 分级 B 级以上,肝脏储备功能良好,未合并胆汁性肝硬化和胆源性门静脉高压症。

3. Ⅰ型(区域型)肝胆管结石病,即结石沿肝内胆管树局限分布于一个或几个肝段内,可合并或不合并肝外胆管结石。

4. 结石数量较少且受累的肝管及肝脏病变轻微、取尽结石后肝内外无残留病灶、胆管无狭窄的Ⅱa 型肝胆管结石病。

5. 无预留肝叶(段)胆管及肝外胆管严重狭窄,无须行复杂胆管整形者。

在术中出血量、术中输血、术后并发症发生率以及结石清除率、术后结石残留、术后结石复发等手术效果指标,腹腔镜左半肝或左外叶切除术与开腹左半肝或左外叶切除术并无显著差别;但在手术时间和术后住院时间上,腹腔镜手术明显优于开腹手术。在一些技术发展成熟的中心,腹腔镜手术治疗左肝肝胆管结石病的手术效果已经可以媲美开放手术,甚至在微创和术后恢复方面更有优势。

但因右肝肝胆管结石病大多反复发生炎症,右肝与膈肌及周围器官多有较重粘连,分离较困难,加之病肝萎缩,继发肝脏解剖转位,使肝门解剖及切线定位不易,腔镜下切除难度较大。故目前仍仅有少数中心可熟练开展,其技术难点及要点的突破和推广尚需时日。肝胆管结石病的主要发病地区为中国、韩国及日本,故东亚国家在其微创治疗的探索中走在了前列,欧美国家此方面经验不多。目前,腹腔镜肝切除术更多的选择了区域性肝胆管结石,即局限在段、叶或半肝的肝胆管结石;因其无须形成残留的狭窄胆管,无须术后胆道镜反复取石,手术较易操作,术后结石复发率也较低。相对于肝癌及肝血管瘤,肝胆管结石的腹腔镜肝切除术在技术操作上更困难,手术时间更长,术中出血及术中转开腹率也更高。这是由于该病感染反复发作,肝周往往粘连严重,病变肝段、叶萎缩,导致肝门扭转、移位,甚至肝门胆管严重梗阻、狭窄或引起继发性门静脉高压症、进而导致术中断肝平面与常规规则肝切除术有很大偏移,肝门及实质出血难以控制,故需选择恰当的适应证。随着腹腔镜技术的逐步成熟、完善,腹腔镜肝切除术在肝胆管结石病中的应用将会越来越广泛。

在肝胆管结石病中,单纯肝内胆管结石仅占不到 10%,肝内外胆管结石占 22.9% ~ 35.8%,其余大多数为胆囊结石或胆囊结石合并肝外胆管结石。腹腔镜技术在这部分患者治疗中占有重要地位。针对单纯肝外胆管结石合并胆囊结石的患者,腹腔镜胆囊切除术(LC)+腹腔镜胆道探查术(LCBDE)能一次麻醉和手术同时去除两种疾患,能保留 Oddi 括约肌的功能,远期并发症发生率低。目前适应证多选择胆总管直径≥8mm 的病例以避免术后胆道狭窄。该术式的不足在于术后 T 管窦道形成慢,大多数患者可安全拔除 T 管的时间都在 4~6 周以上。长期留置 T 管给患者生活和护理带来诸多不便,可引起胆道感染及继发结石,甚至可出现 T 管扭曲、脱落等并发症,影响其微创效果及评价。近年来,在 LCBDE 基础上发展起来的胆管一期缝合既保留了 LCBDE 的优势,又避免了术后长期留置 T 管给患者带来的痛苦,具有良好发展前景。电子胆道镜应用于临床以后,在具有丰富经验的胆道外科中心,腹腔镜胆道探查取石术治疗肝外胆管结石的术后残余结石发生率极低,这使胆管一期缝合从理论到实践均成为一种理想术式。

目前大多数中心的胆管一期缝合适应证为：

1. 术前近期无急性胆管炎病史，术中见胆管无明显急性炎症。

2. 术中证实结石取净。

3. 确认胆总管下端及十二指肠乳头无狭窄及梗阻。在实践中为扩大胆管一期缝合的适应证，化解胆道感染、术前黄疸、胆道末端急性炎性水肿等因素对一期缝合的影响，有中心应用胆囊管残端留置细导管引流、留置胆道内支架引流及内镜下鼻胆管引流（ENBD）来实现胆管一期缝合，也取得了满意的效果。随着腹腔镜下胆道镜取石和缝合技术的进步及数字减影血管造影（DSA）+腹腔镜联合手术室的实现，胆管一期缝合的应用前景非常广阔。

肝胆管结石由于其疾病本身的特点，部分患者术前胆道感染严重，难以耐受肝切除术，只能暂时行胆道探查术去除肝外及肝门区胆管内结石，待留置 T 管术后取石。有些患者年老体弱，加之合并感染、营养不良，甚至难以耐受全麻手术；或虽肝内结石弥漫而肝实质无萎缩，胆管引流尚通畅，其所谓的肝内胆管狭窄环只是相对于远端扩张胆管的非器质性狭窄，这些病例难以依靠肝部分切除术治愈，应根据具体情况，选择行胆道探查取石术留置 T 管或行经皮经肝胆管镜（percutaneous transhepatic choledochoscope，PTCS），待条件成熟后以胆道镜取石，也符合微创外科的理念。

胆道镜的临床应用促进了胆道外科的发展，改善了肝胆管结石患者的预后，降低了结石残留和术后复发率。胆道镜可实现大角度的弯曲，镜下直视克服了器械取石的盲目性，能达到硬质器械无法到达的盲区。取石无须麻醉和手术，痛苦小，可反复多次进行，可使一大批患者免除多次开刀之苦，是一种安全、可靠的治疗方法，弥补了肝切除及胆道探查术的不足，而不增加额外的创伤。在胆道镜技术和经验成熟的中心，在液电及激光等新的碎石方法的辅助下，肝胆管结石的治疗可达到令人满意的效果。PTCS 于 1981 年首次报道用于治疗肝胆管结石，目前被认为是一种安全有效的辅助治疗手段，尤其是对于老年、手术高危患者、复发性和残余肝内胆管结石患者，甚至可替代外科手术。传统方法扩张窦道及取石治疗周期长，并发症发生率较高，影响了该方法的推广和应用。近年来，内镜及外科医生们改进了操作，于 PTCD 后 1 周左右即置入硬性鞘管以替代窦道，硬镜替代软镜，缩短了取石和治疗的周期，取石效果也大有提高。

五、预防

对于胆石症，除了常规的预防措施外，还可以从以下几点着手：①注意生活习惯、饮食卫生，禁忌大吃大喝；②吃早餐，减少空腹时间；③少吃甜食、碳水化合物以及脂类食物；④服用利胆排石汤等中药，胆囊炎发作时应及时处理；⑤定时体检。对于孕妇，可以通过运动、随访等方式预防胆石症，但是不可使用药物。

胆石症发病率高，是涉及较多人群健康的大问题，应该引起足够的重视。其诊断方式很多，研究显示，胆道闪烁成像对急性胆囊炎诊断精确度最高，但由于其为放射性核素检查，因此只可作为辅助诊断方式开展。其他如超声、CT 和 MRI 等均收到较好的效果，诊断效率高，已作为常规检查开展，但由于超声造影简便且价格低廉，因此依然是首选。治疗方面，开腹手术和腹腔镜手术都有着长足的发展，但由于腔镜手术创伤小，恢复快，因而目前绝大多数的胆囊手术通过腔镜来治疗。MLC 和 SILC 是有别于传统腔镜手术的术式，相比传统腹腔镜手术，患者术后疼痛轻，伤口美观程度高，住院时间短，但手术方式中转率高。另外，内镜治疗也获得了较好的疗效,特别是对于胆管结石的治疗,可以解决大部分患者的病痛。目前的研究虽有巨大的进步,但仍需要大量的临床资料和证据,以求为情况各异的胆石症患者提供更为全面的医疗服务。

第二节 胆 系 感 染

胆系感染是胆道系统急、慢性炎症的总称,包括急性胆囊炎、慢性胆囊炎、慢性结石性胆囊炎、急性胆管炎、慢性胆管炎、急性梗阻性化脓胆管炎、肝内胆道感染等。各种胆道疾病临床体征有所差异,胆道系统感染发病率一般占急腹症的第二位,但在我国沿海与南方的一些省份中已上升为第一位,成为外科的常见、多发、难治疾病。如不及时诊治,将威胁患者的生命。

一、胆系感染

(一) 胆道感染菌群的变迁

胆道与肠道是相通的,故胆道感染时致病菌主要来自肠道细菌的逆行性感染,因而胆汁中分离所得致病菌谱与肠道内正常菌谱大致吻合,多为条件致病菌。多数资料表明,胆道感染病原菌以革兰阴性菌占多数。胆汁在正常情况下是无菌的,但当发生胆管阻塞时,肠道细菌就会逆行经血行或淋巴道进入胆道,导致感染。普遍认为经十二指肠乳头感染的细菌转移途径更多。因此,胆道感染的致病菌种类与肠道菌群基本一致。随着广谱抗生素应用增多,滥用现象逐渐普遍,胆道感染的变化也日趋增长。

(1) 菌群种类增多,厌氧菌感染种类增多:虽然 G^- 杆菌占优势,但 G^+ 球菌感染增加,肺炎克雷伯菌和大肠杆菌的比例均明显下降。

(2) 真菌感染增多:免疫抑制剂和抗生素的广泛使用,使真菌感染率有所上升。

(3) 关注 L 型细菌:L 型细菌是失去细胞壁的状态下仍能继续繁殖的一类变异细菌的统称。胆汁能维持 L 型细菌的长期存活以及生长繁殖,使之成为慢性带菌者。由于 L 型细菌细胞壁缺陷,易黏集成堆并与黏膜上皮细胞共同构成胆结石的核心,引起慢性胆囊炎以及胆石症。

(二) 细菌耐药性增加

大肠埃希菌和肺炎克雷伯菌对胆汁中的头孢哌酮、头孢曲松、哌拉西林等药物的耐药性增加,敏感性明显降低。试验发现,G^- 菌耐药性较低的抗生素有亚胺培南、头孢哌酮-舒巴坦和阿米卡星;肠球菌等 G^+ 球菌对氨基糖苷类、头孢菌素、青霉素类抗生素的敏感性普遍不高;敏感性最高的是万古霉素、美罗培南等。临床已经出现了肠球菌和铜绿假单胞菌的耐药趋势。

(三) 诊断

1. 十二指肠液引流术 胃镜下行十二指肠液引流术,对胆道感染的诊断及对病原菌的判定有决定性的意义。在胃镜下吸净十二指肠液,从活检道插入消毒的塑料管,送至乳头开口的下方。为使括约肌和幽门括约肌开放,经塑料管将温热的 33% 的硫酸镁缓慢注入。当引流液相继从乳头开口流出时,用注射器经塑料管吸取,用无菌培养管盛装后送检。

2. 胆总管小结石的诊断 B 超诊断胆总管结石的准确率为 55%,CT 为 75%,但对胆总管末端细小结石或泥沙样结石诊断困难。磁共振胰胆管造影(MRCP)诊断胆总管结石的总诊断准确率为94%~97%。超声内镜(EUS)对胆总管小结石的诊断价值超过B超和CT。

（四）治疗

1. 抗菌药物的选择

（1）细菌培养未果时：应采用β2内酰胺类+酶抑制剂的复合剂、碳青霉烯类等针对G⁻和G⁺都有作用的药物，同时加用奥硝唑等抗厌氧菌药物。

（2）注意药物浓度，符合最佳药代动力学，对于出现的真菌感染可应用氟康唑。

（3）L型细菌：细胞壁缺如，对作用于细胞质药物则较敏感。

2. 微创治疗急性胆道感染

（1）急性胆囊炎行腹腔镜胆囊切除术（LC）：胆囊炎急性发作时胆囊壁充血增厚，胆囊积液肿大，急性胆囊炎曾被列为LC禁忌证。最佳手术时期是在急性发作48小时内，如超过72小时应尽量保守治疗，否则手术时间长，中转率明显上升。

（2）合并胆管结石的急性胆管炎治疗：①先行LC，再用胆道镜取石并放置T管引流，也可在腹腔镜下行胆总管切开直接或借胆道镜取石，同时Ⅰ期切除胆囊，内置T管或即时缝合；②Ⅰ期胰胆管造影（ERCP）+Ⅱ期LC，先行Ⅰ期ERCP+十二指肠乳头括约肌切开术（EST），根据具体情况决定是否取石，并进行胆道引流减压，达到减轻感染的目的；对残余结石可以行腹腔镜切开取石，并直接缝合胆总管；③Ⅰ期穿刺胆道造影（PTC）+Ⅱ期LC，CT下行Ⅰ期穿刺胆道造影及引流术（PTCD），置管于肝外胆管，情况允许后再行Ⅱ期LC及胆总管切开取石，直接缝合胆总管。

二、肝脏感染诊断和治疗进展

肝脏感染的主要表现为肝脓肿（LA），少数特异性感染如肝包虫和肝结核。胆源性肝脓肿最常见，主要由肠道杆菌、肠球菌和厌氧类杆菌导致。来源于其他器官的肝脏感染目前很少发生。由动脉获得的血行性肝脓肿主要是金黄色葡萄球菌，比较少见。

（一）诊断进展

LA为感染性疾病，其典型临床表现为发热、肝区疼痛以及肝区叩击痛。临床结合B超及CT检查发现的肝占位病变，首先考虑LA。在LA的早期或使用抗生素治疗后的部分患者检查可无典型临床表现。

在肝占位性病变中所占比例较小的是肝结核，其临床表现及实验室检查无特异性，术前误诊率较高，影像学检查有助于其鉴别诊断。目前应用于肝结核的主要诊断方法为B超或CT引导下穿刺取标本、活体组织检查。研究表明腺苷脱氨酶（ADA）对诊断结核性渗出液的特异性和敏感性明显优于活检和细菌学方法。癌性胸腹腔积液ADA不增高，而结核性胸腹腔积液ADA活性明显增高，血清中ADA活性两者差异无显著性意义。

（二）治疗进展

1. 双介入法治疗 细菌性肝脓肿将导管经股动脉插入病灶肝动脉分支内，自导管每6~8小时注入抗生素，连续用药8~12天，如检查提示病灶已液化，行下脓肿穿刺置管低压冲洗至脓腔消失。双介入组与单纯穿刺引流相比，脓肿消退时间显著缩短。

2. 腹腔镜置管引流 局麻下使用腹腔镜trocar对LA行穿刺置管引流术，取得了良好疗效，无并发症发生。所选病例脓肿距离皮肤较近，trocar直接插入脓肿内，减少了穿刺置管的危险性。文献对常规引流方法与腹腔镜置管引流术进行了比较，腹腔镜组在手术时间、失血量、住院天数等各方面均优于常规开腹引流组。肝结核手术是为了切除病灶，结核性肝脓肿则要开窗引流。病灶波及胆囊时,行胆囊切除术。肝脏结核时肝功能会有不同程度的损害,切除术可进一步加重肝损伤,因此术后药物的选择成为治疗焦点。目前主张慎用异烟肼和利福平等影响肝代谢药物,注意患者的肝功能变化并及时进行护肝治疗。

随着医学技术的发展,腹腔镜等先进仪器广泛应用于胆道感染、胆道结石等胆道疾病的治疗,胆道感染治愈率也越来越高。当代临床实践已初步摸索出一套成熟的治疗方法,包括合理使用抗生素、降低细菌耐药性、选择有效手术方式,从而有效地提高了治愈率,降低了复发率、减轻了患者的负担。

（丁佑铭）

参 考 文 献

1. 中华医学会外科学分会胆道外科学组.急性胆道系统感染的诊断和治疗指南(2011版).中华消化外科杂志,2011,10(1):9-13.
2. 邹怡新,余德才.胆石症诊疗的荟萃分析进展.世界华人消化杂志.2016,24(6):879-885.

第十四章

自身免疫性胆系疾病

第一节　原发性硬化性胆管炎

原发性硬化性胆管炎(primary sclerosing cholangitis,PSC)是一种以特发性肝内外胆管炎症和纤维化导致多灶性胆管狭窄为特征、慢性胆汁淤积病变为主要临床表现的自身免疫性肝病。

一、流行病学

PSC 的发病率和患病率存在区域差异性,但由于医疗条件等原因导致部分患者无法进行造影检查确定诊断,并且部分患者血清 ALP 水平可表现为正常,造成对 PSC 实际发病率和患病率统计的偏倚。PSC 呈全球性分布,现有的流行资料主要来源于北美和欧洲等西方国家。研究结果显示,PSC 的发病率为(0.9~1.3)/10 万,患病率为(6~16.2)/10 万,北美和北欧国家 PSC 的发病率接近,亚洲和南欧国家的发病率及患病率相对偏低。PSC 是相对少见的疾病,但其发病率却有逐年增高趋势。我国目前尚缺乏关于 PSC 的流行病学资料。

PSC 可发生于任何年龄,多见于 25~45 岁,发病年龄高峰约为 40 岁,且多数为男性患者,男女之比约为 2∶1,女性的诊断平均年龄约为 45 岁,儿童偶发。

二、发病机制

PSC 发病机制尚不清楚。几项大规模的全基因组相关性分析报道了 PSC 的相关易感位点。人类白细胞抗原单体型已被证明与 PSC 易感性密切相关。PSC 与 IBD 的密切关系提示自身免疫在 PSC 发病中的作用。其他可能的发病机制包括:囊性纤维化跨膜受体的编码基因发生突变以及反复发生的细菌感染等。目前认为 PSC 是遗传易感者发生的一种免疫异常疾病,宿主及外界因素如胆管缺血、癌前病变、环境因素及吸烟等可能也参与疾病发生。

三、病理

病理组织上将 PSC 分为 4 期,即 I 期门脉期:炎症改变仅局限于肝门区,包括淋巴细胞浸润,有时为中性粒细胞向胆管浸润,胆管上皮变性坏死等,其表现可有不同侧重,还可出现胆管上皮的血管化和胆管增生,典型征象为洋葱样向心性纤维组织增多,发现胆管上皮血管化和胆管增生;II 期门脉周围期:病变发展到肝门周围实质出现肝细胞坏死、胆管稀疏和门脉周围纤维化;Ⅲ期纤维隔形成期:纤维化及纤维隔形成和(或)桥接状坏死,肝实质还表现为胆汁性或纤维化所致的碎屑样坏死,伴有铜沉积,胆管严重受损或消失;Ⅳ期肝硬化期:有胆汁淤积性肝硬化表现。

四、诊断

由于 PSC 自然史的高度变异性及缺乏特异性的诊断标志物,PSC 严格的诊断标准尚未建立。其诊断要点:①存在胆汁淤积的临床表现及生化改变;②胆管成像具备 PSC 典型的影像特征;③除外其他因素引起胆汁淤积。MRCP 和 ERCP 无明显异常,但其他原因不能解释的 PSC 疑诊者,建议行肝穿刺活检,以明确有无小胆管型 PSC。小胆管 PSC 是 PSC 的一种变异形式,其特征为具有典型的胆汁淤积和 PSC 组织改变,但胆管造影正常。

五、临床表现

PSC 患者临床表现多样,可起病隐匿,15%~55%的患者诊断时无症状,仅在体检时因发现 ALP 升高而引起警惕,或因 IBD 进行肝功能筛查时诊断;出现慢性胆汁淤积者大多数已有胆管狭窄或肝硬化。患者出现症状时,最常见的为乏力,但无特异性,常被忽略而影响早期诊断。其他可能出现的症状及体征包括体重减轻、瘙痒、黄疸和肝脾肿大等。黄疸呈波动性、反复发作,可伴有中低热或高热及寒战。突然发作的瘙痒可能提示胆管梗阻。患者可有反复发作的右上腹痛,似胆石症和胆管感染。还可有与免疫相关的疾病,如甲状腺炎、红斑性狼疮、风湿性关节炎和腹膜后纤维化等。

(一)门静脉高压

门静脉高压,包括食管胃底静脉曲张和曲张静脉出血。PSC 患者并发门静脉高压可持续增加造口周围曲张静脉出血的概率。PSC 相关的 IBD 可能需要结肠切除术。在结肠切除后回肠吻合口处,大约有 25%的患者发展为造口周围静脉曲张。回肠贮袋肛管吻合术代替回肠造口可避免造口静脉曲张。通过经颈静脉肝内门腔分流术、门体分流术,或肝移植术可有效降低门静脉高压,从而良好地控制造口静脉曲张出血。后者还可通过经皮栓塞曲张静脉进行治疗。

(二)脂溶性维生素缺乏

在 PSC 疾病晚期,患者出现黄疸,可发生脂溶性维生素缺乏。对于疾病进展期患者,应评估维生素 A、E 和 D 的水平。

(三)瘙痒

PSC 所致的瘙痒与其他胆汁淤积性肝病类似,在夜间及温暖潮湿的环境中明显,对生活质量产生负面影响,但很少被作为肝移植指征。

(四)代谢性骨病

代谢性骨病是慢性胆汁淤积性肝病常见的并发症。有 13%~60%的胆汁淤积性肝病患者发生骨质疏松。其危险因素包括年龄增长、低 BMI 及长期患有 IBD,具备上述 3 个因素的患者中,有 3/4 发生骨质疏松。接受肝移植的 PSC 患者,由于缺乏运动、饮食限制,骨病患病风险增加,易出现骨折及缺血性坏死。胆汁淤积性肝病发生骨病的病理生理机制尚不清楚,绝大多数研究更关注原发性胆汁性肝硬化(primary biliary cirrhosis,PBC)所致的代谢性骨病,而非 PSC。

六、实验室检查及辅助检查

（一）血清生物化学

PSC 的血清生物化学异常主要表现为胆汁淤积型改变，通常有 ALP、GGT 活性升高，但并无明确诊断标准的临界值。ALP 波动范围可以很广，部分 PSC 患者 ALP 可以维持在正常水平，有研究认为低水平 ALP 与 PSC 较好预后存在一定相关性。血清转氨酶常正常，某些患者也可升高，约为正常值上限 2~3 倍。若转氨酶水平显著升高，需考虑存在急性胆管梗阻或重叠有自身免疫性肝炎（AIH）可能。在病程初期，胆红素和白蛋白常处于正常水平，随着病情进展可出现异常，疾病晚期可出现低蛋白血症及凝血功能障碍。

（二）免疫学检查

1. 血清免疫球蛋白 约 30% 的患者可出现高 γ-球蛋白血症，约 50% 的患者可有 IgG 或 IgM 水平轻至中度升高，但免疫球蛋白异常与其治疗过程中的转归对预后的提示并无明确意义。值得注意，PSC 患者可出现 IgG4 轻度升高，以往研究显示 9%~36% 的 PSC 患者血清 IgG4 水平升高。血清 IgG4≥135mg/dl 可作为 IgG4 相关疾病，包括 IgG4 相关硬化性胆管炎（immunoglobulin G4 related sclerosing cholangitis, IgG4-SC）的血清学诊断标准之一。目前认为 IgG4-SC 是不同于 PSC 的疾病，较少合并 IBD，且两者胆管影像学表现可能不同。与典型的 PSC 患者不同的是，糖皮质激素对控制 IgG4-SC 病程进展有较好的效果，因此临床上 PSC 需与 IgG4-SC 进行鉴别。

2. 自身抗体 超过 50% 的 PSC 患者血清中可检测出多种自身抗体，包括抗核抗体（ANA）、抗中性粒细胞胞质抗体（Panca）、抗平滑肌抗体（抗 SMA）、抗磷脂抗体等，其中 pANCA 在 33%~85% PSC 患者中呈阳性。但上述自身抗体一般为低滴度阳性，且对 PSC 均无诊断价值。PBC 特异性的自身抗体，即抗线粒体抗体（AMA）在 PSC 中较少见。目前尚未发现 PSC 特异性的自身抗体。

（三）肝活组织检查

肝活组织检查对于 PSC 诊断并非是必要依据，但可以评估疾病的活动度和分期，还可用于协助判断是否重叠其他疾病如自身免疫性肝炎等，当出现不明原因的胆汁淤积征象，肝外大胆管正常而怀疑存在小胆管 PSC 时，肝活组织检查可有助于明确诊断。肝活组织检查的特征改变为管周"洋葱皮"样的纤维化征象，但很少被发现。

（四）内镜逆行胰胆管造影（ERCP）

胆管成像对于 PSC 诊断的确立至关重要，以往 ERCP 被认为是诊断 PSC 的"金标准"，PSC 典型的影像学表现为肝内外胆管多灶性、短节段性、环状狭窄，胆管壁僵硬缺乏弹性、似铅管样，狭窄上端的胆管可扩张呈串珠样表现，进展期患者可显示长段狭窄和胆管囊状或憩室样扩张，当肝内胆管广泛受累时，可表现为枯树枝样改变。ERCP 为有创检查，有多种可能发生严重的并发症如急性胰腺炎、细菌性胆管炎、穿孔、出血等。有超过 10% 的 PSC 患者因 ERCP 相关并发症而住院治疗。

（五）磁共振胰胆管造影（MRCP）

MRCP 目前已成为诊断 PSC 的首选影像学检查方法。PSC 的 MRCP 表现主要为：局限或弥漫性胆管狭窄，其间胆管正常或继发性轻度扩张，典型者呈"串珠"状改变，显著狭窄的胆管在 MRCP 上显影不佳，表现为胆管多处不连续或呈"虚线"状，病变较重时可出现狭窄段融合，小胆管闭塞导致肝内胆管分支减少，其余较大胆管狭窄、僵硬似"枯树枝"状，称"剪枝征",肝外胆管病变主要表现为胆管粗细不均,边缘毛糙欠光滑。MRCP 和 ERCP 对于诊断 PSC 以及判断是否存在肝内胆管狭窄具有相似的诊断价值,但 ERCP 更有助于判断肝外胆管梗阻及严重程度。

（六）B 超

B 超可用于对 PSC 的筛查。PSC 患者腹部超声检查可显示,肝内散在片状强回声及胆总管管壁增厚、胆管局部不规则狭窄等变化,并可显示胆囊壁增厚与胆系胆汁淤积程度及肝内三级胆管的扩张状况等。常规超声结合病史,可以协助鉴别肝内外胆管结石、胆管癌、继发性胆管炎及术后胆管狭窄等与 PSC 有相似临床症状疾病;但对于不典型肝内胆管局限型 PSC 及肝外胆管下段局限型 PSC 的诊断尚有不足之处。

（七）肝脏病理

PSC 的诊断主要依靠影像学,肝活组织检查对于诊断 PSC 是非必需的。PSC 患者肝活组织检查可表现为胆管系统的纤维化改变,累及整个肝内外胆管系统,少数仅累及肝外胆管系统,后期肝实质细胞可受损。组织学上,肝内大胆管的改变与肝外胆管所见相似,胆管纤维化呈节段性分布,狭窄与扩张交替出现;肝内小胆管典型改变为胆管周围纤维组织增生,呈同心圆性洋葱皮样纤维化,但相对少见。

七、鉴别诊断

（一）继发性硬化性胆管炎

继发性硬化性胆管炎是一组临床特征与 PSC 相似,但病因明确的疾病。常见病因包括胆总管结石、胆管手术创伤、反复发作的化脓性胆管炎、相关肿瘤性疾病、胰腺疾病、肝胆管寄生虫病等。

（二）原发性胆汁性肝硬化（primary biliary cirrhosis,PBC）

由自身免疫反应介导的慢性进行性胆汁淤积性肝病,其肝脏大,呈墨绿色,随疾病进展呈结节状。无症状者,抗线粒体抗体（AMA）、ALP、IgM 检测有助发现早期病例。中年以上女性,慢性病程,有显著皮肤瘙痒、乏力、黄疸、肝大,伴有胆汁淤积性黄疸的生化改变而无肝外胆管阻塞证据时,需要考虑该病。具备以下三项诊断标准中的两项即可诊断 PBC:①存在胆汁淤积的生化证据,以 ALP 升高为主;②AMA 阳性;③肝组织检查为非化脓性破坏性胆管炎及小叶间胆管破坏。

（三）自身免疫性肝炎（autoimmune hepatitis,AIH）

自身免疫性肝炎是机体对肝细胞产生自身抗体及自身反应性 T 细胞所致的肝脏炎症性病变。女性多见,起病缓慢,轻者无症状,病变活动时表现乏力、腹胀、食欲缺乏、瘙痒、黄疸等。早期肝大伴压痛,常有脾大、蜘蛛痣等,晚期发展为肝硬化。肝外表现可有持续发热伴急性游走性大关节炎。女性常有闭经。可出现皮疹,如多形性红斑、丘疹等,提示疾病处于活动期。其诊断要点:①排除病毒性、遗传性、代谢性、胆汁淤积性及药物损伤性肝病;②转氨酶显著异常;AST:ALP＞3;③γ-球蛋白或 IgG＞1.5 倍正常上限;④血清自身抗体阳性,ANA、SMA 或抗 LMK1 抗体滴度成人≥1:80 及儿童≥1:20;⑤肝组织学见界面性肝炎及汇管区大量浆细胞浸润,而无胆管损害、肉芽肿等,提示其他肝病的病变;⑥女性患者伴有其他免疫性疾病及糖皮质激素治疗有效可助诊断。自身免疫性肝炎根据血清免疫学检查分型如下:1 型:最常见,约占自身免疫性肝炎的 80%,40 岁以下女性占多数,以 ANA 和（或）SMA 阳性为特征,或为儿童 1 型自身免疫性肝炎唯一标志,免疫抑制治疗多数效果良好;2 型:约占自身免疫性肝炎的 4%,儿童多见,特征为抗 LKM1 阳性,抗 LC1 也可阳性;此型 HCV 感染率高,可快速进展为肝硬化,复发率高,糖皮质激素治疗效果差;3 型:见于 91% 女性患者,抗 SLA/LP 阳性可能是唯一的标志;激素治疗反应与 1 型相似。少数自身免疫性肝炎患者自身抗体阴性,可能存在目前尚不能检出的自身抗体,有人称之为 4 型。自身免疫性肝炎可与其他自身免疫性肝病如 PBC、PSC 等并存,称为重叠综合征。

八、治疗

（一）药物治疗

目前对于 PSC 尚无确定的药物治疗

1. 熊去氧胆酸 确诊 PSC 患者,可尝试使用熊去氧胆酸(ursode-oxycholic acid,UDCA)治疗,但不建议给予大剂量[超过 28mg/(kg·d)]UDCA 治疗。

2. 免疫抑制剂 目前没有证据表明糖皮质激素和其他免疫抑制剂对疾病的活动性或 PSC 的结局起到改善作用,这些药物包括硫唑嘌呤、布地奈德、甲氨蝶呤、泼尼松龙、环孢素 A、秋水仙碱、他克莫司、霉酚酸酯、青霉胺、己酮可可碱,故不推荐用于治疗经典的 PSC。

3. 其他药物治疗 治疗瘙痒应直接针对导致胆汁淤积的病因,对 PSC 而言,应当着手解决胆管显性狭窄。根据瘙痒的程度来决定使用何种药物。轻度瘙痒可应用润肤剂或抗组胺类药物;较为严重的瘙痒,可使用胆汁酸螯合剂(如考来烯胺)减轻症状,每日总剂量 4~16g,具体应用剂量以保证瘙痒得到良好控制为准进行选择。二线治疗包括利福平、纳曲酮、舍曲林或苯巴比妥等。

晚期常发生脂肪泻和维生素吸收不良综合征,可对患者进行脂溶性维生素水平的检测,如缺乏可予以相应补充。

PSC 代谢性骨病的治疗与任何其他原因引起的骨质疏松的治疗相似,建议进行负重锻炼以及服用钙片和维生素 D。双膦酸盐用于治疗 PSC 患者的骨质疏松症尚未得到确认。然而,对于原发性胆汁性肝硬化所致的骨质疏松症,阿仑膦酸钠可显著改善骨密度,提示阿仑膦酸钠可用于 PSC 患者骨质疏松症的治疗。

（二）内镜治疗

内镜治疗常用的方法有括约肌切开、导管或球囊扩张、支架置入等。对于主胆管显著狭窄、伴有明显胆汁淤积和(或)以胆管炎为主要症状的 PSC 患者,可行内镜治疗以缓解症状。目前尚缺乏临床随机对照研究以评估内镜治疗的疗效。因此,最佳的治疗策略尚存争议。

（三）手术治疗

经内镜和(或)经皮治疗效果不佳的显著狭窄患者,如果无肝硬化,可行手术治疗。外科手术常见的术式包括:胆管旁路术(胆肠吻合术)、切除肝外狭窄胆管、肝管空肠 Roux-Y 吻合术。近期研究表明,对尚未进展至肝硬化的 PSC 行肝外胆管切除联合肝管空肠 Roux-Y 吻合术,5 年和 10 年的生存率分别为 83% 和 60%。

（四）肝移植

由于缺乏有效的药物,肝移植是终末期 PSC 唯一有效的治疗手段。条件允许的情况下,PSC 肝硬化失代偿期患者,应优先考虑行肝移植治疗以延长患者生存期。

九、预后

本病预后不良,超过 50% 的患者在出现临床症状后的 10~15 年可因胆管梗阻、胆管炎、继发胆汁性肝硬化、肝胆管恶性肿瘤而需要肝移植治疗。一项长期的研究观察到,出现临床症状的 PSC 患者中位生存期(死亡或进行肝移植)约为 9 年,而无症状 PSC 患者生存期为 12~18 年。

第二节 原发性胆汁性肝硬化

原发性胆汁性肝硬化(primary biliary cirrhosis,PBC)是由自身免疫反应介导的慢性进行性胆汁淤积性肝病,主要累及肝内小叶间胆管。

一、流行病学

PBC 呈全球性分布,可发生于所有的种族和民族。不同文献报道的发病率及患病率有明显差异,这可能与种族差别、研究年代不同、流调设计和医疗水平差异等多种因素有关。目前我国仍缺乏 PBC 的系统流行病学资料。以往认为 PBC 在我国极少见,然而,随着对本病的认识不断加深以及 AMA 检测的普及,文献报道的 PBC 病例数呈快速上升趋势。

二、发病机制

其发病机制尚不完全清楚,可能与遗传背景及环境等因素相互作用所导致的异常自身免疫反应有关。自身免疫性胆管上皮细胞损伤机制涉及:①体液免疫:抗线粒体抗体(AMA)在体液免疫中起关键作用,阳性率达 90%~95%,AMA 识别的抗原主要分布于线粒体内膜上,主要的自身抗原分子是多酶复合物中的丙酮酸脱氢酶复合物;②细胞免疫:胆管上皮细胞异常表达 HLA-DR 及 DQ 抗原分子,引起自身抗原特异性 T 淋巴细胞介导的细胞毒性作用,持续损伤胆小管。本病有家庭聚集性,亲属患病率比对照人群高 570 倍。

三、临床表现

PBC 早期患者,大多数无明显临床症状。我国文献总结显示,乏力和皮肤瘙痒是最常见的临床症状,此外,随着疾病的进展以及合并其他自身免疫性疾病,可出现胆汁淤积症相关的和自身免疫性疾病相关的临床表现。

(一) 乏力

乏力是 PBC 最常见的症状,可见于 40%~80% 的患者。乏力可发生在 PBC 的任何阶段,与组织学分期及肝功能损伤程度无相关性。可表现为嗜睡、倦怠、正常工作能力丧失、社会活动兴趣缺乏和注意力不集中等,从而导致生活质量的降低。有研究表明,乏力是 PBC 患者死亡的独立预测因素。

(二) 瘙痒

瘙痒可见于 20%~70% 的 PBC 患者,约 75% 的患者在诊断前即存在皮肤瘙痒。可表现为局部或全身瘙痒,常于晚间卧床后明显,或因接触羊毛、纤维制品、燥热或怀孕而加重。

(三) 门静脉高压

疾病后期,可发生肝硬化和门静脉高压等一系列并发症,如腹水、食管胃底静脉曲张破裂出血以及肝性脑病等。门静脉高压也可见于疾病早期,甚至在肝硬化发生前就可出现门静脉高压症,其发病机制可能与门静脉末支静脉闭塞消失所导致的结节再生性增生有关。

(四)骨病

PBC 患者骨代谢异常可导致骨软化症和骨质疏松。骨软化症可通过补充钙和维生素 D 而纠正。PBC 患者骨质疏松发生率显著高于年龄、性别相匹配的健康人群。

(五)脂溶性维生素缺乏

PBC 患者胆酸分泌减少可导致脂类吸收不良,脂溶性维生素 A、D、E 和 K 水平的降低,可导致夜盲、骨量减少、神经系统损害和凝血酶原活力降低等,但临床上脂溶性维生素 A、D、E 和 K 的明显缺乏并不常见。

(六)高脂血症

PBC 患者常伴有高脂血症,胆固醇和甘油三酯均可升高,但典型表现为高密度脂蛋白胆固醇升高。通常并不需要降脂治疗,但当患者存在心血管危险因素时,在适当的监测下,应用他汀及贝特类药物也是安全的。

(七)合并其他自身免疫性疾病表现

PBC 可合并多种自身免疫性疾病,包括干燥综合征、自身免疫性甲状腺疾病、类风湿性关节炎、自身免疫性血小板减少症、溶血性贫血和系统性硬化等。其中以干燥综合征相对常见。

四、实验室检查及辅助检查

(一)血清生物化学

PBC 的典型生物化学表现是胆汁淤积。ALP 升高是本病最突出的生化异常,96% 的患者可有 ALP 升高,常较正常水平升高 2~10 倍,且可见于疾病的早期及无症状患者。ALT 和 AST 通常为正常或轻至中度升高,一般不超过正常值上限(ULN)5 倍。血清 GGT 亦可升高,但易受酒精、药物及肥胖等因素的影响。

(二)免疫学检查

血清 AMA 是诊断 PBC 的特异性指标,尤其是 AMA-M2 亚型的阳性率达 90%~95%。但 AMA 阳性也可见于其他疾病,如自身免疫性肝炎(AIH)患者,其他病因所致的急性肝功能衰竭也可出现 AMA 一过性阳性。此外,AMA 阳性还可见于慢性丙型肝炎、系统性硬化病、特发性血小板减少性紫癜、肺结核、麻风、淋巴瘤等疾病。除 AMA 外,有研究证实大约 50% 的 PBC 患者抗核抗体(antinuclear antibodies,ANA)阳性,在 AMA 呈阴性时可作为诊断的另一重要标志。对 PBC 较特异的 ANA 包括:抗 Sp100、抗 Gp210、抗 P62、抗核板素 B 受体。IgM 升高是 PBC 的特征之一,IgM 可有 2~5 倍的升高,甚至更高,但缺乏诊断特异性。

(三)影像学检查

超声常用于排除肝胆系统的肿瘤和结石;CT 和 MRI 可排除肝外胆管阻塞、肝内淋巴瘤和转移性肿瘤;MRCP 或 ERCP 在 PBC 患者常提示肝内外胆管正常,可以排除其他胆管疾病。瞬时弹性测定检查可用于评估 PBC 患者肝纤维化程度。

(四)肝组织学

AMA 阳性且有典型临床表现和生物化学异常的患者,肝活组织检查对诊断并非必须。但是,对于 AMA 阴性者,或者转氨酶异常升高的患者,需行肝穿刺活组织病理检查,以除外 AIH、非酒精性脂肪性肝炎等疾病。此外,肝组织病理检查有助于疾病的分期及预后的判断。PBC 的基本病理改变为肝内<100μm 的小胆管的非化脓性破坏性炎症,导致小胆管进行性减少,进而发生肝内胆汁淤积、肝纤维化,当疾病进展至肝硬化时,肝小叶结构破坏,汇管区

纤维间隔延伸、相互连接,纤维组织向叶内伸展分割形成假小叶和大小不等的再生结节,肝细胞呈局灶性坏死。

五、诊断

本病目前尚无统一的诊断标准,诊断要点:①以中年女性为主,其主要临床表现为乏力、皮肤瘙痒、黄疸、骨质疏松和脂溶性维生素缺乏,可有多种自身免疫性疾病,但也有很多患者无明显临床症状;②生物化学检查:ALP、GGT 明显升高最常见;ALT、AST 可轻度升高,通常为(2~4)×ULN;③免疫学检查:免疫球蛋白升高以 IgM 为主,AMA 阳性是最具诊断价值的实验室检查,其中以 AMA-M2 最具特异性;④影像学检查:对所有胆汁淤积患者均应进行肝胆系统的超声检查,结果提示胆管系统正常且 AMA 阳性的患者,可诊断 PBC;⑤肝活组织病理检查:AMA 阴性者,需进行肝活组织病理检查才能确定诊断。

六、鉴别诊断

(一) 继发性胆汁性肝硬化
常系肝内、外胆管阻塞引起的、病因明确的疾病。

(二) 原发性硬化性胆管炎
原发性硬化性胆管炎(PSC)是一种慢性、胆汁淤积性肝脏疾病。其特点是胆管呈炎症性、纤维化性过程,肝内外胆管均可受累。该病可导致不规则的胆管毁坏,包括多部位胆管狭窄。PSC 是一种进展性疾病,最终可以发展至肝硬化和肝功能衰竭。男:女约为2:1,儿童老年人均有发病,但诊断的平均年龄约 40 岁。超过 80% 的 PSC 患者为 IBD 并发,在大多数病例中诊断为 UC。

(三) 自身免疫性肝炎
该病女性多发,起病缓慢,轻者无症状,病变活动时表现乏力、腹胀、食欲缺乏、瘙痒、黄疸等。早期肝大伴压痛,常有脾大、蜘蛛痣等,晚期发展为肝硬化。自身免疫性肝炎可与PBC 并存,称为重叠综合征。

七、治疗

(一) 熊去氧胆酸(UDCA)
是目前唯一被国际指南推荐用于治疗 PBC 的药物。其主要作用机制为促进胆汁分泌、抑制疏水性胆酸的细胞毒作用及其所诱导的细胞凋亡,保护胆管细胞和肝细胞。推荐剂量为 13~15mg/(kg·d)。UDCA 的疗效已获肯定,能缓解临床症状,改善生化功能、延迟组织学和疾病进展,提高生存率、减少肝移植需求。对有效者宜长期服用。

临床实践提示,UDCA 治疗后数周之内肝功能开始恢复,90%的患者在 6~9 个月内得到改善。

(二) 对 UDCA 生物化学应答欠佳的 PBC 的治疗
对 UDCA 生物化学应答欠佳的患者,目前尚无统一治疗方案。已有多项探索对应答欠佳患者的治疗方法,包括甲氨蝶呤、吗替麦考酚酯、他汀类药物、水飞蓟素和大剂量 UDCA等,但其疗效均尚未经大样本随机对照临床研究证实。布地奈德、贝特类降脂药及新药 6-乙基鹅去氧胆酸即奥贝胆酸(obeticholic acid, OCA)在临床研究中显示出一定疗效,可考虑用于这一类患者的治疗,但其长期疗效仍需进一步验证。瘙痒严重者可试用离子交换树脂考来烯胺。脂溶性维生素缺乏时补充维生素 A、D_3、K。脂肪泻可补充中链甘油三酯辅以低脂饮食。

（三）肝移植

对终末期 PBC 患者建议行肝移植，PBC 患者肝移植的基本指征与其他肝病相似，即预计存活时间少于 1 年者，其主要指征包括：难治性腹水、反复发作的自发性细菌性腹膜炎、反复发作的静脉曲张破裂出血、肝性脑病、肝细胞癌、或难以控制的乏力、顽固性皮肤瘙痒等造成生活质量严重下降等。

八、预后及随访

PBC 预后差异很大，有症状者平均生存期为 10~15 年。预后不佳的因素包括：老年、血清总胆红素进行性升高、肝脏合成功能下降、组织学改变持续进展。PBC 患者需长期服用 UDCA 治疗，建议每 3~6 个月监测肝脏生化指标，以评估生物化学应答情况，并发现少数有可能发展为 PBC-AIH 重叠综合征的患者。对于肝硬化及老年男性患者，每 6 个月行肝脏超声及甲胎蛋白检查，筛查原发性肝细胞癌。每年筛查甲状腺功能。对于黄疸患者，如有条件可每年检查脂溶性维生素水平。对于肝硬化患者应行胃镜检查，明确有无食管胃底静脉曲张，并根据胃镜结果及患者肝功能情况，每 1~3 年再行胃镜检查。根据患者基线骨密度及胆汁淤积的严重程度，每 2~4 年评估骨密度情况。

（丁震　唐雪莲）

参 考 文 献

1. Lindkvist B，Benito de Valle M，Gullberg B，et al. Incidence and prevalence of primary sclerosing cholangitis in a defined adult population in Sweden. Hepatology，2010，52(2)：571-577.

2. Boonstr AK，Beuers U，Ponsionen CY. Epidemiology of primary sclerosing cholangitis and primary biliary cirrhosis：a systematic review. J Hepatol，2012，56(5)：1181-1188.

3. Molodecky NA，Kareemi H，Parab R，et al. Incidence of primary sclerosing cholangitis：a systematic review and meta-analysis. Hepatology，2011，53(5)：1590-1599.

4. Benito de Valle M，Rahman M，Lindkvist B，et al. Factors that reduce health-related quality of life in patients with primary sclerosing cholangitis. Clin Gastroenterol Hepatol，2012，10(7)：769-775.

5. Stanich PP，Bjrnsson E，Gossard AA，et al. Alkaline phosphatase normalization is associated with better prognosis in primary sclerosing cholangitis. Dig Liver Dis，2011，43(4)：309-313.

6. Schulte-Pelkum J，Radice A，Norman GL，et al. Novel clinical and diagnostic aspects of antineutrophil cytoplasmic antibodies. J Immunol Res，2014，2014 (1)：185416.

7. Bangarulingam SY，Gossard AA，Petersen BT，et al. Complications of endoscopic retrograde cholangiopancreatography inprimary sclerosing cholangitis. Am J Gastroenterol，2009，104(4)：855-860.

8. Tabibian JH，Lindor KD. Ursodeoxycholic acid in primary sclerosing cholangitis：if withdrawal is bad，then administration is good (right？). Hepatology，2014，60(3)：785-788.

9. Wunsch E，Trottier J，Milkiewicz M，et al. Prospective evaluation of ursodeoxycholic acid ithdrawal in patients with primary sclerosing cholangitis. Hepatology，2014，60(3)：931-940

10. Aljiffry M，Renfrew PD，Walsh MJ，et al. Analytical review of diagnosis and treatment strategies for dominant bile duct strictures in patients with primary sclerosing cholangitis. HPB (Oxford)，2011，13(2)：79-90.

11. Chapman MH1，Webster GJ，Bannoo S，et al. Cholangiocarcinoma and dominant strictures in patients with primary sclerosing cholangitis：a 25-year single-centre experience. Eur J Gastroenterol Hepatol，2012，24(9)：

1051-1058.

12. Nakazawa T, Naitoh I, Hayashi K, et al. Inflammatory bowel disease of primary sclerosing cholangitis: a distinct entity?. World J Gastroenterol, 2014, 20(12): 3245-3254.

13. Karlsen TH, Schrumpf E, Boberg KM. Gallbladder polyps in primary sclerosing cholangitis: not so benign. Curr Opin Gastroenterol, 2008, 24(3): 395-399.

14. 中华医学会肝病学分会, 中华医学会消化病学分会, 中华医学会感染病学分会. 原发性硬化性胆管炎诊断和治疗专家共识(2015). 临床肝胆病杂志, 2016, 24(1): 14-22.

15. 中华医学会肝病学分会, 中华医学会消化病学分会, 中华医学会感染病学分会. 原发性胆汁性肝硬化(又名原发性胆汁性胆管炎)诊断和治疗共识(2015). 临床肝胆病杂志, 2016, 31(12): 1980-1988.

第十五章

胆囊结石的治疗热点问题

第一节　胆囊结石的治疗时机与方法

一、胆囊结石与胆囊癌的关系

（一）流行病学的相关性

20世纪30年代，Graham提出胆囊结石与胆囊癌相关，并建议对胆囊结石患者行胆囊切除术来预防胆囊癌。2000年全国胆囊癌临床流行病学调查的3922例胆囊癌中，合并胆囊结石者占49.7%。多数学者从流行病学观察胆囊癌与胆囊结石的并存率相当高，有的统计占52.2%~96.9%甚至高达100%。

（二）家族史的相关性

上海与美国NCI合作的全人群病例对照胆管癌研究显示，胆囊结石是胆囊癌的发病因素，有胆石病家族史的患者发生胆囊癌的机会约为无胆石病家族史患者的2.1倍，有胆石病家族史的女性发生胆囊癌的危险性明显高于有胆石病家族史的男性。

（三）结石形态的相关性

胆囊癌患者中有胆囊结石病史者高达83.7%，有胆囊结石病史者发生胆囊癌的机会约为无胆囊结石患者的13.7倍。胆囊癌患者的胆囊结石趋于多个，胆囊结石体积较大且较重，胆囊癌患者的胆囊结石直径平均约20.3mm，胆囊结石的直径大于3cm时发生胆囊癌的危险性明显地增加，比直径在1cm内的高8.8倍。

（四）病理过程的相关性

胆囊结石导致胆囊癌发病的过程可能是胆囊结石刺激胆囊黏膜导致创伤，继而发生黏膜化生，引起上皮细胞的不典型增生，最终导致胆囊癌的发生。从胆囊上皮不典型增生到胆囊癌的发生需要12~15年的时间，胆囊癌中合并胆囊结石的病程主要集中在10~15年间以及15年以上，胆管感染是胆囊癌的危险因素之一。

（五）易感基因的相关性

胆囊黏膜经过黏膜细胞增生到胆囊癌，p16 mRNA的表达呈递减式减弱，重度不典型增生和胆囊癌甚至缺如；CyclinD1 mRNA、CDK4 mRNA及其蛋白的表达随增生程度增加逐渐增强，以重度不典型增生和胆囊癌为最强。ATP结合盒（ATP binding cassette，ABC）G5和G8是肝脏胆小管侧膜胆固醇转运蛋白，具有促进胆汁分泌胆固醇的作用，导致胆囊结石病发生，该基因多态性与胆囊结石病具有相关性。ABC G8基因rs11887534（D19H）多态性的

CG 基因型携带者具有较高胆囊结石病与胆囊癌发生危险度。目前,对于上述基因导致两种疾病的具体机制尚待研究。

二、胆囊结石与胰腺炎的关系

(一) 胆囊结石数目与胰腺炎关系

胆囊结石数目与胰腺炎呈正相关:多发胆囊结石患者并发胰腺炎的概率高于单发胆囊结石患者。主要的原因是多发胆囊结石中,含有结石的数量较多,结石的直径很小,在患者进食以后,易出现胆囊收缩,使得结石进入胆管,堵塞胆管,引起炎症,诱发胰腺炎。

(二) 胆囊结石大小与胰腺炎关系

胆囊结石大小与胰腺炎呈负相关:结石直径>10mm 发生胰腺炎的概率为 1%～3%,而结石直径<10mm 发生胰腺炎的概率为 5%～22%,因此,结石直径>10mm 与<10mm 的对比,结石直径小的反而更容易引发胰腺炎,主要是因为结石直径超过 10mm 的患者在进食以后,引起的胆囊收缩,由于结石直径过大,没有发生结石进入胆管的现象,减少了胰腺炎的发生概率。反之,结石直径<10mm 的患者进食以后,经过胆囊收缩,导致了结石进入到胆管中,引起水肿、损伤、炎症等,堵塞了胆管,随着时间延长,导致了胆胰管压力增高,引发了胰腺炎。胆囊小结石是胰腺炎的独立危险因素。

(三) 胆囊结石形态与胰腺炎关系

规则的接近球状且表面光滑的结石更易移动,从而增加了发生胰腺炎的概率。80%的急性特发性胰腺炎患者由胆道微结石(biliary microlithiasis,BML)存在所致,BML 概念:①直径<2mm 的结石;②胆囊中的胆泥、胆固醇单水化合物晶体、胆红素钙颗粒和碳酸钙微粒,故泥沙样结石(直径<2mm)也是 BML 的一种。普通和偏光显微镜下查找胆盐结晶是诊断 BML 的"金标准"。

(四) 胆囊结石质地与胰腺炎关系

胆囊结石患者胆汁常被感染,化学成分也不正常,合并污染的微胆石,可进入胰管后导致胰管梗阻,且梗阻和感染互为因果形成恶性循环。另外,结石质地与其成分有关,光学显微镜观察:单发性胆固醇型结石,表面大多粗糙,质地偏硬,直径为 1～5cm;多发性胆固醇型结石,表面平坦光滑,质地偏硬,直径为 0.5～1cm;胆色素型结石表面粗糙,有颗粒,质地较脆,常呈泥沙样,结石直径常<1cm,结石主体由疏松不定形的棕黄色颗粒状物质组成;混合型结石质地偏硬,直径为 1.5cm 左右。胶冻渣子样结石在胆管流动力学方面对胰腺炎的形成有重要影响,胶冻物质流动性较差,其缓慢流至胆胰管通道狭窄区可形成完全的充盈性阻塞。

三、胆囊结石大小与治疗方法选择

胆囊结石的症状取决于结石大小和部位,以及有无梗阻和炎症等,结石大小不同,引起胰腺炎及胆囊癌的风险性也不同,治疗的方法也有所不同。胆囊结石直径小于 10mm 时,对于有症状胆囊结石患者,可考虑行内科保守治疗,但容易反复复发及增加胰腺炎的风险,所以,建议早期行胆囊手术治疗,胆囊功能良好者,可考虑行保胆手术。对于无症状胆囊结石患者,可动态观察,若一旦出现症状,尽早处理。胆囊结石直径大于 10mm 时,特别是大于 3cm 时,发生胆囊癌的风险性明显增加,如果条件允许,应考虑早期胆囊切除。

四、内科治疗进展

（一）传统药物与新药物治疗

1. 传统药物治疗 临床上常用的口服药物：熊去氧胆酸（UDCA）和鹅去氧胆酸（CD-CA）。已证明 CDCA 和 UDCA 在剂量分别为 $15mg/(kg \cdot d)$ 和 $8 \sim 13mg/(kg \cdot d)$ 口服时能溶解胆固醇性结石，但对钙化性和色素性结石不起作用，并且对于结石比较大的、病史较长的患者治疗效果也不佳。国外资料显示，63%胆囊有功能的无钙化小结石患者在接受 UDCA 治疗 6 个月后结石溶解消失，但 5 年及 10 年复发率分别为 25%～64%，49%～80%。体外冲击波碎石术（ESWL）与单独使用 UDCA 治疗效果类似，治愈的概率仅有 55%左右。大多数胆囊结石患者会反复发作，其中三分之一的患者平均 3 个月后不得不接受胆囊切除术。单独使用胆汁酸溶解胆固醇结石的治疗会减少胆绞痛或急性胆囊炎的风险，但在有严重胆管症状而需手术的患者中，使用 UDCA 不会降低胆管症状。对于低复发风险，或有一过性的风险因素，包括质量减轻（如肥胖患者减肥手术后）、怀孕以及腹部术后恢复期的患者，口服胆汁酸溶解胆固醇结石的治疗仍为一种不错的选择。

2. 新药物治疗 ①他汀类药物：事实上，他汀类药物在防止胆固醇结石形成方面的有益作用已见于动物研究报道中，但在人类中，他汀类药物治疗胆囊结石的作用还存在争议，他汀类药物治疗后胆固醇溶解只见于部分报道。另外，有研究表明，他汀类药物的使用与治疗胆囊结石的效果之间并没有相关性，他汀类药物是否将成为治疗胆囊结石疾病措施的一部分或防止风险患者胆石病的发生还需要进一步合理的临床研究来证实。②依泽替米贝：依泽替米贝属于新一代的 2-氮杂环丁酮药物，通过抑制肠道对胆固醇的吸收从而降低胆汁中胆固醇的分泌和饱和度成为治疗胆囊结石的潜在靶点药物，依泽替米贝还能通过胆汁去饱和来保护胆囊的收缩功能。依泽替米贝 20mg 口服 1 个月能显著降低胆囊结石患者胆固醇的浓缩、饱和指数以及妨碍胆固醇结晶的形成，然而，依泽替米贝是否能成为新的胆囊结石溶解药物（单用或与他汀类和亲水性胆汁酸药物联合），还需要在将来进行更多的研究。③核受体药物：肝脏和胆汁中的脂质代谢与肝脏的脂肪分泌有关且受肝 X 受体（liver X receptor，LXR）和胆汁酸法尼酯衍生物 X 受体（farnesoid X receptor，FXR）调控。因此，肝脏 FXR 可能成为治疗胆汁淤积和胆固醇结石的药物靶点。

（二）胆绞痛治疗

当治疗急性胆绞痛时，是立即药物止痛还是外科胆囊切除，需要区别对待。在诊断胆绞痛后 24 小时内尽早行腹腔镜胆囊切除术，既能对因处理又能降低发病率，为了缩短手术等待时间而推荐使用这种方式之前，需要更多的随机对照试验依据。

镇痛药联合解痉药治疗胆绞痛是常用的，非甾体抗炎药对治疗胆绞痛有较好的镇痛效果，与其他药物相比，非甾体抗炎药比解痉药能更有效控制疼痛，规范的镇痛药物应用可减少胆绞痛患者发展成急性胆囊炎的风险。如既往有严重的药物过敏史或对非甾体抗炎药有严重过敏反应的患者属于禁忌，有肾脏功能损害和胃肠道并发症者应当谨慎使用。

症状严重的患者，强阿片类镇痛药物是可以使用的，尽管随机对照试验中非甾体抗炎药和阿片类药物之间没有区别。最适合的药物可能是丁丙诺啡，因为它收缩 Oddi 括约肌相对要比吗啡弱。非甾体抗炎药与阿片类药物联合应用治疗胆绞痛在临床上还没有得到充分地评估。

（三）抗生素治疗

对于急性胆囊炎患者,首次治疗建议积极行一般对症支持治疗,包括维持水和电解质的平衡,抗生素治疗通常是经验性用药,然而从长期观察来看,在胆囊炎的严重程度、胆囊炎的类型、胆囊炎细菌培养阳性率和术后使用抗生素之间并没有相关性。没有足够证据表明静脉使用抗生素阿莫西林/克拉维酸或环丙沙星联合甲硝达唑能改善轻度急性胆囊炎住院患者早期症状的疗效。

伴有急性胆管炎、菌血症/败血症、穿孔、脓肿等免疫力低下的复杂胆囊炎患者通常需要接受抗生素治疗。最初的抗生素治疗应包括肠杆菌,尤其是大肠杆菌,并覆盖厌氧菌,尤其是拟杆菌类,临床医生必须认真对待这件事情。

五、外科治疗进展

（一）外科治疗发展简史

1867 年,Bobbos 医师在切除患者腹部肿瘤时,偶然将胆囊切开,取出结石,术后缝合胆囊,取得了良好的效果,随后被迅速开展,推动了胆囊结石外科治疗的发展。

1882 年,德国名医 Langenbuch 医师提出了以切除胆囊来治疗胆囊结石的"温床学说",即"以胆囊切除来治疗胆囊结石不仅是因为胆囊内含有结石,而且是因为胆囊有促进结石生长的作用,因此只有切掉了胆囊才能根治胆囊结石的发生",在当时的情况下切除胆囊和老式的胆囊切开取石相比,明显减少了术后结石极易复发的弊病。

1987 年,法国著名妇产科医师 Mouret 尝试为一例患有妇科肿瘤的女性患者在行宫腔镜下子宫肿瘤切除术的同时顺便利用宫腔镜的可视性和其他器械的可操作性来切除含有结石的胆囊,这一尝试的成功戏剧性地完成了世界上第 1 例腹腔镜胆囊切除术,并促使了微创技术在胆囊切除中的应用。腹腔镜胆囊切除术因其创伤小、痛苦少、术后恢复快、美体效果好等优点,很快就为广大患者所接受,并迅速地在全世界普及。

2002 年,张宝善充分利用现代内镜的新技术,通过腹腔镜的配合切开胆囊,并在胆道镜的直视下取净结石,保留了功能完好的胆囊,避免了一些因切除胆囊而带来的严重术后并发症的发生,于是提出了内镜微创保胆取石的理念。

（二）保胆取石术及胆囊切除术的条件

1. 保胆取石术

（1）适应证:①经 B 超或其他影像学检查确诊为胆囊结石;②经 99TcECT 或口服胆囊造影证实胆囊功能正常;③胆囊未显影,但术中能取净结石,证实胆囊管通畅者。

（2）禁忌证:①胆囊萎缩及胆囊腔消失者;②胆囊管内结石,术中内镜无法发现、无法取出者;③胆囊管经术中造影证实梗阻、无法解除者;④胆囊内存在弥漫性壁间结石者;⑤胆囊结石伴癌变者;⑥胆囊穿孔。

2. 胆囊切除术

（1）适应证:①结石多于 3 枚或直径≥3cm;②有症状的胆囊结石,反复发作;③大部分小儿胆囊结石;④胆囊形态变异或恶变;⑤合并需要开腹的手术如肝切除,或合并上腹部手术史;⑥瓷化胆囊、萎缩性胆囊、胆囊壁增厚>4mm;⑦胆囊结石合并胆囊息肉≥1cm 或病理示息肉有恶性倾向者;⑧胆囊穿孔或不可抗力因素导致胆囊破裂;⑨慢性胆囊炎迁延不愈;⑩有胆管疾病家族史。

（2）腹腔镜手术禁忌证:①不宜建立人工气腹者;②既往有开腹手术有可能造成腹腔内

器官粘连者;③出现严重的腹膜炎者;④肝硬化并门静脉高压者;⑤伴有原发性胆管结石及胆管狭窄者;⑥妊娠者;⑦有血液疾病者;⑧Mirizzi 综合征;⑨严重心肺功能障碍及不能耐受气管插管全身麻醉者;⑩合并胆肠瘘或疑有胆囊癌者。

(三) 手术方式的选择

1. **开腹胆囊切除术(OC)**　开腹胆囊切除术因其创伤大、术后并发症多、住院时间长等,在治疗胆囊良性疾病中已被腹腔镜胆囊切除术所取代。但也有 2%~5%行腹腔镜胆囊切除术的患者因分离困难或术中损伤血管、胆管,而在术中变更行开腹胆囊切除术。目前,开腹胆囊切除术主要用于胆囊有恶性病变的患者,便于术中对手术范围的扩大及淋巴结的清扫。

2. **胆囊造瘘取石术**　胆囊造瘘取石术(旧式保胆取石术)是经常规外科手术方法打开腹腔,切开胆囊,取出结石,行该手术的患者术后结石的复发率为 70%~80%,随之该术式被胆囊切除术所取代。目前,在患者危重和胆囊炎症严重无法切除的情况下,该术式作为一种简单的急救手段仍占有重要地位。该术式在近年还衍生出一种创伤小、安全有效的方法即经皮或经皮经肝胆囊穿刺造瘘术,但其主要目的在于引流胆汁、降低胆压、消除胆管炎症,不能取出结石,为二次手术创造有利的条件。

3. **腹腔镜胆囊切除术(LC)**　腹腔镜胆囊切除术是目前在治疗胆囊结石中使用最多、操作技术最成熟的手术,某些早期开展腹腔镜胆囊切除术时的禁忌证(如发作 48 小时的急性胆囊炎、萎缩性胆囊、Mirizzi 综合征及有上腹部手术史的患者等)也已经成为其适应证,且因为其创伤小、术后恢复快、住院时间短等优点已经被认为是治疗胆囊良性疾病的"金标准"。

4. **单孔腹腔镜胆囊切除术(LESS-C)**　LESS-C 是由 Navarra 经脐切除胆囊手术发展而来,由于手术切口隐藏在脐部,术后疼痛减轻,恢复更快,可达到腹部近乎"无瘢痕"效果,满足了一些不仅要求手术有效和安全,且对伤口美容要求也较高的特殊患者。虽然 LESS-C 有诸多优点,但 LESS-C 亦有缺陷,如经脐置入腹腔的视频设备和操作器械间相互平行,很难在腹腔内形成角度,造成所谓的"筷子效应",给术者操作带来较大困难,有时仍须进行缝线牵引方可完成手术。

5. **经自然腔道内镜胆囊切除术(NOTES-C)**　2007 年,Mares aux 等采用内镜经阴道完成胆囊切除术,它颠覆了人们传统印象中只有外科医师才能完成胆囊切除术的观念。NOTES-C 有多种途径切除胆囊,主要有经胃或经阴道,此外还有经直肠等,每种途径均能在治愈疾病的前提下,尽量减少对患者的创伤。NOTES-C 处于起步阶段,有许多难点及技术瓶颈有待解决,主要在腔道穿刺孔关闭技术及专业团队默契度配合两方面。

6. **微创外科保胆取石手术**　保胆取石术是只切开胆囊取出结石以保留胆囊功能为主要目的的手术。微创保胆取石是目前治疗有功能胆囊结石的新方向,此种手术切口路径小、组织损伤少、机体应激反应轻,有效地治疗胆囊结石同时又保留胆囊的功能,避免因切除胆囊而造成的术后多种并发症的发生。内镜微创保胆取石术目前有以下几种:①旧式无胆道镜的单纯胆囊取石造瘘术,目前已废弃;②右上腹小切口内镜保胆取石术;③腹腔镜辅助下内镜保胆取石术;④完全腹腔镜保胆取石术。就目前保胆取石方法看来,临床上主要以纤维胆道镜为主,同时注重在胆道镜直视下进行取石,从而保证胆囊结石能够完全取出。通常情况下是经肋缘下小切口,操作时将胆囊提出腹腔外或在腹腔镜作用下在腹腔内将胆囊切开进行取石,成功取石后进行一期缝合切口。

7. 达芬奇机器人辅助腹腔镜手术系统胆囊切除术 达芬奇机器人由"美洲狮 560"发展而来,直到 2000 年 FDA 才批准达芬奇机器人辅助腹腔镜手术系统(Da Vinci Robot)应用于临床。Da Vinci Robot 系统由主控台、机械臂和三维成像系统构成。其特点是三维视觉系统可将手术视野图像放大 10 倍,提供真实的 16:9 比例的全景三维图像。可向 7 个方向自由活动、范围超过 90°的机械手,振动消除系统和动作定标系统可保证机械臂在狭小手术视野内进行精确操作。与 LC 比较,Da Vinci Robot 具有无可比拟的优势,对萎缩性胆囊炎、胆囊颈部或胆囊管结石嵌顿、胆囊胆管内瘘、胆囊三角组织致密纤维化粘连的患者,能够显著降低手术的难度和风险。Da Vinci Robot 适应证:①年龄较大且合并炎症者;②既往有上腹部手术史者;③合并胆总管结石者;④腹腔镜探查后,手术难度较大者。

8. 多元微创外科治疗模式 近年来,腹腔镜技术、NOTES-C 技术及 Da Vinci Robot 外科平台迅猛发展,它们联合形成多元微创外科治疗模式。各种微创技术的结合能够有效互补,但它们间的协作也带来了实际应用问题,为了解决这类问题,外科医师与工程专家正积极研发"MASTER"机器人、Neo Guide 平台及"Micro robots"等,这些先进的手术设备势必为微创外科开拓崭新的天地。

9. 超声内镜引导下胆囊取石术 国外曾报道在超声内镜引导下置入全覆膜自膨式金属支架 2 周后,行胆囊结石取出的成功案例。全覆膜自膨式金属支架能够将胃壁和胆囊壁紧紧地贴合在一起,这样能有效预防胆囊黏膜的进一步损伤,同时还能预防胆瘘的形成。经超声内镜引导下置入这种全覆膜自膨式金属支架后 2 周时间内,能安全有效地形成窦道,为内镜下胆囊取石创造了良好的条件,能够避免胆囊黏膜多次损伤,由于内镜在胆囊内,可以清晰地看见整个胆囊腔,从而使留下残余胆囊结石的可能性最小化。此外,这种手术方式能促进氩等离子体凝固,促进窦道愈合,从而保留了胆囊的完整性及功能,能够保持胆汁有效循环,从而避免消化不良和电解质紊乱。这种手术方式特别适用于年老体弱、高风险而不能耐受外科手术的患者或者合并急性胆囊炎的患者和有美容要求的患者。该方法的潜在局限性包括胆汁瘤、出血、感染,尤其是沿着穿刺针通道引起的感染。

第二节 胆囊结石切除术后的有关问题

一、胆囊切除术后并发症

(一) 气腹针及套管针损伤

1. 原因 气腹针穿刺及放置第一支套管针不在屏幕的监视下进行,为盲穿,且腹膜腔为真空,腹腔内容往往紧贴腹膜。如果不能掌握穿刺力度及进入的深度,出现猛然失控,刺入腹腔,有导致腹腔内脏器或大血管损伤的严重后果。如出现,后果严重,甚至有生命危险,是手术中首先要预防的并发症。

2. 预防及处理 坚持正确的穿刺方法,重视术前询问病史及查体,有无腹部手术史及腹膜炎病史。预测腹腔有无粘连,如腹腔广泛粘连,应视为腹腔镜手术禁忌证。有腹部手术史的患者从左季肋区开始充气,避免在手术瘢痕处充气,必要时开放法造气腹。建立气腹后必须用腹腔镜作全面腹腔内仔细探查,尤其是穿刺部位,发现损伤及时处理。

(二) 早期黄疸

1. 原因 一般出现在手术后的 2~3 天,为急性非特异性炎性反应。胆囊切除术后,胆酸进入肠道分泌的增加,在细菌的作用下,产生更多的次级胆汁酸,吸收入肝产生有毒性肝损害。

2. 预防及处理　积极寻找病因,并对症处理。加强全身支持治疗、抗感染措施及术前术后的处理,注意保护肝功能,不能使用对肝功能有损害的药物,定期复查肝功能。

(三) 胆管损伤

1. 原因　在行腹腔镜胆囊切除术分离胆囊的过程中,由于炎症粘连或解剖变异,对胆囊管与胆总管交界处组织造成损伤,胆囊管增粗或胆囊萎缩也是导致胆管损伤主要原因,胆管损伤亦是由于手术操作不当所引起。

2. 预防及处理　首先要保证腹腔镜胆囊切除术的技术水平,规范技术操作。手术过程中,需要确定胆囊、胆总管以及肝总管的位置,贴近胆囊壁进行胆囊的切除,出现渗血的情况时,反复冲吸止血,保证术野清晰,使用电凝钩避免钩破胆囊动脉致出血。根据患者的实际情况,选择顺行或逆行分离胆囊至胆囊管,然后再进行结扎切断。当出现胆管损伤时,需要采用 T 管支架引流或中转开腹进行胆总管吻合术予以有效的处理。

(四) 胆瘘

1. 原因　胆瘘主要是由于结扎胆囊管不牢、迷走胆管未结扎或 T 管放置不适当所导致。

2. 预防及处理　为了避免胆瘘的发生,需要在术中做好胆囊管和肝副管的防护,避免上钛夹时或剪断胆囊管对其造成损伤。切除胆囊时需要留有适当长度的残端,以便于结扎或缝合。术后发现胆瘘需要在 B 超、CT 引导下或者是腹腔镜下行胆汁引流。胆汁充分引流后,小的瘘能自动愈合。如果引流出来的胆汁量很多,表明这有可能是较严重的损伤,则应果断开腹探查。如条件许可,经内镜逆行胰胆管造影(ERCP)术有助于明确损伤的部位,并且可以在内镜下放支架,降低 Oddi 括约肌的阻力,建立通道,加速瘘的愈合。

(五) 腹腔出血

1. 原因　胆囊周围炎症、组织血管脆弱、凝血功能障碍以及术中操作不当等都有可能会引起腹腔出血。由于患者的胆囊部位仍然存在炎症,其周围组织存在水肿,行腹腔镜手术进行粘连及胆囊床的分离时,容易导致创面出现渗血。

2. 预防及处理　对于胆囊炎症重和水肿明显的患者,不能盲目进行解剖,而是需要炎症、水肿消退之后再行手术,保证术野的清晰。分离切断胆囊管时,需要避免对胆囊动脉及其分支造成损伤而引发腹腔出血。止血方式的选择需要视实际情况而定,根据出血严重程度由轻到重分别采用纱布局部压迫、电凝止血以及缝合结扎处理,小的出血多能通过压迫、电凝有效止血,如果以上方法均无法进行有效止血,则需要立即予以中转开腹止血治疗。

(六) 胆管运动功能障碍

1. 原因　胆囊切除术后综合征,占胆囊切除术患者的 5%~40%,胆管运动功能障碍占胆囊切除术后综合征的 11%~40%。在自主神经、胃肠激素及神经介质的共同作用下,不同部位的胆管,随着舒缩活动,没有浓缩的胆汁排入十二指肠,收缩胆囊的肠激素,不能得到反馈抑制而增加,胆囊切除术后,平衡被破坏。

2. 预防及处理　治疗原则是降低 Oddi 括约肌对胆汁、胰液排出的阻力。消除患者精神心理因素,积极药物治疗可改善患者症状,部分患者需要内镜下介入或手术治疗,内镜下括约肌切开术(EST)是目前治疗括约肌功能障碍最常用的方法,与手术治疗相比,安全、经济。

（七）胆囊床积液

1. **原因**　胆囊床或分离后周围粘连创面渗血，没有得到及时有效的引流，就会在胆囊床产生大量积液，进而引起腹痛，胆囊床感染等；另一个原因可能是胆囊床局部冲洗液吸除不彻底。

2. **预防及处理**　胆囊术中适度分离粘连，减少渗出；彻底止血，地毯式电凝胆囊床；冲洗腹腔后应将冲洗液充分吸出；如术中胆囊周围炎症较重，合理放置引流是预防本病的关键；手术操作最后腹腔镜再次观察腹腔有无异常作为常规；术后酌情使用抗生素。若积极保守治疗无效，则需再次腹腔引流。

（八）胆囊管残留过长或残留胆囊

1. **原因**　残留胆囊指胆囊切除大部分，形成一个小小的胆囊，胆囊管残留大于 1.0cm 以上，类似于胆总管结石，可见于胆囊疾病严重、解剖不清楚或解剖变异。

2. **预防及处理**　B 型超声、MRCP 和 ERCP 可以明确诊断胆囊和胆囊管残留太长，手术是唯一的解决办法。

（九）胆总管残留结石

1. **原因**　主要是因为胆囊结石进入胆总管后没有排入肠道，或肝内胆管结石进入胆总管结石，胆囊结石手术过程中，滑入胆总管或者结石进入胆总管。

2. **预防及处理**　术前、术中未及时发现，而出现胆管绞痛，怀疑为胆总管结石的患者，MRCP 和 ERCP 是最好的诊断方法。切开取石，尽量不再手术。

二、胆囊切除术后综合征

（一）病因或诱因

1. **胆系原因**　①胆总管结石；②胆囊管残留过长；③Oddi 括约肌运动障碍（sphinter of oddi dysfunction，SOD）；④十二指肠乳头狭窄。

2. **非胆系原因**　①十二指肠-胃反流；②矿物质镁元素的缺乏；③其他原发疾病：在胆囊切除术前就存在某些原发性胆系外疾病，如反流性食管炎、急慢性胃炎、肝炎、胰腺炎、消化道溃疡、肿瘤、肠易激综合征等。

（二）临床表现及鉴别诊断

患者胆囊切除术后出现右上腹痛、黄疸、恶心及呕吐等上消化道症状，不应草率地诊断为胆囊切除术后综合征（post cholecystectomy syndrome，PCS）。PCS 的诊断首先应为排除性诊断，患者入院要通过询问病史，完善 X 线胸片、钡餐透视、心电图、胃镜、CT 等检查排除胃溃疡、反流性食管炎、食管裂孔疝、冠心病等非胆管因素相关性疾病。同样由于 PCS 与胆囊切除术后并发症存在混淆的可能，临床医生可采用递进式辅助检查，协助鉴别。

（三）诊断

1. **B 型超声**　B 超是 PCS 的首选检查方式，其阳性发现率可达 78.07%。

2. **经内镜逆行胰胆管造影（ERCP）**　目前认为 ERCP 是用于肝、胆及胰腺疾病诊断的"金标准"，有较高的敏感性和特异性，还能直接观察到食管、胃、十二指肠等部位情况，较好的区分 PCS 的胆系内、外病因。

3. **磁共振胰胆管造影（MRCP）**　MRCP 具有安全无创、简便易行、无需特殊准备及无造影剂禁忌证等优点，在胆总管结石的诊断上，MRCP 较 CT 及超声具有明显优势。

4. Oddi 括约肌测压(SOM)　SOM 技术现已成为诊断 SOD 的"金标准"。根据 Hogan-Geene 分型(1988),SOD 可分为胆管型和胰腺型,每类各分Ⅰ、Ⅱ、Ⅲ型,SOM 对Ⅱ、Ⅲ型 SOD 患者的治疗及预后具有较大的意义。

(四)治疗

清淡饮食、心情舒畅、避免劳累等生活干预是 PCS 治疗的重要基石,在此基础上结合相关利胆、消炎、解痉止痛等药物治疗。内科保守治疗可得到满意的效果,其主要的适应人群为胆管炎(但无明确胆管梗阻者)、<1cm 的胆管结石、轻度 SOD、轻度黄疸和急慢性胃炎等疾病。经保守治疗无效或有明确器质性病变者,应进行内镜下治疗或手术治疗。

三、胆管运动功能障碍

(一)病因或诱因

胆囊切除术后有 5%~50%的患者出现胆囊切除术后胆管运动功能障碍,以女性多见。目前认为本病主要是由于胆囊切除后,Oddi 括约肌功能紊乱,在自主神经、胃肠激素及神经介质的共同作用下,不同部位的胆管,随着舒缩活动,没有浓缩的胆汁排入十二指肠,收缩胆囊肠激素,不能得到反馈抑制而增加,胆囊切除术后,平衡被破坏。可由进食油腻、酒精或精神刺激等因素诱发。

(二)临床类型

胆管运动功能障碍包括胆管运动功能失调,即胆管排空速度异常;胆管张力异常,即胆管肌张力异常;胆管共济失调,即胆管各部分间协调障碍。

(三)临床表现

1. 疼痛　可在上腹部或右季肋部,有时向背部放射,疼痛和饮食无关,但亦可在餐后出现。

2. 消化不良症状　上腹不适,饱胀且餐后加重,呃气等。

3. 对脂肪食物的耐受性降低,体检时上腹常有压痛,Murphy 征可能呈阳性。

4. 神经精神症状　常伴有失眠、忧虑、紧张、烦躁易怒等。

(四)辅助检查

胆管运动功能障碍,主要以 Oddi 括约肌痉挛最为常见。下列检查有助于建立诊断。

1. Oddi 括约肌测压　可通过很多途径,如 ERCP、术中十二指肠乳头部切开插管、经胆囊管或胆总管、经 T 管等。目前通过十二指肠镜可同时对胆管、Oddi 括约肌等部位进行测压,内镜下十二指肠乳头插管、Oddi 括约肌测压可直接研究观察 Oddi 括约肌运动功能,特别是近年随着低顺应性毛细管水灌注系统、多通道测压导管和计算机整理数据等新技术的广泛应用,该项技术日益成熟,其敏感性高,重复性强,已成为目前研究 Oddi 括约肌运动功能最佳方法。

2. 其他方法　①ERCP:是定性指标,造影剂的排空受到技术方法、术中用药、造影剂浓度等因素的影响;②核素闪烁扫描:为无创伤性检测法,但其敏感性和特异性低,且费用昂贵;③脂肪餐超声检查:此法简便,安全且费用低,但其结果易受到检测者操作技术等影响。

(五)诊断

根据患者病史及临床表现,参照《实用中医消化病学》拟定诊断标准:①胆囊切除术后 3 个月以上;②术后反复出现右胁或右上腹部疼痛或闷胀不适感;③术后反复出现厌食、厌油腻、腹胀、恶心、肠鸣、腹泻或便秘等症状;④术后 B 超、CT、MRCP 等检查,排除胆管各种器质性病变,未发现胆总管结石、胆管狭窄或胆管肿瘤等胆系器质性病变。

（六）治疗

治疗原则是降低 Oddi 括约肌对胆汁、胰液排出的阻力。

1. 药物治疗　①通过抑制平滑肌上胆碱能受体而起作用,如阿托品,颠茄类生物碱,但此类药物的心血管副作用使其不能长期使用,只能适用于急性发作时缓解症状;②硝酸甘油类:如硝酸甘油、硝普钠,作用短暂,长期疗效有待进一步研究;③钙通道拮抗剂:如硝苯吡啶,是一种较为有效的药物,硝苯地平会降低基础血压;④促胃肠动力药:如西沙比利,目前研究表明该药较为有效,且能协调胆系的运动,是一种较为有前途的药物;⑤中医药治疗:小柴胡汤加味治疗。

2. 内镜下介入治疗　内镜下括约肌切开术(EST)是目前治疗括约肌功能障碍最常用的方法,与手术治疗相比,安全、经济,患者如测压异常,术后症状改善更为明显。

3. 手术治疗　手术方式有括约肌切开术、十二指肠乳头成形术以及十二指肠乳头切开术。由于手术治疗 Oddi 括约肌功能障碍的报道较少,手术治疗的疗效有待进一步研究。

第三节　特殊类型人群胆囊结石的治疗

一、小儿胆囊结石的治疗

小儿胆囊结石较少见,儿童患病率仅为 0.1%~0.2%。但随着人们生活水平的提高、饮食结构、习惯的改变,小儿胆石症发病率逐渐增加,治疗方式主要有以下几种可供参考和选择:

（一）保守治疗

无症状胆囊结石患儿,不合并胆总管结石,可保守治疗,但需每年进行 B 超检查,若出现腹痛症状或并发症,则应及时采用手术。对于 2~3 个月的婴儿,胆囊疾病一般不宜手术,对于无症状者更应长期观察,由于小儿胆囊结石症状不典型,因此易误诊。儿童的大网膜较短且胆囊壁较薄,一旦出现胆囊结石或者胆囊炎急性发作,延误治疗极易造成胆源性败血症以及胆囊穿孔,因此,国内有学者建议,倘若发现小儿胆囊结石,不管是否存在临床症状,均建议手术治疗。

（二）腹腔镜胆囊切除术(LC)

由于小儿合并症少、病程短、Calot 三角脂肪沉积少、解剖清楚,施行 LC 较成年人更方便、更快捷。伴随着微创外科的发展以及医疗器械的改进,LC 以其组织损伤小、手术后恢复快,当前已成为胆囊切除术的首选方式。

小儿患者施行 LC 时,由于其腹壁薄弱、腹腔容量小,手术操作过程中,需要注意以下几点:①气腹压力不宜过大,适当减少充气量;②放置腹腔套管针时,应缓慢旋转刺入,避免用力过猛,造成腹腔脏器损伤;③牵拉、固定胆囊时不可用力过猛,以防撕伤小儿肝脏;④根据小儿年龄和发育情况,适当减小电凝器的输出功率;⑤电灼胆囊床,尤其肝门部时,需要特别注意以防损伤肝管;⑥手术者应具备丰富的腹腔镜操作技巧,熟知儿童期胆系解剖特点和变异;⑦采用气管插管静脉复合麻醉,根据患儿实际体重确定麻醉药用量,控制麻醉深度,同时做好术中心电监护；⑧加强术中、术后护理，防止误吸、窒息，调节补液速度。

（三）腹腔镜保胆取石术

国内腹腔镜保胆取石术的手术指征：①经 B 超或其他影像学检查确诊为胆囊结石；②经口服胆囊造影剂，胆囊显影良好，功能良好；③虽口服胆囊造影剂不显影，但术中能取净结石，证实胆囊管通畅。

与腹腔镜胆囊切除术相比，微创保胆取石术治疗操作简单，术后恢复较快，无严重并发症发生，是治疗小儿胆囊结石安全的手术治疗方法，胆囊功能良好者可行腹腔镜保胆取石术。

（四）硬镜微创保胆取石术

硬镜微创保胆取石术治疗具有以下优点：无需解剖胆囊三角，避免胆管损伤风险；保留胆囊，对小儿的病理生理影响小，能够最低限度减轻手术对小儿身体和心理创伤，更利于小儿成长和发育。由于小儿解剖和生理特点，小儿腹腔容积小及腹膜吸收能力强，持续 CO_2 气腹容易导致 CO_2 弥散入血，引起 $PaCO_2$ 升高，从而影响小儿呼吸、循环功能，甚至引起高碳酸血症及酸中毒。因此，小儿腹腔镜微创手术需要特别关注气腹所带来的并发症。

硬镜微创保胆取石术治疗小儿胆囊结石简单、安全、有效、创伤小、疼痛轻、恢复快，可有效保留胆囊功能。但临床研究病例数少、远期疗效有待进一步跟踪研究，尽管有学者质疑这种术式，但对于有功能的胆囊结石患儿，行硬镜微创保胆取石术可作为治疗小儿胆囊结石可选择术式。

（五）中药治疗

2011 年，曾有报道应用中药成功治疗 1 例 6 岁胆囊结石患儿。中药方剂：柴胡 4g、黄芩 4g、金钱草 10g、鸡内金 5g、郁金 5g、制大黄 3g、急性子 5g、枳实 4g、焦山楂 8g、鱼脑石 5g、火硝 2g、苍术 4g、威灵仙 8g、白芍 6g、甘草 2g。1 剂／日，水煎，分 3 次温服，共服用 55 剂，时间近 2 个月。

二、孕妇胆囊结石的治疗

（一）保守治疗

大约 5% 的孕妇会发生胆囊结石，其中只有约 1.2% 的孕妇会出现胆绞痛，随机干预增加孕妇的体力活动并不能减少胆囊泥沙样结石或胆囊结石的发病率。一般情况下，无症状胆囊结石孕妇无需治疗，但许多这样的孕妇分娩后第一年行胆囊切除术是必要的。妊娠期胆囊炎无须终止妊娠，保守治疗效果良好，保守治疗时，应充分考虑胎儿生长对营养的需求，早期积极静脉营养支持。对妊娠期急性胆囊炎合并胆囊结石患者，保守治疗时应加强胎儿监测，如预计胎儿出生存活的可能性大，应作妊娠终止准备。如病情进展，达到手术治疗指征，则应考虑手术治疗。

（二）手术治疗

1. 手术适应证　①保守治疗无效，病情加重；②有明显的腹膜炎体征或疑为坏疽性胆囊炎、胆囊穿孔、胆囊周围积液；③合并有胆总管结石、急性胆管炎，出现梗阻性黄疸；④并发急性坏死性胰腺炎；⑤妊娠期胆绞痛反复发作（>3 次）的胆囊结石。

2. 手术时机的选择　中期妊娠阶段是胆囊切除术的最佳时期，在早期妊娠阶段，急诊情况下，腹腔镜胆囊切除术也是相对安全的措施。晚期妊娠阶段，胆囊切除术指针要求更为严格，因为腹腔变得拥挤，分娩引起的潜在危险性增加，手术操作应在监测胎儿情况下进行。

妊娠早、晚期,孕妇分别具有自发流产和早产的危险,因而在妊娠早、晚期,对于急性结石性胆囊炎,进行保守治疗优于手术治疗,除非抢救性治疗,尽量将手术延迟至妊娠中期或产后。对妊娠中期急性胆囊炎、胆囊结石患者,因胎儿器官发育已完成,流产或早产可能性小,子宫未进入上腹腔,一般不影响手术视野,可考虑剖宫产时同时进行胆囊切除术。在进行胆囊切除术时,如无强烈终止妊娠指征,可继续保胎,但药物选择应考虑对胎儿的影响,避免使用致畸或可能致畸的药物,手术中尽可能少搬动子宫避免出现较长时间低血压或低血氧,术后给予抗炎治疗,同时加强胎儿监测和保胎治疗,可望提高胎儿存活率及孕妇治愈率。

(三) 预防

孕前检查发现有静止性胆管结石的患者可以考虑进行针对胆管结石的相应治疗后再行妊娠,则能更有效预防妊娠期急性结石性胆囊炎及相关并发症的发生,所以做好产前检查是预防妊娠合并急性胆源性胰腺炎重要的措施。而对于妊娠期间应加强孕妇的饮食指导,在保证营养充足的同时,形成健康的饮食习惯和合理的膳食,并避免高脂饮食和脂类代谢异常。

三、老年人胆囊结石的治疗

(一) 保守治疗

临床上溶石药物有鹅去氧胆酸和熊去氧胆酸,因为前者明显的腹泻副作用,并对肝细胞有一定毒性,尤其对肝肾功能不全的老年人毒副作用更大,所以目前临床不常用。常用的熊去氧胆酸副作用小,$8 \sim 10 mg/(kg \cdot d)$,早、晚进餐时分次给予,可用于胆固醇型胆囊结石,但往往要坚持服药6个月左右才见效。不良反应有便秘、过敏、头痛、头晕、胰腺炎和心动过速等。

中药对老年人胆囊结石的治疗以清热利湿佐以益气扶正为大法,对利胆、溶石、排石都有一定效果,可单独使用也可配合西医药治疗。另外,针灸也有一定作用,可以为患者选用。中医药的优点是无明显毒副作用,针对全身综合调理,对已合并有其他疾病,日常服用多种西药的老年人尤其适用。但其作用机制尚不明确,有效率尚无统一报道和统一标准。

(二) 体外冲击波震波碎石

体外冲击波是用1.25~2.5次/秒的冲击频率用60~75分钟震荡以粉碎胆囊内结石,还采用B型超声实时成像对结石定位并监控碎石的过程。此治疗方法避免了手术的危险性,对老年人比较适用。主要适应证为胆囊内胆固醇结石且胆管收缩功能正常;已患慢性胆囊炎,胆管收缩功能不佳的患者效果不好,不利于排石,反而可有胆绞痛的副作用。一般结石直径在2cm以下者效果好。

(三) 手术治疗

1. 开腹胆囊切除术 胆囊结石的长期存在是引发癌变的潜在危险因素,尤其对于老年人,所以胆囊切除有必要。3922例全国胆囊癌临床流行病学调查资料显示,患胆石症者发生胆囊癌的相对危险度为13.7%,胆囊结石直径在3cm以上者比结石直径在1cm以下者的风险高8.8倍。尤其是对于老年人而言,癌变的概率更大。开腹胆囊切除术由于手术创面较大,不利于术后恢复,如老年人基础疾病较多且体质较弱,则慎重行开腹手术。

2. 腹腔镜胆囊切除术 老年人有症状的胆囊结石,如果可能的话,胆囊切除术应该考虑。虽然胆源性胰腺炎患者内镜括约肌切开术后延期胆囊切除术是一种选择,但延期胆囊切除术与高病死率、复发性胆绞痛、黄疸、胆管炎有关。目前对老年人胆囊结石,在腹腔镜下切除胆囊的手术比较常用,此术式创伤性小,术后恢复较快,适用于老年人。由于老年人痛觉较迟钝,早期症状不典型,可能发生腹痛时已经为胆囊坏死穿孔,这时要把握好手术时机,胆囊穿孔一经确诊立即手术,切除胆囊,尽快吸净腹腔内渗液,减少毒素吸收和胆汁化学性刺激,预防中毒性休克。而且部分老年人在行手术时可发现意外胆囊癌,需要行局部淋巴结清扫术。60 岁以上老年人行腹腔镜胆囊切除术安全可行,但要重视意外胆囊癌及严重腹腔粘连的发生。

(四) 合并急性胆囊炎的治疗

在合并急性胆囊炎老年患者中,内镜下胆囊引流术有可能作为一种替代引流方法。重症急性胆囊炎或胆管系统的解剖困难,胆囊大部切除术或经皮经肝胆囊造瘘术后行胆囊切除术是不错的选择。急性胆囊炎高风险老年患者,经皮经肝胆囊造瘘术后是否需要进行胆囊切除术仍是一个争论的话题,然而,在随访中发现,医疗条件改善后,经皮经肝胆囊造瘘术后没有进行胆囊切除术的患者可能恶化。那些年龄在 75~80 岁的患者,仍可以安全地进行腹腔镜胆囊切除术,但开腹胆囊切除术中转率、并发症发生率和住院时间都高于 65~70 岁的患者。对于老年急性胆囊炎患者,胆囊切除术被认为是高风险的,ERCP 括约肌切除优于保守治疗。

(五) 合并胆总管结石的治疗

LC 联合 LCBDE 或 LC 联合 EST 是胆囊结石合并胆总管结石的两种主要微创治疗方法。有些学者质疑 LCBDE 对手术器械和术者的技术水平要求较高,事实上,一个适当的学习曲线后,多数人会觉得它的操作比较容易。EST 取石由于技术本身的特点,还有一些缺点,即它需要两次手术,对老年人心理上、生理上也会多造成一次打击。英国上消化道腔镜外科医师协会制定的本病治疗指南认为 LC 联合 LCBDE 具有住院时间短、费用低等优势,推荐其为本病首选治疗方法。

(六) 围手术期注意的问题

1. 60 岁以上的老年人往往合并其他各种疾病,这增加了手术的复杂性和风险性。各种合并症中,心血管疾病占首位,因此老年患者手术前应常规检查心电图,心脏彩超,发现异常及时请心内科会诊,协助处理。择期手术的患者术前积极治疗心脏疾病,稳定后复查心电图,再选择手术时机。高血压患者术前要控制血压在正常范围内,但是降压速度宜缓慢,防止诱发心脑血管病。糖尿病患者常因感染或者应激,导致血糖的升高,致使病情加重,手术前要积极应用药物控制血糖于 9~11mmol/L 之下,但是要注意避免发生低血糖反应。

2. 患者因胃肠减压、禁饮食甚至呕吐等原因,易出现低钠血症和脱水现象,导致酸碱平衡失调,术前应定时进行实验室检查,根据结果及时补液纠正酸碱平衡失调,切忌补液速度过快。

3. 术前要对患者进行营养状况评估,给予适当的营养支持,防止贫血、低蛋白血症等,预防术后切口的感染和愈合困难。

4. 手术时机的选择应遵循既要避免准备不充分的盲目手术,又要适时观察避免错过最佳手术时机。急诊手术时,要尽可能快的完成术前的各项准备,并根据患者的病情以及全身的情况选择合适的手术方式,术后加强对症处理和其他合并症的治疗。

5. 手术方式的选择要根据患者的疾病程度和患者的全身状态作出最好的决定。手术要以简单有效、安全为原则,以抢救患者的生命为目的。

6. 术后要加强基础护理,合理应用抗生素,应用抑酸药物、预防应激性溃疡、应用肠外营养,提供充分的营养供给,促进疾病的康复。

（谭诗云　陆明军）

参 考 文 献

1. Bogue CO,Murphy AJ,Gerstle JT,et al. Risk factors,complications,and outcomes of gallstones in children:a single-center review. J Pediatr Gastroenterol Nutr,2010,50:303-308.

2. Melloul E,Denys A,Demartines N,et al. Percutaneous drainage versus emergency cholecystectomy for the treatment of acute cholecystitis in critically ill patients:does it matter?. World J Surg,2011,35:826-833.

3. Lill S,Rantala A,Vahlberg T,et al. Elective laparoscopic cholecys-tectomy:the effect of age on conversions,complications and long-term results. Dig Surg,2011,28:205-209.

4. Erekson EA,Brousseau EC,Dick-Biascoechea MA,et al. Maternal postoperative complications after nonobstetric antenatal surgery. J Matern Fetal Neonatal Med,2012,25:2639-2644.

5. Othman MO,Stone E,Hashimi M,et al. Conservative management of cholelithiasis and its complications in pregnancy is associated with recurrent symptoms and more emergency department visits. Gastrointest Endosc,2012,76:564-569.

6. 李涛,鲁建国.胆囊结石手术切除方式研究进展.人民军医,2013,56(1):97-99.

7. Andrews S. Gallstone size related to incidence of post cholecystectomy retained common bile duct stones. Int J Surg,2013,11:319321.

8. Miura F,Takada T,Strasberg SM,et al. TG13 flowchart for the management of acute cholangitis and cholecystitis. J Hepatobiliary Pancreat Sci,2013,20:47-54.

9. Tenner S,Baillie J,DeWitt J,et al. American College of Gastroenterology guide line:management of acute pancreatitis. Am J Gastroenterol,2013,108:1400-1415.

10. Saftoiu A,Vilmann P,Bhutani MS. Feasibility study of EUS-NOTES as a novel approach for peroral cholecysto-gastrostomy. Chirurgia（Bucur）,2013,108:62-69.

11. Krawczyk M,Stokes CS,Lammert F. Genetics and treatment of bile duct stones:new approaches. Curr Opin Gastroenterol,2013,29(3):329-335.

12. Guarino MP,Cocca S,Altomare A,et al. Ursodeoxycholic acid therapy in gallbladder disease,a story not yet completed. World J Gastroenterol,2013,19(31):5029-5034.

13. Ko CW,Napolitano PG,Lee SP,et al. Physical activity,maternal metabolic measures,and the incidence of gallbladder sludge or stones during pregnancy:a randomized trial. Am J Perinatol,2014,31:39-48.

14. Chang YR,Ahn YJ,Jang JY,et al. Percutaneous cholecystostomy for acute cholecystitis in patients with high comorbidity and reevaluation of treatment efficacy. Surgery,2014,155:615-622.

15. Itoi T,Itokawa F,Tsuchiya T,et al. Transgastric large gallstone extraction through a lumen-apposing metal stent in a patient with acute cholecystitis. Gastrointest Endosc,2014,79:547.

16. 阿布都赛米·阿布都热依木,刘东,玉苏甫,等.小儿胆囊结石腹腔镜保胆取石术的应用体会.腹腔镜外科杂志,2015,20(5):353-355.

17. 王晟,孙思予,刘香,等.内镜超声引导下胆道穿刺引流技术的应用.中华消化内镜杂志,2015,32(6):378-381.

18. Nan Ge,Shu peng,Wang Sheng Wang. Endoscopic ultrasound-assisted cholecystogastrostomy by a novel fully covered metal stent for the treatment of gallbladder stones. Endoscopic Ultrasound,2015,4(2):152-155.

19. Elshaer M,Gravante G,Thomas K,et al. Subtotal cholecystectomy for"difficult gallbladders":systematic review and metaanalysis. J AMA Surg,2015,150:159-168.

20. 谭向龙,薛瑞华,王大东.ERCP 与腹腔镜胆总管探查治疗胆囊结石合并胆总管结石的比较.中华腔镜外科杂志:电子版,2016,9(1):37-40.

21. Yeo CS,Tay VW,Low JK,et al. Outcomes of percutaneous cholecystostomy and predictors of eventual cholecystectomy. J Hepatobiliary Pancreat Sci,2016,23:65-73.

22. Baldwin Yeung,Anthony Yuen Bun Teoh. Endoscopic Management of Gallbladder Stones:Can We Eliminate Cholecystectomy? Curr Gastroenterol Rep,2016,18:421-426.

第十六章

胆管结石的治疗热点问题

胆管结石可分为继发性胆管结石和原发性胆管结石。继发性胆管结石多为胆囊结石经胆囊管进入胆总管。原发性胆管结石可发生于肝内胆管，亦可发生于肝外胆管。胆管阻塞的严重程度及胆管是否感染决定了患者的临床表现，以腹痛、黄疸、发热等症状为常见，部分重症的患者会出现休克和神经系统症状。由于不同患者胆管结石大小、数目、部位及全身状况的不同，在临床上常常需要采取个体化的治疗方案。目前，肝外胆管结石常用的治疗方法包括开腹胆总管切开取石、腹腔镜胆总管切开取石、经胆囊管取石、经内镜乳头括约肌切开术（endoscopic sphincteropapillotomy，EST）或球囊扩张后取石、两镜或三镜联合治疗胆囊结石合并胆管结石等。肝内胆管结石的治疗需遵循黄志强院士提出的"去除病灶，取尽结石，矫正狭窄，通畅引流"的基本原则。

一、肝外胆管结石治疗方式的选择

（一）开腹胆总管切开取石

开腹胆总管切开取石是传统的治疗胆管结石的方法，其安全可靠且对医疗器械的依赖程度低，目前在基层医院仍广泛应用。对于结石位于胆总管或一、二级分支胆管，且肝门胆管无狭窄、受累的肝管及肝脏病变轻微的患者此术式较为有效，也常用于急性梗阻性化脓性胆管炎的紧急抢救性手术。此法的优点在于手术操作简单，迅速解除胆管的梗阻并降低胆管的压力，有助于控制胆管感染。其缺点在于创伤较大，特别是多次手术的患者，分离腹腔粘连和寻找胆管常常比较困难。同时大多数患者需要放置 T 管引流，以作为术后胆管残余结石行胆道镜取石的通道。T 管的放置也存在许多弊端：①T 管长期留置影响患者生活质量；②Oddi 括约肌功能丧失，十二指肠液反流，导致胆道感染；③T 管作为异物刺激，加重了胆管壁的炎性水肿，致使胆管壁纤维化或管腔狭窄；④T 管脱落引起胆瘘、胆汁性腹膜炎，即使正常拔除也时有胆漏发生；⑤胆汁大量丢失引起水电解质平衡紊乱。为了避免长期留置T 管给患者带来的并发症，很多学者尝试在取净结石后行胆管一期缝合。其具有以下优点：①保留了胆汁的解剖生理流向，减少了胆汁的丢失；②避免了异物刺激，降低胆道的继发感染；③保持胆道内压力，使 Oddi 括约肌的功能可以完整保存；④杜绝了拔管后的胆漏；⑤为患者减负，缩短了住院时间，促进早期下床活动及胃肠道功能的快速恢复。当然胆总管一期缝合也需掌握以下适应证：①诊断明确，无肝内胆管结石；②胆总管内径 10mm 以上，术后发生胆管狭窄的概率大大降低；③术中胆道镜或胆道造影确认肝内外胆管无残余结石；④无胆管狭窄，无急性化脓性胆管炎，未合并急性胰腺炎等。因此，在一期缝合之前，行术中胆道镜检查十分重要，其能在直视下观察整个肝外胆管系统和部分肝内胆管系统。当有以下情况时,不宜行一期缝合:①胆总管狭窄患者,需要T管作为支撑;②急性化脓性胆管炎;③有梗阻性黄疸或肝功能严重受损;④胆总管下端可疑狭窄,十二指肠乳头水肿严重者;⑤合并胆源性胰腺炎;⑥肝内胆管狭窄,疑有结石残留者。

(二) 腹腔镜胆总管切开取石

随着腹腔镜技术在临床上的广泛应用,腹腔镜胆总管切开取石逐渐成为治疗胆管结石的一种常用的手段。其具有创伤小、术后恢复快等优点。对于多次胆道手术的患者,既往的观点认为腹腔镜手术较为困难,但依据笔者的经验,只要熟悉肝门区的解剖并熟练掌握分离腹腔粘连的技巧,由于腹腔镜的放大作用,其较开腹手术更具优势。为了取净结石,常常需要联合术中胆道镜检查和取石。通过胆道镜检查,不仅可直接了解结石大小、数量、位置,还可以了解胆管是否有狭窄;并且可通过胆道镜取石。对于腹腔镜胆总管切开取石是否一定要放置T管,目前尚存在争议。有学者认为,由于腹腔镜手术对腹腔的干扰小、T管窦道形成相对较晚,增加了T管相关并发症的发生率(包括T管脱落、胆瘘、感染、拔T管后腹膜炎、水电平衡紊乱、胆管狭窄等),患者术后的生活质量不高,减少了腹腔镜的优势。目前有多项研究表明,对于部分患者,腹腔镜胆总管探查一期缝合是安全可行的,其指征与开腹手术行一期缝合者类似。为了降低一期缝合术后胆瘘等并发症,有的学者建议术中经内窥镜放置鼻胆管,但亦有研究表明,未放置鼻胆管的患者,胆瘘等并发症的发生率并未明显上升,因此是否需要放置鼻胆管目前仍然存在争议。笔者认为对于胆管壁炎症水肿明显、全身营养状况较差、胆管缝合不满意的患者,放置鼻胆管可能更为安全。

(三) 腹腔镜经胆囊管胆道探查取石术(laparoscopic transcystic common bile duct exploration,LTCBDE)

1991年Fletcher DR首次于腹腔镜下经胆囊管途径行胆总管探查取石术,其利用胆道镜通过胆囊管这一自然生理管道到达胆总管,从而完成胆总管的探查取石。此术式由于具有较多的优势,逐渐成为胆囊结石合并肝外胆管结石患者的一种重要的治疗方法。经胆囊管胆道探查取石术避免了胆总管切开引起的医源性损伤和T管外引流放置可能带来的不良后果,且经胆囊管入路维持了胆道的完整性、连续性和正常生理功能,同时避免了有创性治疗(如EST)带来的风险,维持了十二指肠Oddi括约肌的正常生理功能。研究表明,接受该技术的患者住院时间短、术后恢复快、手术创伤小。

然而,LTCBDE在操作上相对复杂,要求外科医生具备娴熟的腹腔镜和胆道镜技术。此外,对胆囊管的解剖也有一定的要求,要易于将胆道镜插入胆囊管,然后到达胆总管探查取石。同时,胆管结石的大小、部位、数量亦是取石是否成功的重要因素。直径大于6mm、过硬或嵌入胆管中的结石很难取出,因为它们很难被取石网篮所包裹,即使被包裹起来,这些结石也很难通过胆囊管取出,如若强行取出结石可能会撕裂胆囊管和胆总管汇合处。LTCBDE的成功率约为85%左右,有文献报道1000例患者中施行LTCBDE的成功率超过90%。使用超薄胆道镜(直径2.8mm或3.7mm)以及必要时在胆囊管和胆总管汇合处作一小切开,均有助于提高进入胆囊管的成功率。

LTCBDE由于通过使用自然生理管道-胆囊管进入胆总管探查取石,避免了切开胆管和放置T管外引流,保留了胆道和十二指肠Oddi括约肌的正常生理功能,是一种安全有效的微创手术。但其操作过程复杂,需要术者熟练地掌握腹腔镜和胆道镜技术,熟悉胆囊管的解剖,方可提高取石的安全性和成功率。

(四) 经内镜乳头括约肌切开或球囊扩张后取石

Kawai K 等人于 1974 年首次报道利用内镜逆行胰胆管造影(endoscopic retrograde cholangio-pancreatography,ERCP)联合 EST 治疗不适宜手术的胆总管结石患者。此术式通过自然生理通道,利用内镜器械切开十二指肠乳头到达胆总管后,经取石网篮或球形气囊取出胆管结石。由于较传统的开腹手术创伤小和恢复快等优势,EST 已成为许多医疗中心治疗胆总管结石的一线治疗手段,其成功率约为 77%~99%,并受到结石大小与数量、术者操作水平及患者年龄等因素的影响。然而,亦应重视 EST 的并发症,包括早期引起胰腺炎、胆道出血和胆管炎以及远期乳头狭窄形成和胆总管结石的复发等,其中,胰腺炎作为 ERCP 或 EST 术后早期最常见的并发症,发生率 1%~5.4%。EST 术后出现并发症的具体原因,可能与十二指肠乳头括约肌被切开后功能失调以及操作暴力等因素有关。

为了避免十二指肠括约肌切开后造成的影响,1982 年 Staritz 等利用内镜十二指肠乳头气囊扩张术(endoscopic papillary ballon dialation,EPBD)成功取石,其通过应用球形气囊充分扩张及松弛十二指肠乳头括约肌,扩大乳头开口后经胆总管取出结石。与 EST 相比,EPBD 较易操作,较少出现出血和穿孔。然而,尽管 EPBD 可能保留了十二指肠 Oddi 括约肌功能,但在一系列多中心临床研究中发现 EPBD 可导致较高的 ERCP 术后胰腺炎(PEP)发生率,约为 15%~20%。更进一步的研究认为,EPBD 过程中乳头扩张不完全、黏膜内出血和局部水肿为 PEP 发生的主要原因。由于其较高的 PEP 发生率,EPBD 的广泛应用受到了限制,有学者尝试开展使用十二指肠乳头大球囊(直径>10mm)持续扩张(3~5 分钟)以减少 EPBD 术后 PEP 的发生率。近年来,十二指肠乳头小切开联合气囊扩张术(EST+EPBD)得到了越来越多的广泛应用,其被认为是治疗单纯胆总管结石的最佳方式。

(五) LC 联合 EST 或 EPBD(EST/EPBD+LC 或 LC+EST/EPBD)

随着内镜技术的日益成熟,肝外胆管结石患者的微创治疗手段也不断取得新的突破,LC 联合 EST 或 EPBD 逐渐广泛应用于胆囊结石合并肝外胆管结石患者的治疗。由于其较传统的手术相比,直接经正常生理管道取出结石,无需切开胆总管,是较为理想的治疗手段。此术式分为三种:即 LC 术前、术中和术后联合 EST 或 EPBD,关于 EST 或 EPBD 与 LC 的手术顺序,多数国外文献建议先行 EST/EPBD 术后再行 LC(EST/EPBD+LC),认为先行 EST/EPBD 具有以下几个优点:①EST/EPBD 存在一定的失败率,即使失败,仍有机会在腹腔镜下取石;②可以在 LC 术前了解胆道的走行及胆囊三角的解剖结构,减少 LC 术中损伤;③在 LC 术前排除十二指肠乳头及胆总管肿瘤。亦有部分学者则认为,EST/EPBD+LC 由于术中牵拉可能使胆囊内小结石掉落至胆总管,可能出现结石嵌顿于胆总管,此时需要行再次手术解决胆总管结石。然而,如先行 LC 再行 EST/EPBD(LC+EST/EPBD),若 EST/EPBD 失败则二次手术不可避免。因此,无论 LC 术前或 LC 术后行 EST/EPBD,均有其优势和局限性,应根据病情合理选择。因为 EST/EPBD+LC 或 LC+EST/EPBD 为两步手术,需要两次麻醉,增加患者费用及痛苦,同时破坏了 Oddis 括约肌正常生理功能。

由于 EST/EPBD+LC 或 LC+EST/EPBD 为两步手术,需要两次麻醉,增加患者费用及痛苦,若能在腹腔镜术中联合内镜一次处理胆囊结石合并胆管结石,则可避免上述不足。其技术要点为:在行腹腔镜胆囊切除的同时,通过胆囊管插入导丝经胆总管至十二指肠乳头,进而引导十二脂肠镜下插管后应用 EST/EPBD 取出胆总管结石。该治疗方式最早于 1993 年由 Deslandres 等所描述,但却由 Feretis 等于 1994 年首次完成。其是一种高效的清除胆囊结石合并肝外胆管结石的手段,其操作成功率 97.5%,总体有效率为 92.3%~100%,与传统的逆行造影不同,由于使用导丝引导十二脂肠镜下插管,可正确显示十二指肠乳头的位置和胆管的走行,明显降低十二指肠乳头插管并发症的发生。有文献报道指出术中两镜联合的手术方式较 LC+EST/EPBD 及 EST/EPBD+LC 明显降低并发症的发生率、缩短住院时间和减少患者费用及痛苦,且可简化内镜操作步骤、减少胆管损伤及操作时间。

两镜联合治疗胆囊结石合并胆管结石,其在操作上最大的困难是外科医师与内镜医师之间的协作与管理。此外,与标准的内窥镜操作时不同,两镜联合治疗时患者需维持仰卧位,可能会增加十二指肠镜下操作的困难;术中使用十二指肠镜,还会引起肠管胀气,干扰腹腔镜术野,从而增加腹腔镜操作的难度。目前国内大多数医院并未配置 DSA+腹腔镜联合手术室,很难做到术中通过造影了解胆管结石的清除情况,因此,此方法的普及和推广尚需时日。

二、肝内胆管结石的治疗

肝胆管结石病是指原发于肝内胆管系统的结石病,常合并肝外胆管结石。肝胆管结石病在我国的华南、西南、长江流域、香港和台湾地区尤为多见,是我国的常见病及多发病。目前,它的病因尚不完全清楚,病理变化复杂多样,病情变化迅速,复发率和残石率较高,且治疗后的相关并发症较多;常引起严重的胆汁性肝硬化、胆管癌、感染性休克等,是我国良性胆管疾病死亡的重要原因。其治疗仍是目前胆道外科的难点和热点问题。

肝内胆管结石的治疗需遵循黄志强院士提出的“去除病灶,取尽结石,矫正狭窄,通畅引流”的基本原则。对于急性化脓性梗阻性胆管炎合并肝内胆管结石的患者,若病情危重,可先在局麻下行 PTCD,以达到胆道减压和缓解病情的目的。对于全身情况差,没有手术机会的患者,可行 PTCS 去除肝内肝管结石。

肝切除术是治疗肝内胆管结石的重要手段。当肝内胆管结石伴发下列情况时,应采取肝部分切除进行治疗:①结石伴发肝段或肝叶萎缩;②结石伴肝内胆管多发性狭窄或囊性扩张,不能采取内镜或其他方法处理;③结石伴有胆管癌。结石存在的部位多为左外叶、左内叶和右后叶,为胆汁引流不通畅的区域,手术应力争去除全部病灶。肝内胆管结石手术中实施最多的是肝左外叶切除,有时因为仅切除左外叶而遗留左内叶的结石,而导致手术后复发胆管结石,甚至结石脱落至胆总管引起急性胆管炎。因此术前应仔细阅读影像学资料,若同时存在左内叶结石,最好行左半肝切除。肝切除不仅可以彻底清除结石,还可以治疗由结石引起的各种病变,包括肝内胆管的慢性炎症、肝内胆管狭窄、癌变、囊状扩张等。尤其是它解除了肝内胆管的狭窄,从而消除了肝内胆管结石的诱发因素。这些患者单纯施行胆总管切开取石 T 管引流,术后残石率较高,应用胆道镜取石常不易成功。由于结石长期刺激,右肝内胆管结石容易合并肝内胆管的其他病理变化。如果是位于肝表面的结石,由于肝脏局部的萎缩、慢性脓肿或纤维化,常可以在肝表面扣及较硬的纤维条索,沿此部位切开即可找到结石存在的胆管,实施肝切除后,术中 B 超确认肝内胆管各支均无结石后缝合残肝面。肝切除术分为传统的开腹肝切除术和腹腔镜肝切除术,传统开腹手术创伤大,随着腹腔镜手术操作技术的提高和手术器械的更新,使得腹腔镜肝切除术成为治疗肝内胆管结石的重要手段。对于肝内胆管结石合并胆总管结石的患者,腹腔镜下肝叶切除+胆总管切开取石+T管引流术是常用的术式。近年来,腹腔镜下经左肝断面胆管行硬质胆道镜探查胆总管取石术在一些医疗中心得到开展,其主要是在左肝切除术后,利用胆道镜经自然生理管道-左肝断面处分支胆管向下进入胆总管探查取石,因其入镜方向与胆汁引流方向相同,与 ERCP 方向相反,又称之为顺行胆道取石。此术式经左肝管取出肝外胆管结石主要的难度与结石大小、数量以及胆总管下端结石是否嵌顿有关。其主要优点在于,手术中无需切开胆管,保持了胆管壁的连续性和完整性,可避免胆管损伤;无需放置 T 管外引流,可减少与 T 管相关并发症的发生,缩短患者住院时间;无需切开十二指肠乳头括约肌,可避免 EST 相关并发症;胆道镜探查过程中盲区较少,可在胆道镜直视下全面探查胆管,避免遗漏重要疾病。目前认为,腹腔镜下经左肝断面胆管行胆道镜探查胆总管取石术的施行需具备以下条件:具有肝叶切除指征且术前影像学证实合并肝外胆管结石;左肝管开口无明显狭窄;胆总管下端通畅。

三、终末期胆病并发门脉高压症的处理

终末期胆病的基本特点是一处或多处胆管梗阻引起引流肝段的胆管扩张、肝实质萎缩和纤维化,临床上出现黄疸及胆汁性肝硬化,后期引起肝脏不可逆性损害。引起梗阻的原因多为胆管结石所致。终末期胆病患者大多数常并发门脉高压症,患者肝脏功能不良,应严格掌握手术适应证。此类患者肝脏功能储备差,术中极易发生大出血,术后并发症发生率高。若合并胆总管结石应采用创伤小的治疗方法如 EST、PTCD 等,不可盲目采取手术治疗。

肝内胆管结石并发终末期胆病最有效的治疗方式为肝移植,但鉴于目前供肝缺乏,大多数患者无法实施肝移植。所以及时而正确地处理肝内胆管结石,避免出现终末期胆病显得尤为重要。

四、小结

胆管结石是临床上的常见病和多发病,其治疗一直是临床工作的热点和难点问题。特别是自 20 世纪 80 年代以来,随着微创外科的兴起,肝外胆管结石的治疗手段日益丰富,治疗模式也在不断改变。其核心问题仍然是如何采用有效的手段清除胆管结石,同时尽可能保持胆管的完整性和连续性,多种内镜的联合使用使之成为可能。肝内胆管结石的治疗需遵循黄志强院士提出的"去除病灶,取尽结石,矫正狭窄,通畅引流"的基本原则。随着腹腔镜肝切除术的发展,对于部分需要联合肝切除的患者亦可在腹腔镜下安全完成手术,而且日益显现出其微创的优势。对于复杂的肝内胆管结石合并终末期胆病的患者,肝移植是最终的选择。

(袁玉峰　李锟)

参 考 文 献

1. Williams E,Beckingham I,El Sayed G,et al. Updated guideline on the management of common bile duct stones (CBDS). Gut,2017,66(5):765-782.

2. Shabanzadeh DM,Sørensen LT,Jørgensen T. A Prediction Rule for Risk Stratification of Incidentally Discovered Gallstones:Results From a Large Cohort Study. Gastroenterology,2016,150(1):156-167.

3. Sahoo MR, Kumar AT, Patnaik A. Randomised study on single stage laparo-endoscopic rendezvous (intra-operative ERCP) procedure versus two stage approach (Preoperative ERCP followed by laparoscopic cholecystectomy) for the management of cholelithiasis with choledocholithiasis. J Minim Access Surg, 2014, 10(3): 139-143.

4. Cox MR, Budge JP, Eslick GD. Timing and nature of presentation of unsuspected retained common bile duct stones after laparoscopic cholecystectomy: a retrospective study. Surg Endosc, 2015, 29: 2033-2038.

5. Möller M, Gustafsson U, Rasmussen F, et al. Natural course vs interventions to clear common bile duct stones: data from the Swedish Registry for Gallstone Surgery and Endoscopic Retrograde Cholangiopancreatography (GallRiks). JAMA Surg, 2014, 149: 1008-1013.

6. Kenny R, Richardson J, McGlone ER, et al. Laparoscopic common bile duct exploration versus pre or post-operative ERCP for common bile duct stones in patients undergoing cholecystectomy: is there any difference? Int J Surg, 2014, 12: 989-993.

7. Fletcher DR. Percutaneous (laparoscopic) cholecystectomy and exploration of the common bile duct: the common bile duct stone reclaimed for the surgeon. Aust N Z J Surg, 1991, 61(11): 814-815.

8. Liu J, Jin L, Zhang ZT. Laparoscopic Transcystic Treatment Biliary Calculi by Laser Lithotripsy. JSLS, 2016, 20 (4): e2016. 00068.

9. Lyass S, Phillips EH. Laparoscopic transcystic duct common bile duct exploration. Surg Endosc, 2006, Suppl 2: S441-445.

10. Kawai K, Akasaka Y, Murakami K, et al. Endoscopic sphincterotomy of the ampulla of Vater. Gastrointest Endosc, 1974, 20(4): 148-151.

11. Loperfido S, Angelini G, Benedetti G, et al. Major early complications from diagnostic and therapeutic ERCP: a prospective multicenter study. Gastrointestinal Endosc, 1998, 48(1): 1-10.

12. Disario JA, Freeman ML, Bjorkman DJ, et al. Endoscopic balloon dilation compared with sphincterotomy for extraction of bile duct stones. Gastroenterology, 2004, 127: 1291-1299.

13. Ding J, Li F, Zhu HY, et al. Endoscopic treatment of difficult extrahepatic bile duct stones, EPBD or EST: An anatomic view. World J Gastrointest Endosc, 2015, 7(3): 274-277.

14. Liu Z, Zhang L, Liu Y, et al. Efficiency and Safety of One-Step Procedure Combined Laparoscopic Cholecystectomy and Eretrograde Cholangiopancreatography for Treatment of Cholecysto-Choledocholithiasis: A Randomized Controlled Trial. Am Surg, 2017, 83(11): 1263-1267.

15. Tan C, Ocampo O, Ong R, et al. Comparison of one stage laparoscopic cholecystectomy combined with intra-operative endoscopic sphincterotomy versus two-stage pre-operative endoscopic sphincterotomy followed by laparoscopic cholecystectomy for the management of pre-operatively diagnosed patients with common bile duct stones: a meta-analysis. Surg Endosc, 2018, 32(2): 770-778.

16. Gao YC, Chen J, Qin Q, et al. Efficacy and safety of laparoscopic bile duct exploration versus endoscopic sphincterotomy for concomitant gallstones and common bile duct stones: A meta-analysis of randomized controlled trials. Medicine (Baltimore), 2017, 96(37): e7925.

17. Feretis C, Kalliakmanis B, Benakis P, et al. Laparoscopic transcystic papillotomy under endoscopic control for bile duct stones. Endoscopy, 1994, 26: 697-700.

18. LR Rábago, C Vicente, F Soler, et al. Two-stage treatment with preoperative endoscopic retrograde cholangiopancreatography (ERCP) compared with single-stage treatment with intraoperative ERCP for patients with symptomatic cholelithiasis with possible choledocholithiasis. Endoscopy, 2006, 38(08): 779-786

19. Liverani A, Muroni M, Santi F, et al. One-step laparoscopic and endoscopic treatment of gallbladder and common bile duct stones: our experience of the last 9 years in a retrospective study. Am Surg, 2013, 79(12): 1243-

1247.

20. Ricci C,Pagano N,Taffurelli G,et al. Comparison of Efficacy and Safety of 4 Combinations of Laparoscopic and Intraoperative Techniques for Management of Gallstone Disease With Biliary Duct Calculi:A Systematic Review and Network Meta-analysis. JAMA Surg,2018,1539(7):e181167.

21. 刘荣,胡明根,赵向前,等.完全腹腔镜肝切除术中顺行胆道镜检查等临床应用.中华消化外科杂志,2007,6(1):25-28.

22. Zhang K,Zhang SG,Jiang Y,et al. Laparoscopic hepatic left lateral lobectomy combined with fiber choledochoscopic exploration of the common bile duct and traditional open operation. World J Gastroenterol,2008,14(7):1133-1136.

第十七章

胆囊结石合并胆总管结石治疗的抉择

一、概述

胆石症是临床常见疾病,包括胆囊结石、胆总管结石和肝内胆管结石三种。欧美发达国家胆囊结石发病率为 10%~15%,美国约有 630 万男性和 1420 万女性胆囊结石患者,医疗花费逐年递增,每年耗资 40 亿~62 亿美元。亚洲发展中国家发病率也逐年增高。我国 20 世纪 90 年代胆囊结石发病率约为 3.5%,而 2009 年我国女性与男性发病率分别为 11.6% 和9.9%,平均发病率为 10.7%。而且随着生活水平的提高,饮食习惯的改变和环境的恶化,胆囊结石的发病率进一步升高。国家卫生健康委员会(原国家卫生和计划生育委员会)公布的《2009 中国卫生统计年鉴》资料显示,省部级医院每例胆囊切除患者所耗费的医疗费用约为1.2 万元,我国人口基数大,胆囊结石患者长期体检、并发症处理等相关经费耗资巨大。近年认为胆囊结石已不是独立存在的疾病,其形成及进展常伴随其他多种代谢性疾病,如肥胖症、高血压病、高脂血症、2 型糖尿病、高胰岛素血症及代谢综合征等。胆囊结石的病理生理机制和病程进展的预防、控制、治疗需要多学科协作和转化医学的贡献和实施。

对于单纯胆囊结石的治疗,尽管方法繁多,包括溶石、碎石、排石和手术等,但其主要治疗方法仍为外科手术。切除胆囊(切胆)和保留胆囊(保胆),是其最常见的两种方式。腹腔镜胆囊切除(laparoscopic cholecystectomy,LC)业已取代传统开腹手术,成为胆囊切除术的主要方法,而内镜微创保胆取石术已逐步替代老式保胆取石术,成为现在微创治疗的热门。

对于肝内胆管结石的治疗,1958 年首次报道以肝叶切除术治疗肝内胆管结石,肝切除术的使用已日益广泛,在一些专科中心已用于近 50% 的肝内胆管结石手术患者。当前,肝切除术治疗肝内胆管结石已在肝脏外科中占有重要的地位,例如武汉大学中南医院近 20 年来以肝切除术治疗肝内胆管结石占肝脏良性疾病肝切除总数的 30%。此外,随着信息科学的发展,肝内胆管结石的早期诊断已无困难,早期、无症状、局限性和单纯性肝内胆管结石及胆内胆管的胆固醇性结石的发现也随之增多。原位肝移植术亦给晚期广泛性肝胆管结石及肝硬化终末期胆管结石患者的治疗带来了希望。肝内胆管结石外科已不单是治疗并发症而是考虑如何"治愈"。

但是,有 10%~14% 的胆囊结石患者合并胆总管结石。传统的治疗方法是开腹胆囊切除+胆总管切开探查取石+T 管引流术。1974 年,Kawai、Classen 等报道了十二指肠镜下行十二指肠乳头括约肌切开术,开创了治疗性逆行胰胆管造影新时代,此项技术主要用于胆总管取石,使得胆总管结石的取出避免了开腹创伤。20 世纪 80 年代后期以来,国内外学者对胆囊结石合并胆总管结石的微创治疗进行了探索,开展了内镜逆行胰胆管造影(endoscopic retrograde cholangiopancreatograhpy，ERCP）+内镜下括约肌切开术（endoscopic sphincterotomy，EST）+腹腔镜胆囊切除术（LC）（即 ERCP/EST+LC）。1987 年，法国 Mouret 成功完成第 1 例腹腔镜胆囊切除术（LC），此后，该术式被广泛开展，有学者开始尝试结合 LC、EST 两镜联合来治疗胆囊结石合并胆总管结石。随着腹腔镜下操作技术的进步，1991 年 Phillipbl 进行了首例腹腔镜胆总管切开术（laparoscopic common bile duct exploration，LCBDE），并获得了成功，从此胆囊结石合并胆总管结石治疗模式已发生了质的转变，从以往开腹手术逐渐向微创化治疗模式发展。此后，胆管镜也被广泛应用于术前、术中和术后，胆囊结石合并胆总管结石的治疗进入了腹腔镜、十二指肠镜、胆管镜三镜联合治疗的时代。多种微创治疗技术，如腹腔镜、十二指肠镜、胆管镜以及不同胆管取石手术治疗的联合，用以治疗胆总管结石合并胆囊结石。然而，不同微创方案之间关于治疗成功率、病死率、并发症发生率和成本效益方面的比较，尚无公认的结论认为哪一种治疗方案更有优势。面对多种可供选择的治疗方案，出台评价和决策标准显得尤为重要。

二、结石的分类及成因

胆囊结石分为胆固醇结石和胆色素结石。胆固醇结石指以胆固醇为主（95%以上）的结石，占 75%。胆色素结石指富含胆红素钙的结石，可再分为黑色胆色素结石（20%）和棕色胆色素结石（4.5%）。一般认为，胆囊结石的发生受遗传及环境因素的双重影响。女性、高龄、种族/家族史是胆囊结石的高发因素。在胆囊结石的病理形成过程中主要有五种复合因素参与：①已在小鼠和人类中证实，多种胆囊结石相关基因（LITH genes）缺失与胆囊结石形成密切相关；②肝细胞过度分泌胆固醇；③胆囊收缩功能下降；④多种黏蛋白过分泌使得胆囊腔内黏蛋白聚集；⑤肠道因素改变，包括 NPCIL1 信号通路改变使肠道胆固醇吸收增加、肠肝循环时间缩短、小肠神经内分泌激素和菌群改变等。

近年来，人们对胆囊胆汁成分及胆囊内结石形成的机制有了更多了解。胆汁由超过90%的水及水溶性的胆酸盐和非水溶性的胆固醇和磷脂组成。胆酸盐在超过临界胶粒浓度（1~3mm）后形成简单胶粒并与胆固醇结合，增加了胆固醇的水溶性。磷脂在水中可自身形成双链载体，容纳简单胶粒及胆固醇并形成复合胶粒。共同存在于胆汁的简单胶粒、复合胶粒及磷脂双链载体数量决定了胆固醇的溶解性。当胆固醇溶解度下降时，胆固醇首先形成固体板样晶体，然后在胆汁黏蛋白的参与下，形成肉眼可见的结石。肥胖、代谢综合征、短期内体重下降、高胆固醇饮食、雌激素口服避孕药、妊娠及胰岛素抵抗等均可加速上述改变。其中胰岛素抵抗可同时改变胆汁环境并损害胆囊收缩，是胆囊结石形成的重要因素。

胆总管结石是指位于胆总管内的结石，大多数是胆色素结石或以胆色素为主的混合结石，好发于胆总管下端。根据其来源可分为原发性胆总管结石和继发性胆总管结石。在胆管内形成的结石为原发性胆管结石，其形成与胆管感染、胆汁淤积、胆管蛔虫密切有关。胆管内结石来自胆囊者，称之为继发性胆管结石，以胆固醇结石多见。继发性胆总管结石原发于胆囊，在胆囊结石发生发展过程中的细小结石，通过胆囊管降入胆总管，或胆囊管管径较为粗大，较大的结石也可进入胆总管。滞留在胆总管内的结石多数会引起各种凶险的病理损害，这实际上是胆囊结石病较严重的并发症。原发性胆总管结石是原发性胆管结石的组成部分，它可以原发于胆总管，也可以与肝内胆管结石同时发生，有时也可能由肝内胆管下降。单纯的原发性胆总管结石可引起严重的胆管并发症，若与肝胆管结石合并存在，病理损害更趋严重。

三、结石的诊断

传统胆总管结石诊断的"金标准"是胆管造影,包括经胆囊管或胆总管的术中胆管造影(intraoperative cholangiogram,IOC),敏感性59%~100%,特异性93%~100%。自从腹腔镜技术的问世,术前胆总管结石的诊断变得逐渐流行,有利于避免腹腔镜术中的IOC和后续的治疗。当前,IOC在一些国家属常规检查,在一些国家则为选择性检查。当前最重要的术前诊断是磁共振胰胆管造影(magnetic resonance cholangiography,MRCP),敏感性和特异性分别为85%~92%和93%~97%。有研究比较,CT与MRCP诊断胆总管结石的敏感度为88%~92%与88%~96%,特异性为75%~92%与75%~100%。另外,超声内镜检查(endoscopic ultrasono graphy,EUS)是目前常用的诊断工具,主要适用于临床诊断困难者。与MRCP相比,两者敏感性(93%、85%)和特异性(96%、93%)差异无统计学意义。

四、结石的自然病程及重要并发症的处理

大多数意外发现胆囊结石的患者不会出现症状,症状的年发病率仅1%~4%,在随访10~15年期间,15%~25%的患者会出现症状。主要表现为胆绞痛,典型者位于右上腹、中上腹,少数位于胸骨下的强烈锐痛,常放射至右侧肩胛区域,伴有出汗、恶心呕吐,通常持续30~60分钟后开始缓解。大多数患者症状轻微或不典型。但一旦出现症状,就可能反复发作。有胆绞痛病史的患者70%在2年内症状复发,出现并发症的风险也相应增加。但总体而言,胆囊结石并发症年发病率为1%~2%。常见的并发症包括急、慢性胆囊炎,胆总管结石,胆源性胰腺炎和胆囊癌等。

(一) 急性胆囊炎

胆囊结石常因嵌顿并阻塞胆囊管而引起急性胆囊炎,如不及时处理,可进一步进展至化脓性胆囊炎、坏疽性胆囊炎。如果继发胆囊穿孔,可随之形成胆囊周围脓肿、急性腹膜炎、胆肠内瘘或胆石性肠梗阻,总体致死风险<15%。急性胆囊炎的基础治疗包括禁食、静脉补液、抗生素应用和镇痛。早期胆囊切除应作为一线治疗。有近期的研究建议在起病两天内施行胆囊切除,以降低中转开腹率。如因诊断晚、手术风险高或其他因素而不能施行早期胆囊切除,则应行延期胆囊切除(至少6周以后),以降低并发症发生率。对于胆囊炎症严重的患者如手术风险很高,可行经皮穿刺胆囊造瘘,成功率高、并发症发生率低,90%接受穿刺的急性胆囊炎患者可获缓解。

(二) 胆总管结石

胆总管结石可继发于胆囊结石,造成胆总管梗阻(多为不完全性梗阻),导致胆汁引流不畅。如梗阻持续超过5年,可继发胆汁性肝硬化、门静脉高压甚至肝功能衰竭。MRCP是诊断胆管结石既无创准确率又高的检查,推荐术前使用。胆总管结石的处理策略多样,其中性价比最高的方式是腹腔镜胆囊切除联合术中胆管造影,并根据造影结果决定是否在术后行ERCP取石。腹腔镜胆囊切除联合术中胆总管探查可减少住院时间和花费。目前应用最多的方式是先行ERCP+十二指肠乳头切开取石,然后在急性炎症水肿吸收后行预防性胆囊切除。也有报道认为,与术前乳头切开取石相比,胆囊切除+术中内镜下乳头切开取石,可减少并发症和住院时间。

(三) 胆源性胰腺炎

较小的胆石一过性排石(一部分是水肿因素)或堵塞胆总管可致胆汁反流入胰管而引起

胆源性胰腺炎,占所有急性胰腺炎的 35%~40%。腹部 CT 和 MRCP 最常用于诊断胆总管结石和近端扩张。对急性胆源性胰腺炎合并胆管炎者主要的治疗方式,首选早期 ERCP(24 小时内)+乳头切开取石。

(四)胆囊癌

目前认为胆囊结石大于 3cm、瓷化胆囊、结石合并息肉是胆囊癌的高危因素。胆囊癌患者 80% 以上合并胆囊结石,但胆石症患者仅有<3%发生胆囊癌变,特别是无症状胆囊结石,胆囊癌发病率<0.01%。胆囊癌的其他高危因素尚有种族(印第安裔女性、新西兰毛利人)、部分胆囊壁钙化、胆囊多发息肉、胆囊慢性感染(沙门菌、胆汁螺旋杆菌)、环境暴露(重金属、氡、吸烟)、胆胰管汇合处变异和肥胖等。

五、常见治疗方式

(一)内科溶石治疗

引发症状的胆石很少单用药物治疗,单纯的药物溶石仅选择用于小部分患者(≤5mm 的非钙化的胆固醇结石,同时患者因手术风险大、拒绝手术或症状<2~3 次/月且口服镇痛药可缓解)。溶石治疗主要采用熊去氧胆酸(UDCA)或牛磺酸熊去氧胆酸(TUDCA),该药可以减少肝脏的胆固醇分泌,促进胆石溶解,且可缓解症状较轻或不适于行腹腔镜手术患者的症状。溶石治疗的成功率取决于患者的依从性、结石的特征、胆囊功能及医师经验。有随访资料报道直径<5mm 的胆囊结石患者口服 UDCA 治疗 6 个月后,90%患者的胆石完全消失。而对于较大结石或多发结石,溶石治疗 1 年后仅有<40%~50%的胆石消失。胆石复发是溶石治疗后的主要问题,药物溶石后每年的结石复发率为 10%~15%,5 年约 50%的结石复发。

(二)体外冲击波碎石

体外冲击波碎石(extracorporeal shock wave lithotripsy,ESWL)最早用于泌尿系统结石的治疗,其疗效显著。1984 年,Sanerbruch 首先应用碎石机对胆囊及胆总管结石进行了成功的碎石治疗。我国在 20 世纪 80 年代开始使用 ESWL 治疗胆结石,其碎石成功率达 90%,但是自然排石率仅为 10%。而且碎石过程中造成的组织损伤大,破碎的结石在排出过程中可引起胆囊管及胆总管堵塞,诱发急性胆囊炎、急性胆管炎和急性胰腺炎等并发症。随着内镜技术的发展,腹腔镜、十二指肠镜、胆管镜已成为肝胆外科治疗胆总管结石的主流方法。其中内镜下乳头括约肌小切开联合大柱状球囊扩张(EPLBD)能增加胆总管较大结石的取出率,SpyGlass 系统则实现了对难取性胆总管结石的直视下激光碎石治疗。因此,ESWL 技术在胆石症治疗中的应用越来越少。高龄患者往往有较多的基础疾病。他们对长时间 ERCP 操作的耐受性差,手术及麻醉的刺激容易诱发心肺等脏器功能障碍。而内镜下机械碎石耗时长,SpyGlass 系统成像较模糊,乳头旁憩室、乳头萎缩等因素又进一步限制了内镜下乳头括约肌大切开及大号柱状球囊扩张技术的应用。因此,对于高龄难取性巨大胆总管结石患者,目前一般采用 ERCP 置入塑料支架长期引流胆汁,以预防急性胆管炎的发生,而非取石治疗。有报道研究,预先置入多枚塑料支架,配合口服熊去氧胆酸和(或)茴三硫,6 个月后胆总管结石直径平均缩小 6mm,使得再次 ERCP 取石变得简单。但是塑料支架平均通畅时间为 6 个月,支架堵塞后不但失去了其"溶石"作用,加速结石的生长,而且直径 2cm 以上的巨大结石即使缩小 6mm,仍难以顺利取出。

近年来,在"损伤控制"及"杂交手术"的基础上,诞生了多学科互联的分阶段治疗模式。这使一些单科单次手术不能救治的危重患者重燃希望。传统的 ESWL 技术在胆胰管结石的治疗中也有了进一步的发展。将联合 ESWL 的 ERCP 技术成功应用于肝内胆管结石的治疗，其碎石率及结石取净率均达到 100%，而且在目标胆管内预先放置 ENBD 管后，ESWL 并未引起急性胆管炎等并发症。对慢性胰腺炎胰管结石患者先行 ESWL，再行 ERCP 取石，其碎石成功率可达 100%，结石取净率为 78%。但是，此法术后胰腺炎发生率却高达 3%，而预先在胰管内放置 ERPD 管，则可极大降低 ESWL 术后胰腺炎的发生率。

（三）外科治疗

1. 胆囊切除　胆囊切除是目前对于无并发症胆囊结石的确定性治疗，包括腹腔镜胆囊切除（laparoscopic cholecystectomy，LC）及其衍生手术，后者包括胆总管探查取石术（LCDE），腹腔镜下胆管镜经胆囊管胆总管取石（LCTBDE），腹腔镜下胆总管切开取石（LCBDE），小切口胆囊切除（切口长度小于 8cm）和开腹胆囊切除及其衍生术式，即开腹胆囊切除及胆总管切开取石 + T 管引流术（open cholecystectomy opench edocholithotomy Ttube drainage，OC-OCHTD）。与小切口胆囊切除相比，LC 开腹胆囊切除更安全（病死率 0.1%～0.7%）和经济（住院时间更短、花费更低）。需注意的是，对于腹腔镜下胆囊三角分离困难者，应尽早转开腹以避免胆管损伤等严重并发症发生。经自然孔道的内镜手术（NOTES）行胆囊切除国内外均有开展，但仅限于少数医疗中心。美国胃肠和内镜外科学会建议，对于存在腹腔镜高危因素的患者，如肝硬化 Child C 期、未治疗的凝血疾病、可疑胆囊癌、晚期妊娠，应直接采取开腹胆囊切除术。腹腔镜胆囊切除广泛开展已有数十年历史，尽管安全性高、创伤小，但仍不应忽略胆囊切除后所带来的手术相关风险和术后远期消化/代谢方面的改变。有报道在 5672 例中国人群研究中发现，胆囊切除术后代谢综合征发病率达 63.5%，远高于未行胆囊切除的胆囊结石患者（47.0%）或无胆囊结石人群（30.3%），提示胆囊切除增加了代谢综合征的发病风险。一项包括 17 612 例胆囊切除患者的研究提示，胆囊切除是非酒精性脂肪肝的独立危险因素，可能与胆囊切除后肝脂肪变性增加、胆汁酸合成和肠肝循环增加有关。Barrera 等研究显示，胆囊是成纤维生长因子-19（fibroblast growth factor-19，FGF-19）分泌的重要部位，而 FGF-19 是胆酸合成和胆囊充盈的重要调节因子。胆囊切除后 FGF-19 峰值下降，血浆胆酸增加 2 倍，而胆酸代谢异常可能是胆囊切除后代谢紊乱的重要因素。胆囊切除术后是否有结肠癌高发，目前尚存争议。有研究提出，胆囊切除后胆汁直接排泌至肠道，肠肝循环增加，次级胆酸增多，受其影响肠黏膜易出现增生异常，可能导致结肠癌的发病率增加。与其相反，也有研究表明，胆囊切除后消化系统的肿瘤发病率并不随暴露时间延长而增加。对此，尚需进一步作流行病学研究。

2. 外科保胆取石　对于存在功能的胆囊，直接进行胆囊切除治疗有症状但无严重并发症的胆囊结石是否恰当，国内外均已开展讨论，并取得部分证据。Jungst 等报道 50 例行保胆取石手术，术前胆囊排空率>30%，平均随访 3.6 年，结石复发率为 20%。Ure 等研究显示，采用腹腔镜下胆囊切开取石治疗 9 例儿童胆囊结石患者，平均随访 20.9 个月，无胆囊结石复发。目前中华医学会胆管外科学组正进行一项关于腹腔镜胆囊结石清除术治疗胆石病的多中心前瞻性病例对照研究，通过比较腹腔镜胆囊结石清除术组（对照组）和腹腔镜胆囊结石清除术 + UDCA（治疗组）观察腹腔镜胆囊结石清除术后的胆结石复发率，分析影响结石复发的高危因素，观察 LC 术后 UDCA 预防胆结石的疗效，并比较两组结石复发率、胆囊功能及症状缓解率的差异。外科保胆取石包括开腹胆囊切开取石、超声引导下经皮穿刺造瘘胆管镜取石、腹腔镜联合胆管镜胆囊切开取石等。结石复发是各种保胆手术的主要问题，国内报道术后 5～10 年结石复发率为 2%～40%。认为胆囊内直视胆管镜的应用及取尽结石是减少结石复发的关键因素。保胆手术后复发的高危因素与胆囊内多发结石、喜食油腻饮食、胆囊结石家族史、胆囊运动功能差和伴发肝脏疾患等因素有关。

3. 消化内镜治疗(经 ERCP 途径)

(1) 内镜下十二指肠乳头括约肌切开术(endoscopic sphincteropapillotomy, EST):1974 年 Kawai 和 Classen 等首次报道 EST 治疗胆总管结石,开创了治疗性 ERCP 的新时代。EST 配合常规网篮及气囊取石,对于直径<10mm 的胆总管结石效果较好,取石成功率为 80%~90%,其成功率受十二指肠乳头形态、乳头周围憩室、结石大小和数量以及术者技术水平等因素的影响。当今,EST 已是十分成熟的内镜治疗技术,创伤小,术后恢复迅速。在欧美国家,80%以上的胆总管结石都通过 EST 进行非手术治疗,这也是胆总管结石最常用的内镜治疗方法。对 EST 近期并发症,大样本前瞻性多中心研究报道略有差异,其发生率大约为 4%~10%。急性胰腺炎是最常见近期并发症,其发生率约为 5%。EST 术后胰腺炎的发生不受术者控制,但是,避免操作过程中反复多次乳头插管及胰管插管,减少术中胰管显影次数,防止术中造影压力过大,术后放置胰管支架,可能减少胰腺炎的发生。EST 术后出血、穿孔、胆管炎的发生也较常见。关于 EST 的远期并发症,最常见的是胆管结石复发,对于复发结石,可再次用内镜方法取石,而无需外科手术。

(2) 内镜下鼻胆管引流(endoscopic nasobiliary drainage, ENBD):1975 年川井和永井等首次经十二指肠镜行鼻胆管引流获得成功。1977 年 Wurbs 和 Classen 采用 ENBD 治疗急性化脓性梗阻性胆管炎再创佳绩。目前此法已广泛应用于临床,当胆管结石并发急性胆管炎、内镜取石困难仍有结石残留的情况下应临时置入鼻胆管,该技术操作简便、并发症少。胆总管结石所并发的急性化脓性梗阻性胆管炎,需立即进行胆管减压引流。但是,外科手术风险大,特别是并发脏器功能衰竭的老年患者,病死率高达 50%以上。对于这类患者,行 ENBD 则相对安全,并可迅速降低胆管压力,控制胆管感染。若行 EST 仍有胆石未取出或胆管显影不清而临床仍怀疑有胆石残留,术后极易并发急性胆管炎,应行鼻胆管临时引流减压。残留的胆石行鼻胆管引流可使胆管保持引流通畅,而且能冲洗胆管,反复进行胆管造影,以明确残留胆石是否排出。但是,留置鼻胆管给患者生活带来不便,可能引起咽喉部不适、胆管逆行感染。胆汁流失还会影响患者的消化道生理功能。鼻胆管还有脱出、堵塞、折断的风险。因此,ENBD 不宜超过 1 周。

(3) 内镜乳头括约肌气囊扩张术(endoscopic papillary balloon dilation,EPBD):由于 EST 可造成 Oddi 括约肌结构破坏、功能丧失的远期影响,人们试图寻求可保留括约肌功能的取石方法。1983 年 Staritz 等首先应用气囊扩张治疗胆总管结石获得成功。它是采用 6~10mm 的球囊扩张乳头约 30 秒,松弛括约肌、扩大十二指肠乳头开口,扩张后通过气囊、网篮取出结石。这种方法侵入性小,不破坏括约肌的解剖结构,术后乳头括约肌功能可基本恢复。对于直径<8mm 的胆总管结石,其有与 EST 相似的成功率,又具有减少术后出血、穿孔等并发症的优点,尤其适用于憩室旁乳头、凝血功能障碍、有出血倾向的高风险患者。EPBD 术后较常见的并发症主要有胰腺炎、胆管炎等,EPBD 术后胰腺炎发生率较 EST 高,可能的机制是术中扩张的气囊对十二指肠乳头括约肌及胰管开口的压迫,使胰管内压力增大所致。

(4) 内镜下机械碎石术(endoscopic mechanical lithotripsy,EML):虽然 EST 和 EPBD 是治疗胆总管结石的有效方法,但仍有 10%~20%的取石失败率。一般而言,胆总管结石直径>10mm、结石远端胆管狭窄、乳头周围憩室等是造成取石失败的常见因素。1982 年 Riemann 等首先报道了在上述取石失败的情况下,应用机械碎石能够提高胆总管结石内镜治疗的成功率。当乳头括约肌切开后,结石不能用常规网篮及气囊成功取出时,先机械碎石,再取出结石是首选的方法。EML 是一种简单、易行、经济的碎石方法,其成功率可达 90% 以上。但对于结石直径>20mm、质地坚硬者应慎用,因为直径较大的结石,网篮套住结石很困难,而结石质地较硬时,EML 技术很难将其粉碎,如果勉强进行 EML,易并发网篮断裂或网篮嵌顿等情况。对于初次取石、碎石困难的大结石,可临时放置鼻胆管引流或胆管塑料支架,择期再行碎石、取石术,或采用其他内镜治疗方法。

(5) 内镜下乳头括约肌切开联用大气囊扩张术(endoscopic sphincterotomy with large balloon dilation,ESLBD):为了提高困难胆总管结石内镜取石的成功率,内镜专家在技术上不断寻求突破。2003 年 Ersoz 等首次报道 ESLBD 技术。近十年来,已在不同国家的许多内镜中心开展。其方法是乳头括约肌小切开后,使用直径 10~20mm 的柱状扩张气囊,循导丝插入乳头内,气囊置于乳头最狭窄处,向囊内充气并缓慢逐级加压,在 X 线直视下充分扩张乳头括约肌,再用网篮或气囊取石;若结石直径较大仍难以取出,也可使用机械碎石。ESLBD 操作过程中,括约肌切开的长度、柱状扩张气囊直径的选择、气囊扩张持续的时间尚未有标准化的规定,应综合结石的大小和数目、远端胆管的直径,乳头的大小和形态,乳头周围憩室等因素灵活管控。ESLBD 技术适用于乳头结构较小、憩室旁或憩室内乳头、凝血功能障碍或有出血倾向的患者。研究提示,乳头小切开后行大气囊扩张术对于直径较大的胆总管结石,一次性取石成功率>90%,并可减少机械碎石的操作。ESLBD 是一项安全的内镜技术,并发症发生率较低。与单纯 EST 比较,由于乳头括约肌切口较小,出血、穿孔等并发症相对较少。另外,乳头括约肌切开后,乳头处胆胰管开口已分离,再行气囊扩张,较单纯 EPBD 术后胰腺炎的发生率低。可见,ESLBD 可最大限度减少 ERCP 术后并发症。

(6) 经口胆管子母镜或 SpyGlass 直视系统下液电碎石或激光碎石:经口胆管子母镜(peroral mother-baby cholangioscopy)由十二指肠镜(母镜)和胆管镜(子镜)组成。母镜行 ERCP 和 EST,子镜经母镜的活检孔道插入并进入胆管内,可直接窥察胆总管、肝内胆管,对胆管疾病具有直视下进行检查和诊治的优势。但是,该技术有着费用高、设备易损、操控性差等缺点,需要两名 ERCP 经验丰富的内镜医师同时操作,在临床应用并不普及。SpyGlass 直视系统弥补胆管子母镜的缺陷,其费用低,可操控性好,单人操作简便。该系统有一直径 10F 的工作通道,包括小型的光导纤维,独立的活检孔道和冲洗孔道,可经十二指肠镜的活检孔道插入胆管,该系统头端可上下左右 4 个方向弯曲,能有效改善视野,并且易于操作。液电碎石(electro hydraulic lithotripsy,EHL)或激光碎石(laser lithotripsy)适用于胆管内巨大结石、肝内胆管结石、结石嵌顿及 Mirizzi 综合征等患者。胆管子母镜或 SpyGlass 直视系统下进行液电碎石或激光碎石,可将碎石探头在直视下对准结石,尽可能地避免损伤胆管壁。Burhenne 在 1975 年首次将 EHL 用于治疗胆管结石,EHL 多在结石直径>20mm,EML 或 ESLBD 失败时应用。当下报道 EHL 碎石成功率在 79%~98% 之间。EHL 常见并发症包括胆瘘、胆管出血、胆管炎等,其发生率为 3%~15%。1986 年 Iaxx 等首次报道内镜下激光碎石。钬-YAG 激光和双频双脉冲钕-YAG 激光(frequency-doubleddouble-pulse ncodymium:YAG,FREDDY)是最常用的碎石激光。激光器产生脉冲,被结石吸收并加热其表面,引起胆汁聚集后迅速扩散而产生一种机械性压力波碎石;同时,激光本身产生的能量也可击碎结石。激光碎石的优点是安全,激光脉冲对胆管壁的损伤较小,既可在子母镜或 SpyGlass 直视下,也可在 X 线透视下进行碎石,成功率在 90% 以上。随着先进的内镜器械设备不断开发和应用,内镜技术不断提高与创新,十二指肠镜、胆管镜、ERCP 等技术在胆总管结石的治疗上,微创、安全、简便、有效的优势将更加凸显。

　　4. 其他疗法　中医药针灸疗法：针刺治疗胆管疾病具有解痉止痛、利胆排石、降逆止呕作用，可单独使用，也可配合其他疗法使用。

　　有报道提示，ERCP 配合中医中药系统治疗胆总管结石引发的胆汁淤积性黄疸，在退黄时间、恢复肝功能和改善症状方面有明显疗效。中药疏肝利胆结合 ERCP 治疗能明显提高退黄速度，加快肝功能恢复，改善临床症状，缩短住院时间，提高生存质量。临床实践证明，中西医结合是治疗胆总管结石的较好方法。

六、治疗策略的选择

　　胆囊结石合并胆总管结石的治疗原则，包括：①尽可能在手术中取尽结石；②去除感染的病灶；③保证手术后胆管引流通畅；④控制危险因素减少并发症。

　　传统治疗方法 OC-OCHTD，其手术创伤较大，术后恢复时间长，单纯内科治疗效果也差；微创手术，体现了肝胆外科的发展方向，但手术适应证的把握十分重要。

（一）LC+LCDE

　　本术式是在完全腹腔镜下行胆囊切除术后，借助胆管镜或常规取石方法（取石钳取石、加压冲洗、挤压胆总管等）行胆总管探查取石术（LCDE）。相对于胆囊结石、胆总管结石分期手术来说，一次手术可解决胆囊结石、胆总管结石两个问题，缩短了住院时间并减少了花费。术中保留了 Oddi 括约肌的完整性，避免了胆汁动力学改变及可能的逆行感染发生。但本术式对术者腹腔镜下操作技术要求高，且手术相对费时费力，术中胆总管完整性受损，有发生相关并发症的可能。LC+LCTBDE：LC+LCDE 术式开展初期，术者限于腹腔镜下胆总管切开取石术的难度和复杂性，借助于胆囊切除后的遗留胆囊管残端行胆总管探查取石，取石后只需结扎胆囊管残端即可，但限于胆囊管与胆总管解剖特点，术中取石率大打折扣。其后，胆管镜被引入经胆囊管胆总管取石中，在 LCDE 术中借助胆管镜经胆囊管胆总管取石（LCTBDE），避免了胆总管切开（胆总管狭窄与结石复发常见诱因）及留置 T 管可发生的相关并发症，保留了 Oddi 括约肌的完整性，为较理想的术式。有报道认为，对于结石少于 3 枚、胆囊管径大于 4mm、结石直径小于 5mm 的继发性胆管结石者，应首选 LCTBDE。但这种术式主要依赖于胆管镜下取石碎石技术，受胆囊管解剖因素限制，对术者技术要求高，有报道其取石成功率为 23.0%。LC+LCBDE：本术式是指腹腔镜下胆囊切除后，行胆总管切开取石（LCBDE），术中用取石钳、加压冲洗、挤压胆总管等方法将结石取出，胆管探子探查，T 管引流。有条件的医院术中可结合胆管镜探查、取石，可有效提高取石成功率、减少结石残留率。有学者认为，对胆总管扩张>9mm、结石直径>9mm、结石数目>5 个等不适于十二指肠镜取石患者或者经胆囊管取石失败者，均可采用此法。Hunter 等不提倡对直径小于 1cm 的胆总管采用 LCBDE，以免并发胆总管狭窄。本术式取石成功率高，适应证广，但术中胆总管被切开，增加了结石复发及胆瘘可能性。术中留置 T 管，导致患者胆汁大量流失，术后近期生活质量差，且 T 管有拖出及拔出后并发胆瘘可能。有术者尝试一期缝合胆总管，效果尚待结论。由于胆总管一期缝合易引起胆瘘、胆管狭窄、结石残留，因此必须严格掌握适应证。一期缝合的适应证为：①不存在需要胆管引流减压的重症胆管炎；②胆总管直径>9mm；③术中确认取净结石；④胆总管通畅；⑤胆总管末端无狭窄。术中能够保证取净结石是一期缝合的重要前提。对于胆总管不增宽、不能明确有无结石残留、胆管炎症水肿较重或有可疑出血、胆管远端可能存在狭窄的患者，不宜行术中胆管一期缝合。LC 联合 LCBDE，在这种状况下，操作医师可以通过一次手术麻醉操作,完全解决胆囊结石和胆总管结石,同时避免 Oddi 括约肌的切开。另外,手术医师的经验对取石的途径(经胆囊管或经胆总管)和胆管缝合的选择(一期缝合或放置 T 形管)有一定的影响。LCBDE 技术对设备和医师的手术操作水平要求较高,同时也存在有不同方法的胆管取石和不同方式的胆管引流,甚至是否胆管引流的争议。目前尚有在较多的胆管引流技术,包括传统的 T 形管引流,它适用于胆管直径小,或怀疑胆管残余结石,或患者合并有肝内胆管结石,以及经胆囊管引流和胆总管内放置支架者。

(二) LC+ERCP

1. LC 术前联合 ERCP　目前应用最广泛和流行的方案由 LC 手术前联合 ERCP、经内镜乳头括约肌切开术(endoscopic sphincteropapillotomy, EST)组成。有学者认为, EST 伴有十二指肠乳头括约肌的结构破坏,存在远期结石复发和反流性胆管炎的固有缺陷,仅建议 ERCP 应用于确切的胆管结石患者,而且 ERCP 后可致胆囊炎发作,特别是胆囊三角粘连加重,增加了 LC 手术的难度。另外,可伴有一些致死性并发症,如急性重症胰腺炎、消化道穿孔、出血等。因此,两阶段治疗方案产生了一些顺序间隔问题, ERCP 前需要超声、MRCP 或者 EUS 的影像支持, ERCP 后需要间隔 72 小时实施 LC。这些情况占用了医院的诊治协调和住院时间。另外,两阶段方案的患者需要经历两次不同的麻醉。ERCP 治疗巨大、数量多的胆总管结石,或伴有十二指肠乳头解剖异常、十二指肠乳头旁憩室、胆管胰管合流异常、胃肠吻合重建术后等情况时,失败率高。目前随着内镜巨大球囊扩张术、内镜碎石网篮、内镜液电碎石、子母镜、SpyGlass 胆管镜系统的应用,业已显著地提高了困难 ERCP 治疗的成功率。

2. LC 术后联合 ERCP　对于一些低风险的胆总管结石患者,策略性选择 LC 术后的 ERCP 可能是合理的。当胆总管结石于 LC 术后得到诊断,或者术中诊断为胆总管结石,但由于医疗资源或技术的原因,又无法实施术中清除胆管结石的状况下,本方案也是一种选择。对于既往有 ERCP 治疗成功病史的非复杂胆总管结石患者,也可应用此方案。同样,这类患者也承受了两次麻醉,而且主要的风险在于 ERCP 清除胆管结石失败后,患者将不得不面临再次手术治疗的困扰。

3. LC 术中联合 ERCP　一阶段的腹腔镜、内镜治疗方案,即 LC 手术中实施 ERCP 清除胆管结石。ERCP 十二指肠乳头插管可借助手术医师经胆囊管插管,导丝穿过乳头进入十二指肠腔实施。本技术第一次报道于 20 年前,具有最小的创伤,一次麻醉,易于学习等优点。La Greca 等分析了 27 篇文献的近 800 例患者,本方案与其他方案比较,结果显示,胆管结石清除率 92.3%,并发症发生率低, EST 出血 1.6%~6%,胰腺炎 1.7%~7%。另外,本方案经导丝引导的十二指肠乳头插管,避免了激惹胰管的风险。本方案虽然需要改变患者的体位,增加手术时间,但并没有延长 LC 手术后的恢复时间和住院时间。部分学者认为,本方案与两阶段的 LC 联合 ERCP 方案相似,仅减少了一次麻醉,缩短了 2~3 天的住院时间。而且其实施,要求麻醉医师、内镜医师、手术医师协同作战。

4. LC 术中联合 LCBDE 与 LC 术前联合 ERCP 比较　何种微创方法更好的争论焦点主要集中于一阶段的 LC 术中联合 LCBDE 和两阶段的 LC 术前联合 ERCP 之间。LU 等回顾性研究 LC 术前联合 ERCP(n=122)与 LC 术中联合 LCBDE(n=88)治疗胆总管结石合并胆囊结石,结果显示成功率(95.1%、93.2%)、手术中转率(9.8%、6.8%)、并发症发生率(15.6%、10.2%)均无统计显著性差异。目前仅有少数的前瞻性随机对照试验研究 LC 术前联合 ERCP 与 LC 术中联合 LCBDE 的结果显示, LC 术前联合 ERCP 比 LC 术中联合 LCBDE

成功率低,但无统计显著性差异。LC 术中联合 LCBDE 比 LC 术前联合 ERCP 结石残留率、手术中转率和并发症发生率均低,但均无统计显著性差异。近年 Meta 分析显示,LC 术前联合 ERCP 与 LC 术中联合 LCBDE(RCTs = 5,n = 580)病死率(1%、0.7%)、并发症发生率(13%、15%)、结石残留率(11%、8%)、手术中转率(5.8%、8.1%)均无统计显著性差异。然而,将复杂性胆总管结石作为亚组分组对比研究发现,LC 术中联合 LCBDE 治疗成功率、中转率明显优于 LC 术前联合 ERCP。Noble 等随机对照研究高风险的胆总管结石合并胆囊结石患者,结果 LC 术中联合 LCBDE 结石清除率明显高于 LC 术前联合 ERCP(100%、61.7%,P<0.001)。另外,LC 术前联合 ERCP 手术不可避免的增加了患者的麻醉次数。Koc 等前瞻性研究报道,平均第一次手术到出院时间和平均恢复正常生活时间 LC 术中联合 LCBDE 显著比 LC 术前联合 ERCP 短(3 天、6 天,12 天、17 天)。Rogers 等前瞻性研究报道,第一次手术到出院时间 LC 术前联合 ERCP 比 LC 术中联合 LCBDE 显著长[(98±83)小时、(55±45)小时,P<0.001],LC 术前联合 ERCP 总住院时间长于 LC 术中联合 LCBDE,但无统计显著性差异[(6.6±4.0)天、(5.3±3.2)天,P=0.08]。

Bansal 等的前瞻性随机对照研究中,与 LC 术前联合 ERCP 相比,73.8%的患者一期缝合胆管 LC 术中联合 LCBDE 手术时间显著更长[(135.7±36.6)分钟、(72.4±27.6)分钟,P<0.001]。LU 等回顾性研究报告,LC 术前联合 ERCP 比 LC 术中联合 LCBDE 手术时间更长[(126.9±19.5)分钟、(98.7±9.7)分钟,P<0.001]。出现不一致结果,可能存在手术医师腹腔镜和内镜技术的熟练程度不同所致,亦不能除外患者筛选的差异。Bansal 等的前瞻性、随机对照研究和 Lu 等的 Meta 分析均报道,两组间并发症无显著差异。Bansal 等报道,LC 术中联合 LCBDE 组胆瘘发生率显著高于 LC 术前联合 ERCP(16.7%、2.4%,P≤0.001)。LC 术前联合 ERCP 比 LC 术中联合 LCBDE 术后腹腔脓肿发病率高,可能与 ERCP 后急性胆囊炎发病率增高和 LC 术中联合 LCBDE 腹腔引流率高有关。LC 术前联合 ERCP 更适合于治疗胆管结石伴有急性胆管炎,急性胆源性胰腺炎和胆管术后并发症,如残留结石、胆瘘。LC 术前联合 ERCP 技术关键点在于 ERCP 取石的成功,但对于复杂性胆管结石失败率高。ERCP 有增加急性胆囊炎发病的可能。LC 术中联合 LCBDE 更适合于复杂性胆管结石,能够作为 ERCP 治疗胆管结石失败时的补救方法。本方案不受十二指肠乳头解剖畸形和胃肠重建手术的影响,但存在二次手术粘连等困难。对于部分合并肝内胆管结石、无肝内胆管狭窄的患者,本方案比 ERCP 的结石清除率高。然而,本方案延长了患者的麻醉和手术时间,提高了手术操作难度,特别是腹腔镜下缝合胆管技术,相应的可能伴有胆瘘的并发症发生。如果 LC 术中联合 LCBDE 一期缝合术后患者出现胆管残余结石,仍需要依靠术后 ERCP 清除胆管结石。LC 术中联合 LCBDE 技术关键点在于取净胆管结石,良好的胆管缝合技术。医师熟练的腹腔镜下缝合技术和胆管镜胆总管取石操作技术可缩短 LCBDE 手术时间,降低胆总管结石残留率,减少术后胆瘘的发生。常规放置腹腔引流可降低胆瘘的危害。

七、临床上的若干思考

对于胆囊合并胆总管结石的治疗,现有微创治疗方案已经完全可在微创的前提下达到传统手术治疗的效果。临床最常开展的术式是 ERCP+LC 和 LC+LCBDE,这两种术式优劣性的比较也是临床研究的热点之一。综合当前各家研究结果,意见尚不完全统一。但大多数学者均认为,应根据患者具体情况及手术条件,选用个体化的手术方案。一般认为,对于取石难度小、较简单的胆总管结石,有条件的医院可将 LC+LCTBDE 作为首选,因为该术式保存了 Oddi 括约肌的功能及胆总管的完整性,术中不行胆总管切开,相对于其他术式而言更加微创。对于身体条件较差或合并重症胆管炎、胆源性胰腺炎患者,应首选 ERCP+LC,因为该术式分期进行手术,对患者身体条件要求低,术后不必留置 T 管,提高了患者术后近期生活质量。对于较复杂的胆总管结石合并胆囊结石,则多选用适应证更广的 LC+LCBDE 术式,相对而言更有优势,该术式基本可达到开腹手术效果,对复杂胆管结石亦可取得较高的取石率。但总的而言,每种术式都有其最佳适应证及不足之处,无论哪一种方式,都应该结合患者具体病情来决定。

笔者认为,微创技术是未来胆囊结石合并胆总管结石治疗发展的方向和趋势。但其手术适应证需要在不断的临床实践中得到总结,术者的手术操作技术需要不断改善和提高。同时,还应结合实际情况综合考虑,诸如医院设备条件、技术因素等。就每个病例而言,创伤最小、操作安全、并发症最少的方法就是最适合的治疗手段。面对多种可利用的技术,多种不同的联合、组合方式,选择的标准仍需以患者的情况,胆管结石的大小、多少,十二指肠乳头、胆管及胆囊管的解剖特点,以及医院的资源和医师的专业水平等为选择的依据。通常 ERCP/EST 适用于有急性胆管炎、急性胆源性胰腺炎、十二指肠乳头结石嵌顿,患者无法承受手术等。LC 术中联合 LCBDE 具有住院时间短,麻醉手术次数少的明显优势。随着各种微创技术治疗胆总管结石合并胆囊结石的临床经验积累和技术的提高,使临床医师更清晰为每一位患者制定出更合理的微创诊治方案。同时,期待微创设备和微创治疗理念的不断发展,进一步提高胆总管结石合并胆囊结石的微创治疗成功率,减少并发症的发生率,缩短住院时间,节约医疗费用。LC+LCDE 及 LC+ERCP 都有各自的优缺点,但却都能在微创意义上造福患者。由于在多数医院内这两种方法都由不同的科室独立操作。人为地造成不能客观公正的选择针对患者的最好方法,而在武汉大学中南医院针对胆囊结石合并胆总管内结石的两种微创方法都是由我科独立完成,客观的避免了人为因素,可从真正意义上把两种微创办法有效结合,采用个体化治疗。如何使术式更加微创、操作简便、并发症少、患者接受度高,仍有待临床进一步研究。

(王红玲)

参 考 文 献

1. 吴孟超,吴在德. 黄家驷外科学. 北京:人民卫生出版社,2008.
2. Portincasa P,Ciaula A D,Bari O D,et al. Management of gallstones and its related complications. Expert Review of Gastroenterology & Hepatology,2015,10(1):1-20.
3. Di C A,Wang D Q,Bonfrate L,et al. Current views on genetics and epigenetics of cholesterol gallstone disease. Cholesterol,2013,2013(2):298421-298421.
4. Bickel A,Hoffman R S,Loberant N,et al. Timing of percutaneous cholecystostomy affects conversion rate of delayed laparoscopic cholecystectomy for severe acute cholecystitis. Surgical Endoscopy,2015,30(3):1-6.
5. Gutt C N,Encke J,Köninger J,et al. Acute cholecystitis:early versus delayed cholecystectomy,a multicenter randomized trial(ACDC study,NCT00447304). Annals of Surgery,2013,258(3):385-393.
6. Baron T H,Grimm I S,Swanstrom L L. Interventional Approaches to Gallbladder Disease. New England Journal of Medicine,2015,373(4):357-365.
7. Malik A M. Difficult laparoscopic cholecystectomies. Is conversion a sensible option?. Journal of the Pakistan Medical Association,2015,65(7):698-700.
8. Ruhl C E,Everhart J E. Relationship of non-alcoholic fatty liver disease with cholecystectomy in the US popula-

tion. American Journal of Gastroenterology,2013,108(6):952-958.

9. Di C A,Wang D Q,Garruti G,et al. Therapeutic reflections in cholesterol homeostasis and gallstone disease:a review Current Medicinal Chemistry,2014,21(12):1435-1447.

10. 中华医学会. ERCP 诊治指南. 上海科学技术出版社,2010.

11. Tantau M,Mercea V,Crisan D,et al. ERCP on a cohort of 2,986 patients with cholelitiasis:a 10-year experience of a single center. Journal of Gastrointestinal & Liver Diseases Jgld,2013,22(2):141-147.

12. Epelboym I,Winner M,Allendorf J D. MRCP is not a cost-effective strategy in the management of silent common bile duct stones. Journal of Gastrointestinal Surgery,2013,17(5):863-871.

13. Lu J,Xiong X Z,Cheng Y,et al. One-stage versus two-stage management for concomitant gallbladder stones and common bile duct stones in patients with obstructive jaundice. American Surgeon,2013,79(11):1142-1148.

14. Koc B,Karahan S,Adas G,et al. Comparison of laparoscopic common bile duct exploration and endoscopic retrograde cholangiopancreatography plus laparoscopic cholecystectomy for choledocholithiasis:a prospective randomized study-The American Journal of Surgery. American Journal of Surgery,2013,206(4):457-463.

15. Bansal V K,Misra M C,Rajan K,et al. Single-stage laparoscopic common bile duct exploration and cholecystectomy versus two-stage endoscopic stone extraction followed by laparoscopic cholecystectomy for patients with concomitant gallbladder stones and common bile duct stones:a randomized cont. Surgical Endoscopy,2014,28(3):875-885.

16. Sakai Y,Tsuyuguchi T,Sugiyama H,et al. Comparison of endoscopic papillary balloon dilatation and endoscopic sphincterotomy for bile duct stones. World Journal of Gastrointestinal Endoscopy,2016,8(10).

17. Paspatis G A,Paraskeva K,Vardas E,et al. Long-term recurrence of bile duct stones after endoscopic papillary large balloon dilation with sphincterotomy:4-year extended follow-up of a randomized trial. Surgical Endoscopy,2016,31(2):1-6.

18. 冯健,孔棣. 中药结合十二指肠镜治疗胆总管结石的临床研究. 时珍国医国药,2011,22(6):1533-1534.

第十八章

胆系引流术：方法与时机

胆系引流术主要用于胆管良恶性狭窄所致的梗阻性黄疸及急性化脓性胆管炎的治疗，以往外科手术及 PTCD 术为常用的方法，随着微创技术的发展，经内镜胆系引流术已部分取代外科手术，成为常用的微创治疗方法，尤其适用于一般情况差、合并症多而难以耐受手术治疗的老年患者。

第一节　经 ERCP 的胆系引流术

内镜下逆行胰胆管造影（endoscopic retrograde cholangiopancreatography，ERCP）是经十二指肠镜将造影导管经十二指肠乳头插入胆管或胰管内并注入造影剂进行胰、胆管造影检查。ERCP 是目前公认的胰胆管疾病诊断的"金标准"，经 ERCP 的胆系引流技术包括内镜下鼻胆管引流术、内镜下胆道塑料支架引流术、内镜下金属支架引流术。

一、内镜下鼻胆管引流术

内镜下鼻胆管引流（endoscopic nasobiliary drainage，ENBD）是在 ERCP 技术的基础上开展的胆管外引流技术。1975 年由川井和永井首先开展 ENBD 并获得成功，1977 年 Wurbs 和 Classen 将此项技术用于治疗急性化脓性梗阻性胆管炎，随着 ERCP 技术的不断发展，ENBD 现已成为一项常用治疗技术。

（一）适应证及禁忌证

ENBD 的适应证包括：①急性化脓梗阻性胆管炎，ENBD 可用于急诊减压引流治疗，诊断性 ERCP 及胆管取石术后 ENBD 可预防胆管炎的发生；②原发或继发性肿瘤所致的胆管狭窄、梗阻；③肝胆管结石所致的胆管梗阻，ENBD 也用于预防胆总管结石嵌顿后继发胆系感染；④胆源性胰腺炎；⑤胆管良性狭窄；⑥创伤性或医源性胆瘘；⑦硬化性胆管炎，可在胆管引流的同时行类固醇激素等药物灌注；⑧其他用途，如胆石的溶石治疗、体外震波碎石（ESWL）、胆管癌的腔内放疗、留取胆汁行脱落细胞学检查等。ENBD 的禁忌证包括：①有 ERCP 禁忌证而不能行 ERCP 检查者；②有重度食管静脉曲张并有出血倾向者；③贲门撕裂出血者；④小儿或意识不清、不能配合者，术中可因患者不能配合而无法顺利完成 ENBD 或发生出血、穿孔等并发症，即使静脉麻醉下顺利置入鼻胆管术后亦可因患者不配合而自行拔除鼻胆管；⑤不能耐受咽部异物及鼻黏膜损伤的患者。

（二）术前准备

1. 器械准备　ENBD 常用的内镜为电子十二指肠镜；毕Ⅱ胃大部切除术后患者亦可选

用前视镜及前斜视镜进行 ERCP 操作,胆肠吻合术后患者可选用单气囊小肠镜或双气囊小肠镜进行 ERCP 操作。术中常用内镜附件包括造影导管、切开刀、导丝、扩张管及扩张球囊、鼻胆管等。

2. **患者准备**　ERCP 术前完善相关术前检查:血常规、肝肾功能、淀粉酶、凝血功能、乙肝全套、上腹部 B 超、心电图、胸片,上腹部 CT、MRCP 等;术前术者仔细阅读患者的影像学资料后并与患者及其家属经过充分地沟通之后签署知情同意书。术前向患者做好解释工作以消除患者顾虑,同时向患者讲解术中注意事项以便患者更好的配合 ERCP 检查及 ENBD 治疗。ERCP 术前常规禁食水(要求空腹 6 小时以上),行碘过敏及抗生素过敏试验,对于肝门部胆管狭窄患者及碘过敏试验阳性患者可行 CO_2 造影检查。患者穿着要适合摄片要求,衣着不能太厚,应去除金属物品,最好穿无扣内衣以免影响观察。于右上肢建立静脉通路,ERCP 术前 15 分钟注射解痉剂、镇静剂等药物,检查前口服胃镜胶。危重患者、老年患者及伴有心肺疾病患者酌情减少解痉剂及镇静剂的用量,监护患者的血氧饱和度、心率及血压等,同时予以吸氧。对于一般情况较差、不能耐受内镜检查或合并症较多的老年患者可于手术室进行气管插管麻醉后行 ERCP 检查及 ENBD 治疗。急性化脓性胆管炎患者在行 ERCP 检查及治疗前应有效地控制胆系感染及抗休克治疗,术中应严密监测患者生命体征及血氧饱和度。

(三) ENBD 操作要点及注意事项

1. 常规行 ERCP 检查明确胆管病变情况,评价有无 ENBD 适应证及禁忌证。对于急性化脓性胆管炎或结石、肿瘤导致胆道梗阻患者,先将导丝选择性插入胆管内并越过胆管梗阻部位后以无菌注射器将胆汁部分抽出以降低胆管内压之后再注入造影剂进行胆管显影,避免胆管内压力过高而加重败血症。

2. 完成诊断性 ERCP 并明确 ENBD 适应证后,选择性插入导丝至胆管狭窄部近侧后留置导丝,若胆管狭窄明显估计鼻胆管难以通过胆管狭窄部则以扩张管逐级扩张胆管后循导丝置入鼻胆管至合适的部位并检查胆汁引流情况。

3. 在 X 线透视下保持鼻胆管头端位置不变的前提下缓慢退出内镜,借助鼻咽引导管将鼻胆管引出鼻腔,X 线透视下调整鼻胆管在胃内的位置,检查鼻胆管在咽部有无打折、扭曲等情况,术后于鼻妥善侧固定鼻胆引流管。

4. **ENBD 的注意事项**　①术前 CT、MRCP 等检查提示胆管狭窄的患者在行 ERCP 检查时应尽可能插管至梗阻部近侧胆管内并以无菌注射器将胆汁抽出后再注入造影剂或 CO_2 气体显影胆管,胆管狭窄明显导致造影导管或切开刀不能通过狭窄部时切忌注入过多的造影剂以免诱发胆管炎。②对于梗阻性黄疸患者,ERCP 术前须行 MRCP 检查明确胆管狭窄部位及狭窄近侧胆管分布情况,术中应充分利用不同导丝头端的特性尽可能选择引流胆系最丰富的胆管进行引流以获得最佳的治疗效果。③ENBD 治疗胆瘘时应根据胆瘘的部位不同调整鼻胆管头端的位置,对于肝外胆瘘的患者鼻胆管头端应位于瘘口的近侧胆管内,对于肝内胆瘘的患者鼻胆管头端应尽可能接近瘘口的胆管。④留置鼻胆管后退出内镜时操作者和助手应密切配合,以免将鼻胆管拉出。

(四) ENBD 术后管理

1. ENBD 术后常规禁食水,根据术后血淀粉酶和脂肪酶水平决定恢复饮食的时间;

2. ENBD 术后要妥善固定并注意保持引流通畅,每天记录胆汁引流量及颜色;

3. 行鼻胆管冲洗或注入药物时应严格无菌操作,冲洗或注入药物前先抽吸出等量的胆

汁,每次注入的液体量不超过 20ml;

4. 胆管取石术后行 ENBD 的患者在拔出鼻胆管前应常规行鼻胆管造影检查明确胆管内有无结石残留,胆管内无结石残留者次日可拔出鼻胆管。胆管内仍有结石残留者须再次行胆管取石术治疗。

（五）ENBD 常见并发症及其处理

1. **咽痛不适、恶心**　ENBD 术后仅极少数患者难以耐受鼻胆管的刺激,术前应向患者进行卫生宣教,解除患者的恐惧心理,可予以复方硼酸溶液漱口以保持咽部卫生。如患者有明显的咽喉部疼痛且胆汁引流不畅时应注意除外鼻胆管在咽部打折、扭曲可能,必要时行 X 线透视检查,若鼻胆管在咽部打折、扭曲可在 X 线透视下进行复位。

2. **胆系感染**　ENBD 术后胆系感染多发生在引流效果不佳的患者,需留取胆汁行细菌培养+药敏检查以指导选用敏感抗生素治疗。为避免或减少 ENBD 术后胆系感染,梗阻性黄疸患者术前应仔细评估影像学资料确定引流的目标胆管并预防性使用抗生素治疗,术中根据导丝的走行方向判断导丝所在胆管是否为需引流的目标胆管,注射造影剂显影胆管之前应将胆管内的胆汁尽可能抽出,术中尽可能避免不能引流的分支胆管显影。

3. **鼻胆管堵塞**　ENBD 术后若无胆汁引出首先应注意除外鼻胆管在咽部打折、扭曲可能,若系此种原因所致可在 X 线透视下进行复位。若引流量突然减少则应考虑鼻胆管堵塞可能,可行鼻胆管冲洗或 X 线透视下以导丝进行疏通。

4. **鼻胆管脱出**　ENBD 术后若引流量突然增多或引流液颜色变淡则应考虑鼻胆管脱出可能,需及时行 X 线透视检查或鼻胆管造影检查,若患者病情需要则需再次行 ENBD 治疗。

二、内镜下胆道塑料支架引流术

内镜下胆道塑料支架引流术(endoscopic retrograde biliary drainage,ERBD)是在 ERCP 技术的基础上开展的胆管内引流技术,由德国的 Soehendra 教授首先开展并报道,随着治疗性 ERCP 技术的不断发展与完善,ERBD 现已成为良恶性梗阻性黄疸内镜治疗的基本技术。

（一）适应证及禁忌证

ERBD 的适应证包括:①良性胆管狭窄患者;②原发性或转移性恶性肿瘤所致的胆道恶性梗阻患者,ERBD 可用于术前的减轻黄疸治疗或晚期肿瘤患者的姑息性治疗;③胆管结石因患者年龄大或合并症多而难以耐受手术者;因乳头旁憩室而不宜行 EST 取石治疗者,ERCP 取石术后为预防结石嵌顿或胆管炎者;④胆瘘患者。ERBD 的禁忌证包括:①有 ERCP 禁忌证而不能行 ERCP 检查者;②肝门部胆管癌(Ⅳ型)患者肝内胆道广泛受累,引流范围极为有限者。

（二）术前准备

1. **器械准备**　ERBD 常用的内镜为电子十二指肠镜,术前评估须行多支架引流术者则需选用治疗用电子十二指肠镜;毕Ⅱ胃大部切除术后者亦可选用前视镜及前斜视镜进行 ERBD 治疗。术中常用内镜附件包括造影导管、切开刀、导丝、扩张管及扩张球囊、胆道塑料支架及其推送器等,其他器械准备同 ENBD。胆肠吻合术后患者可选用单气囊小肠镜或双气囊小肠镜进行 ERBD 治疗,目前国内暂无用于小肠镜的胆道支架推送器,临床中可以应用鼻胆管替代。

2. **患者准备**　ERBD 术前患者准备同 ENBD,术前需做好患者的卫生宣教及充分的知情同意,尤其是预计 ERBD 治疗效果不佳的患者。

（三）ERBD 操作要点及注意事项

1. 常规行 ERCP 检查明确胆管病变情况,评价有无 ERBD 适应证及禁忌证。

2. 明确 ERBD 适应证后确定支架引流的部位及长度并置入胆道塑料支架 完成诊断性 ERCP 明确诊断后确认行 ERBD 治疗后选择性插入导丝至胆管狭窄部近侧后留置导丝,若胆管明显狭窄行 ERBD 前须以扩张探条逐级扩张狭窄部胆管后循导丝置入胆道塑料支架至合适的部位。一般而言,胆总管恶性梗阻患者行单根塑料支架引流即可,肝门部胆管恶性梗阻患者如有可能建议左右肝管各置入一根塑料支架引流。而对于胆管良性狭窄患者行狭窄部扩张术后建议行多根胆管塑料支架引流并定期更换胆管塑料支架。对于胆管结石患者在行 ERBD 治疗时胆管塑料支架的近侧端应超过结石 1~2cm,末端应位于十二指肠乳头外。

3. ERBD 的注意事项

（1）术前诊断为胆管狭窄的患者在行 ERCP 检查时应尽可能插管至梗阻部近侧胆管并尽可能抽尽胆汁后再注入造影剂或 CO_2 气体显影胆管,胆管狭窄明显导致造影导管或切开刀不能通过狭窄部时切忌注入过多的造影剂以免诱发胆管炎。

（2）对于胆汁淤积性黄疸患者,ERCP 术前须行 MRCP 检查明确胆管狭窄部位及狭窄近侧胆管分布情况,ERBD 术中应尽可能选择引流胆系最丰富的胆管进行引流以获得最佳的治疗效果。

（3）选择支架的方法:线形胆道塑料支架较猪尾型支架操作简单、引流效果好,理想的支架是带侧翼的线形胆道塑料支架,支架近侧侧翼位于狭窄部近侧 1.0cm,支架远侧端位于十二指肠内其远侧侧翼位于乳头部水平,即支架的长度=胆管阻塞上部至乳头部距离+1cm。测量胆管阻塞上部至乳头部距离的方法如下:①将十二指肠镜头端靠近主乳头,透视下测量胆管阻塞上部至内镜头端的距离,并校正 X 线机的放大倍数;②透视下将导丝插入需要引流的胆管内并留置导丝,循导丝插入造影导管、切开刀或扩张管,透视下将造影导管/切开刀头端或扩张管标记点置于梗阻上部,右手于内镜活检孔处捏紧造影导管/切开刀或扩张管后缓慢退出直至内镜下见造影导管/切开刀头端或扩张管标记处退出至乳头外,测量右手手指与活检孔之间的距离即可;③透视下将导丝插入需要引流的胆管内,循导丝插入造影导管或切开刀并留置于目标胆管内,透视下将导丝头端置于梗阻上部,助手右手于造影导管或切开刀尾端捏紧导丝并缓慢退出直至内镜下见导丝头端刚退出至乳头外,测量右手手指与造影导管或切开刀尾端之间的距离即可。

（4）ERBD 术中操作者和助手应密切配合,以免将胆管塑料支架插入过深或者过浅,胆管狭窄明显者 ERBD 术前应先以扩张管充分扩张胆管狭窄部之后再置入胆管塑料支架。

（四）ERBD 术后管理

1. ERBD 术后常规禁食水,根据术后血淀粉酶和脂肪酶水平决定恢复饮食的时间。

2. ERBD 术后要注意观察有无发热、腹痛及腰背部疼痛等症状及腹部体征,必要时行站立位腹部平片检查以评价支架有无移位可能。

3. ERBD 术后定期复查肝功能以评价 ERBD 疗效,如黄疸改善不明显必要时联合 PTCD 治疗。

4. ERBD 术后出现腹痛、发热及黄疸等症状时应考虑支架堵塞可能。

（五）ERBD 常见并发症及其处理

1. **急性胰腺炎** 急性胰腺炎为 ERCP 术后较常见的并发症,多为轻症患者,重症患者少见,按急性胰腺炎治疗后可短期治愈。

2. 胆管支架堵塞 ERBD 术后支架近期堵塞多为泥沙样结石、血凝块、肿瘤坏死组织所致。ERBD 术后 3 个月支架堵塞率约为 30%，6 个月支架堵塞率约为 70%，堵塞的原因包括肿瘤压迫或堵塞支架、泥沙样结石堵塞支架等。发现支架堵塞后应及时更换支架以保持引流通畅，以圈套器、取石网篮或支架取出器将堵塞的支架取出后再次行 ERBD 治疗。

3. 胆系感染 ERBD 术后胆系感染多发生在引流效果不佳的患者，为避免或减少 ERBD 术后胆系感染，胆汁淤积性黄疸患者术前预防性使用抗生素治疗、术后常规应用抗生素治疗，注射造影剂显影胆管之前应将胆管内的胆汁尽可能抽出并送检行细菌培养+药敏检查，尽可能避免不能引流的分支胆管显影，亦可采用 CO_2 显影胆管。

4. 胆管支架移位 ERBD 术后支架移位较为少见，支架可向胆管内及胆管外移位，行上腹部平片检查及内镜检查或 ERCP 检查均可确诊，可通过内镜将其取出。支架向胆管外移位多为选用支架过长所致，若支架向外移位导致十二指肠对侧壁穿孔，经内镜将支架取出后以钛夹封闭创面，必要时行外科手术治疗。

三、内镜下金属支架引流术

内镜下胆道金属支架引流术（endoscopic biliary metal stent drainage，EBMSD）为恶性梗阻性黄疸内镜治疗的常用技术，全覆膜胆道金属支架亦可用于良性胆管狭窄的内镜治疗。

（一）适应证及禁忌证

EBMSD 的适应证包括：①无根治性手术适应证且预计生存期 3 个月以上的恶性胆管梗阻患者；②良性胆管狭窄患者经多次 ERBD 治疗效果不佳者可选用全覆膜金属支架治疗；③胆道损伤、胆道出血患者亦可选用全覆膜胆道金属支架治疗。EBMSD 的禁忌证包括：①有 ERCP 禁忌证而不能行 ERCP 检查者；②肝门部胆管癌（Ⅳ型）患者肝内胆道广泛受累，引流范围极为有限者。

（二）术前准备

1. 器械准备 EBMSD 常用的内镜同 ERBD，金属支架的类型根据患者病情可以选用无覆膜胆道金属支架、部分覆膜或全覆膜胆道金属支架。目前国内暂无小肠镜用胆道金属支架，胆肠吻合术后患者如需行胆道金属支架治疗可提前预定相关金属支架。

2. 患者准备 EBMSD 术前患者准备同 ERBD。

（三）ERMSD 操作要点及注意事项

1. 常规行 ERCP 检查明确胆管病变情况，评价有无 EBMSD 适应证及禁忌证。

2. 确定金属支架引流的部位及长度并置入胆道金属支架 选择性插入导丝至胆管狭窄部近侧并留置导丝，若胆管明显狭窄行 EBMSD 前须以扩张管逐级扩张狭窄部胆管后循导丝置入胆道金属支架至合适的部位。在 EBMSD 术中操作者需与助手密切配合，在透视及内镜监视下缓慢释放金属支架以确保支架位于最佳位置。

3. EBMSD 注意事项 ①根据患者的病情选择合适的胆道金属支架：肝门部胆管恶性狭窄患者可选择无覆膜胆道金属支架，胆总管恶性狭窄患者在选用覆膜支架或无覆膜支架时应注意胆囊管汇合位置的高低，避免覆膜金属支架压迫胆囊管开口部。胆道良性狭窄患者仅适用全覆膜胆道金属支架。②胆道金属支架的长度选择：胆道金属支架置入后应保证梗阻段两端的支架长度应在 2cm 以上，目前常用的胆道金属支架除个别胆道金属支架扩张后长度不变外，多数自膨式胆道金属支架在扩张过程中其长度会缩短，因此在选择支架长度时应考虑以上因素,避免支架过短或过长。③高位胆管狭窄患者胆道金属支架末端可置于胆管内,若胆道金属支架末端置于十二指肠内者应行乳头括约肌切开术以免影响胰液引流,对于合并胰管狭窄的患者亦可同时置入胰管支架。④对于肝门部胆管狭窄Ⅳ型的患者可考虑选用 Y 形金属支架或者左右肝管各置入一根金属支架,但术前需仔细评估患者的病情并做好充分的知情同意。

(四) EBMSD 术后管理

同 ERBD 术后管理。

(五) EBMSD 常见并发症及其处理

1. **急性胰腺炎**　急性胰腺炎为 ERCP 术后较常见的并发症,多为轻症患者,重症患者少见,按急性胰腺炎治疗后可短期治愈。对于胆道金属支架末端置于十二指肠内者应行乳头括约肌切开术或同时行胰管支架引流术以保证胰液引流通畅,尤其是覆膜胆道金属支架的患者。

2. **胆系感染**　EBMSD 术后胆系感染多发生在引流效果不佳或术中注入过多造影剂者,为避免或减少 EBMSD 术后胆系感染、术中注射造影剂之前应尽可能抽吸出胆管内的胆汁,避免不能引流的分支胆管显影或采用 CO_2 显影胆管,术前及术后应常规应用抗生素治疗。

3. **胆管支架堵塞**　EBMSD 术后支架堵塞多为肿瘤向支架网眼内生长或向支架两端生长所致,可在支架内重新放置一根金属支架或塑料支架,亦可行 ENBD 以解除梗阻;有条件的患者还可采用射频消融治疗。

4. **胆管支架移位**　EBMSD 术后支架移位较为少见,多为全覆膜胆道金属支架,支架可向胆管内及胆管外移位,行上腹部 CT 检查及内镜检查或 ERCP 检查均可确诊,部分患者可经内镜将其取出。

第二节　超声内镜引导下胆系引流术

经 ERCP 的胆系引流术是治疗胆道梗阻的首选方法,由于患者或操作者的因素仍有部分患者无法成功完成经 ERCP 的胆系引流术。随着超声内镜(EUS)引导下的穿刺技术不断发展,超声内镜引导下的胆系引流技术已取得一定的经验,但仍需进一步发展完善。

一、适应证及禁忌证

EUS 引导下胆系引流术的适应证包括:①ERCP 下胆系引流术失败的患者;②胃肠道手术后胆道梗阻患者。其禁忌证包括:①有 EUS 禁忌证而不能行 EUS 检查者;②凝血功能明显异常有明显出血征象者。

二、术前准备

(一) 器械准备

常用的内镜为穿刺用彩色多普勒超声内镜,常用附件包括 19G 超声穿刺针、导丝、胆道塑料支架及推送管或覆膜胆道金属支架。术中常用的造影剂包括泛影葡胺、碘海醇、碘普罗胺等,常将造影剂稀释后使用。X 线透视及摄影装置可采用数字胃肠机、血管造影用 X 线机以及 ERCP 专用 X 线机。个人安全防护措施包括铅衣、甲状腺防护围脖、铅眼镜,术中医护人员必须佩戴 X 线计量监测卡,同时为患者准备铅裙遮盖非照射部。年老体弱及危重患者术中须准备监测患者患者生命体征、血氧饱和度的监护设备以及供氧设施、吸引器等。

（二）患者准备

术前完善相关术前检查：血常规、肝肾功能、淀粉酶、凝血功能、乙肝全套、上腹部 B 超、心电图、胸片，上腹部 CT、MRCP 等；术者术前应仔细阅读患者的影像学资料，明确拟穿刺部位及其毗邻脏器的情况，切实了解拟穿刺部位有无主要血管横过或毗邻并拟定初步的治疗方案。术前向患者做好解释工作以消除患者顾虑，同时向患者讲解术中注意事项以便患者更好的配合，与患者及其家属经过充分地沟通之后签署知情同意书。EUS 术前停用抗凝血功能的药物，如华法林、低分子肝素和非甾体抗炎药等，有黄疸的患者术前静脉应用维生素 K_1。术前常规禁食水（要求空腹 6 小时以上），行碘过敏及抗生素过敏试验，对于肝门部胆管狭窄患者及碘过敏试验阳性患者可行 CO_2 造影检查。患者穿着要适合摄片要求，衣着不能太厚，应去除金属物品，最好穿无扣内衣以免影响观察。于右上肢建立静脉通路，EUS 检查前口服胃镜胶，静脉麻醉下进行 EUS 检查及治疗，术中监护患者的血氧饱和度、心率及血压等，同时予以吸氧。急性化脓性胆管炎患者在行 EUS 术前应有效地控制胆系感染及抗休克治疗，术中应严密监测患者生命体征及血氧饱和度。

三、操作方法及注意事项

（一）穿刺部位

EUS 引导下胆管穿刺引流可经胃壁进行左侧肝内胆管穿刺引流，亦可经十二指肠壁进行胆总管穿刺引流术。

（二）操作要点

首先进行 EUS 扫描检查，明确肝内外胆管扩张的情况并选择合适的穿刺部位，在 EUS 实时监测下将 19G 穿刺针刺入胆管，回抽见胆汁后注射造影剂显影胆管并置入导丝，循导丝以扩张管进行扩张后置入胆道塑料支架或胆道金属支架，透视下调整支架位置并拍片确定支架位置。

（三）注意事项

1. 术前仔细评估患者病情，严格把握适应证及禁忌证。

2. 操作过程中助手要与操作者密切配合，胆管穿刺成功并留置导丝后尤其要注意，避免不慎将导丝拔出。

3. 所有患者术前要预防性应用抗生素治疗，术后患者留院观察并继续应用抗生素治疗。

4. 术后严密观察患者腹部体征，注意有无胆瘘等并发症。

5. EUS 引导下胆系引流术对操作者技术要求较高，建议由经验丰富的 EUS 专家与 ER-CP 专家进行此项技术操作以提高操作成功率、尽可能避免并发症的发生。

第三节　经皮经肝胆系引流术

经皮经肝胆管引流（percutaneous transhepatic cholangiodrainage，PTCD）是治疗梗阻性黄疸的有效手段，亦是 ERCP 选择性胆管插管失败者备选的治疗方案之一。目前常用的方法包括经 X 线引导的 PTCD 和经 B 超引导的 PTCD。

一、适应证及禁忌证

PTCD 的适应证包括：①晚期肿瘤引起的恶性胆道梗阻，行姑息性胆道引流治疗；②伴胆管扩张的梗阻性黄疸患者的术前减轻黄疸治疗;③急性胆道感染,如急性梗阻性化脓性胆管炎的急诊胆道减压引流治疗;④良性胆道狭窄,经多次胆道修补,胆道重建及胆肠吻合口狭窄等;⑤通过引流管行化疗、放疗、溶石、细胞学检查及经皮行纤维胆道镜取石等。

PTCD 的禁忌证如下:①对碘剂过敏者;②有严重凝血功能障碍,严重心、肝、肾功能衰竭和大量腹水者;③肝内胆管被肿瘤分隔成多腔,不能引流整胆管系统者;④肝包虫病患者。

二、术前准备

(一) 器械准备

PTCD 术前准备穿刺包、消毒用品及无菌手套、17G 或 18G 带针芯的穿刺针、导丝、扩张管及单猪尾引流管等。B 超引导下穿刺者需同时准备穿刺探头及电缆并消毒。X 线引导下穿刺者需在放射科进行操作,X 线透视及摄影装置可采用数字胃肠机、血管造影用 X 线机以及 ERCP 专用 X 线机,同时准备造影剂、个人安全防护措施包括铅衣、甲状腺防护围脖、铅眼镜,术中医护人员必须佩戴 X 线计量监测卡,同时为患者准备铅裙遮盖非照射部。年老体弱及危重患者术中须准备监测患者生命体征、血氧饱和度的监护设备以及供氧设施、吸引器等。

(二) 患者准备

术前完善相关术前检查:血常规、肝肾功能、淀粉酶、凝血功能、乙肝全套、心电图、胸片、上腹部 B 超、CT、MRCP 等检查;术者术前应仔细阅读患者的影像学资料,严格把握适应证及禁忌证。术前向患者做好解释工作以消除患者顾虑,同时向患者讲解术中注意事项以便患者更好的配合 PTCD 治疗,与患者及其家属充分地沟通之后签署知情同意书。术前停用抗凝血功能的药物,如华法林、低分子肝素和非甾体抗炎药等,有黄疸的患者术前静脉应用维生素 K_1。术前常规禁食水(要求空腹 6 小时以上),行碘过敏及抗生素过敏试验,对于肝门部胆管狭窄患者及碘过敏试验阳性患者可行 CO_2 造影检查。患者穿着要适合摄片要求,衣着不能太厚,应去除金属物品,最好穿无扣内衣以免影响观察。术中监护患者的血氧饱和度、心率及血压等,同时予以吸氧。急性化脓性胆管炎患者术前应有效地控制胆系感染及抗休克治疗,术中应严密监测患者生命体征及血氧饱和度。

三、操作方法及注意事项

(一) X 线引导下的 PTCD

患者取仰卧位,以右侧腋中线第 8~9 肋间或 9~10 肋间为穿刺点,常规消毒穿刺点及周围皮肤后铺巾,以 2% 利多卡因局部麻醉后右手持穿刺针垂直皮肤沿水平方向进针,嘱患者暂停呼吸,针尖指向剑突尖方向,当穿刺针刺入胆管时,可有突破感,拔出针芯,边退针边以无菌注射器抽吸胆汁,若抽得胆汁提示针尖位于胆管内则停止退针,透视下注入 30% 泛影葡胺显影胆管,明确诊断并确认需行胆管引流术则经穿刺针插入导丝,调整方向使导丝通过胆管狭窄段进入远端胆管或十二指肠内,退出穿刺针,以扩张管扩张通道后,循导丝插入引流导管,使导管的侧孔位于狭窄段之上、下方并妥善固定引流导管。若导丝反复探查均未能通过胆管狭窄段则退出穿刺针,以扩张管扩张通道后循导丝于胆管狭窄段近侧留置引流导管并妥善固定。

（二）B 超引导下的 PTCD

患者取仰卧位,以 B 超定位处为穿刺点,常规消毒穿刺点及周围皮肤后铺巾,以 2% 利多卡因局部麻醉后右手持穿刺针垂直皮肤,沿 B 超引导的方向进针,嘱患者暂停呼吸,B 超监视下见穿刺针刺入胆管时,可有突破感,拔出针芯,以无菌注射器抽吸胆汁并送细菌培养+药敏检查,经穿刺针插入导丝后退出穿刺针,以扩张管扩张通道后,循导丝插入多侧孔引流导管并妥善固定引流管。

（三）注意事项

1. 术前仔细评估患者病情,严格把握适应证及禁忌证。

2. PTCD 前应做好卫生宣教,穿刺时嘱患者配合呼吸避免损伤肝脏组织,胆管穿刺成功并留置导丝后尤其要注意避免不慎将导丝拔出。

3. 所有患者术前要预防性应用抗生素治疗,有凝血功能异常者术前需予以纠正,合并黄疸患者术前需静脉补充维生素 K_1。

4. 术后严密观察患者腹部体征,注意有无胆瘘及出血等并发症。

5. PTCD 术后应注意观察引流胆汁的颜色及引流量,若引流出的胆汁为墨绿色伴有发热等应考虑胆系感染可能,需及时留取胆汁行胆汁培养+药敏检查并加强抗感染治疗;若引流量较少或未见胆汁引出则为引流管堵塞所致,应及时行胆道冲洗,必要时在透视下以导丝疏通引流管以保证胆汁引流通畅。

四、常见并发症及其处理

（一）胆瘘

PTCD 术后胆汁引流通畅者发生胆瘘者极为少见,若出现胆瘘应注意检查引流管是否脱落或堵塞。PTCD 术后发生胆瘘时,患者可出现腹痛、腹胀及腹膜刺激征,体温升高,白细胞计数升高等表现,应及时发现并保持胆管引流通畅,加强抗感染治疗,必要时手术治疗。

（二）出血

凝血功能低下及重度黄疸患者 PTCD 术后可出现腹腔内出血情况,尤其是反复多次穿刺者术后更易发生腹腔内出血,出血部位多为肝内胆管或肝包膜下,极少数患者可能因穿刺针误入门静脉导致门静脉-胆管瘘而出现大量出血。PTCD 术前应常规行凝血全套检查,有凝血功能异常者应予以纠正,明显黄疸者应静脉补充维生素 K_1。PTCD 术后应常规卧床休息 12 小时,术后密切观察病情变化,动态监测心电、血压。如患者出现腹痛、腹胀、血压下降、心率增快等表现应及时行腹腔穿刺明确诊断,诊断明确后应立即补液、输血、输注新鲜冰冻血浆及冷沉淀等,必要时急诊手术止血。

（三）胆管炎

PTCD 术后患者可出现畏寒、寒战、高热等胆管炎症状,一般发生在术后 30 分钟至 4 小时之间,诱发胆管炎的原因主要是造影剂的刺激和感染的扩散,部分患者可出现败血症。PTCD 术前预防性应用抗生素,胆管造影前将胆管内胆汁尽可能完全抽出并留取胆汁送检行胆汁培养+药敏检查以指导术后选用敏感的抗生素,造影时应严格控制推注造影剂的压力和速度有利于降低胆管炎的发生率。

（四）气胸

多为穿刺点定位偏高,穿刺针直接刺伤胸膜与肺叶所致。PTCD 术前透视下或 B 超下确定穿刺部位时避开肋膈角则可避免并发气胸的可能。

第四节　胆系引流术抉择

　　胆管梗阻的患者在行胆系引流术前应仔细评估患者病情,并结合所在医院及个人的技术水平选择患者获益最大的治疗措施以减轻患者痛苦。ERCP 是目前诊断胰胆管疾病的"金标准",经 ERCP 的胆系引流术是胰胆管疾病首选的微创治疗措施,因此,对于胆管良恶性狭窄所致的梗阻性黄疸及急性化脓性胆管炎患者若无 ERCP 禁忌证其首选的治疗措施应为经 ERCP 的胆系引流术。经 ERCP 的胆系引流术的三种引流方法均为微创治疗措施,术前应根据相关适应证及禁忌证、患者的病情以及患者及其家属的意愿等选择最优化的治疗措施。若 ERCP 未能成功完成引流治疗则应考虑再次 ERCP 治疗或者行 PTCD 联合 ERCP 治疗、直接行 PTCD 或 EUS 引导下的胆系引流术治疗。因 EUS 引导下的胆系引流术对操作者的技术要求较高,为降低其并发症建议由经验丰富并具有 ERCP 及 EUS 操作经验的内镜医生完成相关操作。

　　以往的研究认为恶性梗阻性黄疸患者外科手术前行胆管引流治疗可改善患者的一般情况,有利于降低术后并发症发生率及病死率。但近期的研究发现,外科手术前行 ERCP 或 PTCD 减轻黄疸治疗可增加感染、出血及肿瘤播散的风险,增加住院费用、延长住院时间。与此同时,胆管引流治疗可造成的胆管组织炎症反应及瘢痕形成而增加手术难度,胆管引流治疗后胆管管径缩小为吻合手术带来不便,手术前的胆管引流治疗受到越来越多的质疑。尽管如此,对于部分恶性梗阻性黄疸患者而言,尤其是合并急性化脓性胆管炎的患者术前行胆管引流治疗仍有其重要意义,需严格掌握适应证及禁忌证。对于低位梗阻的患者而言,除非患者合并急性化脓性胆管炎、严重皮肤瘙痒、手术延期或患者拟接受新辅助治疗,术前不建议常规行胆管引流治疗。对于高位梗阻的患者而言,建议术前对未来残余的肝段进行引流,合并胆管炎的肝段亦需进行胆管引流治疗。恶性梗阻性黄疸患者术前是否进行引流以及引流操作方式均应对患者的病情进行全面评估,遵循患者获益最大化原则进行个体化治疗。

(覃　华)

参 考 文 献

1. Panagiotis Katsinelos, Georgia Lazaraki, Grigoris Chatzimavroudis, et al. Risk factors for therapeutic ERCP-related complications: an analysis of 2715 cases performed by a single endoscopist. Ann Gastroenterol, 2014, 27 (1): 65-72.

2. Nicholas M Szary, Firas H Al-Kawas. Complications of Endoscopic Retrograde Cholangiopancreatography: How to Avoid and Manage Them. Gastroenterology & Hepatology, 2013, 9 (8): 496-504.

3. Kevin Webb, Michael Saunders. Endoscopic Management of Malignant Bile Duct Strictures. Gastrointest Endoscopy Clin N Am, 2013, 23: 313-331.

4. Alan W Steel, Aymer J Postgate, Shirin Khorsandi, et al. Endoscopically applied radiofrequency ablation appears to be safe in the treatment of malignant biliary obstruction. Gastrointestinal Endoscopy, 2011, 73 (1): 149-153.

5. 曾泓泽,易航,胡兵. ERCP/PTCD 在恶性梗阻性黄疸术前胆管引流中的应用. 肝胆外科杂志, 2014, 22 (6): 477-480.

6. 潘亚敏,吴军,王田田,等. 全覆膜自膨式金属支架在胆、胰疾病中的应用. 第二军医大学学报, 2013, 34 (3): 240-246.

7. 程火星.急性胆胰疾病的急诊内镜治疗.当代医学,2013,19(26):92-93.

8. 罗剑钧,刘清欣,瞿旭东.经皮穿肝胆管引流术指南的建议.介入放射学杂志,2010,19(7):509-512.

9. 金震东,李兆申.消化超声内镜学.北京:科学出版社,2013.

10. 中华医学会消化内镜分会 ERCP 学组. ERCP 诊治指南(2010 版)(三). 中华消化内镜杂志,2010,27(5):225-228.

11. 胡冰. ERCP 临床诊疗图解.第 2 版.上海:上海科技出版社,2010.

12. 郭学刚,吴开春. ERCP 内镜逆行胰胆管造影.北京:人民军医出版社,2009.

第十九章

胆囊切除术后综合征

一、定义

自 1882 年 Langebuch 首次实施胆囊切除术以来,胆囊切除术一直是治疗胆囊疾病最常见的手术之一,特别是 Muhe 1986 年介绍腹腔镜胆囊切除的方法以来,随着腹腔镜外科技术的成熟,腹腔镜胆囊切除术越来越普及。90%的患者通过胆囊切除可以改善症状,且由于胆囊切除手术操作相对简单,并发症和手术病死率均低,以致使部分外科医生忽略了胆囊切除术后的相关问题,其中部分问题可能会给患者造成灾难性的后果。胆囊切除术后,患者症状依然存在,甚至加重,通常表现为右上腹疼痛(或右季肋部),同时可伴有一系列消化不良症状,如餐后不适、腹胀和大便次数增多等,伴或不伴黄疸。上述情况则属于胆囊切除术后的相关问题,我们常称之为"胆囊切除术后综合征(postcholecystectomy syndrome,PCS)"。但是许多胆囊切除术后的一些症状,其实包含着许多独立的疾病,随着医学的发展和诊断技术的进步,多可找到具体的病因,从而明确诊断并使患者得到合理的治疗。然而,"胆囊切除术后综合征"这一笼统而模糊的诊断名称缺乏科学性,部分国内外学者主张放弃使用这一名称。但是,可能由于只有使用"综合征",才能包含尚未找出具体病因的各种疾病而沿用至今。

二、流行病学和发病机制

胆囊切除术后综合征的发生率为 10%~40%,症状的发生从术后 2 天到 25 年,并且存在性别差异,如女性症状发生率为 43%,男性为 28%。绝大多数患者的症状较轻,并且随着手术后时间的延长而减轻、消失,仅有不足 5%的患者因症状持续须内镜或手术治疗。

胆囊术后综合征病因多而复杂,对于疑似胆囊切除术后综合征的患者,必须评估和区分其症状的可能诱因,胆系的诱因包括:

1. 胆道狭窄
2. 胆瘘
3. 残留结石(包括结石掉落于胆管)
4. 慢性胆汁瘤或脓肿
5. 残留胆囊管过长
6. 奥迪括约肌狭窄或功能障碍
7. 缩窄性乳头炎
8. 胆盐诱导的腹泻或胃炎

此外,胆道外的常见的诱因有:反流性食管炎,消化性溃疡,肠易激综合征,十二指肠乳头旁憩室炎,慢性胰腺炎等。

三、基于诱因的治疗原则与方法

(一)胆道狭窄及胆瘘

胆囊切除术最严重的并发症就是胆道损伤,多为手术缝扎或电凝灼伤、钛夹伤、胆管截断伤等,虽然发生率较低,但如发现不及时,后果多较严重,因此及时发现、早期治疗尤为重要。目前报道的胆道损伤发生率为 0.2%,但实际发生率可能为 0.4%~4%。胆道损伤可以表现为 1~2 种方式,即胆道狭窄或胆瘘。腹腔镜胆囊切除后发生急性胆道阻塞和胆道损伤的发生率是开腹手术的 2 倍。胆道损伤的常见原因之一是将胆总管误认为胆囊管,术后患者出现黄疸进行性加重,影像学提示肝内胆管弥漫性或局限性扩张,甚至胆总管梗阻处可见到外科夹。近来,迟发肝外胆管的狭窄发生率较前升高,可能与腹腔镜广泛开展有关。热损伤可以导致胆管急性坏死和胆瘘,轻度损伤可以导致纤维化。此外,极少情况下外科夹本身可在胆总管周围导致炎症或纤维化,继而引起狭窄。术中胆管损伤与下列因素有关:

1. **解剖变异** 胆囊管本身过短,或胆囊管在高位汇合于肝总管,甚至直接汇入右肝管,部分与胆总管并行,这些变异易导致胆囊管损伤;

2. **出血** 术中出血时,在视野不清的情况下,盲目钳夹而损伤胆管;

3. **胆管缺血** 胆管的血液供应通常有三支走行,一支在后方,两支在侧方。在胆囊切除或胆总管探查时,过分游离胆总管两侧会影响胆管的血供,造成胆管的缺血、坏死和狭窄;

4. **病理因素** 急性胆囊炎胆囊结石嵌顿在颈部时,胆囊三角明显水肿、组织脆弱,剥离时容易损伤胆管;或胆囊萎缩、纤维化,形成小胆囊,周围伴有大量瘢痕组织,使胆囊三角消失(俗称冰冻三角),以致胆囊紧贴胆总管,导致剥离时损伤胆总管;或胆囊胆管内瘘等。

胆道狭窄可以首选内镜治疗,通常一次置入 2 枚支架,随后的 1 年里每 3 个月更换一次。治疗分三个阶段:支架置入期、支架原位期、支架去除后随访期。研究认为:支架去除 2 年后再发狭窄的概率仅为 20%,而手术术后 10 年仍可能再发狭窄。狭窄复发后,可以通过重新置入支架来治疗。尽管内镜治疗需要多次采用 ERCP 术,但很多医师和患者都倾向于选择内镜治疗而非手术治疗。

胆道损伤的另一个主要表现是胆瘘。患者在术后腹疼明显,出现明显的腹膜炎表现,引流管有胆汁流出,轻者保持引流通畅,控制感染,保守治疗可以痊愈,部分患者通过 ERCP 术,胆道支架置入可以加速愈合。ERCP 术提供了确定损伤位置和程度的可能,通过支架置入术治疗轻微的胆囊管瘘和胆总管瘘,不仅可以保留胆道括约肌,其成功率也高达 90%,对于损伤发生在胆管分叉以下者成功率更高。严重者则需要手术干预治疗。胆管损伤手术治疗需要选择正确的手术医师、手术时机、治疗方式和手术技巧。胆总管损伤的修复是一项技术性挑战,最好由专业的肝胆外科医师实施。专业医师修复胆总管损伤可以降低病死率,减少患者接受再次手术的风险。有报道表明,原手术医师手术修复的成功率仅为 27%,而专业的肝胆外科医师的修复成功率为 79%。

胆管损伤的确定性手术方法包括胆管修补术、胆管对端吻合术、胆肠吻合术（胆管空肠 Roux-en-Y 吻合、胆管十二指肠吻合、肝门肠吻合等）、肝切除术和肝移植术等，采用何种手术方式则应根据损伤类型和术中情况来决定。

（二）胆道结石

胆道结石是胆囊切除术后综合征的最常见原因之一，可能由于术前存在原发或继发结石而未发现，也可因术中牵拉挤压胆囊使细小结石滑入胆总管或术后再发结石所致，这些残留结石或再发的结石有些可在数年内不引起临床症状，有些则引起轻微的胆管炎和胆管扩张。胆囊切除术后 3 年内出现症状，可能为原有的残留结石；3 年后出现症状的 50% ~ 90% 可能为再发结石。目前，有关胆总管结石自然发展史的信息较少，残留结石和复发结石的发生率是 1.2% ~ 14%，仅约 0.3% 有症状。术前 MRCP 对评估胆总管结石有诊断价值，但由于费用偏高，未能进行常规应用。LC 时可以考虑行术中胆道造影，多在有明确的指征时应用；如果术中胆道造影提示有胆总管结石，可以同时行胆总管探查取石，或者在术后行 ERCP 术。少数情况下，小的结石可以移行到胆总管，术中解剖胆囊管时，可见胆囊管扩张。因此，ERCP 术是胆道结石有效的诊断和治疗手段。此外，超声内镜也是其有效的诊断手段之一。

（三）结石漏出

LC 时也可发生胆囊结石漏出，发生率为 0.1% ~ 20%。多数发生后没有症状，假如发生漏出，应努力争取取出，考虑到较少情况下可以发生严重的并发症，最常见的并发症是腹壁或腹腔脓肿。漏出的结石也有报道中发生皮肤穿透后才发现，甚至发生结肠膀胱瘘，以及发生嵌顿疝等均有报道。脓肿可以发生在手术后数月或数年，并导致诊断困难。漏出的结石在 B 超下可以见到小的强回声和（或）存在局部积液，多位于膈下或肝下，假如有钙化，可在 CT 下观察到，也可 T_1 加权的 MRI 上见到结石的信号。

（四）胆囊管残留过长

胆囊管残留过长引起 PCS 由 Florcken 于 1912 年首次报道，并逐渐被人们所重视。胆囊切除时胆囊管残端以保留 0.3 ~ 0.5cm 为宜，当胆囊管残留长度大于 1cm，可能会导致 PCS 原因之一的胆囊管残株综合征的发生。胆囊管残留过长，即使结石已取净也可引起临床症状，例如：残留胆囊管可以残留结石，也可同时合并胆总管结石；此外，残留胆囊管中亦可以形成结石。胆囊管残留过长通常不会引起症状，但当残留的胆囊管并发炎症或结石，右上腹疼痛是最主要的症状，甚至可以出现黄疸。残留胆囊管残留结石的发生率小于 2.5%，而 LC 与开腹手术相比，并未增加其发生率。另外，有时胆囊切除术时由于技术上的原因或胆囊炎造成胆囊管及颈部严重粘连，手术困难，甚至仅能切除大部分胆囊，残留仍有功能的胆囊颈及管部，此后残留部分可逐渐扩大，行胆囊造影时显影，即可称"胆囊再生"。有研究者对胆管残留过长和再生胆囊的 45 例患者进行统计，结石发生率为 22%，有症状的患者结石发生率更高。对于胆囊管残留过长的治疗，是否进行再切除虽持异议，但其作为 PCS 的一个因素已经得到肯定。

（五）胆道功能紊乱和奥迪括约肌功能障碍

胆道功能紊乱通常指胆道及乳头张力和运动障碍，长期以来，人们一直怀疑乳头内 Oddi 括约肌功能异常是 PCS 腹痛的原因。后有人通过注射吗啡诱发 Oddi 括约肌痉挛方法监测胆总管内的压力,结果表示:胆囊切除术后胆道内压储备功能消失,Oddi 括约肌轻微收缩即可引起胆管内压升高。因为正常人胆总管压力保持在 0.834kPa 左右,当上升到 0.981～1.47kPa 时,胆汁即反流到胆囊储存。若胆囊已切除,其调节作用消除,胆总管内压增高,Oddi 括约肌阻力相应增高。胆囊具有储备浓缩胆汁及调节胆道内压功能,胆囊切除后,胆道内压主要由肝细胞分泌来维持,高于 Oddi 括约肌压力,从而使 Oddi 括约肌长期开放,胆汁不断进入胆道,同时由于胆汁储备场所的丧失,使有规律的消化功能受影响。同时由于胆汁不断地进入十二指肠,加上胆囊与胃幽门的迷走-迷走放射弧破坏所致的幽门功能失调,空腹时胆汁在十二指内淤积,反流进入胃破坏胃黏膜屏障引发症状。

奥迪括约肌功能障碍(Sphincter of Oddi dysfunction,SOD)也是 PCS 的常见原因之一,症状可以由于括约肌真正的狭窄,也可以是痉挛。SOD 占 PCS 病因小于 15%,在总人口发病率小于 1%,女性是 1.5%～2.3%。多数 PCS 的患者,功能障碍的诊断和治疗存在困难。虽肌痉挛起着重要的作用,但其对平滑肌松弛剂(硝酸盐类和钙拮抗剂)的作用令人失望。括约肌切开是最有效的治疗方法。在括约肌切开前需要有经验的内镜医生作出正确的诊断。唯一可靠的方法是胆道测压,但操作存在困难,即使压力的证据存在,但有时并不是唯一的病因。有时可能是肠易激惹综合征或胃肌的轻瘫或食管动力障碍。

(六) 缩窄性乳头炎

缩窄性乳头炎是指发生在十二指肠乳头部的炎性病变,是胆囊术后综合征的常见原因,其发病机制尚不完全清楚,但常与胆石有关。MRCP 可以了解乳头是否存在狭窄,而 ERCP 对此更具有优势,不但可显示胆总管扩张,同时在内镜下可观察十二指肠乳头有无其他原因导致的狭窄(如肿瘤,结石等),并可进行内镜下乳头切开术。

(七) 十二指肠乳头旁憩室

十二指肠乳头旁憩室也是 PCS 较为常见的原因。十二指肠乳头周围 2～3cm 半径内的憩室称为乳头旁憩室,此类憩室临床并不少见,国内有学者统计在胆胰疾病患者中发生率高达 22.1%,明显高于普通人群。由于食物进入憩室不易排出,可使憩室膨胀压迫胆胰管而发生间隙性症状;也可因憩室发生炎症、溃疡或结石,影响胆汁、胰液的排出而出现相应的临床症状。临床上对此往往容易漏诊,只注重胆囊炎、胆结石症状而单纯行胆囊切除术,忽视了对憩室的处理,导致患者术后症状依然存在。MRCP 不仅能清晰地显示胆胰管结构,而且能很好地显示憩室的形态、大小及部位。MRCP 图像要注意胆胰结合部,多轴位配合薄层观察,对乳头旁憩室具有重要的诊断价值。

十二指肠乳头旁憩室(peri-ampullary diverticula,PAD)合并胆胰系统症状时,临床称之PAD 综合征(又称 Lemmel 综合征)。其发生与年龄有关,多发生在老年人,无明显性别差异。PAD 综合征的发生机制可能与括约肌功能异常及 PAD 对胆总管的机械性压迫有关,与胆石症尤其是胆总管原发性结石及胆囊切除术后胆管复发结石密切相关。PAD 的诊断主要取决于影像学检查或内镜检查。钡餐或十二指肠低张造影是显示 PAD 最简单的影像学方法,PAD 表现为十二指肠降部乳头区突出肠壁外的囊袋状影,轮廓光滑,密度均匀,并可见正常黏膜伸入其中,形态可变;当合并憩室炎时,其轮廓 T 管造影有时也可较好地显示 PAD 与胆总管的位置关系。ERCP 能同时直视乳头区憩室开口的大小和位置以及显示胆胰管的病变,结合 PAD 造影,可清楚显示 PAD 与胆总管下段的解剖关系,有利于 PAD 综合征分级和诊断。

（八）其他胆道外原因

引起 PCS 的胆道系统以外因素包括功能性和器质性疾病,常见有胃十二指肠消化性溃疡、胰腺炎、膈疝、肠道易激综合征、肝脏疾病、腹腔粘连和冠状动脉疾病等。由于胆道系统内的疾病与胆道系统外的疾病可以并存,因此发现这些疾病不一定说明原有的胆道系统内的疾病的诊断是错误的,但这些疾病是引起 PCS 常见的原因。肠道易激综合征是常见的 PCS 胆道外非器质性病因,主要是胆道自主神经功能紊乱所致,典型的症状为腹痛和腹泻或便秘。

PCS 还可由一些原因引起,如胆囊切除术后 Vater 壶腹内胆总管末端与胰管间的中隔发生炎症,称壶腹中隔炎;胰腺分裂症(pancreatic divisum)是一种先天性胰管变异,常因胰液引流不畅引起腹痛。

胆囊切除术后在上消化道发生几个生理方面的改变,可以导致胆囊结石祛除后症状的持续或发生新的症状。胆囊奥迪括约肌的反射,胆肠反射,胆囊食管反射均被打断,许多局部上消化道的激素也发生改变。因此,增加了胃炎、碱性十二指肠胃反流和胃食管反流的发生率,可作为 PCS 的基础。

（九）慢性腹泻

胆囊切除术后由于胆汁排泄规律的改变对脂肪的消化吸收产生影响,同时腹泻也是胆囊切除术后常见的消化功能异常,有研究报道约 17% 的患者在胆囊切除术后会出现慢性腹泻这可能由于胆汁持续排入十二指肠及胆酸吸收障碍导致大肠胆酸量增加而引起的分泌性腹泻。实验证实胆囊切除术后双歧杆菌、乳杆菌等益生菌减少,导致肠道的屏障功能减弱,并且增加肠道通透性形成肠源性内毒素血症,最终引起肠道功能紊乱,出现腹泻。

（十）胆囊切除术后消化系肿瘤的发生

胆囊切除术后胆汁的持续性分泌增加了初级胆酸的脱羟基以及脱氢作用,进而形成了致癌的次级胆酸,而这些改变导致结肠、直肠黏膜暴露在易致癌的次级胆酸中,进而引起结肠癌或者直肠癌的发生,结肠癌患者大便中胆酸的浓度也被发现要明显高于非结肠癌患者,相关研究报道证实了胆囊切除术与结肠癌可能存在的联系。

四、PCS 的临床诊断

临床表现主要是指胆囊切除术后出现或重新出现与术前类似的症状如恶心、呕吐、腹胀、右上腹痛或胆绞痛、胆管炎等临床症状。近年来研究表明,许多患者这类症状与手术无关,因此这一称谓并不一定确切。故有学者认为真正 PCS 是指切除尚有功能的胆囊后,影响胆道系统的正常生理调节及胆汁的排泄功能,致 Oddi 括约肌运动障碍,这种狭义的 PCS 现称为"胆囊切除术后胆道运动功能障碍(biliary dyskinesia)"。传统的影像学检查方法由于各种因素的影响对有些病因不能明确诊断,故临床使用 PCS 概念未尝不可,但随着影像检查技术的提高,特别是 MRCP 技术出现后,很多 PCS 患者的病因已经能明确诊断。临床的辅助检查包括:①B 超是诊断胆道系统的首选方法,许多 PCS 患者此项检查可能是正常的。②静脉胆道造影:患者除有肝功损害或有黄疸外,一般可做此项检查,能了解到胆管有无扩张,结石及有无造影剂排空延迟,由此诊断有无胆道疾病,如胆管残余结石和狭窄性乳头炎等症状。有时还能显示残留过长的胆囊管。此项目由于 MRCP 的应用,已很少使用。③上消化道钡餐和内镜检查主要用来发现或除外胃肠道疾病,特别对有胆系外疾病所致的胆囊切除术后综合征的患者更有必要,了解有无食管裂孔疝、溃疡病或十二指肠憩室炎。纤维食管胃十二指肠内镜检查,可了解急性和慢性消化道溃疡和胃炎。④ERCP 对 PCS 诊断有着很高的价值,ERCP 不仅可观察结石分布情况,是否伴有胆道狭窄及对其部位程度可作全面了解。因此,胆囊切除术后有持续症状的患者都应进行 ERCP 检查,以便发现病因和确定正确的药物治疗。经内镜十二指肠乳头内插管测定技术对判断乳头病变和乳头功能紊乱有重要意义。某些刺激胰腺分泌的试验已被用于诊断病变,应用胆碱能药物、毒扁豆碱刺激胰腺分泌和同时应用吗啡促使 Oddi 括约肌收缩有助于诊断乳头病变。

五、PCS 的治疗原则

PCS 的治疗目的应是消除病因,单纯的对症治疗常收不到良好效果。由于 PCS 的病因较多,应该分别找出致病的主要病因进行处理,而不能笼统地冠以"胆囊切除术后综合征"。在发病急性期需住院治疗,经抗炎、解痉及胃肠减压,多数可缓解,极少数需手术治疗。手术处理的方法应有很强的针对性,适应证要严格,不要泛泛地进行"手术探查"。但是许多 PCS 患者找不到明显的原因,对这些患者的外科治疗必须慎重。对原因难确定的轻型患者一般采用药物治疗和食物调整。我们主张对胆囊切除术后出现原因不明腹痛患者首先经内科进行系统检查和治疗数周并常规进行精神病因检查。如病因尚不明确、药物治疗无效可行剖腹检查包括十二指肠乳头的检查和十二指肠乳头成形术,经壶腹中隔切除术,可使大约 75% 有长期腹痛患者症状得到长久地改善。随着内镜技术的发展,采用内镜手术方法可使大约 50% 的 PCS 患者免除剖腹探查术,特别对老年及伴有其他疾病不能手术的患者更有意义。经内镜十二指肠乳头括约肌切开术是最常用的手术方法,对胰管开口的病变,亦可通过内镜来处理。

保守治疗的主要适应证:①胆管炎但无明确胆管梗阻者;②急、慢性胰腺炎;③胆道蛔虫症;④轻度 Oddi 括约肌功能障碍;⑤胆系外疾病,如冠心病、消化性溃疡、肠易激综合征、胃食管反流性疾病等;⑥内分泌紊乱及精神因素所致的 PCS。治疗方法包括:禁油腻饮食、消炎、利胆、镇静、解痉、止痛、抑酸、驱虫、调整胃肠功能等中西药物治疗。

内镜及手术治疗适应证:①严重的 Oddi 括约肌功能障碍;②胆总管结石、双胆囊;③胆囊残株及胆囊管残留过长伴结石及炎症;④胆管损伤及其相关并发症;⑤十二指肠乳头憩室及乳头旁憩室合并炎症及乳头狭窄;⑥急性化脓性梗阻性胆管炎以及药物难以治愈的胆系外疾病。

疗效判定标准:①治愈:无明显腹痛及其他症状、恢复工作;②好转:腹痛减轻、恢复部分工作;③无效:症状无改善,与治疗前相同。

(何跃明)

参 考 文 献

1. Adler DG, Papachristou GI, Taylor LJ, et al. Clinical outcomes in patients with bile leaks treated via ERCP with regard to the timing of ERCP: a large multicenter study. Gastrointest Endosc, 2016, S0016-5107 (16): 30524-30527.

2. Luigiano C,Iabichino G,Mangiavillano B,et al. Endoscopic management of bile duct injury after hepatobiliary tract surgery:a comprehensive review. Minerva Chir,2016,71(6):398-406.

3. Dominguez-Rosado I,Sanford DE,Liu J,et al. Timing of Surgical Repair After Bile Duct Injury Impacts Postoperative Complications but Not Anastomotic Patency. Ann Surg,2016,264(3):544-553.

4. Mohamadnejad M,Hashemi SJ,Zamani F,et al. Utility of endoscopic ultrasound to diagnose remnant stones in symptomatic patients after cholecystectomy. Endoscopy,2014,46(8):650-655.

5. Jabbari Nooghabi A,Hassanpour M,Jangjoo A. Consequences of Lost Gallstones During Laparoscopic Cholecystectomy:A Review Article. Surg Laparosc Endosc Percutan Tech,2016,26(3):183-192.

6. Chowbey P,Sharma A,Goswami A,et al. Residual gallbladder stones after cholecystectomy:A literature review. J Minim Access Surg,2015,11(4):223-230.

7. Tarnasky PR. Post-cholecystectomy syndrome and sphincter of Oddi dysfunction:past,present and future. Expert Rev Gastroenterol Hepatol,2016,10(12):1359-1372.

8. Kang HS,Hyun JJ,Kim SY,et al. Lemmel's syndrome,an unusual cause of abdominal pain and jaundice by impacted intradiverticular enterolith:case report. J Korean Med Sci,2014,29(6):874-878.

第二十章

内镜下Oddi括约肌切开术后的问题

内镜下乳头括约肌切开术（endoscopic sphincteropapillotomy，EST）是在 ERCP 诊断技术的基础上发展起来的一种内镜下治疗方法，意在内镜下用高频电刀切开乳头括约肌及胆总管的末端部分。此技术于 1973 年和 1974 年分别由 Kawai、Classen 等首先报道，目前已广泛应用于胆管结石、胆管末端良性狭窄、急性胆源性胰腺炎等胆胰疾病的治疗。EST 作为内镜下逆行性胰胆管造影（endoscopic retrograde cholangiopancreatography，ERCP）核心诊疗技术之一，治疗性 ERCP 技术发展至今已有 40 余年的历史。与传统开腹手术相比，因其具有无需开腹、创伤小、疗效显著、术后恢复快和住院时间短等优点，深受广大患者青睐。EST 属侵入性技术，是治疗性 ERCP 的主要方法，已广泛应用于治疗各种胆胰疾病，其治疗的有效性业已得到国内外学者的一致肯定。但其带来益处的同时不可避免地存在一些并发症，包括近期和远期并发症，部分严重并发症可危及患者生命。EST 的技术要求很高，操作医生必须是专职或兼职的内镜医师，经过严格的培训，并且尽可能得到外科医生的支持，一旦有比较严重的并发症又可行外科手术。内镜治疗必须由一组人来共同协作完成，包括内镜室护士，技师及放射科工作人员等。本章主要针对 Oddi 括约肌切开术后的相关问题以及术中面临的困难进行讨论，临床上应用 EST 治疗胆胰疾病及其并发症，以及术中遇到的困惑，依然是消化内镜医师随时可能面临的挑战。

一、适应证与禁忌证

（一）适应证

1. **胆总管结石**　包括原发性胆总管结石、胆总管残余结石、复发性胆总管结石及继发性胆总管结石等。

2. **胆囊结石**　有下列情况时，则应首先进行 EST 治疗。

（1）胆囊结石合并胆总管结石，EST 取石后，择期行腹腔镜下胆囊切除术；

（2）反复发作胆绞痛或胆囊炎，胆总管内虽无结石，但胆总管扩张且有胆总管下端狭窄者；

（3）胆囊结石合并有反复发作的胰腺炎，EST 治疗的目的在于排出胆总管结石，消除胆总管下端狭窄和防止胰腺炎复发，对未排净的胆囊结石根据病情进行腹腔镜下治疗。

3. **胆总管下端良性狭窄**　常由结石或慢性炎症引起，多为整个乳头括约肌狭窄和乳头开口狭窄，胆管扩张或胆汁淤积性黄疸，EST 不仅能解除胆管梗阻，通畅胆汁引流，恢复胆肠循环，而且并发症少。

4. **胆道蛔虫病**　EST 可用于治疗胆道蛔虫病，特别是胆道内的死蛔虫。

5. 胆肠吻合术后胆总管盲端综合征　患者常有右上腹胀痛,食欲缺乏或食后腹痛、发热等症状。

6. 急性梗阻性化脓性胆管炎　是胆总管结石常见而严重的并发症,首选的治疗方法是经内镜置鼻胆管或内置管引流,对于壶腹有结石嵌顿、梗阻,插入鼻胆管或内置管引流困难者,先行 EST 是提高其成功率的有效方法。

7. 急性胆源性胰腺炎　对胆总管结石所致胰腺炎,及时行 EST 治疗,通畅引流。

8. 壶腹周围肿瘤　壶腹周围肿瘤一般包括胆总管下端、胰头部和壶腹部肿瘤,均可造成胆管梗阻扩张和胆汁淤积性黄疸,EST 及内置管有助于胆汁引流。

9. Oddi 括约肌功能障碍　患者反复的右上腹疼痛,往往与精神因素有关,Oddi 括约肌压力测定明显增高(正常值约 50mmHg),EST 术后症状可完全消失。

(二) 禁忌证

1. 患者全身情况差,不能耐受内镜检查者,包括心、脑、肝、肾、肺功能严重衰竭等。

2. 食管、幽门或十二指肠球部狭窄,十二指肠镜无法通过者。

3. 患有严重凝血机制障碍及出血性疾病者。

4. 胆管下端良性或恶性狭窄,其狭窄段经 ERCP 诊断超出十二指肠壁段很长,EST 达不到治疗目的者。

二、术前准备

(一) 器械准备

1. 十二指肠镜　为通过各类碎石器,须用大孔道活检钳道内镜。

2. 高频电源。

3. 高频电刀　推式、拉式、针状切开刀、改良式等。

4. 其他　各类导丝、造影导管、取石器、碎石器等。

(二) 患者准备

1. 碘过敏试验,出凝血时间,血小板计数,备血等。

2. 局部咽喉麻醉,术前 15 分钟静注解痉剂、镇静剂。如地西泮 5～10mg 联合应用杜冷丁 50～100mg。

三、操作方法

1. 按 ERCP 检查方法,胆管造影,了解胆总管宽度及胆管结石部位、大小及数目,决定是否行 EST 治疗。

2. 乳头括约肌切开　拉式切开法最常用,适用于乳头开口较大,切开刀较易深插,当确定切开刀位于胆总管内后,退切开刀见钢丝后拉成弓状,使 1/2～2/3 刀丝露于乳头外侧,对准乳头开口 11～12 点钟方向进行逐步切开,一般电流强度为 20～30W,分次切开乳头,乳头切开长度取决于乳头形态、结石大小及切开目的。通常切开长度不超过乳头之缠头皱襞,电流波型选择可选单纯切割电流,也可选切割与凝固混合电流,前者易出血,后者切割速度慢。

(1) 切开长度取决于结石的大小,超过 1.5cm 大小的结石一般均须作大切开术。后者是指切开长度到达乳头部口侧隆起,仅切开缠头皱襞者为中切开术,未切开缠头皱襞者为小切开术。

(2) 切开速度:为防止出血、穿孔等并发症,切开时速度不宜过快,通电时间与高频电刀的张力是控制切开速度的主要手技。

对能通过造影导管而无法通过高频电刀者,可沿造影导管插入导丝,退出导管,沿导丝插入高频电刀,再用拉式切开法切开乳头。

推式切开法适用于扁平状乳头及乳头开口较小者,不能深插切开刀,因推式切开刀能边切、边插,故可先用此法作内镜下乳头切开术,待乳头切开后,可改用拉式电刀继续切开。

对乳头开口较小、无法通过高频切开刀者,可先用针状电切刀将乳头作小切开或称预备切开,再插入高频切开刀继续切开乳头。

(3)对嵌顿性结石,无法通过高频切开刀,此时因胆内高压,胆总管末端与乳头极度膨隆,可用针状电切刀在近乳头口侧作一造口,并作引流,使胆管减压,预期结石能回归至胆总管内,再作乳头切开术。

四、EST 术中可能经常面临的问题

(一)切割无效及不全

乳头切开术前,须常规检查高频电刀的工作状态。接好患者的电极板、操纵器等导电装置。如果导电功能正常,乳头切开失败可能是过多的刀丝接触胆管组织,可稍回拉乳头切开刀,使仅 1/3 刀丝留在胆管内。与组织接触的刀丝太少,可导致不全切割。凝固电流过高可导致刀丝与组织粘连,增加阻力,影响切割。重新切割前,必须拉出切开刀,清理刀丝。刀丝与乳头接触不良也会导致切割不全。切割前,要拉紧刀丝,用抬举器上升切开刀,使其密切接触乳头。组织变白是切割开始的信号。烟雾太多而未切割意味着刀丝和组织接触不良或凝固电流过强。轻轻移动刀丝,分离被切割组织的边缘,保持刀丝和组织密切接触有利于继续切割。对结石并感染或肿瘤导致乳头较厚者,需要稍长时间切割肥厚的括约肌,此时,不要误认为无效切割。不要过度拉紧刀丝,否则当括约肌被切断时会引起过快地切向相对薄的胆管壁,增加出血和穿孔等并发症。乳头的嵌顿性结石会影响刀丝和组织的接触,产生切割不全。当切开刀位置不对或接触不良时,应回拉内镜或乳头切开刀,使其重新定位。

当凝固妨碍进一步切割时,应拔除乳头切开刀,清理刀丝,继续切割。切割不全的乳头周围水肿及组织烧灼,较难再插管,也增加了将造影剂误注到黏膜下的可能。此时,可使用导丝引导乳头切开刀,可防止这类并发症发生。

(二)切割偏离正常方向

如乳头切开偏离正常 11~1 点之间安全范围,出血和穿孔的危险性就增大。刀丝牵拉过紧,切开刀易偏向右侧,会增加并发症。行括约肌切开术前,须仔细检查刀丝的位置。一些乳头切开刀有一个固定的金属板或加厚的导管,使刀丝保持在 12 点的位置。刀丝位置不对,应重新确定,使其拉紧时保持中心位置。可将切开刀向左侧旋转 90°,用手指弯曲切开刀的头端,同时拉紧刀丝,使其定形。术中,当刀丝被拉紧时就会处在中心安全位置。括约肌切开刀有不同的设计、形状和刀丝长度。3.5 或更长刀丝的乳头切开刀易于弯曲、定形,拉紧时易在中心安全位置。缺点是切割在距内镜头较远处进行。如镜头太靠近乳头,增加刀丝在抬举器内短路的危险性。刀丝较短的乳头切开刀较硬,易于弯向右侧,纠正这种移位的方法是向左侧弯曲刀丝或向左旋转镜身,以代偿刀丝的右侧移位。这种方法是利用刀丝的侧边进行切割。另一种方法是向下弯曲镜头,稍远离乳头,再向左侧弯曲,使刀丝处于轴心的位置。术中要经常检查刀丝的位置,不能偏离轴心。操作中,刀丝常倾向于退回到已经切

割的位置,如不加调整,继续沿错误方向切割,将增加并发症的可能性。

（三）结石嵌顿致深插管及切开失败

乳头嵌顿性结石,妨碍胆总管深部插管和括约肌切开,乳头开口向下移位,增加插入的难度。可用活检钳或乳头切开刀向后推结石,解除嵌顿,无效者,用导丝和导管插过嵌顿性结石,双腔乳头切开刀循丝插入,行括约肌切开术,仍不成功者,可用针状电切刀行乳头开窗术进行胆总管排石,方法如下:①使用针状电切刀插入乳头开口,用抬举器上抬针状刀头端,沿胆总管方向向上切开,多用于乳头正常插管失败者;②针状电切刀在乳头隆起处向下切开,形成胆总管和十二指肠吻合。即由抬举器上抬针状电切刀,刺入乳头隆起处,距乳头开口约5mm,下降抬举器,有时也可轻轻向下弯曲镜头,使针状电切刀切向乳头,至底触结石,继续扩大切口,使结石排出。也可在结石排出前,继开窗术后,使用常规乳头切开刀完成括约肌切开。因嵌顿的结石牵拉乳头和胆总管的末端,使其张力很高,行乳头开窗术则较为安全。与预先切开相比,乳头开窗术的穿孔和胰腺炎的发生率较低。然而,针状电切刀的裸露刀丝较难控制,要有经验的内镜医师操作,以减少出血和穿孔等并发症。

五、EST术后常见并发症相关问题

（一）常见近期并发症

1. **出血** 出血为EST术后最常见的并发症,常见原因有胆总管的十二指肠后动脉分支畸形、电刀切凝电流比率失衡、切开角度偏离、结石较大或嵌顿、取石过程中反复网篮拖拉导致胆道黏膜机械损伤、切开速度过快等,其他因素如凝血障碍、口服抗凝血药等,均易引起出血。针对术后出血,采取以下措施:①确定出血部位后,以黏膜注射针在出血点及其附近缓慢注射1:10 000肾上腺素盐水,能有效控制出血。Parlak等的研究显示,肾上腺素注射治疗EST术后出血的成功率高于热探头治疗。该方法的优点为成本低,组织损伤小,操作简单,安全性高。②对于活动性出血,可采用注射纤维蛋白胶、电凝术、钛夹止血等,纤维蛋白胶组织相容性好,无刺激作用和毒副反应,操作简便;制剂黏着性强,易早期堵塞注射针头,且价格昂贵;电凝止血简单易行,可重复操作,但电流过大、通电时间过长可造成穿孔及其他不可预测的并发症。对于动脉性出血,可根据出血范围选用不同规格的钛夹,尽量做到从90°方向钳夹出血平面,钛夹张开至最合适的角度,达到完全或大部分钳夹出血组织。钛夹的止血效果显著。该方法的优点为止血效果迅速、准确,创伤小,并发症少,可进行多枚钳夹,但内镜下夹闭出血点操作难度大,技术要求高,需要操作者有耐心和自信心,如钳夹不完全或脱落,将造成止血不完全或再出血。此外,操作部位视野不清者不适用该方法。

对于EST合并出血量大、出血速度快的动脉出血,内镜治疗无效者可行TAE治疗。So等分析显示,TAE对EST术后出血的治疗有效且可行,10例患者采用弹簧圈、组织黏合剂、明胶海绵等行选择性栓塞止血均获成功,无再出血或栓塞相关并发症发生。与外科手术治疗相比,TAE可明确出血部位,创伤小、恢复快,即使无法行栓塞治疗,也可为外科手术提供指导,当内镜下止血治疗未成功时,可考虑选择TAE治疗,须严格掌握适应证,操作者须具备过硬的技能,出血量大又缺乏栓塞条件或栓塞失败时,可考虑外科手术治疗。

2. **十二指肠穿孔** EST术发生穿孔的概率较小。随着器械的改进及操作水平的不断提高,发生穿孔的病例较少,一般认为内镜下11点至1点为安全范围,超出此范围穿孔的概率会增加。另外,十二指肠乳头小、切口大、乳头旁憩室、毕Ⅱ式胃切除术后等均会增加术后穿孔率。但 EST 术致十二指肠穿孔较难避免,发生穿孔主要因 EST 乳头切口过长、过大,切开位置错误及用网篮取石时发生。所以最好的预防方法是尽量不要做乳头大切开,提倡中、小切开,小切开联合球囊扩张术可明显减少穿孔率。对于较大的结石,应在 EST 的同时,使用机械碎石网篮将结石粉碎后拉出。术后密切观察患者腹部情况,如出现腹痛且进行性加重,有压痛、肌紧张及反跳痛,应考虑穿孔可能,X 线透视可发现膈下游离气体。穿孔较小的患者可尝试禁食、胃肠减压、抗炎及补液等治疗,如症状加重,保守治疗未奏效,应进行外科手术。

3. 急性胰腺炎及高淀粉酶血症 ERCP 术诱发急性胰腺炎是常见而且严重的并发症,EST 后发生急性胰腺炎的原因主要与乳头切开后或反复插管引起乳头水肿、乳头切口结石嵌顿等胆源性因素有关。高淀粉酶血症的发生是一过性的,仅血淀粉酶升高而无胰腺炎临床表现者,不能诊断为 EST 术后急性胰腺炎。ERCP 及 EST 术后常规行鼻胆管引流,能有效预防急性胰腺炎及高淀粉酶血症的发生,术后常规抑制胰腺分泌、补液等治疗也可减少术后急性胰腺炎的发生。

(二) 常见的远期并发症

1. 胆管结石复发 胆管结石复发是常见的远期并发症,EST 术后胆管结石复发的原因主要有胆管手术史、丧失乳头括约肌功能及胆囊功能、胆总管扩张、术后残留的原发结石、胆管有寄生虫感染等切开,均可导致胆管流出不畅而引起胆管结石复发,对于胆总管结石复发的切开,可再次行 EST,术后行鼻胆管引流术可减少结石复发。

2. 逆行性胆管炎 EST 为侵入性治疗,EST 术后可能存在的肠胆反流、胰胆反流。Hawes 等曾报道 EST 术后胆道系统细菌感染率可高达 60%,胰液及肠道内容物反流至胆管,细菌入侵,可引起细菌的逆行感染。Mandryka 等做作过相关的预测评估,得出的结论是几乎所有的 EST 术患者胆管内都会有细菌感染,且定植的细菌大部分是革兰阴性菌,其中以大肠杆菌最多见。预防此并发症发生的关键应严格消毒、操作过程强化无菌观念,术后充分地胆管引流和应用抗生素等可减少逆行性胆管炎发生。

3. 十二指肠乳头开口狭窄 充气 2ml 的球囊无法通过十二指肠乳头时,可诊断为乳头狭窄。EST 后乳头开口狭窄的可能原因主要有:①Oddi 括约肌切开处形成瘢痕,瘢痕收缩后导致乳头开口狭窄;②局部硬化剂注射,术中注入硬化剂止血可能引起乳头开口狭窄;③电刀进入胆管、胰管过深,伤及胆胰管黏膜,形成瘢痕。术后远期出现乳头开口狭窄,可再次行 EST 术,必要时行胆管支架置入引流胆汁。

随着内镜性能的提高和操作技术的进步,EST 在胆胰疾病治疗中的应用已渐趋广泛。EST 的成功率已较高,且具有痛苦少、重复性好、恢复快和不用全身麻醉等优点,不受多次手术后胆管周围粘连和患者年老体弱等限制。通过 EST 治疗,胆总管结石顺利排出,变手术治疗为非手术治疗,可以直接为胆总管下端狭窄或壶腹周围肿瘤引起的胆汁淤积性黄疸做切开引流,并恢复胆肠循环。EST 也可为内镜下胆管引流放置内支架、实施经口胆道镜检查或治疗等创造条件,不仅使严重的胆汁淤积性黄疸得到缓解,而且使难以排出的胆管巨大结石、肝内胆管结石、早期胆管癌的诊断和治疗成为可能。EST 业已成为胆胰疾病诸多治疗方法中不可或缺的重要的手段之一。然而 EST 术中遇到的一些困惑以及术后面临的近期及远期并发症的问题仍不容忽视。

(王 斌)

参 考 文 献

1. 陈男男.内镜下乳头括约肌切开术后出血治疗方法.胃肠病学,2016,21(1):59-61.

2. Parlak E,Dişibeyaz S,Köksal AŞ,et al. Factors affecting the success of endoscopic treatment of sphincterotomy bleeding. Clin Res Hepatol Gastroenterol,2013,37(4):391-399.

3. Sakai Y,Tsuyuguchi T,Sugiyama H,et al. Hypertonic saline-epinephrine local injection therapy for postendoscopic sphincterotomy bleeding:removal of blood clots using pure ethanol local injection. Surg Laparosc Endosc Percutan Tech,2013,23(4):e156-e159.

4. 黄剑梅,杜国平.EST术后远期并发症及防治的研究进展.中国医学创新,2016,13(4):142-144.

5. 安学刚.经内镜乳头括约肌切开术的并发症及其防治现状.现代医药卫生,2015,31(2):209-212.

第二十一章

胆道寄生虫病

在发展中国家和发达国家的农村地区,胆道寄生虫感染是肝胆疾病的常见病因。常见的胆道寄生虫感染包括:胆道蛔虫病、肝包虫病、华支睾吸虫病、后睾吸虫病和片吸虫病,可表现为胆汁淤积、胆汁淤积性黄疸、胆绞痛、急性胆管炎,偶可出现胰腺炎。在发展中国家,胆道寄生虫感染的类似于胆道结石病的表现。对于大部分病例,腹部超声及磁共振有助于诊断。随着国人生活水平和卫生意识的提高,胆系寄生虫感染的发生率明显下降。目前,国内胆系寄生虫感染多为散发病例,极少有大流行的报道。胆系寄生虫感染以蛔虫最多见,其次为华支睾吸虫,其他如肝片吸虫和蓝氏贾第鞭毛虫等则较少见。

一、胆道蛔虫病

(一)概述

蛔虫感染是世界上最常见的蠕虫感染,约有 1 亿人被感染。发展中国家及发达国家的非流行地区都有病例报道。蛔虫寄生于小肠,其窜入胆道的原因与以下因素有关:①蛔虫自身的习性:喜碱恶酸,好钻孔;②蛔虫寄生环境改变,使其活动加强,向上窜动。临床上常见的改变肠道内环境的因素有暴饮暴食、腹泻、呕吐、发热、应激、驱虫药应用不当等;③Oddi 括约肌松弛:当胆石症或胆系感染、胃肠道内环境变化或功能紊乱、以及其他原因所致 Oddi 括约肌功能紊乱时,Oddi 括约肌松弛,蛔虫易钻入。钻入胆道的蛔虫多仅 1 条,部分可达数条,报道最多者达百余条进入胆道的蛔虫滞留在胆总管,引起胆道梗阻。蛔虫偶可进一步上行至左右肝管,但极少有蛔虫窜至胆囊内。因胆囊管与肝总管汇集成胆总管时有一角度及胆囊管近胆囊颈处有螺旋形黏膜皱襞形成瓣样结构有关。进入胆道的蛔虫常将肠道内的细菌带入并引起胆系感染。部分进入胆道的蛔虫可自行从胆道退出,未能从胆道退出之蛔虫多在几天死于胆道内。死亡的虫体和(或)蛔虫在胆道内排出的虫卵,可作为核心形成胆石。也有报道表明蛔虫病是胆囊切除术后综合征的原因。

(二)临床表现

胆道蛔虫病好发于青少年,女性多见。本病的临床表现大多典型,为突发剧烈右上腹或剑突下钻顶样痛或绞痛,而体征较轻,仅有右季肋部或剑突下压痛,一般无肌紧张及反跳痛,即所谓症状严重而体征较轻。本病的另一特征为腹痛呈阵发性,发作时症状很重,而又可突然自行缓解。缓解期可无任何不适,如同常人。其他常见症状还有恶心呕吐,甚至呕出蛔虫。如呕出之蛔虫被胆汁黄染,则是其曾进入胆道的证据。若并发感染,则可有发热、黄疸。也可并发急性胰腺炎、肝脓肿等。

根据典型的临床表现,95%的病例可获正确诊断。彩超检查如见胆管内有两条平行线及中间透亮区的蛔虫阴影,即两条平行的强回声光带中间为无回声,为诊断的可靠依据。如蛔虫尚成活,还可见光带活动。对临床表现不典型者,MRCP 检查有助诊断。粪虫卵检查和血嗜酸性细胞计数对诊断有所帮助。

(三) 治疗

1. 非手术治疗

(1) 解痉止痛:常用抗胆碱能药阿托品等,如无效可加用盐酸异丙嗪或杜冷丁。因杜冷丁能引起胆道平滑肌痉挛,故必须与阿托品联用。也可肌内注射维生素 K 以缓解胃肠和胆道平滑肌痉挛,对缓解本病引起的疼痛有效。

(2) 驱虫:常用的驱虫剂有阿苯达唑、噻嘧啶、左旋咪唑等,中药乌梅汤也有较好的驱虫效果。

(3) 适当应用抗生素。

(4) 曾有报道口服大量维生素 C 或食醋,或向胃内注入空气驱虫成功。

2. 内镜治疗　内镜检查时可在十二指肠看到蛔虫,虫体常从壶腹部突出来。蛔虫的 ERCP 影像学特征包括:长线状光滑的具有尖末端的充盈缺损、光滑平行的充盈缺损、曲线及横跨肝管的环、胆管扩张(通常是胆总管)。随着最近 Spyglass 直接可视系统的市场化,胆管内的蛔虫也可以直接观察到。

内镜干预是胆道蛔虫病的主要治疗手段。当蛔虫从壶腹部突出来时可以很容易地取出。用抓钳抓住虫体,并缓慢退出内镜,就可将蛔虫取出;也可以使用取石网篮套住露在外面的虫体部分,在取出之前轻轻地收紧。最好避免使用息肉圈套器,因为容易切断虫体。由于残留的蛔虫会导致结石形成,因此,胆道所有的蛔虫应完全取出。

注射造影剂后,胆管内的蛔虫偶尔会从乳头处突出来,这时可使用取石网篮或胆道球囊将其取出。考虑到再感染率高,而且蛔虫很容易进入括约肌切开后的胆道,在流行地区应避免行内镜下乳头括约肌切开术。在一项 300 多例的研究中,Sandouk 等提出胰胆道蛔虫病一般更多见于有胆囊切除或乳头切开的病例。

另一方面,Alam 等在 77 例胰胆道蛔虫中对 94.8% 的病例进行了乳头大切开,但没有发现任何严重并发症或术后复发的病例,蛔虫可与胆道结石或狭窄共同存在,在这些情况下,内镜下括约肌气囊扩张术(括约肌成形术)可以替代乳头括约肌切开取出蛔虫和结石。

在流行地区,妊娠妇女容易感染胆道蛔虫。此时内镜的干预需要特殊的预防措施,包括要对胎儿用铅板屏蔽进行防护并限制总曝光时间。内镜取虫失败可能需要外科手术取虫,这会增加胎儿流产及早产的风险。

取出致病的蛔虫后通常症状会迅速缓解且 80% 以上的蛔虫是可以成功取出的。然而蛔虫感染可能与胆道结石或狭窄有关。内镜治疗后,所有患者都要接受驱虫治疗以去除体内残留的蛔虫。阿苯达唑单次剂量 400mg 对治疗蛔虫非常有效。在流行地区,定期驱虫对预防复发有重要作用。

二、华支睾吸虫病

(一) 概述

本病以广东最多见,其次为南方沿海和长江流域,华北、东北也有病例报道。迄今,已在 24 个省市自治区发现本病。人摄入未经彻底烹煮的含有华支睾吸虫囊蚴的淡水鱼、虾而感染。囊蚴在小肠脱囊发育成幼虫,再进入胆管及胆囊发育成成虫并排卵。左肝管较右肝管粗且与肝总管之夹角较钝,故幼虫易进入左肝管并寄生在此。华支睾吸虫感染胆系后引起的病理变化主要为胆管上皮及纤维结缔组织增生。大量成虫寄生和(或)虫卵堆积可致胆管阻塞,发生淤胆。胆管上皮慢性增生可能导致腺体形态变化,进一步可发生不典型增生,随不典型增生的加重可致癌变。

(二) 临床表现

本病的临床特点为:①在本病的流行区,有进食未经煮熟的鱼虾的经历;②有腹泻、消化不良等前驱症状;③肝左叶肿大、胆囊炎或阻塞性黄疸;④有华支睾吸虫感染的病原学(十二指肠引流液中及粪便中查到虫卵)和(或)血清学(补体结合试验、间接血凝试验、酶联免疫吸附试验及皮内试验等)证据。

(三) 治疗

1. 非手术治疗　吡喹酮为治疗本病的首选药物,文献中该药剂量为 $25 \sim 150mg/(kg \cdot d)$。多数学者认为,轻、中型感染,剂量偏小,疗程 $1 \sim 2$ 天。而重症感染则剂量应稍大,疗程 3 天。有报道称该药治疗时,可因大量被驱逐之虫体堵塞胆管而发生一过性胆绞痛。此外,还可选用六氯对二甲苯或丙硫苯咪唑。鱼虾在充分煮熟后再食用是预防本病的关键。

2. 内镜治疗　对于急性胆管炎,可选择乳头括约肌切开术进行急诊胆道减压。抽吸胆汁时可抽出成虫和卵。胆管造影的特征包括:肝内胆管多发囊状或囊性扩张,形成桑葚样表现;肝内胆管向外周迅速变细形成"箭头征";由于肝门和门脉周围的纤维化导致肝内胆管的分支数量减少。由于腺瘤样增生导致胆管形状不规则,因此表现为小切迹甚至半球样充盈缺损,也可表现为贝壳状、丝状、波浪状及椭圆形的充盈缺损。

当怀疑胆管癌时,需行内镜活检或者细胞学刷检。肝胆管结石合并多发胆道狭窄者需要外科干预。

三、细粒棘球绦虫

(一) 概述

细粒棘球绦虫"家畜品系"是人棘球蚴病的主要病因。细粒棘球绦虫感染为世界性分布,并在绵羊饲养区流行。其生活史包括 2 个宿主,成虫主要寄生于狗(终宿主),而绵羊(中间宿主)是幼虫阶段的常见宿主。人感染主要是通过粪-口途径,即食用了被污染终宿主(主要是犬)的粪便污染的食物和水。胚卵在小肠孵化释放出六钩蚴并移行到远端,肝右叶是棘球蚴包囊形成的最常见部位。

(二) 临床表现

绝大多数患者无症状。对于有症状的患者行腹部超声和血清学检查通常可以作出诊断。

约有 1/4 的病例由于棘球蚴包囊破裂入胆道可导致胆汁淤积性黄疸,囊肿的内容物(头节和子囊)排入胆管引起间断性或完全型胆管阻塞,进而导致阻塞性黄疸、胆管炎,有时造成毛细胆管脓肿。罕见的情况是胆道包囊破裂而并发急性胰腺炎。

棘球蚴囊和胆管间的交通较常见,10% ~ 42% 的病例中可以出现。胆汁与囊液相通常于术中因包囊被胆汁染色而发现。未被发现的交通可在术后出现持续性胆瘘,导致住院治疗延长和并发症发生率增加。

侵及胰头的包囊较为少见,这些包囊增大后可表现为急性胰腺炎、慢性胰腺炎和胆汁淤积性黄疸,很容易与胰腺假性囊肿、肿瘤及其他先天性胰腺囊肿混淆,治疗上通常需要外科干预。

（三）治疗

1. 常规治疗　人棘球蚴病的治疗包括驱虫治疗(阿苯达唑)联合棘球蚴囊的外科切除。

2. 内镜治疗　内镜干预主要用于:①当棘球蚴囊破裂入胆管时;②处理术后胆道并发症时。

（1）棘球蚴囊破裂入胆管:肝棘球蚴囊的一个常见而严重的并发症就是破裂入胆管,发生率为 1%~25%。通常是因为胆道的压力过高,超过了 $80cmH_2O$。Bektas 等发现,在 16 例中囊肿破裂入胆道的共 8 例。当临床表现(黄疸)、生化(提示胆汁淤积)或超声检查(提示肝棘球蚴囊合并胆管系统扩张)怀疑棘球蚴囊破裂入胆管时,可考虑行 ERCP。十二指肠镜检查有时可见十二指肠表面或从肝胰壶腹突出来的白色反光膜。胆管造影时,残留棘球蚴囊表现为:①胆总管有丝线状物质;②线性、波浪状的物质,为层状的棘球蚴囊膜;③圆形的或椭圆形的透明的充盈缺损,为漂浮在胆总管的棘球子囊;④也可出现褐色、稠密、无定型的碎片。胆管造影可以发现小的交通支,尤其在外周胆管,其意义目前还不清楚。

对于表现为胆汁淤积性黄疸及胆管炎的病例,可以行内镜乳头括约肌切开术,以便用取石网篮或者球囊导管取出棘球蚴囊和囊膜,并需要进行胆道盐水灌洗以冲洗出棘球蚴沙和棘球子囊。当急性胆管炎发作危及生命时,可暂时留置鼻胆管引流,以后再取出棘球蚴囊和囊膜。鼻胆管引流物可以查出棘球蚴钩蚴或囊膜。内镜处理急性胆道并发症是为了能够在择期情况下进行根治性手术治疗。破裂的内容物如完全流出,则可单用内镜治疗,但较少见。

如果存在棘球蚴囊和胆道系统的交通支,通常可先将亲水导丝探插入囊内,再沿导丝留置鼻胆管以便囊内容物排出。通过鼻胆管用高渗盐水溶液冲洗棘球蚴囊,以确保根除胚层和残留子囊。只有少数病例报道用 ERCP 和药物治疗等非手术方法成功地治疗复杂性棘球蚴病。

（2）术后胆道并发症的处理:棘球绦虫行外科手术治疗后,14%~16%的病例会出现胆道并发症。早期术后并发症包括持续胆瘘及胆汁淤积性黄疸。晚期并发症为硬化性胆管炎和奥迪括约肌狭窄。

1）持续性胆瘘:是最常见的术后并发症,术后发生率在 50%~63%。未发现的囊胆交通支表现为术后 T 形管不能夹闭或发展成胆外瘘。流出量少的瘘管(≤300ml/d)通常平均持续 4 周后自行闭合。流出量多的瘘管则需进行内镜干预。行内镜下乳头括约肌切开并清理胆道后置入胆道支架,4~8 周通常足以使瘘管闭合。单独行乳头括约肌切开也是有效的。偶尔在肝棘球蚴囊和支气管之间可以出现瘘管交通,导致出现支气管-胆瘘。内镜下乳头括约肌切开术及鼻胆管引流或支架置入有助于闭合瘘管。

2）胆汁淤积性黄疸:外科切除棘球蚴囊后 2%的患者可以出现胆汁淤积性黄疸,通常在术后 2~4 周出现。胆汁淤积性黄疸是由于存在囊胆交通支时棘球蚴残留物阻塞胆总管所致。这种情况下行内镜乳头括约肌切开和胆道清理后放置支架,4~8 周后瘘管可闭合。

3）硬化性胆管炎和奥迪括约肌狭窄:出现在术中使用甲醛溶液灭虫的病例。甲醛溶液通过小的交通渗入胆道会导致炎性改变,后期会形成狭窄。在临床或实验中几乎所有杀绦虫头节药物都可造成此并发症。在目前可用的各种杀绦虫头节药物中,使用 20%的高渗盐水更为可取。这些并发症可通过内镜下乳头括约肌切开术或支架置入进行治疗,可联用胆道狭窄球囊扩张。

四、肝片吸虫病

（一）概述

本病较少见，我国仅报道 20 余例。幼虫在胆囊或胆管内发育成成虫，虫体的机械刺激及分泌物的化学刺激可引起胆系炎症反应。吸虫分泌大量的脯氨酸则能刺激胆管上皮纤维结缔组织增生，引起胆管纤维化和狭窄。

（二）临床表现

临床上本病的主要表现为胆系感染或胆道梗阻。如在粪或十二指肠引流液中查得虫卵，或血中嗜酸性细胞增多，对诊断有帮助。片吸虫病是由肝片吸虫（即绵羊肝吸虫）引起的。最重要的终宿主是绵羊，片吸虫感染仍然是一种重要的畜牧病。多种哺乳类反刍动物，尤其是山羊、牛、马、骆驼、猪、兔以及鹿类可被感染。中间宿主包括各种类型的螺，包括两栖类和水生类。由于终宿主和中间宿主的广泛存在，该病地区分布广并在世界范围内发病。因此，医师们应该意识到在所有地区都有感染此病的可能性。

片吸虫病发生在食用水田芥（水生植物）的地区，其流行与淡水地区中间宿主螺的大量分布相关。人在进食被囊蚴（吸虫感染的形式）感染的水田芥后感染，幼虫通过十二指肠壁进入腹腔，并移行到肝。

该疾病有两个阶段。当吸虫穿透肝包膜并由肝实质向胆道系统迁移时，出现疾病的"急性或肝褐色样变"期。急性期的患者通常表现为消化不良，随后出现急性发热、腹痛，尤其是右季肋部或右上腹部疼痛，也可能出现荨麻疹和嗜酸性粒细胞增多。这些症状的出现是由于幼虫迁移造成损伤和炎症反应引起的。约 50% 的这种病例感染为亚临床性，在进食囊蚴后感染的急性期通常持续 3 个月。

当食用被污染的食物后 3~4 个月，寄生虫进入胆小管就进入第二个阶段，即"慢性期或胆管炎期"。典型的表现是黄疸、发热、右上腹痛，罕见的情况可出现结石性胆囊炎、严重的胆道出血以及急性胰腺炎。

在慢性阶段，胆囊里活动的吸虫可以显影，肝功能检测提示胆汁淤积。血清学试验（快速 ELISA/Falcon 法筛选试验或者斑点印迹 ELISA）有很高的敏感性（95%~100%）和特异性（97%），有助于诊断。

由于胆道内幼虫的毒性代谢产物及其机械性效应引起的炎症反应，导致上皮坏死及腺瘤样变，最终导致纤维化。这些变化进一步发展为胆道的囊性扩张，完全或部分性梗阻及门脉周围的纤维化和肝硬化。尽管成功治疗后纤维化改变还可能持续存在，但一些胆管的改变是可逆的。成虫的生命周期为 9~13 年。虫卵或者死亡的寄生虫可形成结石的内核，并可能导致肝内或肝外胆管结石。

（三）治疗

1. 非手术治疗　口服给药是肝片吸虫病的标准治疗方法。可以给予三氯苯达唑（单次给药 10mg/kg）治疗；严重和持续感染时推荐 2 次给药，剂量为 10mg/kg，2 次间隔 12~24 小时。可选择的药物还包括硫双二氯酚（隔日给药 10~15 次，剂量为 30~50mg/kg），也可应用氯喹、甲苯达唑、阿苯达唑及吡喹酮，但疗效不确定。须告知患者，通常在药物开始治疗 2~7 天后，寄生虫或其碎片排出时会引起胆绞痛。

2. ERCP 和超声内镜治疗　当出现胆道并发症或药物治疗史无效及多种寄生虫所致

的严重感染时,应考虑内镜治疗。行 ERCP 时,片吸虫在胆囊及扩张的胆道内的影像学特征为小的、射线通透的线状或月牙样的阴影,有凹凸不平且不规则的边缘。内镜下行乳头括约肌切开术后,虫体可由球囊导管或取石网篮取出。胆道里通常隐匿单个肝片吸虫,偶尔胆囊里也有。当虫体在胆囊或肝内胆管细小分支时,不易靠机械方法取出。行 ERCP 时可用 20ml 2.5%的聚维酮碘溶液(5ml 10%的聚维酮碘加上 15ml 造影剂)行胆道灌洗,抽吸出的胆汁可用来检测虫卵。成功地充分引流是最基本的治疗,尤其对于并发急性胆管炎的患者。

　　胆道片吸虫“大量”感染是指数十或数百的成熟虫体寄生于肝内或肝外胆道系统。处理这种情况已有成功报道,首先用网篮或球囊导管取出虫体,再用球囊封堵肝总管,并用 20ml 2.5%的聚维酮碘溶液灌注 10 分钟,然后用盐水冲洗胆道,死亡的虫体可通过器械取出。完全取出虫体要进行重复治疗。对于胆管炎和肝脓肿的病例可以在直接透视下通过鼻胆管反复行聚维酮碘治疗 3 次。

五、梨形鞭毛虫病

　　又称贾第虫病。在我国,该寄生虫感染为全国性,多为无症状携带者。但 20 世纪 80 年代初仍有因严重感染而死亡的个案报道。该虫主要寄生于小肠,偶可寄生于胆囊。当胆囊中的寄生虫达一定数量时可致胆囊炎。当临床上遇到无胆石性胆囊炎而抗生素治疗无效时,应考虑该寄生虫感染所致的胆囊炎。十二指肠引流液中发现虫卵为诊断的可靠依据。甲硝唑、丙硫苯咪唑为有效的治疗药物,也可选用呋喃唑酮、硝基咪唑吗啉等。

(赵　秋)

参 考 文 献

1. 徐世昌,温志波.华支睾吸虫病合并胆管癌的影像学分析.中国寄生虫学与寄生虫病杂志,2016,34(3):239-244.

2. 朱华利.吡喹酮治疗华支睾吸虫病的临床疗效.临床研究,2016(1):65-65.

3. 张涛.肝包虫囊肿破胆道引起胆囊包虫病和完整生发层所致的阻塞性黄疸:肝包虫囊肿破胆道两种罕见的并发症.中国普通外科杂志,2015,24(8):1067-1069.

4. 张吉丽,朱阵,李冰,等.肝片吸虫病的研究进展.黑龙江畜牧兽医,2016(11):58-61.

5. Alam S,Mustafa G,Ahmad N,et al. Presentation and endoscopic management of biliary ascariasis. Southeast Asian Journal of Tropical Medicine & Public Health,2007,38(4):631-635.

6. Sharma M,Garg S. Endoscopic ultrasound for ascariasis in common bile duct. Endoscopy,2009,41 Suppl 2(41 Suppl 2):E209-10.

7. Kubaska S M,Chew F S. Biliary ascariasis. Ajr American Journal of Roentgenology,2013,169(2):492-492.

8. Mansilla-Vivar R,Caballero E S,Dueñas C S,et al. Biliary ascariasis as etiology of recurrent abdominal pain. Endoscopy,2016,48(S 01):E196.

9. Kelley J M,Elliott T P,Beddoe T,et al. Current Threat of Triclabendazole Resistance in Fasciola hepatica. Trends in Parasitology,2016,32(6):458-469.

第四篇

胆道狭窄、胆瘘和胆道肿瘤

第二十二章

胆管先天性疾病

先天性胆管囊状扩张症（congenital cystic dilatation of bile duct）是指肝内和（或）肝外胆管的先天性囊状扩张，又称先天性胆总管囊肿（congenital choledochal cyst），是先天性胆管系统疾病，肝内或肝外胆管均可能累及。1723 年 Vater 首先报道本病，1958 年 Caroli 详细描述了肝内胆管的囊状改变（Caroli disease），此病在中国、日本等亚洲国家发病率较西方国家高，女性明显高于男性（8:3），小儿中多见，大多数患者在 10 岁前得到诊治，部分患者到成人阶段才表现出临床症状。有学者认为此病是胆管良性肿瘤，病因与先天性胰胆管合流异常（AJPBD）、共同通道过长、慢性胰液胆管反流、胆管黏膜损伤、慢性炎症和胆管壁变薄有关。并发症包括：胆管炎、胆结石、胆汁性肝硬化、门静脉高压症、囊肿破裂、癌变等。癌变率为 2.5%~26%，在成年人高达 30%；癌变可能与胆汁淤滞慢性炎症囊壁上皮化生有关。

一、分类

不同类型的先天性胆总管囊肿在流行病学、影像学、临床指标、治疗方式等方面上均有差异，因此要求临床工作者应明确先天性胆总管囊肿分型的原则，以明确诊断。鉴于先天性胆总管囊肿分类方式对临床诊断及治疗方面的现实意义和基于不同划分层次而产生的众多争论，本节就先天性胆总管囊肿的分类方式进行了系统的分析和阐述。

（一）基于形态学的分类方式

借助影像学技术，对肝内外胆管系统的形态、位置、大小进行分析总结，提出了基于形态学特征的分类方式。

1. **经典 Todani 分型**　现今国际普遍承认的分型方法是由 Todani 等 1977 年通过对 37 例成人患者分析，对 Alonso-Lej 分类法进行了完善后提出的 Todani 分型，此法将先天性胆总管囊肿分为 5 型，其定义及各自所占比例分别为（图 22-1）：Ⅰ 型为最多见，占 50%~80%，肝外胆管单发性扩张。Ⅰ 型又分为三种不同的亚型：Ⅰa 型，肝外胆管囊性扩张而无肝内胆管扩张，胆囊起自于扩张的胆总管；Ⅰb 型，局灶性肝外胆管扩张，多数位于胆囊管远端，胆囊分支处；Ⅰc 型，从肝内胆管到胰胆合流位置全部肝外胆管梭形扩张。Ⅱ 型（2%），肝外胆管憩室样扩张；Ⅲ 型（1.4%~4.5%），胆总管开口脱垂；Ⅳ 型（15%~35%），肝内外胆管多发性扩张，其中Ⅳa 型肝外肝总管扩张同时合并肝内胆管扩张，Ⅳb 型为肝外胆管的多发性扩张；Ⅴ 型（20%），肝内胆管多发性扩张，肝外胆管正常（又名 Caroli 病）。除以上常见类型外，也有 Ⅰ 型和Ⅱ 型同时存在的病例报道。

随着影像学技术的不断发展，众多研究者在 Todani 分类法的基础上提出了新的亚型。1991 年 Serena 等报道 1 例胆囊管处局限性囊性扩张，胆总管及肝内胆管均未扩张的病例，并命名为Ⅵ型。2009年Sadiq等报道1例不同于以上所有类型的先天性胆总管囊肿,描述为:肝门部局限性肝总管扩张,且囊肿内呈隔膜样分隔,肝内胆管和肝外胆总管正常。2011年Michaelides等通过对胆管影像学结果的分析,提出了新的亚型Ⅰd型即:除胆总管近段扩张之外,肝总管远端,胆囊管远端均扩张,且肝总管与胆囊管之间存在一纵行隔膜。2013年Siahaya等报道1例Ⅰ型合并Ⅱ型罕见的先天性胆总管囊肿,并提出了应将其单独分类为一种新亚型。Todani分类法至今仍然在沿用,作为最全面的分类方法其在先天性胆总管囊肿诊断方面的优势如下:总结出临床常见情况和少见情况,例如憩室型和脱垂型以及伴有肝内胆管扩张的情况、Caroli病等,这些情况在临床上虽然少见,但遇到上述情况下,易于用该分类方法去解释;但是不可否认的是此种基于形态学的分类方式亦存在缺点,具体如下:①所有类型及亚型是单纯基于大体形态的差异进行划分的,而没有对潜在的病理机制的差异进行阐述,尤其是没有包含胰胆合流异常的分析;②虽然此种分类标准看似简单,但是实际临床诊断中却极易混淆,尤其是在Ⅰc型和Ⅳa型之间在治疗方法上有明显不同,但是两者形态上却不易分辨,如果没有发现其肝门部肝胆管狭窄的存在将在术后产生严重淤胆;③最为重要的是,此种分类方法并没能提供针对不同类型的手术指导准则;④有研究发现Ⅳ型在病因基础和治疗方式上与Ⅰ型无差异,而其仅存影像学上的差异,推测其原因可能源于胚胎时期的肝憩室不同位置的发育异常,因此将其单独分出一种新的类型并无临床意义;⑤现在认为Ⅴ型为Caroli病,是一种相对独立的疾病,其病因机制、临床表现、治疗方法等与其他类型有明显不同。

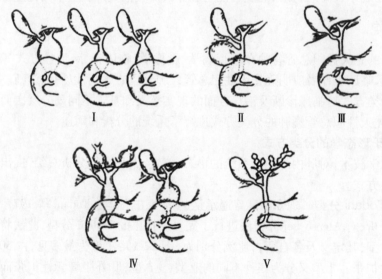

图22-1　先天胆总管囊肿的分型(Todani分型)

2. Alonso-Lej分类法　1959年Alonso-Lej等通过对96例成人患者分析,首次提出了先天性胆总管囊肿的分类:Ⅰ型,扩张型:胆总管呈囊状或梭状扩张,最为常见,约占总病例的85%~90%;Ⅱ型,憩室型:胆总管壁的一部分向外扩张呈憩室状,与胆总管相连处呈蒂状;Ⅲ型,脱垂型,胆总管远端囊肿脱垂成疝进入十二指肠内或胰腺内。Alonso-Lej分类法是关于先天性胆总管囊肿最早的分类方式,但其存在明显的缺陷:首先,由于病例数的限制其关于形态学的分类过于笼统,分型的种类并不全面;其次,受到影像技术的限制,没有发现肝内扩张情况和胰胆合流异常。

（二）基于病因学的分类方法

在临床实践过程中，研究者不再仅仅停留在形态学的研究，而是深入到病因学的研究。其中影响最为广泛的就是胰胆合流异常理论，但是后来的动物实验发现单一模仿其中一种发病机制的动物模型并不能复制出所有类型的胆管扩张，因此研究者认为不同类型的先天性胆总管囊肿有不同病因学基础，提出了基于病因学差异的先天性胆总管囊肿分类方法：California College 分类法。在 2004 年，Visser 等在对 39 例成人患者研究的基础上提出了基于病因机制的分类方式：先天性胆总管囊肿是由四种完全不同种类的疾病组成，其中包括胆总管囊肿（choledochal cysts）即为 Todani 的 Ⅰ 型和 Ⅳ 型，胆管憩室（choledoehal diverticulum）即为 Todani 的 Ⅱ 型，胆总管脱垂（choledochocele）即为 Todani 的 Ⅲ 型，卡罗利病（Caroli's disease）即为 Todani 的 Ⅴ 型。随后众多的研究也支持了加利福尼亚大学研究者的观点。

（1）关于病因机制的研究多认为：约 83% 胆总管囊肿都并发有胰胆合流异常，其他类型中合并胰胆合流异常却仅为 50%，针对胆总管囊型或梭形扩张者（即 Ⅰ 型）与胰酶反流后炎性反应和远端梗阻后压力升高有关，针对合并有肝内胆管扩张（即 Ⅳ 型）与胆总管远端长期梗阻后压力传导至肝内胆管有关，因此胰胆合流异常病变被认为是此型的基础病因；胆管憩室切除后病理分析发现与胆囊属于同源组织，因此认为此型与胆囊重复畸形有关；胆总管脱垂其病理改变主要在十二指肠壶腹处梗阻，同时其中有 38% 合并先天性胰管发育异常而其他类型中合并胰管发育异常者仅为 10%，因此推测其可能由于胰管发育异常后天形成；通过对动物模型的研究发现 Caroli 病发于肝内胆管的广泛扩张及先天性肝内纤维化，然而胆总管及胆囊管扩张不明显，因此认为其与肝内胆管内膜发育不良有关。

（2）在临床体征方面的研究认为：胆总管囊肿最主要的表现是胆管炎相关的症状，发热，右上腹痛，黄疸，白细胞升高等；胆管憩室多数病理没有任何症状，故大部分为偶然间发现；胆总管脱垂主要的症状是胰腺炎。

（3）并发症的发生情况不同类型之间也存在不同，其中至关重要的方面便是癌变率：胆总管囊肿胆管系统发生癌变率为 12.16%，且随着年龄增长癌变率急剧增加，各年龄段癌变率分别为：1~15 岁为 0，16~30 岁为 4.5%，31~45 岁为 8.7%，46~60 岁为 15.4%；然而胆管憩室胆管系统极少发生癌变（仅为 1.6%~5.0%）；胆总管脱垂癌变器官主要以胰腺和十二指肠多见，胆管癌的发生率较低；Caroli 病者肝外胆管并不扩张，没有发现肝外胆管癌的报道。

（4）治疗方面的研究：胆总管囊肿由于其症状明显，且存在较高的癌变率，因此之前的 T 管胆管外引流术已被摒弃，现采取胆管切除并肝肠吻合术；胆管憩室可行憩室切除；胆总管脱垂可采用十二指肠镜下切除术；Caroli 病者可先随访观察，如若出现严重肝硬化表现则需要肝移植治疗。California College 分类法，不再仅仅关注于不同类型之间在形态上的差异，而是深入到病因基础的差异，因而更加深刻地反映出不同类型之间的异同。对于病因基础非常接近的类型给予了合并，对于不同病因的类型分别独立成四种不同种类疾病；由于是通过病因的机制差异来进行划分类型，有效地区分了在影像学上接近的易混淆类型，从而更有利于疾病的明确诊断；通过对临床特征、生化检查、并发症的分析，提出了针对不同类型的治疗方案，为临床工作提供了全面的指导作用。

二、发病机制

随着病因研究的深入,影像技术发展,临床观察的增加及外科治疗大幅度进步,对先天性胆总管囊肿分型的研究不再仅仅存在形态学层次,更向病因机制层次方面深入。

先天性胆总管囊肿的病因目前有两种主流学说:其中一种学说是 Babbitt 在 1969 年提出的胰胆管合流异常(anomalous junction of the pancreaticobiliary duct,AJPBD)理论,即胆管和胰管在十二指肠壁外提前汇合,共同通道过长,导致胆汁和胰液过早汇合,继而产生胰液向胆管逆流。反复的逆流激活胰酶,后者引起胆管壁的化学和炎症性改变,导致胆管壁的脆弱及扩张,最终癌变。该理论得到大部分学者的赞同,但大型统计学调查显示仅 50%~80% 的患者伴有 AJPBD。加之产前诊断的胆总管囊肿不能用 AJPBD 解释(产前诊断多在胚胎第 15~37 周,而此时早期胰腺泡尚不能产生能导致 AJPBD 的胰酶),所以对 AJPBD 理论仍有疑问存在,认为它不能解释所有先天性胆管囊肿患者的病因。另一个近年来得到大量关注的是狭窄理论,该学说认为在胚胎发育中,胆管由实心向空心演变时,有的节段由于发育缓慢,发生狭窄,近端发生扩张,它认为囊肿远端的狭窄在囊肿扩张的发展过程中起了比胰液反流更为重要的作用。其理论依据是统计学证明狭窄程度与囊肿扩张程度成正比,以及 IV 型先天性胆管囊肿患者狭窄切除后肝内扩张胆管明显缩小。其他尚有胆管神经发育异常、原始胆管发育异常等理论,但未能得到广泛认同。

三、临床表现和诊断

先天性胆总管囊肿以右上腹痛、黄疸、腹部肿块等三联征为主要临床表现,儿童的临床表现多为梗阻性黄疸及腹部包块,在成人则是腹痛、发热、恶心呕吐及黄疸。先天性胆总管囊肿在儿童中的发生率仅为 8%~38%,10 岁以下女童多见,在成人中则更为罕见。延误诊治可导致胆囊炎、胆系结石、胰腺炎和胆管恶变的可能,故早期诊断对于预防并发症和提高疗效具有重要作用。由于其临床表现不特异,与其他胆管系统疾病难以鉴别,而血液学检查对先天性胆管囊肿也无特异表现,所以诊断主要是依靠影像学检查。

诊断先天性胆管囊肿的影像学检查应能显示至少整个肝外胆管,以证明囊肿与胆管的连续性,以便与其他腹内囊肿如胰腺假性囊肿、胆管囊腺瘤等鉴别;明确肝外囊肿上端或肝内扩张近端的正常胆管,并与梗阻性扩张相鉴别。B 超是首选的诊断方法,确诊需要上腹部增强 CT、磁共振胰胆管造影(magnetic resonance cholangiopancreatography,MRCP)及内镜逆行胰胆管造影(endoscopic retrograde cholangiopancreatography,ERCP)等。

B 超检查简单、无创、操作方便,对先天性胆管囊肿诊断的灵敏度可达 71%~97%,但对成人先天性胆管囊肿的诊断率并不令人满意。因其二维的限制,B 超对囊肿的大小常估计偏小,对小囊肿容易漏诊,另外超声还易受到体型、肠道气体的干扰和限制。CT 由于较高的分辨率和多种重建技术在临床广泛应用,对诊断先天性胆总管囊肿及其分型具有重要作用。此外,CT 检查在显示囊肿周围组织结构方面有优势,可以了解肝内胆管扩张情况,了解有无胆系阳性结石,便于与其他占位性病变相鉴别,同时可以了解胰腺炎及其程度。ERCP 对 AJPBD 有较高的检出率,并且可同时行活检、取石及乳头切开等操作,但因其有放射性、离子辐射、胆管炎或胰腺炎等并发症以及检查结果的术者主观性等原因,已逐渐被 MRCP 所取代。尽管如此,ERCP 在 III 型囊肿的治疗方面仍有其独特优势。MRCP 利用胆汁、胰液的自然对比,不仅显示胰胆管的三维结构,还可以显示胰胆管系统的细微差别。MRCP 因其无创性、高准确性以及在诊断可能伴发的胆管肿瘤及胆管结石的高灵敏度,能够显示肝内、外胆管的完整影像,很好反映肝内外胆管、胆囊的情况,对胆管内结石和胆管狭窄具有重要作用,不仅可以显示先天性胆总管囊肿,而且可以显示先天性胆总管囊肿合并 AJPBD,成为先天性胆管囊肿诊断的"金标准"(图 22-2)。近年来由于高场强 MR 的应用,使得 MR 诊断先天性胆总管囊肿合并 AJPBD 确诊率提高,且利用 MRCP 可以准确测量胰胆管共同管的长度,可以多方位观察胰胆管合流方式和走行,因此,MRCP 有非常好的应用前景,并有取代 ERCP 的趋势成为先天性胆总管囊肿合并 AJPBD 首选诊断方法。其他影像学检查方式尚有胆管闪烁显像术(HIDA)、计算机断层造影(CTCP)等,但国内应用尚不普遍。

胰胆管合流异常(AJPBD)的诊断标准:成人共同通道长度>15mm、小儿>5mm,即可诊断为胰胆管合流异常。另外,透视下发现壶腹部收缩段完全处于胆、胰管汇合部的远端,即使共同通道长度不足 15mm,也可诊断为 AJPBD。按影像学的变化 AJPBD 分为三型:Ⅰ、Ⅱ、Ⅲ型。其中Ⅰ、Ⅱ型又各分为 a、b 两种亚型。Ⅰ型的合流形态为胆管-胰管(B-P 型),其合流角度为直角合流;Ⅱ型的合流形态为胰管-胆管(P-B 型),其合流角度为锐角合流。同时合并共同通道扩张者为 a 亚型,无共同通道扩张者为 b 亚型。Ⅲ型又

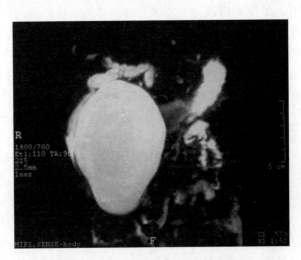

图 22-2　先天胆总管囊肿 MRCP 影像

称为复杂型,是指胰胆管异常合流的同时合并副胰管的存在且显影。

如何鉴别先天性胆管囊状扩张症和胆管梗阻所致胆管扩张是临床上需要注意的重要问题。先天性胆管囊状扩张症的影像学检查多表现为正常肝内胆管支从扩张的胆管树上突然发出,不同于结石继发的胆管逐级递减性扩张的表现,联合术中胆道镜检查,若见苍白的胆管黏膜存在散在片状糜烂及大小不等的浅溃疡,且左右肝管隆突,甚至肝内二级分支胆管壁间隔呈低张力塌陷状,则可诊断为该病,并可通过术后病理检查结果进一步证实。具体如下:

（一）术前诊断

胆总管囊肿的扩张的影像学表现:B 超声像图为胆总管梭状或囊状显著扩张的无回声区,边界光滑、清楚,与肝管、胆囊管相通,合并结石时,可见强回声团。可分为 4 种类型,其中 A、B 两型是扩张程度较轻的类型,可清晰显示肝外胆管结构,胆总管长轴切面显示呈圆形或梭形扩张状态,易作出诊断;C、D 两型是扩张程度较重的类型,在右侧腹腔内可见巨大囊性肿物,由于占据了较大空间,挤压周围脏器,故在声像图中不易清晰显示胆系与囊肿的关系,难诊断。因 B 超易受肋骨遮盖、肠道气体干扰及超声切面方位的限制,对 CCC 诊断、分型有一定局限性,特别是巨大的囊肿。脂餐试验:脂餐 30 分钟后见胆囊和囊性肿块均有一定程度的缩小,60 分钟后再次恢复脂餐前大小。CT 表现为胆总管或肝门区液性密度占位,壁薄而均匀,边缘光滑,密度均匀。肝内胆管轻度扩张或不扩张。而胆总管可达数厘米以上,呈高度扩张,压迫胆囊、胰腺和胃等邻近器官。口服胆囊造影剂或注射胆影葡胺后 CT

扫描,造影剂通过肝管进入囊肿内或见正常的胆囊显示,即可确诊。但 CT 检查时需注射造影剂,有导致过敏反应可能;同时 CT 亦难显示胰胆管合流和胆总管远端的详细情况,故有一定局限性。当囊肿过大或过小时,CT 诊断有一定误诊或漏诊。多排螺旋 CT(MDCT)能对胰胆管连接的解剖细节和胆管树显示更清楚、更准确,有助于 I 型先天性胆管扩张症的诊断和治疗。MRCP 能清楚展现囊肿形态和肝内、外胆管的解剖结构,扩张的胆管可呈柱状囊状、憩室状,轮廓清楚。内含的胆汁 T_1WI 上呈低信号,T_2WI 上呈高信号。当合并结石或胆汁淤积时,在高信号背景中可见多个低信号或 T_2WI 上呈现不均匀混杂信号;而沉积的少量泥沙则表现为新月形充盈缺损,即"新月征"。冠状位扫描利于展示胆管树与囊肿的相互关系。MRI 在 CCC 表现为肝外胆管的梭状或囊状扩张,肝内胆管轻度或不扩张,合并多发结石时,可见"石榴籽"样改变。ERCP:其影像表现为胆总管球形或椭圆形囊性扩张,边缘光滑,与胆管连通并沿胆管走行分布。扩张部位可累及胆囊管、肝内胆管及肝总管,多见于中上段,下段多合并屈曲、狭窄和畸形。ERCP 可直接显示胆胰管系统,便于临床分型,同时也可显示胰胆管结构,判断是否狭窄、癌变,尤其是否存在胰胆合流异常有重要价值。

术前梗阻引起胆管扩张的影像学表现:B 超胆囊体积增大,胆总管及肝内胆管重度扩张。CT/MRI 示良性梗阻扩张胆总管呈逐渐变细,管壁增厚均匀,且一般不超过 1.5mm,肿块影少见;恶性梗阻为梗阻端胆管突然截断,邻近胆管不规则增厚,肝内胆管呈不同程度扩张,多为扭曲管道状或囊状扩张,一般可见肿块及周围组织浸润转移征象。

(二) 术中诊断

除了术前检查,尚有一个容易被忽略的检查方式是术中检查,完整、谨慎的术中探查显得尤为重要。术中探查先天性胆总管囊肿的肝外胆管呈囊状扩张,扩张的上端肝胆管直径可正常;术中穿刺抽取囊内胆汁测定淀粉酶异常增高。梗阻引起的肝内外胆管狭窄后扩张,胆管内胆汁中淀粉酶含量正常。术中直接穿刺胆管造影,也可明确诊断。除了扩张胆管的形态之外,还可通过寻找引起扩张的原发灶鉴别,梗阻引起的胆管扩张大多能发现结石或壶腹周围肿块影。

四、治疗

先天性胆总管囊肿的外科治疗原则是早期手术以减轻症状并预防远期并发症,治疗以切除病变胆管,实现胆胰分流、通畅胆汁引流和防止胆管癌变为目的。一旦明确诊断,所有先天性胆管囊肿患者均应尽快手术治疗。对先天性胆管囊肿的治疗根据分型有所不同,现今公认的治疗原则包括彻底切除囊肿、行肝总管与空肠 Roux-en-Y 吻合术,该术式完全切除了可能已有损伤和癌变倾向的囊肿,并将胆管和胰管分开,避免了胰液的反流,已成为先天性胆管囊肿治疗的首选手术方式。此外,腹腔镜下囊肿切除+肝肠吻合术因其较短的术后恢复时间、较少的粘连而被众多学者推崇,但远期随访效果尚待观察。并发严重感染可行 ENBD 或囊肿外引流,待炎症控制,再行治愈性手术。单纯囊肿与十二指肠或空肠吻合内引流术现已弃用,因囊肿壁无排空能力,仍可造成胆汁滞留和感染;并且随着年龄的增长,囊肿壁的癌变率明显增高,如术中发现胆总管囊肿已恶变,应施根治性手术,包括胰头十二指肠切除术。

对于 Todani I 型及仅有肝外胆管囊肿的 Todani IVb 型先天性胆管囊肿患者,肝外胆管切除+胆管重建被认为是理想手术方式。具体手术过程如下:首先全程游离悬吊肝动脉,切断大部分肝外胆管的供血动脉,再游离胆管,则能明显减少出血。若胆管与门静脉间隙不清时,可切断胃十二指肠动脉,向右侧牵拉肝动脉并充分定位门静脉,以便顺利剥离胆管下端至胰腺段缩窄处。对于胆总管下端剥除很困难的患者,为防止胰液漏或出血,保留少许胰腺段胆管壁缝合关闭,可以降低先天性胆总管囊肿癌变的发生率。上端胆管的切除平面通常选择左右肝管分叉处或右前、右后支胆管分叉平面,充分剪开相对或绝对狭窄的胆管间隔进行拼缝,并纵向剪开左肝管1~2cm,可以最大限度地减少上端病变遗留,降低胆肠吻合口狭窄发生率。对于Ⅱ型及Ⅲ型先天性胆管囊肿患者,单纯切除囊肿部分而保留残余肝外胆管已是理想治疗,因为这两型囊肿本身癌变风险相对较低。对于局限性的Ⅴ型(Caroli病)和Ⅳa型患者,若有明显的肝内胆管囊状扩张表现,仍以相应肝段或肝叶切除为主。对于肝内胆管囊状扩张症(Caroli's disease)患者,单发肝内胆管囊状扩张症,可选择肝部分切除术;多发性病变不易手术切除,合并感染时应用抗生素对症处理;对终末期病例,可考虑行肝移植治疗。对于并发重症胆管炎的患者,通常先行腹腔镜或开腹胆管探查、引流,因为ENBD或经皮肝穿刺胆管引流等微创方法很难使胆汁引流通畅,难以缓解胆管炎。

胆总管囊肿切除的技术要点:①彻底切除胆管囊肿及其内膜;②处理囊肿下端时注意保护主胰管;③行肝门胆管与空肠Roux-en-y吻合,应采用可吸收线或细丝线行黏膜对黏膜缝合;④不要用吻合器行肝总管空肠吻合,因为小口径全层内翻吻合,术后可致吻合口狭窄甚至闭塞。然而,遗留病变是目前先天性胆总管囊肿外科治疗存在的主要问题。此外,成人先天性胆总管囊肿由于长期反复发作胆管炎,肝外胆管壁通常较厚,胆管黏膜下血管网异常增生,加之周围组织及门静脉甚至肝动脉受扩张的胆管严重挤压并发生粘连,完整切除肝外胆管出血较多,损伤血管的风险较大。

五、术后并发症

术后早期并发症主要包括吻合口瘘、胰瘘、肠梗阻,远期并发症主要是胆管炎、胆管结石、胰腺炎、肝功能不全及癌变。有学者建议对先天性胆管囊肿患者术后常规长时间应用静脉抗生素治疗以减少远期并发症,但大多数学者认为应在术中对可能导致术后并发症的因素进行处理,如不合适的吻合、胆管残留结石、残留狭窄等,但即使完成了理想手术且对不利因素进行了处理,术后远期并发症如胆管炎、胰腺炎、癌变等仍有可能发生。

六、小结

随着对先天性胆管囊肿的认识以及检查方式的进步,其诊断率已有明显提高。先天性胆管囊肿临床表现并不特异,故对所有伴胆总管扩张的胆管炎、胆管结石患者均应在术中谨慎探查以排除先天性胆管囊肿。完全囊肿切除及肝管空肠吻合是现今对肝外扩张胆管的理想手术方式,但对合并肝内胆管扩张的患者,治疗方式尚不明确,部分肝切除或肝移植是可行的方式之一。不论是否完成理想手术,所有患者均应行术后长期随访。

(俞亚红)

参 考 文 献

1. Cassone E J,Cassone E,Valenzuela C,et al. Treatment of congenital choledochal cyst in adults. HPB,2016,18:e518-e518.

2. Thomson B,Garden O J. Operative Treatment of Choledochal Cysts//Atlas of Upper Gastrointestinal and Hepato-Pancreato-Biliary Surgery. Springer Berlin Heidelberg,2016.

3. Carrillo-Maciel V,Acosta-Saludado A L,Rodarte R R,et al. Incidence of choledochal cyst in highly specialized hospital in Mexico. 20 Years experience. HPB,2016,18:e511-e512.

4. Ju J J N,Castillo E A,Cueva V T,et al. Non-classificable choledochal cyst treated with radical surgery:do we need a new classification? HPB,2016,18:e522-e523.

5. Reddy D A,Reddy V V,Sivaramakrishna G,et al. Choledochal cyst:patterns of presentation,management,and outcome-case series. HPB,2016,18:e516-e516.

6. Kleine R D,Eijnden M V D,Wilde J,et al. The fate of antenatally detected choledochal cysts:a review of a national registry. HPB,2016,18:e518-e518.

7. Yagi M,Asagiri K,Fukahori S. Choledochal Cyst∥Operative General Surgery in Neonates and Infants. Springer Japan,2016.

第二十三章

良性胆管狭窄

良性胆管狭窄（benign biliary strictures，BBS）是指良性疾病或胆管损伤所致的胆管炎症性瘢痕性缩窄。受累的胆管因反复炎症和（或）局部胆盐刺激，继发纤维组织增生和瘢痕形成，导致管壁变厚、管腔缩窄，进而出现胆汁淤积和（或）胆系感染。良性胆管狭窄最常见的原因是外科手术导致的胆管损伤和胆管吻合术后，尤其是胆囊切除术；其次是各种慢性炎症所致的狭窄（表 23-1）。胆管的连续性存在时常首选内镜下治疗，胆管完全闭塞和胆总管横断常需要外科手术治疗。

表 23-1　良性胆管狭窄病因

（一）术后狭窄
胆囊切除：开腹或腹腔镜手术；
肝移植：死者供体、活体亲属供体移植术，部分肝移植术；
胆肠吻合：胆总管端端吻合术，肝管空肠吻合术，胆总管空肠吻合术，胰十二指肠切除术；
肝癌介入治疗：TACE，射频消融，经皮酒精注射；
放疗；
内镜治疗后：如内镜乳头括约肌切开后瘢痕、十二指肠球部溃疡出血内镜注射硬化剂治疗等。
（二）损伤性狭窄
胆总管结石；
胰腺结石；
Mirizzi 综合征；
物理损伤：车祸伤，腹部钝器伤。
（三）缺血性狭窄
低血压；
肝动脉血栓或狭窄；
持续性移植器官缺血：温的或冷的缺血时间过长；
门脉胆道系统疾病。
（四）炎症
慢性胆管炎；
慢性胰腺炎；
原发性硬化性胆管炎；
自身免疫性胆管炎（IgG4 相关性胆管炎）；
血管炎：系统性红斑狼疮、抗中性粒细胞胞浆抗体相关性血管炎，Behcet 病。
（五）感染
复发性化脓性胆管炎；
寄生虫病：蛔虫、华支睾吸虫、麝猫后睾吸虫；
肉芽肿性病：肺结核、网状内皮细胞真菌病；
病毒感染：巨细胞病毒、人类免疫缺陷病毒。

一、良性胆管狭窄病因

胆囊切除术中直接或间接引起的胆道损伤,占手术引起胆道狭窄的90%。开腹胆囊切除术胆道损伤的发生率约为0.5%;而腹腔镜胆囊切除(laparoscopic cholecystectomy,LC)并未降低胆道并发症的发生率,反而有升高趋势。丹麦的一项前瞻性研究表明,LC术后胆道并发症约占0.74%,更多中心的研究显示,腹腔镜术后胆道良性狭窄的总发生率为0.2%~1.7%。LC术后胆管狭窄长度一般不超过1cm,多位于左右肝管汇合处远端,其中胆总管中段为42%~50%,汇流区为22%~41%,肝总管28%,胆总管远段15%。手术致胆管狭窄多为胆管损伤部位的纤维瘢痕性狭窄,偶有其他原因所致。Nagafuchi曾报道一例LC患者,术后胆总管发生创伤性神经瘤,导致胆管狭窄。创伤性神经瘤非真正肿瘤,而是胆管损伤后,受损的支配胆道的神经纤维过度增生所致,此类胆管狭窄对扩张及支架治疗反应差。造成狭窄的主要原因包括:①术中分离时对胆道的解剖结构错误识别,尤其在胆道有变异、胆囊窝有粘连及急性炎症时;②过度使用电凝止血;③钳夹、缝合或结扎的部位不对;④过度牵拉胆囊颈部等。

肝移植术也是导致术后胆管狭窄的一个重要要原因。肝移植术常需行胆道重建,狭窄往往发生于胆管吻合口处。Pascher和Verdonk报道20%~30%的肝移植术后患者会出现胆管狭窄。Theilmann等报道105例肝移植手术,其中19%出现术后胆管狭窄,Hintze等报道肝移植术后胆道并发症的发生率为8.8%。由于胆道有丰富的神经支配,肝移植术后也可出现胆管创伤性神经瘤,Metha等报道,2例肝移植患者分别于术后17个月和5个月在胆肠吻合口处发现创伤性神经瘤。此外,肝移植后由于局部缺血可导致吻合口或非吻合口狭窄。

慢性胰腺炎是引起良性胆管狭窄的原因之一,10%~30%的慢性胰腺炎后期可发展成有症状的的胆管狭窄。由于远端胆、胰管解剖上的特殊性,使得胆、胰疾病互相影响。慢性胰腺炎,特别是胰头部慢性炎症常波及胆总管胰腺段,使胆管壁发生纤维化、狭窄,也可因肿大的胰头部、假性囊肿、胰头部炎性假瘤直接压迫胆总管造成。由胰腺头部水肿及假性囊肿引起的胆管狭窄在炎症消退及囊肿治愈后会得到改善,如由纤维化引起的胆管狭窄多需手术或内镜干预治疗。

原发性硬化性胆管炎(PSC)是胆道系统的一种慢性自身免疫性炎性疾病,以肝内外胆管狭窄和扩张为特征,伴有肝内胆管根部的同心圆样闭塞性纤维化。PSC与溃疡性结肠炎(UC)尤其是青年男性的UC有关,其病因和发病机制目前尚不明确,可能因细胞免疫反应过激导致胆管上皮的慢性炎症。

一些血管性疾病如动脉粥样硬化、结节性多动脉炎等可侵及肝动脉导致胆管血供障碍,缺血区胆管发生狭窄。此外,上腹部外伤、Mirrizi综合征、肝动脉栓塞和肝动脉内化疗、胆道寄生虫感染、结核等也可致胆管狭窄。

二、胆管狭窄类型

评价胆管狭窄有两种主要的分类方法,即基于狭窄部位的Bismuth分型(表23-2)和基于解剖学和狭窄特征的Strasberg分型(图23-1),前者目前最常用。

表 23-2　胆管良性狭窄的 Bismuth 分型

I	狭窄末端到左右肝管汇流处大于 2cm
II	狭窄末端到左右肝管汇流处小于 2cm
III	狭窄位于左右肝管汇流处
IV	狭窄到达左或右侧肝内胆管
V	狭窄延伸至左或右肝内分支胆管

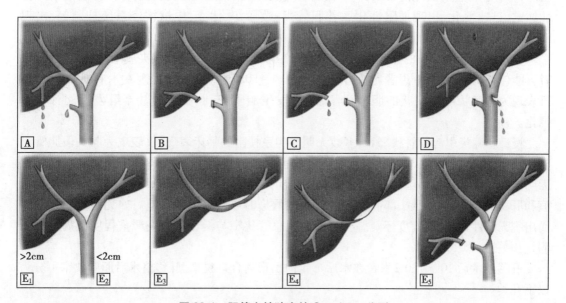

图 23-1　胆管良性狭窄的 Strasberg 分型

三、发病机制

受损的胆管可完全断裂或部分缺损,也可仅被血管钳钳夹或被缝扎而出现狭窄。胆管缺损常导致胆瘘,继发炎症和纤维化,进而瘢痕性愈合引起胆管狭窄,甚至闭塞,狭窄或闭塞的近端胆管扩张,狭窄处管壁增厚、管腔缩小甚至闭塞。胆管狭窄或闭塞后胆汁排出受阻,胆管内压力升高,出现胆汁淤积的临床表现,如持续时间较长,肝细胞将受到不可逆性的损害;淤积的胆汁较易继发感染,引起胆管炎的反复发作,加重肝细胞的损害,重者可合并败血症和肝功能衰竭等并发症,导致患者死亡。

胆管慢性炎症反复发作,胆管黏膜可出现糜烂、甚至溃疡形成,出现结缔组织增生、瘢痕形成,而致胆管狭窄。从肝内小胆管到胆总管下端都可以发生狭窄,但以左、右肝管、肝总管及肝段胆管开口处狭窄为常见。狭窄多呈环形,可多处同时存在。肝内胆管结石常合并肝内胆管狭窄,狭窄近端肝内胆管扩张,胆色素结石堆积,肝实质可发生不同程度的损伤及纤维化,严重者病变肝叶(段)有不同程度萎缩,其余肝叶呈代偿性增生,易继发感染而发生化脓性胆管炎,后者又可加重狭窄和促使结石形成,形成恶性循环。此种肝内狭窄的症状常不明显,病史较长,局部恶变概率较高。

长期的胆管良性狭窄可致胆汁性肝硬化和门静脉高压症,出现肝功能失代偿,患者如不能得到及时治疗,终将因各种肝硬化和门脉高压症的并发症而死亡。

四、临床特点

急性者术(伤)后24小时内出现腹痛、寒战、发热、胆汁淤积性黄疸,或引流管溢出大量胆汁。少数术(伤)后早期无症状,数周至数个月后出现上腹钝痛、发热、黄疸、大便呈灰白色等;急性发作时常有Charcot三联征。慢性者则有长时间波动性黄疸,间断胆系感染和不规则发热,感染发热后黄疸加深,炎症消退后黄疸可减轻;发作期可有上腹压痛、黄疸、肝肿大、压痛;可有胆汁性肝硬化的表现;偶可见胆管炎反复发作而无黄疸表现者。严重者病情进行性加重,迅速恶化,出现梗阻性化脓性胆管炎、败血症、休克、中枢神经系统抑制等,出现Reynolds五联征。

胆管损伤者约10%的在术后一周内出现临床表现,多因胆道被误夹或结扎所致,部分患者可能伴有胆瘘;大部分患者症状出现较晚,70%~80%的患者症状出现在术后6~12个月;可表现为有症状或无症状的胆汁淤积,反复发生胆管炎,胆石形成甚至继发性胆汁性肝硬化。

慢性胰腺炎引起胆管狭窄者,多数无明显胆系梗阻的临床表现,仅表现为胰头段胆管光整性狭窄,狭窄段多2~3cm,狭窄近端肝内外胆管扩张,生化检查AKP和(或)r-GT增高、但无明显胆红素和转氨酶增高;此类患者如发生胆系感染或慢性炎症急性发作时,较易出现黄疸和肝功能异常,合并胰头部假性囊肿或炎性假瘤时亦较易出现黄疸。如无明显上述原因而出现无痛性黄疸,应高度怀疑恶变可能。胆总管狭窄与慢性胰腺炎严重程度及病程并无明显相关性。

肝移植术后10%~30%患者在术后1年内出现吻合口狭窄,肝移植术后胆管狭窄可分为以下几类:

根据狭窄部位可分为吻合口狭窄和非吻合口狭窄两类。全肝移植的胆管吻合口通常位于胆总管与肝总管的交界附近,活体肝移植的吻合口位于肝门部右肝管起始部。胆管造影时可见吻合口以下的自体胆管正常或轻度扩张,吻合口区域管腔狭小,一般呈环状狭窄,也可见线型或不规则狭窄,长度为2~10mm,常可见狭窄区域扭曲成角。狭窄以上供体胆管可有不同程度扩张。非吻合口狭窄多位于肝门部左、右肝管分叉附近,多为缺血或灌注损伤所致,常从吻合口一直延续而来,范围较广泛,管壁不规整,肝内分支胆管扩张。

根据狭窄出现的时间可分为:肝移植术后早期狭窄(60天以内);中期狭窄(60天至1年);晚期狭窄(≥1年)。早期狭窄大多与吻合技术相关,而中晚期狭窄常是血供不足的结果。早期端端吻合口处的暂时性狭窄常在移植术后30~60天内出现,可能与术后水肿和炎症有关。这类患者对置入临时支架(3个月)治疗反应良好,很少需要再次手术。中、晚期狭窄对中长期支架(6~12个月)治疗反应良好,但复发率高,部分患者需要长期和反复的内镜下治疗。多发性缺血性非吻合口狭窄虽经复杂、反复的内镜治疗,仍有高达50%患者仍需再次肝移植。

五、诊断

患者有胆道、上腹手术(外伤)史,或反复发作的胆管炎或慢性胰腺炎病史。术后胆管狭窄的诊断常基于术后早期或后期出现的症状和异常生化指标。血常规可显示白细胞、中性粒细胞数升高;血生化显示肝功能受损重,呈胆汁淤积性黄疸表现;白、球蛋白比例倒置;血培养可呈阳性。B超显示狭窄近端胆管扩张和（或）结石的声像图。胆管腔内超声（IDUS）对胆管狭窄病因诊断有特殊的价值，观察胆管狭窄不同病变声像图的特征，可以鉴别胆管良、恶性病变。MRCP是一种有效无创诊断方法，可精确显示胆管的解剖结构、狭窄部位，并有助于制订治疗计划，但与ERCP相比，可能有夸大狭窄程度之嫌。ERCP、PTC可准确显示狭窄部位、形态及范围，是胆管良性狭窄诊断的"金标准"，但PTC成功与否很大程度上取决于近端胆管的扩张程度，PTC的创伤性较ERCP为大，ERCP对术者的技术成熟度的要求更高，两者均为创伤性技术，一般不单独用于诊断。但特殊情况下即使近端胆管不扩张，也不能除外胆管狭窄，特别是肝移植术后的围手术期，而动态观察碱性磷酸酶和γ-谷氨酰转肽酶的变化以及行MRCP检查，常能早期诊断。

六、良性胆管狭窄的内镜下治疗

由于技术的进步及新材料的涌现，内镜和介入技术在胆管损伤中的应用逐渐增多，通过ERCP可以进行十二指肠乳头括约肌切开、狭窄段探查或柱状球囊扩张、放置多根塑料支架或金属支架进行狭窄段的支撑等治疗，常可取得较好的临床效果。经内镜治疗良性胆管狭窄效果确切，患者创伤小，较外科手术或PTCD具有明显的优势，已成为良性胆管狭窄的一线治疗手段。

内镜下治疗良性胆管狭窄通常步骤为：首先显影胆管，明确狭窄部位、长度、程度和性质，继而扩张狭窄段，通常需放置多根塑料支架或覆膜金属支架以支撑狭窄段，对患者进行密切随访；可根据患者狭窄出现的时间、长度和程度来判断首次内镜置入塑料支架或金属支架的情况，并根据患者术后的临床转归等情况决定支架支撑的时间和再次内镜介入的时机，一般需支撑6~12月方可达到较好的临床疗效，较长时间的支架支撑可防止再次出现狭窄。

（一）明确狭窄的部位和性质

造影时首先明确胆管的连续性是否存在，若胆管完全离断或结扎者ERCP往往只能作出相关诊断，而无法进一步治疗，此时常需要外科手术重建胆道。少数情况下，胆管加压造影，造影剂虽未能通过狭窄段、显示胆管的连续性不存在，但导丝探查时仍可通过狭窄段，故胆管连续性是否存在应根据造影和导丝探查的结果来综合判断。

良性狭窄胆管的狭窄段可为非对称性，此时导丝通过狭窄段胆管极为困难，特别是肝移植术后；长期炎症反应导致的纤维化可使胆管狭窄段更细更紧，增加了导丝探查的难度，建议应用有亲水头的标准直头导丝探查。有专家认为使用更细（0.021in或0.018in）的导丝或J形亲水导丝可能更易通过狭窄段，但笔者的经验不支持此种观点，因为超细导丝的硬度不够，力量传导较差，J形导丝不易进入狭窄部位。标准导丝通过狭窄段后，可更换较硬的导丝以便进行扩张治疗。若需反复更换支架和并排放置大孔径支架时，常需要行乳头括约肌切开。如果ERCP时导丝不能通过狭窄段，可尝试PTCD联合ERCP治疗。

（二）扩张狭窄部位和放置支架

扩张狭窄主要是为达到两个目的：①重新开放胆总管以实现胆汁引流通畅；②保持狭窄部位的通畅，防止再次狭窄。导丝通过狭窄段后，根据狭窄的程度可选择5F（可用造影导管代替）、7F、8.5F或10F扩张探条沿导丝进行机械扩张，亦可用直径分别为4mm、6mm、8mm或10mm的柱状气囊进行扩张，气囊的直径可以比远端胆管直径大1~2mm，注入生理盐水或造影剂，以达到置入相应支架所需的扩张程度。为保持狭窄通道较长时间的开放，以便使瘢痕塑型和巩固，常需放置多根塑料支架进行支撑。当探条或气囊扩张不成功时，可留置一个 5Fr 或 6Fr 的直头引流管，一般 1~2 周后再次行扩张治疗时，支架置入的成功率会明显提高。通常置入单根或双根塑料支架后，每隔 3~4 个月应更换一次，以避免由于支架阻塞造成的胆管炎；放置 3 根以上的多根支架短期出现胆管炎的概率大大降低。至于放置支架的最佳数量和持续时间目前尚不明确。此外，自膨式金属支架（SEMS）有较大的腔径（8mm 或 10mm）也可用于良性胆管狭窄，应放置全覆膜金属支架；因裸支架放置后，增生的胆管上皮常可覆盖支架，导致取出困难，即使勉强取出，支架对应的胆管上皮会出现再次损伤，导致狭窄段变得更长，故不宜放置。

1. 塑料支架的应用 Cotton 等对 62 例术后不完全性胆管狭窄患者进行了回顾性分析发现，支架置入的成功率为 94%。首次 ERCP 后，有 13 例患者（20%）发生了早期并发症，而 19 例患者（33%）在支架保留期间发生了并发症，主要为胆管炎。经过平均 12 个月（3~37 个月）的支架保留期后，44 例患者最终拔除了支架，再经平均 109 个月（2~180 个月）的随访期后，9 例患者（20%）发生了再狭窄且均是在 2 年的随访期内发生。

目前推荐的方案是每 3 个月进行选择性 ERCP 更换支架，这样由支架功能障碍导致的并发症较低，1 年左右发生率仅为 10%~15%。支架移除后再狭窄率约为 20%。Dumonceau 等对 36 例患者支架移除后平均随访 44 个月，Cotton 等对 44 例患者支架移除后平均随访了 9.1 年，结果发现几乎所有的再狭窄患者病变均发生在支架移除后的早期，均在 2 年内发生；以上研究说明支架移除后进行严格的随访很有必要，尤其是术后的第 6~12 个月内，以便早期发现狭窄并及时处理。

良性胆管狭窄的标准治疗方案是在最长 1 年的治疗期内放置 2 根塑料支架。与放置单根支架相比，并排放置多根大口径的塑料支架已被证明可以改善良性胆管狭窄的长期预后，但近期可能有较高的穿孔或胆瘘的风险。Costamagna 等报道 45 例患者，根据狭窄远端胆管的直径，置入了尽可能多的支架，平均放置 3.2（1~6）根，保留期平均为 12 个月（2~24 个月），最终有 42 例患者完成了治疗方案，所有的胆管狭窄均得到缓解，且无一例在随访的 29 个月（1~11.3 年）内发生再狭窄。另一项前瞻性研究也证实了类似的治疗效果，43 例腹腔镜胆囊切除后胆管狭窄的患者在 1 年内平均放置 3.4±0.6 根（3~5 根）支架，狭窄扩张成功率为 100%，支架移除后平均随访时间 16.0±11.1 个月（1~42 个月）未再发生胆管狭窄。以上研究显示根据狭窄出现的时间和程度，放置尽可能多的支架以达到最大的扩张效果，可取得更好的治疗效果。

2. 自膨式金属支架的应用 金属支架有固有的特性，膨胀后最大直径可达标准 10Fr 塑料支架的 3 倍。此外，自膨式金属支架（SEMS）有较小的输送系统，其优点是放置前可不需要先行扩张，即可以达到使用多个塑料支架支撑的效果。

早在 1991 年就有经皮肝途径放置无覆膜的金属支架治疗手术后、慢性胰腺炎和肝移植术后胆管狭窄的报道，成功率分别为 60%、80% 和 50%，但由于组织增生堵塞支架，平均通畅仅约 20 个月，且无法取出嵌入胆管壁的支架。经 ERCP 置入全覆膜金属支架（FCSEMS）治疗成功率在 90% 左右，但有 5%~33% 的移位率，理论上增加了胆管再狭窄、肠梗阻和穿孔的风险。为克服此缺陷，一些新型支架也相继研发问世，Park 比较了两种全覆膜金属支架的效果，一种支架末端稍膨大，另一种支架带有锚定瓣。共有 43 例胆管狭窄的患者纳入该项研究，结果发现 22 例带有锚定瓣的支架无一例发生移位，而 21 例末端膨大的支架移位率为 33%。在研究结束时，所有的支架都较容易取出。近年胡冰等报道了一种新型的全覆膜支架用于良性胆管狭窄，该支架较短，一端连接一根丝线作为回收装置。将支架完全放入胆管内并置于狭窄段,丝线留置于乳头外,一段时间后取出支架,40 例胆管狭窄患者,其中 28 例为肝移植术后,12 例为其他手术后,平均放置约 7.4 个月,除两例患者支架轻度移位,其他患者均成功取出。随后,平均随访 12.1 个月,仅有 2 例患者出现狭窄复发需再次置入支架治疗。

部分覆膜金属支架(PCSEMS)是在支架两端没有覆膜的支架,理论上降低了支架的移位,但同时也增加了组织嵌入的风险,可能导致支架取出困难。Kahaleh 报道 79 例继发于多种原因的胆管狭窄的患者,部分覆膜支架平均放置 4 个月,中位随访时间为 1 年,结果 75% 的患者狭窄改善,同时具有较少的术后并发症包括 ERCP 术后胰腺炎发生率(4%)和支架移位(14%),所有患者均成功取出支架。另一项研究 20 例慢性胰腺炎引起的胆管狭窄中,90% 的患者术后 6 个月内狭窄改善,20% 的患者复发狭窄的中位时间为 22 个月,其中在一例患者出现了支架移位,1 个月后因为腹痛需要取出支架。偶有覆膜支架堵塞主胰管引起胰腺炎、甚至形成的假性囊肿的报道。

(三) 并发症

胆管支架置入术的并发症在首次治疗及后续治疗中均可发生。早期并发症主要与括约肌切开术相关,如急性胰腺炎、穿孔或出血。塑料支架的并发症多与支架功能障碍有关,包括支架堵塞、移位以及嵌顿,需再次内镜治疗,再更换或调整支架、重新建立胆汁引流通道。支架置入的远期并发症包括狭窄上游结石形成或胆泥,往往无明显症状,少部分患者表现为胆管炎。

七、临床问题解决方案

(一) 原发性硬化性胆管炎致胆管狭窄

原发性硬化性胆管炎(PSC)是一种病因未明的慢性胆汁淤积性肝脏疾病,其主要特征表现为肝内和肝外胆管的炎症、胆管破坏,并且最终发展为纤维化的过程。由于胆管局部狭窄导致胆汁淤积,使 PSC 在胆管造影时呈现出特征性的串珠样改变。经 ERC 发现,仅少数 PSC 患者的病变局限在肝内或肝外胆管,绝大多数患者呈弥漫性改变。Lee 等对 100 例 PSC 病例研究发现,仅有 11% 的病变局限于肝内胆管,2% 局限于肝外胆管,有 20% 的病变局限在内镜不易看到的肝内和近端胆管,有 25% 的病变为胆总管憩室样膨出。

对存在明显狭窄的病变,内镜下治疗可以成功地减轻感染症状,改善生化指标。Cotton 等对 17 例 PSC 患者应用胆管括约肌切开、导管扩张、放置支架等综合治疗,平均随访 6 个月发现:血清胆红素降低 32%,血清碱性磷酸酶降低 29%。Van Milligen de Wit 等对 25 例有主要胆管狭窄的 PSC 患者进行了支架置入,其中 21 例成功。这 25 例中有 18 例进行了胆管括约肌切开术,9 例在支架置入前行球囊或导管扩张。随后平均为 29 个月的随访期中,21 例患者中的 16 例肝功能得以改善或保持稳定。该研究小组同时还证明短期内留置支架(平均 11 天)治疗具有相似的效果,而且其治疗效果可以维持数年。所有患者的症状和胆汁淤积情况均得到改善且能保持数年。

PSC 患者进行治疗性 ERCP 后最常见的并发症是胆管炎,且与操作的持续时间具有相关性,即使预防性使用抗生素仍有发生胆管炎的可能,甚至有发生肝脓肿和感染性休克的报道。此外,PSC 患者中 10%~30% 将会进展为胆管癌,故对 PSC 的患者在行 ERCP 治疗时,有时需要进行细胞刷检或活检钳活检。

（二）肝移植术后胆管狭窄

胆管狭窄是肝移植术后常见的并发症,分为早期狭窄（≤60 天）、中期狭窄（60 天至 1 年）和晚期狭窄（≥1 年）。早期狭窄的原因主要是由于供体和受体胆管直径不匹配或技术原因造成;中期和晚期狭窄包括吻合口狭窄和非吻合口狭窄,后者常是由于局部缺血所致。

端-端吻合术后由于局部水肿和炎症造成的早期狭窄,采用相对轻柔的球囊扩张和短期（3 个月）支架治疗后的效果较好,复发率低。中期吻合口的狭窄也采用相对短期（3~6 个月）的支架治疗效果也较良好,但随后数年可能出现狭窄部位复发。晚期狭窄通常对初次球囊扩张和短期（3 个月）支架治疗效果良好,但复发率明显升高,最高者甚至可达 40%,因此需要择期重复球囊扩张和放置更长时间的塑料支架（12~24 个月）,并用较多的支架做最大程度的支撑。有学者报道,用全覆膜金属支架治疗后可以减少 ERCP 的治疗次数,但是目前尚缺少大样本的研究以及与塑料支架的对比研究。

非吻合口狭窄通常为多发性狭窄,常由缺血造成,预后较差。也可以多次采用内镜下球囊扩张、铸型胆栓清除及支架支撑方法,但是移植后出现非吻合口狭窄,约仍有多达一半的患者需要再次移植。

PSC 可在移植后的供肝上复发,且它是肝移植后吻合口狭窄的一个风险因素。由于 PSC 肝移植后首选的重建方式是胆总管空肠 Roux-en-Y 吻合,可用结肠镜或小肠镜行内镜下治疗。

（三）经皮操作处理胆管狭窄

经皮经肝穿刺或经 T 管窦道处理狭窄段也是处理胆管狭窄的方法之一,其操作相关并发症的发生率不到 7%,而操作的成功率为 33%~100%,差异较大,而且经皮治疗需要多次操作才能获得满意的效果。在南卡罗来纳大学医学院消化疾病中心治疗的患者,第一天进行 PTC 以获得诊断性胆管造影像,同时行胆系减压引流,第二天再用 8~10mm 直径的气囊进行扩张,继之放置一根内外相通的 PTC 引流管通过吻合口,该引流管放置 6 周后,可在第二次气囊扩张后拔除。Misra 等报道 51 例患者,经皮处理后的成功率为 59%且无须再次干预。

经皮治疗的主要并发症是肝脏穿刺点的出血及胆瘘的风险,在胆管无明显扩张者,穿刺的难度和风险明显增大。该方法的主要缺点是需长期放置外引流管。目前经皮肝穿刺途径主要用于胆肠吻合口狭窄患者。另外,前期 ERCP 失败者,可采用经皮经肝联合 ERCP 进行治疗。

（四）胆管狭窄的外科处理

对于大多数损伤性胆管狭窄的病例,胆管-空肠吻合术是远期疗效最为确切的胆道重建术式。保留 Oddi 括约肌的胆管修复手术包括胆管对端吻合和自体带血管蒂的组织瓣修复术。对于胆总管中段的局限性狭窄、胆管壁及周围组织瘢痕增生轻、近远端胆管口径差异较小的患者,也可采用狭窄段胆管切除后胆管端-端吻合术。对于狭窄段较长的胆管切开后,局限性胆管缺损可采用自体带血管蒂的组织瓣进行修复,适用的替代性组织包括胃浆肌瓣、空肠浆肌瓣、脐静脉瓣和胆囊瓣。但由于缺乏大样本病例的长期随访结果,这种修复技术的确切治疗价值尚待进一步评估,目前需严格掌握其手术适应证。

需要指出的是,以往有关术后胆管狭窄外科处理的报道较少,并且多数是十年前的。现今随着内镜技术和侵入性造影技术的进展,超声、CT、ERCP 和 PTC 在术前为外科医师提供了准确的信息和重建手术的最佳时机,加上外科技术的提高都大大改善了手术后的效果。

Lillemoe 等报道 156 例术后胆管狭窄患者进行外科重建手术,除了 2 例患者在治疗完成前死于无关疾病、12 例患者在报道时置入了胆管支架外,其他 142 例完成治疗的患者平均随访 58 个月,其中 91% 的患者术后效果非常成功,无须作进一步处理。

肝外胆管狭窄修复术:①对早期新鲜胆管损伤,狭窄段不长,可对端吻合,支撑引流 1 年以上,但远期效果多不满意。不能对端吻合者,条件允许可行各种类型的胆-肠吻合,多采用胆总管-空肠 Roux-en-Y 吻合;②对损伤性狭窄的晚期患者或胆道炎症所致的原发性胆管狭窄者,也可行胆肠吻合术,解除胆道梗阻;③对肝门处狭窄,尤其是双侧肝管开口狭窄,应解剖肝门,显露狭窄处以上 2cm 肝管,或作肝方叶部分切除显露,切开时应跨过狭窄上下端,必要时予以整形,扩大胆管腔,甚至需要切开胆(肝)总管、左和(或)右肝管,与 Y 型空肠侧-侧或端-侧吻合,要求尽可能取净近端胆管内结石,提高手术效果。

手术时机的选择:①术中发现的损伤,应及时妥善处理;②术后近期出现黄疸或腹膜炎应立即再手术,若局部炎症不重,应根据情况行修复术,若局部炎症重,估计修复难获成功,可先行近端胆管引流 3 ~ 6 周,待炎症消退后再手术;③对晚期狭窄,特别是修复后的再狭窄,宜行必要的诊断检查,如 B 超、CT、ERCP 等,明确病变程度及范围后,择期行确定性手术。

手术方式的选择:对医源性胆管狭窄采用的狭窄瘢痕切除、胆管对端吻合术,由于其再狭窄率高,近年已放弃不用。采用狭窄段纵行切开后,用带血管蒂空肠瓣、胃壁瓣、圆韧带等进行修复,文献偶有报道,可根据情况选择使用。现多采用狭窄近端胆管-空肠 Roux-en-Y 吻合。

支撑管保留时间:若胆管对端吻合满意,吻合口大,血运良好,可于 6 ~ 8 周后拔管;若为空肠瓣、胃壁瓣等修复,宜保留半年;胆肠吻合术后若近端胆管细小,吻合口小,炎症重,宜支撑半年以上,反之则 3 个月后造影,无纤维性缩窄即可拔管。

目前,针对医源性胆管损伤和损伤性胆管狭窄的治疗尚存在许多问题有待研究解决。寻求能正确判断胆管损伤后局部病理状态以准确把握确定性修复手术时机的方法,改良保留 Oddi 括约肌的胆管修复术式,并采用循证医学的方法评价其治疗效果,建立针对胆管损伤修复的规范化转诊模式和技术准入制度,将有助于进一步提高医源性胆管损伤和损伤性胆管狭窄的外科治疗效果。

八、预防

由于胆管良性狭窄多与外科手术相关,胆道损伤仍是困扰腹腔镜胆囊切除的重要问题。解决问题的关键在于预防,而不在于复杂的修补手术,要求细致的解剖和常规胆道造影,确认管道结构后再切断。手术时术者操作要认真细致,并遵循操作规范,如在施行胆囊切除术时,先显露胆总管、肝总管和胆囊管,辨清三者关系后用丝线套住胆囊管,暂不将其切断,再从胆囊底部做逆行胆囊分离直达胆囊管汇入胆总管处,这时才结扎切断胆囊管。如在分离胆囊管时上述三管关系分辨不清,可考虑行胆总管切开术,置入探条,帮助确定各胆管的位置。也可行术中胆道造影来帮助定位。此外,分离胆囊时还应尽可能靠近胆囊壁剪切,遇有出血应细心止血,切忌大块缝扎止血,并时刻警惕有无胆管畸形的存在。

总之,为尽量避免胆管出现狭窄,专科医生应严格遵循操作规范,杜绝或最大限度地减少医源性损伤的发生,并积极治疗胰腺炎、胆管炎、胆管结石等原发疾病。

（赵　秋）

参 考 文 献

1. Baron TH Sr, Davee T. Endoscopic management of benign bile duct strictures. Gastrointest Endosc Clin N Am, 2013,23(2):295-311.
2. Itoi T, Khor CJ. Management of benign strictures of the extrahepatic bile duct due to chronic pancreatitis and surgical intervention. Dig Endosc,2012,24 Suppl 1:8-16.
3. Todd H Baron, Richard A Kozarek, David L Carr-Locke. ERCP. 2/E. Singapore: Elsevier Pte Ltd,2013.

第二十四章

胆 瘘

第一节 概 述

胆瘘是指胆汁或含胆汁的液体通过不正常的途径长时间排出,根据瘘道开口的不同,排出的胆汁可以进入腹腔、结肠、支气管或者流出体外。胆瘘又可分为胆外瘘和胆内瘘。胆汁通过异常通道流入肠道、支气管、胃等其他脏器称为"胆内瘘",如"胆管支气管瘘"、"胆囊结肠瘘"等;胆汁流入游离腹腔或腹腔外者称为"胆外瘘",包括胆汁流入腹腔的"腹腔胆瘘"和胆汁流出体外的"腹腔外瘘"。

胆瘘的病因可分为自发性、创伤性和医源性三大类。自发性指胆道系统本身疾病如感染、结石、肿瘤等导致胆道破裂穿孔从而引起的胆汁外流。创伤性病因主要是外伤所导致的胆道损伤。而随着肝胆手术和胆道有创诊疗技术的普遍开展,医源性胆瘘的发生率呈上升趋势。因此,对临床医师而言,在熟悉胆道局部解剖结构、提高手术操作技巧和及时针对病理变化作出判断等方面提出了更高的要求。

胆瘘的漏出物可为胆汁、肠内容物、寄生虫等。量可由数毫升至数千毫升不等。胆瘘常合并革兰阴性杆菌和厌氧菌的混合感染,因而漏出物具有特殊的臭味。漏出物的量、胆瘘持续时间以及是否并发感染影响胆瘘的临床症状。胆瘘初期,漏出物量小者可无明显症状;而长期、大量的胆汁外流可引起严重的水、电解质缺乏,并发感染则可引起弥漫性腹膜炎甚至感染性休克等严重后果。

胆瘘的治疗,不论是内瘘还是外瘘,充分的引流是最关键的。具体方法包括非手术治疗、内镜下治疗和手术治疗等。其他治疗方法还包括支持治疗、生长抑素的应用等。

胆瘘可以引起严重感染、消化吸收不良、水电解质失衡等问题,严重时可危及患者生命。故应引起临床工作者的重视,加强预防、早期发现、及时采取合适的治疗方案以改善其预后。

第二节 胆瘘的病因

一、自发性病因

胆瘘的自发性病因主要包括胆道感染、胆道肿瘤、寄生虫等较常见的有以下几种疾病:

(一)坏疽性胆囊炎

文献报道急性胆囊炎坏疽穿孔发生率为10%~15%,穿孔后多形成胆囊周围脓肿或胆肠瘘,发生急性胆汁性腹膜炎者不足2%。我国有资料显示胆囊坏疽穿孔发生率已显著下降,不足2%。胆囊炎症造成与周围脏器的粘连,当胆囊内压力持续增高,胆囊壁出现坏死、穿孔,可形成胆囊与空腔脏器的瘘道而不一定出现胆汁外瘘。

(二) 胆道肿瘤

无论是胆囊癌或是胆管癌,都可能侵蚀到邻近脏器甚至腹膜而成为难愈性胆瘘。此种胆瘘除了流出胆汁以外,还可能伴有脓性物或肿瘤的冻胶样物。

(三) 包虫病

肝包虫病大约10%累及胆道,不断扩大的包囊可压迫邻近的胆道并侵蚀胆管,逐渐发生胆管-囊腔瘘,囊液和胆汁可以互相流通。而肝包虫病手术亦可出现胆瘘这一并发症。主要因为手术中没有注意包囊腔和胆道系统存在的瘘道,没有妥善处理瘘管而造成的。

(四) 其他

如结核可导致胆瘘形成,但较少见。

二、创伤性病因

创伤性病因主要是外伤所导致的胆道损伤。胆道损伤可直接导致胆汁流入腹腔,形成胆瘘;创伤同时多合并肝脏等多脏器损伤而需行手术治疗,若术中断裂胆管结扎不稳固或未发现结扎,也容易发生胆瘘。而肝损伤术后出现胆瘘的主要原因包括以下几点:①肝破裂严重,出血较重,易导致失血性休克,此时患者处于应激状态,胆汁产生减少,并与血液混合,不易被发现,术中往往忽略对胆管损伤的治疗,待休克改善后,肝创面出血量减少,胆汁分泌增加,随胆管系统流出引起相应表现才会被发现;②对于肝脏较深的裂伤,往往只能做单纯缝合,遗漏对胆管的结扎;③肝膈面损伤时不易显露而造成遗漏;④由于手术中麻醉、肝门阻断等原因而使肝功能处于暂时的抑制状态,导致检查遗漏。

三、医源性病因

医源性胆瘘指手术、有创性检查等诊疗操作破坏了胆道系统的完整性和通畅性而造成的胆瘘。胆道和胆道邻近部位和脏器的外科手术均可引起胆瘘,常见于胆囊切除术、胆管探查术、胃十二指肠手术、肝脏及胰腺手术,偶可见于肝动脉栓塞化疗术、ERCP等,其中,由胆囊手术所致者占90%以上。

(一) 胆囊切除术

自1882年Carl Langenbuch在德国柏林首次为一例胆囊结石的患者完成了胆囊切除手术以来,胆囊切除手术作为外科治疗胆囊病变的主要方法一直沿用至今。但是正由于胆囊切除术的广泛开展,胆道损伤和胆瘘的发生亦呈上升趋势。近期一项针对42 474例开腹胆囊切除病例的分析表明,术中胆管损伤达0.21%,其中只有极少数患者在手术时发现,而25.0%的患者到出现胆汁外漏或胆汁性腹膜炎时才发现胆管损伤。除胆管损伤以外,胆囊切除时胆囊管结扎不牢或者结扎线脱落亦可导致胆瘘发生,尤其当胆管远端狭窄时,甚至可使残端破裂,为防止这些情况的发生,对胆囊管残端缝扎是必要的。Suhocki等对82例胆囊切除术出现胆管损伤的患者进行分析发17%的患者存在迷走胆管,其中12例出现迷走胆管损伤,因此术中判断是否存在迷走胆管甚为重要。

(二) 腹腔镜胆囊切除

由于腹腔镜胆囊切除是在二维显像下行胆囊切除,小的胆管损伤引起胆瘘为1%~

2.7%,约为开腹手术的 5.0 倍。最常见的损伤是在显示屏上将胆总管误认为胆囊管切断。另外,过度牵拉胆囊可以造成胆囊管汇合部的胆管部分被切除;还有电刀的烧灼伤、剪刀不小心剪破胆管、金属夹夹闭的胆囊管受压坏死、胆囊管直接汇合入右肝管等都可以引起胆管损伤致胆瘘。因为腹腔镜胆囊切除没有常规置入引流以及患者在术后 48 小时即出院,大多数的胆管损伤不容易在手术中或手术后立即发现,往往在术后数天甚至几个星期后,患者因为出现腹痛、发热、黄疸等症状而再次返院,就诊时除了有腹膜炎体征外,可以通过腹腔穿刺抽出胆汁而确诊。

(三) 胆总管探查

胆总管探查后或者是胆总管 T 管拔除后出现胆瘘常常是胆总管远端残留结石造成梗阻引起。极少数患者可能是没有被发现的恶性肿瘤引起,手术后拔除 T 管前行 T 管造影可以发现胆管的残余结石,因此 T 管造影非常重要并应作为常规检查。中山大学附属第一医院肝胆外科曾经报道 6 例术后造影胆管通畅,但拔除 T 管后出现胆瘘,分析其中原因主要有:①患者年龄大,愈合慢;②贫血或低蛋白血症,愈合能力差;③使用的 T 管材料为硅橡胶,不易刺激组织形成窦道;④拔管时动作粗暴等。手术中使用金属探条作胆道探查,可以因为用力过猛而造成假道,形成胆管十二指肠内瘘,可以出现黄疸、肠内容物逆行引起胆管炎、急性或慢性复发性胰腺炎。常常需要作十二指肠乳头切开才能治愈。

(四) 胆管空肠吻合术

胆管肠道吻合术后发生胆瘘相对少见,胆管十二指肠吻合几乎不发生胆瘘。胆瘘最常见于肝门空肠的高位吻合,胆瘘的出现与吻合口缝线断裂或选择吻合的胆管不适当有关。由于左、右肝管和尾叶肝管汇合部的变异很多,当手术医生不注意肝门区的解剖时,特别容易导致胆瘘。采取黏膜对黏膜的外翻吻合法可以防止这种胆瘘。此外,胆瘘可由吻合口缝线松脱引起,断裂的原因可以是化脓性感染或者胆管壁、肠壁的缺血坏死。这种原因导致的胆瘘一般发生在手术后的数天。

(五) 肝移植术

尽管当今移植技术水平有了明显的提高,但胆道并发症仍是肝移植术后的主要死亡原因。肝移植术后胆瘘的发生与肝动脉栓塞、狭窄,胆道灌注不充分,门静脉栓塞,缺血再灌注损伤等相关。同时,还与术后血管并发症、感染及免疫排斥反应相关。胆瘘并发症大多发生于术后早期,4 周内出现。

(六) 其他

如胃癌根治术可引起胆瘘,尤其是存在幽门和十二指肠球部的严重变形和炎症时易发生,当损伤后早期可出现胆瘘,后期主要表现为胆道狭窄症状。

第三节　胆瘘的临床表现

一、一般临床表现

胆瘘的临床表现为从引流管或者伤口引流出过多的和异常的胆汁,也可能由于腹腔内胆汁积聚引起局限性或弥漫性的腹膜炎。一旦胆瘘诊断成立,最重要是要估计胆汁的引流是否充分。但是,治疗性胆外瘘临床上并不出现腹膜炎的症状和体征,也不会造成胆汁积聚。

胆汁积聚在腹腔并发生感染,大多数出现膈下或肝下的脓肿、弥漫性腹膜炎。如果并发胆管炎时,可发生肝脓肿和脓毒血症。胆汁积聚在腹腔不发生感染较罕见,患者可仅表现为腹胀。如果瘘口的皮肤有表皮腐蚀和脱落,说明除了胆汁漏出以外还含有活性的消化酶,成为复杂的瘘管。

胆汁外瘘的患者短时间内全身症状不明显,仅表现为食欲缺乏、乏力等,但随着长时间大量胆汁的流失,热量不足和低蛋白会逐渐导致体重下降、电解质平衡紊乱。

长期的胆瘘容易导致感染,如果没有及时的治疗加上原发病的进展,可能出现脓毒血症、肝衰竭、肾衰竭等严重后果。

二、并发症

胆瘘有 4 个并发症:①低钠血症:胆汁内钠浓度约为 150mmol/L,胆汁丢失会引起严重的低钠血症;②营养不良和体重减轻:胆汁的主要功能是促进脂肪和脂溶性维生素的吸收,胆汁的额外丢失导致吸收不良问题,出现的脂肪泻又影响蛋白质和碳水化合物的吸收,但形成内瘘且胆道与肠道相通时该并发症会减轻;③感染:胆瘘感染有两种主要形式:第一种是因短时间的胆瘘,含细菌的胆汁污染腹腔所致。胆瘘液一般含有大肠杆菌和梭状芽孢杆菌,胆汁进入体腔产生细菌感染及化学性炎症反应。第二种是胆管炎,机制目前仍不明,可能是胆道远端压力升高或胆肠瘘中肠液的反流所致。胆汁淤积和梗阻亦可出现胆管炎,胆管炎的发作会伴有典型的 Charcot 三联症:黄疸、发热和寒战;④胆石性肠梗阻:胆囊十二指肠瘘时,较大胆石进入肠道可引起回肠末端的胆石性肠梗阻。

三、其他胆内瘘临床表现

支气管胆瘘的典型表现是在胆管炎、肝脓肿的病程中,突然咯出胆汁,而感染征象好转。胆囊肾盂瘘极罕见,其典型表现是胆汁可随尿液排出,尿液混浊,患者始终有泌尿系感染症状,尿中有结石,甚至有蛔虫排出。

第四节　胆瘘的诊断及鉴别诊断

胆外瘘的诊断一般并不困难,无论是否手术,只要有胆汁从非正常和非预设的通道流出体外,即可诊断胆瘘。值得注意的是,一些手术后引流管流出胆汁样渗液不一定是胆瘘引起,尤其是黄疸患者,如果引流出黄色的液体,需要慎重考虑是否为腹水。黄疸患者的腹水一般较稀,颜色较浅,滴在白色纱块上呈均匀的浅黄色;而胆汁则较稠、颜色较深。流量少的胆瘘有时不容易发现,患者可出现不明原因的低热,合并轻度的腹痛,由于胆汁漏出后被腹水稀释,甚至没有典型的腹膜炎出现,容易造成漏诊。当怀疑腹内有胆瘘且有腹水存在时,腹腔穿刺是有用的诊断措施。

对胆外瘘的诊断除了明确有胆汁漏出外,更需要明确胆瘘的原因、部位。故应对胆瘘患者进行各种放射学检查,以明确胆瘘的来源、胆管损伤的范围和表现、引流是否充分、胆汁能否流入肠道等。通过各种放射学检查,可以明确肝内外胆管的解剖结构。

瘘管造影是发现胆汁引流是否充分和是否有脓腔的简单有效的方法,也可以明确窦道,同时胆瘘的位置和潜在的原因也能清楚地显示。早在 19 世纪 40 年代已经应用这种简单的方法明确诊断胆瘘的位置,为手术治疗提供明确的证据。

ERCP 对肝外胆管连续的患者,特别是肝移植患者最有诊断和治疗价值。但对于合并有梗阻或狭窄的医源性胆管损伤的高位肝门部胆瘘患者,ERCP 不适用。ERCP 在胆瘘诊断中的优点有:胆道造影成功率高、清楚显示胆道解剖结构、明确胆瘘部位等,也可以发现其他病变如残留结石、肿瘤、乳头狭窄等。同时对胆瘘亦可采取进一步治疗。

超声检查,作为无创的检查方法能查出漏出的胆汁积聚部位,可以扫查大的胆管破裂或者胆管不连续,为导引穿刺引流提供准确的资料,是胆瘘不可缺少的诊断方法。

胆瘘需与下列疾病相鉴别:①急性消化性溃疡穿孔;②胃神经官能症;③阑尾炎;④急性胰腺炎、胰腺脓肿或感染性假性囊肿;⑤绞窄性肠梗阻;⑥肠系膜血管栓塞;⑦肾盂肾炎;⑧急性硬化性胆管炎伴克罗恩病。

第五节　胆瘘的治疗

胆瘘的治疗,不管内瘘或外瘘,充分的引流是最关键的。大部分胆外瘘只要及时解除瘘口远端的胆道梗阻,胆汁的漏出会停止而不需要外科手术治疗。然而,如果合并有持续性的黄疸、脓毒血症或电解质紊乱则应行外科治疗。

一、腹腔胆汁的外引流

选择合适的方法充分引流漏出的胆汁是最重要的治疗措施。B 超导引下穿刺抽液和置管引流积液或脓肿是首选的治疗方法。当出现弥漫性腹膜炎、腹腔内脓肿过大不能经皮引流、脓肿内有坏死物和碎片堵塞管道时,则需要外科手术治疗。早期外科手术的治疗适用于经皮引流失败,且出现持续性高热、黄疸和胆管炎的患者。此时手术不要试图去修补瘘口,而是通过手术建立良好的引流以达到治疗目的。

二、胆汁的内引流

确定胆汁能否流入肠道非常重要,如果胆汁不能流入肠道,大量的胆汁外流引起电解质和体液的丢失时,外科治疗往往不能避免,早期外科手术治疗的目的是通过瘘管空肠 Roux-en-Y 吻合术将外瘘变成内瘘。若胆汁能流入肠道,常常仅需非外科治疗即可。当胆管和肠管发生内瘘时,胆瘘可以自愈。

三、经皮经肝胆道引流(PTCD)

当胆管和肠道的连续性完整且胆管远端无梗阻时,延长保守治疗的时间能使胆瘘自愈。PTCD 是胆瘘治疗的重要辅助措施。

四、内镜治疗

通过经皮经肝或内镜放置临时支架或鼻胆管于瘘口部位有助于胆汁排泄和胆瘘的闭合,适用于瘘口不太大的胆总管瘘。选择鼻胆管随后还可行胆道造影,置管治疗 2~32 周胆瘘常会闭合,但鼻胆管可致患者不适,以及长期引流会引起代谢性酸中毒。鼻胆管引流最适用于行胆管-胆管吻合重建胆道的肝移植患者。此外,尚有应用内镜治疗胸腔胆瘘和支气管胆瘘的报道。

五、瘘管的栓塞治疗

目前已有对肝脓肿及包虫囊肿术后胆瘘应用内镜介入治疗的尝试,同时也有经内镜治疗失败的患者,采用胆瘘栓塞术获得治愈。Hunt 等报道 3 例胆瘘患者,采用经皮胆瘘栓塞术,均获治愈。

六、其他治疗

(一)腹腔镜

近期也有采用腹腔镜行胆囊十二指肠瘘修补获成功的报道。如果胆瘘与恶性梗阻有关,除非有手术禁忌证,需要再手术切除肿瘤或建立旁路内引流胆汁。

(二)支持治疗

胆瘘局限后,应积极支持治疗,包括纠正水、电解质紊乱,补充营养和维生素(特别是维生素 K),控制或预防感染。胆汁应封闭引流,至少早期需采用低负压吸引,以便减少腹腔内的积液、避免脓肿或窦道形成。

(三)应用生长抑素

确定胆瘘液是否仅含有胆汁或同时含有胰液或肠液,若含有胰液或肠液,应保护皮肤。胰瘘、肠瘘的治疗需要肠外营养,生长抑素能明显减少胆汁的分泌,同时生长抑素也成功地用于胰瘘、肠瘘的治疗。因此,生长抑素对于并发胆瘘的胰瘘或肠瘘有治疗价值。

(葛柳青 王红玲)

参 考 文 献

1. Arend J,Schutte K,Weigt J,et al. Biliary leaks after Liver resection. Prevention and treatment. Der Chirurg, 2015,86(2):132-138.

2. M. H. Dahlke. Biliary fistulas and biliary congestion after hepato-pancreaticobiliary surgery. Der Chirurg,2015, 86(6):547-551.

3. P Portincasa,A Di Ciaula,O de Bari,et al. Management of gallstones and its related complications. Expert Review of Gastroenterology & Hepatology,2016,10(1):323-329.

4. 赵振军,江祖德,姚广志. 腹腔镜胆囊切除术后胆瘘的临床分析. 吉林医学,2015,36(4):652-653.

5. 郑志鹏,何军明,钟小生,等. 腹腔镜胆总管探查术后拔 T 管胆瘘 的防治. 中国普外科杂志,2013,22(2): 250-252.

6. 陈智勇,陈文有,杨爱国. 腹腔镜胆囊切除术并发症发生的相关影响因素分析. 中国普外科杂志,2016,25 (2):214-218.

7. 杨红航. 胆瘘引流方式的选择及评价. 肝胆外科杂志,2012,10(1):51-53.

8. 王继涛,朱震宇,张绍庚,等. 近 25 年我国胆管支气管瘘文献分析:附 213 例报告. 中国普外科杂志,2014, 23(2):147-151.

9. 钟先荣,李振洪. 腹腔镜在胆瘘或肠瘘诊治中的应用体会(附 12 例报告). 中国普外基础与临床杂志, 2014,21(3):361-363.

10. 崔伦伯,孙丽岩. 肝胆外科手术后胆瘘的原因及临床研究分析. 中国实用医学,2016,11(7):68-69.

第二十五章

胆 系 肿 瘤

第一节 概 述

胆系肿瘤包括发生于肝内胆管、肝外胆管及胆囊的恶性肿瘤,胆囊良性肿瘤。目前国内胆囊癌、胆管癌的发病率有较大的地区差异,统计发现胆囊癌以 50 岁以上女性居多,而胆管癌却以 60 岁以上老年男性发病率略多。

胆管癌(cholangiocarcinoma)统指胆管系统被覆上皮发生的恶性肿瘤,按所发生的部位可分为肝内胆管癌(intrahepatic cholangiocarcinoma,ICC)和肝外胆管癌(extrahepatic cholangiocarcinoma,ECC)两大类。肝内胆管癌起源于肝内胆管及其分支至小叶间细胆管树的任何部位的被覆上皮;肝外胆管癌又以胆囊管与肝总管汇合点为界分为肝门部胆管癌和远端胆管癌。

胆管癌的预后很差,总体 5 年生存率(包括切除的患者)低于 5%,而且近 30 年来无显著提高。90% 的胆管癌是腺癌,其中 60%~70% 来自肝门部(Klatskin 瘤),20%~30% 来自胆总管,5%~10% 来自肝内胆管。2010 年,美国癌症联合委员会(American Joint Committee on Cancer,AJCC)发布的第七版 TNM 分期系统正式将肝内胆管癌从肝癌中分离出来,同时将肝外胆管癌分为肝门部胆管癌和远端胆管癌。肝门部胆管癌占肝外胆管癌的 58%~75%。肝门区胆管癌具有高危险,治疗高难度,预后不良的特点。肝门部胆管癌位置险恶,向上侵犯肝脏,向下累及胰腺,横向侵袭可沿肝十二指肠韧带内淋巴、脉管、神经等直接蔓延扩展并侵至门静脉、肝动脉。

胆囊癌是指发生于胆囊(包括胆囊底部、体部、颈部以及胆囊管)的恶性肿瘤。我国胆囊癌发病率占同期胆道疾病的 0.4%~3.8%,位列消化道肿瘤发病率第 5 位,患者5 年总生存率仅为 5%。因为在解剖上,胆囊与许多器官相毗邻,包括肝、胆管及十二指肠,因此发生在胆囊的癌症其病情发展方式与其他癌症相比更为多样化。胆囊癌早在1777 年由奥地利维也纳的 Stoll 医师首次报道,1890 年 Hochenegy 成功地施行了第 1 例胆囊癌切除术。历经百余年的努力,人们普遍认识到胆囊癌早期诊断困难,恶性程度高,根治机会少,预后很差。胆囊癌的发病率近年来有上升的趋势,由于有胆囊结石等症状的掩盖,以往许多患者就诊时已属晚期,能获根治性切除的胆囊癌只占 23% 左右,术后五年生存率往往不到 10%。近年来随着诊断技术的提高和根治性手术的开展,胆囊癌术后五年生存率有了明显的提高,有报道经根治性手术,伴有淋巴结转移的胆囊癌患者手术后五年生存率为 45%,不伴淋巴结转移的胆囊癌患者术后五年生存率达

85%,总体五年生存率达65%,国外有 Nevin Ⅰ、Ⅱ期胆囊癌病例术后五年生存率达100%的报道。过去如发现胆囊癌已侵犯至肝外胆管或肝门部胆管、胰头部、横结肠或整个右半肝时往往放弃根治性手术,近年来随着胆囊癌扩大根治术的开展,此类患者的术后五年生存率已有了明显的改善。

目前世界卫生组织已经把癌症列为生活方式疾病,应根据其发病成因进行预防。防治胆道系统慢性疾病,积极防治胆囊炎、胆囊结石、胆囊息肉等慢性炎性疾病,保持规律进食,重视早餐,控制体重,少食或忌食油腻肥厚饮食,避免生鱼肉类含寄生虫卵饮食摄入,控制吸烟与饮酒,尤其避免烈性酒类摄入。早发现、早诊断与早治疗直接影响其预后。

第二节　胆　管　癌

一、胆管癌危险因素

胆管癌的发病原因尚不明确。文献报道其发病的危险因素包括高龄、胆管结石、胆管腺瘤和胆管乳头状瘤病、Caroli 病、胆总管囊肿、病毒性肝炎、肝硬化、原发性硬化性胆管炎(PSC)、溃疡性结肠炎、化学毒素、吸烟、肝片吸虫或华支睾吸虫感染等。

二、胆管癌癌前病变

胆管癌常见癌前病变包括:①胆管上皮内瘤变(biliary intraepithelial neoplasia,BilIN)。按胆管被覆上皮的异型程度由轻至重分为 BilIN-1、BilIN-2 和 BilIN-3,BilIN-3 通常被视为原位癌。②导管内乳头状肿瘤(intraductal papillary neoplasm,IPN)。③胆管微小错构瘤(biliary microhamartoma)。

三、胆管癌病理分型

(一) 肝内胆管癌

1. 大体类型　肿块型、管周浸润型和管内生长型。通常管内生长型患者的预后好于肿块型或管周浸润型。胆管囊腺癌是一类以形成囊腔为特征的肝内胆管肿瘤,手术切除预后较好。

2. 组织学类型　腺癌最常见,偶可见腺鳞癌、鳞癌、黏液表皮样癌、类癌及未分化癌等类型。细胆管癌(cholangiolocellular carcinoma,CLC)较少见。细胆管癌是一类以规则性细小管腔样结构为特点的腺癌,可能来自肝内胆管树最末端最小分支 Hering 管内的肝脏前体细胞(HPCs)。

(二) 肝外胆管癌(包括肝门部胆管癌)

1. 大体类型　息肉型、结节型、硬化缩窄型和弥漫浸润型。结节型和硬化型倾向于侵犯周围组织,弥漫浸润型倾向于沿胆管扩散,息肉型可因脱落而发生转移,肿瘤局限于胆管壁者手术治疗预后较好。

2. 组织学类型　腺癌最常见,组织学亚型包括胆管型、胃小凹型、肠型。少见类型有黏液腺癌、透明细胞腺癌、印戒细胞癌、腺鳞癌、未分化癌和神经内分泌肿瘤等。

四、胆管癌诊断

(一) 临床表现

胆管癌因肿瘤部位及大小不同,临床表现不尽相同。肝内胆管癌患者早期常无特殊临床症状,随着病情的进展,可出现腹部不适、腹痛、乏力、恶心、上腹肿块、黄疸、发热等,黄疸较少见。肝门部或肝外胆管癌患者多可出现黄疸,黄疸随时间延长而逐渐加深,大便色浅、灰白,尿色深黄及皮肤瘙痒,常伴有倦怠、乏力、体重减轻等全身表现。右上腹痛、畏寒和发热提示伴有胆管炎。

(二) 血液检查

胆道梗阻时,肝功能检查提示胆红素、碱性磷酸酶和γ-谷氨酰转肽酶升高。转氨酶可升高,伴有胆管炎时会显著升高。长期胆道阻塞可以导致脂溶性维生素(A,D,E 和 K)减少,凝血酶原时间延长。随着疾病的进展,白蛋白、血红蛋白和乳酸脱氢酶水平可随之下降。

(三) 血清肿瘤标记物

胆管癌无特异性的肿瘤标记物,仅 CA19-9、CA125、CEA 有一定价值。①CA19-9:约85%的胆管癌患者伴有 CA19-9 升高;CA19-9 升高也可见于其他原因的梗阻性黄疸,但胆道减压后,CA19-9 水平持续升高,提示胆管癌。胰腺、胃恶性肿瘤及严重肝损伤均可伴有CA19-9 升高。②CA125:约 65%的胆管癌患者伴有 CA125 升高。③CEA:约 30%的胆管癌患者伴有 CEA 升高。但肠道炎症、胆道良性梗阻、胃肠道肿瘤及严重的肝损伤时 CEA 也可升高。

(四) 影像学检查

合理应用影像学检查有助于胆管癌的定位、定性诊断及肿瘤分期。

1. **超声显像**　超声检查由于开展范围广,受设备制约相对较小,是诊断胆管癌的最常用方法。肝内胆管癌可能仅表现为肝内局限性肿块,肝门部肿瘤则有肝内胆管扩张,而肝外肝管不扩张。超声的优势在于能可靠地鉴别肿块与结石,并可根据肝内外胆管是否扩张初步确定梗阻的部位。超声可以显示胆管内及胆管周围的病变,评价门静脉受侵程度。

2. **高分辨率螺旋 CT**　动态螺旋 CT 能显示肝内胆管细胞癌的特有征象、扩张的胆管和肿大的淋巴结。但通常不能判断胆管癌的范围,腹部淋巴结肿大并不一定是转移性病变。增强 CT 扫描有助于较好地显示肝门部肿瘤与肝动脉或门静脉的关系。胸部 CT 有助于评价远处转移。动脉期图像有助于评价肝动脉解剖以及病变与肝动脉的关系,薄层小视野图像有助于评价胆系受累程度。

3. **MRI**　MR 对判断胆道梗阻有较高的敏感性,是诊断胆管癌的最佳无创方法。MRI能显示肝和胆管的解剖和肿瘤范围,是否有肝脏转移。MRCP 可较好地显示胆道分支,可反映胆管的受累范围,对判断胆道梗阻有较高的敏感性(80%~95%)。超声初步确定梗阻的部位后,应选用 MRCP 对胆管受累范围进行全面评估。MR 血管成像可显示肝门部血管受累的情况。

4. **超声内镜**　超声内镜检查可以更好地观察远端肝外胆道、局部淋巴结和血管。对远端胆管肿瘤所致胆道梗阻,若其他影像学检查不能明确诊断,可选用超声内镜检查,并可引导细针对病灶和淋巴结穿刺活检。

5. **正电子发射计算机断层扫描(PET-CT)**　PET-CT 可用于对肿块的良恶性以及是否存在远处转移的评估。但胆管黏液腺癌可表现假阴性。

（五）ERCP 和 PTC

ERCP 和 PTC 对胆管癌的诊断各有其优点。通常,ERCP 适用于了解梗阻部位以下胆道情况,而 PTC 则适用于了解梗阻部位以上的胆道情况,必要时两者结合应用有利于了解全部胆道的病变情况。ERCP 或 PTC 可取胆汁样本做细胞学检查,阳性率约为 30%,联合刷检和活检可提高阳性率,但细胞学检查阴性并不能排除肿瘤。

（六）SpyGlass 系统

SpyGlass 系统全称为经口胆道子镜光纤直视系统,可在光纤镜直视下观察胰胆管内结构,对胆胰管不明原因狭窄的患者可以进行直视下活检,提高了诊断的准确率;SpyGlass 胆道镜相对于以往的胆道镜,由于其可单人操作,以及内镜腔内可视性,与 ERCP 相比在鉴别胆道良性或恶性狭窄方面更具有价值。

（七）细胞学和组织学

胆管癌的病理学诊断对规划临床治疗十分重要。不同组织学类型的胆管癌其发生机制和生物学行为有所不同。因此,病理诊断应做到正确组织学分型,对影响预后的病理学因素,如淋巴结转移、神经组织和微血管侵犯、肝内卫星灶或转移灶、手术切缘、组织学类型和分级以及合并胆管癌癌前病变(特别是胆管上皮内瘤变的程度)等重要信息,应在病理诊断报告中详细描述,以有助于临床制订个体化治疗方案和判断预后。胆管癌以腺癌为主,诊断时还应注意与假腺管型肝细胞癌和胃肠道腺癌肝转移等病变相鉴别,必要时可借助免疫组化诊断。

五、肿瘤分期及分型

Bismuth 和 Corlette 在 20 世纪 70 年代提出 Bismuth-Corlette 分型,其中Ⅰ型肿瘤位于肝总管、左右肝管汇合部以下,Ⅱ型肿瘤侵犯汇合部但未侵及左右肝管,Ⅲ型侵犯右肝管(Ⅲa)或左肝管(Ⅲb),Ⅳ型同时侵犯左右肝管,该分型按照胆管受侵犯范围分类,简单实用,能够指导手术方式选择,目前仍然广泛应用于临床,但并未提供其他信息,例如有无血管侵犯、淋巴结转移、远处转移、肝叶萎缩等,因此,无法准确评估患者预后;之后,纪念斯隆-凯特琳癌症中心(MSKCC)的 Jarnagin 等提出根据胆管受侵犯位置及范围、门静脉有无受侵犯以及有无肝叶萎缩这三个因素将 HC 分为 T_1、T_2 及 T_3 期,在 225 例 HC 术前评估准确率达到 86%,但该分期较复杂,也未评估淋巴结及远处转移或动脉受侵犯;美国癌症分期联合委员会(AJCC)制定了 HC 的 TNM 分期,这是一个基于术后病理结果的 TNM 分期,能够评估预后。但有研究显示其判定预后的价值不及 MSKCC 中的 T 分期,也无法指导术前可切除性评估及手术方式选择;为了在全球范围内收集病例、统一评估 HC 的可切除性及预后,Doliveira 等提出了综合包括肿瘤侵犯胆管范围(B)、门静脉侵犯(PV)、肝动脉侵犯(HA)、残余肝体积(V)、淋巴结转移(N)、远处转移(M)以及肿瘤大小(T)、病理类型(F)、肝脏基础疾病(D)等因素的分期方法,但最近研究显示该方法需要收集大量信息而限制其应用;根据美国 AJCC 第七版癌症分期手册中 TNM 系统对肝内、肝门部和远端胆管癌分别进行分期,见表 25-1～表 25-4。一旦怀疑胆管癌,应尽力行详细而全面的检查,以确定其临床分型与分期。应作胸片检查、腹部 CT 或 MRI/MRCP 检查;必要时行腹腔镜探查,以确定是否存在腹膜或肝脏表面转移,避免不必要的开腹探查。胆管癌须与肝脏转移性腺癌鉴别,特别是与来自胰腺、胃、乳腺、结直肠及肺等胆道以外肿瘤的肝转移灶或肝门部转移淋巴结相鉴别,以免误诊。

表 25-1　肝内胆管癌 TNM 分期(AJCC,2010)

原发肿瘤(T)

T_x　原发肿瘤无法评估

T_0　无原发肿瘤的证据

Tis　原位癌(胆管内)

T_1　单个肿瘤,无血管浸润

T_{2a}　单个肿瘤,有血管浸润

T_{2b}　多发肿瘤,有或无血管浸润

T_3　肿瘤穿透脏层腹膜,或直接侵及局部肝外结构

T_4　肿瘤浸润胆管周围

区域淋巴结(N)

N_x　区域淋巴结无法评估

N_0　无区域淋巴结转移

N_1　区域淋巴结转移

远处转移(M)

M_0　无远处转移

M_1　远处转移

分期	肿瘤	淋巴结	远处转移
0	Tis	N_0	M_0
Ⅰ	T_1	N_0	M_0
Ⅱ	T_2	N_0	M_0
Ⅲ	T_3	N_0	M_0
ⅣA	T_4	N_0	M_0
	任何 T	N_1	M_0
ⅣB	任何 T	任何 N	M_1

表 25-2　肝门部胆管癌 TNM 分期(AJCC,2010)

原发肿瘤(T)

T_x　原发肿瘤无法评估

T_0　无原发肿瘤的证据

Tis　原位癌

T_1　肿瘤局限于胆管,可到达肌层或纤维组织

T_{2a}　肿瘤超出胆管壁到达周围脂肪组织

T_{2b}　肿瘤浸润邻近肝实质

T_3　肿瘤侵及门静脉或肝动脉的单侧分支

T_4　肿瘤侵及门静脉主干或门静脉的双侧分支,或肝总动脉

或双侧的二级胆管,或一侧的二级胆管和对侧的门静脉或肝动脉

区域淋巴结(N)

N_x　区域淋巴结无法评估

N_0　无区域淋巴结转移

N_1　区域淋巴结转移(包括沿胆囊管、胆总管、肝动脉、门静脉分布的淋巴结)

N_2　转移至主动脉旁、腔静脉旁、肠系膜上动脉和(或)腹腔干淋巴结

远处转移(M)

M_0　无远处转移

M_1　远处转移

续表

分期	肿瘤	淋巴结	远处转移
0	Tis	N_0	M_0
I	T_1	N_0	M_0
II	$T_{2a、b}$	N_0	M_0
IIIA	T_3	N_0	M_0
IIIB	$T_{1\sim3}$	N_1	M_0
IVA	T_4	$N_{0、1}$	M_0
IVB	任何 T	N_2	M_0
	任何 T	任何 N	M_1

表 25-3　肝门部胆管癌 Bismuth-Corlett 分型

I 型	肿瘤位于肝总管,左右肝管汇合部通畅
II 型	肿瘤侵及左右肝管汇合部,累及左右肝管开口
III 型	肿瘤侵及肝内一、二级肝管,其中累及右肝管者为 IIIa 型,累及左肝管者为 IIIb 型
IV 型	肿瘤侵及左右一级肝管

表 25-4　远端胆管癌 TNM 分期(AJCC,2010)

原发肿瘤(T)

T_x　原发肿瘤无法评估

T_0　无原发肿瘤的证据

Tis　原位癌

T_1　肿瘤局限于胆管

T_2　肿瘤超出胆管壁

T_3　肿瘤侵及胆囊、胰腺、十二指肠或其他邻近器官,但未侵及腹腔干或肠系膜上动脉

T_4　肿瘤侵及腹腔干或肠系膜上动脉

区域淋巴结(N)

N_x　区域淋巴结无法评估

N_0　无区域淋巴结转移

N_1　区域淋巴结转移

远处转移(M)

M_0　无远处转移

M_1　远处转移

分期	肿瘤	淋巴结	远处转移
0	Tis	N_0	M_0
IA	T_1	N_0	M_0
IB	T_2	N_0	M_0
IIA	T_3	N_0	M_0
IIB	T_1	N_1	M_0
	T_2	N_1	M_0
	T_3	N_1	M_0
III	T_4	任何 N	M_0
IVB	任何 T	任何 N	M_1

六、治疗

（一）手术治疗

手术切除是治疗胆管癌的首选方法。只要胆管癌能获得根治性切除，患者全身情况能够耐受，无远处转移，均应积极行手术治疗。对不能切除者，新辅助化疗方案有可能使肿瘤降期，增加根治性手术切除的机会。手术效果主要取决于肿瘤的部位和肿瘤浸润胆管的程度、手术无瘤切缘及是否有淋巴结转移。手术治疗患者长期存活率仍不理想的主要原因包括：约5%的胆管癌是多病灶，50%的患者伴有淋巴结转移，10%~20%的患者有腹膜和远处转移。过去认为，肝移植不能提高胆管癌患者的存活率。近年研究表明，肝移植术前配合放化疗，可以显著提高移植术后患者长期存活率。新辅助放化疗可使胆管癌患者肝移植术后的5年无瘤存活率达到65%。但肿瘤直径>3cm、伴有远处转移、经腹膜肿瘤穿刺活检及既往有恶性肿瘤病史者则长期存活率显著降低。

（二）术前胆道引流及门静脉栓塞

术前不恰当的胆道引流可能会增加感染和手术风险，不推荐术前常规胆道引流。但对伴有营养不良、胆管炎，或术前胆红素水平>200μmol/L，且须行大范围肝切除者，应行术前胆道引流。在评估肿瘤能否切除前不应放置胆道支架。若患者需要行半肝或超过半肝的大范围肝切除而残肝不能代偿者，可在术前行健侧胆道引流使总胆红素降至85μmol/L后，采用病肝侧门静脉栓塞术，促进健侧肝组织增生，2~3周后重新评估手术切除的安全性。

（三）手术适应证及手术原则

1. 肝内胆管癌　根据TNM分期决定手术适应证及手术原则。

0~Ⅰ期：肝肿瘤切除，至少保持1~2cm的肝脏无瘤切缘。

Ⅱ期：规则性肝切除联合受侵血管一并切除。

Ⅲ期：规则性肝切除联合受侵脏器切除。

ⅣA期：规则性肝切除联合淋巴结清扫。

ⅣB期：非手术治疗。

即使临床分期不超过Ⅲ期，对疑有淋巴结转移者，应根据术中淋巴结快速冰冻病理检查的结果决定是否行淋巴结清扫。

（1）肝内胆管癌的手术切除治疗：大多数肝内胆管癌在确诊时已属于晚期，病灶范围较大、区域淋巴结已发生转移，有时发生肺脏、骨组织远处转移。当出现黄疸症状时，患者通常在确诊后一年内死亡。在出现血清胆红素水平升高，由于癌肿已侵犯肝动脉、门静脉，并有淋巴结转移、肝内转移或远处转移，导致无法行治愈性切除。在肿瘤转移和黄疸出现之前肝内胆管癌的诊断率为30%~45%。对于这类患者应考虑行治愈性切除。肝内胆管癌在无肝门淋巴结转移的情况下，手术切除后3年的生存率为64%，若已发生淋巴结转移，3年的生存率为0%。队列研究表明，区域淋巴结转移与肿瘤病灶范围(>5cm)可降低患者生存期。肝内胆管癌行肝切除术后，在切缘阴性的情况下，患者5年生存率为20%~48%。区域淋巴结转移、肝内肿瘤卫星病灶、门静脉浸润、肿瘤大小被认为是患者预后的影响因素。

肝内胆管癌的手术切除范围应依照根治性切除的原则，即完整地切除肿瘤，保证健侧肝实质切缘肿瘤阴性。如肿瘤接近肝门，或弥漫性浸润，需行肝外胆管切除与淋巴结清扫。关于肝实质的切除范围与根治性手术的关系曾经历过一个明显观念上的转变，在20世纪50年代，施行根治性切除要求有4.0cm以上的无瘤肝实质边界，所以常施行扩大肝切除手术。

然而研究证实,其治疗结果并不与肝切除范围成正比,并且在有肝脏"背景病变"的基础上,施行肝脏的大范围切除术和扩大切除手术时,可导致术后病死率明显增加。正常肝脏可耐受最大切除量为 20% 的剩余肝体积(future liver remnant,FLR),而慢性肝炎或肝硬化则是40% 的 FLR,FLR 不足将加大术后肝功能衰竭风险。Makuuchi 等首次报道在大范围肝切除术治疗胆管癌的患者术前应用 PVE 能够增加 FLR,之后,大量研究证实术前 PVE 通过增加FLR 减少术后并发症率及病死率;但是,并未见 PVE 能够增加 HC 患者 R_0 切除率或增加生存率的相关报道。随即,在以后的年代里,对合并有肝脏"背景病变"的肝癌患者,肝胆科医师一直更多地采用非规则性的肝切除术或楔形切除术。然而,之后的研究表明,不规则性或肝楔形切除术无法保证肝切除缘的无瘤性,对于肝脏肿瘤,特别是肝内肿瘤,单纯的触摸法常常低估肿瘤的范围,其切除缘常未达到根治要求;在对"印象性"肿瘤完全切除的病例进行组织学检查时发现,其切缘肿瘤阳性率占整个行楔形切除术病例的 35%,即使对于应用术中B 超引导下的非规则性肝切除术,仍有 14% 的病例被证实为非根治性,无法达到长期生存的目的。另外,在行肿瘤楔形切除时,质地脆弱的肝实质并不会沿着肿瘤-肝实质界面分离,因而在靠近肿瘤组织处,需要特别注意防上肿瘤组织的撕裂。近年来对肿瘤切缘与患者生存率的研究证实,肿瘤阴性切缘不足 1cm,仅为 4mm 时仍然有较满意的生存期。目前一致认为切缘范围应距离肿瘤外缘不小于 1cm。基于上述原因,规则性肝切除术是达到根治性切除原则最为理想的切除方式。有肝实质"背景病变",特别是肝硬化肝内胆管癌,(尽管该情况较少见)肝切除术应限制于有良好肝功能基础的患者,在保证肿瘤根治的前提下,最大限度地保护剩余肝脏的功能。

美国国立综合癌症网络(National Comprehensive Cancer Network,NCCN)制定的 2015 年胆道肿瘤 NCCN 临床实践指南指出,肝内胆管癌的肿瘤大小对术后存活率无明显影响,有影响意义的因素是肿瘤的数量、血管侵袭与否和淋巴结的状态,且肿瘤数目和血管侵袭只有在 N_0 时有明显的指导意义。在最新修订的第七版肝内胆管癌美国癌症联合委员会(AJCC)分期系统中,肿瘤数目、血管侵袭和淋巴结转移被作为分期因素,这将有利于指导肝内胆管癌患者预后。此外,美国梅奥诊所的 Chaiteerakij 等近期提出了新的分期方法并发表在 American Journal of Gastroenterology,该分期方法综合了 ECOG 活动状态评分、肿瘤大小与数目、淋巴结转移和腹膜转移情况及 CA19-9 水平等指标,对患者生存期有很好的区分能力,能较好的推断预后。

(2) 肝移植:目前异体肝移植已被用于治疗肝内胆管癌。1999 年研究报告显示,肝移植后患者 1 年的生存率为 29.4%,其中两名行肝移植患者存活 5 年以上。约 90% 的肝移植患者存活 90 天以上,而死因主要是胆管癌复发。最近的研究表明,肝移植术后 5 年的生存率为 53%。胆管癌行肝移植术后生存率的提高在于对肝移植对象的选择,特别是对已有淋巴结转移或肝内、肝外主要血管浸润病例的排除。

2. 肝门部胆管癌

(1) 根据 TNM 分期决定手术适应证及手术的基本原则:

Ⅰ期:单纯胆管切除。

Ⅱ期:联合小范围肝切除。

Ⅲ期:联合大范围(半肝或三叶)肝切除+淋巴结清扫。

ⅣA 期:联合大范围(半肝或三叶)肝切除+血管重建+淋巴结清扫。

ⅣB 期:非手术治疗即使临床分期不超过Ⅱ期,对疑有淋巴结转移者,应根据术中淋巴结冰冻病理检查的结果决定是否行淋巴结清扫。

（2）根据 Bismuth-Corlette 分型进一步决定肝切除的范围见表 25-5。

表 25-5　肝切除范围判定

Bismuth-Corlette 分型	具体条件	肝切除范围
Ⅰ型	左、右肝管的肝外部分长>1cm	不切肝
	左、右肝管的肝外部分长≤1cm	Ⅳb 段切除
Ⅱ型	左、右肝管汇合部位于肝外	
	左、右肝管汇合部位于肝内	
	肿瘤侵犯Ⅰ段	
Ⅲa 型		Ⅳb+Ⅴ 段切除
	肿瘤侵犯Ⅰ段	Ⅳb+Ⅴ+Ⅰ段联合切除
	肿瘤侵犯肝右动脉	同时切除肝右动脉
	肿瘤侵犯门静脉右支<1cm	门静脉切除后端端吻合重建
	肿瘤侵犯门静脉右支≥1cm	同侧半肝切除
Ⅲb 型		Ⅳb+Ⅴ 段切除
	肿瘤侵犯肝左动脉	同时切除肝左动脉
	肿瘤侵犯门静脉左支或Ⅰ段	包括Ⅰ段的左半肝切除
Ⅵ型		Ⅳb+Ⅴ 段切除
	肿瘤侵犯二级肝管	Ⅳ+Ⅴ+Ⅷ段联合切除，或加Ⅰ段切除
	肿瘤侵犯Ⅰ段或门静脉右支	右半肝切除或扩大右半肝切除
	肿瘤侵犯Ⅰ段或门静脉左支	左半肝切除或扩大左半肝切除
	肿瘤侵犯肝动脉（单侧）	切除后不需要吻合重建
	肿瘤侵犯肝动脉（双侧）	切除后选择一侧吻合重建

肝门部胆管位置险恶，肿瘤向上侵犯肝脏，向下累犯胰腺，沿十二指肠韧带内淋巴、脉管、神经等直接蔓延扩展可侵至门静脉、肝动脉，扩大清扫区，包括联合脏壁、血管切除，甚至切除肝十二指肠韧带。

临床为Ⅰ、Ⅱ、Ⅲ型者均为可切除型，Ⅳ型病程短，范围局限者仍有切除可能。联合肝脏切除的意义：肝门部胆管癌早期在浸润结缔组织之前已沿肝内胆管扩散形成多个卫星灶，并沿周围血管，淋巴管和神经束扩散而不发生梗阻，胆管癌向肝侧胆管浸润范围明显大于十二指肠方向，横向解剖浸润多于纵向上下切端的浸润，为达到根治，应达到三个方向 5cm，符合内镜下无癌的标准。

当出现以下情况，则切除可能小：①双侧二级胆管，汇合部同时受累，Ⅳ型范围较广者；②门静脉主干受累；③病灶对侧肝动脉或门静脉主干受累；④肝外远隔或肝内多发转移灶；⑤合并其他病不能耐受手术者。

当肿瘤浸润生长与肝门血管固定，合并肝十二指肠韧带转移，肝转移不能切除，或仅能姑息切除时，可行肝门部胆管癌的姑息型手术，可选择术式：胆肠吻合内引流，注意放置支架，防止吻合复发的再次梗阻；一侧肝内胆管与空肠的吻合。

3. 远端胆管癌　根据 TNM 分期决定手术适应证及手术的基本原则。

0~Ⅰ期：对胆总管上中段的肿瘤，行单纯胆管切除；对胆总管远端肿瘤，行胰十二指肠切除术。

Ⅱ期：胆管癌联合邻近受侵脏器切除或胰十二指肠切除术。

Ⅱ期：对胆总管上中段的肿瘤，行胆管癌切除+淋巴结清扫术；对胆总管远端肿瘤，行胰十二指肠切除术+淋巴结清扫。

Ⅲ~Ⅳ期：非手术治疗。即使临床分期不超过ⅡA期，对疑有淋巴结转移者，亦应行淋巴结清扫。

肝外胆管癌行手术治疗的基本原则是实现切缘阴性的完整切除和区域淋巴结清扫术，对于远端胆管癌需行胰十二指肠切除术，近端胆管癌需行肝大部分切除术。极少数情况下，中段肿瘤可以仅切除胆管和区域淋巴结。2015年胆道肿瘤NCCN临床实践指南建议肝门胆管癌行手术治疗应考虑到以下几点：①术后残余肝脏应该有完整的动、静脉供给和胆管引流；②在开始探查前应排除禁忌证，即肝转移、腹膜转移、超过肝门部的远端淋巴结转移等，只有在确认了可切除性的情况下才能考虑远端探查；③受累侧的肝脏需要行大部分切除，病变包绕胆管交汇处通常还需要行尾状叶切除，切除后应重建门静脉、肝动脉、胆道系统。文献报道认为扩大切除有助于提高存活率并可降低复发率；④手术治疗应同时行肝门部淋巴结清扫；⑤如果术中可操作范围较大，建议对近端及远端胆管行冰冻病理切片检查；⑥对于术后余肝体积可能较小的患者，手术前建议行胆管引流（ERCP或者PTC）或者一侧门静脉栓塞；⑦对于未播散的局部晚期肝门胆管癌，肝移植是唯一可能治愈的手段，5年存活率在25%~42%。

（四）术后治疗及随访

根据术中及病理检查的具体情况，确定术后治疗及随访方案。对有显微镜下阳性切缘（R1）或局部病灶残留（R2）的患者，术后采用射频消融、微波固化或吉西他滨联合铂类抗癌药物等化疗方案治疗，或化疗联合放疗。CT引导下高剂量短距放疗（CT-HDRBT）对胆管癌术后肝内复发有一定疗效。对伴有CA19-9升高的患者，术后可检测CA19-9水平；每2~3个月做1次影像学评估，持续至2年。根治性切除（R_0）者，术后无需特殊治疗，2年内定期复查。

（五）对不能手术患者行对症治疗

姑息性切除的价值没有循证医学证据支持。对有胆道梗阻而肿瘤不能切除的患者，置入胆道支架可使胆管充分引流，缓解症状，提高存活率。对预期生存期>6个月的患者可采用金属支架，而预期生存期在6个月以内的则可选用塑料支架。复杂肝门部肿瘤可使用ENBD（ERCP下鼻导管引流），对于ERCP失败患者可行超声内镜下胆道引流（EUS-BD）或经皮胆道引流（PTCD），近期研究EUS-BD的不良反应及需重复治疗率低于PTCD。外科搭桥引流并不优于支架置入。超声内镜引导下胆汁引流术（EUS-BD）是内镜操作的高阶技术，对于内镜下逆行胆胰管造影术（ERCP）失败的梗阻性黄疸患者，不失为一种有效的替代治疗手段。EUS-BD有3种术式，第1种为超声引导下经腔内胆汁引流，包括胆管十二指肠吻合术（EUS-CDS）和肝胃吻合术（EUS-HGS），第2种为EUS对接技术（EUS-RV），第3种为EUS顺行途径技术（EUS-AG）。

（六）系统治疗

1. 辅助化疗　胆管癌具有较高的复发率及远处转移率，故行术后辅助化疗十分必要。Ⅲ期随机对照BILCAP研究表明，口服卡培他滨半年的辅助化疗较观察组可显著改善肝内外胆管癌及肌层浸润性胆囊癌术后的无复发生存期和总生存期，OS由36.1个月提高至

52.7 个月。日本一项多中心Ⅲ期临床研究将胆胰肿瘤患者术后随机进行 5-氟尿嘧啶(5-FU)联合丝裂霉素 C(MMC)方案辅助化疗或观察,发现胆囊癌患者获益明显,辅助化疗显著提高了 5 年无疾病生存率 9%,5 年总生存率 12%。一项荟萃分析表明,淋巴结阳性或显微镜下切缘阳性(R1 切除)的胆系肿瘤患者可从术后辅助化疗或放化疗中获益,通常使用的化疗药物包括 5-FU、MMC、吉西他滨、顺铂、替吉奥(S-1)等。目前,尚有数项针对 BTC 术后辅助化疗的Ⅲ期研究正在进行,包括 PRODIGE-12 研究(吉西他滨联合奥沙利铂对比观察,NCT01313377)以及 ACTICCA-1 研究(吉西他滨联合顺铂对比观察,NCT02170090),这些研究的结果可能会给 BTC 术后辅助化疗提供更多选择。

2. **新辅助化疗** 目前新辅助化疗在胆管癌中的作用尚缺乏高质量临床研究结果支持。少量研究支持新辅助放化疗在部分胆系肿瘤患者中具有提高缓解率、增加术后无复发生存率和总生存率的作用。回顾性研究结果显示,在谨慎选择的肝门部胆管癌患者(淋巴结阴性、非弥漫性、局部进展期),肝移植前行新辅助放化疗可显著提高生存率。

3. **不可手术切除的以及转移性胆管癌的晚期一线治疗** 基于Ⅲ期随机对照 ABC-02 研究结果,目前吉西他滨联合顺铂为晚期胆系肿瘤的一线标准治疗方案(证据等级ⅠA),该方案将晚期 BTC 患者的总生存期从 8.1 个月提高到 11.7 个月。对于肾功能不全的患者,奥沙利铂可以代替顺铂(证据等级ⅡB);对于 PS 评分为 2 分的患者,可考虑吉西他滨单药治疗(证据等级ⅠB)。鉴于两药联合方案治疗晚期 BTC 的生存期仍较短,目前亦有部分研究初步探索了三药方案的有效性:吉西他滨/顺铂/白蛋白紫杉醇方案获得了 11.4 个月的无进展生存期;吉西他滨/亚叶酸钙/卡培他滨方案获得了 13 个月的总生存期。近期 JAMA ONCOLOGY 上的研究显示,Nab-紫杉醇加吉西他滨方案耐受性良好,可能是治疗晚期胆管癌的替代选择。此外,亦有Ⅱ期研究探讨化疗联合靶向治疗的价值,吉西他滨、伊立替康联合帕尼单抗治疗进展期胆系肿瘤,5 个月 PFS 率 69%,中位 PFS 9.7 个月,中位 OS 12.9 个月;吉西他滨联合索拉菲尼或安慰剂治疗不可手术切除及转移性胆系肿瘤,虽然两组间 PFS、OS 无统计学差异,但接受索拉菲尼治疗的患者,术后肝转移后生存的时间却更长。亟待Ⅲ期临床研究进一步验证。

4. **晚期二线治疗** 一项纳入 761 例患者的系统评价显示,中位无进展生存期(3.2 个月,95% CI:2.7~3.7)和有效率(7.7%,95% CI:4.6~10.9)令人失望,中位生存期为 7.2 个月(95% CI:6.2~8.2)。无法推荐最合适的二线治疗方案。另外,与最佳支持治疗相比,患者获益(若有)程度不明,NCT01926236(ABC-06)研究结果将解答这一问题。

5. **免疫治疗** 鉴于派姆单抗用于 dMMR 实体瘤的试验中纳入了 4 例胆管癌/壶腹癌患者,1 例 PR,3 例 SD。NCCN 指南建议对于不可手术切除的以及转移性胆系肿瘤行 MMR 蛋白或 MSI 检测,dMMR 或 MSI-H 的患者可考虑派姆单抗免疫治疗。

6. **分子靶向治疗** 分子表达谱已经发现胆管癌与胆囊癌之间的明确差异;另外,肝内胆管癌与肝外胆管癌也有不同的表达谱(例如,乳酸脱氢酶-1 与 EGFR 融合重排仅见于肝内胆管癌)。目前已知胆管癌相关分子通路包括:IDH1/2 突变、FGFR、NRAS、BAP1、KRAS、TP53、Her2、ALK、ARID1A、PIK3C2G、STK11、TGFBR2 等等,这些区别的重要性及临床价值(尤其出于治疗目的)还在评价中(如 NCT02924376,NCT02272998)。

(七) 术后辅助放疗

1. **术后辅助放疗**

(1) 肝内胆管癌:对肝内胆管癌的辅助治疗缺乏标准治疗方案,对于淋巴结阳性或 R1

切除者,可考虑氟尿嘧啶同步放化疗、氟尿嘧啶或吉西他滨为基础的化疗序贯或不序贯氟尿嘧啶同步放化疗。

(2) 肝外胆管癌(包括肝门及中下段胆管癌):回顾性研究结果显示,辅助同步放化疗能提高可切除肝外胆管癌的局控和生存,但远处转移常常导致治疗失败。一项回顾性研究显示,相较于单纯手术,根治术后辅助同步放化疗的 5 年局部控制率(58.5% vs.44.4%;P=0.007),DFS(32.1% vs.26.1%,P=0.041),OS(36.5% vs.28.2%,P=0.049),其他研究的亚组分析显示 T3 或 T4 或 R1 切除或淋巴结阳性患者可从中获益。另一项非随机单中心的研究显示,相较于不序贯氟尿嘧啶为基础的辅助化疗,氟尿嘧啶为基础的同步放化疗序贯辅助化疗,R1 切除淋巴结阴性患者的 3 年 DFS 27% vs.45.2%(P=0.04),OS 率31%vs.63%(P<0.01)。

2. **术前新辅助放化疗**　术前新辅助放化疗在局部晚期胆管癌中的临床使用价值尚有待考量。现有部分研究显示,对可能切除的胆管癌行术前新辅助放化疗可以达到降期,提高 R_0 切除率,延长生存的作用,但尚缺乏高级别的循证医学依据支持。目前推荐对 T_3 以上或者 N^+ 的局部进展期病灶,可考虑行术前放化疗可能降低分期,提高手术切除率。推荐的放疗剂量为:45~50.4Gy,1.8~2.0Gy/F,与放疗同步的化疗药物目前推荐首选以氟尿嘧啶类(5-FU 持续输注或含卡培他滨方案)为主。

3. **不可手术切除的以及转移性胆管癌的姑息放疗**　如体能状态良好,无阻塞性黄疸的患者,常规剂量放疗联合同步化疗,相较于单纯化疗或放疗显示治疗优势,能达到缓解症状,改善生活质量,延长患者生存的作用。对于已出现梗阻性黄疸的病例,建议于放疗前放置胆道支架引流胆汁,减轻黄疸再行治疗。现有研究显示提高靶区放射剂量,如 SBRT 技术能带来局控率及生存的获益,光子或质子治疗建议在有经验的中心开展。

第三节　胆　囊　癌

胆囊癌是指发生于胆囊(包括胆囊底部、体部、颈部以及胆囊管)的恶性肿瘤,是最常见且最具有侵袭性的胆道肿瘤,大多为腺癌,在胆道系统恶性肿瘤中发病率居首位。胆囊癌的发病有明显的地区差别。在印度 Gupta 报道胆囊癌的发病率在所有癌中占 3.6%,占消化道恶性肿瘤的 31.8%,而美国在消化道肿瘤中发病率位于直肠、结肠、胰腺和胃之后,占消化道肿瘤的 3%。发病率随年龄增加而增加,胆囊癌患者的发病率女性较男性多 2~4 倍。多见于 50~70 岁,50 岁以上者占 90%。因为在解剖上,胆囊与许多器官相毗邻,包括肝、胆管及十二指肠,因此发生在胆囊的癌症其病情发展方式与其他癌症相比更为多样化。胆囊癌一般局限发生,易侵袭血管,易出现局部或广泛淋巴结转移和远处转移,临床表现与胆绞痛或慢性胆石症相似,因而一般被确诊时常常已是晚期。与肝门胆管癌相比,胆囊癌患者中位生存时间较短,易复发,复发后生存时间较短。

胆囊癌的发病率近年来有上升的趋势,由于有胆囊结石等症状的掩盖,以往许多患者就诊时已属晚期,能获根治性切除的胆囊癌只占 23%左右,术后 5 年总生存率仅为 5%。近年来随着诊断技术的提高和根治性手术的开展,胆囊癌术后五年生存率有了明显的提高,有报道经根治性手术,伴有淋巴结转移的胆囊癌患者手术后五年生存率为 45%,不伴淋巴结转移的胆囊癌患者术后五年生存率达 85%,总体五年生存率达 65%,国外有 Nevin Ⅰ、Ⅱ期胆囊癌病例术后五年生存率达 100%的报道。近年来随着胆囊癌扩大根治术的开展,此类患者的术后五年生存率已有了明显的改善。胆囊癌疗效的提高主要取决于对其主要高危因素的认识、准确的临床分期和根治性手术切除方法的应用。

一、主要流行病学危险因素及病因

（一）胆囊结石

约 85% 的胆囊癌患者合并胆囊结石。胆囊结石患者患胆囊癌的风险是无胆囊结石人群的 13.7 倍,在胆囊结石患者中,单个结石直径>3cm 者患胆囊癌的风险是直径<1cm 者的 10 倍。

（二）胆囊慢性炎症

胆囊组织慢性炎症与胆囊肿瘤关系密切。一项来自中国和智利的关于胆囊癌病例组与胆石症对照组研究发现,炎症相关标志物和胆囊癌之间有很强关联,特别是 CCL20、CRP、CXCL8、CXCL10、抵抗素、血清淀粉样蛋白 A 在两个研究人群中均与胆囊癌密切相关,OR 值范围从 CXCL10 的 7.2 到 CXCL8 的 58.2。趋化因子经常被提及与胆囊癌有关,表明趋化因子系统可能在胆囊结石患者的胆囊致癌过程中起很重要的作用。趋化因子系统的某些特性可能有助于确定治疗目标。胆囊慢性炎症伴有黏膜腺体内的不均匀钙化、点状钙化或多个细小钙化被认为是癌前病变。胆囊壁因钙化而形成质硬、易碎和呈淡蓝色的瓷性胆囊,约 25% 瓷性胆囊与胆囊癌高度相关。

（三）胆囊息肉

近 5% 的成年人患有胆囊息肉样病变,但多数为假性息肉,无癌变可能,具体包括:由载脂泡沫状巨噬细胞构成的胆固醇性息肉(胆固醇沉积症),约占 60%;胆囊腺肌症;由肉芽组织或纤维组织构成的增生黏膜或炎性息肉,约占 10%。胆囊息肉具有恶变倾向的特征如下:①息肉直径>10mm(约 1/4 发生恶变);②息肉直径<10mm 合并胆囊结石、胆囊炎;③单发息肉或无蒂息肉,且迅速增大者(增长速度>3mm/6 个月)。年龄>50 岁胆囊息肉患者,恶变倾向增高,需动态观察。

（四）胰胆管汇合异常

胰胆管汇合异常是一种先天性畸形,胰管在十二指肠壁外汇合入胆总管,丧失 Oddi 括约肌控制功能,胰液逆流入胆囊,引起黏膜恶变,在组织学上多表现为乳头状癌。约 10% 的胆囊癌患者合并胰胆管汇合异常。

（五）遗传学

遗传因素是胆囊癌的常见危险因素,有胆囊癌家族史者,其发病风险增加。基因遗传背景占胆囊结石总发病风险的 5%~25%,有胆囊结石家族史者,胆囊癌发病风险亦增加。

（六）胆道系统感染

慢性细菌性胆管炎明显增加了胆管黏膜上皮组织恶变的风险。常见的致病菌是沙门菌(如伤寒沙门菌、副伤寒沙门菌)和幽门螺杆菌,伤寒带菌者中胆囊癌患病率可增加 12 倍;幽门螺杆菌携带者的胆囊癌患病率增加 6 倍。其发病机制可能与细菌诱导胆汁酸降解有关。

（七）肥胖症和糖尿病

肥胖症者(体质量指数 BMI>30kg/m²)可明显增加胆囊癌发病率,其 BMI 每增加 5kg/m²,女性患胆囊癌风险增加 1.59 倍,男性增加 1.09 倍。肥胖症引起的代谢综合征可增加患胆囊癌的风险,如糖尿病是形成结石的危险因素,糖尿病与结石协同促进胆囊癌的发生。

（八）年龄和性别

胆囊癌发病率随年龄增加呈上升趋势,20~49 岁发病率为 0.16/10 万;50~64 岁为 1.47/10

万;65~74 岁为 4.91/10 万;>75 岁为 8.69/10 万。此外,女性发病率较男性高 2~6 倍。

二、胆囊癌的 TNM 分期和病理学类型

(一) 胆囊癌的 TNM 分期

胆囊癌的临床分期与预后有密切关系,也是选择手术方式的主要依据。目前国内对胆囊癌的分期尚无统一标准,常用的胆囊癌分期有三种:Nevin 分期、日本胆道外科协会分期及 AJCC/UICC 的 TNM 分期。这三种不同分期均强调肝受侵的深度和是否出现远处转移。主要不同之处是淋巴结转移在分期中所占分量不同。

1. Nevin 分期及分级

分期:

Ⅰ期:肿瘤局限在黏膜层

Ⅱ期:肿瘤侵及黏膜层和肌层

Ⅲ期:肿瘤侵犯黏膜层、肌层及浆膜层

Ⅳ期:肿瘤已侵及胆囊全层并有胆囊管淋巴结转移

Ⅴ期:肿瘤侵犯肝脏。邻近脏器或有远处转移

分级:根据胆囊癌细胞的分化程度

(1) G1:高分化;

(2) G2:中分化;

(3) G3:低分化。

1976 年 Nevin 等首先提出原发性胆囊癌的临床病理分期和分级方案。其依据是胆囊癌组织浸润生长和扩散的范围以及细胞的分化程度。由于其分期简单实用,与预后有很好的相关性,为多数外科医师所采用。大多数Ⅰ、Ⅱ期患者术后能生存 5 年以上,而Ⅴ期则极少能存活 5 年。但是,Nevin 分期没有详细划分淋巴结转移,不能精确反映淋巴结清扫的价值,不利于临床工作的指导。

2. 日本胆道外科协会分期

T(原发肿瘤)

T_x:原发瘤无法评估

Tis:原位癌

T_1:肿瘤侵犯黏膜或肌层

T_2:肿瘤侵及肌肉周围结缔组织,但不超出浆膜或侵及肝脏

T_3:肿瘤侵犯超出浆膜,或直接侵犯一个邻近脏器(肝受侵深度不超出 2cm)

T_4:肿瘤浸润肝脏深度大于 2cm 和(或)侵及 2 个或 2 个以上邻近脏器

N(区域淋巴结)

N_x:区域淋巴结无法评估

N_0 无区域淋巴结转移

N_1:胆囊管、胆总管周围淋巴结转移

N_2:N_1+肝十二指肠韧带、胰头周围和(或)肝总动脉旁淋巴结转移

N_3:胰周(除外胰头)、腹腔动脉、肠系膜上动脉和(或)腹主动脉周围淋巴结转移

N_4:N_3 更远处淋巴结转移

M(远处转移)

M_0:无远处转移

M_1:有远处转移

日本胆道外科协会分期(表 25-6)内容较为详细,详细划分了胆囊癌的浸润程度及淋巴结转移情况,尤其是其淋巴结分组有利于判断预后。对胆囊癌的外科治疗有较好的临床指导意义。

表 25-6　日本胆道外科协会分期

分期	肿瘤	淋巴结	远处转移
Ⅰ 期	T_1	N_0	M_0
Ⅱ 期	T_1	N_1	M_0
	T_2	N_0	M_0
	T_2	N_1	M_0
Ⅲ 期	T_1	N_2	M_0
	T_2	N_2	M_0
	T_3	N_0	M_0
	T_3	N_1	M_0
ⅣA 期	T_4	N_0	M_0
	T_4	N_1	M_0
	T_4	N_2	M_0
	任何 T	N_3	M_0
ⅣB 期	任何 T	N_4	M_0
	任何 T	任何 N	M_1

3. 美国癌症联合委员会(AJCC)和国际抗癌联盟(UICC)联合发布的 TNM 分期　其在胆囊癌各种分期方法中应用最广泛(表 25-7)。其提供了胆囊癌临床病理学诊断的统一标准,对胆囊癌的局部浸润深度、邻近脏器侵犯程度、门静脉和肝动脉受累情况、淋巴结及远处转移等临床病理学因素给予了全面评估,有助于胆囊癌的可切除性评估、治疗方法的选择及预后判断。

表 25-7　美国癌症联合委员会(AJCC)胆囊癌 TNM 分期标准(2010 年第 7 版)

分期	肿瘤	淋巴结	远处转移
0 期	Tis	N_0	M_0
Ⅰ A	T_{1a}	N_0	M_0
Ⅰ B	T_{1b}	N_0	M_0
Ⅱ 期	T_2	N_0	M_0
Ⅲ A 期	T_3	N_0	M_0
Ⅲ B 期	$T_{1\sim3}$	N_0	M_0
ⅣA 期	T_4	$N_{0\sim1}$	M_0
ⅣB 期	任何 T	N_2	M_0
	任何 T	任何 N	M_1

（二）胆囊癌病理学类型

根据 WHO 2010 年版胆囊癌病理学分型,最常见的病理学类型为腺癌。其他还包括:腺鳞癌、鳞癌、未分化癌,神经内分泌来源肿瘤及间叶组织来源肿瘤等(表 25-8)。部分肿瘤虽属良性病变,但其生物学行为介于良性和恶性之间,术后需密切随访。

表 25-8　WHO 2010 年版胆囊癌病理学分型

分类	生物学行为编码	分类	生物学行为编码
1　上皮组织来源		1.2.3　与侵袭性癌相关的乳头状肿瘤	3
1.1　癌前病变			
1.1.1　腺癌	0	1.2.4　与侵袭性癌相关的黏液性囊性肿瘤	3
管状	0		
乳头状	0	1.2.5　鳞状细胞癌	3
管状乳头状混合	0	1.2.6　未分化癌	3
1.1.2　胆道上皮内癌变 3 级	2	1.3　神经内分泌肿瘤	
1.1.3　乳头状瘤伴有低或中等级别上皮内癌变	0	1.3.1　神经内分泌瘤	3
		神经内分泌瘤 G1 级	3
1.1.4　乳头状瘤伴有高级别上皮内瘤变	0	神经内分泌瘤 G2 级	3
		1.3.2　神经内分泌癌	3
1.1.5　黏液性囊性肿瘤伴有低或中等级别上皮内瘤变	2	大细胞型	3
		小细胞型	3
1.1.6　黏液性囊性肿瘤伴有高级别上皮内瘤变	0	1.3.3　混合性腺神经内分泌癌	3
		1.3.4　杯状细胞类癌	3
1.2　癌	2	1.3.5　管状类癌	1
1.2.1　腺癌	3	2　间叶组织来源	
胆管型	3	2.1　颗粒细胞瘤	0
胃小凹类型	3	2.2　平滑肌瘤	0
肠型	3	2.3　卡波西肉瘤	3
透明细胞腺癌	3	2.4　平滑肌肉瘤	3
黏液腺癌	3	2.5　横纹肌肉瘤	3
印戒细胞癌	3	3　淋巴瘤	
1.2.2　腺鳞癌	3	4　继发性胆囊癌	

注:生物学行为编码 0:良性肿瘤;1:生物学行为不确定,介于良性和原位癌之间;2:原位癌或 3 级上皮内瘤变;3:恶性肿瘤

胆囊癌的转移:途径包括局部直接蔓延、腹腔种植、淋巴转移、血行转移、沿神经鞘转移及胆道内转移等方式。但其最主要的转移方式是局部浸润和淋巴转移。

胆囊癌转移特点是:局部转移早,远处转移晚。淋巴转移的同时伴有肝脏浸润,但两者亦可单独发生,肝脏受累的占全部转移的 60% 以上,淋巴转移的约为 45%~80%。淋巴转移与胆囊癌浸润的深度有关,当肿瘤局限于黏膜层时,无淋巴结转移,而浸润至肌层后,淋巴转移可达 62.5%。由于胆囊的淋巴引流特点,胆囊管周围及上中段胆管淋巴结是其转移的第一站;胰头周围、十二指肠上后方、腹腔动脉、肠系膜上动脉周围淋巴结为第二站;第三站淋巴结包括主动脉前淋巴结及肠系膜上动脉根部淋巴结。邻近脏器侵犯首先是肝方叶,次为胆管、胰腺、胃十二指肠、网膜、结肠和腹壁,门静脉侵犯早于肝动脉。分化良好的倾向于肝转移,分化差的多发生于腹腔转移。胆道内扩散的多见于乳头状腺癌,可引起胆绞痛和胆道出血。

三、诊断依据

除了临床表现（如右季肋区疼痛、包块、黄疸等）和实验室检查以外，胆囊癌临床诊断主要依赖影像学检查。

（一）彩色多普勒超声检查

彩色多普勒超声检查具有价廉、简便、无创伤、灵敏度较高等多种优点，被国内外公认为诊断胆囊癌的首选检查。采用多部位和体位作横向或纵向断层扫描，可清楚地显示肝胆系统，对胆囊癌的诊断准确率可达 50%～88.8%。胆囊癌的声像图分为以下 4 种类型：

1. **腔内肿块型**　乳头状肿物自胆囊壁突入腔内呈中等回声，基底较宽，表面凹凸不平，或囊壁有蕈伞状肿物隆起的弱至中等回声，表面极不规则。

2. **囊壁增厚型**　胆囊壁不均匀增厚，胆囊形态不变，但在收缩时可见胆囊壁增厚至1cm，最厚可达 3cm，内缘凸凹不平。早期常局限增厚，晚期可延及整个胆囊壁。当周围组织受浸润时，胆囊壁边界不清。部分病例胆囊壁增厚不明显时与慢性胆囊炎不易鉴别。

3. **囊腔实块型**　胆囊为实质性团块所替代，癌组织占据整个囊腔，呈低回声或不均匀的回声，边界不规则，轮廓模糊，肿块内常伴有结石，呈强回声并伴有声影，有时因残余胆汁或癌瘤中心坏死液化，形成不规则无回声暗区。

4. **混合型**　兼有壁厚型和腔内肿块型的特点。

胆囊邻近器官受损，特别是肝组织的直接浸润、肝内结节或肝内胆管扩张等，也常成为诊断胆囊癌的辅助征象。

（二）内镜超声（EUS）检查

EUS 检查经十二指肠球部、降部或胃窦直接扫描胆囊，可精确显示胆囊腔内乳头状高回声或低回声团块及其浸润囊壁结构和深度，以及肝脏、胆道受侵犯的情况。EUS 与一般超声波比较，对胆囊病变影像显示更清晰，并能因声像图不同而显示胆囊壁的三层结构，对早期胆囊癌诊断及胆囊癌浸润深度的判断有一定优越性。有人认为 EUS 是一种了解胆囊癌对胆囊壁的浸润程度以及对肝脏、胆道浸润情况的最佳检查手段，但对存在于腺瘤中的早期癌，或沿黏膜水平方向浸润的早期胆囊癌与慢性胆囊炎鉴别有一定困难。

（三）多排螺旋 CT（MSCT）检查

MSCT 检查准确率为 83.0%～93.3%，动态增强扫描可显示肿块或胆囊壁的强化，在延迟期达高峰，可显示胆囊壁侵犯程度、毗邻脏器受累及淋巴结转移情况。

（四）磁共振成像（MRI）检查

MRI 检查准确率为 84.9%～90.4%，动态增强扫描呈现快进慢出的特性，必要时可联合血管成像及磁共振胰胆管成像（MRCP）检查，可诊断肿瘤大小、肝脏侵犯程度、是否合并胆管扩张、血管侵犯、腹腔淋巴结转移及远处转移等。

（五）正电子发射计算机断层显像（PET）检查

PET 检查对胆囊癌灵敏度高，可发现胆囊癌早期病变，并可检出直径≤1.0cm 的转移淋巴结和转移病灶。

四、病情评估

胆囊癌病情评估包括 T 分期评估、淋巴结转移评估、术中再次分期评估及可切除性评估，旨在为选择合适的治疗方法提供依据。

（一）胆囊癌 T 分期评估

胆囊癌局部浸润深度是决定手术方式的基础。T_1 和 T_2 期多为隐匿性胆囊癌，术前影像学分期较困难，其分期主要依靠术中快速冷冻切片病理学及术后病理学检查；T_3 和 T_4 期根据术前影像学检查结果可作出临床分期。由于彩色多普勒超声检查易受肠道气体干扰，对病灶及淋巴结情况显示不清楚，术前临床 T 分期主要依靠 MSCT 及 MRI 检查。T_3 期肿瘤 MSCT 检查显示：胆囊浆膜层肿瘤结节，其与邻近器官之间的脂肪层消失，侵犯肝脏或一个邻近器官；MRI 检查显示：T_1 期反相位显示胆囊外层低信号层破坏提示侵犯肝脏或一个邻近器官。T_4 期肿瘤 MSCT 及 MRI 检查均显示：肿瘤侵犯门静脉或肝动脉主干，侵犯 2 个或 2 个以上的邻近器官。

（二）淋巴结转移评估

胆囊的淋巴回流首先沿胆总管旁淋巴结（12b 组）向离肝方向回流，并与门静脉后（12p 组）和胰头后上方（13a 组）淋巴结汇合后流入腹主动脉旁（16 组）淋巴结。现已明确 13a 组淋巴结系胆囊癌淋巴转移第一站淋巴结和第二站淋巴结的分界点，16 组淋巴结是胆囊癌淋巴结远处转移的分界点。超声检查对肝门区、胰头周围及腹膜后的淋巴结显示较好，但对肠系膜根部的淋巴结显示不理想，CT、MRI 检查对各区域的淋巴结都可较好显示。目前，从影像学角度判定淋巴结是否转移常根据以下几个方面：淋巴结的最短径 ≥5mm；强化；融合分叶或毛刺状；淋巴结内部坏死等。

（三）术中再次分期评估

可根据术中超声、快速冷冻切片、淋巴结活组织检查或经皮穿刺细胞学检查、诊断性腹腔镜探查对是否存在远处转移进行评估，若病理学检查发现不典型增生或怀疑有恶变者，需扩大取材行病理学检查以指导治疗方式。术中应常规行胰头后上方（13a 组）、腹主动脉旁（16 组）淋巴结活组织检查，以准确判断淋巴结转移情况及决定淋巴结清扫范围：①13a 组淋巴结是胆囊癌淋巴结转移第一站淋巴结和第二站淋巴结的分界点，其阳性提示第二站淋巴结有转移；②16 组淋巴结是胆囊癌淋巴转移的终点，其阳性可作为放弃根治术的依据。术中为获取肿瘤的精确分期，应清扫至少 6 枚淋巴结。对于术前评估为 T_3 期及以上胆囊癌，因容易发生腹膜、肝脏远处转移，可考虑先行腹腔镜探查，以避免不必要的开腹手术。

（四）胆囊癌可切除性判断

应根据患者一般状况，肝脏和其他重要脏器功能及肿瘤分期等情况进行综合评估。根据 MSCT 及 MRI 影像学检查结果对胆囊癌分期进行评估。需要联合大范围肝切除者，术前应量化评估肝功能储备和肝脏体积，进而确定患者必需的功能性肝体积和安全肝切除量。合并黄疸者预留肝脏体积（future liver remnant，FLR）需>40%，具体标准可参考《肝切除术前肝脏储备功能评估的专家共识（2011 版）》，以及中华医学会外科学分会胆道外科学组和解放军全军肝胆外科专业委员会制定的《肝门部胆管癌诊断和治疗指南（2013 版）》。胆囊癌可根治切除的条件包括：①胆囊及邻近脏器癌灶和区域性转移淋巴结可清除；②剩余肝脏功能可代偿，且其脉管结构完整性可保存或重建；③手术创伤患者可耐受。

五、胆囊癌的治疗

（一）外科治疗原则

根治性手术是原发性胆囊癌患者获得治愈可能的唯一方法。胆囊癌的外科治疗应在具有丰富经验的胆道外科医师和病理科医师的医疗中心内完成。手术方式的选择应基于胆囊癌的 TNM 分期（表 25-9）。

表 25-9 基于 TNM 分期的胆囊癌根治性手术方式

胆囊癌 TNM 分期	根治性手术方式
Tis 期或 T_{1a} 期	单纯胆囊切除术
T_{1b} 期	
13a 组淋巴结活组织检查结果阴性	胆囊癌根治术:胆囊连同肝楔形整块切除(距胆囊床至少 2cm)+肝十二指肠韧带淋巴结清扫(8 组、12 组)
13a 组淋巴结活组织检查结果阳性	胆囊连同肝楔形整块切除(距胆囊床至少 2cm)+扩大淋巴结清扫(8 组、9 组、12 组、13 组)
T_2 期	
13a 组淋巴结活组织检查结果阴性	胆囊连同肝 S4b+S5 整块切除+肝十二指肠韧带淋巴结清扫
13a 组淋巴结活组织检查结果阳性	胆囊连同肝 S4b+S5 整块切除+扩大的淋巴结清扫
T_3 期	
16 组淋巴结活组织检查结果阳性	不推荐手术,行姑息治疗
侵犯肝脏<2cm,16 组淋巴结活组织检查结果阴性	胆囊连同肝 S4b+S5 整块切除+扩大的淋巴结清扫
侵犯肝脏>2cm,16 组淋巴结活组织检查结果阴性	胆囊连同右半肝或右三肝整块切除+扩大的淋巴结清扫
侵犯肝脏相邻器官	胆囊连同右半肝或右三肝整块切除+扩大的淋巴结清扫+联合受累脏器切除
T_4 期	
16 组淋巴结活组织检查结果阳性	不推荐手术,行姑息治疗
16 组淋巴结活组织检查结果阴性	联合受累血管切除重建和(或)肝外脏器切除的扩大胆囊癌根治术

1. 肝切除范围 根据不同 T 分期的肿瘤入侵肝脏的途径和范围确定肝切除范围,包括肝楔形(距胆囊床 2cm)切除、肝 S4b+S5 切除、右半肝或右三肝切除。

(1) Tis 或 T_{1a} 期胆囊癌:侵犯胆囊黏膜固有层。此期多为隐匿性胆囊癌,行单纯胆囊切除术后 5 年生存率可达 100%,不需再行肝切除术或二次手术。

(2) T_{1b} 期胆囊癌:侵犯胆囊肌层。由于胆囊床侧胆囊没有浆膜层,肿瘤细胞可通过胆囊静脉回流入肝造成肝床微转移。T_{1b} 期肿瘤肝床微转移距离不超过 16mm,故需行距胆囊床 2cm 以上的肝楔形切除术。

(3) T_2 期胆囊癌:侵犯胆囊肌层周围结缔组织,未突破浆膜层或未侵犯肝脏。此期胆囊癌细胞经胆囊静脉回流入肝范围平均距胆囊床 2~5cm,且至少有一个方向范围>4cm,仅行肝楔形切除术不能达到 R_0 切除,应至少行肝 S4b+S5 切除术。

(4) T_3 期胆囊癌:突破胆囊浆膜层和(或)直接侵犯肝脏,和(或)侵犯肝外 1 个相邻的脏器或组织。此期胆囊癌侵犯肝实质主要途径包括:①直接浸润至邻近胆囊床附近的肝实质;②经胆囊静脉途径进入肝脏侵犯肝 S4b 和 S5;③通过肝十二指肠韧带淋巴结经肝门途径沿淋巴管道和 Glisson 系统转移至肝脏。治疗方法包括:①对于 T_3N_0 期肝床受累<2cm 的胆囊癌,其侵犯肝脏仅有前 2 条途径而无肝十二指肠韧带淋巴结转移,行肝 S4b+S5 切除术即可达到 R_0 切除;②对于肝床受累>2cm、肿瘤位于胆囊颈部、侵犯胆囊三角或合并肝十二指肠韧带淋巴结转移者(T_3N_1 期),提示癌细胞沿淋巴管道或 Glisson 系统转移至整个右半肝,需行右半肝或右三肝切除术。

(5)T_4 期胆囊癌:侵犯门静脉主干或肝动脉,或 2 个以上的肝外脏器或组织。有研究结果表明:T_4 期胆囊癌行扩大根治术,切除率为 65.8%,手术组患者 5 年生存率为 13.7%,其中联合肝胰十二指肠切除术后 5 年生存率为 17%;联合门静脉切除重建者 1、3、5 年生存率分别为 48%、29% 和 6%;非手术组患者 5 年生存率为 0,手术组预后明显优于非手术组(P<0.05)。因而认为,对 $T_4N_0 \sim 1M_0$ 期胆囊癌患者行联合脏器切除的扩大根治术仍可能达到 R_0 切除,能改善患者预后,肝切除范围为右半肝或右三肝切除。

2. 淋巴结清扫范围(根据淋巴结受累的路径) 术中根据 13a 组和 16 组淋巴结活组织检查结果,选择行肝十二指肠韧带淋巴结(12 组、8 组)清扫术或扩大淋巴结(12 组、8 组、9组、13 组)清扫术。

(1)Tis 期或 T_{1a} 期胆囊癌:无需行区域淋巴结清扫。

(2)T_{1b} 期胆囊癌:淋巴结转移首先累及胆囊三角淋巴结及沿胆总管分布的淋巴结,淋巴结转移率为 15.7%,淋巴管浸润率为 18%,故需行淋巴结清扫。T1b 期胆囊癌有可能出现胰头后上方(13a 组)淋巴结转移。因此,术中常规行 13a 组淋巴结活组织检查,13a 组淋巴结活组织检查结果为阴性,行肝十二指肠韧带(12 组)和肝动脉(8 组)淋巴结清扫;13a 组淋巴结活组织检查结果为阳性,行扩大淋巴结清扫,包括肝十二指肠韧带(12 组)、肝动脉(8组)、胰头周围(13 组)和腹腔干周围(9 组)淋巴结。

(3)T_2 期胆囊癌:淋巴结转移率高达 46%,比较淋巴结清扫组和未清扫组患者 5 年生存率分别为 50% 和 10%(P<0.05),差异有统计学意义,故需行淋巴结清扫。术中根据 13a组淋巴结活组织检查结果决定是否行扩大淋巴结清扫术。

(4)T_3 期胆囊癌:淋巴结转移率如下:胆总管周围淋巴结转移率为 54%、胆囊管周围淋巴结转移率为 38%、第二站淋巴结转移率为 19%~29%、更远处的淋巴结转移率<5%。淋巴结检查阴性者术后 5 年生存率高达 80%,淋巴结检查阳性者 5 年生存率仅为 34%。故多数学者主张行扩大淋巴结清扫。而 16 组淋巴结阳性患者行扩大根治性手术,其中位生存时间无明显延长。因此,16 组淋巴结阳性视为远处转移(M_1 期),失去根治意义,不建议行手术治疗。

(5)T_4 期胆囊癌:如术中 16 组淋巴结活组织检查结果为阳性,视为远处转移(M_1 期),不行手术治疗;若检查结果为阴性,且无远处转移者,行胆囊癌扩大根治术仍有望达到 R_0 切除,改善患者预后。因此,可根据患者情况行扩大淋巴结清扫术。

3. 肝外胆管处理 术中根据胆囊管切缘活组织检查结果,阳性需联合肝外胆管切除,范围从胰头后上方至第一肝门部,行胆管空肠 Roux-y 吻合。

(1)Tis 期或 T_{1a} 期胆囊癌:单纯胆囊切除即可达 R_0 切除。如果病理检查报告提示胆囊癌为 T_{1a} 期、手术切缘阴性,2015 年胆道肿瘤 NCCN 临床实践指南建议观察,因为数据显示切缘阴性时,单纯行胆囊切除术远期存活率达 100%,新版指南建议在观察基础上可以考虑行辅助治疗。不可手术的患者,可以选择吉西他滨和顺铂联合化疗、以氟尿嘧啶或吉西他滨为基础的化疗、氟尿嘧啶化放疗、临床试验和支持治疗。

（2）T_{1b} 期胆囊癌:胆囊管切缘活组织检查结果为阴性,无需切除肝外胆管;活组织检查结果为阳性,需行联合肝外胆管切除术。对病理检查报告提示 T_{1b} 期及以上的胆囊癌,2015年胆道肿瘤 NCCN 临床实践指南建议结合影像学检查评估手术可能性后进行下一步治疗。可手术患者考虑行肝段切除术、淋巴结清扫术伴或不伴胆管切除,术后结合辅助治疗并监测。新版指南强调,切除前应排除远处淋巴结转移,因为这是进一步切除的禁忌;此外,数据显示 T_{1b}、T_2 或者 T_3 期胆囊癌患者常在肝脏或胆总管出现残余病灶,为了保证阴性切缘,可以考虑扩大手术范围。

（3）T_2 期胆囊癌:有研究结果表明:T_2 期胆囊癌患者行肝外胆管切除术后 5 年生存率为 100%,而未切除肝外胆管患者仅为 60%,差异有统计学意义,建议切除肝外胆管。而另一研究结果表明:胆囊管切缘阴性者,行肝外胆管切除与未行肝外胆管切除患者 5 年生存率比较,差异无统计学意义(72% 比 81%,$P>0.05$),因此,基于大样本研究结果,不建议常规行肝外胆管切除术。

（4）T_3 期胆囊癌:此期胆囊管未受侵犯时,行肝外胆管切除与未行肝外胆管切除的 5 年生存率比较,差异无统计学意义(62% 比 46%,$P>0.05$),而常规行肝外胆管切除,会增加手术创伤、术后并发症的风险。因此,基于大样本研究结果,不建议对 T_3 期胆囊癌患者行常规肝外胆管切除术,建议术中行胆囊管切缘活组织检查。

（5）T_4 期胆囊癌:对于无远处转移($T_4N_0 \sim 1M_0$ 期)的胆囊癌,行胆囊癌扩大根治术仍有望达到 R_0 切除,改善预后,可根据患者情况行联合肝外胆管切除术。

4. 联合脏器切除及血管重建 T_3 期和 $T_4N_0 \sim 1M_0$ 期合并邻近脏器转移的胆囊癌,可行联合受侵犯脏器切除的扩大根治术。

（1）T_3 期胆囊癌:合并邻近 1 个脏器转移,可行联合脏器的扩大根治术。

（2）T_4 期胆囊癌:$T_4N_0 \sim 1M_0$ 期患者行根治性手术,术后 5 年生存率明显优于非手术组患者。因而 $T_4N_0 \sim 1M_0$ 期胆囊癌患者行联合脏器切除的扩大根治术仍可能达到 R_0 切除,能改善患者预后。可选择的手术方式包括:联合肝外胆管切除的胆囊癌根治术、联合肝胰十二指肠切除的胆囊癌根治术、联合右半肝或右三肝切除的胆囊癌根治术、联合门静脉切除重建的胆囊癌根治术、联合右半结肠切除的胆囊癌根治术等。

（二）胆囊管癌的处理

胆囊管癌是指肿瘤中心位于胆囊管的恶性肿瘤。胆囊管肌层由较薄的肌纤维组成,且肝十二指肠韧带由疏松的纤维组织、淋巴管及神经纤维构成,胆囊管癌易经肝十二指肠韧带侵犯胰头、主动脉旁淋巴组织及肝脏 Glisson 鞘。有研究结果表明:胆囊管癌对周围神经、淋巴结(管)、血管的侵犯比例明显高于胆囊底和胆囊体部癌,胆囊管癌患者的 3、5 年生存率明显低于胆囊底和胆囊体部癌。因此,建议胆囊管癌要比同期的胆囊癌手术范围更大。

Tis 期或 T_{1a} 期胆囊管癌单纯胆囊切除即可达 R_0 切除。T_{1b} 期胆囊管癌存在肝十二指肠韧带淋巴管和神经纤维侵犯的可能,且因胆囊管的部分静脉回流由胆囊静脉回流入肝,为达 R_0 切除,T_{1b} 期需行胆囊连同肝楔形整块切除+肝外胆管切除+淋巴结清扫术。淋巴结清扫范围依据淋巴结活组织检查结果而定。$\geqslant T_2$ 期胆囊管癌极易侵犯肝十二指肠韧带内淋巴管及神经纤维经 Glisson 系统发生肝内转移,故需行右半肝或右三叶切除+肝外胆管切除+淋巴结清扫术。淋巴结清扫范围依据淋巴结活组织检查结果而定。

（三）隐匿性胆囊癌的处理

隐匿性胆囊癌：术前临床诊断为胆囊良性疾病而行胆囊切除术，在术中或术后经病理学检查确诊为胆囊癌，又称为意外胆囊癌。

隐匿性胆囊癌多为 T_1、T_2 期胆囊癌。对于 Tis 期或 T_{1a} 期隐匿性胆囊癌，若术中胆囊完整切除，无破溃，无胆汁溢出，且胆囊置入标本袋内取出者，单纯行完整的胆囊切除术已达根治目的，无需行二次手术；否则需再次手术处理可能形成的转移灶，不推荐常规行经 Trocar 窦道切除。

（四）胆囊癌腹腔镜手术

Tis 期或 T_{1a} 期胆囊癌侵犯胆囊黏膜固有层，多为意外胆囊癌，由术后病理学检查证实。目前研究结果证实：Tis 期或 T_{1a} 期胆囊癌手术过程中，若胆囊无破溃、切缘阴性，无论是腹腔镜切除或开腹切除，术后 5 年生存率均达 100%。

对于 T_{1b} 期或 T_2 期胆囊癌，仍存在较大争议。研究结果表明：胆囊癌腹腔镜手术易引起胆囊破溃、胆汁泄漏以及烟囱效应等，均可增加穿刺孔转移以及腹膜播散的概率。近年来，有 T_{1b} 期或 T_2 期胆囊癌腹腔镜手术的文献报道，但大多数为回顾性研究，研究标准不统一，证据级别低，其安全性及可行性尚需进一步研究。因此，对于此期胆囊癌，腹腔镜手术仅可作为探索性研究，且仅限于具备以下条件的专业医疗中心进行：①可取得足够的门静脉旁及主动脉腔静脉旁淋巴结样本；②肝脏、胆管切缘阴性；③可在腹腔镜下行肝总管或胆总管切除及重建；④术中可确定病理学分期。对于 T_2 期以上胆囊癌，根治性手术范围更大，甚至需行联合脏器切除等扩大根治术，难以达到上述 4 项条件。因此，目前对术前怀疑或确诊为胆囊癌的患者，建议行开腹手术。

（五）胆囊癌合并阻塞性黄疸的处理

胆囊癌合并黄疸者常需联合肝切除才能达到根治目的，而此类手术病死率高达 10%，其主要死亡原因为肝衰竭。故对于黄疸时间长伴有显著肝损害或伴有胆管炎、或营养不良、或血清胆红素>200μmol/L 且需要作大范围肝切除（切除肝体积>60%）的患者，应予术前胆道置管引流以改善肝脏功能。

（六）姑息性治疗

失去根治性手术机会的晚期胆囊癌患者，包括：多发肝转移灶、肝十二指肠韧带广泛侵犯、血管侵犯、腹膜转移灶或其他远处转移，姑息性减瘤手术并不能改善患者生存率且会增加创伤及转移风险，故不推荐行减瘤手术。此类患者多存在梗阻性黄疸或消化道梗阻，姑息性治疗的目的仅限于解除胆道及消化道梗阻，如：经内镜胆道塑料支架内引流术、经内镜鼻胆管引流术、经超声内镜胆道引流（EUS-BD）、经皮经肝胆管引流术、胃空肠吻合术等，以延长患者的生存时间和改善其生命质量。

（七）非手术治疗

1. 术后辅助治疗　针对 10 个临床研究涵盖 3191 名胆囊癌患者的荟萃分析显示，较单纯手术，辅助化疗能提高 OS，亚组分析提示 R_1 切除、淋巴结转移、Ⅱ期及以上分期为获益人群。回顾性研究显示，辅助化疗或辅助放化疗可能提高 T_2 或 T_3 并淋巴结阳性患者的 OS。COX 回归模型显示对于 T_2 及以上病变、淋巴结阳性的胆囊癌，行辅助放疗能生存获益。

2. 术前新辅助治疗　新辅助化疗能提高局部进展期胆囊癌（淋巴结阳性或其他高危因

素)R$_0$切除率,显著延长生存时间,推荐的化疗方案有吉西他滨/顺铂、吉西他滨/奥沙利铂、吉西他滨/卡培他滨、卡培他滨/顺铂、卡培他滨/奥沙利铂、氟尿嘧啶/奥沙利铂、氟尿嘧啶/顺铂、吉西他滨、卡培他滨、氟尿嘧啶等。

3. 不可手术切除的以及转移性胆管癌的姑息治疗　参照胆管癌的治疗。值得注意的是胆囊癌同胆管癌分子表达谱存在明显差异。8 例进展期胆囊癌伴 Her2 基因扩增或过表达的患者,接受赫赛汀治疗后,其中 5 例达到 CR 或 PR,而 5 例胆管癌患者对此治疗毫无响应。目前相关 Ⅱ 期临床研究正在进行中(NCT02465060、NCT02693535)。

六、胆囊癌诊断和治疗流程图

具体见图 25-1。

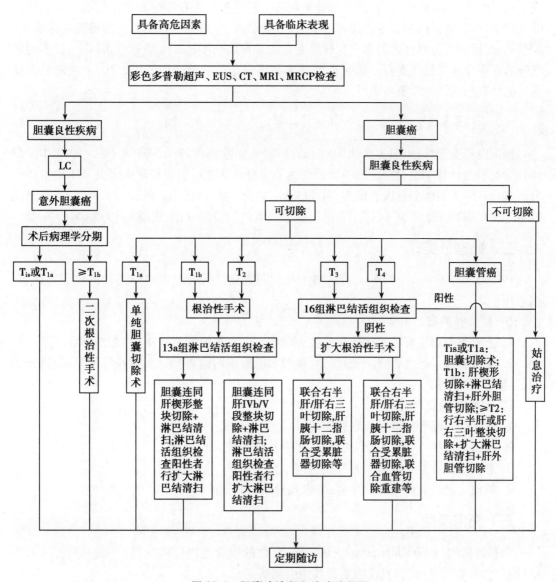

图 25-1　胆囊癌诊断和治疗流程图

七、随访

应对胆囊癌患者建立完整的病例资料数据库,详细记录临床分期、病理学类型、手术方式、放化疗情况、肿瘤复发情况、随访终止时间及原因等,以便用于临床研究。手术患者半年内应每个月复查,半年后每3个月复查肝功能、肾功能、肿瘤标志物及腹部彩色多普勒超声检查,对于可疑者应及时行 CT、MRI 等影像学检查。

第四节　胆囊良性肿瘤

胆囊良性肿瘤是指胆囊壁向胆囊腔内呈息肉样突起病变。B 超称胆囊隆起性病变,黏膜上有强回声,不随体位移动,无结石特征声影。胆囊壁良性肿瘤的命名比较混乱。在既往的文献中,将胆囊良性肿瘤笼统地称为乳头状瘤或息肉。日本学者则称为胆囊隆起样病变。近年来,在国内常习惯称为胆囊息肉样病变。上述命名均不甚令人满意。实际上,日本的胆囊隆起样病变还包括胆囊癌。胆囊良性肿瘤又不完全是息肉样病变。因此,上述命名仅仅是形态学和影像学的诊断用语。

一、发病率

据国内不完全统计,胆囊良性肿瘤占同期胆囊切除病例的 4.5%～8.6%。1989 年中华外科学会胆道外科学组对全国因临床诊断为胆囊息肉样变行胆囊切除术者共 341 份资料的分析显示其中为胆固醇息肉者最多,共 124 例,占 36.36%;息肉 73 例,占 21.40%;炎性息肉 41 例,占 12.02%;腺瘤 58 例,占 17.0%;腺肌病 6 例(1.75%);上皮增生 19 例(5.57%)。

二、病理分类

1970 年 Christensen 和 Ishak 通过对 180 例胆囊良性病变观察的分类较简单而实用,现多沿用。

（一）良性肿瘤

1. 上皮类肿瘤　有乳头状瘤和非乳头状瘤。近来有胆囊腺瘤和乳头状瘤病的报道。

2. 间质肿瘤　有血管瘤、平滑肌瘤、颗粒状肌母细胞瘤、纤维瘤、神经纤维瘤、副神经节瘤,黏液瘤及软骨瘤。

（二）瘤样病变（假瘤）

1. 增生性　腺瘤样增生和腺肌瘤。

2. 组织异位性　胃黏膜,小肠黏膜、胰腺及肝脏来源的。

3. 息肉性　炎性息肉和胆固醇性息肉。

4. 其他　纤维黄肉芽肿性炎症、寄生虫感染及其他假瘤。

三、临床类型

以胆囊息肉(gallbladder polyps)最常见,良性的胆囊息肉样病变包括胆固醇性息肉、炎症性息肉、腺瘤性息肉、腺肌性增生及其他少见病变。

（一）胆固醇性息肉

胆固醇性息肉是胆固醇代谢紊乱的局部表现,最为常见,统计国内 1989 年的报道,约占胆囊良性病变的45%。它本身并不是肿瘤,可发生在胆囊的任何部位。少数病例同时伴有胆囊结石。大部分为多发,小部分为单发。外观呈黄色分叶状,或呈桑葚样,柔软易脱落。结集的胆固醇晶体与胆囊黏膜有蒂相连,有的蒂细长,息肉可在胆囊内摆动;有的蒂粗短,息肉呈小结节状。息肉大小不等,一般为3~5mm,绝大多数小于10mm,偶见直径达到10mm的息肉表现,胆固醇息肉无恶变倾向。当其脱落后经 Oddi 括约肌排出时可引起胆绞痛和急性胰腺炎。

(二) 炎症性息肉

呈单发或多发,3~5mm 大小,蒂粗或不明显,颜色与邻近的黏膜相似或者稍红。可伴有严重的胆囊慢性炎症及胆囊结石。尚未见到胆囊炎性息肉恶变倾向的报道。

(三) 腺瘤性息肉

来自于胆囊黏膜上皮,约占胆囊良性病变的23%。可呈乳头状和非乳头状,胆囊腺瘤大多数为单发,少数多发,直径为0.5~2.0cm,有时可更大,充满胆囊腔。腺瘤性息肉一直被认为是癌前病变,尤其是直径超过10mm。有人注意到胆囊腺瘤癌变病例的年龄偏高,女性偏多。部分胆囊癌或腺瘤癌变的同时伴有胆囊结石,因此认为腺瘤癌变与胆石的存在及其对胆囊黏膜的慢性机械刺激有密切关系。不伴有胆结石的腺瘤很少恶变。

(四) 腺肌增生或腺肌瘤

腺肌增生或腺肌瘤是一种由于胆囊的增殖表现为胆囊壁肥厚性病变,有胆囊上皮和平滑肌增生,可呈弥漫性或局限性改变。特点是过度增生的胆囊黏膜向增厚的肌层陷入,造成局部狭窄或在胆囊的顶部有局限性的充盈缺损,但有造影剂进入其中央,犹如脐状。

四、治疗

自从 B 型超声普遍应用以来,胆囊息肉样病变是一个经常发生的情况,但在超声检查下,确定病变的性质和是否有恶性改变,甚为困难。

一般认为直径在5mm 以内的胆囊息肉常为良性,在10mm 以上者,则可能为腺瘤样息肉或有恶性改变。对于直径大于10mm,有症状或伴有结石、胆囊无功能、无蒂,在观察过程中体积增大者,行胆囊切除;而直径小于5mm 的病变无症状者,可追踪观察。

如果胆囊良性病变发生癌变且已侵及肌层,甚至浆膜层,应按胆囊癌处理。在胆囊切除术中,术者亲自解剖检查胆囊标本,对可疑病变常规做冰冻切片病理检查,对发现早期病变非常重要,值得提倡。

(刘少俊 王晓艳 夏泠)

参 考 文 献

1. Khan SA,Davidson BR,Goldin RD,et al. Guidelines for the diagnosis and treatment of cholangiocarcinoma:an update. Gut,2012,61 (12):1657-1669.

2. Buettner S,Margonis GA,Kim Y,et al. Conditional probability of long-term survival after resection of hilar cholangiocarcinoma. HPB (Oxford),2016,18(6):510-517.

3. 鲁正,王冬冬. Bismuth-Corlette Ⅲ、Ⅳ型肝门部胆管癌的手术治疗方式. 中华外科杂志,2016,54(7):488-491.

4. Ismael HN,Loyer E,Kaur H,et al. Evaluating the Clinical Applicability of the European Staging System for Perihilar Cholangiocarcinoma. J Gastrointest Surg,2016,20(4):741-747.

5. Chaiteera ki,jR,Harmsen WS,Marrero CR,et al. A New Clini-cally Based Staging System for Perihilar Cholan-

giocarcinoma. Am J Gastroenterol,2014,109(12):1881-1890.

6. Hwang S,Ko GY,Kim MH,et al. Preoperative Left Portal Vein Embolization for Left Liver Resection in High-Risk Hepatobiliary Malignancy Patients. World J Surg,2016,40(11):2758-2765.

7. Leone F,Marino D,Cereda S,et al. Panitumumab in combination with gemcitabine and oxaliplatin does not prolong survival in wild-type KRAS advanced biliary tract cancer:A randomized phase 2 trial (Vecti-BIL study). Cancer,2016,122(4):574-581.

8. Rakić M,Patrlj L,Kopljar M,et al. Current status and challenges in diagnosis and treatment of gallbladder cancer. Chin J Gen Surg,2016,25(2):157-161.

9. HundalR,ShafferEA. Gallbladder cancer:epidemiology and outcome. Clinepidemiol,2014,6:99-109.

10. Schnelldorfer T. Porcelain gallbladder:a benign process or con cern for nalignancy. J Gastrointest Surg,2013,17(6):1161-1168.

11. 中华医学会外科学分会胆道外科学组.胆囊癌诊断和治疗指南(2015 版).中华消化外科杂志,2015,14(11):881-890.

12. Kim SJ,Lee JM,Lee ES,et al. Preoperative staging of gallbladder cancinoma using biliary MR imaging. J Magn Reson Imaging,2015,41(2):314-321.

13. Benson AB 3rd,D'Angelica MI,Abrams TA,et al. Hepatobiliary cancer,version2. 2014. J Natl Compr Canc Netw,2014,12(8):1152-1182.

14. Ehling J,Tacke F. Role of chemokine pathways in hepatobiliary cancer. Cancer Lett,2015,379(2):173-183.

15. 陈嘉佳.《2016 年欧洲胆管癌研究网络共识:胆管细胞癌研究现状及前景展望》摘译. 临床肝胆病杂志,2016,32(10).

16. Kouri BE,Abrams RA,Al-Refaie WB,et al. ACR Appropriateness Criteria Radiologic Management of Hepatic Malignancy. J Am Coll Radiol0,2016,13:265-273.

17. Banales JM,Cardinale V,Carpino G,et al. Expert consensus document:Cholangiocarcinoma:current knowledge and future perspectives consensus statement from the European Network for the Study of Cholangiocarcinoma (ENS-CCA). Nat Rev Gastroenterol Hepatol,2016,13:261-280.

18. 姜小清.胆囊癌规范化诊治专家共识(2016).临床肝胆病杂志,2017,22(4):611-620.

19. 中国抗癌协会.远端胆管癌规范化诊治专家共识(2017).中华肝胆外科杂志,2018,24(1):1-8.

第二十六章

恶性胆管狭窄

胰胆管恶性狭窄的早期诊断和有效治疗均很棘手。黄疸是最常见的体征,但其通常出现在疾病的中晚期,预后不佳。从解剖学角度看,恶性胆管梗阻可分为近端胆管狭窄和远端胆道狭窄。影响到肝门和近端胆管的胆道肿瘤主要包括胆管癌和胆囊癌。此外,还包括原发性肝癌、肝门淋巴结病变以及转移癌等。而远端胆管恶性狭窄相关疾病则常见于胰腺癌、壶腹癌、胆囊癌、远端胆管癌及胰头及胆总管的转移癌等。

一、流行病学

胆管癌起源于胆管上皮细胞,占所有消化道恶性肿瘤的3%,可分为近端(肝内)、肝门和远端(肝外)胆管癌。其中,肝门部肿瘤按侵及肝管的不同,根据 Bismuth-Corlette 分型,可具体分为:

Ⅰ型:肿瘤位于左右肝管汇合处以下。

Ⅱ型:肿瘤达到左右肝管汇合处。

Ⅲ型

Ⅲa:肿瘤闭塞肝总管以及右肝管一级分支。

Ⅲb:肿瘤闭塞肝总管以及左肝管一级分支。

Ⅳ型:多发肿瘤或肿瘤累及肝管汇合处以及左右肝管分支。

胆管癌的 Bismuth 分型对于确定和策划手术切除,以及内镜下支架植入术价值较大。

近年,流行病学调查结果显示,肝内胆管癌的发病率及病死率逐年上升,而肝外胆管癌则有下降趋势。胆管癌高发年龄为70岁,且男性高于女性。只有少数病例可发现特定致癌危险因素,而多数病例为散发型。其发病的主要危险因素与慢性炎症及感染有关。约1/3的胆管癌见于原发性硬化性胆管炎(PSC),可伴或不伴溃疡性结肠炎。其他危险因素包括多囊肝、寄生虫感染、肝内胆管结石、毒物接触史(如氧化钍胶体、橡胶)、遗传性疾病(如Lynch 综合征和胆管乳头状瘤等)。

胰腺癌是远端恶性狭窄最常见的疾病。据最新的统计显示,胰腺癌已成为最多的10种新发恶性肿瘤之一,其病死率在所有恶性肿瘤中居第4位。从全球来看,尽管胰腺癌为少见癌症(占所有癌症的2.5%),但病死率却很高,在所有恶性肿瘤中排前10位。由于胰腺癌的发病率存在地区差异,提示生活方式和环境因素可能参与胰腺癌的发病。年龄也是胰腺癌的发病因素之一。吸烟被认为与胰腺癌发生明显相关。与不吸烟组相比较,吸烟组总的发病率提高了70%~100%。酗酒者(每天超过3杯或≥30~40g乙醇)患胰腺癌的概率提高22%。慢性胰腺炎也能增加罹患胰腺癌的危险。此外,维生素 D、紫外线 B 波段辐射、职业性接触和肥胖等也是诱发胰腺癌的因素。家族史使患胰腺癌的概率提高2倍。诸如家族性非典型性多痣黑色素瘤(FAMMM)综合征、囊性纤维化、家族性腺瘤性息肉病和遗传性非息肉性结直肠癌(HNPCC)综合征等遗传易感性疾病,也是胰腺癌的致病危险因素。

胆囊癌的发病率在胆道系统的恶性肿瘤中居首位。胆结石被认为是胆囊癌最重要的致病因素。多数患者是因为检查胆结石过程中被诊断为胆囊癌。高龄、女性和一些特殊地域也是胆囊癌发病的危险因素。在南美的一些国家,如智利、厄瓜多尔、玻利维亚及亚洲国家如印度、巴基斯坦、日本和韩国等,胆囊癌的发病率较高。瓷化胆囊、胆囊息肉、先天性胆管囊肿、胰胆合流异常等疾病被认为与胆囊癌的发病密切相关。尽管吸烟和肥胖诱发胆囊癌的病例少见,但也是不可忽视的危险因素。

二、临床特征

胆胰系统恶性肿瘤患者的症状主要为无痛性黄疸、体重减轻和食欲缺乏。因胆管梗阻引起的高胆红素血症可出现巩膜黄染、陶土样便、尿色加深、皮肤瘙痒及恶心等表现。胰腺癌最初可表现为上腹部疼痛伴有背部放射痛,提示已发生胰管梗阻和腹膜后肿瘤浸润。此外,胰腺癌还可有以下表现:如胆囊可触及、继发于胃出口梗阻引起的消化不良、糖耐量降低、糖尿病和急性胰腺炎。而胆管癌常表现为右上腹痛、黄疸、瘙痒和体重减轻。询问病史时应注意发现危险因素。对于胰腺癌而言,应询问吸烟史、胰腺癌家族史、糖尿病、胰腺炎及肥胖史。在诊断胆管癌时,应询问炎症性肠病、原发性硬化性胆管炎、胆石病、Caroli病、遗传性非息肉性结直肠癌(HNPCC)、HIV感染、糖尿病、肥胖、吸烟、饮酒以及毒性物质(如石棉和亚硝酸盐)的接触史。其次,通过全面查体可发现黄疸、肝大、胆囊可触及和淋巴结肿大。实验室检查应检测胆红素、碱性磷酸酶、谷丙转氨酶、谷草转氨酶和肿瘤标志物如CEA、CA19-9。进一步的影像学检查应在病史、体征和血清学检查结果怀疑有胰胆管恶性肿瘤的基础上进行。

三、诊断

(一) 实验室检查

1. 血液检查　虽然肝功能的血清学检查缺乏特异性,但可提示胆管梗阻。指标升高的程度取决于梗阻的位置、严重程度及有无慢性梗阻。近端胆管的病灶可仅出现碱性磷酸酶升高。慢性胆管梗阻的患者可能出现凝血酶原时间延长。

2. 肿瘤标记物　其在肿瘤和良性疾病有显著的重叠,且在疾病早期的敏感性也较低。因此,肿瘤标志物是非特异性的,癌胚抗原(CEA),癌抗原(CA19-9),是目前临床上使用最广泛的两个指标。

CEA:血清CEA对于诊断胆管癌既不够敏感,也不够特异。CEA的升高也可见于良性疾病,如胃炎、消化性溃疡、憩室炎以及其他急慢性炎症。CA19-9:血清CA19-9作为胆管癌的检测指标已被广泛应用,尤其是在PSC中。主要的局限是敏感性和特异性均较低。患有各类胆胰疾病,包括胰腺炎、胆管炎、胰腺癌等都可出现CA19-9升高。此外,各种原因引起的胆管梗阻,均可导致血清CA19-9升高。

(二) 放射影像学检查

1. 壶腹癌　壶腹癌由于肿瘤体积小,超声检查常敏感。此外,肠内气体也使腹膜后结构显示不佳。因此,超声检查只能提供间接的诊断依据,如胆管扩张。CT扫描尽管较超声精确,但是仍会遗漏病变。磁共振胆胰管成像术(MRCP)是另一种非损伤性技术,在探查胆道阻塞方面优于CT扫描,但不能鉴别诊断壶腹梗阻是由于肿瘤或良性病变,如结石或良性狭窄引起的;而ECRP则可直接对肿块进行鉴别并可行活检以明确诊断,并且能够缓解胆汁淤积性黄疸。与ERCP一样,超声内镜(EUS)也可探查壶腹癌。超声内镜是壶腹癌病变分期最精确的方法,如可以手术治疗,需要根据前述的无创技术对肿瘤进行分期,来决定进行局部切除术或行胰十二指肠切除术。

2. 胰腺癌　胰头癌是引起胆道下端梗阻最常见的原因。一般而言需要进行一系列影像学检查,包括经腹超声、CT扫描、磁共振(MRI)、ERCP和超声内镜(EUS)。这些影像学检查可用于发现癌肿、对其进行分期、估计癌肿的可切除性及在影像引导下取材活检提供组织病理学诊断。经腹超声对胰头癌的检出率为82%~86%。近年超声影像方面的新技术包括多普勒超声、超声血管造影及3D超声等,有可能会提高超声的诊断效率。

CT扫描可以提高癌肿检出率、确定癌肿是否侵犯周围组织和血管。动态多排增强CT能显著提高胰腺癌成像质量,并能提供胰腺癌肿及其侵袭血管的三维重建影像。其灵敏度可达63%~92%,是迄今胰腺恶性肿瘤术前分期和评估手术切除可行性的最好手段之一。

钆(gadolinium)或锰福地吡(mangafodipir)增强的1.5TMRI对检查胰腺也同样有效。一线的磁共振检查包括常规MRI、磁共振胆胰管成像(MRCP)及磁共振血管造影术。研究表明,在肿瘤的诊断和判断能否手术切除方面,多排CT和MRI诊断直径≤2cm的胰腺癌肿诊断率基本没有差别。近年研究发现,64排CT与3.0T钆增强MRI诊断胰腺癌的特异性和敏感性相仿。而在临床实际操作中,优先做多排螺旋CT,MRI则一般用于碘造影剂过敏或肾功能不全而无法进行CT检查的患者。

超声内镜将高频探头贴近癌肿,使癌肿成像的分辨率更高,能极大提高胰腺癌的检出率。

在多排CT应用前,在诊断直径<3cm的胰腺肿瘤时,超声内镜、螺旋CT和MRI的检出率分别为93%、53%、67%,因此,在诊断小癌灶上,超声内镜是非常重要的检查手段。

随着断层影像和EUS技术的不断进步,ERCP很少应用于胰腺癌的诊断和分期。然而,在ERCP操作过程中观察到的某些征象可以提示胰腺癌的可能。如在ERCP中发现胰胆管均扩张(双管征)提示胰头占位造成的梗阻,这是特征性的表现;如发现胰管突然截断或胰管单发长狭窄(>1cm),尽管不是胰腺癌特征性征象,但应疑及其可能性。

胰腺癌的细胞学诊断靠影像(超声、CT或超声内镜)引导下细针抽吸活检(FNA)或刷检(ERCP术中)采集标本。EUS-FNA敏感性约为98%、特异性约为85%,并且有100%的阳性预测值,但是阴性预测值偏低。因此,FNA为阴性并不能排除癌症的可能。近年比较EUS引导下与CT引导下的细针抽吸活检的随机研究发现,两者在敏感度上没有明显差别。但当癌肿直径<3cm,EUS为首选。

此外,细胞学标本也可在ERCP胆道减压过程中采集。刷检的灵敏度为30%~60%。在狭窄扩张前后部位进行多次刷检,并将整个细胞刷送检以提高灵敏度。刷检细胞学有较高的阳性预测值,但阴性预测值较低。如果刷检结果不够确定,可行胆道镜引导下的活检,对良恶性狭窄判别的准确率提高至82%。

3. 胆管癌　肝内胆管癌常在影像学检查表现为一个或多个肿块。肝门和远端胆管癌的表现为胆管梗阻。采用MRCP进行非侵入性的胆道显影是判断疾病范围的首选方法。此外,MRCP可为胆管支架的置入提供指示。但当患者出现胆管梗阻或疑有病变需要采集标本时,可进行 ERCP 刷检以及胆道镜胆道活检。新的细胞学技术如数字化影像分析(DIA)或荧光原位杂交(FISH)技术已应用于胆管刷检的细胞学评估,可以提高细胞学检查的敏感性。这两种技术可发现非整倍体(aneuploidy)细胞,是染色体不稳定和癌变的标志。无论有无 PSC,DIA 和 FISH 技术的结合,可提高诊断恶性胆道狭窄的灵敏度。EUS 可用于判定胆管癌波及范围并对淋巴结进行活检。

4. 转移性癌　胃癌、结肠癌、乳腺癌、肺癌、肾细胞癌、黑色素瘤和肝细胞癌等许多恶性肿瘤,可转移到胆道及其周围引起恶性梗阻。恶性淋巴病变也能偶发胆管下端恶性梗阻。这些恶性肿瘤会引起胆管内或胆管外受压。原发恶性肿瘤常较容易明确诊断,如未发现原发灶,则在内镜检查及手术治疗过程中才得以发现。影像学检查如 CT 和 MRI 在判断梗阻层面和选择缓解梗阻性黄疸的治疗方法上非常有效。由于疾病已为晚期,对于转移性胆管下段恶性梗阻的病例,缓解梗阻症状已成为治疗上的唯一选择。

(三) 内镜检查

1. 超声内镜(EUS)　虽然 EUS 不及针穿刺活检(FNA)可以评估肝门病变,但可诊断胆总管(CBD)远端和胰腺病变。另外,EUS-FNA 可评估肝门淋巴结病变和邻近的肝病变(尤其是在肝左叶)并取活检。EUS 与 ERCP 比较,其潜在优势是创伤小,可为不需要引流的患者提供诊断信息。可能的问题是 EUS-FNA 后癌肿有沿穿刺针道种植转移的潜在风险。对于有可能进行根治性外科手术切除的患者显得格外关键。

2. ERCP　ERCP 是获得组织学诊断的首选方法,并能进行胆道引流。其他方法可以提高 ERCP 对狭窄的检查效率,包括胆道镜、共聚焦成像、导管内超声(IDUS)、窄带成像(NBI)和染色内镜。在初次行 ERCP 时,应尽量尝试在直视和组织病理学角度作出诊断,因为胆管支架操作和损伤会影响后续操作的判断。

3. 管内超声(IDUS)　IDUS 探头直径约为 2mm,可以无需括约肌切开而沿导丝置入。IDUS 较胆道镜更能准确地确定癌肿的纵向范围,也可用于评估癌肿是否侵及门静脉及肝右动脉。随着胆道镜广泛应用,IDUS 已较少使用。

4. 胆道镜　在上述检查中,胆道镜是观察胆道的最常用手段。不但可进一步明确狭窄的性质,还可以靶向活检。而且近来的单人操作系统在技术上更易于应用。但光纤分辨率低于电子芯片。

5. 共聚焦激光显微内镜(CLE)　共聚焦成像近年已被应用到内镜中。CLE 使用低功率的激光照射组织,检测反射的荧光,由于消除了散射光,因此提高了空间分辨率。静脉注射荧光素用来凸显血管、固有层及待检组织细胞内结构。共聚焦探头直径为 0.9mm,可直接进入胆道镜或导管内通道。一项多中心研究发现,ERCP 联合探头式共聚焦显微内镜(pCLE),比 ERCP 合用组织活检的准确率更高(90% vs. 73%)。pCLE 检测癌性狭窄的敏感度、特异性、阳性预测值和阴性预测值分别为 98%、67%、71%、97%,而常规病理检查为 45%、100%、100% 和 69%。但此研究的局限在于研究者了解临床情况,而非双盲,结果可能会导致偏差。尚需进一步研究以评估 pCLE 在胆管狭窄诊断中的作用。

6. 窄带成像(NBI)和色素内镜　NBI 和色素内镜不常使用。已发表的文献仅限于病例报道和样本研究。

(四) 组织诊断

关于术前获得恶性肿瘤组织学诊断的必要性现仍有争议。有人担心术前通过超声内镜或 CT 引导下 FNA 进行组织学诊断,可导致肿瘤细胞的腹膜种植转移。因此,应避免用于有治愈可能的病例。由于获得活检组织较为困难,甚至在广泛的诊断评估后,许多患者仍需要手术探查以明确诊断,并确定是否能够切除。

1. 细胞学　ERCP 中胆汁抽吸后行细胞学检测,诊断阳性率仅为 30%。刷检也只有 35%~69% 的敏感度,90% 的特异性。如果狭窄处在刷检和活检过程中有损伤,检出率会增加。如前次 ERCP 置入塑料支架,在移除或更换时可以将支架送检进行细胞学检查。结合刷检、活检、FNA 支架细胞学检查,可使约 80% 的患者诊断为阳性。

使用荧光原位杂交(FISH)和数字图像分析(DIA)评估 DNA 增殖,可进一步提高细胞学诊断的特异性。FISH 是采用荧光标记的 DNA 探针来检测染色体及位点的异常丢失和扩增来进行细胞学分析。DIA 则是利用能与细胞和 DNA 结合的染料进行染色体染色,通过测量其结合强度,量化细胞的 DNA。两者有望提高诊断率。

2. 病理学　ERCP 中有两种方法获取组织,即胆道镜直视下定向活检,或在 X 线透视引导下活检。当活检和胆管狭窄处刷检相结合时,累计诊断率可上升至 63%。有报道称,使用胆道镜在直视下活检比 X 线透视下活检有更高的检出率。

四、治疗

(一)根治性手术

对于远端胆管恶性梗阻,尽管诊断和治疗水平在不断进步,但是胰胆管恶性肿瘤的预后仍然不良。在确诊患者中只有 10%~20% 的患者具有手术适应证。而许多患者由于并存其他疾病或机体状况低下而不适宜进行手术治疗。对于胰头癌应行 Whipple 手术(胰十二指肠切除术)进行根治切除,切除范围为胰头、胆囊、胆总管、十二指肠、胃和近端空肠。改良 Whipple 术即保留幽门的胰十二指肠切除术可以保留胃,可防止胆汁回流、倾倒综合征和吻合口溃疡发生。远端胆管癌可选择改良 Whipple 术、胆管切除术和肝胆切除术,其 5 年生存率可达 20%~30%。而对壶腹癌可进行 Whipple 或改良 Whipple 切除术,5 年生存率可达 37.9%。对于有手术切除希望的患者,应腹腔镜下进行腹腔灌洗、细胞学检查或行腹腔镜探查明确手术切除的可能性。不适宜手术治疗的患者可采取姑息治疗。

大部分引起肝门和近端胆管恶性胆道梗阻的肿瘤是不可切除的,并且预后差。胆管癌的平均 5 年生存率仅 5%~10%。手术为唯一可能治愈的手段。即使行根治性切除手术,也仅 20%~40% 的切缘阴性。为了扩大外科手术切除的范围,术者们曾尝试包括术前门脉栓塞术、原位肝移植(OLT)、活体供肝(LRD)移植等。由于高复发率和供体器官数量有限,目前 OLT 尚不能被推荐为标准治疗方法。门静脉栓塞的作用是使栓塞的肝叶萎缩和另一侧正常肝叶呈肥大代偿,有可能让切除边缘无癌肿浸润,且手术后不会出现肝衰竭。

术前胆道引流:对有手术切除指征者,进行术前胆汁引流是否有益现仍存有争议。术前 ERCP 或经肝穿刺胆道造影(PTC)减轻黄疸,可导致感染并诱发胆管炎、肝脓肿等并发症,甚至会造成手术延期。此外,胆管的操作可导致炎症,使手术更加困难并难以确定肿瘤边缘。但另一方面,胆汁淤积增加了围术期的发病率和病死率,所以术前胆汁引流可能有一定好处。

在临床过程中,许多外科医师偏向于对如下情况进行术前胆道引流:肾功能损害、胆管炎、血清胆红素水平>100mg/L 或存在瘙痒症状等。如果进行胆道减压,应由经验丰富的内镜医师对断层影像认真阅读后选择性对正常肝注射造影剂并行胆汁引流。

（二）姑息性治疗

胰胆管恶性肿瘤出现胆汁淤积性黄疸、疼痛和十二指肠梗阻时，需要进行姑息性治疗。胆道恶性梗阻所致黄疸的姑息性治疗方法包括：内镜下支架植入、经皮经肝胆道引流术（PTBD）或手术胆管分流术等。

1. 内镜下支架植入　通过胆管减压来减轻梗阻性黄疸可明显提高恶性胆道梗阻患者的生命质量。

（1）适应证：胆汁淤积性黄疸，常伴有食欲缺乏、恶性、瘙痒、复发性胆管炎、伤口不易愈合和肾衰竭等表现。对晚期癌症或不能进行外科手术的患者可行胆管减压治疗，不仅可减轻上述症状而且能提高患者的生活质量。在化疗前，进行支架植入也是非常必要的，以避免化学治疗药物造成的肝毒性。然而，对于无梗阻症状患者进行术前支架置入是有争议的。一方面，有研究证明术前引流有益，也有报道称有害。当前的共识是如计划在1~2周进行手术则不建议进行胆管引流，因为操作可能的并发症如胆管炎、胰腺炎和穿孔的危险高于潜在的治疗受益。但如3周以内不能手术而且患者出现了相应症状，则建议置入支架进行胆管引流。胆管炎是支架置入的明确适应证。重症黄疸和术前接受放化学治疗的患者也可通过SEMS获益。胆管引流可在ERCP诊断同一操作过程中完成。

（2）塑料支架：与金属支架相比，塑料支架的优点是置入简单、必要时可随时取出且性价比高。聚氨酯、聚四氟乙烯树脂和聚乙烯均曾被用于制作塑料支架。理论上认为采用摩擦系数较低的支架可减少支架堵塞的机会。然而，尽管聚四氟乙烯树脂的摩擦系数低，但质地硬，容易造成对侧十二指肠壁穿孔；聚氨酯支架取出时常易破损；而聚乙烯较柔软，因此，当前应用的塑料支架仍以聚乙烯为主。

大部分塑料支架的内经为5~11.5Fr，长度为5~19cm。带侧孔和两端尾翼可使支架移动的风险率降至最低。猪尾型支架具有不易移位的优点，其曲度可使其稳定地固定在胆总管和十二指肠。支架长度应确保能有效引流的前提下尽量缩短在胆道和十二指肠的长度。通常支架应在近段胆道梗阻之上超出1~2cm，十二指肠内的长度约1cm。

塑料支架的并发症：

1）支架堵塞：塑料支架堵塞常发生于置入支架的数月内，由于堵塞容易引起胆汁淤积性黄疸和胆管炎，因此需要更换支架。塑料支架堵塞的原因包括胆汁内的蛋白吸附在支架上，细菌吸附于这些蛋白，形成细菌糖蛋白生物膜，使这些细菌免于随胆汁流的机械力、抗生素和免疫细胞的攻击。细菌酶使未结合胆红素、脂肪酸和钙盐结晶沉淀形成胆泥最终导致支架闭塞。共聚焦激光扫描和电子显微镜观察显示膳食纤维经十二指肠反流堵塞支架。堵塞的支架可用圈套器，取石网篮或Soehendra支架回收器取出。

现已采用一些方法防止支架堵塞，如大口径塑料支架可有效延长通畅期，内径为10Fr的支架通畅时效为32周，而内径为8Fr的支架通畅时效为12周。

大孔径支架胆汁引流速度快而且通畅时效长。但十二指肠镜只能置入内径12Fr以下的支架，且内径在10~11.5Fr的支架置入较为困难，因此，人们开始关注侧孔对支架通畅性的影响。研究表明，支架侧孔处可形成大量胆泥。为了减少侧孔的影响，开发了Tannenbaum支架，但Tannenbaum支架与聚乙烯支架在延长通畅时效和患者生存期上没有差别。

随机测试表明，与带侧孔的聚乙烯支架相比，无侧孔的DoubleLayer支架能更有效延长通畅期且降低支架堵塞风险。但近年的另一个前瞻性随机研究表明，Tannenbaum支架与

DoubleLayer 支架在延长通畅期并无差别。

出于减少十二指肠胆汁反流的目的而开发的抗反流支架,由于设计了单向活瓣能使胆汁顺向流动。抗反流塑料支架的平均通畅期(145 天)明显比传统塑料支架的通畅期(101 天)长,但在改善肝功能的作用和并发症发生率上两者相仿。

使用熊去氧胆酸可增加胆汁流量,抗生素可抑制支架内的细菌定植,以上方法从原理上可降低支架堵塞率以延长通畅期。抗生素包括环丙沙星、氨苄青霉素/舒巴坦、诺氟沙星,或熊去氧胆酸联用抗生素。纳入 258 例恶性胆管梗阻的 5 个随机试验荟萃分析表明上述药物并不能延长塑料支架的通畅性,此外,对提高存活率也无影响。

2)支架移位:近 10% 的患者可能出现支架移位,包括近端移位和远端移位。移位支架将失去功能,成为感染灶,导致胆管及十二指肠穿孔。支架移位可通过 ERCP 来纠正,常用圈套器、取石网篮和异物钳。其他常用技术包括支架上方充盈取石球囊,缓慢拉出球囊将支架带出。有时必须使用特殊装置如 Soehendra 支架取出器。支架移位至胆管狭窄之上,则狭窄处需行球囊扩张。如内镜不能取出移位支架,需行经皮或手术方法取出。

3)支架断裂:由于反复蠕动的影响可能造成支架下端相对易于断裂。塑料支架断裂很少见,聚乙烯支架断裂极罕见。

(3)自膨式金属支架(SEMS):SEMS 在增大支架孔径的同时,摆脱了十二指肠镜活检钳通道对支架孔径大小的限制,从而延长了支架的通畅时间。SEMS 是用不锈钢、镍钛诺、铂等合金编织或激光切割成的管状结构,可压缩入一个 6~8.5Fr 的导管鞘内,带有放射标记便于释放时定位。当支架到达预定位置后,外鞘管从支架下端慢慢抽回,留在胆道内的支架完全展开恢复原来的形状撑起狭窄。在完全扩展状态下,SEMS 的管腔直径为塑料支架的 3~4 倍。

自从 1989 年首次报道使用 SEMS 支架缓解胆道狭窄以来,SEMS 已被广泛用于治疗胆管下端恶性梗阻。非覆膜裸金属支架短期内周围组织即长入支架,使得支架无法取出。半覆膜或全覆膜支架则阻止了肿瘤向支架内生长和支架内的反应性组织增生导致的支架堵塞。覆膜可阻止支架埋入组织,因而理论上可被取出,尤其是当支架远端位于十二指肠腔内时。当前的 SEMS 有无覆膜、半覆膜或全覆膜的类型。这些支架的长度为 40~120mm,直径为 6~10mm。用于远端恶性梗阻姑息性治疗的 SEMS 中位通畅期为 9~12 个月。尚无资料显示何种类型 SEMS 更好。因此,内镜医师使用何种支架取决于对哪种 SEMS 支架放置技术熟悉的程度。

多数情况下,在括约肌切开刀和导丝插管成功后置入 SEMS。为确定胆管结构和狭窄部位需要注射少量造影剂。大多数的 SEMS 在其近段或远端有透视可见的标记,有时标记在中部。支架置入时近段标记应越过近段狭窄。确定好支架的最终位置后,应缓慢抽出支架的外鞘管,同时适当牵拉支架以维持其在胆管内的位置。胆汁流出是支架成功扩张狭窄的标记。如果支架扩张不好未能有效引流,可用球囊扩张狭窄段,效果立竿见影。SEMS 置入后可能需要 72 小时胆管完全扩张。

远端胆管恶性肿瘤常改变正常解剖结构导致 ERCP 插管失败。这种情况下可尝试其他内镜技术。如果癌肿没有侵及壶腹,可在置入胰管支架后行括约肌针刀预切开。其他的治疗方案包括 EUS-ERCP 会师术、EUS 引导下经胃壁或十二指肠壁 SEMS 支架置入术。EUS-ERCP 会师术为 EUS 引导下用 19~22G 穿刺针在乳头附近经十二指肠进入胆管,导丝经针进入胆管并通过乳头进入十二指肠腔,然后用传统的 ERCP 方法置入 SEMS。使用会师术胆汁引流成功率可达80%。EUS引导下经肝SEMS支架置入术是指EUS引导下穿刺针通过胃壁，最终到达乳头，然后导丝经穿刺针进入，将通道扩张到8.5Fr，沿导丝置入SEMS通过乳头。

EUS引导下经消化道壁SEMS置入术：包括用EUS显示胆道并用19或22G穿刺针在邻近壶腹部穿刺胆管，导丝经穿刺针进入胆道，用十二指肠镜或治疗性EUS镜沿导丝放入SEMS。穿刺位置过高容易增加胆瘘的危险。据报道，经胃壁穿刺的成功率可达100%。

SEMS并发症包括支架堵塞、支架移位、诱发胆囊炎和胰腺炎等。堵塞胆囊管有诱发胆囊炎的风险。堵塞胰管可诱发胰腺炎。支架堵塞的原因为癌肿长入支架或超过支架范围及黏膜增生。胆泥引起的SEMS堵塞可用球囊清理。如果由于癌肿长入支架引起堵塞可在支架内再置入SEMS（覆膜或非覆膜）或塑料支架，再次置入的SEMS比塑料支架的通畅期更长，覆膜比无覆膜支架通畅期更长。

与塑料支架相比，SEMS更易引发ERCP术后胰腺炎。然而，覆膜SEMS与非覆膜SEMS引发胰腺炎和胆囊炎概率的差异仍存争议。

支架移位很少见，与非覆膜支架相比，覆膜支架更容易发生移位。在支架不完全移位时，非覆膜支架常难于取出。组织长入支架的网眼，尝试取出支架时，胆管壁容易被撕裂而导致穿孔。而覆膜支架引起穿孔风险要低得多。覆膜可阻止组织向支架内生长。覆膜支架可利用圈套器和鼠齿钳取出。

（4）恶性胆管梗阻姑息治疗中支架的选择：恶性胆管梗阻姑息治疗选择何种支架，取决于多种因素并因患者而异。应考虑的主要因素是梗阻的部位、支架的类型（塑料支架或SEMS），如果选择SEMS还要考虑用覆膜支架或非覆膜支架。此外，操作、技术、经济及患者的相关因素都要加以考虑。其中技术因素包括支架功效，畅通期，是否需要再次干预及是否希望取出支架；经济因素指支架费用和再次处理费用；患者相关因素如经济状况、期望生存时间及胆管梗阻程度。

对于胆管下端恶性梗阻，塑料支架和SEMS的置入成功率没有差别，当然这取决于临床医师对设备的熟悉程度。两者的通畅期存在差别，塑料支架的平均通畅期为3~4个月，而SEMS为9~12个月。从有效性及通畅时间两方面荟萃分析比较塑料支架和SEMS发现支架置入的技术成功率、治疗成功率、30天病死率及并发症等诸方面均无差别。但在术后4个月评估时，SEMS的通畅率比塑料支架高。

在胆管下段恶性梗阻的姑息性治疗中，选择覆膜还是非覆膜SEMS，专家们未达成共识。尽管为延长支架的通畅时间才发明了覆膜SEMS，但是两者在通畅时间上是否存在差别还有待探讨。早期的回顾性研究表明，覆膜SEMS在通畅时间方面优于裸支架，然而，近年的一项前瞻性随机研究中Telford发现在胆管下端梗阻中使用半覆膜和裸支架在梗阻复发时间和生存期方面没有明显的差别，而半覆膜SEMS更容易发生移位。同样，Kullman在胆管下端恶性梗阻病例中使用覆膜或无覆膜SEMS，比较支架通畅时间、生存期和并发症发生率，发现两者相似，但覆膜SEMS的移位率更为明显。对5项随机试验进行荟萃分析表明，覆膜SEMS明显延长了支架的通畅时间，中位时间为212天，而无覆膜支架SEMS平均仅为61天。两者在给定时间内支架功能障碍率方面相同，但覆膜支架再堵塞的时间有延迟的趋势。覆膜支架中癌肿生长超过支架、支架移位和胆泥形成的比例均较高，裸支架中癌肿向内生长是造成其堵塞的主要原因。与预计相反，覆膜SEMS并不会增加胆囊炎的风险。但多数研究采用了预防胆囊炎的措施，如支架在胆囊管开口处不覆膜或支架放在胆囊管开口以下，以防止胆囊管开口处堵塞,但这些措施在临床操作中不一定能成功使用。覆膜或无覆膜 SEMS 引发胰腺炎的概率是相同的。亚组分析表明,半覆膜或全覆膜 SEMS 在通畅时间和移位率两方面也没有差别。上述分析的局限性在于其中 2 项研究由 1 个研究机构完成,而且在 2 项研究中 SEMS 是经皮放置的。

　　一般情况下,在肝门部或近端胆管梗阻时倾向于放入 SEMS 而非塑料支架,除非在随后的治疗中涉及手术或消融治疗,如光动力疗法(PDT)或射频消融(RFA)。对远端恶性胆道梗阻和预计生存时间超过 4~6 个月的病例,SEMS 已被证实比塑料支架通畅时间更长。对于肝门部的病变,虽然预示 SEMS 更有益,但尚不确定。由于覆膜金属支架有阻塞同侧和(或)对侧肝内胆管的可能,故肝门部和肝内病变应置入裸支架。不同的支架和技术均可以使用。一种常见的技术是在各个段都留置导丝,通过导丝依次并排置入 SEMS。另外,可以在肝门部放置 Y 形支架,即通过一个支架的网眼置入到另一个中。另一种方法是使用 6Fr 释放器的 SEMS,经 4.2mm 的工作钳道可同时并排释放 2 个支架。

　　晚期胆管癌由于癌肿向内及向支架两端生长、组织增生及胆泥或残渣可导致 SEMS 支架堵塞。目前处理 SEMS 堵塞的方法包括 SEMS 内放置塑料支架和叠放金属支架。何种方法更好尚无定论。但如预期寿命不超过 2~3 个月,放塑料支架可能性价比更好。

　　当发生支架移位、不可逆性堵塞和少见的原发肿瘤缓解(比如梗阻继发于对化学治疗敏感的淋巴瘤)情况下需要取出支架。相比覆膜 SEMS,塑料支架更容易取出。无覆膜支架不易取出而且在取出过程中容易导致胆管穿孔。一项比较覆膜与无覆膜 SEMS 取出率的回顾性研究表明,覆膜 SEMS 的取出率为 92%,而无覆膜 SEMS 的取出率仅为 38%。

　　成本、预计生存时间和梗阻层面等相关因素也影响着支架的选择。SEMS 的价格比塑料支架高 10 倍。尽管塑料支架价格低,但其通畅时间短常需重复内镜介入。成本效益研究表明,整体成本受 ERCP 花费及患者的预期生存期的影响。SEMS 多用于预计生存期超过 4~6 个月的患者,然而患者的生存期不容易预测。癌肿大小、存在肝转移和患者存活时间长短等因素,有助于决定使用何种支架。胆管梗阻层面也影响支架的选择,如对于肝门部肿瘤,尽管用 SEMS 性价比更高而且重复内镜介入率低,但置入多个 SEMS 比置入多个塑料支架在技术上更困难。

　　迄今选择塑料支架还是 SEMS 尚无明确的标准,选择支架时需要与患者沟通并考虑其经济状况、疾病程度和预计生存期。

　　一旦选择并放置支架,应考虑所选支架可能出现的问题。如果最初置入的是塑料支架,那么是每隔固定时间就应该更换支架以防堵塞,还是按需要更换支架呢?Prat 的一项随机研究表明,规律地每 3 个月更换支架的患者比出现堵塞症状才更换支架患者的存活期间与合并症发生率均低,但两者的总体生存期并无差别。

　　2. 经皮支架置入术　有些患者无法进行内镜下胆汁引流,如十二指肠狭窄、手术造成解剖结构改变(Roux-en-Y 胃旁路手术或胆肠吻合术)、胆管狭窄、乳头受肿瘤侵及或位于十二指肠憩室内造成插管失败等。对于这些患者行经皮经肝胆管造影(PTC)是安全有效的方法。尽管开始 PTC 只是诊断技术,但已逐步改进用于介入治疗。其操作过程是在放射监视下将穿刺针和导丝经肝插入胆管,经导丝放置鞘管,从中放置导管达到狭窄段以完成外引流。采用两步法可在后期放入胆管支架以达到内引流的目的。二次经皮植入支架需要在金属支架完全内引流前经皮引流 2~6 周,确保胆管到皮肤的窦道成熟,以防止引流管拔出时引起腹腔内胆瘘。内引流的优势在于其符合生理情况,能维持胆汁的肠肝循环。动物实验表明,与外引流相比内引流能更好地维持肠内免疫和细菌移位。此外,体内引流患者可摆脱因外引流所致的活动受限及相应并发症,如引流管脱出、穿刺部位的疼痛和导管周围胆汁外渗等。近年来随着经皮置入支架技术及一步法经皮内引流技术的应用,对于大多数患者,在经皮植入胆管支架24小时后可拔出外引流管。

经皮胆管引流与外科手术缓解胆管梗阻的效果相同。随机对照研究发现,在不能进行手术切除的胰头癌患者中,比较经皮胆管引流和外科手术建立旁路的方法,整体上效果是相同的。但经皮胆管引流的30天病死率、操作相关病死率及住院时间均低。尽管经皮胆管引流有以上优点,但胆汁淤积性黄疸复发和发生十二指肠梗阻的情况较多,此时需行外科手术治疗。一项 Cochrane 系统回顾总结了术前胆管引流的利与弊,纳入的4个随机临床试验对经皮经肝胆道引流术(PTCD)和外科手术进行对比,发现患者的发病率和病死率无明显差别。

在经皮经肝胆管支架植入术中,SEMS 是最好的选择。与塑料支架相比,SEMS 通畅期长且不需要重复扩张狭窄段。一旦支架堵塞,新的支架可放置在堵塞金属支架内而无需取出原有支架。

2项随机试验比较了 PTC 和内镜下胆汁引流的情况。Speer 指出,与 PTC 相比,ERCP 能更有效地缓解黄疸(81% vs. 61%),且30天内的病死率低(15% vs. 33%)。经皮置入支架病死率高的原因与操作引起的胆道出血和胆汁外漏相关。但目前在 PTC 中使用金属支架已成为主流,而硬塑料引流管已被废弃。另一试验中,Pinol 等对 PTC 引导下置入 SEMS 和 ERCP 下置入聚乙烯支架进行了比较,结果发现两者的置入成功率无差别,但 PTC 组治愈率(71%)高于 ERCP 组(42%)。PTC 组的并发症发生率高于 ERCP(61% vs. 35%),但30天致死率相当。总体中位生存期 PTC 组要高于 ERCP 组(3.7个月 vs. 2个月)。研究称,PTC 下置入 SEMS 可作为内镜下置入塑料支架的替代。但是,需要强调的是,上述2项研究中既包括胆管下端梗阻,又有近段梗阻的患者。考虑到后者更适于经皮操作,因此,对于上述研究中得出的结论应谨慎采纳。除以上研究外,还有几项非对照研究,其得出的 PTC 和 ERCP 放置成功率、相关并发症和致死率也无明显差别。但两者在并发症种类上有所不同,PTC 术后易导致胆瘘,而 ERCP 引流后易诱发胰腺炎。

综上,当前 PTC 主要用于无法进行内镜下引流或内镜下引流失败后。但偏重于哪种治疗方法由对技术的掌握程度和操作者的技能和经验决定。

3. 外科姑息治疗 在内镜下胆管引流术出现前,外科姑息治疗是不能手术切除的胆管下端恶性梗阻患者的首选治疗方法。术式包括,胆囊空肠吻合术和胆总管十二指肠吻合术,或行肝空肠吻合术。此外,对同时还需要建立胃旁路以缓解梗阻或需缓解疼痛的患者而言,外科治疗也是合适的选择。

1988—1994 年的3项随机试验对外科治疗和内镜下置入支架进行了比较。Taylor 随之进行荟萃分析发现,支架组需要重复介入治疗的可能性高于手术组。在2003年的另一项随机性研究中,Nieveen 将腹腔镜分期检查已确定肿瘤转移的病例随机分为两组,一组接受 Wallstent 支架置入,而另一组接受外科手术建立旁路。结果表明两组患者的发病率、病死率、住院时间、再次入院率和相关并发症的概率均无差别。近年比较外科手术和置入胆管支架的荟萃分析显示,与外科手术建立旁路相比,内镜引导下置入塑料支架并发症发生率低,但胆管梗阻复发率高。SEMS 在4个月内梗阻的复发率较低。塑料与金属支架在技术成功率、治疗成功率、病死率和并发症发生率等方面相仿。以上结论的局限性在于,这些研究都是在 10 年前完成的,10 年来外科和内镜下的姑息治疗技术都经历了巨大的进步。例如腹腔镜下的胆囊空肠吻合术,已作为微创操作用来对胆管下端恶性梗阻的患者进行胆汁引流。同样,支架技术也有了很大的进步。现有的数据并不能说明哪种治疗方式更理想,但一个不争的事实是,目前外科姑息治疗率已经明显降低,它逐渐被内镜下和经皮胆管引流所取代。

当肿瘤无法切除,是否需要预防性进行胃空肠吻合术仍存争议,因为近 20% 的病例还会出现晚期的胃出口梗阻。迄今解决胃出口梗阻的常用方法为内镜下置入支架。如果患者不适于放置支架,则选择胃空肠吻合术进行治疗。近年的系统回顾纳入了胃空肠吻合术和肠道支架的 2 个随机对照试验和 6 项研究发现,两者在操作成功率、相关并发症发生率和对症状的缓解情况均无差别。研究提示,对于预期生存期短的病例建议行支架置入术,对于预期生存期长者应行胃空肠吻合术。因此,对于不适合行支架置入术的患者、剖腹探查发现无法手术切除肿瘤的患者、预计生存期 6 个月以上的患者或为治疗顽固性疼痛而开腹进行腹腔神经毁损的患者,可选择胃空肠吻合术。

4. 辅助化疗　如果胰腺癌仅行外科手术治疗,术后 5 年生存率为 10%。为延长患者的生存期,可利用辅助性化学治疗。研究显示,不管何种治疗方法,辅助性治疗均可显著改善患者的生存时间。有研究将患者随机分组分别接受放射治疗和化学治疗,即放射治疗与5-FU 联合治疗,或仅行外科手术治疗,结果 2 年中位生存率在放射治疗、化学治疗联合组(42%)明显高于单独手术组(15%)。在欧洲同样研究显示化学治疗组具有生存优势,而非放射治疗联用化学治疗组。一项随机试验也表明,联合使用 5-FU、多柔比星和丝裂霉素进行治疗可延长患者生存期。这种联合用药方案可提高 5 年生存率,但同时也增加全身毒性。对于化学治疗的重要突破是吉西他滨的使用。与单独手术治疗相比,吉西他滨化学治疗明显延长了患者的无病生存期。涉及欧洲一些国家、澳大利亚、日本和加拿大的胰腺癌治疗的最大的随机对照试验 ESPAC-3 表明,联合使用四氢叶酸和 5-FU 与使用吉西他滨治疗没有差别,但是吉西他滨毒性较小相对安全。

近年对于胰腺癌的姑息性放射疗法的进展是影像介导的放射治疗(CyberKnife 立体定向放射治疗),该疗法可缓解和控制肿瘤的转移和复发。该方法通过在肿瘤内或肿瘤周围放置不透射线的金标记,能实时监测肿瘤,以能进行集中精准的照射。金标记一般是在影像指导下,经皮或外科手术放置在肿瘤内或周围。近年 EUS 引导下将金标记植于胰腺肿瘤内或周围已成为首选方法,其安全性近期已见报道。

无论选择何种辅助治疗,都需要内镜、经皮或外科手术来缓解梗阻症状。胆管引流可有效缓解化学治疗所致的肝毒性。辅助性化学治疗又延长生存时间,也影响胆道引流方式的选择,如选择手术或是支架引流。仅靠化学治疗药物不太可能完全解除梗阻,而塑料支架的通畅性可能受所用化学治疗药物的影响。SEMS 的通畅时间是否会因化学治疗药物能限制肿瘤生长和过度生长而被延长值得研究。利用药物洗脱支架(DES)局部化疗是有关这方面的研究新的亮点。一项多中心实验研究报道了加入紫杉醇考量覆膜金属支架的安全性和可行性:对 21 名恶性胆道梗阻植入了 DES,在植入后 3 个月、6 个月、12 个月支架的通畅率分别为 100%、71%、36%。其中发生支架堵塞的 9 例中 4 例是由于胆泥、3 例是由于癌肿生长超出支架及 2 例出现癌肿向支架内生长所致。而血清紫杉醇水平在置入 DES 后 1~10 天最高。

5. 局部消融技术　对于不能手术切除的胆管癌患者,肿瘤消融提供了局部治疗的手段,可延长支架的通畅时间和预期寿命。除提高生命质量外,可减少胆管炎、住院率和重复内镜下更换支架,局部治疗的花费是值得的。

（1）光动力疗法（PDT）:PDT 是静脉内注射卟啉光敏剂后内镜下对肿瘤照射特定波长的光,导致肿瘤细胞死亡。PDT 的机制是可产生具有肿瘤杀伤作用的氧自由基和（或）增强抗肿瘤免疫反应。2003 年,Ortner 等发现 PDT 联用塑料支架与仅接受支架治疗者相比,前者明显延长生存期(493 天 vs. 98 天),提高了胆道引流的效果。其他研究也已证实了 PDT 的作用。PDT 的主要并发症有光敏感、胆管炎、肝脓肿等。

（2）射频消融（RFA）:在胆道系统中使用导丝引导消融探头进行射频消融,是近年发展起来的胆管癌局部治疗手段。在一项 22 例无手术时机的恶性胆道狭窄中,支架置入术前进行 RFA 治疗,观察了 30 天的安全性和 90 天胆道通畅率。RFA 的另一个应用是疏通由于肿瘤向内生长或组织增生而梗阻的 SEMS。射频消融作为支架置入术的补充尚需做深度研究。

（王兵　赵秋）

参 考 文 献

1. Hsieh TH, Mekeel KL, Crowell MD, et al. Endoscopic treatment of anastomotic biliary strictures after living donor liver transplantation: outcomes after maximal stent therapy. Gastrointest Endosc, 2013, 77 (1): 47-54.

2. Macías-Gómez C, Dumonceau JM. Endoscopic management of biliary complications after liver transplantation: An evidence-based review. World J Gastrointest Endosc, 2015, 7 (6): 606-616.

3. Li H, Qin Y, Cui Y, et al. Analysis of the surgical outcome and prognostic factors for hilar cholangiocarcinoma: a Chinese experience. Dig Surg, 2011, 28 (3): 226-231.

4. Lee TH, Moon JH, Park SH. Bilateral metallic stenting in malignant hilar obstruction. Clin Endosc, 2014, 47 (5): 440-446.

第二十七章

胆系肿瘤的常规外科手术治疗

一、肝门部胆管癌的外科治疗

肝门部胆管癌是指发生于左肝管、右肝管、左右肝管汇合部和肝总管上 1/3 段的黏膜上皮的恶性肿瘤，又称 Klatskin 瘤，占肝外胆管癌的 58%~75%。肝门部胆管癌作为胆管癌中最常见的一个独立临床类型，与起源于肝内细小胆管的胆管癌（包括侵犯肝门部的肝内胆管癌）和胆囊癌相比，在临床病理特征、治疗方案选择、疗效和预后等方面都截然不同。手术切除目前仍然是肝门部胆管癌最有效的治疗手段，是唯一有可能达到治愈目的的治疗选择，即使是姑息性的手术切除，其疗效也明显优于单纯的置管减黄，但由于解剖部位的特殊性，肝门区主要血管及尾叶胆管易受侵犯，手术切除客观上存在一定的难度和风险，因此肝门部胆管癌被认为是肝胆外科领域最具挑战的难题之一。

（一）肝门部胆管癌的临床分型和分期

目前常用的分型和分期系统主要有以下 4 类：Bismuth-Corlette 分型，MSKCC T 分期系统，AJCC 的 TNM 分期系统，国际胆管癌协会分期系统。目前临床上仍普遍采用 Bismuth-Corlette 分型方法，根据肿瘤累及胆管的解剖部位及范围，对肝门部胆管癌进行分型，即 I 型：肿瘤位于肝总管分叉处，左右肝管之间相通；II 型：肿瘤占据左右肝管汇合部，两者之间无通道；III 型：肿瘤侵犯一侧肝管，其中累及右肝管为 IIIa 型，累及左肝管为 IIIb 型；IV 型：双侧肝管均受累。Bismuth-Corlett 分型对于手术方式的选择具有重要参考价值，但由于该分型没有考虑血管浸润、淋巴结转移和肝脏萎缩等因素，因此对胆管癌的可切除性和预后的判断缺乏参考价值。MSKCC T 分期系统是根据肿瘤累及胆管范围、门静脉侵犯和合并肝叶萎缩等 3 个因素对肝门部胆管癌进行分期。该分期系统在判断可切除性及预后方面均优于 Bismuth-Corlette 分型，但未表述肝动脉侵犯、淋巴结转移和远处转移等病理要素。AJCC 的 TNM 分期是基于病理结果的一种分期系统，有助于对患者预后进行判断，但由于术前几乎得不到所需的相关资料，因此临床实用价值有限。国际胆管癌协会分期系统是 2011 年提出的一种新的肝门部胆管癌分期系统，该分期对肿瘤的部位及形态、门静脉及肝动脉受累状况、预留肝脏体积、并存肝实质病变、淋巴结及远处转移等要素给予了全面的评估和表述。借助该系统，可对肝门部胆管癌的可切除性、手术方式的选择及预后作出更准确的判断。《肝门部胆管癌诊断和治疗指南（2013 版）》推荐采用 Bismuth-Corlette 分型可对肿瘤累及胆管树的部位、范围及可切除性进行初步评估；采用国际胆管癌协会分期系统可对癌肿累及胆管树及邻近组织结构的状况、预留肝脏功能性体积、可切除性、术式选择及患者预后进行较为全面的判断。

（二）肝门部胆管癌术前诊断方法及可切除性判定

肝门部胆管癌的经典诊断模式为：黄疸+肝内胆管扩张+肝外胆管口径正常+胆囊空虚+肝门部占位。患者一般均在出现黄疸后才去就诊，若发现肝门区实性肿块合并肝内胆管广泛扩张、胆囊及肝外胆管空虚即应高度怀疑本病。目前临床实践中仍普遍采用 Bismuth-Corlette 分型方法对肝门部胆管癌进行描述并指导手术，其对肿瘤可切除性判断具有重要意义。

决定 Bismuth 各型胆管癌可切除性最主要的局部条件是左右肝管分叉部及以上胆管的具体情况。而术前 B 超、CT、MRCP、ERCP 或 PTC 胆道造影是了解这一情况的基本手段。值得注意的是，这些影像手段对肝门部胆管癌的检查各有优劣。ERCP 和 PTC 是经典的有创检查手段，通过注入造影剂直接显示胆管形态，但用于肝门部胆管癌时可能出现肝内胆管显影不全、容易诱发胆道感染等问题，在 Bismuth Ⅲ、Ⅳ型者尤其突出。MRCP 能完整显示胆管树的全貌，基本不存在胆管成像的盲区，但水成像的原理决定了其显示管腔良好、对管壁浸润反映不全的特点，而且对肝门周围细小结构的变化成像尚欠清晰。螺旋 CT 能清晰显示肝门区域的细部结构，对了解肝脏和血管浸润、淋巴转移等情况极有帮助，但在显示胆管树全貌方面有明显欠缺。笔者的体会是，MRCP 和 CT 能相互补充，两者联合应用能基本满足术前对肝门部胆管癌的全面评估。近年来兴起的 3D 打印技术，在术前采用计算机辅助手术规划，基于 CT 或 MRI 影像数据，对肝脏、肝内脉管结构、病灶进行三维重建，可客观、全面、立体地再现肝脏脉管解剖结构、癌肿浸润范围、癌肿与重要脉管结构几何关系，可个体化评估围肝门区脉管的立体解剖构筑及其变异特征，系统化评估癌灶浸润范围及其与围肝门区脉管结构的立体几何关系。将癌灶浸润范围精确标定在真实再现的个体化肝脏三维构象中，对于准确判断肿瘤可切除性和精密手术规划具有重要价值。

肝门部胆管癌的组织病理类型以腺癌为主（占 90% 以上），其他类型还包括透明细胞癌、印戒细胞癌、鳞癌、腺鳞癌和未分化癌等。肝门部胆管癌具有多极化浸润转移的生物学特性，癌肿沿胆管树轴向近端和远端胆管浸润，同时可突破胆管树向侧方侵犯邻近的门静脉、肝动脉和肝脏实质，且常发生区域性淋巴结和神经丛转移。位于肝门区的尾状叶容易受到肿瘤侵犯。肿瘤组织病理类型、分化程度、区域淋巴结和神经丛转移是影响预后的重要因素。因此，切除受累肝实质、尾状叶以及廓清区域淋巴结和神经丛，是肝门部胆管癌治愈性手术的基本内容。肿瘤累及胆管树的部位和范围、门静脉和肝动脉受累状况、肝实质损害严重程度、预留肝脏功能性体积、局部淋巴结和神经转移以及远处转移等因素均能影响肝门部胆管癌的可切除性及手术方式的选择。可切除的肝门部胆管癌需满足 3 个要素：①受累胆管树及邻近区域组织内的癌肿可获完整切除和全维度 R_0 切缘；②预留肝脏的功能性体积足够代偿，且其胆管和血管结构完整性可保存或重建；③手术创伤侵袭可控制在患者能耐受的范围内。肝门部胆管癌的可切除性应从肿瘤病理边界与胆管切离极限点的关系、预留肝脏的功能性体积和血管结构完整性、淋巴神经转移状况和医疗团队的技术条件等 5 个方面作出全面评估和准确判断。肝门部胆管癌不能手术切除的局部因素是不能同时实现预留肝脏及其脉管系统无瘤化、肝脏功能体积足够且结构完整。Bismuth Ⅰ、Ⅱ型者左右肝管尚未受累，行根治性切除手术多无困难，临床上不能切除的肿瘤多数为Ⅲ型或Ⅳ型肿瘤。在多数情况下单靠影像学资料尚不足够，结合手术探查更能得出确切性的结论。因为某些重要的局部因素如肿瘤同门静脉、肝动脉之间的关系，肿瘤本身侵犯胆管的范围以及局部淋巴结的转移状况在探查中才能最充分地了解。

（三）肝门部胆管癌治愈性手术前的胆道引流

对于合并黄疸的肝门部胆管癌患者行术前胆道引流的必要性和方法选择历来是个有争议的问题。一方面，术前胆道引流可有效降低胆红素，缓解胆管炎，提高预留肝脏的储备功能，纠正严重的营养不良和凝血功能异常；还可通过导管进行造影，有助于术前准确评估胆管树的受累程度。但是，另一方面，术前胆道引流并不能有效降低手术并发症和病死率，却有引起感染、出血的风险，还可诱发胆管周围纤维化而增加手术难度；在胆道引流的等待期内有肿瘤生长、扩散及瘘道种植转移的风险。中华医学会外科学分会胆道外科学组推荐的《肝门部胆管癌诊断和治疗指南（2013 版）》建议：根据患者年龄、胆红素水平、黄疸持续时间、肝肾功能、体能和营养状况、预计手术方式等综合判断是否需要术前胆道引流。对血清胆红素>200μmol/L 同时需要切除全肝体积 60% 以上的肝脏、或术前合并胆管炎、或营养风险大、或需做选择性门静脉栓塞的患者应考虑行术前胆道引流。胆道引流的方法应根据技术条件以及胆管扩张程度进行选择，一般应首选预留侧肝叶的胆道引流。

（四）肝门部胆管癌手术方式选择及技术标准

手术切除是肝门部胆管癌患者唯一有可能获得长期生存的治疗方法，目前公认的肝门部胆管癌标准治愈性切除手术方式为肝叶切除及肝外胆管切除、区域淋巴结及神经丛廓清及肝管-空肠 Roux-en-Y 吻合术。

1. 单纯肝外胆管切除　单纯肝外胆管切除适用于 Bismuth Ⅰ型、高分化、无淋巴结转移及神经丛侵犯的 Tis/T_1 期肝门部胆管癌的治愈性切除，也用于体能状态不良或肝脏功能低下的高风险病例的姑息性切除。单纯肝外胆管切除时的切离线肝脏侧为肿瘤前缘 5mm 以上，胰腺侧常设定在胰腺上缘。对于多数肝门部胆管癌，仅通过单纯胆管切除联合局部淋巴结廓清无法保证阴性切缘。然而，如果肿瘤为 Bismuth Ⅰ型、乳头型、高分化癌等且无淋巴转移和神经丛侵犯，理论上可以获得 R_0 切除的效果。

2. 区域性淋巴组织和神经丛廓清　肝门部胆管癌淋巴结转移的发生率约为 30% ~ 60%，但由于常规病理检测不能发现淋巴结的微转移，实际上淋巴结转移率可能更高。淋巴结转移途径主要以胆总管旁淋巴结为桥梁，转移至门静脉旁、肝总动脉旁及胰头周围，再转移至腹主动脉旁淋巴。文献报道肝门部胆管癌还存在多种形式的神经浸润，发生率为 28% ~ 100%，沿神经周围间隙生长是最常见的浸润方式。另外，肿瘤细胞也可在神经纤维内部以"跳跃"方式扩展。从解剖学上来讲，肝门区及肝十二指肠韧带内的神经纤维在 Glisson 鞘内主要围绕肝动脉分布，门静脉及胆管周围分布稀少。因此，对肝十二指肠韧带及一、二级胆管所在的 Glisson 鞘进行廓清时应紧贴血管外膜剥除血管周围的神经纤维组织，以防术中残留和术后复发。因此，肝门部胆管癌治愈性切除术应常规清扫肝门区、肝十二指肠韧带、肝总动脉周围以及胰头后的淋巴结和神经丛组织，整块切除肝十二指肠韧带内除肝动脉和门静脉以外的全部组织，从而实现肝十二指肠韧带的"骨骼化"。手术操作时，胰腺侧廓清的关键是清楚地分离显露出胰头后部及胰颈上缘的胰腺组织、胃十二指肠动脉、肝总动脉，肝脏侧廓清则必须将血管以外的所有结缔组织从肝被膜上完全剥离切除。

3. 尾状叶切除　肝尾状叶在肝门部胆管癌手术治疗中具有重要意义，主要是由于尾状叶胆管支直接汇入肝门部胆管的解剖特性和肝门部胆管癌的生物学行为。肝门部胆管癌可通过以下 3 条途径侵犯尾状叶：直接侵犯、沿胆管上皮浸润和沿胆管周围神经淋巴组织侵犯。由于癌肿易侵犯左右肝管汇合部和尾状叶胆管支，通常情况下都应将全尾状叶切除作为肝门部胆管癌治愈性切除手术的必要内容。但是对于部分 Bismuth-Corlette Ⅰ型、乳头型肝门部胆管癌病例以及部分肝功能储备低下的患者也可选择保留胆管未受侵犯的部分或全部尾状叶。

4. 规则性肝切除　鉴于肝门部胆管癌的病理边界常超过其影像诊断及物理诊断所确定的癌肿边界,因此联合规则性肝脏区段切除能提高肝门部胆管癌的 R_0 切除率和减少肿瘤复发。小范围肝切除理论上可以在一些选择病例实施,其疗效还有待于观察。除少数 Bismuth Ⅰ型的患者外,多数患者均需联合规则性肝脏区段切除。部分 Bismuth Ⅰ型患者并存右肝动脉浸润,如无法切除重建,也需行右半肝切除。位于肝管分叉部的 Bismuth Ⅱ型患者需联合肝脏 S4b 段切除或左、右半肝切除和尾状叶切除;Bismuth Ⅲa 型患者需联合右半肝切除或扩大右半肝切除和尾状叶切除,Ⅲb 型需联合左半肝切除或扩大左半肝切除和尾状叶切除,联合肝中央区域切除、右三区切除、左三区切除适用于 Bismuth Ⅳ型肝门部胆管癌。联合胰十二指肠切除适用于肝门部胆管癌侵犯胆总管下段及胰头者。扩大根治手术范围可以使一些常规方法不能达到 R_0 切除的患者获益。

5. 保留功能性肝实质的手术　由于联合规则性肝切除需要牺牲大量功能性的正常肝实质,术前常需 PTBD 及 PVE 等预处理以增加预留肝脏的体积和功能,而等待期内的预处理可能出现肿瘤进展和扩散的风险。针对这一现状,国内外学者在常规施行肝外胆管切除、肝十二指肠韧带骨骼化以及尾状叶切除的基础上,探索实施联合 S5 段和(或)S4b 段等保留功能性肝实质的肝门部胆管癌根治切除术,对部分选择性肝门部胆管癌患者取得了与扩大切除相似的疗效。该术式最大限度地保留了功能性的肝实质,无需胆道引流等预处理,降低手术侵袭性和风险,选择适当的病例同样可获取充分的无瘤切缘。然而,保留功能性肝实质的手术可在一些严格选择的病例实施,但其疗效还有待进一步循证研究评价。

6. 血管切除重建　联合切除受累血管是实现 R_0 切除的重要保证。联合门静脉切除重建可显著提高合并门静脉侵犯的进展期肝门部胆管癌患者的根治切除率,延长生存期,而手术并发症和病死率与未行门静脉切除重建者相当。当肝动脉浸润成为获得 R_0 切除的唯一障碍时,应考虑联合肝动脉切除和重建。

7. 胆管空肠吻合　肝门部胆管癌治愈性切除术中剩余肝脏断面上肝管残端的数目取决于肝门部胆管癌切除的手术方式和近端肝管的切离位点,但通常需吻合数支细小和薄壁的肝管,此类胆管空肠吻合有相当大的技术难度和较高的技术要求。胆管-空肠吻合的基本原则是胆管-空肠全周黏膜对黏膜吻合,从而恢复黏膜上皮的连续性和完整性。胆管空肠吻合的基本技术要点是:①肝管整形融合:将相邻肝管开口拼拢缝合形成共同开口,可减少肝管空肠吻合数目和吻合口瘘发生概率;②微创化手术处理:选择无损伤缝合针线和缝合技术,最大化减轻吻合口组织损伤;③胆管空肠黏膜对合:虽然空肠黏膜层不必缝合,但空肠壁和胆管壁缝合后胆管与空肠黏膜须精确对合,以利愈合;④非缺血性吻合:要求吻合口两侧胆管壁和空肠壁血运良好,并避免缝合不良造成吻合口组织缺血;⑤组织无张力接合:胆管与空肠吻合口不应有牵引胆管与空肠相分离的张力,否则在张力作用下缝线切割组织必然造成吻合口组织损伤,甚至吻合口渗漏或破裂。

8. 肝门部胆管癌的肝脏移植治疗　满足以下条件的肝门部胆管癌病例可考虑选择肝移植治疗:①肿瘤局限于肝内,采取常规手术方法不能切除,或合并硬化性胆管炎或肝功能失代偿;②无淋巴结转移、周围神经浸润或肝外转移。

（五）不能切除的肝门部胆管癌治疗方法的选择

肝门部胆管癌手术根治只能应用于早期发现和早期手术的患者,对大多数患者而言,更重要的是争取能达到更好的姑息性治疗效果和更低的手术并发症。从 20 世纪 80 年代至今,虽然手术切除率有所提高,但总的切除率仍不超过 50%,即使是 R_0 切除(切缘无残癌)术后 5 年生存率也仅为 30%~40%,中位生存期 20~40 个月。因而,在肝门部胆管癌的各种治疗选择中,姑息性治疗措施显得尤为重要。

合理有效的姑息性治疗可措施延长生存期、改善生存质量。肝门部胆管癌多为高分化的腺癌,肿瘤生长缓慢,沿胆管壁上皮下生长为主要扩散方式,较少发生远处转移。大多数患者并非死于癌瘤的广泛转移,主要死因是长期胆道梗阻所致的肝肾功能进行性损害或胆道感染、肝脓肿等并发症。故控制肿瘤生长、维持胆道通畅就成为了该病姑息性治疗的关键。胆道引流是解除和预防胆道内压力异常升高、改善肝功能、控制胆管炎的有效方法,对延长患者生命、提高生活质量有重要作用。并且一旦解除梗阻,只要肝功能迅速恢复,多数患者的一般情况会很快改善,术后近期疗效并不亚于切除者,甚至比复杂性切除者恢复更快。对不能切除的肝门胆管癌,胆道引流的方法有很多,大致可以分为非手术和手术方法的内外引流,应根据患者的具体情况与技术条件选择合理可行的方法。

1. **非剖腹手术的胆管引流**　适用于术前减轻黄疸、控制胆道感染,以及已确定不适合手术或无法耐受手术的病例。具体方法包括经皮穿刺置管引流和经影像介入方式的引流,前者如 PTCD 或经 PTC 放置新型内支撑架引流;后者如通过 ERCP 的鼻胆管引流(ENBD)或经其放置内支架的内引流。这些引流不需要手术,成功后效果可靠,尤其适用于病程长、肝功能严重受损,一般情况差无法耐受最简单开腹手术者,甚至有些患者经过 1~2 周的短时间有效引流,肝功能及全身状况改善,进而可完成根治性切除手术。但是这种引流存在的问题是有效作用时间短,外引流导致严重水电紊乱,放置管脱落或内支架堵塞等,并且 ERCP 的置管或置入内支架的成功率也很有限,因此临床应用的指征相对局限。

2. **剖腹手术的胆汁外引流**　手术探查无法切除的肝门部胆管癌,而又不能耐受内引流手术的患者应施行术中的胆汁外引流。具体方法包括经肝面逆行的外引流手术和经肝外胆道置管引流术。前者需切开肝实质寻找扩张的胆管,而后置管引流胆汁至体外;后者则主要适合于营养状态不佳、凝血酶原时间延长、切开肝实质难以控制出血者,可根据情况采用 T 管、Y 管或 U 管,通常以 U 管最为适宜。U 管于肝管内穿肿瘤上下,上端经左或右肝管戳口经肝面引出腹腔,下端经 Oddi 括约肌进入十二指肠穿出肠壁和腹腔。U 管肿瘤上下部分别剪侧孔以完成胆汁内引流。U 管引流的优点是引流确切,大部分胆汁进入肠道,易于术后冲洗和换管。

3. **剖腹胆肠吻合胆汁内引流术**　施行胆道外引流术患者会由于胆汁流失引起水电解质平衡紊乱,还会出现引流管堵塞、反复发作胆管炎等并发症,导致患者生活质量下降。因而对于全身状态好、能耐受剖腹手术而肿瘤又无法切除的患者,均应力争行内引流术。胆肠吻合术中正确选择吻合胆管的部位是手术的关键。常见部位有:肝圆韧带左侧的第Ⅲ段胆管;胆囊床深面的第Ⅴ段胆管;肿瘤远端的胆总管;或肝表面任何部位的一个明显扩张的胆管。选择的原则必须依据肿瘤的分型,吻合的结果必须保证主要的肝叶(最好为右叶)甚至双侧都能解除梗阻。由于肝内胆管空肠吻合术对于右侧肝管常难以施行,左侧肝管如与右侧不通或欠通畅则难以有效缓解黄疸,并且还存在胆瘘及胆道感染等问题,因此有人认为术中置管引流(U 形管或单纯外引流管)较内引流更为简单有效。U 形管虽然胆汁引流确切,但由于长期带管和对皮肤创面的刺激,对患者的日常生活造成一定的不便。武汉大学中南医院普外科开创了皮下埋置式内支撑管(硅塑 T 形管)的应用,T 管短臂穿过肿瘤组织,长臂接冲洗装置埋在皮下,术后能随时冲洗,避免了皮肤创面和长期带管给患者带来的痛苦和负担。临床应用已 30 余例,操作简单,效果确切,是一种很好的选择。

4. 放疗和化疗在肝门部胆管癌姑息性治疗中的作用　近年来,随着放射治疗设备的更新及技术方法的进步,放射治疗在肝门部胆管癌治疗中的应用增多,多数文献报道的结果是有益的、积极的。比如,姑息治疗术后经 U 管的^{192}Ir 腔内放疗能最大限度提高放疗效果、减低不良反应、延长生存期;单纯胆道引流术后的患者中位生存期一般为 2~5 个月,但在有效的胆管引流基础上结合放射治疗可改善患者生存质量并延长生存期至 10~16.8 个月。放化疗作为肝门部胆管癌综合治疗的一部分,有待于更多的探讨。

总之,对于肝门部胆管癌患者,充分的术前评估和合理的治疗方案选择是必要的。只有在早期发现和早期手术的前提下,才有可能得到根治的效果。但由于较高的复发率和并发症发生率,对于大部分患者和大部分医院来说,可能更适合选择姑息性手术治疗。全面评价并选择合理的姑息性治疗手段有利于延长患者生存时间和提高生存质量。

二、胆囊癌的外科治疗

胆囊癌是指发生于胆囊(包括胆囊底部、体部、颈部以及胆囊管)的恶性肿瘤,是胆道系统的常见肿瘤之一,其发病率占同期胆道疾病的 0.4%~3.8%,在我国消化道肿瘤中居第 6 位,且近年来有上升趋势。胆囊癌最常见的病理学类型为腺癌,其他还包括:腺鳞癌、鳞癌、未分化癌,神经内分泌来源肿瘤及间叶组织来源肿瘤等。因胆囊癌恶性程度高、病情进展较快,预后极差,5 年存活率小于 5%。目前,胆囊癌唯一有效的治疗手段仍是外科根治性切除手术。提高胆囊癌的手术疗效关键在于对其主要高危因素的认识,临床分期的准确评估和根治性手术切除方法的应用。

(一)胆囊癌的高危因素及癌变的早期识别

胆囊癌因缺乏特异的临床表现易被忽视,常常掩盖在既往的胆囊或肝脏疾病的表现之中,一旦出现临床体征多属中晚期。慢性胆囊炎会引起胆囊壁结节状增厚及腺上皮的不典型增生,最后可导致胆囊壁肥厚型腺癌。胆囊慢性炎症伴有黏膜腺体内的不均匀钙化、点状钙化或多个细小钙化,胆囊壁可因钙化而形成瓷性胆囊,约 25% 瓷性胆囊与胆囊癌高度相关。胆囊腺瘤和腺肌瘤被认为是癌前病变,而且往往合并有胆囊结石。约 85% 的胆囊癌患者合并胆囊结石。胆囊结石与胆囊炎的长期刺激可以导致胆囊黏膜发生炎性增生到不典型增生再到原位癌的演变。胆囊结石患者患胆囊癌的风险是无胆囊结石人群的 13.7 倍;在胆囊结石患者中,单个结石直径>3cm 者患胆囊癌的风险是直径<1cm 者的 10 倍。此外,胰胆管汇合异常(胰管在十二指肠壁外汇合入胆总管)、遗传因素、胆道系统感染、肥胖症和糖尿病会增加胆管黏膜上皮组织恶变的风险。胆囊癌发病率随年龄增加呈上升趋势,20~49 岁发病率为 0.16/10 万;50~64 岁为 1.47/10 万;65~74 岁为 4.91/10 万;>75 岁为 8.69/10 万;女性发病率较男性高 2~6 倍。根据《胆囊癌诊断和治疗指南(2015 版)》建议,为了预防胆囊癌的发生,出现下列危险因素时应考虑行胆囊切除术,并对胆囊标本广泛取材进行病理学检查:①直径>3cm 的胆囊结石;②合并有胆囊壁不均匀钙化、点状钙化或多个细小钙化的胆囊炎以及瓷性胆囊;③胆囊息肉直径>10mm;胆囊息肉直径<10mm 合并胆囊结石、胆囊炎;单发或无蒂的息肉迅速增大者(增长速度>3mm/6 个月);④胆囊腺肌症合并胆囊结石、胆囊炎;⑤胰胆管汇合异常合并胆囊占位性病变;⑥胆囊结石合并糖尿病。出现下列情况时,建议间隔 6~12 个月行彩色多普勒超声动态检查胆囊:①胆囊息肉;②年龄超过 50 岁,特别是女性；③肥胖症；④有胆石症或胆囊癌家族史者。

（二）　胆囊癌诊断及临床分期

临床上的胆囊癌病例通常分为两类：①因不同的临床表现就诊，初步检查后怀疑为胆囊癌；②胆囊切除术中或术后病理学检查发现意外胆囊癌。后者由于有病理学支持，较易进行临床分期。但前者术前临床分期较为困难，往往需要结合主诊者的临床经验及相关检查综合判断。B 超检查是胆囊癌的首选筛查手段，CT/CTA 及 MRI/MRCP、内镜超声（EUS）检查可进一步判断肿瘤浸润程度、肝脏及血管受累情况以及是否有淋巴结转移及远处转移等。PET 检查有助于判断局部和全身转移病灶，但不推荐作为常规检查方法，可作为补充诊断手段。术前联合 EUS+CTA+MRCP 检查，有利于精确评估 TNM 分期以指导手术。

胆囊癌的 TNM 分期基于胆囊的局部解剖学特点及胆囊癌的生物学特性。目前，最为广泛应用的分期系统是由美国癌症联合委员会（AJCC）和国际抗癌联盟（UICC）联合发布的第 7 版胆囊癌 TNM 分期（表 27-1），这一分期不仅提供了胆囊癌临床病理学诊断统一标准，同时对局部浸润深度、邻近脏器侵犯程度、门静脉和肝动脉受累情况、淋巴结及远处转移等临床病理学因素给予了全面评估，有助于术前可切除性的评估及合理的手术方案的制订。

表 27-1　美国癌症联合会（AJCC）胆囊癌 TNM 分期标准（2010 年第 7 版）

TNM 分期	原发肿瘤（T）	区域淋巴结（N）	远处转移（M）
0	T_{is}	N_0	M_0
ⅠA	T_{1a}	N_0	M_0
ⅠB	T_{1b}	N_0	M_0
Ⅱ	T_2	N_0	M_0
ⅢA	T_3	N_0	M_0
ⅢB	$T_{1\sim3}$	N_1	M_0
ⅣA	T_4	$N_{0\sim1}$	M_0
ⅣB	任何 T	N_2	M_0
	任何 T	任何 T	M_1

（三）　基于 TNM 分期合理选择手术方式

根治性手术是胆囊癌患者获得治愈可能的唯一方法，手术方式的选择应基于胆囊癌的 TNM 分期（表 27-2）。经临床和超声检查怀疑胆囊癌的患者，应常规行肝脏 CT 和（或）MRI 检查，以准确评估肿瘤侵袭范围和淋巴结转移情况。

胆囊的淋巴回流首先沿 12b 向离肝方向回流，并与 12p 和 13a 淋巴结汇合后流入 16 组淋巴结。13a 组淋巴结是胆囊癌淋巴转移第一站和第二站的分界点，16 组淋巴结是胆囊癌淋巴结远处转移的分界点。因此，术中应常规行 13a 和 16 组淋巴结活检，以准确判断淋巴结转移情况并决定淋巴结清扫范围。目前观点认为，13a 组淋巴结阳性提示第二站淋巴结有转移；16 组淋巴结阳性可作为放弃根治术的依据。术中为获取肿瘤的精确分期，应清扫至少 6 枚淋巴结。对于术前评估为 T_3 期及以上胆囊癌，因容易发生腹膜、肝脏远处转移，可考虑先行腹腔镜探查，以避免不必要的开腹手术。对于可能需联合大范围肝切除的患者，术前应常规行预留肝脏结构评估和预留肝脏体积量化评估,以准确判断患者的必需功能性肝体积和预留功能性肝体积,合并黄疸者预留肝脏体积需>40%。报道显示,胆囊癌合并黄疸者联合肝切除的手术病死率高达10%,其主要死亡原因为肝衰竭。故对于黄疸时间长伴有显著肝损害或伴有胆管炎、或营养不良、或血清胆红素>200μmol/L且需要切除肝体积大于60%的患者,应予术前胆道置管引流以改善肝脏功能。胆囊癌可根治切除的条件包括:①胆囊及邻近脏器癌灶和区域性转移淋巴结可清除;②剩余肝脏功能可代偿,且其脉管结构完整性可保存或重建;③手术创伤患者可耐受。

表 27-2 基于 TNM 分期的胆囊癌根治性手术方式

胆囊癌 TNM 分期	根治性手术方式
T_{is} 期或 T_{1a} 期	单纯胆囊切除术
T_{1b} 期	
13a 组淋巴结活组织检查结果阴性	胆囊癌根治术:胆囊连同肝楔形整块切除(距胆囊床至少2cm)+肝十二指肠韧带淋巴结清扫(8 组、12 组)
13a 组淋巴结活组织检查结果阳性	胆囊连同肝楔形整块切除(距胆囊床至少 2cm)+扩大淋巴结清扫(8 组、9 组、12 组、13 组)
T_2 期	
13a 组淋巴结活组织检查结果阴性	胆囊连同肝 S4b+S5 整块切除+肝十二指肠韧带淋巴结清扫
13a 组淋巴结活组织检查结果阳性	胆囊连同肝 S4b+S5 整块切除+扩大淋巴结清扫
T_3 期	
16 组淋巴结活组织检查结果阳性	不推荐手术,行姑息治疗
侵犯肝脏<2cm,16 组淋巴结活组织检查结果阴性	胆囊连同肝 S4b+S5 整块切除+扩大淋巴结清扫
侵犯肝脏>2cm,16 组淋巴结活组织检查结果阳性	胆囊连同右半肝或右三肝整块切除+扩大淋巴结清扫
侵犯肝脏相邻器官	胆囊连同右半肝或右三肝整块切除+扩大淋巴结清扫+联合受累脏器切除
T_4 期	
16 组淋巴结活组织检查结果阳性	不推荐手术,行姑息治疗
16 组淋巴结活组织检查结果阴性	联合受累血管切除重建和(或)肝外脏器切除的扩大胆囊癌根治术

1. T_{is} 或 T_{1a} 期胆囊癌侵犯胆囊黏膜固有层 此期多为隐匿性胆囊癌,行单纯胆囊切除术后 5 年生存率可达 100%,不需再行肝切除或二次手术。

2. T_{1b} 期胆囊癌侵犯胆囊肌层 由于胆囊床侧胆囊没有浆膜层,肿瘤细胞可通过胆囊静脉回流入肝造成肝床微转移。该期胆囊癌根治切除的手术范围包括:胆囊连同肝楔形整块切除(距胆囊床 2cm 以上)和淋巴结清扫。术中常规行 13a 组淋巴结活检,检查结果为阴性,行 12 组和 8 组淋巴结清扫;检查结果为阳性,行扩大淋巴结清扫,包括 8 组、9 组、12 组和 13 组淋巴结。

3. **T$_2$ 期胆囊癌侵犯胆囊肌层周围结缔组织，未突破浆膜层或未侵犯肝脏**　此期胆囊癌细胞经胆囊静脉回流入肝范围平均距胆囊床 2~5cm，且至少有一个方向范围>4cm。T$_2$ 期胆囊癌淋巴结转移率高达 46%，比较淋巴结清扫组和未清扫组患者 5 年生存率分别为 50% 和 10%，差异显著。术中根据 13a 组淋巴结活组织检查结果决定是否行扩大淋巴结清扫术。有研究结果表明：T$_2$ 期胆囊癌患者行肝外胆管切除术后 5 年生存率为 100%，而未切除肝外胆管患者仅为 60%，差异有统计学意义；另一研究结果表明：胆囊管切缘阴性者，行肝外胆管切除与未行肝外胆管切除患者 5 年生存率比较，差异无统计学意义。因此，T$_2$ 期胆囊癌根治切除的手术范围包括：胆囊连同肝 S4b+S5 整块切除及淋巴结清扫，淋巴结清扫范围同 T$_{1b}$ 期。不建议常规行肝外胆管切除，如肝外胆管受侵犯或胆囊管切缘活组织检查结果有癌细胞浸润者，需联合肝外胆管切除，范围从胰头后上方至肝门部胆管。

4. **T$_3$ 期胆囊癌突破胆囊浆膜层，和（或）直接侵犯肝脏，和（或）侵犯肝外 1 个相邻的脏器或组织**　T$_3$ 期胆囊癌未受侵犯胆囊管时不建议行常规肝外胆管切除术，建议术中行胆囊管切缘活检。多数学者主张行扩大淋巴结清扫，而对于 16 组淋巴结阳性患者行扩大根治性手术，其中位生存时间无明显延长。因此，16 组淋巴结阳性视为远处转移（M$_1$ 期），已失去根治意义，不建议行手术治疗。T$_3$ 期胆囊癌手术范围包括：①肝脏切除范围：对于 T$_3$N$_0$ 期肝床受累<2cm 的胆囊癌，行肝 S4b+S5 切除术；对于肝床受累>2cm、肿瘤位于胆囊颈部、侵犯胆囊三角或合并肝十二指肠韧带淋巴结转移者（T$_3$N$_1$ 期），行扩大右半肝或右三肝切除术；②联合脏器切除：行联合受累脏器切除的扩大根治术；③淋巴结清扫范围：术中常规行 16 组淋巴结活组织检查。阴性者行扩大淋巴结清扫；16 组淋巴结活组织检查阳性者不行手术治疗，建议行姑息治疗；④肝外胆管切除原则同 T$_2$ 期肿瘤。

5. **T$_4$ 期胆囊癌侵犯门静脉主干或肝动脉，或 2 个以上的肝外脏器及组织**　根据具体情况行胆囊癌扩大根治术仍有望达到 R$_0$ 切除，改善预后。胆囊癌扩大根治手术方式取决于肿瘤局部浸润范围。包括：联合肝外胆管切除；扩大右半肝或右三肝切除；门静脉切除重建；右半结肠切除；肝胰十二指肠切除等。《胆囊癌诊断和治疗指南（2015 版）》建议，T$_4$ 期胆囊癌合并远处转移者（T$_4$N$_{0~2}$M$_1$），只行姑息治疗；无远处转移者（T$_4$N$_{0~1}$M$_0$），行胆囊癌扩大根治术有望达到 R0 切除，改善患者预后。

（四）隐匿性胆囊癌的处理

隐匿性胆囊癌是指术前诊断为胆囊良性疾病行胆囊切除术，在术中或术后经病理学检查确诊为胆囊癌，又称意外胆囊癌。隐匿性胆囊癌多为 T$_1$、T$_2$ 期胆囊癌。对于 Tis 期或 T$_{1a}$ 期隐匿性胆囊癌，若术中胆囊无破溃，无胆汁溢出，且完整置入标本袋内取出者，单纯行胆囊切除术已达根治目的，无需二次手术；否则需再次手术处理可能形成的转移灶，不推荐常规行经 Trocar 窦道切除。但对于≥T$_{1b}$ 期的隐匿性胆囊癌，应根据 T 分期行二次根治性手术。

（五）胆囊癌的姑息性外科处理

对于不能行根治手术的晚期胆囊癌患者予以诸如经内镜鼻胆管引流术、经内镜胆道塑料支架内引流术、经皮经肝胆管引流术、胃-空肠吻合术等外科及介入治疗，仅限于解除胆道梗阻和消化道梗阻，以期改善患者的生命质量和延长生存时间。然而，姑息性的减瘤手术并不能改善患者生存率且会增加创伤及转移风险。

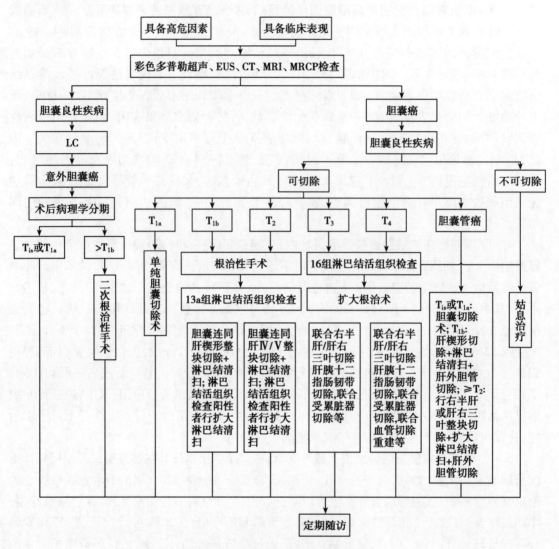

图 27-1　胆囊癌诊断和治疗流程图

三、肝内胆管癌的外科治疗

肝内胆管癌(intrahepatic cholangiocarcinoma,ICC)是指发生于二级胆管以上的末梢侧肝内小胆管的胆管恶性肿瘤,起自肝内胆管上皮细胞,占胆管细胞癌的 5%~10%。ICC 是继肝细胞癌之后的第二大常见的原发性肝脏恶性肿瘤,根治性外科切除是治愈 ICC 唯一有效的途径,但术后 5 年的复发率高达 60%~90%,术后 5 年生存率低于 5%。虽然 ICC 与 HCC 同属于原发性肝癌,但是由于其具有病程短、进展快、诊断难、预后差等特点且在病理、临床分型、手术方式等方面两者存在显著不同,所以 ICC 治疗仍具有其独特性。

(一) ICC 临床病理特点:ICC 沿 Glisson 鞘浸润较快,局部浸润能力强,沿肝内 Glisson 鞘向肿瘤周围肝实质侵袭扩散或浸润门静脉形成癌栓,影像学检查时常见其肿瘤病灶边界不清和肝门淋巴结转移,而在术中往往出现切缘冰冻病理结果阳性。临床研究发现不论是否存在肝门淋巴结的转移,ICC 患者复发往往出现在肝内,而肝外的远处转移较少见。

（二）ICC 术前评估与手术指征：ICC 根治性切除手术应考虑的因素包括：肿瘤侵犯胆管的程度、侵犯血管的程度、是否存在肝叶萎缩、局部和远处转移、淋巴结转移等情况。由于 ICC 沿 Glisson 鞘浸润的特点，胆管的侵犯不作为手术的禁忌，而作为手术切除的最基本范围，如果胆管切缘阳性，则无法获得较好的预后。门静脉系统、肝动脉和静脉系统受到侵犯的程度是手术范围选择的关键之一，精准的解剖性肝切除系以门静脉系统和肝静脉作为区分切除肝和残肝的界限，是 ICC 病灶切除标准术式。ICC 常发生肝门淋巴结转移，早期的肿瘤患者往往有肝门淋巴结的肿大，最新的临床研究发现，及时进行根治性手术联合淋巴结的广泛清扫可以收获较好的预后。所以，伴有淋巴结转移的 ICC 患者，只要术中可以清扫转移的淋巴结，选择手术治疗仍是可行的，但发生肝内转移的患者，术后获益明显降低。

我国外科学界对 ICC 外科治疗共识认为，患者全身情况能够耐受手术，且无远处转移，均应积极行手术治疗，争取获得根治性切除；而对不能切除者，使用新辅助化疗有可能使肿瘤降期，从而增加根治性手术切除的机会。但是，对于严重肝门汇合部胆道梗阻的 ICC 患者，伴有胆管炎症、或营养状况较差，同时胆红素>200μmol/L，须先行胆道引流，待炎症基本控制、营养状况改善、胆红素<85μmol/L 行半肝乃至更大范围的根治性手术切除。

（三）ICC 手术方式：鉴于 ICC 易沿 Glisson 鞘浸润的特点，以切缘 2cm 无瘤的局部肝叶或者肝段切除是不足够的，外科手术切除应该多以肝段为基本单位的解剖性肝切除甚至解剖性肝三叶切除才能更好地提高患者的预后状况。解剖性肝切除主要是为了更好地实现 R0 切除的原则。针对 ICC 的切除范围，复旦大学附属肿瘤医院王鲁等建议根据第 7 版胆管癌 TNM 分期决定手术范围，即 0～Ⅰ期，行解剖性肝段或者叶的切除，同时肝肿瘤切除情况下至少保持 1～2cm 的肝脏无瘤切缘；Ⅱ期，行解剖性肝叶或者半肝切除联合受侵门静脉和血管一并切除；Ⅲ期，行解剖性肝叶或者半肝切除联合受侵 Glisson 鞘和胆囊切除，肝门淋巴结清扫；ⅣA 期，行解剖性半肝切除或肝三叶切除联合胆囊切除和周围局部淋巴结清扫。

（四）手术中对 ICC 患者是否常规行肝门淋巴结清扫及需要清扫淋巴结的范围仍存在争议。近年来更多外科医生倾向于对于 ICC 患者术中常规行肝门区淋巴结清扫，研究显示，可以有效降低术后肿瘤复发率，同时不会增加并发症发生率。NCCN 指南更是强调行肝门部淋巴结清扫术是合理的，因为不仅可以提供胆管癌的分期信息，还能在一定程度上评估预后。有作者认为 ICC 患者行根治性切除时，应常规行肝门、肝十二指肠以及肝胃韧带淋巴结清扫，一方面提高手术根治彻底性，另一方面切断其淋巴结转移的主要通道，对患者术后复发起到延缓作用。

（袁玉峰　张中林）

参 考 文 献

1. Bridgewater J, Galle PR, Khan SA, et al. Guidelines for the diagnosis and management of intrahepatic cholangiocarcinoma. J Hepatol, 2014, 60(6): 1268-1289.

2. Benson AB 3rd, D'Angelica MI, Abrams TA, et al. Hepatobiliary cancers, version 2. 2014. J Natl Compr Canc Netw, 2014, 12(8): 1152-1182.

3. Nakagohri T, Kinoshita T, Konishi M. Surgical outcome and prognostic factors in intrahepatic cholangiocarcinoma. World J Surg. 2008. 32(12): 2675-2680.

4. Gomez D, Morris-Stiff G, Toogood GJ. Impact of systemic inflammation on outcome following resection for intrahepatic cholangiocarcinoma. J Surg Oncol, 2008, 97(6): 513-518.

5. Konstadoulakis MM, Roayaie S, Gomatos IP, et al. Fifteen-year, single-center experience with the surgical man-

agement of intra-hepatic cholangiocarcinoma：operative results and long-term outcome. Surgery，2008，143（3）：66-74.

6. 潘奇，王鲁. 肝内胆管细胞癌手术范围及难点. 中国实用外科杂志，2016，36（6）：706-708.

7. 国际肝胆胰学会中国分会. 中华医学会外科学分会肝脏外科学组. 胆管癌诊断与治疗-外科专家共识. 中国实用外科杂志，2014，34（1）：1-5.

8. NCCN. The NCCN Hepatobiliary Cancers clinical practice guidelines in oneology（version 1. 2016）. Fort Washington：NCCN，2016.［2015-12-15］. http：//www. nccn. org/professionals/physician_gls/f_guidelines. asp

第二十八章

胆系肿瘤的腹腔镜手术治疗

胆管癌(cholangiocarcinoma)统指胆管系统被覆上皮发生的恶性肿瘤。2010 年,美国癌症联合委员会(American Joint Committee on Cancer, AJCC)发布的第 7 版 TNM 分期系统正式将胆管癌分为肝内胆管癌、肝门部胆管癌和肝外胆管癌。胆管癌的外科治疗一直具有挑战性,尤其是肝门部胆管癌的手术长期被誉为肝外科医生挑战的极限操作。近年来,腹腔镜手术创伤小、全身反应轻、术后恢复快等优点逐渐得到认同,同时腹腔镜外科技术以及腹腔镜器械的发展,外科医师腹腔镜经验的积累,使得医生和患者都越来越倾向于选择腹腔镜手术来治疗肝胆外科疾病,包括胆系肿瘤手术。本章将从肝内、肝门、肝外胆管癌三个方面对胆系肿瘤的腹腔镜外科手术治疗进行阐述。

腹腔镜胆系肿瘤手术根据手术方式不同可以分为三类:完全腹腔镜手术、手助腹腔镜手术和腹腔镜辅助手术。完全腹腔镜手术是完全在腹腔镜下完成所有操作,一般在下腹部隐蔽处开口取出标本;手助腹腔镜手术是指通过特殊的腹壁切口将手伸入腹腔,以辅助腹腔镜手术操作,完成切除和重建过程;腹腔镜辅助手术是指在腹腔镜或手辅助腹腔镜下完成整个手术的部分操作,而手术的其他部分操作通过腹壁小于常规的切口完成。后两者手术方式相对于完全腹腔镜手术具有更快的学习曲线和更好的操作便利性,但是创伤较大,美容效果较差,本章节中主要讨论的是完全腹腔镜手术。

腹腔镜胆系肿瘤手术根据成像系统和操作系统的不同可以分为:普通 2D 腹腔镜手术、3D 腹腔镜手术和机器人手术,普通 2D 腹腔镜手术是在平面成像基础上进行观察手术,是目前普及面最广泛的腹腔镜手术。3D 腹腔镜手术是使用 3D 成像技术让手术者能够看到三维立体手术视野,优点在于更便利直观观察,尤其在进行腹腔镜下缝合操作时更为准确和精细,缺点在于 3D 纵深度的虚拟扩大可影响外科医生对纵深距离的判断及长时间观察导致视觉疲劳和不适。机器人外科手术系统具有三维立体图像,手术视野放大倍数高,成像清晰,机械臂和机械腕可以进行精细操作,但是由于其价格昂贵,性价比不高,暂时缺乏较好的反馈,也有一定技术局限,目前难以普及。

一、肝内胆管细胞癌的腹腔镜手术治疗

(一)概述

腹腔镜手术并不因为手术入路和手术方式不同而导致手术原则发生变化。手术治疗是肝内胆管细胞癌所有治疗方式中唯一可能治愈疾病的方式。但若存在远处转移被列为手术禁忌,因为这种情况下手术已经无法使患者获益。存在肝内转移、大血管侵犯、邻近脏器侵犯是相对手术禁忌,如果能够保证 R_0 切除、同时能够保证脏器功能,还是主张考虑积极手术

切除。

为了保证 R_0 切除通常要求切除平面距离肿瘤>5mm，这是影响肝内胆管细胞癌术后生存的独立影响因素，其他的影响因素还包括是否为多发病灶、淋巴结转移和血管侵犯等。

腹腔镜手术对于肝内胆管细胞癌来说不仅是一种治疗手段，也是一种诊断手段，对于一些可能切除的患者，腹腔镜检查可以明确 36% 的腹膜转移和 67% 的肝脏转移病灶。

肝内胆管细胞癌的腹腔镜手术治疗包括两个主要步骤：肝叶切除和淋巴结清扫。肝叶切除要求保证足够的阴性切缘和残肝体积，胆管细胞癌肝叶切除包括肝局部切除、楔形切除、肝叶切除、肝段切除及亚肝段切除、半肝切除、肝中叶切除、肝三叶切除、尾叶切除等。淋巴结清扫已达共识，但清扫范围尚存在争议。笔者清扫范围包括 12 组、8 组、9 组、13 组淋巴结，不常规清扫 16 组淋巴结。若存在 16 组淋巴结转移则根治概率很小，多不主张手术。12 组淋巴结清扫过程中如果无需肝外胆管切除，必须注意保护胆管的供血。部分肝内胆管细胞癌累及肝门胆管时需要行肝外胆管切除、肝肠内引流。

（二）手术适应证和禁忌证

和其他腹腔镜手术一样，手术适应证和禁忌证都是随着技术水平和经验积累逐步改变的。建议初期开展腹腔镜手术的中心首先选择位于肝脏边缘、与肝内大脉管距离较远的肿瘤（Ⅱ、Ⅲ、Ⅳb、Ⅴ、Ⅵ段肿瘤）进行手术，手术方式通常为肝楔形切除、局部切除、边缘肝段或肝叶切除。腹腔镜开展成熟的单位可以根据自身技术水平进行其他部位的肿瘤腹腔镜手术。但是所有的手术均不能背离肿瘤根治原则。推荐不同的中心严格术前评估，根据腹腔镜肝切除困难评分进行手术难度评估，来决定具体患者的手术方式。

除与开腹手术禁忌证相同外，腹腔镜手术的绝对禁忌证包括不能耐受气腹者；相对禁忌证为腹腔内粘连难以分离暴露病灶、病变紧邻或直接侵犯大血管估计难以良好分离甚至可能需要血管置换、可能需要大范围的淋巴结清扫以及可能需要较为困难的肝门胆管整形。

（三）术前准备

术前准备包括评估与身体状态调整，基本与开腹手术一致。

评估包括对患者一般情况的评估和局部病灶的评估：心肺功能等重要脏器有无功能障碍，肝功能 Child 分级在 B 级以上，推荐使用吲哚氰绿排泄试验（ICG）评估肝脏储备功能。局部病灶的评估主要使用影像学资料了解肿瘤大小、位置、数目、与大血管的关系，还需明确有无门静脉癌栓及肝外转移范围。

术前身体状态调整包括患者心肺功能、肝脏及凝血功能、营养状况的改善，对于梗阻性黄疸指数很高和胆管炎症状较重的患者可以采取术前减轻黄疸，临床不主张逆行鼻胆管引流，以免带来更严重的胆道感染，一般选择 PTCD 减轻黄疸治疗后再行手术治疗。对于合并乙型肝炎且病毒指数偏高的患者可以先行抗病毒治疗一周以上后再行手术治疗。

（四）手术设备与器械

腹腔镜手术是一个高度依赖设备的技术过程，所以良好的设备和器械准备将让手术事半功倍。设备和器械准备及应用不仅仅是外科医生单方面的工作，而是需要与手术室护士深层沟通、达成共识并协同完成的系统工程。术前的培训甚至是模拟演练将有利于腹腔镜手术顺利开展。每一个外科医生都有自己擅长的操作器械和操作习惯，手术室应该针对每一个医生进行相应的准备工作。

肝内胆管细胞癌腹腔镜手术常规设备与器械与一般腹腔镜是一致的，特殊的操作设备和器械如下：

通道设备装置：对于复杂腹腔镜手术提倡使用一次性穿刺鞘（Trocar），通道规格包括5mm、10mm、12mm。推荐能够自由进出任意直径操作器械和快速进出纱布、缝针的12mm穿刺鞘作为主操作孔设备装置。

一般操作器械：吸引器、无损伤钳、腹腔镜拉钩、针持、电钩等。复杂腹腔镜手术流程繁复、操作步骤多，称手的主要操作器械对于手术者来说尤为重要。每一个手术者对器械的要求可能不一样，原则上以轻便、操作流畅、夹持可靠、对组织和缝线损伤小的器械为佳。

断肝设备：断肝设备如何选择尚无定论，没有一个万能的设备能够应付所有断肝层次和肝脏质地。应该根据手术者习惯准备断肝设备，图28-1可以作为断肝设备选择的参考。笔者操作习惯多用超声刀和ligasure进行断肝，双极电凝进行断面小出血处理，结扎钉和钛夹进行小脉管处理，切割闭合器进行大脉管处理。具体设备介绍将在后面的部分详细阐述。

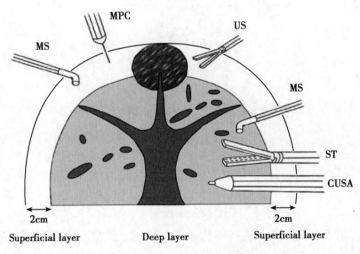

图28-1　断肝设备选择

血管处理器械：连击钛夹、结扎钉、可吸收夹、各种缝线（主要止血用4-0和5-0 prolene缝线，血管吻合用5-0和6-0 prolene缝线长针）、直线切割闭合器。

其他物品：止血纱、血管吊带（红、蓝、黄三色）。

（五）站位、腹壁穿刺孔

关于站位和腹壁穿刺孔设置在国内没有广泛研究，也没有公论。我们可以尝试从以下几个步骤去讨论这个问题。需要说明的两点是：外科医生以右利手居多，所以此处讨论的主要是右利手站位和穿刺孔设置。同时，站位与腹壁穿刺孔设置是相互适应的，不同的站位方式常常对应不同的穿刺孔设置，所以这里一并讨论。

第一，观察孔的设置通常是第一穿刺部位，没有腹腔内脏器的直观位置参考，只能根据术前阅片分析来确定观察孔的位置。通常情况下观察孔位于脐周，少数情况下可以适当调整以利于观察位置较高的部位或者给操作孔腾出操作空间。往常的外科医生喜欢正对着患者进行操作，所以通常采用分腿位。近来越来越多外科医生只需要在患者两侧进行操作即可，但是仍然采用分腿位是因为便于扶镜手站位（图28-2）。

第二，肝内胆管细胞癌腹腔镜手术中最为艰难的部分是断肝操作和肝门部游离和淋巴结清扫，所以主操作孔应该和这两个操作对应，断肝操作主操作孔应该让操作器械和断肝平面平行最有利，所以根据肿瘤部位和断肝平面设置主操作孔。比方Ⅴ、Ⅵ段边缘的肿瘤行局

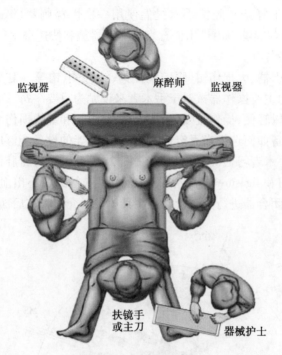

图 28-2 分腿位参考图

部切除可以将主操作孔做在剑突下区域,术者在患者左侧操作(图 28-3);而左半肝和右半肝切除通常将主操作孔做在右锁骨中线肝缘下 5cm 左右区域(图 28-4),术者在患者右侧操作。肝门部位的游离和淋巴结清扫因为操作管道和方向多样,没有一个绝对方便的位置可以兼顾所有角度,笔者习惯在断肝主操作孔基础上加一个剑突下操作孔来实施肝门区操作。

第三,根据主操作孔的位置来设定副操作孔位置,尽量依循以下几个原则:主、副操作孔和操作点成等边三角形;主、副操作孔距离>5cm;操作点距离穿刺点为操作杆的一半距离;

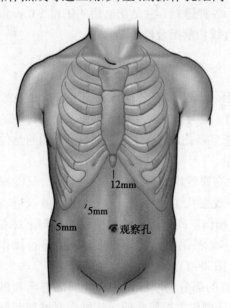

图 28-3 Ⅴ、Ⅵ段切除 Trocar 参考图

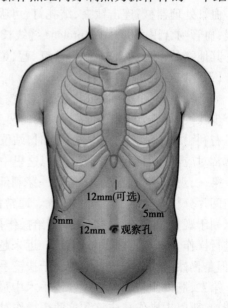

图 28-4 左右半肝切除 Trocar 参考图

监视器在主、副操作孔之间；大部分操作工作保持在肩关节外展内收<30°、30°<肘关节屈曲度<130°、腕关节尺侧外展、桡侧外展、背曲和掌曲<15°。因为本内容讨论的操作习惯为右利手操作，所以副操作孔会位于主操作孔的左侧，以上段文字中举例来说，V、VI段边缘的肿瘤行局部切除主操作孔做在剑突下区域时，副操作孔可以设置在右锁骨中线肝缘下2cm；而左半肝和右半肝切除通常将副操作孔做在右腋前线肋缘下。

第四，助手的操作孔通常应该位于与主刀操作孔不同的侧面，因为助手常常与主刀站在患者的不同两侧，同时助手的主要工作是为主刀提供良好的暴露和反向牵拉力。此外，对于复杂腹腔镜手术，也要考虑到主刀可能会在不同的操作区域更换不同的位置和操作孔洞，因此助手的操作孔也可能会成为手术某个步骤的主要操作孔。笔者也曾经提过"双主刀"概念，助手可以适时成为手术的主要操作者，所以助手的操作孔也应该兼顾到暴露、牵拉、操作多重作用。

第五，站位和操作孔的设置没有一成不变的定局，根据手术情况和术者习惯可以灵活变动。笔者提倡在遵循上述第三点中的几个原则下，鼓励灵活站位，根据不同的操作步骤合理搭配和转换操作孔洞，甚至是监视孔洞，穿刺孔设置时还需要考虑引流管摆放位置，尽量不开新洞来摆放引流管。最后补充一点：对于复杂手术来说，在存在5个以上穿刺孔的时候，多1~2个孔洞并不影响患者预后和美容效果，如果操作艰难，应该果断加孔，而不是勉强操作影响手术进程甚至危及患者。

（六）血流控制

1. 第一肝门血流控制　除少数患者存在异位肝胃韧带内的入肝动脉外，绝大多数患者的入肝血流集中在第一肝门，包括肝动脉和门静脉。控制第一肝门的血流将有助于减少断肝过程中的出血。但是因为肝脏本身的原因，无法耐受长时间的缺血缺氧，所以阻断保留侧健康肝脏血运的时间是有限的。如何既保证断肝平面的无供血，又保证健侧肝脏的供血，也是外科医生须着力思考和解决的问题。

（1）全入肝血流阻断：全入肝血流阻断无疑是第一肝门血流控制中止血效果最好的一种。腹腔镜下全入肝血流无法便捷的像开腹那样直接用阻断带进行Pringle阻断，所以外科医生们改进了相当多的新方法进行全入肝血流阻断。

1）全体外Pringle手法，这种阻断方式类似于开腹情况下的Pringle手法，将Winslow孔套通后，置入阻断带，一般使用棉带为多，将棉带从就近的腹壁戳孔引出，然后套入塑料管，将塑料管向肝十二指肠韧带压下去的时候收紧棉带，压迫肝十二指肠韧带从而阻断全入肝血流。这种方法的好处在于能够彻底控制入肝血流，尤其在肝胆管结石患者肝门部胆管增粗增厚的情况下，有学者形容这种情况下的胆管因为其壁内扩张的血管网形成"第三条入肝血流"。在这种患者采取肝十二指肠韧带的全阻断有助于彻底止血。全体外Pringle手法的缺点在于操作较为繁琐、增加了一个腹壁孔洞、悬空的阻断带可能阻碍操作器械工作。

2）器械辅助的全入肝血流阻断：笔者中心常用的三种方式分别为门静脉阻断钳阻断、长哈巴狗阻断和结扎钉+导尿管阻断。第一种方式需要在左腋前线肋骨下缘做1cm戳孔，然后置入门静脉阻断钳，阻断钳的两个钳尖分别在肝十二指肠韧带的前后进行阻断；第二种方式通过特制的长度为12cm的哈巴狗进行阻断，这种阻断方式需要腔镜下哈巴狗钳配合使用，适合于肝十二指肠韧带内结构无增生的患者，不适合胆总管增厚甚至其内有结石妨碍阻断的患者。第一种方式缺点在于增加了一个腹壁戳孔，虽然最后可以用来放置腹腔引流管，第二种方式是较为理想的方法，但是需要配备专用的腔镜下哈巴狗钳和特制哈巴狗。所以目前我们使用最多的是第三种方法,使用 8 号导尿管套通 winslow 孔之后,用钳子提拉导尿管,然后用大结扎钳尽量下压肝十二指肠韧带,待导尿管张力最高时紧贴肝十二指肠韧带施放结扎钉从而阻断肝十二指肠韧带内血流,阻断结束后可以用松夹钳松开结扎钉。这种阻断方式可以方便且反复施行,所需求的设备成本较低,在各中心均可采用。全入肝血流阻断的时间和开腹是一致的,我中心通常采用 15+5 的阻断模式,即阻断 15 分钟,开放 5 分钟。少数肝硬化比较严重的患者第一次阻断采用 5 分钟预缺血处理。术前转氨酶正常患者术后转氨酶通常在正常高值的十倍之内,肝功能损伤较轻。

(2) 选择性入肝血流阻断:选择性入肝血流阻断指的是选择性的在第一肝门进行左右半肝或者肝叶、段的入肝血流阻断。其好处在于避免了健侧肝脏的损伤,保护了肝功能,同时也能通过这个方式造成阻断部分肝脏缺血从而明确切肝平面。其缺点在于因为肝内叶段之间通常存在交错供血,所以阻断效果不甚满意,断肝过程中仍然存在出血情况。特别是在左右半肝切除过程中,仅仅阻断一侧的血运往往难以达到满意的止血效果。常用的选择性入肝血流阻断分为 Glisson 鞘外和鞘内两种方式。

1) Glisson 鞘外阻断:和开腹情况下的操作相似,紧贴肝门板向肝内分离,使肝门板下降,显露左右肝蒂分叉部,然后向左或者右侧分离出左、右肝蒂,有些情况下还可以分离出右肝蒂的右前支以及右后支。阻断的方式可以应用带线结扎、血管夹阻断、缝扎或者用直线切割闭合器进行闭合。鞘外阻断的优点在于操作较为简单快速,缺点在于分离过程中的出血尤其是门静脉分支出血难以止血。对于一些难以将肝门板下降的患者也不宜强行进行鞘外阻断以免损伤肝门结构。

2) Glisson 鞘内阻断:打开 Glisson 鞘进行鞘内血管的分别阻断。分离左侧血管的位置在肝十二指肠韧带左侧缘和肝脏面交界处,也就是门静脉矢状部根部位置,首先在肝十二指肠韧带左侧缘分离处理肝左动脉,为避免损伤肝固有动脉,分离出动脉后尽量靠肝脏位置处理肝动脉。然后在深面分离并处理门静脉左支。右侧血管的处理地点在切除胆囊后的胆囊三角内,离断肝右动脉后可在深面分离出门静脉右支,并可向肝内分离出门静脉右前支及右后支。鞘内阻断优点在于直观,缺点在于较为耗时。

Glisson 鞘内及鞘外阻断方法各有优势,有研究认为两者在手术时间、血管及胆管损伤概率、出血量、术后并发症方面不存在区别。可根据术者的手术习惯来选择合适的阻断方式,同时具体的手术方式也决定了不同的阻断方式,比如肝胆管结石患者需要进行胆管切开取石或者需要行胆肠内引流的患者无疑进行鞘内血管解剖更为合适。

2. 第二肝门血流控制　腹腔镜视野的特点决定了肝裸区是操作的相对盲区。对于第二肝门的处理也是腹腔镜肝叶切除中的难题。一般而言,腹腔镜下的第二肝门游离只需要解剖下腔静脉窝,显露肝左、肝中静脉共干部分和肝右静脉根部,而无需进一步深入游离,条件允许情况下可以进行肝右静脉游离和套带。如果需要单独进行肝右静脉游离套带仅仅从肝上视野进行往往困难较大,还需要在肝下将下腔静脉右侧缘的肝短静脉离断直至第二肝门,上下交通进行这个步骤较为安全。显露了肝右静脉和肝中静脉间的下腔静脉窝后可以进行肝后隧道的打通和绕肝提带的放置,将肝下下腔静脉正前方的浆膜打开后,笔者中心通常应用单孔钝头钳(距离钳尖约 15cm 处的操作杆可弯曲 45°)进行这一步操作,可获得安全的操作径路,避免撕裂肝短静脉造成难以控制的出血。但是笔者并不建议常规放置绕肝提带。

3. 第三肝门血流控制　由于腹腔镜的特殊视野和放大效应,第三肝门的处理相对于开腹手术来说更为便捷。大多数情况下需要处理第三肝门的时候都是将各支肝短静脉逐一结扎。为保持下腔静脉内壁的光滑性,避免血栓形成,我中心的做法是先套线进行肝短静脉的结扎,然后在结扎线的近心端紧贴下腔静脉用 hemolock 或者钛夹夹闭肝短静脉。遇到粗大的肝短静脉如右后下静脉,可以采用直线切割闭合器白钉进行离断。

（七）断肝技术

腹腔镜肝切除是伴随着断肝理念和断肝设备的不断革新而不断进步的。断肝的目的在于尽可能切除无效肝和尽可能保留有效肝。腹腔镜断肝过程中的出血多少直接决定着腹腔镜手术的成败,而腹腔镜手术因为不能直接用手操作使得断肝过程中精细止血变得极为困难,所以手术者们只能从多个不同的出发点思考,另辟蹊径,创造了多种适合于腹腔镜操作的止血方式。

1. 断肝设备　用于肝实质离断的方法众多,腹腔镜下的断肝设备大部分是从开腹肝切除的设备转变而来,各种方法和设备各有其优缺点,应该结合不同的病情、不同的单位实际、不同的需求选择合适的断肝设备。

电刀:最初的腹腔镜下肝叶切除多选用电刀作为断肝设备,电刀的切、割、凝、闭作用均效果一般。因为其切割过程中产生大量的烟雾,无法获得清晰视野,不能适应腔镜下操作而渐渐被淘汰,目前已经很少应用于腹腔镜下的断肝操作。

双极电凝:相对于单极电凝来说,双极电凝的热扩散和热损伤较小,通过两镊间的电流产生热凝闭效应,理论上可获得 3~4mm 以下血管的凝闭作用。同时双极电凝还可以用来做一些夹、剥、推动作,可以有更大的应用范围。但是双极电凝作用过程中容易生成粘连和焦痂,需要同时使用生理盐水进行镊间湿润才能获得良好效果,这些限制了双极电凝器在腹腔镜下的应用。相对于其他断肝设备来说,双极电凝在处理已经游离的肝断面渗血和小血管出血方面具有优势。类似作用的设备有射频止血系统,局部凝闭效果均优于双极电凝,缺点在于价格较高。

超声刀:目前腹腔镜下肝切除断肝的主要工具。超声频率发生器使金属刀头产生高频机械震荡,超声刀刀头作用范围内的组织内水分被气化,蛋白氢键断裂,细胞分解,使得作用范围内的组织被切割和凝闭。理论上超声刀可以安全凝闭小于 3mm 直径的血管,最大可以凝闭 5mm 直径的血管。超声刀切割精确,凝血可控,所以可以在肝静脉的旁边对肝脏组织进行精细的分离切割,超声刀产生的烟雾和焦痂少,手术野清晰,这个特性在肝脏切除时做大量切割的时候尤为珍贵,超声刀集分离、电凝、切割多功能于一身,减少了术中更换器械和配置器械的时间,手术时间缩短。但是超声刀相对于电凝来说,操作稍显不够精细,较难实现精细解剖。断肝中超声刀的应用效果很大程度上取决于手术者的经验和手感,因为超声刀的止血效果和组织类型、血管大小、能量输出、组织张力、刀头抓持力度、咬合速度都有关系,如何平衡处理达到最佳凝固效果是外科医生们追求的目标。此外,近期的多种升级超声刀产品可以同时输出双极高频能量和超声波能量,达到 7mm 的凝闭直径,正在为外科医生使用和熟悉过程中。

结扎束血管闭合器:LigaSure 具备实时反馈功能,在进行工作时输出高频电能,加上钳口的压力,使钳间的胶原蛋白和纤维蛋白变性,形成透明带,使其中的血管形成永久性管腔闭合。理论上 LigaSure 可以闭合直径 7mm 以下的血管,而且闭合之后的血管可以承受正常收缩压的 3 倍压力。有学者证明,将 Ligasure 应用在非解剖性肝切除中,术中出血量、手术时间和胆瘘的发生概率均小于钳夹法。但是,Ligasure 在腹腔镜下操作不够精细,而且 Ligasure

必须完全闭合后才能做功,无法像超声刀一样一边咬合一边做功从而使肝脏组织有效凝闭而减少出血。类似的设备还有 enseal、马丁刀,均可以凝闭 7mm 以下血管,但是缺点均在于操作刀头较粗大,难以实现精细操作。

腔镜下超声吸引刀:超声吸引刀(CUSA)是利用超声波对组织的热效应、机械效应和空化作用,将需要处理的组织进行粉碎,然后同时结合冲洗和吸引保证手术野的干净和清晰。在对肝脏组织做功时,CUSA 能够粉碎肝细胞但同时保留肝脏内包括血管、胆管等脉管组织,达到减少出血,精细化切肝的目的。CUSA 应用于腹腔镜切肝手术当中具有切割精确、出血少、术野干净,对血管和周围组织损伤小,手术操作安全,并且能够减少肝血流阻断、降低肝功能损害。CUSA 对于实现腹腔镜下解剖性肝叶切除,尤其是强调肝静脉显露的解剖性肝叶切除有重要意义。但是其缺点有刀头较重,对术者体力要求高、切肝时间较长、费用昂贵等。

断肝设备多样且各有特点,外科医生应根据自身特点和病例选用不同的断肝设备。笔者习惯使用超声刀进行肝脏实质离断和 2mm 以下脉管直接处理,创面渗血使用双极电凝进行止血。超过 2mm 脉管会使用大脉管处理设备。

2. 大脉管处理　对于切肝过程中无法用电设备进行处理的脉管只能选择进行机械闭合。机械闭合的选择很多,下文中将根据待处理脉管的粗细(由细到粗)进行机械闭合方式的介绍。

钛夹:钛夹是腹腔镜医生们使用最为广泛的机械闭合方式。虽然存在加长钛夹,但是医生们还是习惯在切肝过程中使用钛夹对 5mm 以下脉管进行闭合。目前使用较为广泛的是普通可反复装载的钛夹,优点是较为便宜,缺点是随着使用次数增加,夹闭效果可能出现偏差。另外一种钛夹是一次性使用连击钛夹,夹闭稳妥,缺点是一把连击钛夹只有 20 个钛夹,价格较贵。切肝过程中并不推荐使用大量钛夹,因为钛夹还存在一个最重要的缺点,就是可能阻碍其后切割闭合器的击发,造成切割闭合器使用失败,肝断面出血无法控制。

软质结扎钉:临床常用的非金属材质的软质结扎钉包括 hemolock 和可吸收夹,hemolock 适用于已经套通的结构,根据大小不同可以用来夹闭直径小于 8mm 的脉管,hemolock 因其前端可靠的扣锁结构从而夹闭可靠,较难松脱,是较为安全的闭合脉管的方式,其缺点在于需要的夹闭空间较大,相对于较为细小的钛夹来说应用于狭窄的切肝断面操作困难度更大。可吸收夹优势在于不需要套通就可以上夹止血,缺点也在于因为没有套通,所以存在仅仅夹闭血管的一部分而导致出血的情况。

切割闭合器:腹腔镜下切肝的进步很大程度上得益于直线切割闭合器的使用,切割闭合器对于较大脉管、脉管丛集区域的肝脏离断具有无可比拟的优势,理论上切割闭合器可以离断任何直径的脉管(目前最长钉长是 60mm)。腹腔镜下切割闭合器的使用需要注意其离断角度和插入深度,与开腹一样,腹腔镜切肝同样强调切肝平面的把握,切割闭合器因其体积较大、腹腔镜视野角度变化常会让离断角度发生偏差。切割闭合器的缺点在于其价格昂贵和留下影响腹部磁共振检查的金属小钉。

3. 断肝压力设定　控制性低中心静脉压在开腹肝叶切除过程中已经被普遍认可并广泛使用。其理论基础是切肝过程中阻断入肝血流包括肝动脉和门静脉之后,切肝断面的出血只剩下肝静脉系统来源的反流血。而这种反流的血液多少取决于肝静脉内外压力差,如果能将肝静脉压力控制在与外界压力基本持平的状态,将在理论上减少肝断面的出血。

人们在切肝手术时通过多种办法控制中心静脉压。大多数情况下是麻醉医师通过药物及一系列诸如体位改变等措施降低患者的中心静脉压,少部分情况下也可以由外科医生临时阻断肝下下腔静脉,从而达到有效减少断肝过程中出血量的目的。

腹腔镜手术和开腹手术不同的一点在于存在腹腔内压,所以理论上应该让肝静脉压和腹腔内压保持一致才能减少断肝过程中的出血。通常情况下外科医生切肝时的腹腔内压为12~14mmHg,换算成水柱为9.0~10.5cmH$_2$O,但是由于中心静脉压和肝静脉压存在一定压力差,且大多数腹腔镜切肝时候患者采取头高位,所以外科医生们根据经验采用的中心静脉压为3~5cmH$_2$O,低于换算之后的压力。关于腹腔镜下腹腔内压和中心静脉压的设定暂时缺乏循证医学证据。但是得到公认的两点是:在肝静脉出血时临时升高腹腔内压可以减少出血量,有利止血;当肝静脉压力小于腹腔内压,可见二氧化碳气体进入肝静脉甚至下腔静脉,因为二氧化碳的可溶水性,较少出现气体栓塞报道。但是值得注意的是:这不是无限降低中心静脉压并且无视肝静脉和下腔静脉大破口的理由,因为一旦发生气体栓塞后果将是灾难性的。

(八) 淋巴结清扫

肝内胆管细胞癌淋巴结清扫范围尚存在争议,笔者常规清扫8、9、12、13组淋巴结。腹腔镜手术应该和开腹手术遵循一样的原则和清扫范围。

清扫过程的第一步也是最重要的一步是脉管走行预判,要求术者术前进行良好的影像学资料分析和结构重建。对于每个患者重要脉管走行了然于胸,尤其是变异的血管走行,术中注意保护重要脉管。清扫的入路因人而异,笔者习惯从8组淋巴结下缘开始,也就是肝总动脉起始部下缘胰腺上缘平面,清扫8组淋巴结之后就能显露"胰颈上三角"(肝总动脉、胰腺上缘、胃十二指肠动脉构成的三角,后方就是门静脉),同时显露肝总动脉、胃十二指肠动脉和门静脉前方,为后面的清扫过程指路。

腹腔镜手术清扫淋巴结与开腹手术区别在于只能从较为单一的角度使用器械,所以为了保证清扫的流畅和动作有效,需要左手和助手的有效提拉和显露。将脉管用血管吊带悬吊提拉是一个不错的选择,特别是动脉,因为静脉尚可使用钳夹提拉,但是动脉应该尽量避免使用坚硬器具夹持,容易造成动脉内膜损伤,形成假性动脉瘤和血栓。

清扫主要使用的工具有剪刀、吸引器、电凝钩、超声刀和双极电凝。剪刀用于分离和切断,对周围组织损伤小,但是容易造成术野渗血影响操作,腹腔镜手术对于术野渗血处理难度比开腹要大,所以为了保证良好视野,不常规使用剪刀进行清扫。吸引器绝对是配合清扫的利器,对于潜在间隙的推拉作用和吸引保持术野干净对于清扫进程非常有帮助,需要配合电设备离断坚韧结构。电凝钩兼具分离、切断、凝闭止血作用,同时前端90°转角也让分离的角度多样化,适合于多个部位的清扫,但需要注意的是贴近动脉分离时的侧向热损伤。超声刀已经慢慢成为清扫的最主要工具,类似于钳口的刀头有利分离,强大的凝闭作用有利于直接离断小脉管,工作头做功还能进行渗血处理,需要注意的是操作时保持工作头远离血管,缺点在于精细操作时刀头稍显粗大。双极电凝主要用于渗血的处理,特别是淋巴结周围小血管渗血处理。

离断动脉的时候注意防止假性动脉瘤产生,因为腹腔镜下的常规结扎设备都很容易损伤和切割动脉内膜。笔者的经验是对于直径>2mm动脉的离断需要先用3-0以上丝线进行结扎,结扎力度为平常所用力度的"七分力",保证稍压紧动脉而不是压榨动脉,然后在结扎丝线远心端再用结扎钉或者钛夹进行夹闭切断。

肝内胆管细胞癌如果没有肝门部胆管侵犯,能够保证足够阴性切缘,可以不必行肝外胆管切除。行肝十二指肠韧带淋巴结清扫过程中需要注意保留肝外胆管的供血血管,防止术后胆管壁坏死胆瘘和远期狭窄。

二、肝门部胆管癌的腹腔镜治疗

(一) 概述

肝门部胆管癌是肝外胆管癌的主要类型,占肝外胆管癌的58%~75%。肝门部胆管癌对放疗与化疗均不敏感,手术切除是唯一可能根治疾病的方式。肝门部胆管癌根治性切除是腹部外科较困难且复杂的手术,包括淋巴结清扫术、半肝切除与肝尾状叶切除术和肝管空肠吻合术。早期的肝门部胆管癌腹腔镜手术主要用于腹腔探查,以确定肝脏和腹腔内的转移灶,以及肝十二指肠韧带内肿瘤的准确范围,利用腹腔镜探查可避免不必要的开腹手术。随着腹腔镜技术的发展,腹腔镜手术在肝门部胆管癌的应用逐渐不仅仅用于术前分期及淋巴结活检,越来越多的医生开始完成腹腔镜肝门胆管癌根治术。腹腔镜的放大作用可在肝门部相对狭小的空间进行近距离直视操作,清楚显露并清扫肝门部淋巴结,从这点来看,腹腔镜在肝门手术中较开腹手术有优势。而国内外腹腔镜肝门胆管癌根治术的报道也从以前的只局限于Bismuth Ⅰ/Ⅱ型肝门胆管癌到现在的Bismuth Ⅲ/Ⅳ型肝门胆管癌。腹腔镜下肝门胆管癌根治术的关键技术是保证R_0切除和稳妥可靠的胆肠重建。根治性R_0切除需要做到完整切除肿块、切缘阴性和清扫所有可能侵犯的周围组织。

腹腔镜肝门部胆管癌根治术的手术原则与开腹手术完全一致,读者可参考相关指南,此处不再赘述。下文主要介绍腹腔镜下肝门胆管癌根治术。

(二) 适应证与禁忌证

同其他腹腔镜手术一样,肝门部胆管癌根治的腹腔镜手术适应证是随着手术者经验增长逐步扩大的。对于想要开展腹腔镜肝门部胆管癌根治术的外科医生来说,最好能够能先有腹腔镜肝叶切除经验和腹腔镜胆肠内引流经验。刚开展此手术的单位建议从Bismuth Ⅰ型开始,逐步进阶到Ⅱ型、Ⅲ型和Ⅳ型,甚至到需要血管切除重建的病例。

禁忌证除外开腹手术禁忌证外,不能耐受气腹是其绝对禁忌证。其他的相对禁忌证包括:腹腔粘连严重、合并血管侵犯、需要高难度肝门胆管整形、需要切除全尾叶的病例(Bismuth Ⅲ/Ⅳ型和尾叶胆管汇入口靠近癌肿的Ⅱ型病例)。

(三) 术前准备

术前准备同开腹手术,以下几个方面稍有区别。

一是腹腔镜手术更倾向于术前PTCD减轻黄疸处理,不仅有利于肝功能改善、炎症消退、营养状况改善,而且对于胆管吻合口宽大的肝肠内引流可以免于放置T管,减少操作时间和患者长期带管痛苦,此外腹腔镜手术比开放手术更易腹腔污染,提前放置PTCD胆道减压可以减少腹腔污染,防治术后腹腔感染。

二是腹腔镜手术需要更精确的术前诊断,因为腹腔镜手术无法像开腹手术一样可以依靠术中触觉再次判断肿瘤侵犯范围。所以术前多种影像学检查的综合判断尤为重要,必要时可以进行内镜超声协助判断肿瘤侵犯范围。

三是腹腔镜手术要求肠道准备更为严格,在术中打开肠道时腹腔镜手术无法像开腹手术一样进行良好的腹内保护。

(四) 手术设备与器械

同肝内胆管细胞癌腹腔镜手术的手术设备与器械准备。

（五）站位、腹壁穿刺孔

虽然腹腔镜肝门胆管癌根治术大部分操作集中于肝门区域，但是整台手术涉及的区域广泛，包括整个肝周、肝脏断面、肝门、空肠上段、横结肠系膜等多个操作部位，所以手术站位和穿刺孔设置也需要兼顾这几个部位。总体而言，站位和腹壁穿刺孔设置接近半肝切除。

大多数肝门部胆管癌断肝是半肝切除联合尾状叶切除，所以主操作孔通常是设定于右锁骨中线肝缘下，考虑到尾叶切除前第三肝门游离的必要性，主操作孔通常位置稍低，偶尔接近脐平面。主刀的主要操作区域在患者右侧。

因为肝门胆管癌的手术复杂性，笔者习惯的戳孔最少是 5 个，在此基础上可能还会有加孔，并且起码会有两个 12mm 操作孔，保证可以多点操作时器械进出。做肝肠吻合时主操作孔可以位于剑突下，主刀站左侧操作，也可以主操作孔为脐观察孔，观察孔调整到右锁骨中线孔，主刀站右侧操作。

（六）探查和手术方案确定

手术探查最关键的部分除了是否有腹腔内转移、淋巴结转移和肝内转移之外，和手术方式选择最密切相关的在于肝脏萎缩情况、胆管肿瘤侵犯范围和邻近血管侵犯程度。

打开肝门部 Glisson 鞘，向肝内方向探查，结合术中 B 超，确认保留侧阴性胆管壁的位置和肝动脉、门静脉的受侵犯程度。必要时在探查阴性胆管壁处打开胆管，取胆管断端送快速病理确认切断平面距离肿瘤>5mm。

探查完毕，确认肿瘤可根治性切除之后，笔者通常按以下流程完成腹腔镜下肝门胆管癌根治术（以主要侵犯左肝管，右肝前后叶胆管未受侵犯，血管未受侵犯的Ⅳ肝门胆管癌为例）：

1. 自"胰颈上三角"开始打开腹膜，清扫 8 组淋巴结，显露肝总动脉和门静脉前方，悬吊肝总动脉；

2. 切除胆囊，清扫 12 组淋巴结，在胰腺上缘横断胆总管，断端送快速病检，在左肝动脉起始部横断左肝动脉，在门静脉左支起始部横断门静脉左支，裸化肝十二指肠韧带，断或者不断右肝前后叶胆管；

3. 游离肝脏，横断所有第三肝门肝短静脉，悬空肝脏；

4. 根据缺血线绘制肝脏预切线，哈巴狗阻断肝动脉和门静脉，15+5 模式沿缺血线寻找肝中静脉，并循肝中静脉切肝，在肝中静脉、肝右静脉、肝门板背侧倾斜切肝平面，完整切除腔静脉旁部和尾状突，连同肝十二指肠韧带清扫结缔组织一同移除标本；

5. 右肝前后叶胆管酌情整形成一个或者两个吻合口；

6. 距离十二指肠悬韧带（Treize 韧带）15cm 横断空肠，结肠后方上提远端空肠，行肝管空肠端侧吻合，距离吻合口 40cm 行空肠侧侧吻合。

（七）肝叶切除

腹腔镜肝门部胆管癌根治术的肝叶切除流程与肝内胆管细胞癌肝叶切除基本一致，区别在于全尾叶切除。

肝门胆管癌根治术中的全尾叶切除非单独切除，因此入路均采用前入路法。腹腔镜下难处主要在第三肝门游离、尾状突与右后叶断面离断（左半肝）、spiegel 叶与左内叶断面离断（右半肝）。

笔者建议尽量在切肝之前游离好第三肝门，充分利用腹腔镜下视野清晰和放大效应。游离第三肝门之前需要常规游离右肝和左肝，第三肝门肝短静脉离断需要从左右两个方向进行,两个不同的方向操作需要采用不同的操作孔来完成。助手保持一定张力向上抬起肝脏,推荐使用扇形拉钩。主刀进行肝短静脉的游离和离断,对于可以游离出足够长度的肝短静脉可以使用丝线结扎后再上结扎钉最后离断,而无法游离出足够长度的肝短静脉只能使用钛夹夹闭后离断。右侧偶尔会碰到粗大的右后下静脉,如果直径超过 5mm 建议使用 5-0prolene 线缝扎再切断,以免结扎钉脱落后的灾难性出血。

在进行第三肝门游离过程中需要时刻警惕结扎钉或者钛夹脱落出血,以及肝短静脉甚至腔静脉撕裂出血。建议进行这个步骤的时候主刀和助手均有两个可及此处的操作孔利用,助手一手挑起肝脏,另外一只手吸引暴露,主刀一手夹持,一手进行施夹、分离和缝合。第三肝门的出血通常来源于两个部分,肝脏部分的出血可以用双极电凝烧灼凝闭,极少情况下需要缝合止血。下腔静脉和肝短静脉的出血通常可以用吸引器轻轻压迫止血,不建议在没有把握的情况下盲目钳夹,就算是肝短静脉的残端出血也建议缝合止血,因为就算再次钛夹夹闭肝短静脉残端,其脆弱的组织结构也很容易导致再次出血。缝合的时候尽量连同根部 1~2mm 左右的腔静脉一起缝合成 8 字止血,5-0prolene 针长 17mm,不需要担心对宽大的腔静脉造成狭窄等损伤。

如果遇到腔静脉与肝脏致密粘连,无法进行第三肝门游离,建议开腹手术,而不是先行断肝最后再处理第三肝门。

(八)　淋巴结清扫

推荐根据日本 JSBS 分期,将肝门部胆管癌的淋巴结转移分为区域淋巴结和非区域淋巴结,N_1、N_2 站定义为区域淋巴结(N_1:12 组;N_2:13a、8a、8p;N_3:16a1、16a2、16b1、16b2、9、14p、14d、17a、17b、13b)。

腹腔镜下淋巴结清扫范围与开腹是一致的,需要清扫 N_1 和 N_2 站淋巴结,对于术前就怀疑存在 N3 淋巴结转移的患者如 16 组淋巴结明显肿大患者,可以先行相应淋巴结活检,如果阳性,则失去根治意义,可行姑息手术。

(九)　肝肠内引流

腹腔镜下肝肠内引流是肝门胆管癌根治术中的另一个难点,有学者通过一个小切口进行这个步骤,在确实存在困难的情况下是个不错的选择。本文介绍的是全腹腔镜下肝肠内引流,分肝管准备、桥袢准备和肝肠吻合三个部分。

1. 肝管准备　肝门胆管癌根治术为了获得满意阴性切缘常常需要将胆管的横断平面尽量向肝内延伸,因此切完标本后会要面对多个胆管开口,肝肠内引流前需要先行肝门部胆管整形。腹腔镜手术下的肝门胆管整形需要很好的空间思维能力和娴熟的精细缝合技巧。即使是很好的外科医生进行肝门胆管整形之后还是存在胆瘘和远期胆管狭窄的可能,所以能够在做到 R_0 切除的同时尽可能地保留一些健康的胆管壁组织至关重要。

由于左肝管比右肝管行程长、且走行较直,因此术中胆管阴性切缘容易保证,更重要的是术后无需进行过多的胆管修饰,胆肠吻合较为便利。所以当肿瘤位于肝门部胆管汇合部(Bismuth Ⅲa/Ⅲb 型)时,如果剩余左肝能够代偿,且肿瘤未侵犯左侧肝动脉和门静脉,尽量选择行右半肝切除更为有利。就算右肝体积过大担心右肝或者右三肝切除后肝功能不全,也可以选择术前行门静脉右支栓塞术(PVE),待左肝体积增大后再行手术治疗。

在腹腔镜手术中用来断肝的工具均是热效应很强的设备,在离断胆管的时候会使胆管局部遭受不可逆的热损伤,在胆管宽大、胆管壁充裕的情况下并无大碍,但是在胆管狭小、管壁脆薄的情况下应该尽量选择冷工具(如剪刀)离断,为下一步胆管整形和肝肠吻合留下有活力的胆管壁组织,防止术后胆瘘和胆管狭窄。

腹腔镜下的放大效应可以让精细的胆管整形和肝肠吻合变得更为清晰,但是长操作杆和反向运动又会让这种精细操作变得困难。对于直径大于 3mm 的肝管进行直接吻合一般问题不大,直径小于 3mm 的胆管则需要尽可能细致。肝管之间距离超过 1cm 则拼合困难,可以适当压榨掉肝管之间的肝脏组织求得较好的拼合空间,但是通常情况下,胆管越往肝内距离越远,不推荐往肝内深挖以获得拼合机会。

如果实在无法进行肝门胆管拼合,可以进行多口肝肠吻合。在无法进行多口肝肠吻合的情况下,可以选择将肠襻吻合在肝门区域。笔者没有在腹腔镜下进行过类似操作,尚待更多经验积累。

2. 桥襻准备　为了保证肝肠吻合口无张力缝合,需要预备一段尽可能游离的桥襻,在腹腔镜手术中桥襻准备遇到的第一个问题就是空肠离断位置确定和空肠系膜血管离断。如果患者较瘦、女性、系膜无粘连挛缩,可以在腹腔镜下很好的观察系膜血管弓,从而确定离断部位。如果患者较胖、男性易致系膜脂肪堆积,特别是存在系膜粘连挛缩情况下,无法像开腹一样进行空肠襻离断部位确定和系膜血管离断。笔者经验可以在展开空肠系膜的情况下从反面用胆道镜冷光源制造"透光效应",有利于观察系膜血管走行,确定离断部位。理论上而言,离断一根一级血管弓就可以获得较游离的空肠桥襻,但是如果可能,系膜切口尽可能向根部延伸有利于桥襻伸展到吻合口,在保证桥襻血运情况下,选择离断一根较细的供血血管也是不错的选择。

离断空肠和进行空肠侧侧吻合目前各中心均已统一使用直线切割闭合器进行。离断和吻合过程中均需要注意将组织牵拉到张力均一的状态,因为组织厚薄不均是造成继发性出血的主要因素之一。欧美国家的外科医生进行这个步骤的时候通常是使用成钉厚度 1.5mm 的钉仓(蓝色),但是东方人肠壁较西方人菲薄,所以国内部分外科医生选择成钉厚度 1.0mm 的钉仓(白色)来进行离断和吻合过程。离断后断面出血可以用双极电凝止血,吻合后的出血如果双极电凝无法止血建议用贯穿全层的缝合止血。

关于桥襻从结肠前和结肠后牵拉至吻合部位哪一种办法更好,暂时缺乏循证医学证据。笔者中心在进行开腹手术时大部分患者是通过结肠后牵拉至吻合部位,理论上来说行程更短,有利于桥襻系膜放松减少张力。但是腹腔镜下进行结肠后戳孔较开腹困难,笔者经验是提起结肠后,在十二指肠降部和水平部交接处的前方打开结肠系膜,无血管区钝性推开结肠系膜,小纱布塞入推开的孔洞内,然后将结肠放下,在结肠系膜上方十二指肠降部外侧观察到纱布后,直接在纱布上电凝烧开孔洞,牵引出纱布即可获得足够孔径的桥襻通道。大部分患者可以通过这种方式获得良好的结肠后通道,遇到结肠系膜挛缩的患者,不必强求结肠后通过桥襻,可以从结肠前吻合。

建议先做肠肠吻合后再做肝肠吻合,因为通常情况下使用 60mm 长度切割闭合器进行肠肠吻合,所以不强求吻合后的同步缝合。切割闭合器的戳孔可以使用 4-0 倒刺线(V-Lock)进行关闭,可以节省缝合时间。系膜裂孔的关闭可以使用缝合关闭,也有外科医生使用钛夹关闭。

3. 肝肠吻合　肝肠吻合通常采用肝管端对空肠侧面吻合方式。原则上缝合为全层、外翻为佳。理论上来说间断缝合是防止术后狭窄的最佳吻合方式,但是在腹腔镜下缝合的不便利,可以选择后壁连续、前壁间断的方式,如果胆管宽大,也可以选择全层连续的方式。

吻合的方向因人而异,取决于术者的站位位置和习惯的操作孔,在患者左侧、右侧、甚至腿间的站位均有,以术者习惯自然为好。

根据缝合切口的大小,通常使用3-0和4-0的可吸收缝线或者滑线,如果是间断缝合建议缝线留15cm,如果是连续缝合建议缝线留20~25cm。缝线太长影响操作并增加手术时间,缝线太短不易打结。如果吻合口张力较大,可将肠袢浆膜和肝门处结缔组织缝合以减轻吻合口张力,避免术后胆瘘。

如果吻合口直径<3mm,建议留置引流管,减轻吻合口张力,防止术后吻合口狭窄。引流管直臂通常从桥袢引出,为免引流管脱出,可以用可吸收线局部固定一针。

三、胆总管中、下段胆管癌的腹腔镜治疗

肝外胆总管中、下段癌处理是不同的。在腹腔镜技术成熟的今日,在全国大的肝胆微创中心腹腔镜治疗胆总管中、下段癌已经成为常规手术。与传统外科手术步骤一致,腹腔镜治疗胆总管中段癌必须遵循无瘤原则:整块切除胰腺以上、肝门以下胆管、清扫周围淋巴、脂肪、结缔组织,清扫范围与肝门胆管癌一样,然后作胆肠消化道重建。而胆总管下段癌,则需要行胰头十二指肠根治性切除术。腹腔镜胰十二指肠切除术在世界已经开展多年,目前在我国总例数已经超过1000例,该技术在少数大的微创中心已经成为常规。本书腹腔镜胰十二指肠切除术相关章节有专门介绍,本处不再赘述。

(尹新民　成伟)

参 考 文 献

1. Ribero D,Pinna AD,Guglielmi A,et al. Surgical Approach for Long-term Survival of Patients With Intrahepatic Cholangiocarcinoma:A Multi-institutional Analysis of 434 Patients. Arch Surg,2012,147:1107-1113.

2. Go Wakabayashi Towards the 2nd International Consensus Conference on Laparoscopic Liver Resection. J Hepatobiliary Pancreat Sci,2014,21:721-722.

3. 晏益核,卢榜裕,蔡小勇,等. 腹腔镜肝切除术中两种选择性入肝血流阻断方法的比较. 中国普通外科杂志,2012,21(7):859-863.

4. Yuichiro Otsuka,Hironori Kaneko,Sean P,et al. What is the best technique in parenchymal transection in laparoscopic liver resection? Comprehensive review for the clinical question on the 2nd International Consensus Conference on Laparoscopic Liver Resection. J Hepatobiliary Pancreat Sci,2015,22:363-370.

第二十九章

胆系恶性肿瘤的姑息治疗

胆系恶性肿瘤主要包括胆囊癌和胆管癌。胆囊癌预后极差，易发生肝内弥漫性转移。胆管癌(cholangiocarcinoma)是一种起源于胆管上皮细胞的恶性肿瘤，发病率仅次于肝癌，占肝胆系统中所有恶性肿瘤的10%~20%，为第二大肝胆系统的恶性肿瘤，近年来发病率逐渐上升。胆管树的每一部分都有可能出现恶变，可分为肝内胆管癌、肝门胆管癌和肝外胆管癌。目前，根治性手术切除是胆管癌唯一可能获得治愈的方法，但因其发病隐匿，多数确诊时已到进展期或晚期，难以行手术根治性切除。因此，选择合适的姑息治疗方法则成为缓解患者临床症状、提高生存质量、延长生存期的关键；此外，胆道梗阻的解除也可延缓病程的进展。

肝内胆管癌的治疗通常参考原发性肝癌的治疗方法；胆囊癌的姑息治疗主要针对其并发症，如消化道梗阻，胆道梗阻等，发生梗阻性黄疸时与肝外胆管癌治疗类似。肝外及肝门胆管癌导致胆道狭窄或闭塞引起的梗阻性病变，又称恶性梗阻性黄疸，也是导致患者死亡的主要原因。黄疸的主要危害包括：①胆道压力增加后引起胆管细胞的通透性增大，胆红素进入血液循环损伤机体的各个系统；②胆管扩张导致周围肝脏细胞死亡，并逐渐发展为胆汁性肝硬化；③肝脏系统的循环改变，肠道吸收功能减弱；④内毒素生成和清除失衡，肠黏膜组织失去完整的解剖结构和功能，免疫细胞吞噬能力下降，导致肠道内细菌和内毒素入血并引发免疫异常。发生恶性梗阻性黄疸的患者，只有20%的患者有望行根治性切除手术，且5年生存率仅为5%~8%。此时，姑息性切除及引流术对于缓解患者症状、改善肝脏功能、提高生活质量、延长患者生存时间显得尤为重要。手术引流主要指胆管空肠吻合术或剖腹探查置管引流术，主要用于肿瘤无法根除、无法耐受反复内镜下或经皮更换支架、期望寿命较长且能耐受手术的患者。有研究发现，手术引流与非手术引流对于缓解患者症状的作用相近，但手术引流组围手术期并发症及病死率更高。姑息性治疗的主要目的就是减轻黄疸以及预防胆汁淤积性肝功能衰竭。姑息治疗包括：单纯姑息性切除、手术内外引流、PTCD/ENBD、支架植入、射频治疗、放化疗、三维适形放疗(3 dimensional conformal radiation therapy,3DCRT)、索拉菲尼分子靶向药物治疗等。减轻黄疸是临床医师必须考虑的首要问题。肝胆管空肠吻合及胆囊空肠吻合的外科引流是既往胆道引流的主要方式；随着内镜技术，特别是精准ERCP的进步，内镜减压已是胆系肿瘤恶性胆道梗阻的标准治疗模式。在ERCP胆道减压不能完成的情况下，经皮肝穿刺胆道引流术(PTCD)是有效的辅助手段。

胆道引流，胆道内支架置入

（一）胆道支架的种类及特点

1. 塑料支架 目前常用的塑料支架材料有聚乙烯（polyethylene）、聚氨酯（polyurethane）和聚四氟乙烯（teflon），其中聚四氟乙烯的摩擦系数较小，性能优于前两种。塑料胆道支架较易发生细菌附着和胆泥淤积，易导致支架阻塞及胆管炎反复发作。因此，目前又有多种新型聚合材料问世，vivathane 是一种带有尿素的聚合物，表面张力为零；聚 N-乙烯基吡咯烷（PVP）是一种亲水性聚合物，将其黏附于聚氨酯表面可增加支架的光洁度。在双层塑料支架中央附金属网，内层附以氟化材料，增加了塑料支架的光洁度和插入性，可有效延长置管通畅时间。塑料胆道支架的形状有带倒刺的无侧孔的内支撑管（圣诞树），便于固定不易滑落，而中央弯曲型（中央弯曲型）及下端弯曲型（阿姆斯特丹型）支架则不易堵塞。支架内径有 7Fr、8rF、10Fr 和 12Fr 不等，直径太细引流效果不佳，太粗则放置时操作较困难。塑料支架价格相对便宜，容易更换。

2. 金属支架 金属支架扩张后直径可达 7~10Fr，且金属丝与细菌的接触面积小，可被胆道黏膜上皮覆盖，在预防细菌滋生、持久通畅方面具有独特优点。但其价格昂贵，通常是塑料支架的 10 倍。目前最普通的不锈钢金属内支架是 iCutaror 内支撑架，其不锈钢丝连续 N 型折叠成管状，压缩后送入胆道可自膨成管状，直径可达 1.2cm。镍钛记忆合金支架具有自膨性，置入胆管后可恢复原伸展状态，其外形有条形及 Y 形两种，按结构分为网管状和螺旋管状，有多种型号，可根据胆管狭窄部位和范围选用。通常支架放置至完全展开后长度会缩短 2cm 左右，但 Diamond 支架不缩短。带膜支架，即金属支架上覆以聚氨酯膜，能防止肿瘤向支架网眼生长，适用于肝外胆管梗阻。在镍钛记忆合金内支撑管表面覆盖一层硅橡胶的混合材料，类似于带膜支架，能有效防止局部肿瘤通过支架的网孔向管腔内生长而阻塞管腔，也不会因长期放置引起胆道上皮组织增生使内支撑管嵌入胆管壁导致无法取出和更换。

（二）胆道支架的置入

1. 适应证 对失去手术机会的胆道恶性梗阻患者，胆道置入支架已成为首选的治疗方法。塑料支架多适用于良性胆道狭窄、经济情况差以及全身情况差的恶性梗阻性黄疸术前准备治疗。金属支架内径大，自膨胀后内径可达 9Fr。对于恶性胆道梗阻，金属支架已被临床证实优于塑料支架，尤其是肝门部肿瘤，但因其难以取出，一般不适用于良性狭窄。金属胆道支架置入的适应证为：①不能根治性切除的恶性胆道梗阻；②引流胆系范围较广泛（占全肝胆系的 40% 以上），估计黄疸可消除或基本消退者；③无肝肾等重要器官功能障碍；④肿瘤无肝内或远处转移，预计患者至少可存活 3 个月。

2. 置入途径及方法 胆道支架的置入途径有：①ERCP 途径：通过 ERCP 行乳头及部分括约肌切开，经导引钢丝导入气囊导管和支架。德国 Soehendra 教授 1979 年率先报道内镜下塑料支架置入术，与此前内镜下胰胆管造影后鼻胆引流（ENBD）相比，恢复了胆汁的生理流向，术后无需特殊护理，适于长期引流。ERCP 还可在直视下观察肿瘤浸润情况，取得组织样本。②PTCD 途径：1974 年 Molnar 和 Stocknm 创立经皮肝穿刺胆道引流术，并由 Molnar 首先报道，给患者带来除了旁路分流手术外的另一种治疗方式。在 B 超引导下经皮经肝胆道穿刺，在 X 线监视下，经窦道用导丝及气囊导管扩张胆道狭窄处，可在 PTCD 术的同时或 5~7 天后置入支架。③ERCP 联合 PTCD 途径：先行 PTCD 外引流减轻黄疸，1~7 天后经 PTCD 管插入引导钢丝至十二指肠腔内，经内镜活检孔道拔出，再经 ERCP 途径置入支架。

④术中原位或旁路:开腹探查确定胆道狭窄部位,切开并扩张狭窄胆道后置入支架。⑤术后经T形管窦道:基本同PTCD途径。⑥Roux-en-Y吻合的皮下盲瓣:经空肠皮下盲拌用导丝及气囊导管扩张胆道狭窄后置入支架。ERCP途径和PTCD途径因其创伤小、并发症少、定位准确和通畅性能好等优点,被国内外广泛采用。ERCP途径多用于胆总管和壶腹部中低位梗阻,而PTCD途径更适用于肝内及肝门部高位梗阻,两者联合则主要用于胆道造影失败而又需要胆道内引流或其他胆道内操作者。

3. 注意事项 ①支架的直径应比胆道扩张管扩张后的狭窄段胆道直径粗1~2mm,既防止支架的脱落,又能使胆道黏膜更好地覆盖于支架管腔,恢复胆管腔的光滑内衬;支架长度必须超过病变两端各10~20mm,防止新生物短期内生长堵塞两端而失去作用;恶性狭窄宜选择密螺距型支架、双套管支架或带膜支架。②置入支架前可用胆道扩张导管充分扩张狭窄段胆道,避免因支架自身回复力不足以撑开狭窄胆道而致支架扩张不全。同时要注意顺应正常胆道解剖走向逐步扩张,切忌粗暴,以免造成假道或穿孔的危险。③支架肝内段不要完全遮挡对侧的一级胆管分支,以免主胆管引流不畅;十二指肠端最好不要跨过Oddi括约肌,避免肠液向胆道反流,而用于治疗胰头癌所致的梗阻性黄疸时,支架远端应留置在十二指肠乳头外至少5mm。④左右肝管同时梗阻或病变梗阻范围较长的病例,可以置入双支架进行充分引流。⑤手术中放置支架,胆管切口不应位于肿瘤性狭窄部位,以免在置入支架后因局部胆管太窄而使切口缝合困难,并易发生胆瘘。

PTCD途径的操作方法:术前常规检查血常规、肝肾功能、凝血功能及心电图,行碘过敏试验。患者取仰卧位,常规消毒铺巾,多于第7~9肋间隙作穿刺点,用2%利多卡因逐层局麻至肝被膜,B超引导下选择穿刺点,尽量避开粗大血管,选择直径在5mm以上且离肝下缘较远的扩张胆管,当针尖到达选取的胆管壁时,在超声屏幕上可以看到胆管壁有下陷,再稍用力推进则有突破感,屏幕上可显示穿刺针尖进入胆管内,拔除针芯,抽出胆汁证实。在数字减影血管造影(DSA)透视下,经胆管造影确认胆管穿刺成功后,并观察梗阻部位及程度,通过穿刺针置入0.035导丝,沿导丝扩张后置入套管,调整导丝方向,通过狭窄后循导丝送PTCD管至狭窄段远端,注入造影剂可见肠道显影,根据梗阻段长度选择合适的支架,置入胆道支架推送器,透视下调整位置,使支架释放后其两端超过狭窄段1cm以上,经胆道造影,证实支架安放成功后,沿支撑导丝引入外引流管。

术后处理:术后观察患者体温变化,记录外接引流袋的胆汁量及质地、性状,观察引流管是否通畅、脱落、滑出,复查肝功能。注意防治感染及水电解质紊乱,予保肝利胆及对症支持治疗。术后7~10天通过外引流管进行造影,如胆管通畅,扩张胆管恢复,支架位置良好,可拔除外引流管。

PTCD途径胆道置入术的常见并发症有:①胆道出血:穿刺针刺破肋间动脉、肝内外血管均可引起出血,严重者可导致失血性休克甚至死亡。恶性梗阻性黄疸患者,凝血功能差,易引起出血不止。血液可存于腹腔内、腹膜后、肝内、包膜下等部位,也可从穿刺点、针管或引流管流出,有肝硬化者出血机会增多,但危及生命的肝内或肝门处血管损伤罕见,部分患者术后可引流出少量血性胆汁,其常见原因为穿刺、球囊扩张等介入操作时损伤肝内血管或胆道,不需特殊处理,也可术后予止血药物,一般可自行停止。但如果持续引流出血性液体,则考虑为部分引流管的侧孔位于肝实质内或位于肝血管内。应于透视下经引流管注入造影剂,观察引流管位置,并予以调整,使引流管侧孔位于胆管内,若已形成动脉胆管瘘,则可行肝动脉栓塞止血。如若出血时间长、出血量大甚至有血压下降等休克表现,应及时给予输血、止血及抗休克等治疗,若病情继续恶化,则需立即开腹探查。②胆道感染:常见原因是行胆道造影时,过高的胆道内压力迫使感染的胆汁经毛细胆管与肝之间的交通支入血,或胆道下端梗阻支架置入后破坏 Oddi 括约肌功能,在腹压增加时肠内容物逆行感染胆系,或引流管因各种原因进行冲洗时,导致病原菌入胆系而感染。因此在术中行胆道造影前尽量放出较多胆汁,再注入等量或少量造影剂,注射速度不易过快;术后需给予充分外引流,对下端支架植入破坏 Oddi 括约肌及内外引流术者,应嘱患者保持大便通畅,避免用力咳嗽、排便等,在进食水时不宜过快、过多,以减低肠腔压力,减少反流机会;在冲洗导管时需严格无菌操作,每次冲洗后,可注入庆大霉素,减少胆系感染;胆道感染的临床表现为寒战、发热,呈弛张热,体温 38~41℃。治疗上除全身使用抗生素外,须保持引流管通畅。③胆心反射:是在 PTCD 手术时牵拉或刺激胆管壁所引起的心率减慢、血压下降甚至心搏骤停等现象,表现为心率减慢为 60 次/分以下,血压下降,此时应退出导丝,暂停手术操作,吸氧后多数可缓解。④胆瘘、胆汁性腹膜炎、置管失败、引流管近期脱出、穿刺针刺入肝外胆管等。

(三) 超声内镜引导的胆道减压

当因胆道肿瘤浸润、压迫或者解剖结构改变,十二指肠乳头通路被阻断,ERCP 引导的胆道支架放置术无法完成时,除了 PTCD,可以尝试超声内镜(endoscopic ultra-sound,EUS)引导的胆道减压。EUS 能很好地显示肝内胆管和胆总管,为后续操作提供了良好的影像学支持。EUS 介导下的"会师技术",即 EUS 辅助 ERCP 插管是指在 EUS 引导下,从胃部穿刺进入左半肝的胆道,然后导丝从中间穿过,经胆道系统穿出十二指肠乳头与内镜系统"会师",继而将支架置入。

(四) 支架置入后并发症及其防治

1. **支架移位** 是支架取出或更换的重要原因。可尝试内镜复位,复位操作法的选择与以下因素有关:胆管扩张程度、支架远端嵌入程度和移位支架远端胆管狭窄程度。对不能复位的移位支架,沿长轴置入另一支架是最有效的替代疗法。

2. **支架狭窄、堵塞** 可严重影响内置管治疗的效果。主要原因有肿瘤向支架内生长及在支架两端的过度生长、胆管内膜和肉芽组织过度增生、胆砂淤积以及结石形成等。为尽可能地保持支架通畅引流胆汁的目的,术中应正确选择支架的长度和放置位置,造影确定位置正确后,在 DSA 透视下释放支架,并使支架两端超过狭段各 1cm。据报道塑料支架的平均通畅时间为 126 天,可膨式金属胆道支架为 169 天。塑料支架堵塞可经内镜拔出再置入新的塑料支架。金属支架堵塞可用球囊导管扩张,也可在金属支架内再置入新支架,还可行微波固化及射频消融治疗。如确认为肿瘤经支架网眼向腔内生长,可采用单极电凝电极或电热电极行肿瘤组织烧灼,实现金属支架再通。覆膜支架的目的是防止肿瘤向支架内生长,减少狭窄的发生,治疗效果明显优于普通的金属支架,但是覆膜支架本身也有一些弊端,例如阻塞胆管侧支、并发急性胆囊炎及胰腺炎等。同时由于支架表面比较光滑,与胆管结合不够牢固,容易出现支架移位。

3. **全身和局部感染** 急性胆管炎、急性胰腺炎、感染性休克等发生率与置入成功率密切相关,实际操作中术前术后给予广谱抗生素 3~5 天,对于胆管扩张不明显或导丝未能插至扩张较明显的胆管,勿勉强放支架,以免损伤胆管和肝实质,引起出血或诱发胆管炎;在造影时不要过多注入造影剂,以防造影剂排泄不畅诱发感染,进入目的胆管后吸出部分胆汁后,缓慢注入造影剂,能证实即可。

4. 支架长期使用的毒性　纯镍元素及镍盐可能有致癌作用,但临床应用已久的不锈钢金属支架中镍约占18%,未见明显毒性作用。镍钛合金支架用于胆道外科时间尚短,选择病例亦多为恶性肿瘤患者,故长期置入镍钛合金支架的毒性问题尚有待进一步研究。

(五) 有关支架置入的热点探讨

1. 单边还是双边胆道引流　Bismuth Ⅰ型的肝门胆管癌,侵犯肝外胆管而没有影响胆管交汇处,单个支架可以穿过恶性梗阻的狭窄区,足以引流。对于更进展的肝门胆管癌,侵犯胆道交汇处,但没有到二级胆管(Bismuth Ⅱ),或侵犯右肝管(Bismuth ⅢA),左肝管(Bismuth ⅢB),或双侧胆管(Bismuth Ⅳ),或更高位的胆管分支,建议至少引流25%的肝脏体积才可达到减轻黄疸的目的。多数患者单个支架到一个肝叶就可达到胆道减压的效果。对于肿瘤侵犯的肝组织萎缩,减压效果不好,增加支架也无必要。对于 Bismuth Ⅱ、Ⅲ、Ⅳ型肝门胆管癌,合理安放支架的部位和数量仍存在争议。Deviere 等在1988年就证实双边支架比单支架显著改善生存率、降低胆管炎的发生率。但在该研究中,胆管显影明显的肝两叶更需要双支架。患者是否需要一个或更多的肝段引流,取决于显影的胆管情况,引流不充分可发生胆管炎。能否在引流前获得高质量的薄层螺旋 CT 扫描或对比的 MRI 扫描及 MRCP 图像非常重要。高质量的影像可以鉴别梗阻的部位选择靶向部位减压,超过50%肝体积的引流可改善生存率。一项480例大宗的回顾性分析显示,接受 ERCP 引流的肝门胆管癌,双边塑料支架比单边支架的通畅时间更长(18周:17周),自膨胀金属支架是(27周:20周)。2001年,De 等在意大利恶性梗阻性黄疸患者(57%为肝门胆管癌)随机研究中,对接受单支架或双支架胆道减压进行影像诊断后的治疗意向分析(ITT),发现单边10Fr 塑料支架引流与双边相比植入成功和引流率更高,胆管炎发生率更低(8.8%:16.6%),两者30天病死率无明显差异;后期并发症和中位生存率在双边支架植入的成功率更低(76.9%:88.6%)。对于肝门胆管癌复杂的肝门结构,双边支架面临更大的挑战和严格的设备要求以及重复的操作过程。该研究认为,当患者成功行单边或双边引流,两组结果并无明显差异,但在二级分析中存在差异。据此,引流原则应遵循引流显影明显的胆管或肝段的原则。肝门结构复杂者采用断层扫描指导 ERCP 和有限的胆道显影,可以降低胆管炎和其他相关的并发症。断层扫描指导 ERCP 有助于避免引流萎缩的无功能的肝段。如能按上述计划引流,单边支架可以有效地引流,足以减轻黄疸。

2. 塑料支架和自膨胀金属支架　胆道减压通常要考虑采用塑料还是金属支架。塑料支架内径更小,比金属支架更易堵塞。一般塑料需要每3个月更换,而金属支架可以保留6~12个月,甚至更长。Raju 等证实金属支架平均通畅时间5.6个月,塑料支架1.9个月。多个非随机的研究证实,不可手术的肝门胆管癌更多选择金属支架。Peters 等1997年一项评估金属支架对恶性梗阻黄疸姑息疗法的前瞻性研究中,17例患者中11例是肝门胆管癌,9例证实有足够的引流效果,胆红素显著降低,2例无明显缓解和肝内疾病进展,中位支架通畅期为12个月,中位生存期为10个月,建议高度恶性的胆道梗阻采用金属支架。2003年,Kaassis 等发表的一项随机研究表明,未发现采用不同支架对患者生存期有明显影响。使用金属支架组通畅时间更长(P=0.007),但塑料支架组抗生素治疗的天数、ERCP 和经腹超声检查的次数显著高于金属支架组。经多因素分析，只有肝转移是生存独立危险因素（$P<0.0005$；$OR=2.25$）；无肝内转移比肝内转移的患者生存时间更长（5.3个月：2.7个月）；对于疾病晚期、有明显转移、预计生存时间较短的患者推荐使用塑料支架。一项480例的回顾性分析总结超过15年时间接受ERCP引流的患者，以胆红素降低超过术前的75%为成功标准，金属支架为97.9%，塑料支架为84.8%。接受塑料支架组比金属支架组的早期并发症为8.3% vs 2.0%，晚期并发症为56.4% vs 24.4%。有趣的是，泊松回归分析显示，金属支架、双边支架与支架通畅（$P<0.01$）是独立的相关因素。2012年Sangchan等在泰国进行一项非盲的随机对比研究，比较塑料和金属支架对于不可切除肝门胆管癌的疗效。180例随机接受单边植入10-mm的金属支架与7Fr或10Fr塑料支架到肝胆管，CT或MRCP显示最大梗阻面积区域。在ITT分析中，金属支架组的成功率明显高于塑料支架组（70.4% vs 46.3%）。金属支架的中位生存时间是126天，显著长于塑料支架组的49天。2013年日本一项随机对照研究比较金属支架和塑料支架对引流的效果，6个月支架的通畅率在金属支架组显著高于塑料支架组（81%；20%）。Kaplan-Meir分析显示，50%的通畅率在金属支架组是359天，在塑料支架组是112天。金属支架组介入治疗的失败率也更低，为0.63次/患者），塑料支架组为1.8次/患者；最后，金属支架总的治疗费用也较低（$P=0.0222$）；支持对长期姑息治疗的患者选用金属支架。当梗阻部位达到胆道汇合部时，应使用金属支架，当预计生存时间大于3个月而无明显转移的患者应使用金属支架。随着ERCP引导的、不可切除肝门胆管癌的射频消融技术的出现，部分实际存活的患者可能超过金属支架的通畅时间，这些患者重复ERCP下塑料支架修正和肿瘤局部消融治疗都是合理的。鉴于胆道塑料支架大多在半年内发生梗阻，英国胃肠病学会的胆管癌诊治指南指出，姑息治疗恶性胆道梗阻的患者如果预期生存期为6个月及以上，可选择金属支架，不超过6个月则选择胆道塑料支架。

（六）支架置入后的后续治疗

支架置入解除胆道梗阻后，如何积极控制肿瘤生长成为提高远期疗效的关键问题。有学者认为，胆道内支架置入后行与不行肿瘤治疗其中位生存期相同。但多数学者认为，内支架置入配合局部放射治疗、动脉灌注栓塞化疗以及胆道射频消融治疗，在一定程度上能抑制局部肿瘤的生长，延长支架通畅时间。

1. 放射治疗　外照射治疗对胆管癌、淋巴结转移癌、胰腺癌、壶腹癌有一定疗效，但由于瘤体周围有肝脏、胰腺、胃肠道、肾脏等对放射线敏感的器官，限制了外照射剂量，影响疗效的提高。支架置入后的腔内放射治疗属于近距离放射治疗，在植入金属支架之前多经PTCD途径植入铱-192金属丝（192Ir），与外照射相比具有以下优势：①放射源体积小，容易接近肿瘤，治疗距离短，对正常组织影响较小；②射线的强度与距离的平方呈反比，可使局部瘤灶较快消退，症状缓解，对全身状况影响较小；③92Ir具有足够的软组织穿透力、质地软可加工成微型源、源强度足够高、半衰期较短、防护容易的优点。研究表明，胆道的射线耐受剂量可达到75Gy，高于治疗肿瘤的外照射常规剂量（50～55Gy），具有较高的治疗比。运用胆道腔内放射使照射的区域局限在肿瘤和胆道系统，可以安全有效地控制肿瘤继续生长。采用腔内放射结合支架置入的方法治疗的一组恶性梗阻性黄疸病例中，胆管癌患者1年生存率达到47%，壶腹癌患者达到75%，胆囊癌患者达到81%，获得了良好的效果。[125]I放射性粒子永久性植入也可治疗胆管癌，术后6个月及12个月生存率在80%～90%。[125]I放射性粒子

释放低能 γ 射线,能量 28keV,半衰期为 60.2 天,组织穿透距离为 1.7cm。

2. 光动力学治疗　光动力学治疗(photodynamic therapy,PDT)是近年来治疗肝门部胆管癌一种新方法。PDT 治疗胆道肿瘤可以达到消融和凋亡的作用,在联合胆道外引流及支架的同时,PDT 通过光敏感药物(光敏素,phytochrome)与特定波长的照射光联合产生光化学反应可以摧毁肿瘤组织。光敏感药物被强烈的照射光激发产生导致细胞破坏的反应性活性氧,其进一步介导直接细胞毒反应、微血管的破坏、细胞质和线粒体膜的破坏,并促使 T 淋巴细胞介导的免疫反应的产生。在美国用于静脉注射的光敏剂是卟吩姆钠,其用法是在治疗前 48~72h 静脉注射 2mg/kg。治疗时通过 ERCP 是采用 10-Fr 探条或胆道子母镜,沿导丝到达肿瘤部位,通过激光纤维导入活动激光(波长 630nm 时间 750 秒,光的剂量是 180J/cm^2)。自 1991 年首次描述 PDT 以来,多个研究证实其可以导致肿瘤局部坏死,改善生存时间。在支架植入前进行 PDT,术后支架通畅时间更长(244 天:177 天)。2003 年,Ortner 等的一项前瞻非盲随机多中心研究,不可切除的肝门胆管癌比较 PDT 附加内镜或经皮穿刺支架植入,证实显著改善生存时间(中位 493 天:198 天)。2005 年 Zoepf 等的另一项随机对照研究比较 PDT 联合支架和单独支架治疗不可切除肝门胆管癌,显著改善生存可达 21 个月,单独支架治疗是 7 个月。2012 年 Leggett 等的一项 meta 分析包括 6 个文献,170 例不可切除的肝门胆管癌接受 PDT 和胆道支架比较 157 例单独支架治疗,发现显著改善生存期,平均 265 天,按 Karnofsky 评分显著改善生存质量,平均 7.74。一次 PDT 就对不可切除的胆管癌有生存获益。多次的 PDT 是否对进一步增加生存有益尚无证据,也不清楚在 Bismuth Ⅳ 型肿瘤双边 PDT 是否优于单边。PDT 的优点部分被它的副作用掩盖。虽然研究报道了 PDT 卟菲尔钠的安全性,但报道没有治疗相关性死亡事件以及 4 级以上毒性事件。光敏剂的副作用包括光敏导致的烫伤和少量的出血,狭窄,胆瘘等。PDT 的费用昂贵,一个 75kg 的患者一次注射的卟吩姆钠需 37 208 美元。但其主要优点是①卟吩姆钠主要集聚在恶性肿瘤细胞。②激光可以通过胆管折射,传送 PDT 效应到肿瘤细胞。由于 PDT 依赖激光的透射,并不需要激光直接接触肿瘤细胞,PDT 可以通过金属支架,可以调整合适的光的剂量。通过 PDT 治疗,部分不可切除的胆管癌患者降级还可获得手术切除根治的机会。虽采取 PDT 治疗患者的生存期延长,但对体积较大、侵及邻近器官、有局部淋巴结转移瘤并引起梗阻性黄疸的肿瘤效果不佳。应用光敏素所导致的皮肤过敏、腹痛、腹部不适、感染、出血等光毒性副作用虽较轻微,但仍需及时预防和对症治疗。

3. 射频消融　经皮或经 ERCP 术中射频消融(radiofrequency ablation,RFA)已证明对不可切除的胆管癌局部肿瘤有效,是外科治疗的辅助手段之一,也可用于外科治疗后肿瘤复发的局部病灶的控制,包括等待肝移植的胆管癌治疗等。胆道 RFA 的并发症包括:胆瘘、肠瘘,出血,肝动静脉假性血管瘤,肝功能衰竭,脓肿形成及针道种植等。ERCP 引导下 RFA 的发展使内镜治疗肿瘤成为现实,热能通过双极导管传导可诱导肿瘤凝固坏死。射频电极导管是 8-Fr 间隔 8mm 的 2 个电极,电极中间可以通过导丝(Habib)。该仪器于 2009 年通过美国 FDA 批准,射频电极可通过十二指肠镜的附孔进入胆道,两个电极中心到达肿瘤即可进行射频治疗。2011 年,Steel 等报道一项单中心非盲初步研究,证明 ERCP 引导的 RFA 安全有效。该实验纳入 22 例患者,除 1 例 RFA 后不能证实胆道通畅,其余患者在 30 天内均保持胆道通畅。其中 1 例发生无症状胰腺炎,2 例需经皮胆囊引流,1 例发生寒战。在 90 天时进行随访,3 例支架堵塞,12 例(9 例肝门胆管癌)发生恶性腔内或肝门胆道狭窄。Tal 等成功进行 19 例 ERCP 引导 RFA,植入塑料支架。对肝内/肝门及肝外的狭窄分别采用 8W、10W 功率的爱尔博电外科工作站(德国)进行治疗,4~6 周后发现 3 例胆道出血(2 例死于出血性休克),4 例发生胆管炎,并更换了支架。Figueroa-Barojas 等用该方法治疗 25 例患者(11 例为肝门胆管癌),采用 RITA1500-RF 发生器,设置 7~10W,时间 2 分钟。治疗后胆道直径增加 3.5mm,5 例在治疗过程中明显疼痛,1 例发生轻型胰腺炎,1 例发生胆囊炎。2014 年,Sharaiha 等回顾性报道 66 例恶性胆道梗阻患者(36 例胆管癌)分别进行单独金属支架和金属支架加 RFA 治疗,两组 100% 技术成功,两组的胆道通畅率相似。多变量分析显示,RFA 是生存的独立因素(HR=0.29,95%CI:0.11~0.76,P=0.012),且是肿瘤生长到支架内后的有效治疗手段。与 PDT 比较,内消融可以提供胆道内消融,不需患者提前 2 天到医院注射光敏剂,也不需避光数周。但 RFA 需要电极直径接触肿瘤,因此没有 PDT 激光产生的"电场效应",不能通过光的折射治疗不易接触的肿瘤组织。Strand 等回顾性比较了 48 例不可切除的肝门胆管癌分别行 RFA 和 PDT 的疗效。其中接受 RFA(16 例)与接受 PDT(32 例)两组的总生存率无明显差异(9.6 个月:7.5 个月)。RFA 的塑料支架植入量较 PDT 更低(0.45:1.1),但每月发生支架堵塞事件(0.06:0.02)和胆管炎(0.13:0.05)更多。光敏剂的费用是 37208 美元,RFA 电极是 1295 美元,考虑费用问题,倾向使用 RFA。ERCP 引导的 PDT 已代替短距离放射治疗,被用于治疗等待肝移植的胆道恶性肿瘤。越来越多的证据表明,ERCP 引导的 PDT 和 RFA 提供了一个较好的姑息治疗方法。

(何跃明)

参 考 文 献

1. Faa G,Lorenii I. Molecular pathogennesis of cholangio carcinoma. Int J Hepatol,2012:630-543.

2. 王荐,李相成.胆管癌姑息治疗的研究进展.临床肝胆病杂志,2016,32(5):1022-1024.

3. Boulay BR,Birg A. Malignant biliary obstruction:From palliation to treatment. World J Gastrointest Oncol,2016,8(6):498-508.

4. Zorrón Pu L,de Moura EG,Bernardo WM,et al. Endoscopic stenting for inoperable malignant biliary obstruction:A systematic review and meta-analysis. World J Gastroenterol,2015,21(47):13374-13385.

5. Sutter CM,Ryu RK. Percutaneous Management of Malignant Biliary Obstruction. Tech Vasc Interv Radiol,2015,18(4):218-226.

6. Park do H. Endoscopic ultrasound-guided biliary drainage of hilar biliary obstruction. J Hepatobiliary Pancreat Sci,2015,22(9):664-668.

7. Liberato MJ,Canena JM. Endoscopic stenting for hilarcholangiocarcinoma:efficacy of unilateral and bilateral placementof plastic and metal stents in a retrospective review of 480 patients. BMC Gastroenterol,2012,12:103.

8. Sangchan A,Kongkasame W,Pugkhem A,et al. Efficacy of metal and plastic stents in unresectable complex hilar cholangiocarcinoma:a randomized controlled trial. Gastrointest Endosc,2012,76:93-99.

9. Mukai T,Yasuda I,Nakashima M,et al. Metallic stents are more efficacious than plastic stents in unresectable malignant hilar biliary strictures:a randomized controlled trial. J Hepatobiliary Pancreat Sci,2013,20:214-222.

10. Strand DS,Cosgrove ND,Patrie JT,et al. ERCP-directed radiofrequency ablation and photodynamic therapy are associated with comparable survival in the treatment of unresectable cholangiocarcinoma. Gastrointest Endosc,2014,80:794-804.

11. Wagner A, Tannapfel A, Wiedmann M, et al. Neoadjuvant Down-Sizing of Hilar Cholangiocarcinoma with Photo-dynamic Therapy—Long-Term Outcome of a Phase Ⅱ Pilot Study. Int J Mol Sci, 2015, 16(11):26619-26628.

12. Butros SR, Shenoy-Bhangle A, Mueller PR, et al. Radiofrequency ablation of intrahepatic cholangiocarcinoma feasability, local tumor control, and long-term outcome. Clin Imaging, 2014, 38:490-494.

13. Steel AW, Postgate AJ, Khorsandi S, et al. Endoscopically applied radiofrequencyablation appears to be safe in the treatment of malignant biliaryobstruction. Gastrointest Endosc, 2011, 73:149-153.

14. Tal AO, Vermehren J, Friedrich-Rust M, et al. Intraductal endoscopicradio frequency ablation for the treatment of hilar non-resectablemalignant bile duct obstruction. World J Gastrointest Endosc, 2014, 6:13-19.

15. Figueroa-Barojas P, Bakhru MR, Habib NA, et al. Safety and efficacy of radiofrequency ablation in the management of unresectable bile duct and pancreatic cancer: a novel palliation technique. J Oncol, 2013, 2013:910897.

16. Sharaiha RZ, Natov N, Glockenberg KS, et al. Comparison of metal stenting with radio frequency ablation versus stenting alone for treating malignant biliary strictures: is there an added benefit? Dig Dis Sci, 2014, 59:3099-3102.

第五篇

胰腺炎

第三十章

急性胰腺炎的定义与分类

急性胰腺炎(acute pancreatitis,AP)是多种原因引起的胰酶激活并对胰腺组织自身消化,继以胰腺局部炎症反应为主要特征的疾病,病情较重者可发生全身炎症反应综合征(systemic inflammatory response syndrome,SIRS),并可伴有器官功能障碍的疾病。

1992年《亚特兰大分类标准》中根据严重程度将AP分为轻症和重症,其中重症AP的定义为存在器官功能障碍和(或)局部并发症,如脓肿、坏死或假性囊肿。随着对AP发病机制、病理生理变化及预后的不断深入研究及临床实践发现:根据这一分类标准重症AP患者预后存在显著差异,其中存在持续器官功能障碍患者的病死率显著高于一过性器官功能障碍者或单纯局部并发症者,因此2007年哈佛医学院等11个国家和地区的胰腺研究组织开始修订急性胰腺炎及其并发症的定义,提出了《修订版亚特兰大分类标准》(revised Atlanta classification,RAC),RAC分类根据是否存在液体积聚及器官功能障碍将AP分为轻型、中度重型及重症胰腺炎。2012年,多国胰腺炎临床研究和教育联盟(Pancreatitis Across Nations Clinical Research and Education Alliance,PANCREA)组织提出了《基于重要临床影响因素的急性胰腺炎严重程度分类标准》(determinant-based classification,DBC),依据是否存在胰腺或胰周组织坏死及器官功能障碍将AP分为轻型、中型、重型及极重型4种类型。RAC及DBC分类成为目前临床常用的AP严重程度分类方法。

四分类法是以与AP严重程度有因果关联的因素为标准,这些因素被称为"决定因素",包括局部因素和全身因素两方面:

1. **轻症急性胰腺炎(mild acute pancreatitis,MAP)** 不存在无菌性胰腺或胰周坏死和(或)暂时性器官功能衰竭。也无局部并发症或全身并发症(特指与AP有关的基础共存疾病,如冠状动脉疾病或慢性肺部疾病加重),此类患者一般早期即可痊愈,无需影像学检查,病死率低。

2. **中重症急性胰腺炎(moderately severe acute pancreatitis,MSAP)** 存在感染性胰腺或胰周坏死和(或)暂时性器官功能衰竭。合并局部或全身并发症,患者可有腹痛、腹胀、发热等症状,白细胞及淀粉酶水平升高,病死率远低于SAP。

3. **重症急性胰腺炎(severe acute pancreatitis,SAP)** 存在感染性胰腺或胰周坏死或者持续性器官功能衰竭。早期即可出现SIRS,常累及1个或多个器官,并伴有局部并发症,病死率为36%~50%,当合并感染性坏死时,病死率更高。

4. **危重型急性胰腺炎(critical acute pancreatitis,CAP)** 有感染性胰腺或胰周坏死合并持续性器官衰竭。

局部决定因素:严重程度决定因素是胰腺和(或)胰周组织坏死。胰腺或胰周坏死是指胰腺或胰周出现坏死组织,坏死组织可以是固体或半固体状(部分为液体),影像未见包壁。无菌性胰腺或胰周坏死是指在坏死部位缺乏感染证据。感染性胰腺或胰周坏死是指至少存在以下项目中的一项:CT 提示胰腺或胰周气泡,影像引导下细针穿刺获取胰腺或胰周坏死组织细菌培养结果阳性,首次引流和(或)坏死组织清除术获取的胰腺或胰周坏死组织细菌培养结果阳性。

全身决定因素:指器官功能衰竭。持续性器官功能衰竭指同一个器官系统衰竭持续或超过 48 小时;暂时性器官功能衰竭指同一个器官系统衰竭持续时间少于 48 小时。

2014 年中华医学会外科学分会胰腺外科学组制定的《急性胰腺炎诊治指南(2014)》及 2015 年中国医师协会胰腺病学专业委员会制定的《中国急性胰腺炎多学科诊治(MDT)共识意见(草案)》中均根据严重程度将 AP 分为轻症、中重症及重症。

1. 轻症急性胰腺炎(mild acute pancreatitis,MAP)　不伴有器官功能衰竭及局部或全身并发症,通常在 1~2 周内恢复,病死率极低,占 AP 的 60%~80%。

2. 中重症急性胰腺炎(moderately severe acute pancreatitis,MSAP)　伴有一过性(≤48 小时)的器官功能障碍。占 AP 的 10%~30%,早期病死率低,后期如坏死组织合并感染,病死率增高。

3. 重症急性胰腺炎(severe acute pancreatitis,SAP)　占 AP 5%~10%,伴有持续(>48 小时)的器官功能衰竭。SAP 早期病死率高,如后期合并感染则病死率更高,病死率高达 30%~50%。

(田力　王晓艳)

参 考 文 献

1. 中华医学会外科学分会胰腺外科学组. 急性胰腺炎诊治指南(2014). 中华外科杂志,2015,53(1):50-53.
2. 中国医师协会胰腺病学专业委员会. 中国急性胰腺炎多学科诊治(MDT)共识意见(草案)中华医学杂志,2015,95(38):3103-3109.
3. Banks PA,Bollen TL,Dervenis C,et al. Classification of acute pancreatitis-2012:revision of the Atlanta classification and definitions by international consensus. Gut,2013,62(1):102-111.
4. Dellinger EP,Forsmark CE,Layer P,et al. Derterminant-based classification of acute pancreatitis severity:an international multidisciplinary consultation. Ann Surg,2012,256(6):875-880.

第三十一章

急性胰腺炎的病因、病理生理和诊断评估

一、急性胰腺炎的病因

急性胰腺炎(AP)的致病因素复杂多样,胆道疾病、胆管阻塞、胆道微结石、长期过量摄取酒精、高脂血症、暴饮暴食、药物、手术和创伤以及寄生虫感染等都可引发 AP。其中,酒精与胆源性因素占主要方面,大约 80% 的 AP 患者发病与过量饮酒和胆结石相关,在我国主要是胆源性胰腺炎,在欧美国家则主要是酒精性胰腺炎,这可能与不同国家和地区的饮食习惯相关。

复发性急性胰腺炎(RAP)是近年来关注的热点,RAP 的病因主要为持续存在的胆道疾病、胰胆管结构异常、内分泌代谢紊乱、酒精性因素及其他特殊原因等,少部分为特发性,后者包括胆石症、高脂血症、长期饮酒、胆胰管狭窄及恶性肿瘤、高血钙、长期使用药物、胰腺创伤、胰腺缺血、胰管逆行注射或逆行胰胆管造影(ERCP)术后及十二指肠反流等。大多数 RAP 由单因素引起,但有 10%~15% 的 RAP 由多因素引起,RAP 发病机制与 AP 相似,主要为胰液引流不畅。

儿童胰腺炎的病因与成人不同,儿童常见病因有感染、全身性疾病、外伤手术、药物、胆管系统疾病和解剖异常等,但尚有大约 30% 的患儿病因不明。此外,不同年龄阶段儿童的病因也不同,<2 岁的儿童以全身系统疾病、创伤、胆管疾病为主要病因;感染和创伤则是 2~4 岁儿童 AP 的主要病因。

1. **感染**　如流行性腮腺炎病毒、轮状病毒、肺炎支原体等;

2. **全身性疾病**　如川崎病、过敏性紫癜、系统性红斑狼疮、炎症性肠病、代谢性疾病(如高脂血症)等;

3. **外伤手术**　在美国,儿童腹部外伤导致的 AP 占总病例的 15%~37%。此外,胃、胆道等手术或逆行胰胆管造影注射造影剂过多或压力过高时也可引起 AP;

4. **药物**　左旋门冬酰胺酶(L-ASP)、激素、免疫抑制剂(如硫唑嘌呤)、丙戊酸、5-氨基水杨酸等可引起 AP;

5. **胆管系统疾病和解剖异常**　解剖学异常(胆总管囊肿、先天性胰胆管发育异常、先天性 Oddi 括约肌发育异常、胰腺分裂、胆总管缺失等);胆道疾病(结石、炎症、寄生虫等);

6. **其他**　遗传因素(*PRSS1*、*SPINK1*、*CFTR*、*CLDN2* 等基因);淋巴瘤等。

二、急性胰腺炎的病理生理机制

AP 的病因复杂,其发生机制暂不清楚,主要存在以下学说。

（一）胰酶的自身消化学说

胰腺能合成消化蛋白、脂肪、碳水化合物所需要的酶，但是合成的蛋白酶过早或者在腺泡细胞内异常激活，造成胰腺自身消化，从而引发 AP。胰腺自身消化首先由胞内酶原和消化胰腺的酶被激活促发，损坏胰腺周围实质，诱导炎症反应，可能导致不可控的系统性炎症因子释放和初期的器官衰竭，随后抗炎因子和特异性细胞因子抑制剂同时产生，这种抗炎反应可能过度补偿和抑制免疫应答，进而存在发生系统性炎症的风险。

近年来，越来越多的研究表明，自噬在 AP 的发生发展过程中发挥了重要的作用。自噬是广泛存在于真核细胞内的一种溶酶体依赖的降解途径，在清除损伤、衰老细胞器等多种生理过程中发挥重要的作用，是机体对外界有害刺激因素的一种防御机制，有助于维持机体内环境稳态。AP 早期的病理、生理变化均出现在腺泡细胞内，而腺泡细胞损伤程度亦成为决定 AP 局部、系统炎症反应程度及后续并发症发生的重要因素。含有酶原颗粒的自噬空泡（自噬体或自噬溶酶体）在腺泡细胞内大量堆积是 AP 发病早期的标志性特征，与其发生、发展紧密关联。生理性自噬并不触发 AP 的病理性过程，但 AP 自噬空泡的数量和体积都显著增大，且彼此间还能互相融合。AP 时，自噬功能受损，溶酶体功能紊乱，一方面组织蛋白酶（主要的溶酶体水解酶）的产生和激活异常提高，另一方面胰腺的关键溶酶体膜蛋白 LAMP-1 和 LAMP-2 表达降低，引起炎症和腺泡细胞凋亡，而胰酶原无法及时被降解而激活，进而损害胰腺结构和功能。自噬受损介导胰腺细胞内空泡聚集，异常成熟和激活的组织蛋白酶导致胞内腺泡胰蛋白酶增加，标志着 AP 的发生。自噬发生的任何阶段出现障碍（比如溶酶体功能障碍）都会导致缺陷性自噬的形成，而自噬体形成则是自噬过程中的复杂、核心步骤，也是 AP 病程发展的重要步骤。

（二）腺泡细胞凋亡学说

AP 的发病过程中，最先受到损害的是局部腺泡细胞，进而累及全身性炎症反应。研究表明，重症急性胰腺炎以腺泡细胞坏死为主，腺泡细胞凋亡少见；相反，轻型急性胰腺炎以腺泡细胞凋亡为主，腺泡细胞坏死少见。AP 时腺泡细胞的凋亡是机体的一种自我保护机制，目前越来越多的研究致力于抑制腺泡细胞的凋亡以期减轻 AP 的严重程度。敲除葡萄糖调节蛋白 78（glucose-regulated protein，GRP78）可以促进胰腺腺泡细胞凋亡并减少其坏死，进而减轻雨蛙素和内毒素共同诱导的重症急性胰腺炎的严重程度。因此，以 GRP78 为靶点调控胰腺腺泡细胞凋亡可能有助于治疗 AP。蛋白激酶 Cε（protein kinase Cε，PKCε）是一个调节炎症反应和酶原的基因，抑制 *PKC Cε* 基因可以减弱胰腺腺泡细胞的坏死，从而保护腺泡细胞，也是 AP 治疗的潜在靶标。目前，从胰腺腺泡细胞凋亡方面探索 AP 的治疗靶标已成为研究热点。

（三）炎症学说

炎症是机体对外界刺激的一种防御性反应。AP 的病理生理机制是系统性的炎症应答。炎症介质不仅是 AP 发病的始动因子，也是导致胰腺出血、坏死的主要因素，甚至可造成机体主要脏器的损伤，最终导致多器官功能障碍。因此，炎症介质在 AP 的发生发展中发挥重要作用。损伤相关分子模式（damage associated molecular pattern，DAMP）在 AP 的组织损伤和系统性的炎症反应中起重要的连接作用，内源性的 DAMP 从已经死亡的、正在死亡或者受损细胞通过特定的模式识别受体开始引发炎症，抑制 DAMP 的活性可以明显保护 AP。Toll 样受体家族（Toll-like receptor，TLR）是损伤相关的分子模式受体，对于炎症级联的活化和炎性反应的激活有重要作用，外来刺激与靶细胞如中性粒细胞、单核巨噬细胞等膜上的 TLR 结合后跨膜信号通过胞内结构域活化 NF-κB 通路,进而导致炎症因子如 TNF-α、IL-1β、IL-6 等的大量释放,最终产生各种生物学效应。

(四) 微循环改变学说

胰腺微循环变化主要表现为:微血管的收缩,血液流速减慢,血管壁通透性增加,白细胞黏附,胰腺血液灌流量减少等。近年来氧自由基的作用引起了人们的广泛关注,氧自由基可以灭活有松弛血管平滑肌和扩张血管活性的 NO,而使动脉血管收缩。但是也有文献报道 AP 发生时,诱导性 NO 合酶表达增加,使 NO 的合成增强。NO 的少量增加对 AP 有利,但是过多产生 NO 可能发生不可逆转的血管扩张,且血管扩张一般是在收缩反应前出现,可导致胰腺组织低灌注或产生细胞毒作用。此外,有研究表明内皮素-1(ET-1)及血小板活化因子(platelet activating factor,PAF)参与了 AP 微循环障碍的发生和发展。

(五) 钙超载学说

AP 患者存在明显的血钙平衡紊乱,细胞内的游离 Ca^{2+} 浓度异常升高在 AP 的发生发展中发挥了重要作用。胰腺腺泡细胞内钙稳态的破坏及钙超载的形成可抑制胰酶的分泌,使得大量酶原颗粒积聚,处于静止状态的胰蛋白酶原提前激活并过度活化,促发胰腺的自身消化,导致腺泡细胞坏死,进而诱发 AP 的发生和发展。

(六) 肠道细菌易位学说

胰腺感染坏死和全身脓毒症是引起 AP 患者后期死亡的主要因素。经肠道途径诱导机体感染是细菌入侵主要途径之一。研究表明,SAP 患者肠道细菌易位倾向明显高于 MAP 患者,SAP 患者早期肠道渗透性的增加与内毒素血症相关,提示肠道细菌易位参与了 AP 的发生。也有研究表明,重症 AP 患者早期消化道屏障功能和系统性内毒素易位紊乱,但并没有找到易位的分子依据。因此,关于肠道细菌移位与 AP 的关系还需进一步研究。

三、急性胰腺炎的诊断评估

(一) AP 诊断标准

临床上符合如下 3 条中任意 2 条,即可诊断为 AP:①与 AP 相符合的腹痛,80%~85%患者出现典型腹痛(急性、突发、持续、剧烈的上腹部疼痛,常向背部放射);②血清淀粉酶和(或)脂肪酶高于正常值上限 3 倍或以上;③腹部 CT、MRI、超声等影像学检查符合 AP 表现。建议早期行增强 CT 检查,但对于造影剂过敏或肾功能不全者,MRI 作用较大;对于存在<3mm 的胆总管结石或胰管中断者,MRCP 更具优势。

(二) AP 病理分型及严重度分级

1. 病理分型

(1) 间质水肿型胰腺炎(interstitial edematous pancreatitis):占大多数,多出现在发病 1 周以内,病理改变以胰腺实质和胰周组织的急性炎症为主,伴有弥漫性肿胀,但没有组织坏死。由于炎性渗出引起弥漫性或局限性胰腺肿大,CT 表现为胰腺实质均匀强化,但胰周脂肪间隙模糊,可伴有胰周积液。在间质水肿性胰腺炎中,约有 5%~10%患者伴有胰腺间质或胰周组织坏死,继而发展成坏死性胰腺炎。

(2) 坏死型胰腺炎(necrotizing pancreatitis):有胰腺实质和(或)胰周组织坏死。胰腺灌注损伤和胰周坏死的演变需要数天,早期增强 CT 有可能低估胰腺及胰周坏死的程度,起病 1 周后的增强 CT 更有价值。

2. 严重程度分级　详见第三十章。

（三）AP 的病程分期

1. 早期（急性期） 发病 2 周内，以 SIRS 和器官功能衰竭为主要表现，构成第一个死亡高峰。病理学变化主要表现为大量细胞因子瀑布式释放，胰腺或胰周炎性水肿、出血，形成液化或坏死，甚至出现 SIRS。治疗的重点是加强重症监护、稳定内环境及器官功能保护。如器官功能衰竭持续时间<48 小时，称为短暂性器官功能衰竭；超过 48 小时则称为持续性器官功能衰竭。当多个器官同时或序贯性出现功能衰竭时，称为多器官功能衰竭（multiple organ failure，MOF）。

2. 中期（演进期） 发病 2~4 周，以胰周液体积聚或坏死性液体积聚为主要表现。此期坏死灶多为无菌性，也可能合并感染。此期治疗的重点是感染的综合防治。

3. 后期（感染期） 发病 4 周后，可发生胰腺及胰周坏死组织合并感染、全身细菌感染、深部真菌感染等，继而可引起感染性出血、消化道瘘等并发症。此期构成重症患者的第二个死亡高峰，治疗的重点是感染的控制及并发症的外科处理。局部并发症的评估主要依赖影像学检查，但形态学变化与器官功能衰竭程度及 AP 严重程度不成正比。

（四）AP 的全身及局部并发症

1. 全身并发症 全身性并发症主要包括包括 SIRS、脓毒症（sepsis）、多器官功能障碍综合征（multiple organ dysfunction syndrome，MODS）、多器官功能衰竭（multiple organ failure，MOF）及腹腔间隔室综合征（abdominal compartment syndrome，ACS）、胰性脑病等，尤以器官功能衰竭最为突出。AP 的严重程度主要取决于器官功能衰竭的出现及持续时间（是否超过 48 小时）。器官功能衰竭主要以呼吸、循环和肾脏为主。依据 Marshall 评分系统，3 个系统中任何一个评分≥2 分则可认为存在器官功能衰竭（表 31-1）。

表 31-1 Marshall 标准修订版

项目	0 分	1 分	2 分	3 分	4 分
PiO_2/FiO_2	>00	301~400	201~300	101~200	≤100
血肌酐 mol/l	≤134	134~169	170~310	311~439	>439
血压 mmHg	>90	<90	<90	<90	<90
		补液后可纠正	补液不能纠正	pH<7.3	pH<7.2

2. 局部并发症

（1）急性胰周液体积聚（acute peripancreatic fluid collection，APFC）：发生于病程早期，见于非重症 AP。表现为胰周或胰腺远隔间隙液体积聚，并缺乏完整包膜，可以单发或多发。影像学表现为均质、无囊壁、局限、可多发的病灶，大部分为无菌性，可自行消退。当 APFC 持续时间超过 4 周后，可发展为胰腺假性囊肿。

（2）急性坏死物积聚（acute necrotic collection，ANC）：发生于病程早期，常见于发病 4 周内。表现为混合有液体和坏死组织的积聚，坏死物包括胰腺实质或胰周组织的坏死。影像学可见大量液性或实性坏死组织，可多发或分隔。ANC 与 APFC 最大的区别是 ANC 源于坏死性胰腺炎，而 APFC 可能与胰腺实质坏死区域的主胰管断裂继发感染有关。起病 1 周内，ANC 与 APFC 在 CT 上均表现为液性密度影，两者很难鉴别。1 周后通过 CT、MRI、彩色多普勒超声或内镜超声等手段，结合病原学检查明确诊断。坏死性胰腺炎发病 4 周后，ANC

可进展成为包裹性坏死。

（3）包裹性坏死（walled-off necrosis，WON）：是一种包含胰腺和（或）胰周坏死组织且具有界限清晰炎性包膜的囊实性结构，病灶可多发，也可远离胰腺组织，多发生于 AP 起病 4 周后。MRI、内镜穿刺或内镜超声等对于鉴别胰腺假性囊肿和包裹性坏死具有重要价值。

（4）胰腺假性囊肿（pancreatic pseudocyst）：属于一种特殊形式的液体积聚，有完整非上皮性包膜包裹的液体积聚，起病 4 周后假性囊肿的包膜逐渐形成。影像学检查可见其为圆形或椭圆形、均质、无固体成分。一般认为假性囊肿是由主胰管或分支胰管破裂所致，而无任何胰腺实质坏死，依靠增强 CT 等影像学检查、囊内容物淀粉酶活性，结合病史可明确诊断。假性囊肿亦可由特殊类型急性坏死型胰腺炎形成。胰颈、体部实质坏死致远端残留胰腺分离时形成"胰管离断综合征"。此时因胰管局部断裂，胰液渗漏入坏死腔，坏死组织经过数周清除后，残余部分形成假性囊肿。

以上每种局部并发症存在无菌性及感染性两种情况。其中 ANC 和 WON 继发感染称为感染性坏死（infected necrosis）。

（田力 王晓艳）

参 考 文 献

1. Banks PA，Bollen TL，Dervenis C，et al. Classification of acute pancreatitis-2012：revision of the Atlanta classification and definitions by international consensus. Gut，2013，62（1）：102-111.

2. 中华医学会消化病学分会胰腺疾病学组. 中国急性胰腺炎诊治指南（2013 年，上海）. 中华消化杂志，2013，33（4）：217-222.

3. 张芬，杨柳，王浩，等. 急性胰腺炎的研究进展. 现代生物医学进展，2016，16（15）：2983-2986.

第三十二章

急性胰腺炎的治疗和并发症的处理

一、病因治疗

（一）胆源性急性胰腺炎

胆石症是目前国内急性胰腺炎的主要病因，早期明确有无胆道梗阻非常重要，磁共振胆胰管显影（MRCP）有助于判断胆总管或胆囊结石，超声内镜（EUS）对于胆源性胰腺炎有较高的诊断价值，尤其对壶腹部、胆总管泥沙样结石和小结石具有优势。凡有胆道结石梗阻者需要及时解除梗阻，治疗方式包括经内镜或手术治疗，首选十二指肠镜下 Oddi 括约肌切开取石及鼻胆管引流术；合并有急性胆管炎的 AP 患者应在入院 24～72 小时内行 ERCP 治疗。有胆囊结石的 MAP 患者，应在病情控制后尽早行胆囊切除术；而坏死型胰腺炎患者可在后期行坏死组织清除术时一并处理或病情控制后择期处理。对怀疑有胆道梗阻者可先行非手术治疗，并密切进行临床观察、肝功能化验和影像检查加以识别，必要时行 ERCP 以明确胆道病因，同时置鼻胆管引流。关于急性胆源性胰腺炎的早期内镜治疗存在争议，反对者认为由于 ERCP 相关的并发症（导致胰腺炎加重或胆管炎、出血及穿孔发生等）使重症患者获益不明显，但也有研究表明这些并发症的发生率不高。内镜治疗相对于外科手术具有并发症少，病死率低，可重复进行等优点，但其长期疗效还有待大规模临床应用观察。

（二）高脂血症性急性胰腺炎

AP 合并静脉乳糜状血或血三酰甘油>11.3mmol/L 可明确诊断，三酰甘油的代谢产物会加重炎症反应，因此需要尽快降低三酰甘油水平，尽量降至 5.65mmol/L 以下。这类患者要限用脂肪乳剂，避免应用可能升高血脂的药物。大部分轻度高脂血症可以通过禁食和限制静脉脂肪乳剂的使用来纠正，对于重度高脂血症可用低分子肝素 5000U 每天 1 次或每 12 小时皮下注射 1 次，增加脂蛋白酶活性，加速乳糜微粒降解；必要时可采用血脂吸附和血浆置换疗法，可迅速有效降低血浆三酰甘油浓度。

（三）其他病因

高血钙性胰腺炎多与甲状旁腺功能亢进有关，需要行降钙治疗。酒精性胰腺炎建议补充维生素和矿物质，包括静脉补充复合维生素 B、叶酸等，劝患者戒酒并给予健康指导会显著降低 AP 的复发率。对于 ERCP 术后胰腺炎（PEP）可使用胰管支架、术前/术后给予非甾体抗炎药（NSAID）栓剂纳肛、生长抑素及硝酸甘油进行预防。胰腺解剖和生理异常、药物、胰腺肿瘤等原因引起者予以对应处理。

二、非手术治疗

(一) 一般治疗

包括禁食、胃肠减压,药物治疗包括解痉、镇痛、蛋白酶抑制剂和胰酶抑制治疗。

AP 患者疼痛剧烈时考虑镇痛治疗,在严密观察病情下可注射盐酸布桂嗪或盐酸哌替啶。不推荐应用吗啡或胆碱能受体拮抗剂,如阿托品、654-2 等,因前者会收缩奥迪括约肌,后者则会诱发或加重肠麻痹。

胰腺腺泡内胰蛋白酶的活化是 AP 的始动环节,生长抑素及其类似物(奥曲肽)可以通过直接抑制胰腺外分泌而发挥作用。可选用生长抑素 250μg/h 或奥曲肽 25~50μg/h 静脉滴注。质子泵抑制剂(PPI)或 H_2 受体拮抗剂可通过抑制胃酸分泌而间接抑制胰腺分泌,还可以预防应激性溃疡的发生。

胰蛋白酶活化后将激活各种蛋白水解酶,造成胰腺实质和周围脏器的损伤。蛋白酶抑制剂(乌司他丁、加贝酯)能够广泛抑制与 AP 进展有关胰蛋白酶、弹性蛋白酶、磷脂酶 A 等的释放和活性,还可稳定溶酶体膜,改善胰腺微循环,减少 AP 并发症,主张早期足量应用。用于 MAP 治疗时可静脉滴注乌司他丁 30 万 U/d 或加贝酯 300mg/d。

(二) 液体复苏及重症监护治疗

液体复苏、维持水电解质平衡和加强监护治疗是早期治疗的重点,早期液体复苏能防治休克、改善微循环、保护重要脏器功能。补充电解质以纠正低血钙和低血钾,可用 10% 葡萄糖酸钙 10ml 静脉推注补钙。由于 SIRS 引起毛细血管渗漏综合征(capillary leak syndrome,CLS),导致血液成分大量渗出,造成血容量丢失与血液浓缩。复苏液首选乳酸林格液,对于需要快速复苏的患者可适量选用代血浆制剂。SAP 一经诊断应立即开始进行液体复苏。目前推荐控制性液体复苏,分为早期快速扩容和调整体内液体分布 2 个阶段。液体复苏要考虑液体的输注速度、容量、输液种类、晶胶比例及监测指标等,可通过动态监测中心静脉压(CVP)或肺毛细血管楔压(PWCP)、心率、血压、尿量、血细胞比容(HCT)及混合静脉血氧饱和度(vO$_2$)等作为指导,避免液体复苏不足或过度。

通常建议第一个 24 小时输注的液体总量占发病 72 小时输液总量的 33.3%。输液种类包括胶体、平衡液或 0.9% NaCl。平衡液是等渗晶体液的首选,次之为 0.9% NaCl;胶体首选人血白蛋白或血浆,关于羟乙基淀粉存在争议,因其对肾脏和凝血功能有一定影响需慎用,但对肾功能正常的患者每天控制在 500ml 范围内仍然可以接受。扩容时应注意晶体与胶体的比例,一般推荐的补液速度是 5~10ml/(kg·d),特殊情况下可达到 12ml/(kg·d)。液体复苏的目标为患者平均动脉压 65~85mmHg(1mmHg=0.133kPa),心率<120 次/min,血乳酸显著下降,尿量>1ml/(kg·d),HCT 下降到 30%~35%(满足 2 项以上)。SIRS 消失也是液体复苏成功的标志之一。当判断患者液体复苏过量或组织间隙水肿时,可以适当提高胶体液输注比例,加用利尿剂以减轻组织和肺水肿。必要时可应用血管活性药物,包括去甲肾上腺素和多巴胺。

(三) 器官功能的维护治疗

1. 针对呼吸衰竭的治疗　给予鼻导管或面罩吸氧,维持氧饱和度在 95% 以上,动态监测血气分析结果,必要时应用机械通气。当患者病情好转时尽早脱机,避免出现呼吸机相关性肺炎、气压伤等呼吸机相关并发症。

2. 针对急性肾衰竭的治疗　早期预防急性肾衰竭主要是容量复苏等支持治疗,稳定血流动力学;持续性肾脏替代疗法(CRRT)的指征是 SAP 伴急性肾衰竭,或经积极液体复苏后、持续 12 小时以上尿量≤0.5ml/(kg·d)。可根据病情选用合适的血液净化方式。

3. **其他器官功能的支持**　如出现肝功能异常可予以保肝药物,急性胃黏膜损伤需应用质子泵抑制剂或 H_2 受体拮抗剂。

(四) 营养支持

肠内营养一般采用鼻空肠管或鼻胃管输注法,输注时需注意营养制剂的配方、温度、浓度和输注速度,并依据耐受情况进行调整。SAP 早期肠黏膜绒毛上皮细胞坏死、脱落,腺体萎缩导致消化酶的分泌减少,加之肠道水肿、麻痹甚至梗阻,过早给予肠内营养可能会加重肠道损害,增加内毒素的吸收,因此,过早行肠内营养不利于"胰腺静止休息",可能增加胰腺炎复发的风险。究竟何时开始进行肠内营养才能取得最佳疗效,至今仍存在争议。有研究发现应在 AP 发病后 24~72 小时内开始行肠内营养支持治疗。2013 版中国急性胰腺炎诊治指南提出 MAP 患者只需短期禁食,不需肠内或肠外营养,MSAP 或 SAP 患者应及早(48 小时内)实施肠内营养。

肠内营养的主要组分有碳水化合物、氨基酸、脂肪乳剂等。碳水化合物包括不同浓度的葡萄糖,主要作用是供给能量;氨基酸是合成体内蛋白质、维持生命活动的基本物质,参与人体新陈代谢;脂肪乳的主要作用是供能以及避免必需氨基酸的缺乏。其成分要根据患者血脂、血糖的情况进行选择,对于高脂血症患者,应当减少补充脂肪类物质。益生菌等微生态制剂联合肠内营养能改善肠道菌群紊乱,减少消化道出血、感染等并发症的发生率和降低患者的病死率。肠内营养的能量需求可采用初始 20~25kcal/(kg·d),逐渐过渡到 30~35kcal/(kg·d)。肠内营养剂型可先采用短肽类制剂,再过渡到整蛋白类制剂,可根据患者血脂、血糖的情况调整剂型。肠内营养的实施时间需要根据胰周积液的范围和包裹情况来定,通常 2~3 周甚至更久。有研究表明,在肠内营养配方中添加谷氨酰胺、精氨酸、ω-3 多不饱和脂肪酸等营养素组成的肠内营养制剂,在提供能量的同时能调控机体免疫反应,刺激免疫应答的增强,从而避免炎症反应,保护肠屏障功能。

(五) 抗生素应用

AP 患者不推荐静脉使用抗生素预防感染。针对部分易感人群(如胆道梗阻、高龄、免疫低下等)可能发生的肠源性细菌移位,可选择喹诺酮类、头孢菌素、碳青霉烯类及甲硝唑等预防感染。AP 合并感染性胰腺坏死(infected pancreatic necrosis,IPN),应经验性使用胰腺组织渗透力高的广谱抗生素。抗生素使用应遵循"降阶梯"策略。血培养和胰腺 EUS-FNA 细菌学检查有助于指导抗生素的选择。对于临床上无法用细菌感染来解释发热等表现时,应考虑真菌感染的可能,可经验性使用抗真菌药,同时进行血液或体液真菌培养。伴有难以控制的腹泻时要怀疑难辨梭菌感染,可予以口服万古霉素或甲硝唑,条件允许时考虑粪便移植治疗(FMT)。降钙素原水平有助于抗生素疗效判断,抗生素治疗后降钙素原明显下降提示抗感染有效,如果患者临床状况改善、降钙素原<0.5μg/L 持续 3 天以上,可以考虑"降阶梯"治疗或者停用抗生素。

(六) 中药治疗

可以使用中医中药治疗促进胃肠功能恢复及胰腺炎症的吸收,包括理气攻下的中药内服、外敷或灌肠等。如中药复方制剂(清胰汤、大柴胡汤、柴芍承气汤等),生大黄、芒硝泡水口服,大黄水灌肠、芒硝腹部外敷等。

三、手术治疗

外科治疗主要针对胰腺局部并发症继发感染或产生压迫症状,如消化道梗阻、胆道梗阻等,以及胰瘘、消化道瘘、假性动脉瘤破裂出血等其他并发症。胰腺及胰周无菌性坏死积液无症状者无需手术治疗。

(一) 胰腺和胰周感染性坏死的手术指征及时机

临床上出现脓毒症症,CT示气泡征,细针穿刺抽吸物涂片或培养找到细菌或真菌者,可诊断为感染性坏死,经针对性抗生素治疗稳定者,可延缓手术;抗生素治疗无效者,以往常规采用手术清创治疗。干预时机对于患者的预后至关重要,早期手术治疗会显著增加手术次数、术后并发症发生率及病死率。目前认为恰当的干预时机应推迟到发病后的3~4周,目的是在给予广谱抗生素及充分营养支持后,局限胰周积液及坏死组织,并促其形成包裹,可减少出血、穿孔等并发症的发生,并为下一步干预治疗创造条件。

近年研究提示干预最佳策略为:"升阶梯"式引流清创策略,先在影像学引导下行PCD,可根据脓肿范围放置多根引流管,建议对坏死组织较多的脓肿采用双套管引流+冲洗,必要时经皮硬镜或软镜直视下清除坏死组织。如坏死病灶不具备经皮穿刺路径,可采用超声内镜引导下经胃壁穿刺引流术,放置支架或者行经鼻囊肿引流管冲洗,必要时行经自然腔道内镜手术(natural orifice transluminal endoscopic surgery,NOTES)清除坏死组织。

(二) 胰腺和胰周感染性坏死的手术方式

胰腺感染性坏死的手术方式可分为PCD、内镜、微创手术和开放手术。胰腺感染性坏死病情复杂多样,其手术方式选择必须遵循个体化原则单独或联合应用。

1. CT引导下经皮穿刺置管引流(percutaneous catheter drainage,PCD) 该方法是由Freeny等于1998年首次报道的。PCD是在CT引导下,通过经皮途径,用导管引流胰腺坏死组织形成的脓肿,从而避免了外科坏死组织清除术(surgical necrosectomy,SNT)。成功引流坏死液将有助于预防败血症发生,并有效改善患者的临床表现。

2. 经胃内镜下胰腺坏死组织引流术(endoscopic transluminal drainage,ETD)及经胃内镜胰腺坏死组织清除术(endoscopic transluminal necrosectomy,ETN) 经胃内镜治疗胰腺炎起初是用于治疗胰腺假性囊肿的引流,后由charnley等进行改良用于胰腺坏死组织的引流清创术。一般在超声内镜引导下经胃穿刺开窗,放置支架或鼻胆管进行引流,并可在内镜直视下进入胰腺坏死灶进行清创。内镜下清创的首要条件是病灶紧邻胃十二指肠,内镜能够到达坏死灶,发病4周内可以行内镜下穿刺引流,坏死组织清创术应推迟到发病4周后包裹性坏死形成时进行。相比于传统外科手术清创,具有疗效好、创伤小、病死率低等优点,主要并发症是出血。目前成为内镜微创治疗胰腺坏死的首选方法。

随着ETN的不断发展,出现了一些内镜下新的辅助工具,有助于更好地进行胰腺坏死组织的清创及引流,并改善预后。2013年,Hritz等发明自膨式金属支架及高流速冲洗系统(high-flow water-jet system,HWJ),该系统是在内镜下穿刺脓肿,球囊扩张后,将自膨式无覆膜胆道支架置入坏死腔,待其自行打开后,将猪尾式鼻胆引流管置于腔中确保持续冲洗。2012年,Wedemeyer等报道使用经胃内镜下放置封闭负压引流系统(endoscopically vacuum-assisted closure system,EVAC)治疗感染坏死性胰腺炎(infectious necrotizing pancreatitis,INP)。该系统是将一聚氨酯海绵缝合固定在十二指肠导管尖端,并将其送达坏死腔。利用VAC装置将125mmHg的负压通过导管连续作用于坏死腔内的海绵,从而吸收清除腔内坏死分泌物。移除海绵,负压吸引停止,再将导管从坏死腔内取出。该研究认为 EVAC 或将成为内镜治疗 INP 的另一种重要手段,尤其适用于 ETN 治疗失败的患者。

3. 微创手术

(1) 经皮窦道内镜技术(PSE):是在 X 线或 CT 引导下,选取左侧腰部脾脏下级和左肾上级之间进针,置入 8F 导管并固定。在麻醉下利用扩张器连续反复扩张经皮导管引流通道至 30F,形成窦道;随后,将肾镜或软式内镜通过该窦道送至坏死腔内,高流速冲洗坏死腔并吸引,残留的固体坏死组织可用异物钳、圈套器等进行反复多次清除。

(2) 腹腔镜清创术(LPN):有 3 种途径进入腹腔进行清创:经胃结肠途径、经腹膜后途径、经胃后壁途径。前两种途径适用于急性胰腺炎感染早期,建立气腹后使用 30°镜经胃结肠韧带进入后腹膜,也可通过升结肠旁侧腹膜进入,留置 2~4 枚引流管灌洗。经胃后壁途径适用于感染晚期,当胰腺脓肿或囊肿形成时,腹腔镜技术避免了经皮引流坏死组织可能导致的清除不彻底,可在肉眼直视下较彻底地清除坏死组织。

(3) 光纤镜辅助下腹膜后途径清创术(VARD):介于 PSE 与经腰部途径开放手术的杂合方式,也被称之半开放手术(semi-open surgery)。通常选取介于左肾、脾脏背侧、降结肠间的左侧腹膜后空间;实施 PCD 初步引流坏死液,以推迟或避免清创术;于腰部胁肋下切开长 5cm 切口,将先前 PCD 导管通过后腹膜送达胰腺坏死腔;直视下通过长抓取钳进行第一步清除术;最后,光纤镜辅助下进一步清除坏死组织。VARD 的优势在于只需常规的外科器械,通过直接的、半开放方式即可完成。更为重要的是,患者只需接受一次手术即可,避免了反复多次手术造成的创伤。

四、局部并发症的治疗原则

(一) APFC 和 ANC

无症状者无需手术治疗;症状明显,出现胃肠道压迫症状,影响肠内营养或进食者,或继发感染者,可在超声内镜、B 超或 CT 引导下行 PCD 治疗,感染或压迫症状不缓解,需进一步手术处理。

(二) WON

无菌性 WON,原则上不手术治疗,随访观察;发生感染时,可行 PCD、超声内镜下脓肿引流加清创或手术治疗。

(三) 胰腺假性囊肿

大多数胰周液体积聚和少数直径>6cm 且有压迫症状等临床表现,或持续观察见直径增大,可考虑行超声内镜下穿刺引流或外科手术。坏死物积聚可在发病后数周内自行消失,无症状无需干预。继发感染者治疗与 WON 相同。

五、其他并发症的治疗

胰瘘多由胰腺炎症、坏死、感染导致胰管破裂引起。胰瘘的治疗包括通畅引流和抑制胰腺分泌、内镜、外科手术治疗。通常以非手术治疗为主,包括禁食、空肠营养、生长抑素应用等措施,大多数患者经过 3~6 个月的引流可以自愈。经 ERCP 置入胰管支架有一定治疗作用,但长期不闭合或有并发症的胰瘘则应外科手术。胰管完全断裂者可行胰腺部分切除和瘘管空肠吻合术。

腹腔内大出血时,条件具备的首选血管造影检查明确出血部位,如为动脉性(炎性假性动脉瘤)出血则行栓塞术。未明确出血部位或栓塞失败者可考虑积极手术止血或填塞止血,同时做好凝血机制的监测和纠正。胰源性门脉高压(左侧门脉高压),导致胃底静脉曲张,甚至导致消化道出血,可考虑行脾切除术。

消化道瘘可来源于 AP 本身,但也可能与手术操作有关,以十二指肠瘘与结肠瘘最为常见,可能与缺血坏死、胰液渗出或感染侵蚀有关。基本治疗原则为保持消化液引流通畅,十二指肠瘘可经空肠行肠内营养,有较高的自愈率,通常不需要手术治疗。空肠瘘可行胃肠外营养,或经跨瘘口的喂养管行肠内营养,管状瘘通常可以自愈,唇状瘘通常需要行肠瘘切除、肠吻合手术。结肠瘘腹腔污染严重,通常需要肠造口转流手术,较少自愈。

六、腹腔高压/腹腔间隔室综合征(IAH/ACS)的治疗

IAH/ACS 是 AP 的常见并发症。IAH 定义为持续或反复出现的腹腔内压力(intra-abdominal pressure,IAP)升高>12mmHg;ACS 是指持续性腹腔内压力>20mmHg(伴或不伴腹主动脉灌注压<60mmHg),与新发脏器功能衰竭相关,因而成为 MSAP 或 SAP 死亡的重要原因之一。

测定 IAP 简便、实用的方法是经导尿管膀胱测压法,患者平卧,以耻骨联合作为 0 点,排空膀胱后,通过导尿管向膀胱内滴入 50ml 生理盐水,测得平衡时水柱的高度即为 IAP。IAH 可分为 4 级:Ⅰ级(腹腔内压力 12~15mmHg)、Ⅱ级(腹腔内压力 16~20mmHg)、Ⅲ级(腹腔内压力 21~25mmHg)、Ⅳ级(腹腔内压力>25mmHg)。

ACS 的治疗原则是及时采用有效的措施缓解 IAP,包括胃肠道减压及导泻、镇痛镇静、使用肌松剂及床边血滤减轻组织水肿,B 超或 CT 引导下腹腔内与腹膜后引流减轻腹腔压力,必要时内镜减压。同时需密切监测腹腔压、腹腔灌注压(平均动脉压-腹腔压)和器官功能的变化;限制液体输入,如容量过负荷可行血液超滤或利尿;及早应用升压药物,有利于限制液体和维持腹腔灌注压;监测机械通气压力参数的变化,根据 IAH 的变化调整参数。当存在持续性腹腔内高压(>25mmHg)伴有新发器官功能衰竭,且非手术减压措施无效,经过多学科讨论后可谨慎行剖腹减压手术,术后宜用补片等人工材料临时覆盖切口,避免造成肠损伤等并发症。不建议在 AP 早期将 ACS 作为开腹手术的指征。

(田力　王晓艳)

参 考 文 献

1. 中华医学会消化病学分会胰腺疾病学组. 中国急性胰腺炎诊治指南(2013 年,上海). 中华消化杂志,2013,33(4):217-222.
2. 中华医学会外科学分会胰腺外科学组. 急性胰腺炎诊治指南(2014). 中华外科杂志,2015,53(1):50-53.
3. 中国医师协会胰腺病学专业委员会. 中国急性胰腺炎多学科诊治(MDT)共识意见(草案). 中华医学杂志,2015,95(38):3103-3109.
4. 崔光星,刘冰熔. 坏死性胰腺炎的微创治疗进展. 胃肠病学和肝病学杂志. 2014,23(11):1365-1368.

第三十三章

急性胆源性胰腺炎

急性胰腺炎是多种病因导致胰酶在胰腺内被激活后引起胰腺组织自身消化、水肿、出血甚至坏死的炎症反应。临床以急性上腹痛、恶心、呕吐、发热和血淀粉酶及脂肪酶增高等为其特点。病情较重者可发生全身炎症反应综合征(systemic inflammatory response syndrome, SIRS),并可伴有多器官功能障碍。急性胰腺炎的病因中,由胆系疾病引起的急性胰腺炎称之为急性胆源性胰腺炎(ABP)。

一、急性胆源性胰腺炎的病因

1. 胆石症
2. 胆道系统的感染
3. 胆道寄生虫,如胆道蛔虫症,肝吸虫感染
4. 十二指肠壶腹部肿瘤及胆管肿瘤
5. Oddi 括约肌功能障碍
6. 先天性胆总管囊肿
7. 先天性胆胰管汇合异常
8. 硬化性胆管炎

二、急性胆源性胰腺炎的发病机制

(一) 胆胰共同通道学说

胆系疾病引起共同通道受阻,使胰液流出受阻或胆汁反流至胰管,胰管内压增高,导致胰腺腺泡、胰腺小导管破裂、胰液溢出,胰酶被激活,致使胰管和胰腺实质均受到损伤。

(二) 胆石通过学说

认为胆石从胆道滚动进入十二指肠的过程中,刺激 Oddi 括约肌,使其充血、水肿、痉挛,导致 Oddi 括约肌功能紊乱,甚至逆向收缩,形成暂时性梗阻,引起胆汁反流,或十二指肠内容物的反流,激活胰酶,引发胰腺炎。85%~95%的胆源性胰腺炎患者可在大便中找到结石,而无急性胰腺炎的胆石症患者中仅有 10%在大便中有结石存在,目前正在研究的微结石引发胰腺炎学说亦支持此观点,该学说还可对轻、重症 ABP 的发生作出解释,即单一或较少的结石通过引发轻症 ABP,持续多块结石通过则引发重症 ABP。

(三) 胆系炎症及其毒素

游离胆酸、非结合胆红素及溶血卵磷脂等也可通过与胰腺的共同淋巴系统扩散至胰腺,或者胆管炎症扩散至胰管引起胰酶激活,从而引发胰腺炎。

三、急性胆源性胰腺炎的临床表现与体征

（一）腹痛

为最早出现的症状,往往在暴饮暴食或极度疲劳之后发生,多为突然发作,位于上腹正中或偏左。疼痛为持续性进行性加重,似刀割样。疼痛可向腰背部呈带状放射。若为出血坏死性胰腺炎,发病后短暂时间内即为全腹痛、急剧腹胀,随即出现轻重不等的休克表现。

（二）恶心、呕吐

发作频繁,起初呕吐物为食物、胆汁样物。病情进行性加重,肠麻痹时可吐出粪样物质。

（三）黄疸

急性胆源性胰腺炎常常合并有黄疸,胆管的原发病阻塞胆管或胰头炎性肿胀压迫胆管导致胆汁淤积性黄疸。

（四）脱水

急性胰腺炎的脱水主要因肠麻痹、呕吐所致。而重症胰腺炎因大量渗出,在很短的时间内即可出现严重的脱水及电解质紊乱,无尿或少尿。

（五）体温升高

一般体温在39℃以内,3~5天即可下降,持续高热或逐日升高提示胆系感染或腹腔及全身感染。严重者出现脓毒血症的表现。

（六）出血坏死性胰腺炎表现

胰液以及坏死溶解的组织沿组织间隙到达皮下,并溶解皮下脂肪,而使毛细血管破裂出血,使局部皮肤呈青紫色,有的可融合成大片状,在腰部前下腹壁（Grey Turner 征）、或在脐周出现（Cullen 征）。

（七）急性重症胰腺炎表现

胰腺的位置深在,一般的轻型水肿型胰腺炎在上腹部深处有压痛,少数前腹壁有明显压痛。而急性重症胰腺炎,由于其大量的胰腺组织坏死、出血,则前、后腹膜均被累及,呈全腹肌紧张、压痛,全腹胀气,并可有大量腹水,可出现移动性浊音。肠鸣音消失,出现麻痹性肠梗阻。

（八）胸腔积液

由于渗出液的炎性刺激,可出现胸腔反应性积液,以左侧为多见,可引起同侧的肺不张,出现呼吸困难。

（九）重症胰腺炎表现

当大量的坏死组织积聚于小网膜囊内,在上腹可见隆起性包块,触之有压痛,包块的边界常不清。

四、急性胰腺炎并发症

（一）局部并发症

1. **胰腺脓肿** 常于起病 2~3 周后出现。此时患者高热伴中毒症状,腹痛加重,可扪及上腹部包块,白细胞计数明显增多。穿刺液为脓性,培养有细菌生长。

2. **胰腺假性囊肿** 多在起病 3~4 周后形成。体检常可扪及上腹部包块,大的囊肿可压迫邻近组织产生相应症状。

（二）全身并发症

常有全身炎症反应综合征、急性呼吸衰竭、急性肾衰竭、心力衰竭、消化道出血、胰性脑病、败血症、高血糖和腹腔间隔室综合征等并发症。

五、辅助检查

（一）血常规

血常规多有白细胞计数增多及中性粒细胞核左移。

（二）C 反应蛋白（CRP）

CRP 是反映炎症损害程度和胰腺坏死的可靠指标。在发病后 2、3、4 天血清 CRP 高峰≥210mg/L，在第 1 周末，CRP 水平高于 150mg/L，表明有胰腺坏死。

（三）血尿淀粉酶测定

血清淀粉酶在起病后 6~12 小时开始升高，48 小时开始下降，持续 3~5 天。急性胰腺炎时血清淀粉酶超过正常值上限 3 倍。

（四）血清脂肪酶测定

血清脂肪酶常在起病后 24~72 小时开始升高，持续 7~10 天，对病后就诊较晚的急性胰腺炎患者有诊断价值，且特异性也较高。

（五）淀粉酶内生肌酐清除率比值

急性胰腺炎时，可能由于血管活性物质增加，使肾小球的通透性增加，肾对淀粉酶清除增加而对肌酐清除未变。

（六）血清正铁白蛋白

当腹腔内出血时，红细胞破坏释放血红素，经脂肪酸和弹力蛋白酶作用变为正铁血红素，后者与白蛋白结合成正铁血白蛋白，重症胰腺炎起病时常为阳性。

（七）生化检查

血清 ALT>100μ/L，TBIL>2.3mg/dl 应考虑急性胆源性胰腺炎的可能。当 ALT>150μ/L时，95%的患者为胆源性胰腺炎。

（八）X 线腹部平片

可排除其他急腹症，如内脏穿孔等。"哨兵袢"和"结肠切割征"为胰腺炎的间接指征。弥漫性模糊影腰大肌边缘不清提示存在腹腔积液，可发现肠麻痹或麻痹性肠梗阻。

（九）腹部彩超

应作为常规初筛检查。急性胰腺炎彩超可见胰腺肿大，胰内及胰周围回声异常。亦可了解胆囊和胆道情况；后期对脓肿及假性囊肿有诊断意义，若因患者肥胖、腹胀常影响其观察。

（十）CT 显像

对急性胰腺炎的严重程度及附近器官是否受累提供帮助，也可以显示胆系的情况。CT增强扫描被认为是诊断胰腺坏死、继发感染或脓肿的金标准。连续 CT 检查对观察病情变化及治疗效果有帮助。根据炎症的严重程度 CT 分级为 A~E 级。A 级：正常胰腺；B 级：胰腺实质改变，包括局部或弥漫的腺体增大；C 级：胰腺实质及周围炎症改变，胰周轻度渗出；D级：除 C 级外，胰周渗出显著，胰腺实质内或胰周单个液体积聚；E 级：广泛的胰腺内、外积液，包括胰腺和脂肪坏死。A 级~C 级：临床上为轻症胰腺炎；D 级、E 级：临床上为重症急性胰腺炎。

（十一）　MR 及 MRCP

既有 CT 的诊断作用，又可通过胰胆管水成像了解胰胆管的情况。因 ERCP 存在操作风险，MRCP 及 EUS 可作为替代性诊断方法。有些胆道结石仅有少量或者无钙化成分，CT 常可造成漏诊，而 T_2W_1 往往对此类结石能够很好地显影。

（十二）　超声内镜（EUS）

现已成为胆总管结石的重要诊断方法。MRCP 与 EUS 对诊断胆总管结石均有较高的敏感性和特异性。EUS 诊断胆总管结石敏感性为 95%，特异性为 98%，准确度为 96%，而且 EUS 能发现胆道中直径<5mm 的结石。

（十三）　ERCP

ERCP 是了解有无胰胆管梗阻最有效的方法，同时又是解除胆管梗阻治疗急性胆源性胰腺炎的有效治疗手段。

六、急性胆源性胰腺炎诊断标准

诊断 ABP 应符合以下条件：①无暴饮暴食及酗酒史；②胆石症病史或目前有胆道感染症状（腹痛、发热等）；③血尿淀粉酶短期明显升高；④ALT、ALP 及胆红素均升高；⑤腹部彩超、CT、磁共振或 EUS 提示有胆道疾病和胰腺炎表现（图 33-1）。

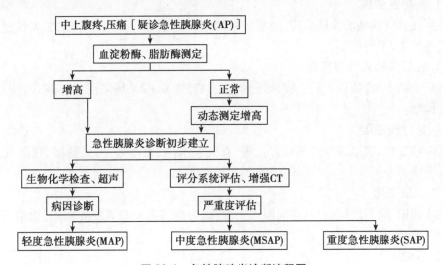

图 33-1　急性胰腺炎诊断流程图

七、急性胰腺炎的临床分类

（一）　轻度 AP（mild acute pancreatitis，MAP）

具备急性胰腺炎的临床表现及生化改变，而无器官功能障碍或局部并发症，对液体补充治疗反应好。Ranson 评分<3 分，或 APACHE-Ⅱ评分<8 分，或 CT 分级为 A、B、C。

（二）　中度 AP（moderately severe acute pancreatitis，MSAP）

介于轻度及重度之间，器官功能障碍在 48 小时内恢复。

（三）　重度 AP（severe acute pancreatitis，SAP）

具备急性胰腺炎的临床表现及生化改变，具有下列之一者：局部并发症（胰腺坏死、假性囊肿、胰腺脓肿）；器官功能衰竭；Ranson 评分≥3 分，或 APACHE-Ⅱ评分≥8 分，或 CT 分级为 D、E 级。

八、急性胰腺炎危重程度评估

急性胰腺炎患者严重程度的评估对病情分类及后续处理至关重要。1992 年亚特兰大标准制定了评分方法并付诸实施，包括 APACHE-Ⅱ评分系统、Ranson 评分系统及 CT 评分系统。在过去 20 年，随着对疾病病理和生理发展过程的认识以及治疗方法的改善，1992 年制定的亚特兰大标准备受争议。这些评分系统缺少对短时间器官衰竭或长时间器官衰竭的区分，而且过于繁琐，完成评分需要 48 小时搜集大量临床资料，评估结果也并不能对急性胰腺炎给出广为接受的阳性及阴性预测值。急性胰腺炎严重程度床边指数（BISAP）是一项新近提出并经过广泛验证，用于急性胰腺炎患者入院最初 24 小时病情评估的系统。这项五因素评分系统针对入院时或入院 24 小时以内的患者，每出现以下的一项临床表现则赋予 1 分的分值：BUN>25mg/dl、意识模糊、全身炎症反应综合征（SIRS）、年龄大于 60 岁及胸腔积液。评分总分大于及等于 3 分的患者，其病死率及出现严重并发症的风险增加。

九、鉴别诊断

急性胰腺炎应与下列疾病鉴别。

（一）消化性溃疡

急性穿孔有较典型的溃疡病史，腹痛突然加剧，腹肌紧张，肝浊音界消失，X 线透视见膈下有游离气体等，可资鉴别。

（二）胆石症和急性胆囊炎

常有胆绞痛史，疼痛位于右上腹，常放射到右肩部，Murphy 征阳性，腹部彩超及 CT 等检查可明确诊断。

（三）急性肠梗阻

腹痛为阵发性，腹胀，呕吐，肠鸣音亢进，有气过水声，无排气，可见肠型，腹部 X 线检查可见气液平面。

（四）心肌梗死

有冠心病史，突然发病，有时疼痛限于上腹部，心电图显示心肌梗死图像，血清心肌酶升高，血尿淀粉酶正常。

（五）其他

须与急性阑尾炎、夹层动脉瘤破裂及肠系膜血管性疾病等鉴别。

十、急性胆源性胰腺炎治疗

具体见图 33-2。

（一）内科治疗

1. 防治休克改善微循环　应积极补充液体、电解质，以维持循环的稳定和水电解质平衡。对于重症急性胰腺炎，应给予强有力的液体复苏治疗，并密切观察生命体征、监测血细胞比容及 BUN 等指标。

2. 抑制胰腺分泌及胰酶活性　①质子泵抑制剂；②生长抑素类药物；③抑肽酶；④禁食和胃肠减压。

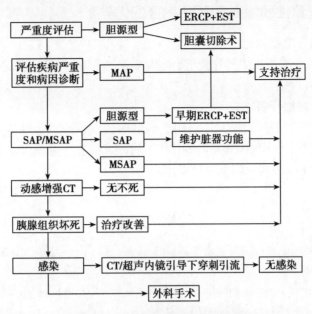

图 33-2 急性胰腺炎临床处理流程图

3. 解痉止痛 应定时给予止痛剂,双氯芬酸钠栓、盐酸哌替啶等。不宜用吗啡,以免引起 Oddi 括约肌痉挛。

4. 营养支持 急性重症胰腺炎时,机体的分解代谢增高、炎性渗出、长期禁食、高热等,患者处于负氮平衡及低血蛋白症状态,故需营养支持。肠鸣音存在的患者推荐尽早通过鼻胃管或鼻空肠管实施肠内营养。

5. 抗生素的应用 急性胆源性胰腺炎患者应使用抗生素,首选碳青霉烯类、氟喹诺酮类及头孢三代以上的抗生素,根据药敏结果及时调整。

6. 腹膜腔灌洗 对腹腔内有大量渗出者,可做腹腔灌洗,使腹腔内含有大量胰酶和毒素物质的液体稀释并排出体外。

7. 加强监护

8. 间接降温疗法

(二) 内镜治疗时机

1. 胆源性 MSAP 及 SAP 发病的 48~72 小时内为最佳 ERCP 时机(有条件及病情允许的患者入院行急诊 ERCP)。

2. MAP 合并有胆管炎、黄疸、胆总管扩张 也应在 48~72 小时内行 ERCP。

3. 胆源性 MAP 无明显胆管梗阻的表现 可在住院期间行 ERCP,治疗过程中病情恶化的应尽早行 ERCP 治疗。

(三) 手术治疗

对于胆囊结石或者胆总管结石无法内镜治疗的患者,在积极对症、支持疗法的基础上,待患者的急性症状缓解后再采取延期手术。但对于经使用各种支持疗法、内镜治疗后病情仍呈进行性恶化者,胰腺及周围脓肿、感染严重者,应及时手术治疗。手术方式应根据胆道病变的不同而选择。对于胰腺本身的处理,可采用胰腺引流、胰腺切除等术式。

十一、急性胆源性胰腺炎 ERCP 治疗的优势

（一）与内科保守治疗相比

早期行 ERCP 治疗能更快缓解病情、降低并发症发生率、降低病死率,缩短患者住院时间及降低医疗费用。

（二）与外科手术治疗相比

ERCP 创伤小、患者的耐受性更好,适用于很多病情危重不适合外科手术的患者。急诊 ERCP 可先放置引流管,手术时间很短。ERCP 术后并发症发生率低、患者恢复快,最终可降低病死率、缩短患者住院时间及降低医疗费用。

（廖宇圣　赵秋）

参 考 文 献

1. Anderloni A,Repici A. Role and timing of endoscopy in acute biliary pancreatitis. World J Gastroenterol,2015, 21(40):11205-11208.

2. Yokoe M,Takada T,et al. Japanese guidelines for the management of acute pancreatitis:Japanese Guidelines 2015. J Hepatobiliary Pancreat Sci,2015,22(6):405-432.

3. Cucher D,Kulvatunyou N,et al. Gallstone pancreatitis:a review. Surg Clin North Am. 2014,94(2):257-280.

4. Nguyen GC,Rosenberg M,Chong RY,et al. Early cholecystectomy and ERCP are associated with reduced read-missions for acute biliary pancreatitis:a nationwide,population-based study. Gastrointest Endosc,2012,75(1): 47-55.

第三十四章

高脂血症性胰腺炎

血脂升高可分为胆固醇(total cholesterol,TC)升高和三酰甘油(triglyceride,TG)升高,其中 TG 与急性胰腺炎(acute pancreatitis,AP)发生关系密切,故高脂血症胰腺炎(hyperlipidemic pancreatitis,HLP)又称之为高三酰甘油性胰腺炎(hypertriglyceridemic pancreatitis,HTGP)。高脂血症胰腺炎是一种由于血脂增高而导致的胰腺炎症反应,可以累及胰周组织,也可以波及全身其他脏器。随着国人生活水平的提高和饮食结构的变化,高脂血症胰腺炎已经成为仅次于胆源性胰腺炎和酒精性胰腺炎的第三大病因,而且依然呈现上升趋势,占 1.3%~12.3%,相信不久的将来就会取代酒精成为胰腺炎的第二大病因,严重危害国人的身体健康。

在所有的急性胰腺炎中,约 50% 的血脂水平高于正常,血脂增高既是急性胰腺炎的病因,又是急性胰腺炎的常见并发症,两者互为因果,形成恶性循环,因此高脂血症和急性胰腺炎的关系受到越来越多的关注。最新研究表明高脂血症胰腺炎更易发生持续性的全身炎症反应和脏器功能衰竭,了解高脂血症性胰腺炎发病机制、临床特点及治疗,对于治疗和预防高脂血症胰腺炎的发生具有十分重要的意义。

一、与高脂血症胰腺炎相关的病因和危险因素

(一) 高脂血症的定义

高脂血症通常是指血浆总胆固醇(TC)和(或)TG 含量超出正常生理值,即 TC>5.18mmol/L 或 TG>1.7mmol/L。与胰腺炎密切相关的是三酰甘油,血液中 TG 主要以乳糜微粒(CM)和极低密度脂蛋白(VLDL)的形式存在,并与载脂蛋白 C-Ⅱ结合后在脂蛋白脂酶(lipoprotein lipase,LPL)的参与下进行脂质代谢。高三酰甘油血症(HTG)是指在空腹状态下,血浆中 TG 水平>1.7mmol/L。由于所采用的测试方法不同,可能有一些差异。根据血 TG 水平可分为:轻度 1.7~2.2mmol/L,中度 2.3~11.2mmol/L,重度 11.3~22.4mmol/L,极重度>22.4mmol/L。

(二) 高脂血症的分型

高脂血症根据根据脂蛋白电泳实验可分为 Ⅰ、Ⅱ、Ⅲ、Ⅳ、Ⅴ五型:

1. **Ⅰ型高脂蛋白血症**　主要由血浆中乳糜微粒浓度增加所致。将血浆置于 4℃冰箱中过夜,见血浆外观呈乳糜样,下层澄清。测定血脂主要为三酰甘油升高,胆固醇水平正常或轻度增加,此型在临床上较为罕见。

2. **Ⅱ型高脂蛋白血症**　又分为Ⅱa 型和Ⅱb 型。①Ⅱa 型高脂蛋白血症:血浆中 LDL 水平单纯性增加。血浆外观澄清或轻微混浊。测定血脂仅有单纯性胆固醇水平升高,而三

酰甘油水平则正常,此型临床常见。②Ⅱb型高脂蛋白血症:血浆中VLDL和LDL水平增加。血浆外观澄清或轻微混浊。测定血脂见胆固醇和三酰甘油均增加,此型临床相当常见。

3. Ⅲ型高脂蛋白血症　又称为异常β-脂蛋白血症,主要是血浆中乳糜微粒残粒和VLDL残粒水平增加,其血浆外观混浊,常可见一模糊的乳糜样顶层。血浆中胆固醇和三酰甘油浓度均明显增加,且两者升高的程度大致相当。此型在临床上很少见。

4. Ⅳ型高脂蛋白血症　血浆VLDL增加,血浆外观可以澄清也可以混浊,主要视血浆三酰甘油升高的程度而定,一般无乳糜样顶层,血浆三酰甘油明显升高,胆固醇水平可正常或偏高。

5. Ⅴ型高脂蛋白血症　血浆中乳糜微粒和VLDL水平均升高,血浆外观有乳糜样顶层,下层混浊,血浆三酰甘油和胆固醇均升高,以三酰甘油升高为主。

临床上Ⅰ型、Ⅳ和Ⅴ型高脂血症诱发的AP最为多见,Ⅰ和Ⅴ型患者可直接引发急性胰腺炎,而Ⅳ型患者常通过升高的血TG在诱因的作用下诱发急性胰腺炎。

(三)高脂血症的病因

1. 原发性高脂血症　相对较少见,该类患者血TG基础水平多明显升高,在缺乏诱因时即可引发急性胰腺炎。这些患者通常存在相关基因异常,家族性乳糜微粒血症是一种由常染色体隐性遗传性疾病引起的脂蛋白脂肪酶缺乏和(或)载脂蛋白缺乏的疾病,婴儿期即出现乳糜微粒血症,儿童期即发生急性胰腺炎。家族性混合型高脂血症和家族性高三酰甘油血症是常染色体显性遗传疾病,多在成年发病。

2. 继发性高脂血症　此类患者血TG基础水平多为轻中度升高,在各种诱因下血TG水平可急剧升高,从而引发急性胰腺炎。其中主要的高危因素有以下几种:

(1)糖尿病:糖尿病是高脂血症胰腺炎最常见的诱发因素。1型糖尿病患者胰岛素的缺乏导致脂肪酶分解三酰甘油为脂肪酸的能力下降,使血脂三酰甘油水平上升。2型糖尿病由于胰岛素抵抗使过剩的脂肪酸运回肝脏,肝脏VLDL合成增加,载脂蛋白B合成减少。

(2)酗酒:适度少量饮酒引起的HTG无临床意义,而长期大量饮酒引起的HTG有显著的意义。酗酒对HTG的致病机制尚未明确,可能是酒精与自由脂肪酸氧化的竞争作用,使自由脂肪酸过剩而合成TG复合物。有部分学者认为,酒精本身不会引起HTG,而是通过改变高脂血症的潜在基础基因而引起HTG。

(3)雌激素:雌激素通过在肝脏中激发VLDL的合成而提高HTG水平。这种情况常出现在口服雌激素代替治疗、口服避孕药和妊娠期间。而皮下注射雌激素可绕过肝脏,不引起TG升高。

(4)药物:蛋白酶抑制剂、静脉注射异丙酚、肠外营养的脂肪乳剂等药物。

(5)其他:甲状腺功能低下、慢性肾功能不全等代谢性疾病引起HTG和HTGP也有个例报道。

二、发病机制

(一)游离脂肪酸

三酰甘油在脂肪酶的作用下分解出游离脂肪酸(free fatty acids,FFA),游离脂肪酸不溶于水,被血浆白蛋白结合,并运送至全身各个组织利用,但在高三酰甘油血症的情况下,经过代谢生成的游离脂肪酸远远地超过了白蛋白的结合能力,导致体内大量游离脂肪酸过剩堆积,这就为急性胰腺炎的发病提供了物质基础。高浓度的游离脂肪酸刺激独立的胰腺腺泡细胞,不仅引起胰酶释放增加,而且还导致胰腺腺泡细胞的损伤,血脂水平和胰腺腺泡细胞的损伤呈正相关,游离脂肪酸可以明显加重坏死性胰腺炎的进程。相关的基础及临床研究均表明了游离脂肪酸和急性胰腺炎之间密切的关系。游离脂肪酸激发急性胰腺炎的可能机制与以下因素有关:①游离脂肪酸为脂溶性物质,可以直接透过细胞膜产生对胰腺腺泡细胞及毛细血管内皮细胞的急性损伤;②启动瀑布式炎症级联反应,产生大量炎性细胞因子如肿瘤坏死因子(TNF)、白细胞介素 6(IL-6)等细胞因子引起胰腺损伤;③游离脂肪酸可以介导胰腺腺泡上皮细胞细胞膜的脂质过氧化而破坏细胞膜,而细胞膜一旦被破坏,其生理功能立即改变甚至丧失而导致胰腺损伤。

(二)胰腺微循环障碍

近年来,胰腺微循环障碍在 AP 的发病及病程进展中的作用已成共识。从解剖学角度分析,胰腺小叶内中央动脉是唯一供应胰腺腺叶的动脉,缺乏交通支,一旦供血动脉因各种因素导致循环障碍,就可诱发相应部位的 AP 发生。高三酰甘油和游离脂肪酸不仅增加了血液的黏稠度,而且还可以激活血小板,同时引起机体缩血管物质血栓素(TXA_2)生成增加,而扩血管物质前列腺素 I_2(PGI_2)减少,三者共同作用的结果使得血流减慢、血管收缩,微血栓形成,最终导致胰腺微循环障碍,进一步加重了胰腺的损伤。在正常情况下胰蛋白酶原在腺泡上皮细胞内粗面内质网合成并浓缩后释放入胰管。但在胰腺炎的病理生理状态下,胰蛋白酶原的释放受阻,在溶酶体水解酶的作用下导致腺泡内激活,引起自身消化作用。在高游离脂肪酸血症中,腺泡细胞 pH 下降形成酸性环境,这种酸性环境有利于胰蛋白酶原的激活,从而进一步加重胰腺的病理损害。

(三)钙离子超载

一系列的基础研究表明,在大鼠胰管内注入过多的氯化钙可引起胰腺组织的充血水肿和坏死,而通过阻断钙通道可以减轻雨蛙素所致的胰腺损伤。通过这些研究可以推测,钙离子超载在急性胰腺炎的发病中起着重要的作用,这些作用是通过胰酶过度活化、氧自由基和炎性细胞因子的释放来实现的。

高脂血症可引起细胞膜和细胞器膜的脂质过氧化,从而导致膜受体介导的钙通道信号传导途径出现异常引起细胞内钙离子浓度升高,钙离子增高即可通过上述途径开启急性胰腺炎的病理过程。高浓度的 TG 无法立即影响钙离子浓度,只有 TG 被水解为脂肪酸之后,且不饱和脂肪酸比例偏高时,胰腺腺泡细胞才会受损引发 AP。在腺泡细胞实验中加入不饱和脂肪酸(油酸)和 CCK 同样可使细胞质内钙离子浓度快速增高;高浓度的不饱和脂肪酸(如亚麻油酸、棕榈油酸等)可剂量依赖性地增加细胞质中的钙离子浓度,而低浓度不饱和脂肪酸和高浓度饱和脂肪酸均不能引起钙离子浓度的变化。

(四)氧化应激

HTG 与氧化应激密切相关已得到广泛认可。高脂饲养大鼠的胰腺组织中丙二醛(MDA)含量较正常饮食组增高 332.46%,超氧化物歧化酶(SOD)的活性则下降 59.82%,说明 HTG 导致胰腺组织氧化产物蓄积,而清除氧自由基的能力下降。高脂饮食基础上诱导大鼠急性胰腺炎,高脂血症降低了胰腺组织 SOD、谷胱甘肽过氧化物酶(GSH-Px)等内源性氧自由基清除物质的活性,同时增加了过氧化氢酶(catalase)和诱导型氮氧化物合酶(iNOS)的活性,从而导致胰腺组织氧自由基增加最终导致胰腺损伤。Pereda 等的实验发现肥胖大鼠血浆 GSH 下降和 MDA 增高,还观察到蛋白磷酸酶 PPl/PP2A 下降,由于 PP1/PP2A 是被过度氧化过激反应灭活的,肥胖大鼠胰腺 PP1/PP2A 的表达下降可能是 HLAP 与氧化应激密切相关的证据。

（五）基因异常

近年来，随着分子生物学的快速发展，为人们从基因水平来认识高脂血症性胰腺炎的发病机制提供了理论依据和技术支持。家族性脂蛋白脂酶（LPL）缺乏症是一种罕见的先天性代谢异常，是由 LPL 基因突变引起的，LPL 基因突变可使三酰甘油升高并产生无功能的酶，这种持续存在的高水平的三酰甘油意味着患者有频繁发生胰腺炎的危险。Pruneta-Deloche 等从 1 例血脂异常但无家族史的患者中发现 LPL 基因突变型 S172fsX179 和抗人 LPL 的抗体，该抗体可部分抑制野生型 LPL 活性，由于通过免疫治疗可改善这种高脂血症，由此推测慢性的高血脂可能由这种独特的遗传缺陷和自身免疫性疾病引起。Chang 等通过研究发现 LPL 突变最常见的基因是 *S447X*，*S447X* 突变的高脂血症患者有 77.8% 的概率罹患高脂血症性胰腺炎。也有研究发现，孕期 HLP 患者存在纯合子的脂蛋白脂肪酶基因突变。另有研究指出，囊性纤维化跨膜通道调节因子（CFTR）突变和 TNF 启动子多态性均与高脂血症性胰腺炎的发生有关，*CFTR* 基因突变使得患者更易发作高脂血症性胰腺炎。此外还有研究证实，高脂血症性胰腺炎的发生由多基因、多因素参与。

三、临床特点

高脂血症胰腺炎与其他病因所致的胰腺炎临床特点大致相同，其自身会有一些相对特异性的临床特点。

（一）腹痛

90% 以上的高脂血症胰腺炎的患者突出的临床表现是腹痛，这种腹痛往往表现为忽然发作的剧烈腹痛，位于上腹部或左上腹部，少数患者可以位于全腹部，疼痛可以向腰背部放射，弯腰抱膝可能会缓解。约 5% 的患者可能无腹痛，表现为突发休克或昏迷，甚至猝死，多见于年老体弱患者，预后极差。

（二）恶心和呕吐

80% 的患者出现恶心呕吐，呕吐可频繁发作或持续数小时，呕吐物可为胃内容物、胆汁或咖啡样液体，呕吐后腹痛无缓解。呕吐可能为炎症累及胃壁所致，也可由胃肠道胀气、麻痹性肠梗阻或腹膜炎症引起。

（三）血糖异常和酮症酸中毒

AP 时由于应激状态下多种激素的分泌异常，胰高血糖素释放增加，而胰岛素绝对或相对不足，往往导致血糖升高；而对于合并糖尿病的患者，应激情况下炎症刺激出现多种激素的分泌紊乱，往往导致脂肪代谢异常，容易合并酮症酸中毒；而酮症酸中毒时高 TG 血症的发生，又可通过微循环障碍等一系列机制加重胰腺损伤，导致胰腺炎的发生。AP 和糖尿病酮症酸中毒两者常互为因果，从而形成恶性循环，加重病情。

（四）多脏器功能衰竭

血脂水平和胰腺炎严重程度是否存在相关性目前存在争议。有学者认为高脂血症胰腺炎有重症化的趋势，高脂血症常使血液黏稠度升高导致机体重要脏器微循环障碍，加之胰腺周围脂肪组织坏死产生大量的有毒物质，早期即可出现心衰及肺脏、肾脏功能障碍。但也有学者认为，血脂水平与胰腺炎的严重程度无关。

（五）体征

根据病情的轻重，患者会有不同的体征。对于轻症患者，可出现坐立不安、发热和上腹部压痛,肠鸣音减弱或消失;重症患者表现为全腹部压痛,肠鸣音减弱或消失,并可出现黄疸、血流动力学改变、休克、呼吸窘迫;少数患者可以出现 Grey Turner 征和 Cullen 征,这两个体征是重症胰腺炎的标志性体征,后期可出现腹膜后血肿和胰周液体积聚。

(六) 高脂血症相关性症状

当 TG 大于 22.6mmol/dl 时,患者可出现乳糜微粒血症综合征,表现为皮肤黄瘤、脂血、视网膜脂质征。皮肤黄瘤多出现于四肢、背部和臀部皮肤的表面,表现为直径 2~5mm 的黄色小结节,基底部可见红色斑疹(图 34-1A、图 34-1D)。脂血是指血管抽出的血液静置后出现分层,顶层出血乳糜样或澄清的液体(图 34-1B)。视网膜脂质征表现为视网膜静脉血管外观呈乳白色,但视野不受影响(图 34-1C)。长期的高脂血症患者可以在手掌出现沿掌纹分布的黄色色素沉积,称之为掌纹黄色瘤(图 34-1E)。

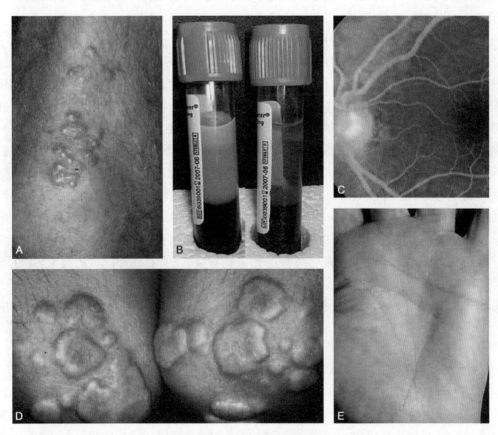

图 34-1　高脂血症相关性症状

四、诊断与鉴别诊断

(一) 高脂血症胰腺炎的诊断

高脂血症胰腺炎的诊断主要集中在两个方面,一方面是胰腺炎的诊断,另一方面是病因的诊断。

1. 胰腺炎的诊断　根据 2012 年亚特兰大标准,急性胰腺炎的诊断标准为:①典型腹痛;②淀粉酶增高 3 倍以上;③影像学改变。三点符合两点即可作出胰腺炎作出诊断。值得一提的是由于高脂血症患者中体内存在淀粉酶活性抑制物质,所以约50%的高脂血症胰腺炎患者血清胰酶(包括淀粉酶和脂肪酶)仅表现为轻度升高甚至正常,所以临床不可以因血淀粉酶增高没有达到3倍以上而排除急性高脂血症胰腺炎的诊断。高脂血症胰腺炎的临床表现和体征与其他原因胰腺炎并无差别,既往高脂血症、糖尿病、暴饮暴食、大量饮酒及家族性高血脂病史可以给我们提供临床思路,但确诊依赖于血脂检查。急性胰腺炎的诊断一经确定,需立刻根据亚特兰大标准对病情轻重作出分级。

2. **病因诊断**　三酰甘油>11.3mmol/L 或三酰甘油 5.65~11.3mmol/L 且血清呈乳糜状,排除其他病因所致胰腺炎者可诊断为高脂血症性胰腺炎,有人认为三酰甘油 22.4mmol/L 即刻可得出高脂血症胰腺炎的诊断。对于血脂高于参考范围,但血清又不呈乳糜状者则只能称作伴高三酰甘油胰腺炎或是胰腺炎的应激作用导致三酰甘油一过性升高。因禁食后血清 TG 会迅速减少,故应在患者急性胰腺炎发作腹痛后 24 小时内检测血清 TG。

(二) 高脂血症胰腺炎的鉴别诊断

1. **糖尿病酮症酸中毒**　糖尿病患者尤其是 1 型糖尿病由于胰岛素的严重不足引起糖代谢紊乱加重,并导致脂肪的过快分解,体内血清酮体大量增加,从而诱发代谢性酸中毒。部分患者由于大量游离脂肪酸向肝脏转运,促进肝脏输出的极低密度脂蛋白增加,加上外周组织脂蛋白脂酶活动受到抑制,可导致了严重的高三酰甘油血症。糖尿病酮症酸中毒与急性高脂血症胰腺炎临床有很多相似之处均表现为发病急,临床症状相似,血糖均增高,血脂升高,淀粉酶轻度增高。糖尿病酮症酸中毒诊断并不困难,临床对于急腹症患者应想到糖尿病酮症酸中毒,并做相应检查,如血糖>13.9mmol/L、血酮体>3.0mmol/L 或尿糖尿酮体阳性伴血糖增高,血 pH<7.3,HCO_3^-<18mmol/L,无论有无糖尿病病史,均可诊断糖尿病酮症酸中毒。少数糖尿病酮症酸中毒可同时合并急性胰腺炎,淀粉酶、腹部 CT 检查可帮助诊断。

2. **淀粉酶轻度升高的急腹症**　各种消化道脏器穿孔、胆石症和急性胆囊炎、急性肠梗阻、肠系膜血管栓塞、脾栓塞、脾破裂、高位阑尾穿孔、肾绞痛、异位妊娠破裂,以及起病于腹腔以外脏器的急腹症如心绞痛、心肌梗死、肺栓塞等疾病均可引起淀粉酶升高,应做相应检查予以鉴别。

五、治疗

高脂血症胰腺炎的诊断一旦成立,应立刻根据其病情严重程度将其分为 MAP、MSAP 和 SAP,并给予相应的治疗。HTGP 的治疗包括常规治疗和特异性治疗。其中常规 AP 与其他病因所致胰腺炎的治疗原则一致,治疗包括:监护、禁食和胃肠减压、液体复苏、脏器功能维护、营养支持、维持水电解质酸碱平衡、抑酸及抑制胰液分泌。需要指出的是,营养支持中应该严格限制脂肪乳剂的输注,否则会使血浆 TG 水平进一步升高,加重胰腺病理进展。对于高脂血症胰腺炎如果没合并感染,无需抗感染治疗。这里主要讨论高脂血症胰腺炎的特异性治疗。高脂血症胰腺炎的特异性治疗的关键是迅速去除引起高脂血症的原发性和继发性因素,将血清三酰甘油降至 5.65mmol/L 以下,主要有以下几种方法:

(一) 血浆置换(plasma exchange,PE)

血浆置换是目前最快速最有效地去除高血脂的方法。血浆置换是将患者的血液在体外分离,弃去血浆后,再将细胞成分和置换液(与弃去血浆等量)重新回输体内,能快速地清除

TG、乳糜微粒、炎性反应因子,阻断炎性反应介质的释放,使促炎及抗炎细胞因子重新达到平衡,有利于阻止胰腺炎的进程,缓解 SRIS,改善重要器官的功能并缩短病程。由此可见血浆置换不仅迅速降低血脂,消除病因,而且对胰腺炎本身还有治疗作用,所以 PE 对 HLGP 的治疗是一种比较安全、有效的措施,能明显提高常规治疗的临床效果,改善预后,适用于肝素及降血脂药物治疗效果不佳的患者。血浆置换的不足之处是需要大量的血浆和特殊仪器,而且不能持续清除炎症介质。

(二) 血液灌流(hemoperfusion,HP)

血液灌流是指将患者血液引入装有固态吸附剂的灌流器中,以清除某些外源性或内源性毒素,并将净化了的血液输回体内的一种治疗方法。作为一种体外血液净化技术,血液灌流早在 20 世纪 60 年代就随着其他物理化学方法产生,最常用的吸附材料是活性炭和树脂。多年来,血液灌流一直只应用于急性中毒的治疗,近年来,血液灌流开始应用于 HLP 的患者。据报道,高脂血症患者进行血液灌流可降低血清 TG、TC 和 LDL-C 浓度,其中血清 TG 下降的幅度尤为明显,提示血液灌流可有效清除脂质,且不良反应小,费用低廉,患者易于接受,有利于临床的推广使用。

(三) 持续血液滤过(CVVH)

CVVH 是目前常用的血液净化模式。通过模仿肾小球滤过的功能,通过对流转运方式清除机体内的毒素、胰酶、炎症递质、细胞因子等。该法对循环影响小,滤过效率高,能迅速降低胰酶水平,减少或减轻 SIRS,继而阻断 MODS 的发生,减少 SAP 的病死率。CVVH 还能维持内环境的稳定,纠正代谢性酸中毒,维持电解质正常,减轻肺组织损害程度,减少肺毛细血管渗漏,阻断急性发作期发展至全身感染期的病理生理过程,从而能够有效防止急性呼吸窘迫综合征的发生和恶化,适合于 MSAP 和 SAP 的患者。CVVH 强调早期应用,尤其是对于内环境紊乱及 ARDS、肾功能损害的患者,更应尽早应用。

(四) 持续血液滤过(CVVH)联合血浆置换(PE)

虽然利用 CVVH 时滤过膜的吸附作用有一定的降低血脂水平,但由于 CVVH 滤器膜面积非常有限,限制其对血脂的清除效果,同时三酰甘油会阻塞滤器中空纤维导致炎症分子、介质的清除效率下降,因此将 CVVH 与其他血液净化疗法(血浆置换或血液灌注)联合使用才是对高脂血症性胰腺炎真正有效的治疗方法。首先通过血浆置换使血液中三酰甘油水平显著下降,有效去除了胰腺炎的病因,同时由于降低了血中三酰甘油,使得随后进行的 CV-VH 更能有效的持续清除炎症分子和炎性介质,阻断全身炎症的进一步发展,从而迅速达到稳定内环境,改善预后的作用,如果没条件开展血浆置换,可以先行血液灌流再行 CVVH,该治疗方法是高脂血症性 MSAP 和 SAP 的首选治疗。

(五) 低分子肝素和(或)胰岛素治疗

低分子肝素和胰岛素两种药物联合或单独使用均能有效降低 TG。胰岛素可以激活脂蛋白酶活性,分解 TG 和乳糜微粒,进而降低血清 TG 浓度。胰岛素治疗不仅可用于糖尿病患者,也可用于非糖尿病患者。因为胰腺炎的应激反应,患者血糖往往处于较高水平,应使用胰岛素使血糖降至低于 11.1mmol/L。低分子肝素与普通肝素相比具有抗血栓形成能力强、出血危险性小、半衰期短等优点。能和血管内皮细胞结合,具有保护血管内皮细胞,维持内皮细胞的完整,促使内皮细胞释放组织纤溶酶原激活物,抑制血栓素的活化,发挥纤溶和抗血栓作用,改善胰腺微循环。肝素还可以增加脂肪酶含量,从而加速脂肪水解,降低血脂水平。近年来有研究发现,低分子肝素还可能通过抑制 NF-κB 的活性,从而诱导胰腺腺泡细胞凋亡,减轻胰腺炎症程度。应用低分子肝素治疗 HLP,患者的血、尿淀粉酶恢复至正常及腹痛消失时间、住院天数均明显优于对照组。在患者没有应用肝素禁忌证的情况下,建议早期应用,控制病情进展。

(六) 药物降脂治疗

在 HLP 确诊之后,应在患者能耐受的情况下尽早实施规范化降脂药物方案。非诺贝特、二甲苯氧庚酸、烟酸、ω-3 脂肪酸是常用药物,以口服或营养途径给予。贝特类药物常作为首选,能提高高密度脂蛋白水平。当有低密度脂蛋白水平升高时应选用他汀类药物。Kevin 对 627 例空腹血清 TG 水平处于 2.26~5.65mmol/L 患者的进行双盲对照研究,认为 ω-3 脂肪酸耐受性良好,而且降低了非高密度脂蛋白和 TG 水平,对于服用他汀类药物控制 TG 持续升高的病例给予 ω-3 脂肪酸(2~4g/d)后收到了良好效果。鉴于长期应用降脂类药物引起的肝肾功能、肌肉损害及停药后血脂反跳等问题,国内学者也探索中医药方法,但缺乏可靠的疗效报告。

(七) 前列地尔

前列地尔可抑制血管平滑肌细胞的游离钙离子,抑制血管交感神经末梢释放去甲肾上腺素,使血管平滑肌舒张,它可保持体内 PGI_2 低 TXA_2,抑制 TXA_2 释放,抑制血小板聚集,防止血栓形成,改善胰腺微循环。此外前列地尔还可以防止胰腺各种消化酶的释放,防止胃酸刺激胰腺外分泌。前列地尔还能直接抑制胰腺外分泌,阻断胰腺的病理过程。

(八) 中医中药

采用辨证施治的中医药治疗是被实践证实了的治疗急性胰腺炎的有效手段,根据急性胰腺炎病程分期,采用相应的中西医结合治疗方法。急性反应期以通里攻下理气开郁、活血化瘀、益气救阴为主要治则,可给予大柴胡汤合大陷胸汤加减;全身感染期以清热解毒、活血化瘀辅以通里攻下、益气营血为主要治则,可给予清胰汤或清胰承气汤加减;恢复期以补气养血、活血化瘀、健脾和胃为主要治则。HLP 患者多属肥胖体型,患病早期即可出现腹压升高、膈肌抬高,易诱发成人呼吸窘迫综合征。临床治疗中多采用中医中药疗法,如:中药胃注、灌肠,新斯的明足三里穴位封闭以及针灸治疗以协助消除腹腔内水肿及改善肠道功能,促进排气、排便而达到降低腹压,减少肠源性感染,缓解 HLP 症状。静脉滴注丹参、川芎嗪类药物以改善胰腺微循环障碍。

(九) 基因治疗

HLP 的基因治疗越来越受到重视,Gaudet 等通过基因治疗 14 位存在 LPL(S447X)基因突变的家族性高乳糜微粒血症(FCS)患者,3~12 周以后,50% 的患者血浆 TG 浓度下降 40%,从而降低了 AP 的风险。用于 FCS 治疗的基因药物 Glybera 已得到欧盟委员会的批准上市,Glybera 作为首个基因治疗药物具有里程碑的意义。

总之,HLP 的发生是多因素参与、多种机制共同作用的结果,明确的发病机制仍在研究中,希望能够发现参与 HLP 发生的确切的信号转导通路,从而针对某些靶分子治疗以阻断高脂血症对胰腺的损伤。鉴于 HLP 的病因,HLP 发病率仍将持续升高。HLP 相较 NHLP 具有其特殊性,治疗上应快速降低血 TG,血液净化治疗效果显著,基因治疗可能是未来的方向。

六、预防

HLP 的预防应注重长期控制 TG 值,从根本上解决高脂血症状况,预防其复发,包括:禁酒,避免暴饮暴食,口服降脂药物。有研究显示,苯扎贝特联合藻酸双酯钠预防 HLP 效果显著。对于妊娠期妇女,需要整个妊娠期监测血 TG 和脂蛋白,以便早期发现,控制血脂升高。

七、展望

随着人民群众生活水平的提高,生活方式的变化,高脂血症性胰腺炎将会逐年提高,临床医师应重视高脂血症性胰腺炎的早期诊断和积极正确的治疗。由于高脂血症性胰腺炎的发病是多因素参与的极其复杂的病理生理过程,而且高脂血症诱发胰腺炎的发病机制目前仍在研究中,期待发现参与 HLP 的发生、发展的确切的信号传导通路,锁定一些关键的靶分子从而阻断高脂血症对胰腺的损伤,这些是我们未来面临的重要课题和研究方向。

HLP 治疗以降低 TG 为核心,并配合急性胰腺炎常规治疗。降血脂措施早期实施效果显著,血液滤过、血浆置换为目前常用治疗方法,预防主要在于坚持合理饮食以及特殊人群的血脂监测,避免 TG 的增高。

（刘明东　邹晓平）

参 考 文 献

1. Saligram S,Lo D,Saul M,et al. Analyses of hospital administrative data that use diagnosis codes overestimate the cases of acute pancreatitis. Clin Gastroenterol Hepatol,2012,10(7):805-811.

2. Nagayama D,Shirai K. Hyperriyceridemia induced pancreatitis. Nihon Rinsho,2013,71(9):1602-1605.

3. Basques-Padilla FJ,Vquez-Elizond G,CmnzIilez-Santiago O,et al. Hypertriglyeeridemia-induced pancreatitis and risk of persistent systemic inflammatory response syndrome. Am J Med Sci,2015,349(3):206-211.

4. Zhang XL,Li F,Zhen YM,et al. Clinical Study of 224 Patients with Hypertriglyceridemia Pancreatitis. Chin Med J (Engl),2015,128(15):2045-2049.

5. Zhang W,Zhao Y,Zeng Y,et al. Hyperlipidemic Versus normal lipid acute necrotic pancreatitis:proteomic analysis using an animal model. Pancreas,2012.41(2):311-322.

6. Gerasimenko JV,Gerasimenko OV,Petersen OH,et al. The role Of Ca^{2+} in the pathophysiology of pancreatitis. The Journal of Physiology,2014,592(pt2):269-280.

7. Petersen OH,Tepikin AV,Gerasimenko JV,et al. Fattyacids,alcohol and fatty acid ethyl esters:toxic Ca^{2+} signal Generation and pancreatitis. Cell Calcium,2009,45:634-642.

8. Pereda J,Prez S,Escobar J,et al. Obese rats exhibit high levels of fat necrosis and isoprostanes in taurocholate-induced acute pancreatitis. PLoS One,2012,7:e44383.

9. Chang YT,Chang MC,Su TC,et al. Lipoprotein lipase mutation S447X associated with pancreatic calcification and steatorrhea in hyperlipidemic pancreatitis. J Clin Gastroenterol,2009,43(6):591-596.

10. Ramirez-Bueno A,Salazar-Ramfrez C,Cota-Delgado F,et al. Plasmapheresis as treatment for pancreatitis. Eur J Intern Med,2014,25(2):160-163.

11. Syed H,Bilusic M,et al. plasmapheresis in the treatment of hypertriglyceridemia-induced pancreatitis:a com-

munity hospitals experience. J Clin Apher,2010;25(4):229-234.

12. Malmstrm ML. Harisen MB,Andersen AM,et al. Cytokines and organ failure in acute pancreatitis:inflammatory response in acutepancreathis. Pancreas,2012,41(2):271-277.

13. Gaudet D,Methot J Dery S,et al. Efficacy and long-term safety of alipogene tiparvovec（AAVl-LPLS447x）gene therapy for lipoprotein lipase deficiency:an open-label trial. Gene Therapy,2013,20(4):361-369.

第三十五章

慢性胰腺炎

慢性胰腺炎(chronic pancreatitis,CP)是指各种病因引起的胰腺组织和功能不可逆的慢性炎症性疾病,其病理特征为胰腺腺泡萎缩、破坏和间质纤维化。临床以反复发作的上腹部疼痛和(或)胰腺外、内分泌功能不全为主要表现,可伴有胰腺实质钙化、胰管扩张、胰管结石和胰腺假性囊肿形成等。

一、病因及分类

(一) 病因

慢性胰腺炎病因主要分为三类:酒精性、特发性和其他因素,后者包括烟草、遗传因素、自身免疫因素、胰管梗阻、代谢异常、胆源性因素及外伤中毒等。

酒精为发达国家慢性胰腺炎的首要病因,占全部病例44%~65%,青壮年男性患病率较高。酒精摄入量与酒精性慢性胰腺炎的发病率密切相关,乙醇及其代谢产物能直接增加脂质微粒体酶的分泌和降解,并使脂质微粒体酶和胰液混合,激活胰蛋白酶原转化为胰蛋白酶,从而引起组织损伤。另外乙醇可以刺激胰液分泌,增加胰腺对胆囊收缩素的敏感性;胰液中胰酶中蛋白质及脱落细胞在胰管内形成栓子,使胰管内压力增高,损伤胰腺细胞与组织。

部分慢性胰腺炎尚无法检出明确病因,被称为特发性慢性胰腺炎,约占全部病例10%~25%。可以分为早发型和迟发型,前者多在20岁左右发病,腹痛多见;后者腹痛较轻,多见胰腺钙化及内外分泌功能降低。

近年来发现吸烟亦能显著增加慢性胰腺炎发病的危险。另外遗传因素在慢性胰腺炎发病机制中的作用日益受到重视。其中遗传性胰腺炎中常见的突变基因为阳离子胰蛋白酶原(*PRSS1*),散发性胰腺炎中常见突变基因包括 *SPINK1* 基因和 *CFTR* 基因,除此之外 *PRSS2*、*CTRC*、*CASR* 基因也被认为同慢性胰腺炎发病相关。

(二) 分类

慢性胰腺炎的分类繁多,目前尚无统一标准:根据病因可分为慢性酒精性胰腺炎,慢性胆汁性胰腺炎,慢性钙化性胰腺炎,热带性慢性胰腺炎,特发性慢性胰腺炎等;根据发病机制可分为慢性阻塞性胰腺炎,慢性胰酶性胰腺炎,自身免疫性胰腺炎;根据临床表现可分为原发性慢性胰腺炎,慢性复发性胰腺炎等。

目前我国慢性胰腺炎诊治指南根据组织学基础将慢性胰腺炎分为:慢性钙化性胰腺炎、慢性阻塞性胰腺炎、慢性炎症性胰腺炎、自身免疫性胰腺炎。美国胰腺病协会慢性胰腺炎诊疗指南中则使用 TIGAR-O 病因分类方法和 M-ANNHEIM 分类法进行分类。

在 M-ANNHEIM 分类系统中罗列了慢性胰腺炎多种危险因素,其中每个字母代表某一类危险因素:

M:多种危险因素(Multiple risk factors)

A:饮酒(Alcohol consumption)

N:吸烟(Nicotine consumption)

N:营养因素(Nutritional factors):高热量、高脂肪、高蛋白;高脂血症

H:遗传因素(Hereditary factors):遗传性胰腺炎;家族性胰腺炎;早发型特异性胰腺炎;迟发型特异性胰腺炎;热带胰腺炎

E:胰腺导管因素(Efferent duct factors):胰腺分裂;环状胰腺和其他胰腺先天性畸形;胰管阻塞(如胰腺肿瘤);创伤后胰管瘢痕;肝胰壶腹括约肌功能障碍

I:免疫因素(Immunological factors):自身免疫性慢性胰腺炎

M:其他代谢性因素(Metabolic factors):高钙血症和甲状旁腺功能亢进;慢性肾衰竭;药物;毒素。

二、发病机制

慢性胰腺炎发病机制十分复杂,目前为止有中毒-代谢异常、氧化应激、坏死-纤维化等假说,但这些假说都不能单独解释慢性胰腺炎发病。

(一) 中毒-代谢异常假说

该假说目前认为酒精摄入与慢性胰腺炎的发生有显著相关性,一般认为酒精对胰管及胰腺细胞造成影响,刺激胰液的大量分泌。另外乙醇可通过胰腺腺泡细胞进行代谢,产生有毒代谢产物。另外有证据证明乙醇可以诱导胰腺微循环紊乱,促进胰腺损伤。现已有动物实验证实,长期嗜酒可以导致胰腺外分泌物成分改变,从而继发周围胰管阻塞。而人类慢性胰腺炎胰腺组织病理改变也支持这一假说,即酒精介导的蛋白分解酶在组织中自身激活引起胰腺腺泡细胞死亡、纤维化及瘢痕形成。

(二) 氧化应激假说

也有部分学者将急慢性胰腺炎的发展归因于肝脏氧化酶混合功能的超负荷,而其产物会对胰腺组织造成氧化损伤:肝细胞生成氧自由基分泌入胆汁中,沿胆道逆流至胰管系统,对腺泡细胞及导管细胞造成影响。

(三) 坏死-纤维化等假说

该假说认为慢性胰腺炎的发生来源于早期急性胰腺炎的反复发作,炎性病变导致胰腺纤维化、瘢痕形成及腺体结构破坏,这些也导致了导管内胰液淤滞,进而导致胰腺内蛋白质和碳酸钙结合,形成结石并造成胰腺萎缩。

此外,关于慢性胰腺炎发病机制还有结石-胰管梗阻、前哨急性胰腺炎事件(sentinel acute pancreatitis event,SAPE)理论、导管起始理论、二次打击理论等。

三、病理

慢性胰腺炎是一种持续性炎症性疾病,形态学变化主要为不可逆性的胰腺腺泡破坏、间质纤维化及不同程度的胰腺导管扩张或囊肿形成。大体病理可见胰腺表面不规则结节状,胰腺早期体积可增大,可见因纤维化所致的结节状瘢痕及囊肿。镜下可见纤维化及慢性炎症细胞浸润,纤维化组织出现在胰腺小叶之间,并有大量淋巴细胞、浆细胞及巨噬细胞聚集。

随着病变进展,纤维化波及大部分胰腺实质,并从小叶周围发展到小叶内,腺泡细胞萎缩或消失,脂肪出现灶样坏死,并出现钙盐沉积。胰实质破坏,整个胰腺萎缩、质地变硬,导管局部扩张或扭曲,形成结石或蛋白栓,部分病例有假性囊肿形成。

自身免疫性胰腺炎大体病理表现与胰腺导管癌相似,胰腺组织体积可增大、质硬、呈灰白色或黄白色,炎性病变常集中胰头部。自身免疫性胰腺炎结石与假性囊肿不常见,常引起末梢胆管的梗阻。自身免疫性胰腺炎组织学特点是大量炎细胞浸润呈领口状或袖口状围绕在大中叶导管外,小导管仅在晚期受累。炎症细胞环绕使导管出现急性炎症性改变,可导致导管上皮损伤和破坏。自身免疫性胰腺炎的炎症反应也可以累及周围组织及器官。

四、常见临床表现

(一)临床症状

1. **腹痛** 腹痛是慢性胰腺炎的常见症状。其中,酒精性慢性胰腺炎患者明显多于非酒精性慢性胰腺炎患者。多数慢性胰腺炎患者在疾病早期便出现腹痛,初为间歇性,后转为持续性腹痛,疼痛部位多位于中上腹,其次为左上腹及右上腹,可放射至背部、两肋部,可呈钝痛或隐痛或剧痛,常因饮酒、饱食、高脂肪餐及劳累后加重。疼痛剧烈时常伴恶心、呕吐、食欲缺乏和腹胀等消化不良症状。随着胰腺纤维化、钙化加重和外分泌功能的丧失,部分患者会出现腹痛缓解甚至消失。

腹痛发病机制不明,可能与胰管梗阻、狭窄所致胰管内高压引起,也有可能是胰腺本身炎症、缺血使胰腺内神经组织被破坏,胰腺周围神经丛受刺激引起。

2. **胰腺外分泌功能不全** 慢性胰腺炎后期,胰液分泌功能下降会引发患者对食物中蛋白质、脂肪、糖的消化不良。患者往往出现食欲减退、消化不良、腹胀、食欲缺乏、恶心、嗳气等表现,同时会出现大便次数增多及性状改变,甚至可见脂肪泻,常出现于重度慢性胰腺炎病程中,每天3~5次,甚至可多达10余次,粪便呈泡沫状,油光,色浅,有酸臭。脂肪泻的出现与慢性胰腺炎患者脂肪吸收不良有关。此外,部分患者由于蛋白质及脂肪消化不良会出现消瘦、营养不良、水肿等症状。并因为脂溶性维生素缺失而出现出血及皮肤干燥等症状。

3. **胰腺内分泌功能不全** 多数慢性胰腺炎患者会出现葡萄糖耐量降低,10%的患者表现为明显糖尿病症状。与其他胰岛素依赖的糖尿病相比,纤维钙化性胰性糖尿病不易发生酮症,晚期慢性胰腺炎患者不但β细胞分泌胰岛素减少,同时细胞释放糖原也同时减少,因此对外源性胰岛素极为敏感,注射后易发生低血糖,往往导致胰岛素治疗量不足,使血糖难以控制。而同时,营养不良加剧了患者的血管病变,对患者的预后造成极大影响。

4. **体重减轻** 体重减轻是慢性胰腺炎的一种常见症状,限制饮食,消化吸收障碍、合并糖尿病是引起体重减轻的主要因素。

(二)体征

多数患者仅表现腹部轻压痛,腹痛症状往往与病情严重程度不相称。10%~15%患者可无腹痛症状,主要为晚发型和自身免疫性胰腺炎患者。部分出现胰腺假性囊肿患者可于腹部扪及包块,严重时可出现胸腹水,2%患者可出现假性动脉瘤,当假性动脉瘤破裂时可出现急性大出血。部分慢性胰腺炎患者合并消化道出血可出现呕血及黑便。当肿大胰头、肿块、囊肿压迫胆总管时可出现胆汁淤积性黄疸。部分患者可出现因脂肪坏死形成的多发性皮肤结节。

五、并发症

由于胰腺在腹膜后所处的位置,慢性炎症不仅致胰管本身狭窄、扩张或结石形成,而且还可累及邻近脏器,出现多种多样的并发症。

(一) 胆道梗阻

在各种并发症中,慢性胰腺炎患者胆道梗阻较为常见,文献报道比例为 3%~46% 不等。通常为胆总管远端狭窄,多数由于胰头部硬化、瘢痕所致,少数由于囊肿压迫所致。其中,不可逆性纤维化在慢性胰腺炎中引起胆总管狭窄较假性囊肿常见。慢性胰腺炎胆总管狭窄时可出现腹痛、恶心、呕吐、黄疸、乏力等症状。尽管约半数的中度慢性胰腺炎患者有胆总管狭窄,但黄疸发生率只有 30%~50%。黄疸呈一过性或持续性。一过性黄疸多见于急性胰腺炎发作,随着胰头炎症的好转可自行消退,也可随胰腺炎反复发作而反复性出现。然而长期的胆道梗阻可导致胆管炎和胆汁性肝硬化。对于持续黄疸患者需行外科手术治疗。另有 17% 患者无明显临床症状,但会出现肝功能异常,特别是胆红素与碱性磷酸酶的升高。少数患者也会出现以胆管炎为主要表现的症状,如发热、寒战、右上腹痛甚至败血症及感染性休克。

(二) 胰腺假性囊肿

假性囊肿在慢性胰腺炎患者发生率为 20%~40% 不等。假性囊肿为胰管阻塞或狭窄引起的胰管内部压力增大,导致结缔组织反应性增厚,囊壁增厚,囊性扩张,这种囊肿常与胰管相通。因此,与主胰管相通的囊肿会因梗阻而囊壁破裂导致胰液外漏,形成胰瘘。如分泌物排入腹腔,则会形成胰源性腹水、胸水或纵隔积液。对于不能解释的腹水及左侧胸腔积液应考虑胰源性的可能,可通过测定其内的淀粉酶作出诊断。通过胃肠减压及静脉营养支持可以使胰性积液消退,如果不能自然消退,可在内镜下或外科手术行内引流。

(三) 血管并发症

慢性胰腺炎因机械性压迫及胰腺周围硬化会导致胰腺周边血管并发症。其中,脾静脉与胰腺的关系十分密切,最常见的是脾静脉阻塞、血栓形成。脾静脉与胰体尾相邻,炎症侵蚀可造成内膜损伤、血管痉挛和血流淤滞。由于胰腺周围硬化或囊肿压迫,门静脉及脾静脉阻塞,血栓形成,导致脾胃区静脉回流受阻,造成门脉高压或区域性门脉高压,后者通过胃短静脉及胃网膜左静脉形成侧支循环,出现孤立性胃底静脉曲张,可破裂出血。区域性门脉高压的临床特征主要有:①慢性上腹痛及腰背部疼痛;②脾肿大;③胃底和食管下端静脉曲张,可伴上消化道出血;④肝功能正常。外科通常采用脾切除术治疗。

(四) 十二指肠狭窄或梗阻

由于肠段被包绕炎性病灶内,引起慢性胰腺炎中邻近十二指肠狭窄或梗阻的发生率为 0.5%~13%,胰头部纤维化的结构改变是十二指肠狭窄或梗阻主要发病机制。十二指肠狭窄或梗阻导致胃排空障碍,反复出现呕吐,患者营养吸收障碍。通常这类并发症多见于慢性胰腺炎病程晚期,并且多以暂时性梗阻常见。顽固的十二指肠梗阻罕见,可能和假性囊肿压迫有关,囊肿引流可以解除梗阻。由于炎症纤维化而造成的机械性梗阻非常罕见,如果发生则需行胃空肠吻合术。

(五) 消化性溃疡

慢性胰腺炎患者出现消化性溃疡多以十二指肠溃疡为主,国内报告较少。可能由于胰腺外分泌腺萎缩,进入十二指肠的碳酸氢盐浓度降低,中和胃酸的能力下降,以及小肠抑制胃酸分泌机制的阻断或胃泌素抑制多肽减少,导致胃泌素的过多分泌,从而造成溃疡形成。可用抑酸剂治疗,若内科治疗无效,可行胃大部切除术。

(六)胰腺癌

慢性胰腺炎与胰腺癌的发生有密切关系,并且慢性胰腺炎患者的胰腺外肿瘤的发生率也比正常人群高,这与营养不良及免疫力低下有关。通常认为,长期炎症刺激胰腺可诱发胰腺癌,慢性胰腺炎可视为胰腺癌的癌前病变,从另一方面讲,胰腺癌也可以由于胰管阻塞,引流不畅引起慢性胰腺炎。在临床上,胰头癌很难和胰头部瘤样胰腺炎相鉴别,PET-CT 对于诊断慢性胰腺炎与胰腺癌有一定价值。

六、实验室及辅助检查

(一)实验室检查

1. **尿液检查** 慢性胰腺炎并发糖尿病时,尿常规可出现不同程度尿糖阳性,若造成肾脏损害可见蛋白尿,黄疸患者可出现胆红素或尿胆原变化。

2. **粪便检查** 部分慢性胰腺炎患者粪便可呈脂肪便,因此粪便显微镜检查是慢性胰腺炎诊断中最简单的检查方法,通过观察粪便中脂肪滴和未消化的肌肉纤维将有助于诊断。

3. **胰腺外分泌功能检查** 相关检查方法较多,通常可通过粪便进行脂肪定量、定性和相关酶的测定,了解胰腺外分泌功能;也可以直接测定血尿淀粉酶、血清胰蛋白酶及血清脂肪酶等来反映胰腺功能。但是在疾病处于具有临床症状的炎症活动期时,血液中胰酶含量可能不降反升。所以,血液中胰酶测定可以作为慢性胰腺炎疾病演变过程中的一种监测手段,可以通过直接或间接胰腺分泌功能检查法,测定胰液分泌量和胰酶含量的变化。常见方法有胰泌素-胰酶泌素试验及口服合成多肽-N-苯甲酰-L-酪氨酰-对氨基苯甲酸(BT-PABA)试验等。

4. **胰腺内分泌功能检查** 胰腺内分泌功能检查主要包括血糖测定和葡萄糖耐量的测定。慢性胰腺炎晚期,如胰岛 B 细胞的分泌功能受损,胰岛素分泌不足时可导致继发性糖尿病。口服葡萄糖或甲苯磺丁脲、静脉注射胰岛素后血清胰岛素不上升者,反映胰腺内胰岛素储备减少。继发于慢性胰腺炎的糖尿病现归类为ⅢC 型,诊断标准为糖化血红蛋白(HbA1c)>6.5%,空腹血糖(FBG)≥7mmol/L,其他指标包括血清胰岛素及 C 肽等。这些指标通常在患者胰腺内分泌功能损失 90%以上才出现变化。

(二)影像学检查

1. **X 线检查** 约有 80%的慢性胰腺炎患者可并发胰腺结石,在腰椎 1~3 水平的腹部平片上,胰腺实质、胰管系统内或原出血坏死区域内出现钙化斑点,多提示为慢性胰腺炎。小部分慢性胰腺炎患者由于在患急性胰腺炎时脂肪成髓样坏死,股骨、肱骨 X 线检查可见上、下肢骨质异常,可提示慢性胰腺炎。

当胰腺呈局限性或弥漫性肿大时,钡餐检查和低张力十二指肠造影检查都可有阳性发现,而后者阳性率较高,观察十二指肠降部有无黏膜破坏、变形、受压等征象,有助于本病的诊断。选择性血管造影可显示出慢性胰腺炎的病变情况,病变早期可发现胰腺呈弥漫性或向限性肿大。血管粗细不均或充盈不规则,当胰腺萎缩或硬化时血管造影可发现胰腺的供血血管显著减少的特点。

2. 超声检查 B超诊断慢性胰腺炎的敏感度为60%~70%、特异性为85%,且B超检查无放射性,无须注射造影剂,并可作动态观察,故为诊断慢性胰腺炎的首选检查方法。根据胰腺不均质、边缘不光整、内部回声增强、光点增多,可以考虑为慢性胰腺炎,如有胰管增多、扭曲及胰管结石,慢性胰腺炎诊断基本成立。

3. CT检查 CT已成为诊断胰腺疾病的重要方法。CT诊断慢性胰腺炎的敏感度为74%~90%、特异性为85%,其敏感度高低与慢性胰腺炎严重程度相关。征象为胰腺体积增大或缩小、边缘不清、密度降低、胰腺钙化影等。钙化沿胰管分布,可呈结节状、条状或不规则斑片状。此外,胰腺有低透光区提示假囊肿的存在。间接征象包括胰周筋膜增厚、腹腔内广泛粘连、胰周脂肪层改变、侵犯胰周大血管及邻近脏器、胆道梗阻性扩张等。

4. MRI和MRCP检查 MRI和CT诊断价值类似,慢性胰腺炎的MRI特征包括:胰腺萎缩或弥漫性增大,胰腺实质信号强度改变,胰腺钙化,胰管不规则扩张和假性囊肿等改变。T_1W_1上胰腺实质信号降低,用脂肪抑制技术时更明显;T_2W_1上信号变化多样;钙化表现局部无信号区;液体聚集或假性囊肿常为长T_1、长T_2异常信号,但根据囊内成分不同表现多样。MRCP的优势在于可以客观精确的评价胰管情况,其敏感性为77%~89%。它可发现位于或邻近胰腺的假性囊肿或胰管异常。

5. 内镜逆行胰胆管造影 内镜逆行胰胆管造影(ERCP)是经十二指肠镜将导管插入胰管,注入造影剂进行胰管造影。有研究报道ERCP对慢性胰腺炎检出率为91.4%。在临床应用中可以明确诊断、明确病变性质、制订相关的手术治疗方案。相比较其他诊断方法,ERCP能够在慢性胰腺炎早期发现小胰管内的组织结构和功能异常的改变,是早期发现慢性胰腺炎较敏感的影像学检查手段。慢性胰腺炎在ERCP中显示的胰管可呈扭曲、局限性狭窄或扩张、或呈串珠状改变。部分患者胰管管腔可呈囊状扩张,有时伴胰管结石钙化影。

6. 超声内镜 超声内镜检查(EUS)诊断慢性胰腺炎在临床上具有良好的应用价值。超声内镜进入胃腔内对胰腺近距离探查,优于体表超声及其他检查方法。目前较为广泛应用的为扇形扫描超声内镜,可探查胰腺实质回声及胰管,并可同时探查邻近的组织、器官,尤其对于慢性胰腺炎的早期诊断敏感度高。超声内镜无论对慢性胰腺炎或胰腺癌的诊断都可较为准确,结合细针穿刺技术(FNA)可作为两者之间的鉴别诊断的极有效方法。

7. 胰管镜 胰管镜检查可以直接观察胰管内病变,并在直视下进行胰液吸取和组织活检,进行细胞学、肿瘤标记物以及癌基因检测,对慢性胰腺炎早期诊断及胰腺癌鉴别诊断有意义,有条件的单位可开展。

(三) 组织学检查

胰腺组织活检是慢性胰腺炎诊断的确定性标准,目前主要用于临床上与胰腺癌鉴别诊断。检查方法包括EUS引导下胰腺活检,包括细针穿刺抽吸(EUS-FNA)及活检(EUS-FNB);CT或超声引导下经皮胰腺穿刺活检;通过ERCP的活检或细胞刷检;手术或腹腔镜下胰腺活检等。目前EUS-FNA/EUS-FNA因其定位准确、创伤小、并发症风险低等优势得到越来越多的应用。

七、诊断

病史和临床表现是诊断慢性胰腺炎的重要线索。当出现腹痛、腹泻、体重减轻和糖尿病等典型的四大症状后,应警惕慢性胰腺炎可能。诊断的最后确立依赖于组织学检查,此外,临床表现、影像学检查和胰腺功能检查对慢性胰腺炎的临床诊断也非常重要。

在 2015 年中华医学会发布的慢性胰腺炎诊治指南中,慢性胰腺炎的诊断条件包括:①一种及一种以上影像学检查显示慢性胰腺炎特征性形态改变;②组织病理学检查显示慢性胰腺炎特征性改变;③患者有典型上腹部疼痛,或其他疾病不能解释的腹痛,伴或不伴体重减轻;④血清或尿胰酶水平异常;⑤胰腺外分泌功能异常(表 35-1)。

表 35-1　慢性胰腺炎的诊断条件

①影像学特征性表现
　　典型表现(下列任何一项):
　　a. 胰管结石
　　b. 分布于整个胰腺的多发性钙化
　　c. ERCP 显示主胰管不规则扩张和全胰腺散在的不同程度的分支胰管不规则扩张
　　d. ERCP 显示近侧主胰管完全或部分狭窄(胰管结石、蛋白栓或炎性狭窄),伴远端主胰管和分支胰管不规则扩张
　　不典型表现(下列任何一项):
　　a. MRCP 显示主胰管不规则扩张和全胰腺散在的不同程度的分支胰管不规则扩张
　　b. ERCP 显示全胰腺散在不同程度的分支胰管扩张,或单纯主胰管不规则扩张或伴有蛋白栓
　　c. CT 显示主胰管全程不规则扩张伴胰腺形态不规则改变
　　d. 超声或内镜超声显示胰腺内高回声病变(结石或蛋白栓),或胰管不规则扩张伴胰腺形态不规则改变
②组织学特征性表现
　　典型表现:胰腺外分泌实质减少伴不规则纤维化;纤维化主要分布于小叶间隙形成"硬化"样小叶结节改变
　　不典型表现:胰腺外分泌实质减少伴小叶间纤维化或小叶内和小叶间纤维化
③典型上腹部疼痛或用其他疾病不能解释的上腹部疼痛,伴或不伴体重减轻
④血清和尿胰酶水平异常:任何一项
　　a. 连续多点观察血清胰酶高于或低于正常值　　b. 连续多点观察尿胰酶高于正常值
⑤胰腺外分泌功能试验异常:
　　任何胰腺外分泌功能试验在 6 个月内有 2 次以上检测结果异常

②任何一项典型表现,或者①或②疑似表现加③、④和⑤中任何两项可以确诊。①或②任何一项疑似表现考虑为可疑患者,需要进一步临床观察和评估(图 35-1)。

八、鉴别诊断

(一) 胰腺癌

慢性胰腺炎中 27%~50% 表现为局限性肿块,影像学检查表现与胰腺癌相似。此外,两者在腹痛、黄疸、消瘦等临床表现上也颇为相似。血清肿瘤标志物、ERCP 和超声内镜下胰腺组织细针穿刺(EUS-FNA)对诊断胰腺癌有帮助。

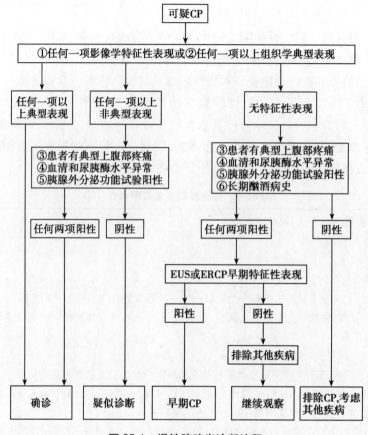

图 35-1 慢性胰腺炎诊断流程

(二) 胰腺囊腺瘤、囊腺癌

EUS 有助于区分胰腺假性囊肿和囊性肿瘤。胰腺假性囊肿显示为圆形或椭圆形,单房,轮廓清晰,壁薄而光滑,无囊内结构,大多数与主胰管相通。而囊性肿瘤常表现为多房,囊壁不规则呈强回声,囊内可有实质性结构或分隔,与胰管相通罕见。此外,超声内镜引导下囊壁和囊液穿刺可通过囊液生化指标、细胞学、组织学及病理学等结果进行鉴别诊断。

九、治疗

(一) 治疗原则

去除病因,控制症状,纠正改善胰腺内外分泌功能不全及防治并发症。

(二) 非手术治疗

1. **一般治疗** 戒烟戒酒,调整饮食结构、避免高脂饮食,可补充脂溶性维生素及微量元素,营养不良者可给予肠内或肠外营养支持。日本 2015 版慢性胰腺炎指南建议对慢性胰腺炎患者使用基础食谱指导饮食(elemental diet,ED)。研究提示 ED 食谱能够有效减轻慢性胰腺炎患者的疼痛。

2. **胰腺外分泌功能不全治疗** 患者出现脂肪泻、体重下降及营养不良表现时,需要补充外源性胰酶制剂改善消化吸收功能障碍。首选含高活性脂肪酶的微粒胰酶胶囊,建议进餐时服用,正餐给予(3~4)万 U 脂肪酶的胰酶,辅餐给予(1~2)万 U 脂肪酶的胰酶。效果不佳可增加剂量或联合服用质子泵抑制剂。

3. 胰腺内分泌功能不全治疗 根据糖尿病进展程度及并发症情况,一般首选二甲双胍控制血糖,必要时加用促胰岛素分泌药物,对于症状性高血糖、口服降糖药物疗效不佳者选择胰岛素治疗。慢性胰腺炎合并糖尿病患者对胰岛素敏感,使用胰岛素治疗时需特别注意预防低血糖发作。

4. 疼痛治疗 非镇痛药物包括胰酶制剂、抗氧化剂等,对缓解疼痛可有一定效果;疼痛治疗主要依靠选择合适的镇痛药物,初始宜选择非甾体抗炎药物,效果不佳可选择弱阿片类药物,仍不能缓解甚至加重时选用强阿片类镇痛药物。

当成功解除胰管梗阻,患者疼痛仍未缓解,则要考虑疼痛是胰腺周周的神经发生炎症或其他原因引起的。此时可以通过腹腔干神经节阻滞术(coeliac plexus block,CPB)达到镇痛目的,欧洲胃肠内镜学会在2012年颁布的慢性胰腺炎内镜治疗欧洲指南中,将超声内镜引导下CPB作为慢性胰腺炎疼痛的二线治疗方法,应用在口服止痛药无效或者患者不能耐受药物副作用而未找到一种更有效的治疗方法时,EUS或CT引导下腹腔神经丛阻滞可以短期缓解疼痛。CPB可以在CT/EUS引导下完成,EUS下进行CPB的效果优于CT引导下,另外还可以减少对脊髓旁组织及其他神经节的损伤的风险。如存在胰头肿块、胰管梗阻等因素,应选择手术治疗。

5. 其他治疗 自身免疫性胰腺炎是一种特殊类型的慢性胰腺炎,首选糖皮质激素治疗,初始剂量通常为30~40mg/d,2~4周后减量至2.5~5.0mg/d,维持6~12个月。治疗期间通过监测血清IgG4及影像学复查评估疗效。

(三)内镜治疗

1. 内镜下胰管括约肌切开术(endoscopic pancreatic sphinctreotomy,EPS) EPS对没有胰管狭窄的慢性胰腺炎具有治疗的作用,还可为胰管取结石、胰管扩张、组织活检等创造条件。EPS治疗慢性胰腺炎疗效好,且容易操作,并发症主要是急性胰腺炎。

2. 内镜下胰管扩张和胰管支架植入术 胰管的良性狭窄是由于胰管管周不断发生的炎症纤维化所致。通过内镜进行球囊或探条扩张后,短期内胰管往往会再次狭窄,故在胰管扩张后还需放入支架。胰管支架植入术在技术上成功率85%~98%,早期疼痛缓解占65%~95%,持续疼痛缓解占52%~90%。对于胰管不同的狭窄部位,内镜治疗往往有不同的效果:胰管的狭窄位于胰腺的头部,并且只有一处狭窄,最适合安置胰管支架;位于胰腺尾部的狭窄在内镜下安放支架较难;对于胰管有多处狭窄的慢性胰腺炎患者通常内镜治疗的效果很差。

胰腺假性囊肿是慢性胰腺炎中外漏的胰液被胰腺周围组织包裹形成的囊肿病灶。超声内镜引导下胰腺假性囊肿穿刺引流术已成为首选方法,与外科手术比较,创伤小,安全有效,还具有较高的长期治愈率。

3. 胰管结石的内镜治疗 约50%的慢性胰腺炎患者合并有胰腺结石。对于较小、非钙化性的结石通常可在行EPS后,在ERCP下用网篮或气囊导管将结石取出。对于嵌顿在胰管中的钙化性结石,需要行体外冲击波碎石(extracorporeal shock-wavelithotripsy,ESWL),将结石击碎后通过网篮或气囊导管取出。ESWL的成功率很高(>80%),取石后48%~85%的患者可有疼痛减轻。日本2015版慢性胰腺炎指南认为ESWL是缓解慢性胰腺炎疼痛的有效方法。

Spyglass直视系统自2005年起用于胆胰疾病的诊断和治疗,目前已有报道利用Spyglass

系统清除胰管内结石的病例并取得较好的治疗效果。另外十二指肠子母镜液电碎石(electrohydraulic lithotripsy,EHL)与十二指肠子母镜激光碎石两种需要胰管镜进行胰管结石治疗的方法,花费较大并且耗时较多,不宜作为治疗胰管结石的首选方法,可作为 ESWL 的补充。

4. 顽固性腹痛的超声内镜治疗　少数慢性胰腺炎患者的腹痛较顽固,药物及胰管引流减压缓解不明显,可考虑超声内镜下神经节阻滞治疗,短期有效率可达 50%~60%。但因有感染、出血、穿孔、腹泻及截瘫等并发症,因此需根据患者具体情况使用。

（四）外科治疗

1. 手术指征

（1）保守治疗不能缓解的顽固性疼痛;

（2）胰管狭窄、胰管结石伴胰管梗阻;

（3）并发胆道梗阻、十二指肠梗阻、胰源性门静脉高压、胰源性胸腹水及假性囊肿等;

（4）不能排除恶性病变。

2. 术式选择　应遵循个体化治疗原则,根据病因,胰腺、胰周脏器病变特点(炎性肿块、胰管扩张或结石、胆管或十二指肠梗阻)及手术者经验等因素,主要针对各种外科并发症选择制订合适的手术方案。

3. 神经切断手术　单纯以缓解疼痛为目的的神经切断手术目前开展较少,主要方法包括化学性内脏神经毁损术,胸腔镜下内脏神经切断术及内镜超声或经皮穿刺腹腔神经丛阻滞。短期效果较好,但远期止痛效果不理想。

4. 胰管引流手术　Partingt 术适用于主胰管扩张,主胰管结石为主,胰头部无炎性肿块者。该术式操作简单,最大限度地保留了胰腺功能,并发症少。

5. 胰腺切除手术

（1）胰十二指肠切除术(PD):适用于胰头部炎性肿块伴胰管、胆管及十二指肠梗阻;不能排除恶性病变;胰头分支胰管多发性结石;不能纠正的 Oddi 括约肌狭窄者。常用术式包括标准胰十二指肠切除术和保留幽门胰十二指肠切除术(PPPD)。两种术式在缓解疼痛和解除压迫梗阻方面效果确切,疼痛长期缓解率高。

（2）胰体尾切除术:适用于炎性病变、主胰管狭窄或胰管结石集中于胰体尾部的慢性胰腺炎。术式包括联合脾脏切除的胰体尾切除术或保留脾脏的胰体尾切除术。

（3）中段胰腺切除术:适用于胰腺颈体部局限性炎性包块,胰头组织基本正常,胰尾部病变系胰体部炎性病变导致的梗阻性改变。

（4）全胰切除术:用于全胰炎性改变、胰管扩张不明显或多发分支胰管结石;其他切除术式不能缓解症状者;遗传性慢性胰腺炎,因恶变发生率高,宜行全胰切除。术后须终生接受胰岛素及胰酶制剂替代治疗,有条件的单位可以同时行全胰切除及自体胰岛移植术。

6. 联合术式(胰腺切除+引流术)　在保留十二指肠和胆道完整性基础上,切除胰头部病变组织,解除胰管及胆管的梗阻,同时附加胰管的引流手术。主要手术方法有 Beger 术及改良术式、Frey 术、Izbicki 术(改良 Frey 术)及 Berne 术,各种术式的应用指征应强调个体化原则。

（1）Beger 术及改良术式:保留十二指肠的胰头切除术(duodenum-preserving pancreatic head resection,DPPHR)。

适用于胰头肿块型慢性胰腺炎,合并胰头颈部胰管结石及梗阻、胆总管胰腺段狭窄梗阻或十二指肠梗阻者。于胰腺颈部切断胰腺,切除胰头大部组织,空肠分别与胰腺颈体部及胰头部创面行 Roux-en-Y 吻合。国内常采用其改良术式,即保留十二指肠的胰头次全切除术,切除更多的胰头部组织,仅行空肠与胰腺颈体部 Roux-en-Y 吻合。与 PD 或 PPPD 相比,该术式创伤小,术后并发症发生率低,长期疼痛缓解率和生活质量高。

(2) Frey 术:适用于胰头炎性肿块较小,合并胰体尾部胰管扩张伴结石,胰腺段胆总管狭窄梗阻者。不离断胰腺颈部,切除胰头部腹侧胰腺组织,同时纵行切开主胰管向胰体尾部延伸,纠正胰管狭窄并取石,胰腺创面及胰管与空肠行 Roux-en-Y 侧侧吻合。缓解疼痛的效果与胰十二指肠切除术和 Beger 术相当,术后并发症发生率低。但该术式胰头部切除范围相对较小,钩突部切除不够充分,有局部复发及胰胆管减压引流不够充分的可能。

(3) Izbicki 术(改良 Frey 术):适用于胰管、胆管无明显扩张,合并胰管结石和胰腺组织广泛纤维化、钙化,长期严重腹痛病史者。与 Frey 术相比,胰头切除的范围扩大,包含钩突中央部分,同时沿胰管长轴"V"形切除部分腹侧胰腺组织,引流范围扩大,使主胰管、副胰管及分支胰管充分引流,同时与空肠行 Roux-en-Y 侧侧吻合。

(4) Berne 术:切除部分胰头组织,确保胆管和胰管引流,保留背侧部分胰腺组织,不切断胰腺;如合并黄疸可切开胰腺段胆总管前壁,与周围胰腺组织直接缝合,最后完成胰头创面-空肠 Roux-en-Y 吻合。与 Beger 术和 Frey 术相比,该术式相对简单,严重并发症少,在缓解疼痛、保留内外分泌功能等方面效果相近。

7. 慢性胰腺炎并发症手术治疗

(1) 胰腺囊肿的手术治疗:分为潴留性囊肿和假性囊肿,但实际处理中很难严格区分。主要选择囊肿引流手术,保证胰管通畅并najin尽结石。根据囊肿部位选择囊肿空肠、囊肿胃或囊肿十二指肠引流手术。术中囊壁组织常规送快速病理检查排除囊性肿瘤或恶性病变。如胰头囊肿旁小胰管内存在结石,可行包括囊肿在内的胰头部分切除术;部分胰体尾部的囊肿可以考虑行胰体尾切除术。如果伴有胆道梗阻,同时需行胆肠吻合或于胰头残留组织后壁切开胆总管,保证胆道引流通畅。

(2) 胆道和十二指肠梗阻的手术治疗:因肿块压迫引起胆道梗阻者,绝大多数病例在行各种胰头切除术后可以缓解;如伴有波动性的梗阻性黄疸或胆道感染,胰头切除后应行胆肠吻合或在胰头残留后壁切开胆总管引流。十二指肠梗阻相对少见,伴胰头肿块者应与胰腺病变一起处理;无胰头肿块者宜选择胃(或十二指肠)-空肠吻合手术。

(3) 胰源性腹水和胸水的手术治疗:通常为胰管或假性囊肿破裂所致,多需要手术处理。ERCP 或 MRCP 有助于确定胰管破裂部位。胰管破裂处形成的瘘管与空肠吻合是处理胰源性腹水或长期不愈胰瘘的最常见方法。胰源性胸水的处理通常需要切断胰管破裂处与胸腔之间形成的瘘管,胸腔侧瘘管结扎,腹腔内瘘管与空肠吻合。

(4) 胰源性门静脉高压的手术治疗:多由于慢性胰腺炎引起脾静脉受压或血栓形成引起区域性门静脉高压。主要临床表现为上消化道出血和腹痛。手术治疗可以治愈胰源性门静脉高压,通常行脾切除术,必要时行联合部分胰腺切除。

十、随访

慢性胰腺炎确诊并经治疗后,部分患者病情可相对稳定,如病变持续进展可导致胰腺内、外分泌功能不全以及恶变等情况,建议定期随访。随访内容应包括病史询问、体格检查、影像学检查(超声、CT 等)和相关实验室检查(包括 HbA1c、胰酶及肿瘤标记物等)。

(杨振誉 田力 王晓艳)

参 考 文 献

1. 中华医学会外科学分会胰腺外科学组. 慢性胰腺炎诊治指南(2014 版). 中华消化外科杂志,2015,14 (3):173-178.

2. 中华胰腺杂志编委会,中华医学会消化内镜学分会. 慢性胰腺炎指南(2012,上海). 中华消化内镜杂志, 2012,29(6):301-303.

3. DL Conwell,LS Lee,D Yadav,et al. American Pancreatic Association practice guidelines in chronic pancreatitis: evidence-based report on diagnostic guidelines. Pancreas,2014,43(8):1143-1162.

4. Ito T,Ishiguro H,Ohara H,et al. Evidence-based clinical practice guidelines for chronic pancreatitis 2015. Journal of Gastroenterology,2016,51(2):1-8.

5. Martínez J,Abad-González A,Aparicio JR,et al. The Spanish Pancreatic Club recommendations for the diagnosis and treatment of chronic pancreatitis:part1(diagnosis). Pancreatology,2013,13(1):8-17.

6. Cahen DL,Gouma DJ,Laramée P,et al. Long-term outcomes of endoscopic vs surgical drainage of the pancreatic duct in patients with chronic pancreatitis. Gastroenterology,2011,141:1690-1695.

7. Kataoka K,Sakagami J,Hirota M,et al. Effects of oral ingestion of the elemental diet in patients with painful chronic pancreatitis in the real-life setting in Japan. Pancreas,2014,43:451-457.

8. Schnúr A,Beer S,Witt H,et al. Functional effects of 13 rare PRSS1 variants presumed to cause chronic pancreatitis. Gut,2014,63(2):337-343.

第三十六章

自身免疫性胰腺炎

　　自身免疫性胰腺炎(autoimmune pancreatitis,AIP)是一种临床少见、症状缺乏特异性、主要以胆汁淤积性黄疸、腹部不适等为临床表现的特殊类型的胰腺炎。AIP由自身免疫介导,胰腺淋巴细胞及浆细胞浸润并发生纤维化,影像学表现为胰腺弥漫性肿大、胰管广泛狭窄,呈"腊肠样"改变,血清IgG4水平升高、糖皮质激素疗效显著为特征。1961年Sarles等首次报道了有自身免疫特征的胰腺慢性炎症性硬化;1995年Yoshida等正式提出自身免疫性胰腺炎的概念。2001年Hamano等首次报道血清IgG4水平升高对AIP具有诊断和鉴别诊断意义。2002年日本胰腺协会首先提出了AIP的诊断标准,将影像学异常作为诊断AIP必不可少的条件。近年来,AIP病例报道不断增多,对AIP的认识逐渐深入,两种AIP亚型的异同更加明确(表36-1),各国AIP诊断标准相继问世,为AlP的临床诊治及基础研究提供了重要依据。

表36-1　1、2型AIP的比较

	1型AIP	2型AIP
平均发病年龄	60岁	50岁
性别	多为男性	无性别差异
临床表现	胆汁淤积性黄疸75%	胆汁淤积性黄疸50%
	急性胰腺炎15%	急性胰腺炎33%
血清IgG4水平	多数升高	一般不升高
影像学	胰腺弥漫性增大或呈局灶性肿块,前者比例较高;主胰管不规则狭窄;肝内胆管狭窄,硬化性胆管炎	胰腺弥漫性增大或呈局灶性肿块,后者比例较高;主胰管不规则狭窄
胰腺组织病理		
淋巴细胞、浆细胞浸润	有	有
席纹样纤维化	有	少见
闭塞性静脉炎	有	少见
IgG4阳性细胞	有	极少见或无
粒细胞性上皮损害	无	有
导管破坏	无	有
胰腺外器官受累	有	无
并发炎症性肠病	2%~6%	20%~30%
糖皮质激素疗效	有效	有效
长期预后	可复发	一般不复发

一、流行病学

AIP 的确切发病率和患病率尚不清楚,目前报道 AIP 以 1 型为主,亚洲 2 型 AIP 少见,欧美 2 型 AIP 相对多见(20%~30%)。AIP 占慢性胰腺炎的 4%~6%,我国比例为 3.6%~9.7%。男女患病比例约为 2∶1,多见于中老年,大部分患者初次发病超过 50 岁,也可于青少年期发病。AIP 易被误诊为胰腺癌,是导致疑诊胰腺癌而行外科手术治疗最常见的良性病变,约占所有胰十二指肠切除术的 2.5%。

二、病因与发病机制

AIP 患者常伴血清 IgG 或 IgG4、γ-球蛋白水平升高,组织病理可见胰管周围大量淋巴细胞、浆细胞浸润,且糖皮质激素治疗有效,提示 AIP 的发生与自身免疫机制有关。

(一) 体液免疫

AIP 患者常出现胰腺外器官受累且病理所见相似,提示胰腺与这些器官(涎腺、胆管以及肾小管等)之间可能存在共同抗原。基于胰腺、涎腺、胆管以及远端肾小管均有碳酸酐酶 II(carbonic anhydrase II, CA-II)及乳铁蛋白(lactoferrin, LF)分布,且在 AIP 患者中抗碳酸酐酶 II 抗体(ACA-II)和抗乳铁蛋白抗体(ALF)阳性率较高,有研究者认为 CA-II 及 LF 是 AIP 可能的靶抗原。此外,部分 AIP 患者抗核抗体(ANA)、类风湿因子(RF)、抗线粒体抗体等自身免疫性抗体阳性,也提示 AIP 发病机制与体液免疫相关。尽管 AIP 患者血清 IgG4 水平常升高且受累器官可见大量 IgG4 阳性浆细胞浸润,但 IgG4 在 AIP 发病中的意义仍不清楚。目前普遍认为,持续、大量的 IgG4 阳性浆细胞浸润,可能是机体对 AIP 未知触发因素的一种继发性反应。

(二) 细胞免疫

与酒精性慢性胰腺炎及胆源性胰腺炎相比,尽管 AIP 的效应细胞尚不清楚,但 AIP 患者胰腺组织及外周血中激活并携带 HLA-DR 的 CD4$^+$ 及 CD8$^+$T 细胞显著增加。CD4$^+$T 细胞根据其分泌的细胞因子又可分为 Th1 及 Th2 细胞。Th1 细胞分泌 IL-2、TNF-α、γ 干扰素以介导细胞免疫、巨噬细胞活化、细胞毒性及辅助 B 细胞产生补体;Th2 细胞产生 IL-4、IL-5、IL-6、IL-10 促进体液免疫和超敏反应。在干燥综合征(Sjogren syndrome, SJS)和原发性硬化性胆管炎(primary sclerosing cholangitis, PSC)中,主要为 CD4$^+$HLA-DR+Th1 细胞浸润,CD8$^+$T 细胞及 B 细胞较少,而某些 AIP 中的 CD4$^+$Th1 细胞与 SJS 中发现的浸润细胞类似,提示由 Th1 细胞产生的细胞因子可能参与诱发 AIP 发病和(或)疾病状态维持,由 Th2 细胞产生的细胞因子则与病程进展有关。

(三) 遗传因素

目前有证据支持 AIP 与遗传因素相关。HLA-II 类基因中 HLA-DRBl*0405/DQBl*0401 和 HLA-I 类基因 C3-2-11 近端的 *ABCFl* 是引起 AIP 的易感基因。AIP 易感因素在不同种族、不同地域之间有所不同,这种多样性提示可能存在某种内在抗原触发 AIP 易感者发病。

(四) 微生物感染

Guarneri 等报道幽门螺杆菌(Hp)感染可触发 AIP 易感者的发病。研究中发现,人类 CA-II 的分子结构与 Hp 在胃内赖以生存及增殖的重要酶 α-CA 具有高度同源性,提示 Hp 可能通过对宿主 CA-II 结构的分子模拟,诱导宿主免疫细胞发生旁观者激活,导致易感者 AIP

的发生。

（五）补体系统

Muraki 等发现活动期 AIP 患者血清中循环免疫复合物增多，经过糖皮质激素治疗后可显著降低。这些 AIP 患者循环免疫复合物水平的升高与血清 IgG 升高、补体 C3 及 C4 降低显著相关，提示 AIP 患者高水平的循环免疫复合物可能激活补体系统，导致组织器官损伤。

三、组织病理

（一）大体特征

肉眼观察 AIP 胰腺肿胀、切面灰黄、质硬，疾病后期由于胰腺实质广泛纤维化导致胰腺萎缩、硬化。根据胰腺病变范围可分为弥漫性增大与局灶性肿块两类，其中以弥漫性增大较常见。弥漫性增大一般无钙化或囊性病变；局灶性 AIP 肿块常位于胰头部，也可位于体尾部。切面呈灰黄色或黄白色，正常小叶结构消失，胰腺纤维化明显，病变处胰管狭窄或阻塞。主胰管可呈弥漫性或节段性狭窄，管腔横断面呈星形或不规则形。病程后期导管周围显著纤维化而使管壁增厚、管腔狭窄甚至闭塞。若炎症累及胆总管胰腺段，则可见该段胆总管壁纤维化，大量淋巴细胞、浆细胞浸润从而使管壁增厚、管腔狭窄和上段胆总管扩张。与一般的慢性胰腺炎 CP 不同，AIP 少有胰腺钙化、结石、假性囊肿及胰管扩张。胰管结石可见于少数病程较长患者，可能与主胰管狭窄导致胰液积聚有关。

（二）组织特征

根据组织病理镜下特征将 AIP 分为 1、2 两型：①1 型 AIP 的病理特征为不伴粒细胞性上皮损害（granulocyteepithelial lesion，GEL）的淋巴浆细胞硬化性胰腺炎（lymphoplasmacytic sclerosing pancreatitis，LPSP）；②2 型 AIP 病理特征为伴有 GEL 的特发性导管中心性胰腺炎（idiopathic duct-centric pancreatitis，IDCP）。这两种亚型均有胰腺导管周围淋巴细胞、浆细胞浸润及胰腺组织纤维化，但又存在不同之处。LPSP 的特征性表现包括以下 4 点：①胰管周围大量淋巴细胞、浆细胞浸润，无粒细胞浸润，炎症细胞浸润于导管上皮下，导管上皮未受浸润及损害；②胰管及静脉周围弥漫性席纹状纤维化（storiform fibrosis），尤其是胰周脂肪组织纤维化显著；③静脉周围大量淋巴细胞、浆细胞浸润导致闭塞性静脉炎；④免疫组化显示大量 IgG4 阳性浆细胞（>10 个/HP）。1 型 AIP 在病程后期胰腺实质显著纤维化，小叶结构破坏，腺泡萎缩，偶尔可见残存的腺泡；小叶间隔增厚，受累胰腺导管狭窄或闭塞。1 型 AIP 常可累及胆管、泪腺、涎腺、肺、肾等胰腺外器官，这些受累器官表现出与胰腺相似的炎症改变，如显著淋巴细胞及浆细胞浸润、弥漫性纤维化、有大量 IgG4 阳性浆细胞等。与 LPSP 相比，IDCP 的席纹状纤维化和闭塞性静脉炎少见，其特征性表现包括：①中、小胰管的管腔及导管上皮内有大量粒细胞浸润，致导管上皮毁损、管腔闭塞，有时可见小叶内导管微脓肿形成，腺泡内可有粒细胞浸润；②免疫组化显示无或仅少量 IgG4 阳性浆细胞（≤10 个/HP）。2 型 AIP 部分合并炎症性肠病，一般不累及胰腺外器官。

四、临床表现

1 型和 2 型 AIP 的临床表现既有相似处，又有不同点。1 型 AIP 多见于中老年男性，平均发病年龄 60 岁，起病隐匿，临床表现多样，包括胰腺及胰腺外表现。

（一）胰腺表现

AIP 起病隐匿，少有急性胰腺炎的表现，约 2/3 患者出现胆汁淤积性黄疸，多为轻中度，可呈进行性或间歇性;少数患者可有全身皮肤瘙痒;约 1/3 患者轻度上腹痛或上腹不适,可向背部放射,并可有体重减轻;约 1/2 患者伴有糖尿病。这些临床表现与胰腺癌相似。另外,患者可有腹泻以及全身不适、乏力、恶心、呕吐等非特异性症状,症状可持续数周至数月。体格检查可有巩膜皮肤黄染,部分有上腹部轻压痛,也可无阳性体征。

(二) 胰腺外表现

AIP 的胰腺外表现可与胰腺病变程度不平行,可在胰腺表现之前、同时或之后出现,患者可出现相应体征,体格检查应予以重视。

1. 硬化性胆管炎 即 IgG4 相关性胆管炎(IgG4 associated cholangitis,IAC)。胆管是最易受累的胰腺外器官,AIP 患者伴有 IAC 的比例达 60%~74%,可出现胆汁淤积性黄疸。胆总管胰腺段受累时,易被误诊为胰腺癌;肝门及肝内胆管受累时易被误诊为 PSC。

2. 涎腺炎和泪腺炎 亚洲人多见,可表现为涎腺或泪腺肿大,临床症状与干燥综合征相似。与干燥综合征不同的是,AIP 累及的涎腺或泪腺组织病理可见有大量 IgG4 阳性浆细胞浸润,且血清抗 SSA、抗 SSB 常为阴性,提示两者的发病机制不同。

3. 腹膜后纤维化 8%~16%的 AIP 患者发生腹膜后纤维化。患者多无明显临床症状,少数患者可因纤维组织压迫大血管和输尿管导致下肢水肿或肾积水。

4. 淋巴结病 AIP 可伴有腹腔、肺门、纵隔及颈部等淋巴结肿大,表现为淋巴滤泡增生、免疫母细胞及浆细胞浸润,IgG4 或 IgG 阳性比例高于其他原因引起的淋巴结肿大,但无典型的席纹状纤维化及静脉炎。该类患者血清血管紧张素转化酶水平正常,没有典型结节病表现,大多数患者对糖皮质激素治疗有良好反应。

5. 其他 AIP 还可伴有间质性肺炎、肾小管间质性肾炎、肝脏炎性假瘤、眶周肿物等,表现出相应的临床症状,激素疗效明显。与 1 型 AIP 相比,2 型 AIP 发病年龄更年轻(平均 50 岁左右),男女比例无明显差异,腹痛和急性胰腺炎比例相对较高,胰腺外器官很少受累。20%~30%的 2 型 AIP 患者合并炎症性肠病,尤其是溃疡性结肠炎。

五、实验室检查与辅助检查

(一) 实验室检查

1. 高 γ-球蛋白血症及高 IgG4 血症 1 型 AIP 患者常有血清 γ-球蛋白、总 IgG 尤其是 IgG4 水平升高。血清 IgG4 水平升高是 AIP 患者的特征性表现。值得注意的是,IgG4 升高并非 AIP 特有,约 7%~10%胰腺癌患者和>10%胆管癌患者血清 IgG4 水平也可升高,全身性免疫性疾病患者的血清 IgG4 水平也可增高。且由于 AIP 发病率远低于胰腺癌,血清 IgG4 对诊断 AIP 的阳性预测值很低,仅有血清 IgG4 水平升高不足以诊断 AIP。

2. 自身抗体阳性 40%~50%的 1 型 AIP 患者自身抗体阳性,主要为抗转铁蛋白抗体(ALF)、抗碳酸酐酶 II 抗体(ACA-II)。两者被认为具有一定的器官特异性,前者源自胰腺腺泡细胞,后者来源于导管上皮,两者诊断 AIP 的敏感性均超过 50%,但大多数医院并不具备检测这两项指标的条件,目前尚未广泛应用于临床。此外,还可有抗核抗体(ANA)、类风湿因子(RF)阳性,而抗线粒体抗体(AMA)、抗 SS-A 抗体、抗 SS-B 抗体和抗平滑肌抗体(AS-MA)等阳性率很低。2 型 AIP 患者多无自身免疫性抗体。

3. 肝功能异常 胰腺肿大压迫胆管或伴有 IAC 时,可出现血清总胆红素升高,以直接胆红素升高为主,伴不同程度的转氨酶升高。

4. 血清胰腺酶学改变 有报道 66%患者血清脂肪酶升高,多为轻度,18.7%患者血淀粉酶一过性升高。

5. 胰腺内、外分泌功能异常 18.6%AIP患者在发病前血糖升高,28.7%在发病时升高。

6. 其他 部分患者出现血沉增快或CRP、IgE、嗜酸性粒细胞、CA19-9等指标升高,CA19-9甚至可高于1000U/ml。激素治疗后常可下降。

（二）影像学

影像学检查是诊断AIP的重要依据,常用检查包括腹部US、CT、MRI、EUS、ERCP和PET等。

1. 腹部超声 弥漫性AIP的腹部超声征象为胰腺弥漫性低回声肿大,呈"腊肠样",伴有散在斑点状高回声、胰周低回声"包膜样边缘(capsule-like rim)"。局灶性AIP的腹部超声征象为局部低回声团块,易与胰腺癌混淆。经腹超声可作为AIP的初筛检查,但其特异性不高,不能单独据此诊断。

2. CT 弥漫性AIP的CT典型征象为胰腺弥漫性增大呈"腊肠样";胰腺实质密度降低,动态增强扫描可见均匀、延迟强化;部分患者胰周出现界限清晰、平整的低密度包膜样边缘,是AIP的特征性表现。局灶性AIP的典型征象为低密度肿块,易与胰腺癌混淆,需行动态增强CT检查,AIP表现为肿块延迟、均质强化,有助于与胰腺癌鉴别。AIP少见胰管扩张、胰管结石、钙化灶、假性囊肿等一般慢性胰腺炎的CT征象。

3. MRI和MRCP MRI T_1加权显示胰腺弥漫增大或局灶性肿块,呈略低信号,T_2加权呈稍高信号,胰周可见低信号,包膜样边缘;动态增强扫描动脉期无或轻度强化,门脉期或延迟期出现强化。典型MRCP征象为主胰管较长、多发不规则狭窄,可伴胆管狭窄,呈硬化性胆管炎表现。ERCP可显示主胰管弥漫性、节段性或局灶型狭窄,在这方面优于MRCP。有研究认为,MRI与CT对AIP胰腺形态改变具有同等价值,但对早期灌注降低、胰胶囊样边缘、胰管不规则狭窄、胆管受累等征象,MRI优于CT。

4. 超声内镜(EUS)与腔内超声(IDUS) EUS对于胰腺组织结构变化敏感。不仅可以观察胰腺实质及胆管,还能实时评价胰腺内血管情况,最大的优势还在于能进行EUS引导下的细针穿刺细胞学(EUS-FNA)辅助诊断。EUS主要征象为胰腺弥漫性增大或局部肿块,多呈低回声伴内部高回声光点,边缘呈波浪样改变,可见"导管穿透征";胆管受累者呈管壁增厚、回声减低,可有内外高回声、中间低回声的"三明治状"征象;部分患者可见胰周淋巴结肿大。EUS-FNA细胞检查有助于AIP与胰腺癌的鉴别诊断,但FNA所得标本量少,难以作出AIP的组织病理诊断。Trucut针穿刺更有助于组织病理诊断。IDUS主要征象为受累胆管壁呈均匀的、同心圆性增厚,外层光滑。

5. ERCP ERCP典型征象为胰管纤细和狭窄(>1/3胰管总长度)、狭窄胰管的近端(上游)无显著扩张(<5mm)、胰管多处狭窄、狭窄段胰管可见侧支胰管形成等。累及胆管者可见胆管不同程度狭窄,少数患者呈PSC样表现。

6. PET PET能够反映病变器官的代谢情况,对AIP的诊断价值受到重视。AIP的典型代谢表现为胰腺弥漫性摄取增高,部分患者可见涎腺、下颌下腺、肾脏等胰腺外摄取增高病灶,有助于与胰腺癌鉴别。激素治疗后,胰腺及胰腺外病灶的摄取程度显著降低,与临床症状和其他影像学表现一致。

六、诊断

目前尚未有国际统一的AIP诊断标准,许多医学中心应用不同的标准进行诊断,推广相对广泛的有日本胰腺学会于 2006 年修订的诊断标准和美国 Mayo 医学中心提出的 HISORt 诊断标准及 2008 年 AIP 诊断的亚洲标准。

（一）日本胰腺学会（Japan Pancreas Society, JPS）2006 年修改后标准

1. 主胰管弥漫性或局限性狭窄伴管壁不规则,胰腺弥漫性或局限性增大。

2. 血清 γ-球蛋白、IgG 或 IgG4 升高,或自身抗体如抗核抗体、类风湿因子等阳性。

3. 小叶间纤维化和导管周围明显的淋巴细胞和浆细胞浸润,胰腺中偶可见淋巴滤泡。

其中 1 为必备条件,2 或 3 可仅有其一。但仍需排除胰腺和胆管等恶性肿瘤。

（二）韩国 2006 年 Kim 标准

1. 影像学 胰腺弥漫性增大,胰管弥漫性或局限性狭窄。

2. 实验室检查 血清 IgG4 升高或其他自身抗体阳性。

3. 组织学 纤维化和淋巴浆细胞浸润。

4. 激素治疗有反应。

其中 1 为必备条件,2~4 中至少有一条符合。

（三）美国 Mayo 医学中心的 2006 年 HISORt 标准

1. **组织学** ①手术标本或针芯活检显示淋巴浆细胞硬化性胰腺炎（LPSP）改变,仅有淋巴浆细胞浸润而无 LPSP 其他表现者,不能诊断 AIP;②对淋巴浆细胞浸润的胰腺组织进行免疫染色显示,IgG4 阳性细胞≥10 个/高倍视野。

2. **影像学** ①典型表现:CT 或 MRI 示胰腺弥漫性增大伴有延时的"边缘"强化。主胰管弥漫性不规则变细;②不典型表现:局灶性胰腺肿块或增大,局限性胰管狭窄,胰腺萎缩,胰腺钙化或胰腺炎。

3. **血清学** 血清 IgG4 水平升高。

4. **其他** 器官受累:肝门部,肝内胆管狭窄,持续远端胆管狭窄,腮腺或泪腺受累,纵隔淋巴结增大,腹膜后纤维化。

5. **对激素治疗的反应** 激素治疗后,胰腺/胰腺外表现消退或明显改善。

HISORt 诊断标准详细分为下列 3 组。其中任意一组均可单独诊断 AIP。

A 组:胰腺组织学①或②均具备。

B 组:影像学典型表现+血清 IgG4 水平升高。

C 组:难以解释的胰腺疾病+血清 IgG4 水平升高和（或）其他脏器中出现 IgG4 细胞+激素治疗后胰腺/胰腺外表现消退或明显改善。

（四）2008 年 AIP 诊断的亚洲标准

1. **影像学（2 条必备）** ①胰腺实质影像学:腺体弥漫性/局限性/局灶性增大。有时伴有包块和（或）低密度边缘;②胰胆管影像学:弥漫性/局限性/局灶性胰管狭窄,常伴有胆管狭窄。

2. **血清学（可仅具备 1 条）** ①血清 IgG 或 IgG4 水平升高;②其他自身抗体阳性。

3. **组织学** 胰腺病变部位活检示淋巴浆细胞浸润伴纤维化,有大量 IgG4 阳性细胞浸润。

其中影像学的 2 条为必备条件。血清学和组织学可仅具备其一;手术切除的胰腺标本组织表现为 LPSP 时,也可作出 AIP 诊断。

4. **可选择的标准** 对激素治疗的反应。

在患者仅满足影像学 2 条必备条件,且胰胆肿瘤检查指标均为阴性的情况下,激素试验

性治疗可在胰腺专家的密切观察之下进行。

七、鉴别诊断

（一）胰腺癌

AIP（尤其是局灶性AIP）与胰腺癌的临床表现相似，均可出现胆汁淤积性黄疸、体重下降、腹部不适等，且AIP发病率远低于胰腺癌，因此临床诊断AIP需首先排除胰腺癌。两者的鉴别需结合影像学、实验室检查、病理学及激素的疗效等。AIP可伴有胰腺外表现，如硬化性胆管炎、涎腺炎、泪腺炎等；AIP的CT和MRI典型征象为胰腺边缘光滑、可有包膜样边缘，而胰腺癌一般轮廓不规则，无包膜样边缘；CT动态增强后AIP显示胰腺病变延迟、均匀强化，而胰腺癌多表现为不均匀、低强化肿块；AIP的ERCP典型征象为主胰管弥漫性、节段性或局灶性纤细和狭窄，管壁不规则，狭窄段近端胰管无显著扩张，而胰腺癌表现为主胰管突然截断且有近端胰管扩张；AIP血清IgG4水平升高较胰腺癌更常见，IgG4常高于正常上限2倍。影像学表现不典型者，应用EUS-FNA等方法获取病理标本进行鉴别。

（二）PSC

AIP并发的IAC影像学表现与PSC相似，但PSC较常见胆管带状、串珠样或截枝样狭窄，而IAC较常见末端胆管狭窄、节段性、长型狭窄合并近段胆管扩张。且IAC患者一般年龄较大，激素治疗效果好。

（三）胆管癌

部分AIP并发的IAC需与胆管癌鉴别。胆管管腔内超声（intraductal ultrasonography，IDUS）在两者的鉴别中具有重要作用，IAC的典型征象为胆管壁呈均匀、同心圆性增厚，而胆管癌则呈不均匀低回声团块。血清IgG4、自身免疫性抗体及肿瘤标记物检测有助于鉴别。

（四）酒精性慢性胰腺炎（alcohol chronic pancreatitis，ACP）

ACP患者一般年龄较轻，临床症状较重，主胰管明显扩张、胰腺实质萎缩，常伴胰腺钙化、结石、假性囊肿，自身免疫性抗体多阴性，血清球蛋白、IgG4多正常。

（五）胰腺炎性假瘤

炎性假瘤多发生于胰头部，表现为胰头部局灶性包块，需与局灶性AIP相鉴别。炎性假瘤多见于中年男性，多有典型的胰腺炎症状，自身免疫性抗体阴性，CT常可见假性囊肿或胰周渗出。

八、治疗

AIP的治疗以口服糖皮质激素为主，如疗效不佳，首先考虑诊断是否正确，然后可换用或联用免疫调节剂乃至利妥昔单抗。对胰腺内外分泌功能不全者应给予相应治疗。已经确诊的AIP患者无需常规行ERCP，对诊断不明确或黄疸较重者可行内镜介入治疗。

（一）口服糖皮质激素治疗

尽管有少部分AIP患者可自行缓解，但目前仍公认口服糖皮质激素是AIP的首选治疗方法。激素治疗可进一步证实诊断、缓解胆汁淤积性黄疸等症状、改善组织结构异常和急性期胰腺内外分泌功能。一般采取口服泼尼松30~40mg/d，或按照0.6mg/（kg·d）选择剂量。起始剂量治疗2~4周后，应结合临床症状、影像学和实验室检查结果进行综合评价，如效果较好可逐渐减量，以每1~2周减少5mg为宜，再根据临床表现采用5mg/d剂量维持或停药。小剂量激素维持治疗可减少复发，但不能避免复发，有报道在维持治疗或停药后复发率为

17%～24%。

（二）免疫调节剂和利妥昔单抗

硫唑嘌呤（AZA）、6-巯基嘌呤（6-MP）或霉酚酸酯（MMF）等免疫调节剂可用于激素治疗无效的患者。初步研究表明，利妥昔单抗（RTX）对激素和免疫调节剂抵抗的 AIP 患者效果良好。

（三）熊去氧胆酸

国内外有报道给予熊去氧胆酸治疗 AIP 患者，其并发的糖尿病、肝功能损害均明显改善，胰腺体积减小。但其机制尚不明确，且临床应用报道尚少，其价值有待进一步研究。

（四）内镜介入治疗

业已确诊的 AIP 患者无需常规进行 ERCP。诊断不明确或黄疸较重患者可考虑内镜介入治疗；也有观点认为激素可迅速降低黄疸，无需积极行 ERCP 干预。对激素治疗风险较大的患者，可首先行内镜介入治疗缓解黄疸症状。

（五）外科治疗

对 AIP 患者不建议手术治疗，当临床难以排除恶性肿瘤时考虑行手术干预。

九、预后

AIP 的长期预后尚不清楚，有很多未知因素，如复发、胰腺内外分泌功能失调以及相关的恶性肿瘤等。目前认为其预后要好于其他慢性胰腺炎。部分 AIP 病程可呈自限性，病情反复者可有结石形成，有进展为恶性可能，越来越多的证据表明，AIP 是胰腺癌的危险因素，即使病情缓解，也应长期随访。

（丁震　唐雪莲）

参 考 文 献

1. Shimosegawa T, Chari ST, Frnlloni L, et al. International consensus diagnostic criteria for autoimmune pancreatitis: guidelines of the International Association of Pancreatology. Pancreas, 2011, 40: 352-358.

2. Chaff ST, Kloeppel G, Zhang L, et al. Histopathologic and clinical subtypes of autoimmune pancreatitis: the Honolulu consensus document. Pancreatology, 2010, 10: 664-672.

3. Otsuki M, Chung JB, Okazaki K, et al. Asian diagnostic criteria for autoimmune pancreatitis: consensus of the Japan-Korea Symposium on Autoimmune Pancreatitis. J Gastroenterol, 2008, 43: 403-408.

4. Sah RP, Chaff ST, Pannala R, et al. Differences in clinical profile and relapse rate of type 1 versus type 2 autoimmune pancreatitis. Gastroenterology, 2010, 139: 140-148.

5. Kanno A, Nishimori I, Masamune A, et al. Nationwide Epidemiological Survey of Autoimmune Pancreatitis in Japan. Pancreas, 2012, 41: 835-839.

6. Kamisawa T, Shimosegawa T, Okazaki K, et al. Standard steroid treatment for autoimmune pancreatitis. Gut, 2009, 58: 1504-1507.

7. Seleznik GM, Reding T, Romrig F, et al. Lymphotoxin B receptor signaling promotes development of autoimmune pancreatitis. Gastroenterology, 2012, 143: 1361-1374.

8. Manfredi R, Frnlloni L, Mantovani W, et al. Autoimmune pancreatitis: pancreatic and extrapancreatic MR imaging-MR chola giopancreatography findings at diagnosis, after steroid therapy, and at recurrence. Radiology, 2011, 260: 428-436.

9. Sahani DV, Sainani NI, Deshpande V, et al. Autoimmune pancreatitis: disease evolution, staging, response assessment, and CT features that predict response to corticosteroid therapy. Radiology, 2009, 250: 118-129.

10. Song Y, Liu QD, Zhou NX, et al. Diagnosis and management of autoimmune pancreatitis: experience from China. World J Gastroenterol, 2008, 14: 601-606.

11. Zhang X, Zhang X, Li W, et al. Clinical analysis of 36 cases of autoimmune pancreatitis in china. PLoS One, 2012, 7: e44808.

12. 丁辉, 钱家鸣, 吕红, 等. 自身免疫性胰腺炎激素治疗的疗效及预后研究. 中华消化杂志, 2010, 30: 721-724.

13. 吴晰, 杨爱明, 钱家鸣等. 自身免疫性胰腺炎的内镜超声表现. 中华消化内镜杂志, 2008, 25: 134-137.

14. 中华胰腺病杂志编委会. 我国自身免疫性胰腺炎共识意见 (草案 2012, 上海). 中华胰腺病杂志, 2012, 12: 410-417.

第三十七章

创伤性和手术后胰腺炎

第一节 概　　述

1903 年文献中出现了"胰腺外伤"（pancreatic trauma or pancreatic injuries）这一概念。随着胰腺外伤发生率的增多，胰腺外伤的研究和治疗得到了很大的关注，继发于胰腺外伤的创伤性胰腺炎（traumatic pancreatitis，TP）的研究也逐渐增多。1921 年，Delatour 首次提出 TP 的概念，当时人们对 TP 的认识仅停留在胰腺炎方面，认为 TP 是一种特殊类型的胰腺炎。随着医学研究的深入和治疗经验的提高，人们对 TP 争论的焦点越来越多，是把 TP 当作是一种特殊类型的胰腺炎来处理，还是处理胰腺损伤的后续并发症？本文结合文献对此做进一步探讨。

TP 的定义是继发于胰腺外伤后的胰腺炎，主要表现为胰腺急性炎症反应、难以控制的腹腔感染和其他各类复杂并发症。近年来，胰腺损伤及 TP 发病率明显升高主要是因为交通及建筑事故等造成的腹部闭合性外伤患者显著增加。总体而言，胰腺损伤在腹部损伤中发生率低于 5%；其中，在腹部穿透伤中发生率为 3%~8%，在腹部闭合伤中发生率为 2%~3%。

TP 的早期诊断率低，但是其病死率达到 9%~34%，需要引起高度重视。TP 发病隐匿、极易漏诊或误诊，主要原因为：①胰腺损伤常合并其他脏器损伤，在发病初期，胰腺外脏器损伤的症状明显，诸如呼吸困难、失血性休克、弥漫性腹膜炎等威胁生命的主要矛盾掩盖了胰腺损伤的症状；②缺乏特异性的诊断指标，在 TP 早期，血、尿淀粉酶的敏感度和特异性均较低；③TP 早期缺乏特异性的影像学表现；④外科医生对于 TP 的认识不足。

胰腺损伤预后的因素包括损伤类型、损伤的部位、有否合并其他器官损伤等。单纯的胰腺损伤几乎不会导致死亡，如果伴随两个或两个以上器官损伤，病死率升至 15% 左右，若联合五个或五个以上器官损伤，则病死率高达 80% 以上。联合器官损伤最危险的是血管损伤，当胰颈部或胰体近端 1/3 处完全断裂时，可能危及肠系膜上血管、脾动脉、腹腔动脉、肝动脉或门静脉。胰腺损伤同时合并大出血时，其出血来源一般源自上述血管，而不是胰腺组织出血。早期病死率通常都与联合血管损伤有关系。后期的病死率通常是因为空腔脏器穿孔造成的败血症以及胰腺自身的损伤有关。

胰腺损伤后的并发症并不少见，其发生率为 25%~80%，胰腺钝性损伤的并发症发生率高于穿透伤。并发症的发生也与损伤部位、损伤程度以及累及的器官有关，胰头损伤后并发症的发生率高于胰体尾损伤。按照美国创伤协会的分级标准，胰腺 Ⅰ 级损伤出现脓肿及胰瘘的风险为9%,而Ⅵ级损伤出现此并发症的风险为50%。

胰腺损伤包括外伤性胰腺损伤和腹部手术时造成的医源性胰腺损伤,本章重点讨论外伤性胰腺损伤的诊断和手术处理,其基本原则同样适用于医源性胰腺损伤,对医源性胰腺损伤的讨论侧重于预防。

第二节 发病机制和病理表现

一、发病机制

TP的病因多为外伤性,其发生的主要机制包括:①上腹部受到压迫,导致脊柱挤压胰腺而出现水肿、出血、坏死、胰管梗阻、血流障碍,甚至发生胰腺断裂。②胰腺腺泡细胞破坏,细胞浆激酶释放,激活胰蛋白酶原,引起胰液外溢和胰腺自溶。大量胰酶入血造成肝、肾、心等损伤。③外伤引起低血容量休克,导致胰腺血液灌注不足或者微血栓形成。

二、病理表现

单纯的胰腺轻度挫伤,无论波及范围大小,胰腺的病理变化是充血水肿,临床上呈现急性胰腺炎的表现。这类胰腺损伤常规保守治疗一般能自行愈合。重度挫裂伤时,胰腺组织破坏、出血、坏死、血肿形成,胰液可外溢,胰液中的消化酶若被激活,则产生类似于临床重症胰腺炎的表现。胰腺重度挫裂伤则需要积极治疗,才能改善预后。

合并胰管破裂或断裂的胰腺损伤,除了消化酶进入腹腔外,胰液的外溢,大量的钠、钾、氯离子和水进入腹腔,还可引起腹膜炎和水电解质失衡和酸碱平衡紊乱。若不及时处理将可能造成脱水、低血容量休克、营养障碍,后期可能会出现胰腺脓肿、腹腔感染、败血症,严重时可能发生危及生命的并发症。

如果胰腺副胰管或小胰管的损伤,由于胰液少量或缓慢溢出,可形成胰腺假性囊肿,较大的囊肿日后会压迫邻近器官。巨大假性囊肿有时可自发破裂。胰腺严重损伤后会出现胰腺的纤维钙化和胰腺功能不全,呈现慢性胰腺炎的临床表现。

第三节 临床分期和分型

一、TP的临床分期

根据美国创伤外科协会(American Association for the Surgery of Trauma, AAST)对于创伤性疾病的分期及急性坏死性胰腺炎的分期特点,可以将TP病程分为以下三个阶段:①创伤期:起病1~2周内,以创伤和多脏器功能障碍及全身炎症反应为主;②感染期:发病2~8周,以腹腔内及腹膜后感染为主要特点;③并发症期:发病8周以后,以肠瘘、胰腺假性囊肿及胰瘘等并发症为主要表现。

二、TP的临床分型

临床分型有利于外科处理方式的决策和手术方法的选择。各类型分级是围绕着胰腺损伤的性质、程度、部位或范围制定。因胰腺损伤的发病率较低,尚无统一的分型标准,现将文献报道的几个分型标准加以介绍。

Lucas 等将胰腺损伤分为 4 型：①轻度挫伤或裂伤，无主胰管损伤；②胰腺远侧部分的挫伤或裂伤，可疑有主胰管损伤，或胰腺近侧部分即胰头的挫裂伤，无主胰管损伤；③胰腺近侧部分即胰头的挫裂伤或断裂，可疑或有主胰管损伤；④严重的胰腺和十二指肠损伤。

Smego 等认为，有无胰管损伤是决定手术方式和判断预后的关键，他们提出的胰腺损伤分型为：①胰腺挫伤或被膜下小血肿；②无主胰管损伤的胰腺实质内血肿；③胰腺实质断裂，可能有主胰管损伤；④严重挫裂伤。

日本真荣诚提出的分型为：①轻度挫伤；②裂伤；③重度挫伤；④横断伤。

国内安东均等提出的分型为：Ⅰ型，胰腺轻度挫裂伤，包括被膜下小血肿、胰腺实质小面积表浅挫裂伤，无主胰管损伤；Ⅱ型，胰腺重度挫裂伤，包括胰腺实质较深的挫裂伤或大面积表浅挫裂伤，可疑主胰管损伤；Ⅲ型，主胰管损伤；Ⅳ型，胰头十二指肠复合伤。

美国创伤协会的分级：

Ⅰ：胰腺浅表部位的轻微挫伤或裂伤，不伴有胰管断裂

Ⅱ：胰腺任何部位较重的挫伤或裂伤不伴胰管断裂

Ⅲ：胰腺损伤位于肠系膜上血管左侧，即远端的胰腺损伤，伴胰管断裂

Ⅳ：胰腺损伤位于肠系膜上血管右侧，即近端的胰腺损伤，合并胰管断裂

Ⅴ：最严重的损伤，胰头部严重破坏

临床常用的简单分级：胰腺损伤按部位可分为：①胰头损伤；②胰体伤；③胰尾伤；④胰十二指肠联合伤。按损伤程度可分为：①轻度挫伤；②严重挫裂伤：小于胰腺周径 1/3 的裂伤归于严重挫裂伤；③部分断裂或完全断裂：超过胰腺周径 1/3 的裂伤归于部分断裂伤，超过胰腺周径 2/3 的裂伤归于完全断裂伤；④胰十二指肠联合伤或联合其他器官伤。

上述各种分类标准均不能全面囊括致伤原因、损伤的性质、损伤的程度以及联合有十二指肠或其他重要器官和周围大血管的损伤等内容。目前的分型标准尚未达到全面指导临床诊疗的作用。日常临床工作中，面对一个腹部创伤的患者，外科医生需要迅速判定患者是否存在胰腺损伤，若有胰腺损伤需要明确的重要的问题应是：①是否发生了胰腺的断裂；②是否联合有十二指肠或肝脾肾等其他器官的损伤；③是否合并胰周大血管的损伤。了解了这些情况，才可为患者的抢救赢得时间，设计手术方式，并合理地进行围手术期处理。笔者认为有无胰管断裂、血管损伤和联合脏器伤应是分型的基础。

第四节　胰腺损伤的诊断

TP 的诊断标准包括：①继发于胰腺外伤；②临床症状近似于 AP；③CT 检查胰腺呈现急性胰腺炎的影像学特征；④血淀粉酶大于正常值 3 倍。

胰腺损伤诊断的难易与损伤的性质、范围和程度有关，无论是腹部闭合性损伤，还是穿透性或开放性损伤，胰腺损伤的机会都相对较小，因此，外科医生常常忽视或遗漏胰腺损伤的问题。然而，胰腺损伤的早期诊断对于减少并发症极为重要。胰腺损伤的诊断常常开腹后才确立，或因为其他脏器损伤而进行剖腹探查才发现。所以，临床医生需要提高警惕，有腹部损伤的患者需要考虑到胰腺伤的可能。

胰腺后方为坚硬的脊柱，如果暴力直接作用于上腹部或下胸部，尤其是合并多发肋骨骨折的闭合性腹部外伤，则容易造成胰腺的断裂或挫裂伤。例如车祸发生时患者在毫无准备

的情况下上腹部撞击在方向盘上,再例如自行车把的撞击,虽然外力并不强烈,由于腹肌处于完全放松状态,也可能发生胰腺损伤。

高速子弹及爆炸投射物、刺刀或其他利器如牛角顶撞均可引起开放性或穿透性胰腺损伤,此类胰腺损伤的诊断较闭合性腹部损伤时相对容易,可以根据子弹或刺刀进入腹壁的部位以及其在腹腔内的走行方向判断是否存在胰腺损伤的可能。为避免遗漏诊断,只要子弹穿透腹壁进入腹腔,就有剖腹探查的手术适应证。

胰腺损伤的临床表现差异较大,单纯胰腺损伤的早期症状往往不典型,常表现为上腹部和(或)背部轻度或中度的疼痛。而联合伤的患者早期诊断时胰腺损伤的临床表现常常被其他脏器损伤的症状和体征所掩盖,胰腺损伤的体征往往不明显,诊断更加困难。胰腺损伤有时会出现如下临床现象:伤后1~2小时症状和体征短暂缓解,伤后6小时又加重,随后1~2天内发展为腹膜炎或中毒性休克。

对于腹部穿透伤造成的胰腺损伤和被刀具或其他锐器切割胰腺造成的胰腺切割伤,在清创伤口或剖腹探查时,只要警惕,很容易明确诊断。如为枪弹直接穿透或擦伤胰腺,诊断也不困难,但如果枪弹在胰腺组织中或在胰腺周围爆裂,往往对胰腺组织损伤较大,对周围组织和器官的损伤也较大,组织碎屑、出血和渗液使局部创面视野不清,如果经验不足,易造成漏诊。

伴随联合伤的胰腺损伤的患者临床病情凶险,早期会出现循环系统的不稳定,甚至低血容量性休克,此时既要兼顾患者的全身状态和其他器官的损伤积极救治,又要创造条件尽快明确胰腺损伤的诊断,诊治过程中应该注意如下问题:①要注意腹腔积液或渗液的性质,尤其要动态收集或通过腹腔穿刺获得腹腔渗液进行胰淀粉酶的测定;②由于胰腺是腹膜后器官,胰腺损伤时,由于外溢的胰液大多局限在小网膜囊内或腹膜后间隙中,致使弥漫性腹膜炎的体征早期并不明显,有时甚至不出现。要注意及时采用影像学技术手段,动态了解腹膜后间隙以及胰腺与胰周积液情况,既有助于腹腔穿刺点的定位,也帮助明确诊断。

由于多数胰腺损伤的诊断是在剖腹手术时发现的,所以,熟悉和掌握胰腺显露与探查的入路和技巧是非常重要的。

手术探查进入腹腔后,首先是控制出血和清除污染物,然后探查胰腺区域有无血肿、气泡、胆汁的染色等。显露胰腺通常采用经胃结肠韧带入路即:切开胃结肠韧带的无血管区,保留胃网膜血管弓,向两侧钳夹、切断、结扎胃结肠韧带,向右可扩至胃幽门下方,并可切断膈结肠韧带,将结肠肝曲充分游离,向左可直达脾门附近,切断脾结肠韧带,将结肠脾曲充分游离。此路径可以充分显露自十二指肠至胰尾的全部胰腺的前表面。显露胰腺后,直视下认真检查有无胰腺损伤及损伤程度,任何胰腺表面的腹膜后血肿都应切开胰腺被膜,清除血肿以明确胰腺损伤情况。若发现胰头部有损伤,或十二指肠旁血肿、局部胆汁黄染及气泡等应通过Kocher切口切开十二指肠外侧腹膜,用手指钝性充分游离十二指肠及胰头后面,直至腹主动脉前方,使十二指肠球部、降部及胰头翻向内侧和左下方,向下方牵拉结肠肝曲,继续将结肠系膜从十二指肠水平部钝性分离,可在直视下充分检查十二指肠和胰头的前、后面。位于胰体尾部分的损伤,须切开胰体尾上、下缘的后腹膜,将胰体尾充分游离以检查其后表面。

在探查过程中,要特别注意十二指肠二、三段的结合部外侧、横结肠系膜根部及十二指肠上皱襞附近有无血肿、积气及局部胆汁黄染等胰头十二指肠损伤的间接征象。胰腺断裂若发生在胰背侧时,术中不易被发现。尤其是接近断裂平面的腹侧胰腺组织可能正常或仅有轻度挫伤、坏死不很严重更易漏诊胰腺背侧损伤。而且这种胰腺损伤的主要问题是累及主胰管,使其部分或完全断裂,导致大量胰液外溢,其导致的继发性自身消化和感染也会越来越严重。

手术探查中明确胰腺主胰管有无损伤至关重要,下列情况可以认为有主胰管的损伤:①胰腺完全断裂;②在胰腺断裂面看到主胰管损伤或断裂,有胰液流出;③胰腺撕裂、断裂大于胰腺周径的 1/2,特别是胰颈、胰体中上部断裂;④胰腺中心较大穿通伤;⑤胰腺实质严重挫伤,接近碎裂。

探查过程中还应判定胰腺损伤的部位与肠系膜上血管的关系。损伤范围是在肠系膜上血管的左侧还是右侧,这对选择切除受损伤胰腺、又可避免造成胰腺功能不全的手术方式有实用价值。

理论上血清淀粉酶是胰腺损伤时的检查项目之一,但实际上,其诊断胰腺损伤的特异性非常差。胃十二指肠、小肠等腹部其他脏器损伤时也会出现血淀粉酶的升高。

检测淀粉酶的异构酶可能会提高诊断率。胰淀粉酶的异构酶或称 P 淀粉酶,只产生于胰腺,占总淀粉酶的 35%~55%,如果 P 淀粉酶正常,便可除外胰腺损伤,如果患者既往没有胰腺疾病,P 淀粉酶升高提示有胰腺损伤。血淀粉酶的诊断价值在于须伤后几天动态观察,如果血淀粉酶持续升高,则强烈提示胰腺损伤。血、尿淀粉酶升高或诊断性腹腔穿刺提示腹水淀粉酶升高对诊断创伤性胰腺炎有重要参考价值。然而,淀粉酶的升高程度也不能反映 TP 的严重程度。

诊断性腹腔灌洗对诊断腹部闭合性损伤有一定的作用,但是临床用之不多。腹腔灌洗液淀粉酶的升高可以由其他器官损伤引起,因此,根据腹腔灌洗液的淀粉酶水平诊断胰腺损伤尚有争议。但是,若腹腔灌洗液中淀粉酶的浓度很高,则可能有其他器官损伤的情况,是提示剖腹探查的指征。

若腹平片显示第 12 肋与腰椎间夹角处腹膜后出现气体影像,或上部腰椎骨折,则提示有胰腺损伤或十二指肠破裂的可能。将腹平片作为常规检查是为了排除腹部损伤时空腔脏器的病变,但腹平片没有问题不能说明没有胰腺损伤。

腹部 CT 会漏诊 40% 的胰腺损伤。CT 的表现主要是胰腺的水肿和增大,可以是弥漫的,也可以是局限的。左侧或右侧的肾前筋膜可以增厚。CT 对判断胰管是否破裂没有价值。腹部 CT 检查主要用于排除肝、脾、肾等腹部实质性脏器的损伤,对于胰腺损伤的假阴性率较高,不足以作为除外胰腺损伤的依据。

超声检查简便易行,在急诊室便于实施,即使不稳定的患者也可以实施此类检查。超声甚至可以描绘出胰腺的断面。超声和 CT 对于诊断胰腺损伤的并发症都有价值,如脓肿和假性囊肿。但腹部损伤时胃肠道的积气可影响超声检查的效果。

ERCP 被认为是最可靠的诊断方法,因为其最容易明确胰管的损伤,还可以获得直接影像,但是此检查要求患者情况稳定,对术者技术要求也较高,而实际临床工作中,迫切需行 ERCP 检查的患者一般病情均较重,这就限制了这项技术的应用。当术中寻找胰管困难时,由于术式的要求而必须找到胰管时,ERCF 不失为一种好方法。

超声内镜是近年来应用于检查胰腺疾病的新技术手段,利用其腔内超声的优势,可对胰腺损伤的部位、程度得到较明确的诊断,同时还可对胰腺周围的继发病变有所了解。

第五节 胰腺损伤的治疗

创伤性胰腺炎是一种特殊类型的胰腺炎,兼有创伤和胰腺炎的病情特点,往往起病急,病情危重,严重者预后差,需要转诊至专业的胰腺中心系统治疗。因此,对于 TP 总体的治疗应兼顾创伤与急性胰腺炎治疗的双原则。胰腺损伤的治疗原则概括为:控制出血,寻找胰管,适当的清创,充分引流,处理联合伤和并发症。

外科干预的指征:①腹腔内伴有其他脏器损伤,非手术治疗无效;②因胰周坏死组织感染而出现发热,非手术治疗无效,病情恶化;③出现腹膜炎体征且非手术治疗不能缓解;④难以维持正常的生命体征,且判断为腹腔感染所致;⑤极度腹胀,压迫腹腔内脏器出现 ACS 甚至脏器功能衰竭。

胰腺轻度挫裂伤占胰腺损伤的 87%,这类损伤没有较大胰管的破裂,治疗需要严密的止血以及充分的外引流。胰腺组织的出血需通过缝扎止血,切忌钳夹,否则不仅达不到止血的目的,反而造成新的出血。钛夹和氩气刀均可尝试,止血效果较好。对于胰腺被膜下血肿,应切开被膜,清除血肿。胰腺被膜不需要修补,修补会增加假性囊肿形成的机会。无论损伤大小,引流都是十分重要的。引流的作用在于控制胰瘘,防止脓肿及假性囊肿的形成。主动的负压引流优于被动引流,有学者报告使用两种不同方式的引流,前者的并发症只有 2%,而后者的并发症高达 39%,故认为被动引流不足以防止胰腺外分泌液的聚集。但有研究显示,两种引流的效果差别不大。引流后虽然有些患者会发生胰瘘,但多数胰瘘可以自愈,少数长期不愈的胰瘘,可再次手术行内引流。放置引流管时,最好选择质地柔软的硅胶管,过硬的引流管可能会对周围组织造成损害。引流管放置时间一般为 1 周左右,渗液减少后即可拔除。对于放置时间较长的患者,需多次更换引流管,以保持引流通畅。

远端胰腺损伤是指肠系膜上血管左侧胰腺的严重挫裂伤或断裂伤。占胰腺损伤的 11%,当此类损伤伴有胰腺主胰管断裂时,可将损伤的尾端胰腺切除,并将保留的头端胰腺的胰管找出,予以缝扎。对于此类损伤单纯引流并发症多,不值得提倡。对仅累及胰尾的严重挫裂伤,行简单的胰尾切除术即可,预后多良好。如果胰尾很容易被游离出来,应当尽量保留脾脏。如果胰腺损伤严重或血流动力学不稳定,而保脾需花费许多的时间游离胰尾与脾门时,则应果断切除脾脏。脾切除术后败血症的发生率并不高,但术后有脾静脉血栓形成的可能,应注意预防。

可以间断缝合或使用缝合器关闭胰腺残端,Wisnar 发现使用不可吸收缝线比使用可吸收缝线术后并发症的发生率高,也有多种新的临床试验显示缝线的类型以及是否使用缝合器对术后并发症的发生率并无影响,但是使用缝合器关闭胰腺残端显然更加快捷、安全。为降低胰瘘的发生率,可以在缝线上使用纤维蛋白胶,也可以在胰腺残端上覆盖网膜。但是无论采用何种方法关闭胰腺残端,均应该放置外引流管。如果近端的胰管有损伤或者有病变影响了胰液的引流,那么胰腺残端应该与空肠行 Roux-en-Y 的胰肠吻合术。

值得提出注意的是,胰腺远端的断裂伤需切除的远端胰腺的界限清楚。而重度挫裂伤,尤其是胰腺背侧的挫裂伤其前表面可能损伤不严重,为明确有无主胰管的损伤或断裂,常需要显露胰腺的后方,可通过 Kocherrization 方法松解十二指肠第二段至 treitz 韧带,以便从胰头和十二指肠的后方进行探查,在胰腺和肾脏之间的平面游离,将脾和结肠脾曲向中线掀起,游离胰体尾部,以便从后方探查。

近端胰腺损伤是指肠系膜上血管右侧胰腺组织的严重挫裂伤和断裂伤。此类损伤情况复杂,处理起来比较困难,主要有下列几种情况:①单纯胰头损伤而且没有胰管的断裂,仅需清创缝合损伤处,然后置管单纯外引流即可。②单纯胰头重度挫裂伤,术中断裂的胰管寻找困难,患者情况极不稳定,不允许手术时间的延长,则可对挫伤或断裂的胰腺创面施以缝合,放置外引流。这种情况术后发生胰瘘往往是不可避免的。通过营养支持以及生长抑素等治疗措施,部分患者的胰瘘可在术后1~2个月愈合。③胰头损伤合并主胰管断裂时,如果切除损伤处远端胰腺后残留胰腺占全胰20%以上,则行远端胰腺切除、胰头断端修补缝合术,并放置外流管,亦可不做胰腺切除,而将胰头损伤处直接与空肠做吻合。④上述情况如果切除的远端胰腺>80%可能会引起术后胰腺功能不全,此种情况下在对损伤面清创处理后,应行远端胰腺与空肠的Roux-en-Y吻合术。是否施行该种术式,医生的抉择非常困难,治疗中分清主次,抓住主要矛盾。中心问题是,患者的情况能否耐受,如果患者血流动力学的参数极不稳定,应该放弃该术式,而单纯引流。不提倡对胰腺断端两侧施行胰肠吻合术。⑤胰管的处理很重要但又非常困难,胰管处理是否得当关系到并发症发生率的高低。胰腺的横断超过胰腺实质横径一半以上的断裂伤、穿透伤或严重的挫伤常合并胰管的断裂。在实际工作中判断胰管断裂是很困难的,如能确定胰管断端,则果断地将其结扎,以减少并发症。但当胰腺局部组织破坏较重,血肿、污染、组织水肿,或患者全身情况不稳定,很难找到胰管,或没有时间寻找时,则可在胰腺损伤处水平缝合胰腺断面,达到结扎胰管的目的。⑥胰十二指肠联合伤:胰头与十二指肠的严重挫裂伤或断裂伤处理起来相当困难,因为此类型的损伤常合并胆总管或胰头周围大血管的损伤,抢救的首要目的是控制出血,进行液体复苏,待患者生命体征稳定后,才可考虑胰头和十二指肠的修复或切除。下列术式可供参考:

（一）　十二指肠旷置术亦称十二指肠憩室化手术

自1968年Berne首次报告治疗严重的胰头十二指肠联合伤后,该手术现已成为严重胰头十二指肠联合伤的标准术式。十二指肠旷置术的内容包括:胃窦部切除、迷走神经切断、胃空肠吻合、十二指肠断端闭合或十二指肠置管造瘘、腹腔置多管引流、胆总管引流术、十二指肠破裂和胰头损伤的清创和缝合术,近年来提倡在胃空肠吻合时向空肠输出袢放置营养管。该术式设计的原理是:①胃窦部切除,胃空肠吻合将十二指肠旷置,使胃液不再经过十二指肠。②胃窦部切除和迷走神经切断使胃酸分泌减少,使十二指肠液与胰液分泌减少,抑制胰酶激活。③十二指肠造瘘可降低十二指肠腔压力,有利于十二指肠破裂修补处的愈合。④胆总管引流通过降低胆总管压力,有利于胰液引流,减轻胰腺损伤所致的胰液外溢。

（二）　改良的十二指肠旷置术（胃幽门缝合术）

1982年Cogbill等报道了改良的十二指肠旷置术,具体做法是:首先切开胃窦前壁,在胃内用可吸收缝线缝合胃幽门,再将胃窦处切口与空肠吻合,这样胃内容物通过胃空肠吻合进入远端空肠,不再进入十二指肠,便于十二指肠破损修补后的愈合。闭锁的幽门将在术后3~4周随着缝线的吸收而自行开放。此术式的优点是可缩短手术时间,尤其是对病情危重,生命体征不稳定而不能耐受长时间手术的患者,既能达到旷置十二指肠的目的,又能满足麻醉的要求。有文献报告可用缝合器闭合幽门,然后再行胃空肠吻合术,理论上更能节省时间。上述两种方法病死率12%~19%,胰瘘发生率是12%~25%。

（三）　胰十二指肠切除术

只有大约3%的胰腺损伤患者须行胰十二指肠切除,适应证包括十二指肠胰头严重损伤,或者胰头部出现难以控制的出血,或者胰内部胆管损伤,或者门静脉损伤,外伤行胰十二指肠切除术的病死率超过 29%,如此高的病死率原因在于这些患者大出血,循环不稳定,手术时间长,增加了患者的手术风险。如果患者循环不稳定,胰十二指肠切除术的重建步骤可以延时进行,也可将胰管结扎来保证胰肠吻合口的安全愈合,但结扎胰管后胰瘘、胰腺炎以及消化不良的发生率明显增加。

胰腺损伤患者的胆管和胰管无扩张,术中寻找胰管困难,胰十二指肠切除术后胰肠与胆肠吻合口发生吻合口瘘及狭窄的概率高,建议胰肠吻合采用捆绑式胰肠套入吻合法,胆肠吻合可采用胆囊空肠吻合。应当明确,行胰十二指肠切除术是迫不得已的措施,只能是在上述其他方法不能采用时进行,不能将其作为首选。

胰腺外伤手术后 48~72 小时应使用广谱抗生素。术后的营养支持也是极为重要的。营养的给予方式可通过全胃肠外营养,也可以通过预先放置的空肠营养管给予胃肠内营养。肠内营养并不增加胰腺的外分泌。腹腔引流对于胰腺损伤极为重要,不管是何种引流,至少要放置 1 周。患者能够经口饮食,24 小时引流液少于 30ml 以后才考虑拔除引流管,如果引流量持续无减少,应该及时检测引流液的淀粉酶。

生长抑素对于减少手术后的并发症是有益的,一项多中心的研究表明,使用生长抑素后,胰腺切除的并发症发生率从 54% 降至 32%,另一项回顾性研究显示,胰腺创伤后预防性使用生长抑素使并发症的发生率从 29% 降至 0%。生长抑素的常用剂量是 50~100μg,皮下注射,每天 3 次。

超声或 CT 引导下经皮穿刺置管引流(percutaneous catheter drainage,PTCD)是大部分患者行外科干预的首选方式。首先,外科引流极为重要,可以安全有效的将体内感染性脓汁引出体外,避免毒素吸收,延缓及阻止病情恶化;其次,穿刺液细菌及药敏实验结果可以指导使用敏感抗生素。然而,PTCD 治疗的主要问题是穿刺管直径较细,引流往往不充分,在液体黏稠时引流效果不理想,易出现管腔阻塞。当引流效果不佳时可借助网篮、圈套器、抓钳、高压灌洗设备等行坏死组织清除术,能显著提高坏死组织清除率,改善局部感染情况。以上使用引流治疗仍然无效时,则需考虑采取外科手术。

第六节　胰腺损伤的预后与并发症

胰腺严重挫裂伤病死率高达 67%,单纯的胰腺挫裂伤病死率是 3%~10%。胰腺穿透伤是 8%~12%,该病死率与致伤物的类型有关。即刻死亡通常与复合伤有关系,如大血管出血,后期的死亡通常与空腔脏器穿孔造成的败血症有关。胰腺创伤后的胰腺并发症的发生率为 25%~80%,胰腺挫裂伤的并发症发生率高于穿透伤。并发症的发生也与损伤部位、损伤程度以及累及的器官有关,胰头损伤的并发症的发生率高于胰体损伤。

胰腺损伤的主要并发症:

一、出血

胰腺损伤后最严重的并发症是出血,5%~10% 的患者会发生,这与以下原因有关:①胰腺残端止血不彻底;②胰十二指肠动脉结扎不完全或胰酶侵蚀邻近的血管;③联合伤中血管损伤的处理欠完善,术后再出血。这类患者需要再次手术治疗。包裹网膜或使用一些生物止血剂,保护血管缝合部位,能够减少这类并发症的发生。

二、胰瘘

胰瘘发生率 6%～26%，胰头损伤后胰瘘的发生率显著增高。一旦胰瘘的诊断明确，必须对患者进行支持治疗。89% 以上的胰瘘在 6～8 周内会自然愈合，尤其是胰管没有损伤的，或者是经过内引流的患者 70% 在两周内愈合，7%～11% 的胰瘘需要再手术，这种患者需要做 Y 型的胰肠内引流术。

三、感染与脓肿

10%～40% 的胰腺损伤的患者会出现感染并发症，感染的途径可能是经伤口或者是经引流的通道。感染多发生于胰腺损伤部位附近，另外腹腔脓肿的形成与空腔脏器受累的类型有关，比如结肠或者是十二指肠。三分之一以上的腹腔内脓肿是胰腺周围的脓肿，这类患者需要外科的清创和引流，其余的是腹腔其他部位的脓肿，通常可以经过引流以及使用广谱抗生素得到控制。最常见的细菌是肠道球菌、大肠埃希菌、变形杆菌和厌氧菌等。胰腺损伤时使用抗生素的时间一般较长，注意依据细菌培养和药敏实验及时调整抗生素，更要注意真菌感染和其他二重感染。形成腹腔脓肿的胰腺损伤病死率达 20%。

四、胰腺假性囊肿

胰腺损伤进行保守治疗后出现假性囊肿的概率是 60%，如果胰腺损伤处理的及时，胰腺假性囊肿的出现概率可以降低到 2%～3%，引流的类型对于胰腺假性囊肿的形成也有影响，被动引流假性囊肿生成率是 7%，主动负压引流是 1%。如果假性囊肿不能够自然消退或者是出现了并发症，就需要及时治疗。当假性囊肿继发感染时，外引流术作为急症处理的手段可以缓解症状，控制感染。囊肿与空肠吻合术，无论是 Roux-en-Y 吻合术，还是囊肿空肠侧侧吻合术，适用于各个部位的胰腺假性囊肿，这两种内引流术符合生理，治愈率高，病死率低，是治疗假性囊肿的标准手术。

胰腺假性囊肿的治疗是胰腺损伤治疗的后续阶段，手术时机一般选择在胰腺假性囊肿形成 4～6 周后，且经过这个时间的监测假性囊肿未见明显吸收减小且具备手术指证。近年来，越来越多的微创方式取得了较好的治疗效果。包括：①内镜超声或者直视下穿刺置管引流；②内镜下经十二指肠乳头胰管内置管引流；③PCD 联合内镜支架治疗。微创治疗失败则需采取外科手术治疗。手术方式分为内引流术（胰腺假性囊肿胃吻合术、胰腺假性囊肿空肠吻合术）、外引流术（造袋术、囊肿蘑菇管或 T 管引流术）及胰腺假性囊肿切除术。胰腺假性囊肿外引流术因切口难以愈合，患者生活不方便等特点，临床上很少长期应用，一般作为内引流的过渡治疗。

五、胰腺炎

胰腺损伤的患者术后出现胰腺炎的机会是 8%～23%，胰十二指肠切除术后出现胰腺炎的可能性比其他治疗方法要大。创伤后早期胰腺炎的治疗主要是支持治疗，包括胃肠减压、肠道休息以及营养支持。慢性胰腺炎常常继发于有胰管损伤但未经处理的患者，患者发病可能在损伤后的数月到数年，ERCP 检查表现为胰管中断和狭窄。创伤后慢性胰腺炎的治疗方式可选择远端胰腺切除，或者胰管空肠吻合。胰腺实质或胰管内的结石的形成是慢性胰腺炎的病理特点之一，是局部脂肪钙化、脂肪酸与钙结合形成的皂类物质沉积形成。胰管结石导致胰管梗阻、胰腺组织萎缩,被纤维组织所代替,若继发感染则形成脓肿。多数患者可能被长期误诊,要注意询问腹部损伤或胰腺损伤的病史,X 线平片可发现在上腹胰腺区有钙化点。确诊胰管结石要依据 CT,MRCP,ERCP 检查。对反复发作顽固性疼痛的患者,可以切开胰管取石或经十二指肠镜取石。但 ERCP 取石往往比较困难,需要手术。

六、胰腺功能不全

胰腺损伤的另外一个并发症是外分泌功能和内分泌功能不全。如果切除胰腺多于80%,将有 27% 的患者出现胰腺内分泌功能不全,表现为糖耐量异常以及胰岛素依赖型糖尿病。症状明显的外分泌功能不全和消化不良是很少见的,因胰腺外伤行胰十二指肠切除术的患者有 20% 会出现胃排空迟缓。

七、肠瘘

肠瘘是 TP 病程中较为常见的并发症,主要原因有:①肠管长时间受到胰液腐蚀;②引流管压迫;③胰腺损伤同时已经合并了肠管损伤等。治疗肠瘘关键在于肠瘘位置感染的控制和患者营养状况的恢复。肠瘘发生后积极引流非常重要,可以有效地控制肠瘘区的感染,为肠瘘的愈合提供一个"洁净"的环境,同时患者的营养支持则为肠瘘的早期愈合提供能量支持。多数肠瘘可以经过非手术治疗痊愈,必要时也需要通过近段肠管造瘘的方式,临时改道避开胰周坏死感染灶,以兼顾腹腔感染与营养问题。

第七节　医源性胰腺损伤的预防

医源性胰腺损伤的常见原因:①胰周器官手术操作时的误伤,胃或十二指肠后壁溃疡的手术,胃癌根治时胃网膜右动脉周围淋巴组织的清扫,门脉高压症、脾周围炎时的脾切除,外伤性脾破裂时出血术野不清及胰腺活检时的误伤;②胰胆管内检查及治疗时造成的损伤;③全身治疗时造成的胰腺损伤,有些药物长期使用,会损伤胰腺,如肾上腺皮质激素。

医源性胰腺损伤的治疗:医源性胰腺损伤如在术中及时发现并加以处理,均不会造成严重的后果,如果发现不及时引起腹膜炎,则需及时开腹探查,清除坏死组织,充分引流,同时改善全身情况,进行支持治疗,生长抑素对胰腺外分泌的抑制是十分有效的。

医源性胰腺损伤重在预防,严格规范的操作能够减少医源性胰腺损伤的机会,胃十二指肠后壁穿透性溃疡的基底可深入胰腺组织内,术中强行剥离溃疡,或者电灼、石炭酸烧灼溃疡均可能造成胰腺损伤,发生延迟性胰瘘。正确的做法是沿溃疡周围切开,将溃疡留在胰腺上,表面用网膜组织覆盖。对于难以切除的十二指肠溃疡,可以采用十二指肠溃疡旷置术。胰腺活检的切口或穿刺点的选择应尽量与主胰管的径路平行,避免在胰腺的上内 1/3 区域内盲目活检。必须在危险区域进行活检时,一定要掌握深度。术后放置引流是必需的。脾切除时解剖脾门要细致剥离胰尾,若不慎伤及胰尾,轻微者需缝合,严重者则果断切除胰尾,术后必须放置引流管。

(袁玉峰　唐胜利)

参 考 文 献

1. 赵玉沛,朱预,张圣道,等.胰腺病学.北京:人民卫生出版社,2007.

2. 彭淑牖,何小伟.胰腺闭合性损伤救治原则和进展.中华创伤杂志,2005,21(1)57-59.

3. 白雪巍,丁乙轩,陈华,等.73例创伤性胰腺炎的专科化治疗体会.中国普外基础与临床杂志,2015,22(1):11-17.

4. Lin BC,Chen RJ,Fang JF,et al. Management of blunt major pancreatic injury Trauma. J Trauma. 2004;56(4):774-8.

5. Besselink MG. The'step-up approach'to infected necrotizing pancreatitis:delay,drain,debride. Dig Liver Dis,2011,43(6):421-422.

6. 孙备,宋增福,姜洪池,等.创伤递进式分阶段处理重症急性胰腺炎的临床分析(附121例临床病例).中华外科杂志,2013,51(6):493-498.

7. Gooszen HG,Besselink MG,van Santvoort HC,et al. Surgical treatment of acute pancreatitis. Langenbecks Arch Surg,2013,398(6):799-806.

8. Raghavendr YB,Rajesh G,Mandeep K,et al. Predictors of surgery in patients with severe acute pancreatitis managed by the step-up approach. Ann Surg,2013,257(4):737-750.

9. Horvath K,Freeny P. Safety and efficacy of video-assisted retroperitoneal debridement for infected pancreatic collections:a multicenter,prospective,single-arm phase 2 study. Arch Surg,2010,145(9):817-825.

10. 孙备,程卓鑫,贾光.重症急性胰腺炎治疗新亮点:多学科与微创化.中国实用外科杂志,2012,32(7):525-527.

11. 黄志强,宋青,刘志伟等.论重症急性胰腺炎治疗观念的转变.中华消化外科杂志,2010,9(5):321-325.

12. Thakur DY,Sabareesh KN,Venkala MGK,et al. Spleen preserving distal pancreat-ectomy for pancreatic trauma:a series of six case. J Pancreas,2007,8(4):422-428.

13. 姜洪池,孙备,陆朝阳.重症急性胰腺炎基本治疗原则初探.中华外科杂志,2007,45(1):6-8.

14. 孙备,李鹏,姜洪池.重症急性胰腺炎术后并发腹腔残余感染出血结肠瘘.中国实用外科杂志,2010,30(9):811-813.

15. 孙备,陈华.胰腺损伤后期并发症诊断和治疗.中国实用外科杂志,2015,35(3)265-268.

第六篇

胰腺肿瘤性疾病

第三十八章

胰腺囊性肿瘤

一、定义及分类

(一) 定义

胰腺囊性肿瘤(pancreatic cystic neoplasm,PCN)主要由异常增生的胰腺上皮和(或)胰腺间质组织细胞增生、分泌物潴留,进而形成的含有囊液的病变,是单发或多发的肿瘤样囊腔结构。

(二) 分类

根据由世界卫生组织(World Health Organization,WHO)于 2010 发布的胰腺囊性疾病的分类规则,依据囊性疾病的病理特征、病变组成成分来源等多个方面进行考虑,将 PCN 分为上皮源性肿瘤和非上皮源性肿瘤两大类,具体分类如表 38-1 所示。

表 38-1　PCN 的分类

上皮源性肿瘤	导管内乳头状黏液性肿瘤	非上皮源性肿瘤	良性非上皮性肿瘤
	囊性腺细胞癌		恶性非上皮性肿瘤
	黏液性囊性肿瘤		
	实性假乳头状肿瘤		
	浆液性囊腺瘤		
	副脾上皮样囊肿		
	VHL 综合征相关的浆液性囊腺瘤		
	囊性错构瘤		
	囊性畸胎瘤(上皮样囊肿)		
	浆液性囊腺癌		
	囊性导管腺癌		
	囊性神经内分泌肿瘤(G1,G2)		
	囊性胰母细胞瘤		
	腺细胞囊腺癌		
	囊性转移性上皮性肿瘤		
	其他		

据相关资料,胰腺浆液性囊腺瘤(serous cystic neoplasm,SCA)在胰腺囊性肿瘤中所占比例为 32%~39%,胰腺黏液性囊腺瘤(mucinous cystic neoplasm,MCN)为 10%~45%,胰腺导管内乳头状黏液肿瘤(intraductal papillary mucinous neoplasm,IPMN)为 21%~30%,胰腺实性假乳头状肿瘤(solid pseudopaillary neoplasm,SPN)<10%,其他类型胰腺的囊性病变较少见。

二、病理

PCN 是由异常增生的胰腺上皮和(或)胰腺间质组织细胞增生、分泌物潴留进而引发的疾病。不同类型的 PCN 具有不同的病理特征。

SCA 由富含糖原的扁平上皮细胞或立方上皮细胞组成,通常情况下胰腺浆液性囊腺瘤无恶变倾向。囊液进行细胞学检查可以发现其中多为形态一致的扁平或立方上皮细胞,无黏液,胞质内含有大量的糖原颗粒,富含糖原的上皮来源细胞是 SCA 组织病理学特征。

MCN 由产生黏液的上皮细胞组成,并由卵巢类型间质组织支撑,囊性肿瘤一般和胰管系统不相联通。根据其上皮细胞的分化程度,胰腺黏液性囊性肿瘤的病理类型可以分为低度分化不良、中度分化不良和高度分化不良等,囊括了从腺瘤至浸润性癌等多种病理类型。

IPMN 病理上特征为胰管内出现高柱状黏液上皮细胞异常增生,进而引起胰腺导管囊性扩张,最终形成真性乳头样结构,该乳头样结构中具有纤维血管轴心。

SPN 是一类由疏松的单型上皮细胞异常增生,形成实性结构和假乳头状结构常伴有出血性、囊性、退化性改变的胰腺囊性肿瘤。当病变明确侵犯神经、血管或深入周围组织的则称为实性假乳头状癌。

三、临床表现

胰腺囊性病变主要以中老年女性多见,肿瘤生长缓慢,多数无症状,由体检发现。随着肿瘤的逐渐增大,压迫邻近器官或肿瘤囊内压力增高,出现上腹部疼痛不适或腹部肿物,少数病例可有梗阻性黄疸、消化道出血、急性胰腺炎等表现。

SCA 生长速度较缓慢,在囊性病变早期患者通常无明显临床症状。通常是在进行其他病变影像学检查的时候发现,最常见的症状是腰部不适、轻度腰痛。体重减轻等消耗性症状、腹部肿块、黄疸及上消化道梗阻并不常见。多见于老年女性。

MCN 的症状同其他胰腺囊性肿瘤,无特征性临床表现,40%~75% 的患者无任何症状,多数通过体检发现。最常见的临床症状是腹部不适或者疼痛,患者腹痛常位于上腹部并向两侧腰肋部放射,患者也可以表现为非特异性的恶性病变表现,如消耗性症状体重减轻、厌食,压迫性症状梗阻性黄疸等。多见于中年女性。

IPMN 无特异性症状或体征,主胰管型胰腺导管内乳头状黏液肿瘤(MD-IPMN)患者常常表现出腹痛、腹泻、胰腺炎、糖尿病、黄疸、体重减轻等非特异性症状,分支胰管型胰腺导管内乳头状黏液肿瘤(BD-IPMN)患者则较少出现上述临床症状。IPMN 的临床症状和患者胰管扩张程度、IPMN 分泌的黏液量呈正相关。多见于中老年患者,男性女性发病率相同。

SPN 的主要临床表现是腹部疼痛,有时腹部疼痛也是 SPN 的唯一临床表现。患者腹痛时有时可以扪及腹部包块,伴或不伴有其他非特异性临床表现如厌食、体重减轻、黄疸等,这些症状或体征可以单一存在。当 SPN 的囊性病变压迫门静脉和其分支静脉时,也能引起如消化道出血等门脉高压症状。多见于年轻女性。

四、诊断

(一) 影像学诊断

1. **腹部超声(ultrasound,US)** 　腹部超声可用于 PCN 的筛查,US 除了可以确定肿瘤的位置、囊内是否有分隔、乳头等成分,还可以对病变进行动态观察来确定其是否为囊性病变。

然而,由于胰腺生理位置的关系,囊肿早期并不容易通过 US 检出,US 相对依赖于检查操作者本身的临床和操作经验,还容易受消化道内气体的干扰,对于小的假性囊肿(囊性病灶直径<2cm)发现率低,敏感性较低,难以鉴别诊断 PCN。

微囊型 SCA 声像表现为边界较清的囊实性病灶,病灶呈类实质样或蜂巢状回声,当囊肿较大时,表现为多房性,中心强回声伴有声影提示有钙化灶存在;巨囊型或寡囊型 SCA 的声像表现为边界清楚单囊或多囊病灶,囊壁光滑平整,囊液透声好;实性瘤大多表现为较高回声占位性病变,边界清。

巨囊多腔型 MCN 声像表现类似单一肿块,周围有不同厚度的囊壁包裹,肿块中间通常可见钙化斑块,常有后壁增强效应。囊肿内有时候可以观察到粗大不规则的乳头状赘生物从囊壁突出进入囊腔。

IPMN 声像表现为局限性或弥漫性主胰管扩张,可伴有胰管内结节,胰腺实质多有萎缩。

SPN 声像表现为低回声实性或囊性占位性病变,有部分患者可以观察到在肿瘤中央出现无回声区囊性病变,并在其中出现分隔,囊性病变同周围组织分界清,较少发生胰、胆管扩张现象。

2. CT　同腹部超声相比,CT 不仅可以清晰显示胰腺囊性肿瘤的形态、密度及钙化,还可以显示病变与周围组织器官的解剖关系,不会受到气体干扰,能够提供初步的鉴别诊断。

SCA 的表现取决于病变类型,微囊型 SCA 表现为边缘清晰的、囊内充满浆液的蜂巢状结构,囊内密度均匀,钙化有时发生,主要位于病变的中央部位,可以呈现出放射状钙化,偶尔可见小的壁结节,增强后可见囊壁和囊壁间隔出现不均匀强化,无侵犯囊性病变周围血管表现。有部分 SCA 会出现纤维性中央瘢痕,伴或者不伴有特征性的星状钙化灶是 SCA 的特征性影像学表现。

MCN 的 CT 检查很容易显示钙化斑,瘤体较大,表面可以呈现分叶状改变,囊壁较厚同中间隔和周围胰腺实质较容易辨识,囊内密度较高。巨囊单腔型 MCN 则很难同其他囊性病变鉴别。

MD-IPMN 的典型 CT 表现为弥漫性或节段性主胰管扩张,一般会伴有腺瘤周围胰腺组织的萎缩,有部分患者的主胰管内可能有乳头状结节存在;BD-IPMN 则表现为分支胰管的扩张,局部相互交通可以形成“葡萄串状”样的囊腔。

SPN 分实性部分和囊性部分,不同组成部分在 CT 中表现不一致。其中,SPN 囊肿的实性部分在 CT 平扫中呈等密度或稍低密度样改变,囊性部分则在 CT 平扫中呈低密度影,使用增强 CT 检查可以发现其囊性部分在动脉期和静脉期均未进行强化。

3. MRI/MRCP　与 CT 类似,MRI 对囊肿的部位、形态、大小、与周围组织器官的解剖关系等显示良好,同时能辨别囊肿腔内容物的特征,包括出血性改变、囊性改变等,但对钙化灶的显示不如 CT,MRCP 则能够较好地显示胰、胆管的结构,并能显示病变与胰管的交通情况,为鉴别诊断提供一定的影像学支持。

SCA 在 T_2 相表现为高信号,囊肿内部可以观察分隔,屏蔽脂肪组织信号后,可以显示囊肿的实体部分;在 T_1 相则表现为囊肿内部出现均匀一致的低密度影。

MCN 表现为圆形或椭圆形肿块,能够发现囊液的存在、特征和囊肿内间隔的分布情况,也可以观察到大的乳头状赘生物从囊壁突出进入囊腔,但难以发现钙化灶。并不作为 MCN 的首选辅助检查。

MRCP 明确 IPMN 与胰管系统是否相连接方面要优于 CT,MRCP 可以详尽地描述胰管、囊性病变和因乳头样病变引起胰管内的"充盈缺损",当"充盈缺损"出现时往往提示 IPMN 存在有恶变的可能。

SPN 实性部分在 MRI 的 T_1 相中呈中低信号,在 T_2 相中呈中高信号,囊性部分在 T_1 相中呈低信号,在 T_2 相中呈明显高信号。肿瘤内出血及钙化是 SPN 的重要特征,实性部分及包膜内出现钙化则是区别于胰腺其他囊性肿瘤的重要特征。

4. ERCP　逆行胰胆管造影(ERCP)也可以显示胰胆管情况,在确定胰、胆管结构方面敏感性较好,是辨别囊性病变是否与主胰管交通最敏感的方法,ERCP 还可收集胰液行细胞学及生物化学诊断,胰管灌洗液细胞学检查可进一步提高诊断的准确性。但由于 ERCP 是有创检查,可能引起多种并发症,目前在临床上出于单纯诊断目的 ERCP 已较少应用,共识已不推荐 ERCP 作为 PCN 首选的诊断方法。

5. 超声内镜(EUS)　EUS 可以对囊性病变进行检查因其能够深入胃十二指肠腔,将探头紧贴胰腺组织进行超声检查,排除气体干扰,具备更高的检查灵敏度,能够较好地显示分隔、壁结节等囊腔内结构以及血流情况,在诊断直径<2cm 的囊肿方面具有更多优势,优于 CT 等检查。此外,在 EUS 引导下对囊液进行引导细针穿刺(FNA),既可抽取囊液进行化验检查,也可进行细针穿刺活检(FNB)进一步行囊液生化、细胞学、病理学分析,是鉴别胰腺囊肿良恶性的一种重要手段。

SCA 在 EUS 中表现为圆形、类圆形的囊性病灶,边界清晰,边缘平滑,内部为大量直径数毫米的无回声小囊,呈密集多房结构,其间有高回声分隔,中心可有强回声伴声影,提示钙化,后方可见回声衰减不明显或稍增强。EUS-FNA 获取囊液分析可见其囊液清亮稀薄,淀粉酶水平低、CEA 水平低,CA19-9 水平低,细胞学检查多为形态一致胞质内含有大量的糖原颗粒的扁平或立方上皮细胞。

MCN 在 EUS 下表现为较大的囊性病灶,内部有或无分隔,分隔多表现为细条影状,囊壁较光滑,可见到壁结节,可以同 SCA 鉴别诊断。同时由于其结构特性,在穿刺时可以抽取较多液体。囊液多为黏稠黏液,CEA 水平高,淀粉酶水平低,细胞学检查多为高柱状上皮细胞,类似于胰腺导管,常见杯状细胞,细胞内外可见大量黏液而无糖原。

IPMN 则表现为局限性或弥漫性主胰管扩张,可伴有胰管内结节,胰腺实质多有萎缩。囊液多为黏稠黏液,CEA 水平中等或高,淀粉酶水平高。细胞学可见的高柱状黏液上皮细胞。

SPN 声像特征基本同腹部超声,检查更加清晰。EUS-FNA 获取囊液多为血性液体,CEA 水平低。细胞学可发现异常的单型上皮细胞。

(二)　实验室检查

EUS 下细针穿刺(EUS-FNA)可以获取组织和囊液,进行肿瘤标记物、淀粉酶或分子生物学检测(*CEA*、*CA19-9*、*K-ras* 基因突变等),可以对疾病的鉴别诊断提供帮助,但目前尚无证据证明有必要将其作为常规检查项目。

(三)　内镜检查

除外 EUS 的内镜检查技术,还有内镜逆行胰胆管造影(ERCP)、胰管镜检查、胰腺导管内超声(IDUS)、光学相干断层成像(OCT)、激光共聚焦纤维内镜(CLE)等,可根据病情需要选择使用。

各类 PCN 性质不同,预后完全不同,癌变发生率也存在较大差异。因此,准确的定性诊断对选择治疗策略意义极大。不同囊性肿瘤虽有各自好发年龄及影像学特点,但对于不典型患者的鉴别诊断往往非常困难。四种主要 PCN 的特点见表 38-2。

表 38-2　PCN 主要特点

	年龄段	发病率	好发部位	囊液特征	影像学特征	恶变倾向
浆液性囊性肿瘤	老年	女性>男性	约 50% 在胰体尾部	清亮、稀薄,癌胚抗原(CEA)与淀粉酶水平低	多微囊蜂窝状,囊壁较薄,中心可见星状瘢痕及钙化	很低
黏液性囊性肿瘤	中年	女性>男性	80%～90%在胰体尾部	黏液、常黏稠,CEA 水平高,淀粉酶水平低	多单发,囊壁较厚,可见壁结节、蛋壳样钙化及分隔	中等至高等
导管内乳头状黏液性肿瘤	老年	男女相当	胰头、钩突	黏液、常黏稠,CEA 水平中等或高,淀粉酶水平高	胰管扩张,囊实性混合,边界清晰	主胰管受累则为高等,分支胰管受累则为中等
实性假乳头状肿瘤	青年	女性>男性	胰头、体、尾部比例相当	血性,CEA 水平低	囊实性占位	低度恶性,常局部侵犯

五、治疗

大部分 PCNs 为良性,部分患者可无临床表现,临床上仅需密切观察,但手术切除仍是其最主要、最关键的治疗手段。在制订胰腺囊性肿瘤治疗方案时,除需考虑病变性质、生物学行为外,还需考虑患者的年龄、一般状况、治疗意愿、医疗及随访条件等其他因素。

(一) 治疗意见

不同类型胰腺囊肿生物学行为有巨大差异,无法准确定性肿瘤的患者,推荐采用多学科协作的诊疗模式(MDT),依据患者的具体临床特点决定治疗方案或建议患者定期随访。常见的四种胰腺囊性肿瘤的治疗意见如下。

1. SCA　临床上对于有症状而且囊肿较大的胰腺浆液性囊性肿瘤或难以同其他囊性肿瘤鉴别时,建议采取手术切除的方法进行治疗。对于无症状的浆液性囊腺瘤可以进行密切随访,因其恶性程度低,可以进行保守治疗。

当肿瘤直径>6cm 或肿瘤直径<6cm 但出现以下危险因素时应行手术治疗:①出现相关症状(如腹痛、肿块压迫、黄疸、呕吐等);②肿瘤位于胰头部;③无法完全排除恶变;④出现侵袭性表现如肿瘤侵犯周围组织(血管、胰周淋巴结等)。如为浆液性囊腺癌需手术治疗,术后仍可长期生存。SCA 一般不需要清扫胰周淋巴结。

2. MCN　MCN 具有较高的恶变风险,在临床应用中当患者考虑为 MCN 时,不论其病变性质是良性还是恶性均应当进行手术切除治疗,避免恶变。尤其是患者存在以下几种情况之一者均建议行手术治疗:①病灶引起相关症状;②存在壁结节、实性成分或囊壁蛋壳样钙化者;③肿块直径>3cm;④囊液细胞学检查证明或提示恶性可能。另外当部分直径<3cm 的 MCN 通过影像学检查难以与 SCA 或 BD-IPMN 相区分,无法明确诊断时,对于某些存在严

重并发症的高危高龄患者,也可采用先随访,待出现危险因素再行手术治疗。

3. IPMN MD-IPMN有高达62%的恶变率,均建议行手术治疗,而不管囊性病变的大小、是否存在囊壁结节及患者是否表现有临床症状等。手术治疗方式则由患者的全身状况、囊性病变位置、病变为单病灶还是多灶性病变等多方面进行综合考虑。目前,主要采用的治疗方式有胰十二指肠切除术、胰腺体和胰腺尾切除术、全胰切除术等,根据不同患者的具体情况选择是否联合进行胰腺周围淋巴结清扫术。

BD-IPMN恶变率相对低于MD-IPMN,大约为25%,因此直径<3cm者可随访观察。但以下因素为其恶变高危因素,须积极手术处理:①肿瘤直径>3cm;②有壁结节;③主胰管扩张>10mm;④胰液细胞学检查发现高度异型细胞;⑤引起相关症状;⑥肿瘤快速生长≥2mm/年;⑦实验室检查CA19-9水平高于正常值;主胰管扩张5~9mm的患者如合并其他危险因素根据情况亦可积极手术治疗。对于存在严重并发症的高危高龄患者,若仅仅存在肿瘤直径>3cm一项高危因素,则可继续观察,但随访频率应相应增加。

在2012年胰腺导管内乳头状黏液性肿瘤国际治疗指南中,对IPMN提出了两个不同危险程度的定义:"高危征象""令人担忧的特征"。指南中提到的"高危征象"是指:囊肿有信号增强的固体成分,主胰管直径≥10mm,出现梗阻性黄疸等;"令人担忧的特征"是指囊肿≥3cm,囊壁增厚,具有非信号增强的囊壁结节,主胰管直径为5~9mm,主胰管直径突变伴远端胰腺萎缩,淋巴结增大。

当患者具有"高危征象"时,应当尽快接受外科手术治疗,切除囊性病变部位而不需要再进行进一步的明确诊断。而对于具有"令人担忧的特征"的患者,则不需要立即进行外科手术治疗,可以采用EUS-FNA进行细胞学和(或)组织病理学检查进一步明确诊断。另外指南建议对于年龄<65岁,囊肿≥2cm且随诊监测时间需要延长的IPMN患者,应当考虑外科手术治疗。

4. SPN 目前对SPN的生物学行为、病理特征等方面尚无完全了解,基于当前研究结果,诊断SPN或高度怀疑SPN的患者均推荐手术治疗。另外SPN外科手术的禁忌证不包括出现肿瘤局部浸润、转移、复发等。因极少发生淋巴结转移,故不必常规清扫胰周淋巴结,胰体尾部肿瘤亦可保留脾脏。SPN无论行根治术与否均存在远处转移或复发可能性,但即使出现远处转移或复发,仍建议积极手术治疗,预后相对较好。

(二)手术治疗

手术治疗根据手术理念及术者操作水平,可选择开放、腹腔镜、机器人手术。依据肿瘤部位而定,常见的包括胰十二指肠切除术(Whipple术)、保留或不保留脾脏的胰体尾切除术、胰腺节段切除、单纯胰腺肿瘤剜除术及全胰切除术等。

外科手术总的原则是彻底切除肿瘤、保护胰腺内外分泌功能,术中要全面探查胰腺,必要时需使用超声定位,避免小病灶的遗漏,亦可判断肿瘤与主胰管的关系。PCN大多为良性或低度恶性,手术切除即可治愈,然而手术并发症发生率一直较高,因此严格遵循手术指征,结合具体情况,制订合理的手术干预方案,对患者创伤最小而疗效最大化始终是制订治疗方案的基石。

1. 胰头部肿瘤 可行胰十二指肠切除术,保留幽门的胰十二指肠切除术,Beger手术或钩突肿物局部切除术。具体应根据病变所在胰头部位及术者水平而定,必要时清扫胰周淋巴结。

2. 胰体尾部肿瘤 可行远端胰腺切除术。其中肿瘤距离脾血管有间隙或易于分离者,可行保留脾脏的胰体尾切除,肿瘤较大或有壁结节和(或)蛋壳样钙化及高度怀疑恶变者,应行胰体尾联合脾脏切除术,同时须清扫周围淋巴结。在保留脾脏的胰体尾切除术中,根据肿瘤与脾血管的关系及血管受累情况,若胰体尾部的病变与脾血管粘连,难以从脾血管上将其分离时,则可以采用切除脾血管的保脾胰体尾切除术(Warshaw 法)治疗。对于保留脾血管的保脾胰体尾切除术(Kimura 法),应把握好适应证。

3. 胰体中段肿瘤 推荐行胰腺中段部分切除术。此类手术虽能最大限度保留胰腺的内外分泌功能,但术后并发症发生率,尤其是胰瘘发生率高于胰十二指肠切除术及胰体尾切除术。

4. 胰腺边缘性肿瘤 可行单纯肿瘤剜除术。沿被膜局部切除肿瘤,尽可能少地破坏正常胰腺组织。但应注意,病变限于良性、肿瘤较小、位置表浅、距主胰管有一定距离。

5. 胰腺多灶性肿瘤 多病灶性 IPMN 或 MCN 常见,可行全胰切除术。因其手术风险大、并发症多、术后生活质量严重下降,需谨慎选择。如病灶仅限于头尾,而胰体中段组织正常,也可行保留胰腺中段的胰头胰尾切除术。但对于有胰腺癌家族史的多灶性 IPMN,应积极行全胰切除术。

(三) 非手术治疗

1. EUS 引导下细针注射术(EUS-FNI) 目前主要用于将药物或免疫制剂通过穿刺针对消化道及其毗邻器官肿瘤进行局部注射,常用的药物有乙醇、紫杉醇等,治疗目的为消融囊壁上皮细胞并消除或降低恶变风险。EUS 引导下乙醇注射也可作为胰腺肿瘤的姑息性治疗方法之一。适应证包括:①存在手术禁忌证或拒绝手术的患者;②随访期间囊肿体积增加;③囊肿>2cm、囊内小腔≤6 个,且病变不与 MPD 交通。影响 PCN 消融效果的因素包括囊壁厚度、囊内分隔及存在壁结节等。

2. EUS 引导下腹腔神经节阻滞术(EUS-CPN) 在口服止痛药无效或者患者不能耐受药物副作用而未找到一种更有效的治疗方法时,通过超声胃镜将布比卡因、无水乙醇等化学药物注射到腹腔神经节而起到阻滞神经、缓解疼痛的作用,是缓解胰腺囊肿所致腹痛的安全有效的方法。通过 EUS 引导的 CPN 相比较于 CT 引导下的 CPN 可以减少对脊髓旁组织及其他神经节的损伤的风险。

3. 光动力疗法 可以作为 IPMN 的辅助治疗手段,可治疗不宜手术的 MD-IPMN 患者,当 IPMN 与胰管交通时不宜行 EUS 引导下的光动力疗法,常需手术治疗。

4. 化疗及放疗 PCN 尤其是 MCN 及 IPMN 可发展为浸润性肿瘤,甚至出现局部或远处转移。尽管多项研究表明,PCN 在进行手术治疗前和(或)手术后进行化、放疗有一定治疗前景,远期疗效及放化疗方案有待进一步研究。

六、随访

(一) 术前随访

对于不需要手术的 PCN 患者需要密切观察,定期复查随访,一般最初每年行 CT 或 MRI 随访 2 次,明确肿瘤处于稳定状态后,根据肿瘤生长速度制订随访计划,一旦有手术指征须尽快手术。

(二) 术后随访

恶性 PCN 患者术后 5 年总体存活率约为 28%,略优于胰腺癌的预后,但仍不容乐观。究其原因,目前普遍认同的是"区域性缺陷"概念:即使病变已被完整切除,术后继续暴露于危险因素(如吸烟、饮酒等)和患者自身的成瘤基因背景均可能导致残余胰腺复发 PCN。

因此美国胃肠病学会(AGA)2015 版指南建议:对于术后病理检查证实为浸润性癌及不典型性增生者建议术后每 2 年行 1 次 MRI 检查以复查残余胰腺,确保尽早发现复发灶,并给予及时干预。对于无恶性病变或重度不典型增生的无症状性 PCN,由于其术后 5 年总体存活率可达 80%~100%,且已不再具备常规监测与随访的指征,故与大多数共识性指南相同,AGA 指南亦不建议常规开展术后随访。

我国 2015 版胰腺囊性疾病诊治指南建议如下:

1. SCA 患者　术后无需随访。

2. MCN 患者　非侵袭性 MCN 患者术后可不必长期随访。但若病理提示侵袭性 MCN,术后随访应遵照胰腺导管腺癌随访要求。

3. 非浸润性 IPMN 患者　建议术后每年 2 次病史及体格检查、CT 或 MRI(MRCP)随访。如出现症状、体征、影像学或细胞学阳性结果,则缩短随访时间。浸润性 IPMN 患者术后,建议遵照胰腺导管腺癌随访要求。

4. SPN 病灶若完全切除(RO)后 5 年存活率>95%,一般无须长期随访。术后复发的高危因素有:①非根治性切除;②肿瘤直径较大;③年轻男性患者;④术中发生肿瘤破裂;⑤周围神经或血管浸润、周围胰腺实质浸润。对于此类患者,建议每年进行 1 次影像学检查,持续终生。

(杨振誉　田力　王晓艳)

参 考 文 献

1. 彭承宏,郝纯毅,戴梦华,等.胰腺囊性疾病诊治指南(2015).中国实用外科杂志,2015,35(9):955-959.

2. Vege SS,Ziring B,Jain R,et al. American gastroenterological association institute guideline on the diagnosis and management of asymptomatic neoplastic pancreatic cysts. Gastroenterology,2015,148(4):819-822.

3. JM Scheiman,JH Hwang,P Moayyedi. American Gastroenterological Association Technical Review on the Diagnosis and Management of Asymptomatic Neoplastic Pancreatic Cysts. Gastroenterology,2015,148(4):824-848.

4. JJ Farrell,CC Fernández-Del. Pancreatic cystic neoplasms:management and unanswered questions. Gastroenterology,2013,144(6):1303-1315.

5. Tanaka M,Fernández-del Castillo C,Adsay V,et al. Internationalconsensus guidelines 2012 for the management of IPMN and MCN of the pancreas. Pancreatology,2012,12(3):183-197.

6. Wu BU,Sampath K,Berberian CE,et al. Prediction of malignancy in cystic neoplasms of the pancreas:a population-based cohort study. Am J Gastroenterol,2014,109:121-129.

7. G Malleo,C Bassi,R Rossini,et al. Growth pattern of serous cystic neoplasms of the pancreas:observational study with long-term magnetic resonance surveillance and recommendations for treatment. Gut, 2012, 61 (5):746.

第三十九章

胰　腺　癌

　　胰腺癌(carcinoma of pancreas)主要指胰外分泌腺的恶性肿瘤,由于解剖部位隐匿、临床症状不典型、肿瘤标志物特异性不高、手术机会低、术后转移复发率高以及放化疗不敏感等因素,其恶性程度高,预后差,中位生存期仅为4~6个月,5年生存率仅为5%左右,仍是临床诊治的一大难题。

一、流行病学

　　胰腺癌发病年龄以45~65岁多见,男女之比为1.58:1。

　　在世界范围内,胰腺癌目前是第4大致死性肿瘤,预计到2030年将超过乳腺癌成为第2大致死性肿瘤。在中国,胰腺癌已成为癌症相关死亡前10位的肿瘤,目前其发病率位居第9位,病死率位列第6位,均呈逐年上升趋势。

二、病因及发病机制

　　胰腺癌的病因与发病机制至今未明,临床资料分析表明可能是多种危险因素长期作用的结果,这些危险因素可分为遗传因素及非遗传因素两大方面,但仍有约50%的胰腺癌患者危险因素尚不明确。

(一) 遗传因素

　　1. 胰腺癌家族史　流行病学研究证实胰腺癌有家族聚集的特点,在胰腺癌患者中,有胰腺癌家族史者是无胰腺癌家族史患者的3~13倍。

　　2. 高度特征性遗传综合征　包括遗传性胰腺炎、家族性多发性非典型丘状黑色素瘤、波伊茨-耶格综合征(Peutz-Jeghers syndrome,又称色素沉着息肉综合征)、遗传性乳腺或卵巢肿瘤等。这些综合征常伴有生殖细胞的某些基因突变。

(二) 非遗传因素

　　1. 不健康的生活习惯　包括吸烟、饮酒、饮咖啡、高脂饮食等。其中吸烟是目前唯一被公认的危险因素。大量研究表明,与普通人群相比,吸烟的相对危险度(relative risk,RR)为2.20,并且吸烟量的多少与胰腺癌的发病呈正相关,其潜在机制可能是烟草中的关键成分尼古丁通过激活 Akt-Erk-Myc 信号通路导致 Gata6 下调从而诱导胰腺腺泡细胞脱分化,最终促进胰腺肿瘤的发生、发展。饮酒、饮咖啡对胰腺的致癌作用结论不一,目前认为适量饮用与胰腺癌无明显的相关关系,但长期大量饮用可能增加危险度。与正常体重人群相比,肥胖人群的相对危险度为 1.12。

2. 糖尿病　目前关于糖尿病究竟是胰腺癌的早期症状或并发症还是致病因素仍有争论，大部分学者的观点认为其是致病因素。对于病史超过 10 年的长期糖尿病患者，其发生胰腺癌的风险为非糖尿病患者的 1.51 倍，且生存期较非糖尿病患者短。对于新发糖尿病患者，约 1% 在其病程发展 3 年内变为胰腺癌，但研究显示生存预后并无显著差异。

3. 慢性胰腺炎　慢性胰腺炎与胰腺癌经常并存，既可导致胰腺癌的发生，又可表现出胰腺癌相关症状。研究显示，慢性胰腺炎患者病程超过 2 年，其恶变风险增高。

4. 胰腺良性肿瘤　如胰腺上皮内瘤变（pancreatic intraepithelial neoplasia，PanIN）、黏液性囊腺瘤（mutinous cystic neoplasm，MCN）、导管内乳头状黏液状瘤（intraductal papillary mucinous neoplasm，IPMN）等已明确为胰腺癌的癌前病变，具有潜在的恶变倾向。

5. 环境因素　长期接触某些化学物质如 F-萘酸胺、联苯胺、羟化物等有发生胰腺癌的风险。此外有研究报道，幽门螺杆菌有可能导致胰腺癌的发生，特别是血清幽门螺杆菌 CagA 抗体阳性者，胰腺癌危险性为血清幽门螺杆菌 CagA 抗体阴性者的 2 倍，仍需进一步研究证实。

6. 年龄及性别　相比其他癌症，胰腺癌发病率较低（约 9/10 万），当年龄>55 岁时，发病率升至 68/10 万。男性发病率较绝经期前女性高，女性在绝经后则发病率升高。

分子生物学研究提示，癌基因激活和抑癌基因失活以及 DNA 修复基因异常在胰腺癌的发生中起着重要作用。*K-ras* 基因是胰腺癌主要的原癌基因，约 90% 的胰腺癌可有 *K-ras* 基因第 12 号密码子的点突变；*TP53* 基因则是胰腺癌重要的抑癌基因，约 70% 的胰腺癌有 *TP53* 突变。

三、病理学及分期

胰腺癌可发生于胰腺任何部位，胰头癌约占 60%、胰体尾癌约占 20%，弥漫性的约占 10%，还有少数部位不明。

常见的组织学类型有导管腺癌（约占 90% 以上）、囊腺癌、黏液癌及实性癌，还可见未分化癌或多形性癌，少见类型有鳞状细胞癌或腺鳞癌。

胰腺癌发展较快，且胰腺血管、淋巴管丰富，腺泡无包膜，易发生早期转移。转移方式包括直接蔓延、淋巴转移、血行转移和沿神经鞘转移四种。因此确诊时大多已有转移。胰体尾癌较胰头癌转移更广泛。癌可直接蔓延至胆总管末端、胃、十二指肠、左肾、脾及邻近大血管；经淋巴管转移至邻近器官、肠系膜及主动脉周围等处的淋巴结；经血液循环转移至肝、肺、骨、脑和肾上腺等器官；也常沿神经鞘浸润或压迫腹腔神经丛，引起顽固剧烈的腹痛和腰背痛。

胰腺癌的 TNM 分期（AJCC 第 7 版）及病理分期（AJCC 第 7 版）见表 39-1 及表 39-2。

表 39-1　胰腺癌 TNM 分期

原发肿瘤(T)		
	T_x	原发肿瘤不能评价
	T_0	无原发肿瘤证据
	Tis	原位癌
	T_1	原发肿瘤局限于胰腺内,最大径≤2cm
	T_2	原发肿瘤局限于胰腺内,最大径>2cm
	T_3	肿瘤侵犯至胰腺外,但未侵犯腹腔干或肠系膜上动脉
	T_4	肿瘤侵犯腹腔干或肠系膜上动脉
区域淋巴结(N)		
	N_x	区域淋巴结转移不能评价
	N_0	无区域淋巴结转移
	N_1	有区域淋巴结转移
远处转移(M)		
	M_0	无远处转移
	M_1	有远处转移

表 39-2　胰腺癌病理分期

临床分期	T 分期	N 分期	M 分期
0 期	T_{is}	N_0	M_0
I$_a$ 期	T_1	N_0	M_0
I$_b$ 期	T_2	N_0	M_0
II$_a$ 期	T_3	N_0	M_0
II$_b$ 期	T_{1-3}	N_1	M_0
III 期	T_4	任何 N	M_0
IV 期	任何 T	任何 N	M_1

四、临床表现

胰腺癌起病隐匿,早期无特殊症状,出现明显症状时,病程已进入晚期。整个病程短,病情发展快,可迅速恶化、死亡。其临床表现主要取决于癌的部位、胆管或胰管梗阻情况、胰腺破坏程度及转移等情况。

(一) 症状

1. **腹痛**　腹痛常为首发症状,早期腹痛较轻或部位不清,以后逐渐加重且腹痛部位相对固定。典型腹痛为:持续、进行性加剧的中上腹痛或持续性腰背部剧痛,可有阵发性绞痛;

餐后加剧;仰卧与脊柱伸展时加剧,俯卧、蹲位、弯腰坐位或屈膝侧卧位可使腹痛减轻;用解痉止痛药难以奏效,常需用麻醉药,甚至成瘾。

2. 体重减轻　90%的患者有明显的体重减轻,其中部分患者可不伴腹痛和黄疸。晚期常呈恶病质状态。消瘦原因包括癌的消耗、食欲缺乏、焦虑、失眠、消化和吸收功能障碍等。

3. 黄疸　是胰头癌的突出症状,病程中约90%出现黄疸。大多数病例的黄疸因胰头癌压迫或浸润胆总管引起,持续性加深,伴皮肤瘙痒、尿色如浓茶,粪便呈陶土色。

4. 其他症状　胰腺癌有不同程度的各种消化道症状,最常见的是食欲缺乏和消化不良,与胆总管下端和胰腺导管被肿瘤阻塞、胆汁和胰液不能进入十二指肠有关,患者常有恶心、呕吐与腹胀,因胰腺分泌功能不全,可致腹泻,脂肪泻多是晚期表现。少数胰腺癌患者可因病变侵及胃、十二指肠壁而发生消化道出血,多数患者有持续或间歇性低热。有神经忧郁、焦虑、个性改变等精神症状,可能与腹痛、失眠有关。可出现胰源性糖尿病或原有糖尿病加重,有时出现血栓性静脉炎的表现。

（二）体征

早期一般无明显体征,当疾病处于进展期时,可以出现黄疸、肝脏增大、胆囊肿大、上腹部肿块以及腹腔积液等阳性体征。

黄疸时,常因胆汁淤积而有肝大,其质硬、表面光滑,可扪及囊状、无压痛,表面光滑并可推移的肿大胆囊,称为 Courviosier 征,是诊断胰腺癌的重要体征。胰腺肿块多见于上腹部,呈结节状或硬块,肿块可以是肿瘤本身,也可是腹腔内转移的淋巴结。胰腺癌的肿块一般较深,不活动,而肠系膜或大网膜转移癌则有活动性,部分胰体尾癌压迫脾动脉或主动脉时,可在左上腹或脐周听到血管杂音。晚期患者可有腹水,多因腹膜转移所致。少数患者可有锁骨上淋巴结肿大,或直肠指检触及盆腔转移癌。

五、辅助检查

（一）实验室检查

1. 血液、尿、粪检查　早期无特异性血生化指标改变,肿瘤阻塞胆管时可引起血胆红素升高,伴有丙氨酸氨基转移酶(ALT)、天门冬氨酸氨基转移酶(AST)、γ-谷氨酰转肽酶(γ-GT)及碱性磷酸酶(AKP)等酶学改变。葡萄糖耐量不正常或有高血糖和糖尿。重度黄疸时尿胆红素阳性、尿胆原阴性,粪便可呈灰白色,粪胆原减少或消失。有吸收不良时粪中可出现脂肪滴。缩胆囊素、胰酶泌素和胰泌素试验,胰腺癌患者十二指肠引流液的淀粉酶值和碳酸氢盐浓度均显著减低。

2. 肿瘤标记物检测　目前尚无理想的早期筛选胰腺癌的肿瘤标志物。临床上常用的与胰腺癌诊断相关肿瘤标志物有糖类抗原 CA19-9、癌胚抗原 CEA、糖类抗原 CA50 和糖类抗原 CA242 等,其中 CA19-9 是目前临床上应用最广泛的血清肿瘤标志物,除了协助胰腺癌的诊断外,也被用于术后随访及评估疗效。研究发现,CA19-9 对进展期胰腺癌的诊断敏感度在 90%左右,特异性在 80%左右。但对于 CA19-9 升高者,需排除胆道梗阻和胆系感染才具有诊断意义。

3. 新型实验室检查　K-ras 基因突变可在约 90%的胰腺癌患者中发现,研究者尝试从血液、胰液、粪便中检测 K-ras 基因突变诊断胰腺癌,但结果并不理想,其临床价值仍有待进一步研究与证实。C4b 结合蛋白 α 链(C4BPA)是一种新型的血清标志物,有研究显示胰腺癌患者与非癌症患者相比较时,C4BPA 的受试者工作曲线(ROC)下面积为 0.860,CA19-9

为 0.846,C4BPA+CA19-9 为 0.930,其临床价值仍待进一步研究。

(二) 影像学检查

协助诊断胰腺癌的医学影像学技术和手段较多,选择时应遵循完整(显示整个胰腺)、精细(层厚 2~3mm 的薄层扫描)、动态(动态增强、定期随访)、立体(多轴面重建,全面了解毗邻关系)的基本原则。

1. X 线钡餐造影 可间接反映癌的位置、大小及胃肠受压情况,胰头癌可见十二指肠曲扩大或十二指肠降段内侧呈反"3"形等征象,如用十二指肠低张造影则观察更满意。

2. 腹部 B 超 简单、方便、实时和无创,为首选筛查方法。其对晚期胰腺癌的诊断阳性率可达 90%,可显示>2cm 的胰腺肿瘤,可用于胰腺癌的初步诊断和随访,对肝脏、胆管和较大的胰腺肿块具有较高诊断价值。超声造影技术可用于胰腺癌的早期诊断。

3. 超声内镜(EUS) 具有较高的分辨率,可准确发现最大径<1cm 的胰腺癌,已被广泛应用为胰腺癌诊断的标准流程。此外,超声内镜可通过细针穿刺术(fine needle aspiration,FNA)获得细胞学或组织学标本,进行病理学诊断。Meta 分析表明 EUS-FNA 诊断胰腺癌的总灵敏度为 85%,总特异性为 98%。在此基础上尚可进行一系列如射频消融、酒精消融、放射性粒子置入、注射化疗药物、金属标记置入等微创、姑息性诊疗操作。

4. CT 是诊断胰腺疾病的常用影像技术。不同 CT 扫描技术的侧重点各异:①上腹部平扫及增强扫描可显示较大的胰腺肿瘤和肝脏、胰腺旁淋巴结;②中腹部薄层动态增强/胰腺薄层动态增强(扫描层厚度≤3mm)是诊断胰腺病变的最佳 CT 技术;③多平面重建(MPR)是显示胰腺肿块毗邻关系的最佳技术;④CT 血管造影(CTA)是显示胰腺相关血管病变的理想技术。研究表明 CT 对胰腺癌的诊断率为 76%~92%,但对于最大径<1cm 的胰腺癌的敏感度仅为 33%~44%。

5. PET-CT 主要价值在于辨别胰腺占位的代谢活性,另外在发现胰腺外转移方面也具有明显优势。研究表明,PET-CT 对最大径>1cm 的胰腺癌的敏感度可达 97%。

6. MRI 及 MRCP 可显示胰腺实质、胰周血管,以及上腹部邻近实质器官的解剖结构。①常规上腹部平扫及增强扫描:主要用于显示较大的胰腺肿瘤和肝脏、胰腺旁淋巴结;②中腹部薄层动态增强/胰腺薄层动态增强:是显示胰腺肿瘤的最佳 MRI 技术,在显示合并的水肿性胰腺炎方面优于 CT;③MRCP:与中腹部 MRI 薄层动态增强联合应用,诊断价值更高。研究发现,对于诊断胰腺癌,MRI 的敏感性优于 CT。

7. 经十二指肠镜逆行胰胆管造影(ERCP) 除能直接观察十二指肠壁和壶腹部有无癌肿浸润情况外,可显示胰胆管受压及主胰管充盈缺损和移位,诊断准确率可高达 90%。直接收集胰液做细胞学检查和壶腹部活检做病理学检查,可提高诊断率。必要时可同时放置胆道内支架,引流以减轻黄疸,为手术做准备。

(三) 组织病理学和细胞病理学检查

组织病理学和细胞病理学检查是确诊胰腺癌的唯一依据和"金标准"。可通过超声内镜、经腹部超声、CT 或剖腹探查中用细针穿刺做多处细胞学或活体组织检查,确诊率高。其中 EUS-FNA 的诊断率更高,安全性更好,且与经皮穿刺相比出现腹膜后种植的潜在风险更低,具有明显优势。

在常规细胞病理学检测基础上,可进行多项联合检测,用于提高胰腺癌的诊断、优化治疗方案、评估预后等。目前较为成熟的是联合 *K-ras* 基因检测,诊断率可高达 94%,目前已在国外常规开展。其余多在研究阶段,在基因组学方面,研究发现超过 70% 的胰腺癌患者存在

TP53 基因的突变,且与早期胰腺癌相比,进展期胰腺癌更容易检出 *TP53* 基因突变;在表观遗传学方面,胰腺癌患者神经元正五聚体蛋白 Ⅱ(recombinant neuronal pentraxin Ⅱ,NPTX2)、p16、细胞因子信号转导抑制蛋白 1(suppressor of cytokine signaling 1,SOCS1)、血小板反应素 1(thrombospondin 1,THBS1)、尿激酶型纤溶酶原激活因子(plasminogen activator urokinase,PLAU)基因的甲基化状态明显异常,敏感度和特异性可达 76%～80% 和 59%～76%;在 miRNA 方面,研究证实 miRNA-196a、miRNA-190、miRNA-186、miRNA-221、miRNA-222、miRNA-200b、miRNA-15b、miRNA-95 在胰腺癌中的表达明显高于正常胰腺组织(3～2018 倍不等),联合 CA19-9 检测,其敏感度和特异性可高达 92.0% 和 95.6%;在蛋白质组学方面,癌胚抗原相关细胞黏附分子 1(carcino-embryonic antigen related cellular adhesion molecule 1,CEACAM1)、巨噬细胞抑制因子 1(macrophage inhibitory cytokine 1,MIC1)、基质金属蛋白酶的组织抑制剂(tissue inhibitor of metalloproteinases 1,TIMP1)、CEA、血清淀粉样蛋白 A(serum amyloid-A,SAA)等多个蛋白质分子被研究探讨,但单一分子的敏感性和特异性有限,多个分子联合检测可提高敏感度和特异性。

六、诊断与治疗

在胰腺癌的诊治过程中,强调遵循多学科诊疗模式(multidisciplinary team,MDT)的原则。2015 年第 20 届美国国立综合癌症网络(National Comprehensive Cancer Network,NCCN)年会着重强调了多学科诊治胰腺癌的重要性,2013 年中华医学会肿瘤学分会胰腺癌学组形成了胰腺癌多学科综合诊疗协作组共识。

MDT 是指肿瘤内科、肿瘤外科、放疗科、影像科和病理科等学科专家共同参与,根据肿瘤的分子生物学特征、病理类型和临床分期等,结合患者的体能状况等进行全面的评估,制订科学、合理的诊疗计划,积极应用手术、放疗、化疗、介入以及分子靶向药物等手段综合治疗,以期达到治愈或控制肿瘤发展、改善患者生活质量、延长生存时间的目的。

(一) 诊断

大部分胰腺癌发现时已属晚期,绝大多数已丧失手术的时机,因此,早期诊断至关重要。

对于具有胰腺癌高危因素人群,应重点普及胰腺癌防治知识,特别是具有胰腺癌家族史、大量吸烟、慢性胰腺炎者等每年体检,注重筛查。对于出现可疑胰腺癌症状的患者,如:①持续性上腹痛,进餐后加重伴食欲缺乏;②不能解释的进行性消瘦;③不能解释的糖尿病或糖尿病突然加重;④多发性深静脉血栓或游走性静脉炎者;⑤PanIN、MCN、IPMN 患者等,有上述表现之一,即值得怀疑,需进行必要的辅助检查,包括实验室检查及影像学检查,必要时可进行组织病理学和细胞病理学检查予以确诊。

(二) 治疗

胰腺癌可采取的治疗方法包括手术治疗、化学疗法、放射疗法、介入疗法、支持疗法、中医疗法等,不同阶段的胰腺癌可采用不同的治疗方法,以争取手术治疗为主。

1. 手术治疗　手术切除是治愈胰腺癌唯一的方式,手术的目的是实施根治性切除(R_0)。根据综合诊治的原则,术前应该进行多学科讨论,充分评估根治性切除的把握,还要明确肿瘤是否有远处转移和并发症;对疑似有远处转移而高质量的 CT/MRI 检查仍然无法确诊的患者,应该进行 PET-CT 扫描检查。对于可切除患者(标准为无远处转移;肠系膜上静脉-门静脉有狭窄、扭曲或闭塞,但切除后可安全重建;胃十二指肠动脉侵犯达肝动脉水平,但未累及腹腔干;肿瘤侵犯肠系膜上动脉未超过周径的 180°)应尽早手术,术后辅助治疗。对于交界性切除和选择性切除患者可行新辅助治疗,争取提高根治性 R₀ 切除的概率。近年来,胰腺外科手术方式有了长足进步,改善了胰腺肿瘤患者的手术疗效和远期预后。但是大约 60% 的胰腺癌患者在确定诊断时已发生远处转移,25% 患者为局部晚期,不能行根治性切除术,能够手术切除的仅 15%,中位生存期 15 个月,5 年生存率 5% 左右。关于手术的具体内容可参考本书第 6 篇第 41 章及第 42 章。

2. 化学疗法　对于不可切除的局部晚期或转移性胰腺癌,积极的化学治疗有利于减轻症状、延长生存期和提高生活质量。用于胰腺癌化疗的药物有:吉西他滨、5-氟尿嘧啶、丝裂霉素、表阿霉素、链脲霉素、紫杉醇、多西他赛(泰索帝)及卡倍他滨(希罗达)等。靶向药物厄罗替尼可与化疗药物合并使用或是单用。胰腺癌经动脉局部灌注化疗优于全身静脉化疗,而且能减少化疗药物的毒副作用;超声内镜引导下细针注射抗肿瘤药物,可行性与安全性均得到了临床证实,具体疗效尚待进一步研究。吉西他滨是胰腺癌的一线治疗药物,联合化疗优于单药化疗。由于缺乏大型前瞻性随机对照临床研究结果,目前胰腺癌新辅助化疗并无标准方案,在 2016 年版 NCNN 指南中推荐的新辅助化疗方案为 FOLFIRINOX 和白蛋白-紫杉醇联合吉西他滨方案(nab-paclitaxel+GEM),并建议在同时进行相应的临床研究。Napabucasin(也称 BBI608)是一种新型的口服靶向药,通过抑制 STAT3 从而达到抑制肿瘤干细胞的作用,于 2016 年 11 月 14 日被美国 FDA 授予胰腺癌的孤儿药地位。一项纳入 37 名胰腺癌患者的研究显示其有效率为 27%,疾病控制率为 73%,相较于传统治疗方法效果明显。该药目前尚未上市,还在研究阶段。

3. 放射疗法　随着技术不断改进,胰腺癌的放疗效果有所提高,可使症状明显改善,存活期延长。对无手术条件的患者可做高剂量局部照射及放射性核素局部置入照射等,术前放疗可使切除困难的肿瘤局限化,提高胰腺癌的切除率。联合放疗和化疗可延长存活期。放疗中,在肿瘤内部和周围组织置入金属标记能通过影像系统准确引导靶区域照射,从而提高放疗效果并减少对周围正常组织辐射性损伤。晚期胰腺癌患者的放疗金属标记,最初是通过手术或 CT 引导下经皮置入,与之相比,近年出现的超声内镜引导下金属标记置入具有操作简单、安全、准确的技术优势。

4. 介入治疗　由于胰腺癌的供血多为乏血供和多支细小动脉供血等特征,介入治疗效果有限,推荐证据不足,可以采取超选择性供血动脉灌注化疗或栓塞做特殊治疗;对肝转移性病变可根据供血特征分别行供血动脉灌注化疗或化疗栓塞;但尚缺乏高级别的循证医学证据,需要进行大样本多中心临床研究以明确介入治疗的指征和意义。可供选用的介入治疗方法包括射频消融、超声聚焦、微波、氩氦刀、介入化疗等。

5. 支持治疗　终末期肿瘤患者的症状可以大致归为两类:一类是疼痛,包括肿瘤引起的癌痛和器官累及引起的其他疼痛,如消化道中胆道梗阻引起的痉挛痛等;另一类是乏力相关症状,主要是由于营养摄入不足或代谢异常引起的营养不良。对有顽固性腹痛者可给予镇痛及麻醉药,必要时用 50% 乙醇或神经麻醉剂行腹腔神经丛注射术或行交感神经节阻滞疗法、腹腔神经切除术,也可硬膜外应用麻醉药缓解腹痛。对于营养不良的患者,需在判定全身营养状况和患者胃肠道功能状况基础上制订营养治疗计划。生命体征平稳而自主进食障碍者,如患者有意愿时应予营养治疗,其中存在胃肠道功能者以肠内营养为主。无胃肠道功能者可选择胃肠外营养,一旦肠道功能恢复,或肠内营养治疗能满足患者能量及营养素需要量,即停止胃肠外营养治疗。营养治疗同时应监测 24 小时出入量、水肿或脱水、血电解质等。生命体征不稳和多脏器衰竭者,原则上不考虑系统性的营养治疗。此外,可给予胰酶制剂治疗消化吸收功能障碍；有阻塞性黄疸可补充维生素 K；治疗并发的糖尿病或精神症状等。

6. 中药治疗　中医药是胰腺癌综合治疗的组成之一，与西医药相比，并非着眼于直接杀灭癌细胞，而是注重于"扶正"调理。中医药有助于增强机体的抗癌能力，降低放、化疗的毒性，改善临床症状，提高患者生活质量，并有可能延长生存期，可以作为胰腺癌治疗的重要辅助手段。但是目前中医药治疗胰腺癌的循证医学证据不多，尚缺乏高级别的证据加以支持，需要积极进行探索和大型随机对照的临床研究。可应用的重要包括康莱特、榄香烯乳、华蟾素等。

七、随访

对于临床上怀疑胰腺癌，尚难以与慢性胰腺炎、胰腺囊肿等疾病鉴别诊断时，应密切进行 EUS、CT、MRI、PET-CT 等影像学随访和 CA19-9 等血清肿瘤标记物检查。对于胰腺癌术后患者，术后第 1 年，每 3 个月随访 1 次；第 2~3 年，每 3~6 个月随访 1 次；之后每 6 个月 1 次进行全面检查，以便尽早发现肿瘤复发或转移。对于晚期或转移性胰腺癌患者，应至少每 2~3 个月随访 1 次。

（王云　程斌）

参 考 文 献

1. 葛均波，徐永健. 内科学. 第 8 版. 北京：人民卫生出版社，2013.

2. Rahib L，Smith B D，Aizenberg R，et al. Projecting cancer incidence and deaths to 2030：the unexpected burden of thyroid，liver，and pancreas cancers in the United States. Cancer Res，2014，74（11）：2913-2921.

3. Chen W，Zheng R，Baade P D，et al. Cancer statistics in China，2015. CA Cancer J Clin，2016，66（2）：115-132.

4. Del C M，Segersvard R，Lohr M，et al. Early detection and prevention of pancreatic cancer：is it really possible today？. World J Gastroenterol，2014，20（34）：12118-12131.

5. Hermann P C，Sancho P，Canamero M，et al. Nicotine promotes initiation and progression of KRAS-induced pancreatic cancer via Gata 6-dependent dedifferentiation of acinar cells in mice. Gastroenterology，2014，147（5）：1119-1133.

6. Ponnusamy M P，Batra S K. Insights into the role of nicotine in pancreatic stem cell activation and acinar dedifferentiation. Gastroenterology，2014，147（5）：962-965.

7. Wolfgang CL，Herman JM，Laheru DA，et al. Recent progress in pancreatic cancer. CA Cancer J Clin，2013，63（5）：318-348.

8. Lennon AM，Wolfgang CL，Canto MI，et al. The early detection of pancreatic cancer：what will it take to diagnose and treat curable pancreatic neoplasia？. Cancer Res，2014，74（13）：3381-3389.

9. Chen X Z，Wang R，Chen H N，et al. Cytotoxin-Associated Gene A-Negative Strains of Helicobacter pylori as a Potential Risk Factor of Pancreatic Cancer：A Meta-Analysis Based on Nested Case-Control Studies. Pancreas，2015，44（8）：1340-1344.

10. Bhat K，Wang F，Ma Q，et al. Advances in biomarker research for pancreatic cancer. Curr Pharm Des，2012，18（17）：2439-2451.

11. Sogawa K，Takano S，Iida F，et al. Identification of a novel serum biomarker for pancreatic cancer，C4b-binding protein alpha-chain（C4BPA）by quantitative proteomic analysis using tandem mass tags. Br J Cancer，2016，115（8）：949-956.

12. Kaur S，Baine MJ，Jain M，et al. Early diagnosis of pancreatic cancer：challenges and new developments. Bio-

mark Med,2012,6(5):597-612.

13. Poruk KE,Firpo MA,Adler DG,et al. Screening for pancreatic cancer:why,how,and who?. Ann Surg,2013, 257(1):17-26.

14. Pawlik TM,Laheru D,Hruban RH,et al. Evaluating the impact of a single-day multidisciplinary clinic on the management of pancreatic cancer. Ann Surg Oncol,2008,15(8):2081-2088.

15. Zhang Y,Jin Z,Zhou H,et al. Suppression of prostate cancer progression by cancer cell stemness inhibitor napabucasin. Cancer Med,2016,5(6):1251-1258.

第四十章

胰腺少见肿瘤

第一节 胰腺囊性肿瘤的诊断与鉴别诊断

胰腺囊性肿瘤（cystic neoplasm of the pancreas，PCN）是一类少见的肿瘤，临床上，约1/100 的住院患者被诊断为胰腺囊性肿瘤，PCN 占胰腺肿瘤的 10%，约 1% 发生癌变。

一、胰腺囊性肿瘤临床类型及特点

（一）常见临床类型

1. 浆液性囊性肿瘤（serous cystic neoplasm，SCN）
2. 黏液性囊性肿瘤（mucinous cystic neoplasm，MCN）
3. 导管内乳头状黏液性肿瘤（intraductal papillary mucinous neoplasm，IPMN）
4. 实性假乳头状肿瘤（solid pseudopapillary neoplasm，SPN）

（二）各类型临床特点

1. **浆液性囊性肿瘤（SCN）** SCN 又名富糖原腺瘤，占手术切除胰腺囊性肿瘤 16%。临床上多见于 60 岁左右的女性，多数无症状，常因与胰腺无关的症状进行影像学检查时偶然发现。肿瘤可位于胰腺的任何部位，以胰体尾部及胰头部多见。SCN 通常表现为微囊型、寡囊型和实性型。其中微囊型最常见，单发性囊性病变，切面呈蜂窝状，由充满浆液的小囊组成，小囊直径多小于 2cm，数目多大于 6 个，间分隔纤细，与胰管不相通。浆液性寡囊性囊腺瘤（serous oligocystic adenoma，SOA）较微囊型少见，由单个或多个较大囊腔（>2cm）组成，无中央纤维瘢痕或钙化。SCN 尚有一种较少见的类型即 Von Hippel Lindau（VHL）相关性SCN。VHL 是一种全身性多脏器肿瘤综合征，其胰腺病变 11% 可表现为 SCN，但其 25 岁即可有 SCN 表现，随诊至 60 岁时多数仍无相关症状。

2. **黏液性囊性肿瘤（MCN）** MCN 又称大囊性腺瘤，占手术切除胰腺囊性肿瘤病例的23%，好发于中年女性（>95%）。临床上确诊病例年龄从 16 岁到 84 岁不等，平均确诊年龄为 45 岁。大部分患者无症状或症状轻微，10% 患者可表现为急性胰腺炎，12% 表现为腹部可触性包块。肿瘤常位于胰体尾部，多为孤立性巨大囊性肿块，与胰腺导管无关联，边界较清，有明显包膜。

3. **导管内乳头状黏液性肿瘤（IPMN）** IPMN 是发生在主胰管及其主要分支胰管的乳头状黏液性分泌肿瘤，常见于胰头或钩突部，与胰管交通，占手术切除胰腺病变的 38%。根据肿瘤累及部位不同将 IPMN 分为主胰管型（main duct IPMN，MD-IPMN），分支胰管型

(branch duct IPMN,BD-IPMN)及混合型(mixed type IMPN,MT-IPMN),MD-IPMN男性多见,而BD-IPMN女性多见(57%),存在性别差异。根据细胞异型性不同,分为腺瘤、交界性肿瘤和非浸润性癌。根据上皮细胞形态,组织学上分为肠型、胃型、嗜酸型及胰胆管型。四型所占比例分别为44%、12%、4%和41%,四型5年生存率分别为86.8%、70.0%、75.0%和35.6%,胰胆管型恶性程度高、复发率高、预后差。IPMN患者的临床表现无特异性,腹痛和体重减轻是最常见症状,梗阻性黄疸在恶性IPMN病例更常见。

4. **实性假乳头状肿瘤(SPN)**　SPN是一种较少见的胰腺交界性肿瘤,最早由Frantz描述,因此也被称为Frantz肿瘤,占手术切除胰腺囊性病变的3.4%。肿瘤可以发生在胰腺的任何部位,以胰体尾多见,其次为胰头,偶有位于肠系膜等胰腺外组织的报道。绝大数为单发、边界清楚、体积较大的实性肿瘤,伴出血、坏死或囊性退行性变,切面为质脆的褐色组织。国外SPN好发于年轻女性,儿童、老年女性和男性少见,男女比例1∶9.8,平均年龄22岁,国内病例亦以女性多见,但平均年龄略高为29岁。

二、影像学检查

(一) 超声检查

B超价格低廉,对胰腺囊性肿瘤的诊断简便易行,可作为第一步筛查方式。腹部B超在检查囊壁乳头状增生、囊内分隔、囊内容物和测定胰腺囊性占位方面非常实用,并有助于鉴别囊实性占位。但是因为胰腺及其周围的特殊解剖关系,病变直径>10cm的巨大肿瘤是否来自胰腺往往无法通过B超来确定,同时受肠腔内气体干扰,B超可能看不清病变而需要其他检查手段。超声下囊腺癌典型征象为囊实相间的肿物,囊肿内可见实质性肿物(呈岛状)或分隔(粗大条索状),囊壁有向囊内突出的乳头状物。

(二) CT检查

1. **浆液性囊性肿瘤**　CT平扫表现为肿瘤呈类圆形,边缘光整,界限较清,多囊肿物内可见多发小囊、纤维间隔及少量实性成分,其特征性表现为瘤体中央星芒状瘢痕及钙化;增强扫描肿瘤实性成分及纤维间隔可强化。

2. **黏液性囊性肿瘤**　CT平扫表现为不规则水样肿物,囊壁厚薄不均,瘤内多见分隔,或合并结节,胰管可扩张;增强扫描示良恶性病变均可有囊壁和分隔不规则强化,但若瘤囊直径>6cm,兼具厚壁、结节及蛋壳状钙化,则高度提示恶变。

3. **导管内乳头状黏液性肿瘤**　CT平扫表现为与胰管相通的肿物,胰管呈不同程度扩张,伴或不伴间隔及壁结节;增强后实质部分呈轻-中度强化,分隔及壁结节亦可强化,其程度接近或略高于正常胰腺组织。以下CT征象多提示恶性表现:分支胰管肿瘤直径>3.0cm,或间隔增厚呈实性肿块;胰管扩张直径>1.0cm,管内壁不规则;结节直径>1.0cm;胰腺多灶性或弥漫性侵犯。

4. **实性假乳头状肿瘤**　CT平扫表现为类圆形囊实性肿块,瘤体往往较大,界限较清,可见出血、钙化,少见胰管扩张及周围浸润、转移,实性成分呈渐进不均匀强化,但其程度始终低于正常胰腺组织。良性肿瘤近乎实性肿块,常伴有不规则或散在钙化,胰管可见扩张。若肿块直径>6.0cm、包膜不完整则多提示恶性。

(三) MRI检查

1. **浆液性囊性肿瘤**　MRI平扫肿瘤呈类圆形,边缘光整。T_1WI上表现为低信号,T_2WI为蜂窝状高信号,其包膜及瘤内纤维间隔表现为低信号,纤维瘢痕及钙化时也可表现为低信号,增强后纤维间隔强化,中心瘢痕可延迟强化。

2. 黏液性囊性肿瘤　MRI 平扫为类圆形囊性肿物,囊壁薄厚不均,瘤内多见分隔及壁结节,可见出血及钙化信号。MRI 信号因囊液成分不同而改变,随着蛋白质或血液成分的增加,T_1WI 信号逐渐增强,T_2WI 均呈高信号,增强后良恶性病灶均可见囊壁、纤维间隔及壁结节强化。囊壁不规则,分隔厚而不均匀,出现壁结节,且瘤体越大者,恶性可能性也越大。

3. 导管内乳头状黏液性肿瘤　MRI 平扫见胰腺主或分支胰管受累,扩张的胰腺导管和囊肿相通提示导管内乳头状黏液性肿瘤,MRCP 可以清晰地显示其交通及胰管内是否有充盈缺损,有则常提示恶变可能。

4. 实性假乳头状肿瘤　MRI 平扫表现为囊实性肿块,体积较大,其内多见分隔,肿瘤内出血及钙化信号常见,较小者可成实性肿块。肿瘤多有包膜及假包膜形成,一般边界清晰。T_1WI 及 T_2WI 上因肿瘤囊变、出血等使其 MRI 信号不均匀,囊性区域一般位于肿瘤中央,增强扫描后,实性部分及分隔强化,常常表现为延迟性轻或中度强化。

(四) 经内镜逆行胰胆管造影(ERCP)检查

ERCP 有助于辨别平常难以准确诊断的胰腺癌坏死囊变和假性胰腺囊肿,但对造影剂过敏者禁用。胰腺癌坏死囊变在 ERCP 下常可见胰腺管受侵变形、狭窄甚至阻塞,但胰腺管和囊肿仍相通。

三、超声内镜引导下细针穿刺活检术

超声内镜引导下细针穿刺活检术(endoscopic ultrasonography fine needle aspiration,EUS-FNA)能更准确诊断胰腺囊性肿瘤,但是该操作亦有可能引起恶性肿瘤的播散与转移,值得引起重视。同 CT 引导下的穿刺相比,EUS 引导下经胃壁或十二指肠壁穿刺抽吸胰管内物质或胰腺囊肿,减少了有创操作本身可能引起急性胰腺炎等并发症的发病率。通过 EUS 声像图、对 EUS-FNA 穿刺囊液分析、细胞病理学检查、肿瘤标志物测定和分子生物学检测,均可有效提高各种胰腺囊性肿瘤的确诊率。EUS-FNA 诊断的特异性接近 100%,但敏感性为 30%~50%。

EUS-FNA 检查结果:浆液性囊性肿瘤 EUS-FNA 抽取的囊液内有糖原染色细胞,其阳性率为 50%;黏液性囊性肿瘤 EUS-FNA 抽吸的囊液内有上皮细胞和黏蛋白;导管内乳头状黏液性肿瘤的 EUS-FNA 抽吸物涂片可见黏液中有散在的杯状细胞。

第二节　胰腺少见实质性肿瘤的诊断与鉴别诊断

一、胰腺腺鳞癌

胰腺腺鳞癌(adeno squamous carcinoma of the pancreas,ASCAP)是一种罕见的胰腺外分泌恶性肿瘤,又称胰腺黏液表皮样癌或胰腺棘皮癌,占胰腺恶性肿瘤 1%~4%。其男女发病率为 1:1,恶性程度高,容易转移,预后差。

(一) 临床表现

胰腺腺鳞癌患者与胰腺浸润性导管腺癌患者的临床症状相似,包括腹胀、腹痛、体重减轻、黄疸、厌食、恶心等症状。

（二）影像学检查

1. **B超**　B超检查可发现胆管扩张等胆管梗阻的间接征象，其对肝脏的常规检查可发现肝转移灶。单用普通B超对于探查胰头部微小占位的敏感性较低，而近期进入临床应用的多普勒彩色超声、对比剂增强超声、调波成像超声及三维超声具有更高的敏感性，可为胰腺癌病灶筛查及分期提供更多临床信息。对比剂增强超声可以实时评价胰腺肿瘤周围血管血供情况，有助于鉴别病灶性质。

2. **CT检查**　CT是评价胰腺肿瘤应用最广泛的检查，为肿瘤分期、探查肝转移灶、判断可切除性及后续治疗方案的制订提供准确信息。三维高分辨率多排CT的应用增加了诊断的准确性，快速注射造影剂后，精确判断最佳时机进行CT扫描的技术提高了胰腺腺癌诊断的敏感性。常规CT检查在发现<2cm的胰腺病灶方面敏感性不佳，对于≥2cm的病灶则可准确判断肿瘤边界、肝转移情况及血管侵袭情况，评价分期及可切除性方面效果良好。CT引导下穿刺活组织检查可将胰腺占位诊断敏感性提高至95%，但应注意针道种植性转移的风险。

3. **MRI检查**　评价胰腺恶性肿瘤的操作标准目前仍无统一规范。尽管之前普遍认为在胰腺癌的探查方面，CT的敏感性高于MRI，近期一项研究却发现了相反的结论，MRI的敏感性高于CT且操作难度无明显差异。相对于CT，MRI可发现体积较小、边界不清的胰腺肿瘤，同时在探查微小肝转移及转移灶定性等方面更具优势。

4. **正电子发射断层成像（positron emission tomography，PET）及PET/CTPET**　是基于新生物及正常组织的代谢活性差异的影像学检查技术。PET可用于胰腺癌诊断及分期，也可用于术后局部与远隔组织复发及转移情况的检测。联合使用PET及CT技术的标准操作平台，极大地提高了对胰腺癌的诊断能力，特别是对于<2cm的常规CT无法明确定性的病灶，尤为具有早期诊断意义。

5. **经内镜逆行胰胆管造影（ERCP）**　ERCP可发现胰头癌的间接征象，包括胆管及胰管狭窄伴上游扩张（如双管征）。但多数情况下EUS可代替ERCP诊断胰头癌，目前认为术前ERCP并不能比EUS提供更多的分期信息。对于胰体及胰尾部的胰腺癌，ERCP用于诊断或姑息治疗无明确价值，部分病例中外科手术前行ERCP可出现并发症，而导致手术时间延迟或手术难度增加。即使未发生ERCP相关并发症，胰十二指肠切除术前行ERCP（无论是否放置支架）可增加切除术后不良事件发生率。但对于伴有胆管炎或严重皮肤瘙痒的患者、计划延迟手术的患者及考虑新辅助化疗/放疗的患者，术前可评价ERCP下胆汁引流的指征。对于可疑胰管狭窄患者或经EUS-FNA仍无法确诊的患者，可考虑ERCP下胰管刷检术，作出细胞学及活组织病理学诊断。刷检细胞学及活组织检查的特异性为100%，但刷检细胞学和活组织检查的敏感性分别为15%~50%和33%~50%。

（三）超声内镜引导下细针穿刺活检术

超声内镜引导下细针穿刺活检术（EUS-FNA）可通过细胞学及组织学检查结果帮助明确诊断，EUS-FNA可将诊断的敏感性及特异性均提高至95%~100%。EUS引导下细针穿刺染色标记术（EUS-guided fine needle tattooing，EUS-FNT）被用于腹腔镜下胰腺远端切除术前标记定位胰腺肿瘤，对于腹部常规影像学检查不可见的病灶，这种标记手段具有明显优势。

EUS-FNA样本量不足以完成所需的组织学检查时，可改用超声引导下细针穿刺芯状活组织检查（EUS-guided fine needle core biopsy，EUS-FNB）。EUS-FNB操作技术难度较高，因为活组织检查时内镜镜身成角较大，而粗针比较僵硬，通过镜身及穿刺时操作难度更高。目前已有更柔软的针头设计解决此类问题,这种针尖设计允许操作者更准确地经十二指肠穿刺胰头目标位置,取得病灶核心处组织样本以提高诊断准确性。

EUS引导下胰腺穿刺组织检查的并发症包括出血、胰腺炎、肿瘤种植等。胰腺炎与出血的发生率为0.5%~2%。一般认为EUS-FNA相关的针道肿瘤种植发生率很低,目前仅见个案报道。

二、胰腺神经内分泌肿瘤

胰腺神经内分泌肿瘤(pancreatic neuroendocrine tumor,PNET)原称为胰岛细胞瘤,约占原发性胰腺肿瘤的3%。依据激素的分泌状态和患者的临床表现,分为功能性和无功能性胰腺神经内分泌肿瘤。无功能性PNET占PNET的75%~85%,功能性PNET约占20%。常见的功能性PNET包括胰岛素瘤和胃泌素瘤,胰岛素瘤一般位于胰腺,而胃泌素瘤多见于十二指肠或胰腺;其余的功能性PNET均少见,统称为罕见功能性胰腺神经内分泌肿瘤(rare functional pancreatic neuroendocrine tumor,RFT),包括生长抑素瘤、胰高血糖素瘤、生长激素瘤等。

(一)临床表现

大部分PNET是散发和无功能性的,多因肿瘤局部压迫症状或体检时发现,部分因肝脏及其他部位的转移,进一步检查发现原发PNET病灶。功能性PNET常表现为激素相关的症状,如低血糖、多发性消化性溃疡、腹泻等,临床上通常较早发现。少部分PNET是遗传性神经内分泌肿瘤综合征的表现之一,如多发性神经内分泌肿瘤Ⅰ型(MEN-Ⅰ)和Von Hippel Lindau综合征,这类患者一般较年轻,家族中或本人也有其他神经内分泌肿瘤的病史。

(二)影像学检查

1. B超检查　B超由于受胃肠气体的干扰,对胰体、胰尾通常显示不清,并且B超易受操作医生的技术水平和主观因素及患者肥胖等因素的影响,因此,B超不能广泛应用于PNET的检查。PNET在B超上的典型表现为界限清楚、低回声的圆形肿块。

2. CT检查　功能性胰腺神经内分泌肿瘤的CT平扫以等密度为主,靠近胰腺表面胰腺外形可发生改变,容易发现。由于其属于富血供肿瘤,因而增强扫描往往可见肿瘤部分强化程度比正常胰实质更明显,动脉期则表现为均匀增强、边界清晰可见。功能性胰腺神经内分泌肿瘤的特征可总结为体积较小、多呈实性、边界清晰、强化明显等。无功能胰腺神经内分泌肿瘤多体积较大,由于患者多出现囊变、出血、钙化,因而CT检查结果往往囊性、实性、囊实性密度信号等均较为多见,且多见完整包膜结构,动脉期以不均匀或环形增强为主。

3. MRI检查　在MRI检查中,胰腺内病变呈结节状,可获得T_1与T_2稍长的混杂信号。扫描胰腺体后半部可获得等T_1与稍短T_2信号,T_1WI脂肪抑制图像更加明显,观察DWI图像可见相关病变呈高信号。行增强扫描时可发现病灶出现轻中度强化,延迟期内可发现不完整包膜强化,信号比正常胰腺组织略高。

4. 经内镜逆行胰胆管造影(ERCP)　ERCP对于PNET的诊断作用有限,但是对于少数病灶压迫胰管或引起胆管阻塞的病例具有重要的治疗价值。

(三)超声内镜引导下细针穿刺活检术

超声内镜引导下细针穿刺活检术(EUS-FNA)可以对胰腺占位病灶作出细胞学和组织学诊断,同时可以通过免疫组化检测活检物的特异性标志物,对PNET作出精确的定性诊断,从而为临床病灶性质的术前判断提供可靠的依据。EUS-FNA与传统的腹部超声或CT引导穿刺相比,避免了腹部皮下脂肪、肠腔空气或腹水等因素的影响,穿刺成功率也从20%~30%提高到91%,同时穿刺可能导致的并发症也大为减少。

EUS-FNA对PNET的诊断灵敏度为84%,准确率高达92.5%。EUS-FNA诊断的准确性受操作医师的经验和技术熟练程度、病灶大小、穿刺次数等多种因素的影响。EUS-FNA关键在于获得足够的细胞或组织送病理学检查,否则就为穿刺失败。增加穿刺次数是提高穿刺成功率的方法之一,穿刺次数可以增加到5~7次。此外,EUS-FNA还可以对可疑肿大淋巴结或肝脏转移灶进行穿刺,病理上确诊是否存在转移。目前EUS-FNA已经成为PNET术前确诊的首选方法。

三、胰腺转移癌

胰腺转移癌比较少见,最常见的胰腺转移癌是肾细胞癌胰腺转移,其他胰腺转移癌包括畸胎瘤、乳腺癌、肺癌、结肠癌。原发灶的确诊往往滞后于胰腺转移灶的发现,常可同时发现其他多处转移。胰腺转移癌可引起胆管或胰管堵塞、疼痛、或胰腺炎。

胰腺转移癌在CT或MRI下常被误诊为原发的胰腺腺癌,但是胰腺转移癌多表现为边缘强化或均匀强化,而原发胰腺腺癌则多表现为低密度强化。EUS和ERCP对胰腺转移癌的诊断价值与对胰腺腺癌的诊断价值类似,EUS下可对胰腺转移癌及胰腺腺癌作出鉴别诊断,最近一项研究发现EUS-FNA可确认原发灶。若患者有恶性肿瘤史,应考虑胰腺转移的可能性,并进行活组织检查免疫标记或芯状活组织检查等进一步确诊。使用22号针进行EUS-FNA穿刺可有效鉴别非典型的PNET和转移癌,结合芯状活组织检查可有望提高EUS-FNA的诊断率。

四、原发性胰腺淋巴瘤(PPL)

原发于胰腺组织的淋巴瘤特别少见,可表现为弥漫性病变和占位性病变,常被误诊为其他常见肿瘤如腺癌,或炎症如胰腺炎等。EUS-FNA联合流式细胞学诊断原发于胰腺组织的淋巴瘤的准确性优于单纯的EUS-FNA。内镜对原发于胰腺组织的淋巴瘤的诊断价值与对其他常见胰腺肿瘤的诊断价值相同,若怀疑原发于胰腺组织的淋巴瘤(如腹腔淋巴结同时受累),则应行流式细胞学检查或芯状活组织检查以明确诊断。

第三节　胰腺少见肿瘤的治疗

一、胰腺少见囊性肿瘤的治疗

大部分胰腺囊性肿瘤(PCN)为良性,临床上仅需密切观察,且胰腺手术后并发症的发生率和病死率较高,因此对治疗方案的制订须谨慎。尽管存在争议,手术切除仍是最主要的治疗手段。对于有明显症状、确诊或可疑恶性的PCN,应尽早行手术治疗。对于肿瘤直径<3cm、糖链抗原19-9(CA19-9)无升高、无临床症状、并排除恶变者,可以考虑保守观察,建议1年后复查MRI。若无囊肿大小或其他影像学特征的改变,则此后每2年复查1次MRI,共5年,若发现囊肿内存在实性成分伴胰管扩张或EUS-FNA阳性细胞学检查结果及潜在风险,须尽快手术。

浆液性囊性肿瘤(SCN)良性多见,预后良好,通常定期随访,当肿瘤直径>6cm应积极行手术治疗。黏液性囊性肿瘤(MCN)具有恶变潜能,对于术前明确诊断的 MCN 患者均建议手术治疗,术后自愿随访。主胰管型导管内乳头状黏液性肿瘤(IPMN)因其有较高的恶变概率,均建议行手术治疗。主胰管型及混合型 IPMN,由于肿瘤在胰管内纵向生长且导管内微小病变术中肉眼很难发现,因此,为保证肿瘤的完整切除,必须根据远切缘的冰冻切片决定切除范围,建议常规行术中快速冰冻病理检查证实切缘阴性,必要时可行全胰切除术。对于分支胰管型 IPMN,由于不侵犯主胰管且恶变倾向相对较低,因此,直径<3cm 者可随访观察,但若 MRI 或 EUS 发现高危征象或可疑结节,则需手术治疗,术后严密随访。实性假乳头状肿瘤(SPN)均应手术治疗,无论行根治术与否 SPN 均存在远处转移或复发可能性,但即使出现远处转移或复发,仍建议积极手术治疗,术后严密随访,预后相对较好。

PCN 对放化疗不敏感,多数胰腺囊性肿瘤均有恶变倾向,早期手术探查防止囊性肿瘤癌变是患者取得良好预后的关键,手术的原则是术中进行全面的胰腺探查,彻底切除肿瘤,保护胰腺内外分泌功能,防止术后胰瘘的发生。不可草率施行囊肿内外引流术,多房的囊性肿瘤引流不仅无效,反而易致囊腔内感染、肿瘤扩散,错失手术时机。应用术中超声对胰腺组织进行全面探查,既可判断肿瘤与主胰管的关系,又可避免遗漏多发肿瘤。总体来讲,对于 PCN 的处理应根据患者的身体状况、肿瘤大小、病变位置及患者意愿等因素综合考虑,做到个体化治疗。

二、胰腺少见实质性肿瘤的治疗

(一) 胰腺腺鳞癌(ASCAP)的治疗

胰腺腺鳞癌的多学科治疗包括手术、术中及术后放疗、术后化疗等。关于胰腺腺鳞癌的治疗,目前尚无指南或共识推荐其有别于胰腺浸润性导管腺癌的治疗。手术治疗是唯一有希望延长胰腺腺鳞癌患者生存时间以及提高患者生活质量的方法。此外,对于胰腺腺鳞癌的综合治疗,化疗和放疗也尤为重要。虽然有许多的个案报道,但对于确定可以用来指导临床的治疗方案,还需要更多、更有说服力的临床数据资料,所以有必要进一步进行相关基础和临床研究,探讨胰腺腺鳞癌生物学机制,从而指导临床治疗改善其预后。

(二) 胰腺神经内分泌肿瘤(PNET)的治疗

手术治疗是 PNET 的主要治疗手段,也是目前唯一可能治愈 PNET 的方法,手术的目的是争取 R_0 切除。进展期 PNET 患者手术后,若需要长期接受长效生长抑素治疗,建议在手术时同时切除胆囊,以减少患者胆汁淤积和胆囊炎的风险,尤其是原来已经合并胆囊结石的患者。肝脏是 PNET 最容易出现远处转移的部位,如果手术能切除绝大部分(>90%的病灶)转移灶,可考虑行原发灶和肝转移灶同期或分期切除。如肿瘤位于胰头部,建议先行肝转移灶切除,然后二次手术切除胰十二指肠。拟行肝转移灶切除时,应满足以下条件:①分化好的 G1/G2 肿瘤;②无远处淋巴结转移和肝外转移、无弥漫性腹膜转移;③无右心功能不全。射频消融、动脉栓塞化疗、选择性内放射治疗等局部治疗手段可用于控制肝转移灶,有效减轻肿瘤负荷,减少激素分泌,从而改善患者的生活质量。肝移植是治疗 PNET 肝转移的手段之一,但须严格掌握手术指征。

生长抑素类药物治疗转移性 PNET 的客观有效率<10%,但疾病控制率可达 50%~60%。生长抑素类药物可用于进展缓慢的 PNET(G1/G2)和生长抑素受体阳性的 pNEC(G3)的治疗,且副作用较小。分子靶向药物舒尼替尼和依维莫司对晚期和转移性 PNET 具有较好的疗效及耐受性,替莫唑胺单药或联合卡培他滨对转移性 PNET 也有一定疗效,5-FU 或卡培他

滨联合奥沙利铂或伊立替康等方案也可以作为 PNET 二线治疗的选择。

（三）胰腺转移癌的治疗

胰腺转移癌较为罕见，且其相关治疗措施的研究很少。国外资料显示，肾细胞癌、胆囊癌、结肠癌及平滑肌肉瘤是导致胰腺转移癌的主要原因，其中以肾细胞癌最常见。原发肿瘤和胰腺切除间隔时间的中位数为 5.3 年（0~24 年）；术后并发症发生率和再手术率分别为31% 和 19%；3 年和 5 年生存率分别为 73.2% 和 52.3%，中位生存时间为 63 个月；接受胰腺切除术时存在其他部位转移者的中位生存时间较短（11 个月比 64 个月）。由此可见，胰腺切除术适用于病情稳定、身体状态良好且只有胰腺转移癌的患者。

（四）原发性胰腺淋巴瘤（PPL）的治疗

淋巴瘤的标准治疗方法是药物化疗，最常用的为 CHOP 方案（环磷酰胺、阿霉素、长春新碱、泼尼松），再辅以放疗。对于 PPL 是否应联合手术治疗尚存争议。因此我们认为，PPL与胰腺导管腺癌在生物学特性存在较大差异，但术前鉴别诊断困难，对于术前无法确诊的患者，实施手术治疗，术后联合化疗、放疗是安全有效的。

三、超声内镜引导下介入治疗

（一）EUS 引导下植入治疗

近距离放射治疗是指将具有放射性的核素直接植入肿瘤靶体积内或肿瘤周围，通过放射性核素持续释放射线对肿瘤细胞进行杀伤，达到治疗肿瘤的目的。放射性粒子^{125}I 植入治疗属于近距离放射治疗范畴，胰腺癌由于位置深，周围毗邻重要脏器，外照射剂量提升受到限制，即使用现代照射技术，如三维适形放射治疗及调强放射治疗，肿瘤所受照射剂量也难以达到满意的剂量要求，而组织间近距离放射治疗因植入的粒子具有其物理及生物学特点，在临床应用上具有其独特的优势。

近年来，随着 EUS 技术的发展，人们通过 EUS 引导下将放射性^{125}I 粒子植入胰腺癌组织来治疗中晚期胰腺癌。EUS 引导下种植放射性粒子治疗胰腺肿瘤有如下优势：①可以避开血管、胰管等重要结构；②粒子空间分布更均匀；③并发症发生率低，便于一般状况差无法手术患者的治疗。但也存在一些问题，这种治疗仍属于局部治疗，需联合外科、放射治疗及全身化学治疗等手段，以求达到最佳治疗效果。

（二）EUS 引导下射频消融

EUS 引导下射频消融（radio frequency ablation，RFA）是在 EUS 引导下将带有射频发生器的穿刺针刺入肿瘤组织内，通过其产生的热量杀伤肿瘤细胞。个人认为，在胰腺组织行射频消融治疗是安全可行的，对于小的胰腺内分泌肿瘤或不可切除晚期胰腺癌的减瘤治疗有一定的临床应用前景。

（三）EUS 引导下肿瘤注射治疗

1. 注射抗肿瘤病毒载体　在 EUS 引导下将病毒载体注射入瘤体内治疗晚期胰腺癌是最近发展起来的新方法。ONYX-015 是首个用于治疗晚期胰腺癌的病毒载体，它具有依赖 *p53* 的选择性复制和杀伤作用。基因重组人 5 型腺病毒（H101）是利用基因工程技术对人类5 型腺病毒进行基因重组得到的一种溶瘤病毒，其作用机制是通过删除人 5 型腺病毒（致病力很低的普通感冒病毒）特定的基因片段（主要是 E1B-55 kD 区和 E3 区 78.3~85.8mu 基因片段）使之能在有 *p53* 基因突变的肿瘤细胞中特异复制并使之溶胀死亡，并诱导全身产生特异性抗肿瘤免疫反应，但对正常细胞无损伤。

2. **注射无水乙醇**　EUS 引导下无水乙醇注射是治疗胰腺囊性肿瘤(PCN)和胰腺神经内分泌瘤(PNET)的新方法。主要步骤为经胃或十二指肠壁对 PCN 行 EUS 引导下细针穿刺抽吸(EUS-FNA)并吸取囊液检测,然后通过导管向 PCN 内注射等体积无水乙醇,保持 3~5 分钟后再经导管全部吸出。同时,在无水乙醇注射后,可向 PCN 内保留注射化疗剂(如紫杉醇)以增强消融效果。EUS 引导下无水乙醇注射还可用于 PNET 等胰腺实性肿瘤的治疗。尽管这种治疗方法不可能取代手术治疗,但对那些不愿接受手术治疗或无手术指征的患者,这种微创治疗也是比较好的选择。

3. **注射细胞毒性药物**　在 EUS 引导下注射细胞毒性药物治疗胰腺肿瘤目前还处于实验研究阶段,尽管 EUS 引导下注射细胞毒性药物缺乏有效的临床试验,但对进展期胰腺肿瘤局部抗肿瘤治疗有一定的应用前景。

4. **EUS 引导下光动力学治疗**　光动力学治疗(photo dynamic therapy,PDT)是指光敏剂通过静脉注射进入人体后,一定时间内在肿瘤组织中形成相对高浓度的积聚,此时用特定波长激光照射肿瘤组织,将激活其中的光敏剂分子,在肿瘤组织内引发一系列光化学反应,并产生细胞毒性物质直接杀死肿瘤细胞。尽管该技术在动物实验中是安全有效的,但目前还没有应用于人胰腺肿瘤的报道。

(四) EUS 引导下金属标记植入

影像技术引导的放射治疗已成为进展期胰腺癌的主要治疗手段之一,在肿瘤内部和周围组织植入的金属标记能通过影像系统准确引导靶区域照射,从而提高放疗效果并减少周围正常组织辐射性损伤。晚期胰腺癌患者的放疗金属标记最初是通过手术或 CT 引导下经皮植入,与之相比,近年来出现的 EUS 引导下金属标记植入具有操作简单、安全、准确的技术优势。

(五) EUS 引导下对胰腺肿瘤并发症的治疗

1. **治疗顽固性疼痛**　EUS 引导下腹腔神经节阻滞是在 EUS 引导下对腹腔神经节区域注射化学药物,使神经节溶解或破坏,从而中断疼痛传输,该方法可有效缓解胰腺肿瘤引起的顽固性疼痛。

2. **胆胰管引流**　EUS 引导下胆胰管引流已应用于临床,并取得较好的疗效。不可切除胰头癌致胆管阻塞的患者在 EUS 引导下行经十二指肠放置胆管支架治疗;在 EUS 介导下经胃途径行胰管穿刺,为胰管阻塞造成胰管扩张而出现疼痛症状的慢性胰腺炎患者放置胃胰管支架缓解疼痛症状;ERCP 失败的患者,在 EUS 引导下行胰管胃吻合术,放置胰管支架引流。

(谭诗云　陆明军)

参 考 文 献

1. Fisher WE. The promise of a personalized genomic approcho to pancreatic cancer and why targeted therapies have missed the mark. World J Surg,2011,35(8):1766-1769.

2. Arcidiacono PG,Carrara S,Reni M,et al. Feasibility and safety of EUS-guided cryothermal ablation in patients with locally advanced pancreatic cancer. Gastrointest Endosc,2012,76(6):1142-1151.

3. Ferlay J,Steliarova-Foucher E,Lortet-Tieulent J. Cancer incidence and mortality patterns in Europe:estimates for 40 countries in 2012. Eur J Cancer,2013,49(6):1374-1403.

4. Siegel R,Naishadham D,Jemal A. Cancer statistics,2013. CA Cancer J Clin,2013,63(1):11-30.

5. 王成锋.胰腺囊性肿瘤的诊治策略.中华医学杂志,2014,94(2):81-82.

6. 中华医学会肿瘤学分会胰腺癌学组.胰腺神经内分泌肿瘤诊治专家共识.中华肿瘤杂志,2014,36(9):717-720.

7. Chin JY,Pitman MB,Hong TS. Intraductal papillary mucinous neoplasm:clinical surveillance and management decisions. Semin Radiat Oncol,2014,24(2):77-84.

8. Clores MJ,Thosani A,Buscaglia JM. Multidisciplinary diagnostic and therapeutic approaches to pancreatic cystic lesions. J Multidiscip Healthc,2014,7(7):81-91.

9. Jin ZD,Wang L,Li Z. Endoscopic ultrasound-guided celiac ganglion radiofrequency ablation for pain control in pancreatic carcinoma. Dig Endosc,2014,27(1):163-164.

10. Majumder S,Berzin TM,Mahadevan A,et al. Endoscopic ultrasound-guided pancreatic Fiducial placement:how importantis ideal fiducial geometry?. Pancreas,2013,42(4):692-695.

11. De Souza AL,Saif MW. Platinum-based therapy in adenosquamous pancreatic cancer:experience at two institutions. JOP,2014,15(2):144-146.

12. 孟庆才,王洪成,黄新余.胰腺腺鳞癌的诊断与治疗:附6例报告.中国普通外科杂志,2015,24(3):347-351.

13. Wild AT,Dholakia AS,Fan KU,et al. Efficacy of platinum chemotherapy agents in the adjuvant setting for adenosquamous carcinoma of the pancreas. J Clin Oncol,2015,6(2):115-125.

14. 张永国,译,郭晓钟,审校.2015年美国消化内镜学会指南:内镜在胰腺实性肿瘤患者评估和管理中的作用.临床肝胆病杂志,2016,32(4):628-632.

第四十一章

胰腺肿瘤外科手术方式

一、胰十二指肠切除术及其改良术式

（一）胰十二指肠切除术

1. 胰十二指肠切除术历史　1898 年 Codivilla 为 1 例胰头癌患者作了胰头及十二指肠大部切除，胃幽门部及胰腺断端缝合，胆总管末端结扎，再以 Y 形法行胃空肠吻合及胆囊空肠吻合。同年 Halsted 为 1 例壶腹癌患者作了十二指肠及胰头部楔状切除。以上两例尚不能称为胰头十二指肠切除术。20 世纪初许多学者在尸体上进行了胰头十二指肠切除术的研究。

1912 年 Kausch 为 1 例壶腹癌患者首先行胆囊空肠吻合及胃空肠吻合，两个月后二期行胰头十二指肠切除术，胰腺断端嵌入十二指肠内，术后 9 个月患者死于急性胆管炎。1914 年 Hirschel 为一例壶腹癌患者一期行胰头十二指肠切除，手术成功。1935 年 Whipple 为一例壶腹癌患者先行胆囊胃吻合减轻黄疸，胆总管结扎、切断及胃空肠吻合，30 天后二期行胰头大部和十二指肠全切除，十二指肠断端及胰腺断端缝合闭锁，患者术后 28 个月死于肝转移。该手术被认作是胰头十二指肠切除术的原型。其后 Whipple 及许多学者对此进行了深入研究，但报告的几乎均是壶腹癌。

1937 年 Brunschwig 为一例胰头癌先行胃空肠吻合、胆囊空肠吻合，二期行胰头十二指肠切除、胆总管结扎切断、胰腺断端缝合闭锁。患者于二期术后 85 天肝转移、腹膜种植死亡。Brunschwig 不作胰肠吻合的理由是：胰肠吻合费时间，还可能发生胰瘘；人即使无胰外分泌功能亦可以生活，如腹泻严重，可经口给予胰腺外分泌制剂；即使行胰肠吻合，多数患者常常由于瘢痕引起胰肠吻合口闭塞而丧失胰腺外分泌功能。

1940 年 Whipple 以胆管空肠吻合代替胆囊胃吻合，并于结肠前行胃空肠吻合，为一例胰头部非功能胰岛细胞瘤一期行胰头十二指肠切除术，获得成功。1941 年 Whipple 再次报道了一期胰头十二指肠切除术的经验，切除后吻合顺序为胆、胰、胃与空肠吻合。1941 年 Child 为一例十二指肠癌患者一期行胰头十二指肠切除术获得成功，1944 年 Child 将吻合顺序改为：空肠断端上提和胰腺断端吻合，在其下方行胆总管空肠端侧吻合及胃空肠端侧吻合，即现今的 Child 法。1943 年 Cattell 提出胰头十二指肠切除术最重要的问题是胰肠吻合，术后死亡的主要原因是胰瘘，并主张对扩张的胰管可以直接与肠管吻合。其后又发现术后胃空肠吻合口溃疡发生率较高，Cattell 及其后继者 Warren 认为与胃切除范围不够有关。

1946 年 Whipple 行胰管空肠吻合时，向胰管内插入一短的橡皮管，在空肠上开一 5mm 小孔并将橡皮管插入空肠内，然后行胰断端实质与空肠间以丝线缝合，即现在的 Whipple 法。

1958 年起日本学者在重建消化道时吻合方法及顺序为胃空肠端端吻合,在其下方行胰肠与胆肠端侧吻合,称这种吻合方法的改进可避免 Whipple 及 Child 法重建消化道后食物逆流至空肠盲端引起的胆管炎。胰头十二指肠切除术后主要并发症是胰瘘,胰瘘的发生率与胰肠吻合方法有关,国内学者对此作了深入的研究,目前重建消化道的方法多主张采用 Child 法。

2. 切除范围　标准的 Whipple 手术切除范围包括胆总管下端、胆囊、胰头、胃幽门区、十二指肠和空肠上段,以及将这些脏器附近的淋巴结和结缔组织一并切除。

3. 消化道重建　胰头十二指肠切除后,消化道重建的原则是:①约 3/4 符合生理功能;②防止吻合口瘘。依上述原则重建消化道,目前最常用的是胰肠、胆肠和胃肠吻合顺序的 Child 法,该法即使发生胰瘘,也主要是胰液流出,混杂的胃肠液和胆汁较少,只要引流通畅,预防和治疗腹腔感染,愈合的机会较大。而以胆肠、胰肠和胃肠吻合顺序的 Whipple 法,一旦发生胰瘘,则胆汁与胰液会同时流入腹腔,胰酶被激活,可能腐蚀血管,发生致命性腹腔或消化道大出血。以胃肠、胰肠和胆肠吻合顺序的 Cattell 法目前已很少采用。

4. 手术要点

(1) 麻醉选择:该手术在上腹部深处操作,因手术时间长,需要有良好的术野显露,宜采用有良好肌肉松弛的气管插管全身麻醉,禁止使用对肝脏有毒的药物。目前亦有在良好镇痛前提下采用连续性硬膜外麻醉。

(2) 切口选择:切口的选择应有利于上腹部显露,特别是需要上腹部广泛、清晰的探查切口。多采用右上腹经腹直肌、腹直肌旁切口或上腹部正中切口、弧形切口或肋弓平行的斜切口。

(3) 体位:仰卧位,右腰背部垫高,以利于术野显露。

(4) 一般性探查:开腹后应探查有无腹水及腹膜转移。探查的顺序应由远及近,依次为盆腔、肝脏以及腹主动脉旁有无转移。再以左手中、示指伸入 Winslow 孔内,拇指置于胆总管、十二指肠前壁以及胰头部,触摸胆管及十二指肠附近有无肿大淋巴结。观察胆总管扩张程度,触摸其中有无肿瘤或结石。在触摸十二指肠时,应特别注意降部内侧十二指肠乳头有无肿物,有时需要切开十二指肠观察,并做术中快速病理检查。对难以取得病理学标本的壶腹部周围恶性病变,应术中再次与患者家属沟通决定是否行胰十二指肠切除术。目前大多数单位均采用术中组织穿刺器对可疑肿块取组织条行术中快速病理检查以明确诊断。

(5) 以电刀或超声刀切断膈结肠韧带,游离结肠肝曲并将其压向下方。切开胃结肠韧带,将游离的结肠段压向下方,一般不需要切除大网膜,继续向下游离横结肠系膜至小肠系膜根部,并完整游离胰头和十二指肠水平部的右侧。

(6) Kocher 切口:沿十二指肠降部纵行剪开后腹膜,助手向左侧牵开十二指肠,术者以电刀游离腹膜后结缔组织,直至腹主动脉右前方,在此过程中切勿损伤左肾静脉和生殖静脉,这时在胰头后方可扪及肠系膜上动脉的搏动,并进一步仔细探查有无血管侵犯,若有肠系膜上动脉侵犯则放弃根治术而行姑息手术,门静脉及肠系膜上静脉侵犯不是手术禁忌证。至此,完整性探查完成,如果能行切除术,笔者的经验是根据肿瘤在胰头区的位置而采用不同的入路。

(7) 手术入路

1) 胰头上缘入路:适用于位于胰头上缘、胰头偏胰颈侧或胰颈部肿瘤,十二指肠乳头或胆总管下段肿瘤。具体步骤为：①先行胆囊解压（有胆囊明显增大者），解剖肝门，紧靠胆囊管汇入肝总管处切断肝总管，再顺行切除胆囊，在切断肝总管前应仔细分辨肝尾叶和右后叶胆管的汇入部，若位置较低应在汇合部下切断胆管。顺门静脉和肝固有动脉向下分离淋巴结缔组织，骨骼化门静脉和肝固有动脉，仔细结扎切断胃右动脉、胃十二指肠动脉、胰十二指肠上静脉。应强调动脉分支结扎力度适中，切忌割断动脉内膜，笔者的经验是在游离动脉时要绝对避免电刀或超声刀热损伤动脉鞘，以粗丝线双重结扎分支，在分支根部轻轻结扎，离第一个节至少2～3mm处打第二个节，该节稍紧于第一个节（以放开止血钳无血液流出为准），注意离第二个节至少2mm剪断动脉。有的医生认为，以血管缝合线缝合残端可以防止术后动脉瘤形成，笔者只在分支残端过短时才缝合，并认为残端够长、无鞘膜和内膜损伤才是避免术后动脉瘤形成的关键。②继续沿肝总动脉清扫胰腺上缘淋巴结至胃左动脉起始部，各种指南均主张不需清扫胃左动脉周围淋巴结，故应注意保护胃左动脉。然后向下沿门静脉前方胰颈后方钝性游离，打通胰颈后方隧道至胰腺下缘，极少数患者在胰颈后方有小静脉回流至门静脉导致分离时出血，一般压迫数分钟即可止血。③离幽门管4～5cm处切断胃，消毒后近远端分别以7号丝线缝扎，近端以棉垫包裹后置于左肝下以备胃空肠吻合，亦可以切割缝合器切断胃。④沿小肠系膜根部与横结肠交界处解剖肠系膜上静脉至胰腺下缘与胰颈后方隧道汇合，在这过程中注意妥善结扎胃结肠静脉（Henle干），一旦损伤会致大出血而影响手术视野，然后清扫胰腺下缘淋巴结。⑤在胰颈偏肠系膜上静脉/门静脉左侧上下各缝一针结扎胰腺上下缘血管并作牵引，胰头侧以血管钳夹住或以粗丝线结扎，以电刀或超声刀切断胰颈，切取胰头侧约1mm组织送冰冻切片检查，以切缘阴性为最后切除线。用血管吊带或静脉拉钩牵开肠系膜静脉、门静脉，沿肠系膜上动脉右侧完整切除胰腺系膜至腹腔干根部，双重结扎胰十二指肠下/上后动脉，在这过程中避免热损伤肠系膜上动脉及腹腔干，但要完整切除腹腔干周围及后腹膜神经丛，笔者300例切除经验表明，完整切除胰腺系膜和腹腔干周围神经丛能大幅度降低局部复发率。⑥离Treitz韧带约10～12cm处切断空肠，至此完整移除标本。

2）胰头下缘/小肠系膜根部入路：适用于胰头下方、钩突部肿瘤、十二指肠乳头肿瘤侵犯胰腺者。具体步骤：①在小肠系膜根部解剖肠系膜上动/静脉向上至胰腺下缘，对于钩突部肿瘤通常需骨骼化肠系膜上动脉，除此之外仅须切除肠系膜上动脉右侧的组织，可疑横结肠系膜根部受累者，应切除部分横结肠系膜，绝大多数情况下结肠中动脉可以切断，切断前应以无损伤血管夹夹闭需切除水平的结肠中动脉，观察横结肠末梢动脉有无搏动，若无搏动并影响右侧结肠血供的应行右半结肠切除术。②沿肠系膜上静脉向上打通胰颈后方隧道，余操作方式同胰腺上缘入路。

（8）胰腺吻合：目前胰腺吻合的方式较多，文献检索有130多种，但基本方式有胰腺空肠（胰肠）和胰腺胃（胰胃）吻合两种方式。胰肠吻合常用的方式有：胰腺空肠端端/侧套入式、捆绑式、导管空肠黏膜吻合等三大类，胰胃吻合方式主要有胰胃套入和捆绑两大类。尽管大多数专家认为，目前为止尚无任何一种方法能避免胰肠吻合口瘘的发生，前瞻和回顾性研究认为胰腺导管空肠黏膜吻合和胰胃吻合发生吻合口瘘的概率较低，但大多数医生采用前者，亦有部分医师推崇胰胃吻合。笔者从事胰腺外科临床及基础研究近二十年，有近千例胰十二指肠切除术的经验，认为专业化的胰腺外科团队极其重要，每年至少有30例胰十二指肠切除术就能大大降低胰瘘的发生率,采用手术者熟悉的吻合方式能有效降低吻合口瘘的发生率。笔者的经验是:有主胰管扩张(直径>3mm)采用胰腺导管空肠黏膜吻合,否则采用改良的胰腺空肠端端/侧套入式吻合,总的胰瘘发生率在10%左右,C级胰瘘小于3%。下面简述这两种方式:

1) 改良胰腺空肠端端/侧套入式吻合(所有缝合采用3-0可吸收线):在确定胰腺断端切缘阴性后,游离胰腺约1cm,主胰管内置入直径相当的细塑料管约1~2cm,将塑料管缝合于胰腺组织上固定。在横结肠系膜无血管区戳孔,将空肠近段由该孔穿至横结肠上区,根据胰体残端直径与空肠直径的匹配程度决定吻合方式(端端或端侧),若胰体残端直径大于空肠直径,则闭合空肠末端,在空肠系膜缘对侧切一与胰体直径相当的切口而行端侧套入式吻合。离空肠边缘0.5~1cm处,空肠后壁处进针贯穿约0.5cm浆肌层,出针后离胰体断面等距离处在胰腺后方贯穿缝合同样宽度的胰腺实质(深度以紧挨主胰管后壁为准)后出针(垂直褥式缝合),根据胰体残端宽度以该方式缝合2~3针后,助手将空肠轻轻推向胰腺断端靠拢,术者逐一打结就能将胰体残端后壁套入空肠,然后以该缝合方式缝合空肠胰腺上缘和下缘,自胰腺上缘向下间断缝合空肠全层和断端胰腺实质,至此完成了后壁的吻合,将支撑的塑料管放入肠腔约4cm,先间断缝合空肠前壁全层和胰腺断端实质,再以间断垂直褥式缝合空肠前壁浆肌层与胰腺实质,打结时助手将浆肌层推向胰腺将胰腺断端套入空肠内,至此胰肠吻合完成。该改良式将经典套入式空肠壁内翻1.5~2cm改为套入0.5~1cm,并根据胰腺断端的大小采用端侧或端端方式,避免套入过多、过紧而导致术后空肠壁供血不良,致空肠壁部分坏死而致胰肠吻合口瘘。

2) 胰腺导管空肠黏膜吻合:是目前采用最多的方式,在胰腺实质与空肠浆肌层缝合上有较多的方法,具有代表性的是Kakita法和Blumgart法。Kakita胰肠吻合法主要吻合方式为:①胰腺残端处理:游离胰腺残端周围约1cm,寻找主胰管,根据胰管直径选择合适大小的硅胶管做支撑管。②在空肠系膜缘对侧切一小孔,直径与胰管直径相当,以能置入相应的胰管支撑管为宜。③用4-0可吸收线做贯穿胰腺全层及对应空肠浆肌层吻合(暂时不收紧),根据胰腺大小适当调整针数,一般上下缘各2针即可,避免损伤主胰管,保证胰腺断面与空肠紧密贴合,避免胰腺断面的渗漏。④用4-0可吸收线做精确对拢吻合胰管与肠管小孔一般2~4针。⑤先收紧胰管与肠管小孔的吻合线,再分别收紧贯穿胰腺与空肠浆肌层吻合线,线结打在胰腺端,以便更好地覆盖胰腺断端。⑥根据具体情况,加固吻合口后壁。Blumgart胰肠吻合法主要吻合方式为:①在距离胰腺残端大约1cm处行贯穿胰腺的U型缝合,即从胰腺前壁进针、后壁出针,出针后缝合空肠后壁的浆肌层,然后再次从后壁进针,从距前壁进针点2mm处出针,此为一次U型缝合,以5mm的间距完成多次从胰腺上缘到胰腺下缘的U型缝合,使空肠后壁与胰腺的后壁紧贴。②在胰管对空肠壁开一小口,行常规胰管和空肠黏膜吻合,一般放入引流导管行内引流。③完成胰管空肠黏膜吻合后,收紧原U型缝线并在胰腺表面打结。④此后再次缝合空肠前壁浆肌层,收紧U型线打结使空肠包绕胰腺断端。其技术要点主要有:①胰腺残端结扎适度,避免胰腺残端结扎过紧引起缺血。②空肠袢穿洞口径要与胰管口径相应。③要注意吻合口两侧壁的加强缝合。

(9) 胆肠吻合:完成胰肠吻合后,牵拉空肠靠拢肝总管/胆总管残端,以确定胆肠吻合口的位置,该吻合口离胰肠吻合口的距离依切除胰腺和胆管的多少而不同,应以两吻合口之间空肠无张力为准,过长可导致肠管扭曲影响胰液引流,增加胰瘘发生率,过短吻合口张力过高可致肠缺血坏死,导致致命性的胰瘘和胆瘘的发生。为确保胆肠吻合时胆管上皮能与空肠黏膜良好对合,防止后期因瘢痕所致吻合口狭窄,我们常规于空肠系膜对侧肠壁切开肠壁,长度与胆管直径相当,4-0可吸收线外翻缝合4~6针固定肠黏膜在肌层上,然后以4-0可吸收线(亦有人采用4-0 Prolene线缝合,但有导致沿缝线形成结石的可能,故大多不采用)间断全层缝合胆管与空肠而完成胆肠吻合。对于无胆管扩张者,有医生在吻合口放置支撑管由空孔壁戳孔经右侧腹壁引出,认为能预防吻合口狭窄和胆瘘的发生。我们常规以6-0 PDS线连续缝合胆肠吻合口后壁,前壁以6-0可吸收线间断缝合,无需支撑亦有良好的临床效果。

(10) 胃肠吻合:距胆肠吻合口下40cm处,于结肠前行胃断端全口与空肠吻合,亦可以直径29mm或26mm(依据空肠直径选用)管型吻合器行胃空肠吻合。有专家认为行远端空肠与胃吻合,近端空肠离胃空肠吻合口40~45cm处行空肠端侧吻合能减少胆汁反流性胃炎的发生率,笔者认为与Child吻合法相比无显著性差异。

(11) 清理腹腔,确切止血,缝闭结肠系膜裂孔,分别在胰肠和胆肠吻合口处各放置引流管一根。

5. 术后处理要点

(1) 及早拔除胃管、尿管:一般在手术第1~2天拔除胃管和尿管,若胃管引流物>400ml/24h,可适当延长放置胃管的时间。拔除胃管后可进食少量流质,一旦胃肠道功能恢复,就增加流质的量并逐渐过渡到半流质乃至正常饮食。

(2) 术后严密监测生命体征,水、电解质,保证重要器官的血流灌注,一旦血流动力学稳定可给予静脉营养,待开始进食就逐步减少静脉营养的量,应及早由静脉营养过渡到肠内营养。

(3) 准确记录引流物的量及性状:术后第1、3、5天检查引流物淀粉酶的含量,若存在C级胰瘘,术后7天行引流物细菌培养,并根据细菌药敏试验选用敏感抗生素。若无胰瘘、胆瘘且细菌培养阴性者就可拔除引流管。

(4) 加强疼痛管理:采用多种模式镇痛,以利于患者早期下床活动,从而减少肺部感染发生率,并能有效预防下肢深静脉血栓形成,也有利于肠功能早期恢复。

6. 术后并发症及其防治

(1) 胰瘘:分早期胰瘘和晚期胰瘘。胰腺导管空肠吻合早期胰腺断面有少许胰液渗漏,术后第1天有可能腹水淀粉酶含量明显升高,如不出现吻合口瘘大多数能自愈。晚期胰瘘多发生在术后5~7天,各种吻合法都可发生。有的患者无不适,主要表现为腹腔引流物淀粉酶高于血清正常值3倍以上,并呈浑浊状,主要处理原则应保持通畅引流,并作引流物细菌培养,根据药敏结果选用敏感抗生素,同时加强营养治疗,可经口进食,绝大多数患者能治愈,极少数患者可出现延迟性胃排空功能障碍或腹腔出血,具体处理方法见下。若患者术后肠功能恢复缓慢,并有发热,应仔细检查引流管是否通畅,若引流管不通畅,应及时行全腹CT(最好是增强CT)检查了解腹腔积液的情况,及时穿刺引流,并查引流物淀粉酶和细菌,及时根据药敏结果选用高级别、全面覆盖的有效抗生素控制感染,待感染控制后停用抗生素。若穿刺引流失败,应及时手术引流,否则有可能发生危及生命的腹腔大出血或感染性休克而致患者死亡。术后胰瘘采用抑制胰液分泌的药物，如生长抑素（somatostatin）及其衍生物治疗的有效性尚存在较大的争论，关键在于，这些药物是否能长期有效抑制胰液的分泌尚无循证医学证据。

（2）胆瘘：分早期和晚期胆瘘。胆管壁薄、打结时撕裂胆管壁未察觉、结扎线松脱等是导致早期漏的主要原因，因为早期腹腔未形成有效粘连，一旦漏出胆汁量大，且引流不充分，易致胆汁在腹腔弥散，是导致腹腔感染、延迟性胃排空功能障碍的主要原因，严重时可致腹腔感染性动脉瘤破裂出血而危及患者生命，因此遇到薄的胆管缝合及打结时应格外小心，尽量避免早期胆瘘的发生。晚期胆瘘多由于胆管供血不良、胆肠吻合口张力过高所致，误伤肝右动脉特别是变异的肝右动脉、肝固有动脉，肝总管裸露过长是导致胆瘘的主要原因；胆肠吻合口和胰肠吻合口之间空肠过短、结肠系膜孔处系膜牵拉空肠等是导致空肠吻合口张力过高的主要原因。通过采取常规术前行 CTA 检查明确有无变异的肝固有或肝右动脉防止术中的误损伤、裸露胆管不超过 5mm、将空肠无张力状态下固定于结肠系膜孔处等措施降低了胆肠吻合口瘘的发生率。一旦发生胆瘘，通畅引流和控制感染为有效的治疗措施。

（3）消化道出血：分早期和晚期消化道出血，早期消化道出血是指发生在术后 24 小时者，亦有定义在 48 小时内者，临床表现为胃管持续引流出鲜血或呕血、便血，多由于胃空肠吻合口出血所致（特别是使用管状吻合器者），少数患者由胆肠、胰肠吻合口出血、胃空肠应激性溃疡所致。若出血量大并致血流动力学不稳定者，应在积极输血、输液纠正休克的同时及时手术探查，先检查胃空肠吻合口、再检查胆肠和胰肠吻合口，确切止血，若条件允许者行胃镜检查，明确出血原因，部分患者可在内镜下成功止血。预防措施包括：使用吻合器吻合胃空肠后以 3-0 可吸收线连续全层缝合吻合口，我们中心自采用该法后无一例患者发生胃空肠吻合口出血。胰腺断端常规"8"缝合止血能有效预防胰肠吻合口出血。至于应激性溃疡所致出血，发生率低、出血量不大，多采用抑酸剂和止血药等保守治疗方法可治愈。晚期出血较少见，可由胰肠或胆肠吻合口破裂腹腔血液流入消化道所致，此类患者多有腹腔大出血，应重点治疗腹腔大出血，亦有胃空肠吻合口溃疡所致出血，排除腹腔出血的消化道出血者应行胃镜检查，明确出血的原因并作相应的处理。

（4）腹腔感染：为胰十二指肠切除术后严重并发症，应引起足够的重视。多由于胰瘘、胆瘘并引流不畅所致，分局限性感染和弥漫性感染两种，前者是局限性脓肿的原因，后者严重时可发生感染性休克而致患者死亡。腹腔感染、腹腔出血两者互相影响，是导致胰十二指肠切除术患者术后死亡的主要原因。预防吻合口瘘/漏的发生、确切止血、尽量避免腹腔置入异物（如止血材料、防粘连材料）和术中注意患者保温等措施能最大程度避免发生腹腔感染。一旦发生吻合口瘘/漏则一定要及时通畅引流，并采用高效、足量有效抗生素全面覆盖，加强营养支持治疗，千万不能心存侥幸而延误治疗时机。

（5）腹腔出血：可分原发性和继发性两种。原发性出血（又称早期出血）常在手术后早期（24 小时内），多为鲜血自引流管流出，多由于术中止血不彻底或凝血功能障碍所致，应严密观察并检查凝血功能，同时输液、输血维持血流动力学稳定，并输注凝血因子、止血药物等，若出血停止则停用止血药物，大多数能成功止血。如出血量大且经上述治疗不能维持血流动力学稳定者应立即手术止血，一般不考虑选择性血管造影（DSA），因为大多数患者 DSA检查不能明确出血原因。继发性出血（又称晚期出血）多发生于手术后 24 小时，多由于胰瘘或胆瘘后胰液或胆汁流入腹腔,并引流不畅致腹腔感染进而导致腹腔血管出血,尤其是动脉形成假性动脉瘤破裂出血、或是动脉外膜有损伤或结扎动脉分支致内膜损伤者更易发生,极少数是由静脉破裂所致。有吻合口瘘患者一旦出现引流管出血(初次出血称前哨出血),不论量大小,只要血流动力学稳定应及时行 CTA 或 DSA 检查,及时发现并处理感染性动脉瘤。若出血量大存在血流动力学不稳定者,应及时剖腹探查。对 DSA 未发现动脉出血者应严密观察,一旦出血量增大应果断剖腹探查,笔者有多例患者 DSA 未发现出血,而剖腹发现较大静脉破裂(1 例生殖静脉、2 例脾静脉、1 例门静脉破裂)出血而及时止血治愈。

(6)胃排空延迟(DGE):表现为患者术后 10 天仍不能经口进流质饮食,上消化道碘水或稀钡检查提示胃排空较慢或无蠕动。常见原因有胰瘘、胆瘘、腹腔感染、膈下脓肿、营养不良等。治疗上包括胃肠减压、控制腹腔感染、营养治疗、针灸和经胃镜下空肠置肠内营养管治疗等措施。我们对黄疸时间长、总胆红素超过 200μmol/L,特别是年龄超过 65 岁的患者,预计 DGE 发生可能性大者,术中行空肠造瘘并术后早期肠内营养,能有效预防 DGE 的发生。另对治疗 2 周以上未缓解的患者,以胃镜充气方式反复疏通胃空肠吻合口能加速胃功能的恢复(具体机制不详)。

(二)保留幽门的胰头十二指肠切除术

Tmverso 和 Longmhre 于 1978 年首先报告 2 例保留幽门的胰头十二指肠切除术,1 例为慢性钙化性胰腺炎合并胰头部囊肿,另 1 例为十二指肠水平部肿瘤浸润胰头,术后恢复良好。胃液分析显示正常的胃酸分泌,钡餐透视胃排空功能正常。该术式保留了胃消化功能,能促进消化、预防倾倒综合征,有利于改善营养状况。人们关注的问题是保留幽门的胰头十二指肠切除术,在治疗恶性肿瘤时的根治程度和远期生存率。已有大量研究表明,只要严格掌握适应证,该术式在恶性肿瘤治疗方面的效果等同于标准的胰十二指肠切除术。故自 20世纪 80 年代以来由于对术后生存质量的重视,保留幽门的胰头十二指肠切除术也成为治疗胰头、胆管或壶腹周围恶性肿瘤的常用术式。

1. 切除范围　保留全胃、幽门及幽门下至少 2cm 的十二指肠,切除胆囊、胆管、剩下的十二指肠、不超过 5cm 的空肠、胰头或胰颈。

2. 适应证

(1)胰头及其周围的良性病变:如肿块型胰腺炎、胰胆管合流异常等。

(2)胰头部低度恶性肿瘤:黏液性囊腺瘤、实性假乳头状瘤、直径>3cm 胰头分支型胰腺导管内乳头状黏液性囊腺瘤、囊腺癌、直径>3cm 神经内分泌肿瘤等。

(3)胰头部恶性肿瘤尚未浸润幽门及十二指肠及胃周围第 5、6 组淋巴结无转移者。

(4)钩突部肿瘤。

3. 手术步骤

(1)麻醉选择:该手术在上腹部深处操作,因手术时间长,需要有良好的术野显露,宜采用有良好肌肉松弛的气管插管全身麻醉,禁止使用对肝脏有毒的药物。目前亦有在良好镇痛前提下采用连续性硬膜外麻醉。

(2)切口选择:切口的选择应有利于上腹部显露,特别是需要上腹部广泛、清晰的探查切口。多采用右上腹经腹直肌、腹直肌旁切口或上腹部正中切口、弧形切口或肋弓平行的斜切口。

（3）探查：基本同标准胰十二指肠切除术，尤其强调的是术中应详细探查幽门有无侵犯，对幽门与胰头粘连较重者应放弃该术式。第5、6组淋巴结行冰冻切片检查证实无转移。

（4）手术入路：仔细探查确定能切除者多采用由肝门部开始的经胰腺上缘入路。具体为：①先行胆囊解压（有胆囊明显增大者），解剖肝门，紧靠胆囊管汇入肝总管处切断肝总管，再顺行切除胆囊，在切断肝总管前应仔细分辨肝尾叶和右后叶胆管的汇入部，若位置较低应在汇合部下切断胆总管。顺门静脉和肝固有动脉向下分离淋巴结缔组织，骨骼化门静脉和肝固有动脉，但应保留胃右动脉，双重结扎切断胃十二指肠动脉（注意事项见标准胰十二指肠切除术）、胰十二指肠上静脉。②继续沿肝总动脉清扫胰腺上缘淋巴结至胃左动脉起始部，各种指南均主张无须清扫胃左动脉周围淋巴结，故应注意保护胃左动脉。然后向下沿门静脉前方胰颈后方钝性游离，打通胰颈后方隧道至胰腺下缘，极少数患者在胰颈后方有小静脉回流至门静脉导致分离时出血，一般压迫数分钟即可止血。③妥善保护沿小网膜分布的迷走神经分支，在胰头前方仔细游离幽门至幽门下至少2cm处切断十二指肠，以棉垫包裹后置于左肝下以备空肠十二指肠吻合（尽量留十二指肠约4cm以7号丝线结扎防止胃液流出，吻合时修剪约2cm血供良好的肠段）。④沿小肠系膜根部与横结肠交界处解剖肠系膜上静脉至胰腺下缘与胰颈后方隧道汇合，在这过程中注意妥善结扎胃结肠静脉（Henle干），一旦损伤会致大出血而影响手术视野。然后清扫胰腺下缘淋巴结。⑤在胰颈偏肠系膜上静脉/门静脉左侧上下各缝一针结扎胰腺上下缘血管并作牵引，胰头侧以血管钳夹住或以粗丝线结扎，以电刀或超声刀切断胰颈，切取胰头侧约1mm组织送冰冻切片检查，以切缘阴性为最后切除线。以血管吊带或静脉拉钩牵开肠系膜静脉、门静脉，沿肠系膜上动脉右侧完整切除胰腺系膜至腹腔干根部，双重结扎胰十二指肠下/上后动脉，在这过程中避免热损伤肠系膜上动脉及腹腔干，但要完整切除腹腔干周围及后腹膜神经丛。

（5）胰腺吻合：同上述标准胰十二指肠切除术。

（6）胆肠吻合：同上述标准胰十二指肠切除术。

（7）空肠十二指肠吻合：在结肠前方行端侧十二指肠空肠吻合。

4. 术中注意事项、术后处理、术后并发症及防治　同上述标准胰十二指肠切除术。

二、胰腺节段切除术

（一）适应证

适用于胰颈部和胰颈体交界部的良性或低度恶性的胰腺肿瘤，如胰腺内分泌肿瘤、胰腺囊腺瘤、胰腺假性囊肿、胰管局限性狭窄、胰腺导管内黏液乳头状瘤或是胰腺外伤等。

（二）禁忌证

1. 胰腺肿块太大，不能保留至少5cm的远端胰腺。

2. 胰腺远端明显萎缩、钙化者。

（三）术前准备

1. 术前评估心脏、肺部、肝脏、肾脏的各项功能，纠正营养不良及电解质紊乱，调节血压、血糖至正常范围。

2. 评估营养风险，治疗营养不良。

（四）手术要点、难点及对策

1. 切口　选择上腹部正中切口或是左侧腹直肌旁切口，仔细探查肝脏、第一肝门区、盆腔、肠系膜根部等有无转移。

2. 打开胃结肠韧带,显露胰腺,探查肿瘤的部位、大小、浸润范围,以判断能否行胰腺节段切除,对实体肿瘤应术中取组织送冰冻切片快速病理检查以确定病变性质,根据病理结果确定手术方式。如肿瘤较小术中无法确切扪及时,应行术中 B 超定位。

3. 沿小肠系膜和胰颈下缘交界处解剖,分离肠系膜上静脉,从胰颈后方、肠系膜上静脉前方仔细分离出隧道,根据肿瘤大小确定靠胰头部切除线后在胰腺上下缘各缝一针,用以牵引和止血,有条件者在胰颈后方隧道伸入 EC60 或 EC45 切割缝合器,根据胰腺厚度选用合适长度的订舱予以切断胰腺,该法具有缝合可靠、胰瘘发生率低的优点。若无该设备,则用电刀或超声刀切断胰头侧胰腺,尽量找到主胰管并确切缝扎;若主胰管太细无法辨认,残端以可吸收缝线行 U 型缝合,但打结不宜过紧以免切断胰腺组织导致术后发生胰瘘。

4. 将肿瘤及胰体尾向左侧翻转,显露胰腺后方的脾静脉属支,并予以结扎、切断,同时结扎、切断脾动脉到胰腺的分支。以电刀或超声刀切断肿瘤左侧胰腺,对病理确诊为恶性者,应送两侧胰腺切缘行快速病理检查证实切缘无肿瘤残留。

5. 消化道重建　仔细寻找远端胰腺的主胰管(通常主胰管位于胰腺横断面后三分之一处)。选择适合的胰管支撑管,4-0 可吸收线将支撑管固定缝合于胰腺断面。胰肠吻合方式的方式较多,各有优缺点,但目前应用较多的有嵌入式或胰管空肠吻合,尤以后者应用较多,具有操作简单、胰瘘发生率较低的优点。对于胰头侧胰腺常用的方法为缝闭,也有医生同时行远侧和近侧胰肠吻合,但该术式胰瘘发生率高,一般不宜采用。除非胰头并发慢性炎症且主胰管扩张者,可在远端胰肠吻合完成后加做近侧胰管空肠吻合。空肠重建采用 Roux-en-Y 式吻合术。无论采用何种胰肠吻合方式,应保证吻合口无张力且有良好的血液供应。吻合完毕后在胰肠吻合处放置一根橡胶或硅胶引流管,通畅引流。

6. 有条件的医院可行腹腔镜或机器人辅助下的胰腺节段切除,该手术具有腹部切口小、术后恢复快的特点。

(五)　术后监测与处理

1. 生命体征监测　术后常规以监护仪监测患者血压、脉搏、呼吸、血氧饱和度等指标 48~72 小时,若正常可撤除自动监护仪。同时监测血糖、24 小时出入量和血电解质,根据血糖变化给予胰岛素或高糖治疗,及时纠正电解质紊乱。

2. 严密观察腹腔引流管的引流量及性状并准确记录　若引流管通畅且引流量小于 10ml/24h,经 B 超或 CT 证实腹腔无积液者,应及早拔除引流管以免逆行感染。若引流管堵塞并有腹腔较多局限性积液而无法恢复通畅者,应拔除应流管,并及时在 B 超或 CT 引导下行穿刺引流。

3. 一般治疗措施　短暂禁食,一旦胃肠功能恢复及早经口进食;胃肠减压仅限上腹胀痛并有呕吐者;术后 48 小时以纠正手术所致的低血容量和水电解质紊乱为主,超过 48 小时胃肠功能仍未恢复不能进食者,应给予静脉营养,推荐全合一的营养模式,一旦胃肠功能恢复应改为经口进食。

4. 若胰腺质地软,可应用生长抑素或类似物 7~10 天对预防术后胰瘘可能有一定的疗效。无胰瘘或即使有胰瘘但腹腔引流物培养无细菌生长且患者无症状,可不使用抗生素。

5. 若腹腔引流量大于 50ml/24h 且腹水淀粉酶检查值为血清值 3 倍以上时,可诊断为胰瘘,应保持引流通畅,严密观察腹腔情况,穿刺引流包裹性积液,并治疗腹腔感染。

(六) 术后常见并发症的预防与处理

1. 胰瘘　为节段切除术常见并发症,近胰头端断面胰腺组织坏死是胰瘘的主要原因,其引流物一般量较少,多为清亮胰液。预防措施主要为术中找到主胰管并予确切缝扎,现在多数手术者认为采用合适的切割缝合器能降低胰瘘发生率。术后应用生长抑素或类似物对预防有益。一旦发生胰瘘应保持通畅引流,绝大多数患者能治愈,也有人通过 ERCP 植入主胰管支撑管治疗胰瘘成功的报道。胰瘘为远端胰腺空肠吻合口瘘,引流量较大并因混有空肠液而显得浑浊,是术后腹腔感染和出血的重要原因,应确保引流通畅并根据引流物细菌培养的结果,采用敏感抗生素治疗腹腔感染。

2. 腹腔感染　胰瘘是腹腔感染的主要原因,应保持引流通畅,及时引流腹腔积液,纠正营养不良、治疗糖尿病和采用敏感抗生素是治疗和预防的主要措施。对在 B 超或 CT 引导下无法引流的包裹性积液尤其是腹腔脓肿,且患者有明显感染征象时,应及时剖腹行脓肿引流术。

3. 腹腔出血　为该手术的严重并发症,是手术后期导致患者死亡的主要原因。腹腔出血分早期和晚期出血,一般认为发现在手术后 24 小时以内的出血为早期出血,手术创面渗血为主要原因。近年随着超声刀和其他术中止血器械的使用,由于凝血不确切,术后 72 小时发生出血的病例也有报告,这也归于早期出血的范畴。对出血量少或对血流动力学影响较小者,可在严密观察的情况下给予输血、输液及凝血因子和止血药治疗,若治疗无效者应积极剖腹探查止血。晚期出血多发生在术后 7~10 天,亦有少数患者发生在 2 周以后,胰瘘并腹腔感染为主要原因,由于感染的胰液腐蚀裸露的脾动静脉致感染性动脉瘤破裂或静脉破裂所致,也有患者是因为术中损伤动脉壁致动脉瘤形成并破裂所致,这类患者出现出血时间大多在 2 周以后。动脉瘤破裂出血者出血量大、来势凶猛,有患者甚至来不及处理而死亡,应高度重视。预防胰瘘特别是腹腔感染是主要措施,一旦出现晚期出血应及时行介入栓塞治疗;反复行血管造影未发现出血部位者考虑为静脉破裂出血,或无介入栓塞条件时,若出血量大危及生命者应及时剖腹探查止血。少量出血者,应仔细检查清除腹腔脓肿,并加强抗感染治疗,应用抑酸剂、生长抑素或类似物等措施一般能达到止血目的。

三、胰体尾(加脾脏)切除

(一) 胰体尾加脾脏切除

1. 适应证　适用于胰体尾部的恶性肿瘤、慢性胰腺炎引起的胰腺结石和急性胰腺炎导致的胰瘘等伴有脾梗死、脾脓肿等。

2. 禁忌证

(1) 术中快速冰冻检查提示肿瘤恶性程度较低且脾动静脉无侵犯者。

(2) 术中快速冰冻检查提示肿瘤恶性程度较低,虽然脾动静脉穿行于胰体尾实质内,但夹闭脾动静脉后无明显脾脏缺血表现。

3. 术前准备　术前评估心脏、肺部、肝脏、肾脏的各项功能,纠正营养不良及电解质紊乱,调节血压、血糖至正常范围。

4. 手术要点、难点及对策

（1）常规以腹腔镜探查，若肿瘤直径<5cm，周边无明显侵犯，可在腹腔镜下行胰体尾加脾切除术。若腹膜广泛播散转移，则腹腔镜下取活检明确病变性质利于后续化疗，并完成手术，腹腔镜切除困难或出现难以控制的出血，则中转行开腹切除术。

（2）切口选择：上腹部左侧腹直肌旁切口、上腹正中切口、左侧肋缘下切口或左上腹 L 形切口，仔细探查肝脏、第一肝门区、盆腔、肠系膜根部等有无转移。

（3）打开胃结肠韧带，显露胰腺，探查肿瘤的部位、大小、浸润程度和范围，有条件的单位应术中快速病理检查明确病变性质。

（4）脾脏及胰体尾部游离　游离脾脏的各韧带，并缝扎胃短血管。游离脾结肠韧带后，将结肠压向内下方，显露左肾脂肪囊，裸露左肾动静脉。胰腺癌易浸润胰腺后方组织，应清除左肾脂肪囊。切开胰体尾上下缘的后腹膜，从胰尾向胰体侧钝性分离胰腺后壁的粘连，将脾脏及胰体尾向右上方翻转，显露腹主动脉左缘，离断肠系膜下静脉。若有肿瘤侵犯左肾上腺时，应同时切除左肾上腺。

（5）将脾脏及胰体尾部向胰头侧翻转，靠近胰颈处双重结扎脾动静脉，避免损伤门静脉及肠系膜上静脉。胰腺的切断线应距病灶 3cm 以上，多在肠系膜上静脉左缘，应术中快速病理检查确定切缘阴性。在预定切除线的近端胰腺上下缘各缝一针，用以牵拉和止血，可以 EC60 或 EC45 切割缝合器，根据胰腺厚度选用合适长度的订舱予以切断胰腺，该法具有缝合可靠、胰瘘发生率低的优点。亦可电刀或是超声刀切断胰腺，确切结扎主胰管后以 4-0 无损伤线褥式缝合胰腺残端断面。

（6）笔者习惯从近胰头侧开始分离胰腺，离病灶 3cm 处（若离胰头过近则以术中冰冻切片检查残端有无肿瘤）以 EC60 或 EC45 切割缝合器，根据胰腺厚度选用合适长度的订舱予以切断胰腺，然后由胰体向尾部、脾脏方向分离清扫后腹膜淋巴结缔组织，并裸化左肾动静脉，一并切除胰体尾及脾脏。

（7）沿 Kocher 切口暴露下腔静脉及腹主动脉，并廓清腹主动脉周围第 16 组淋巴结。廓清肝总动脉周围第 8a、8p 组及肝十二指肠韧带内第 $12a_2$ 组淋巴结，胃左动脉周围第 7 组和腹腔动脉周围等淋巴结。

5. 术后监测与处理

（1）生命体征监测：术后常规监测患者血压、脉搏、呼吸、血氧饱和度、血糖、24 小时出入量等指标的变化，48 小时后均稳定者可撤除监护仪。

（2）常规治疗措施：包括禁食，胃肠减压，预防应激性溃疡，静脉营养支持，维持水电解质平衡，合理应用抗生素。

（3）患者血小板的监测：血小板大于 300×10^9/L，可口服双嘧达莫抗血小板聚集，若血小板大于 500×10^9/L，须同时服用拜阿司匹林或是华法林治疗。

（4）密切观察腹腔引流管的引流量及性状保持腹腔引流管的通畅，准确记录每天引流液的量和性状。如引流量每天小于 10ml，淀粉酶检测正常，进食后引流液未增加，同时患者无发热等感染症状，可拔除腹腔引流管。

6. 术后常见并发症的预防与处理

（1）胰瘘：为该术常见并发症，近胰头端断面胰腺组织坏死是胰瘘的主要原因，其引流物一般量较少,多为清亮胰液,实验室检查发现腹腔引流液淀粉酶值大于血清值的3倍就可诊断为胰瘘。预防措施主要为术中找到主胰管并予确切缝扎,现在大多学者认为采用合适的切割缝合器能降低胰瘘发生率。术后应用生长抑素或类似物对预防胰瘘有益。一旦发生胰瘘应保持通畅引流,绝大多数患者通过使用静脉营养,同时使用生长抑素,抑制胰酶的分泌能治愈,也有在ERCP下主胰管置管治疗胰瘘成功的报道。若腹腔瘘管经久不愈者应行瘘管空肠吻合术。

(2)腹腔感染:引流不畅、存在胰瘘、患者全身抵抗力低下和术中大量失血是导致术后腹腔感染的主要原因。患者出现发热、腹胀、腹痛是腹腔感染的主要症状,须及时予以B超或CT等检查,确定是否有脾窝或上腹部积液,证实有腹腔积液应在B超或是CT引导下穿刺引流,并作引流物培养及药敏试验,根据试验结果采用敏感抗生素。

(3)出血:早期少量出血,一般使用抑酸、止血药物可止血。若出血量较大,难以维持血流动力学稳定者应及时剖腹探查止血。晚期出血(术后7天以上)多是由于胰瘘并腹腔感染致脾、动静脉腐蚀破裂所致,若出血量大、来势凶猛,应急诊行介入栓塞止血,如反复造影仍未发现出血部位并出血量大者,应及时剖腹探查止血以挽救患者生命。

(4)胃潴留:较少见,多发生在有胰瘘的患者,同时并发腹腔感染者发生率较高。治疗包括持续胃肠减压、全身营养支持、纠正水电解质紊乱、使用胃动力药物、针灸治疗等,其中治疗腹部感染和控制胰瘘是关键。

(5)发热:部分胰切除术者术后3天后出现不明原因的发热,体温一般在38℃左右,不伴寒战,血液检查正常,腹部影像学检查无积液,患者除发热外无其他症状,有学者称之为"脾热",排除感染因素后可给予患者服用消炎退热药即能治愈。

(二)保留脾脏的胰体尾切除

1. 适应证 适用于胰体尾部的良性或是低度恶性的肿瘤、慢性胰腺炎、胰腺外伤、胰腺假性囊肿等。

2. 禁忌证

(1)术中快速冰冻检查提示肿瘤恶性程度较高。

(2)脾动静脉穿行于胰体尾实质内,夹闭脾动静脉后脾脏出现明显的缺血表现。

3. 术前准备 术前评估心脏、肺部、肝脏、肾脏的各项功能,纠正营养不良及电解质紊乱,调节血压、血糖至正常范围。

4. 手术要点、难点及对策

(1)有条件者可行腹腔镜下保留脾脏的胰体尾切除术。

(2)开腹手术的切口选择:上腹部左侧经腹直肌或旁切口、上腹正中切口、左侧肋缘下切口或是左上腹L形切口,仔细探查肝脏、第一肝门区、盆腔、肠系膜根部等有无转移病灶。

(3)打开胃结肠韧带,显露胰腺,探查肿瘤的部位、大小、浸润程度和范围,并以术中快速病理检查确定病变性质。恶性病变常规切除脾脏,同时行脾动脉、脾蒂淋巴结清扫。如术中无法触及病灶,可行术中B超定位。

(4)预定好切除线后,打开胰体尾上下缘的后腹膜,从胰尾向胰体分离胰腺,逐一结扎脾脏血管和胰腺血管的交通支,将病灶连同胰体尾一并切除。若脾动静脉穿行于胰体尾实质内无法分离,夹闭脾动静脉后脾脏无明显的缺血表现,则可靠近胰颈处双重结扎离断脾动静脉,病灶及胰体尾连部分脾动静脉一并切除。若脾动静脉穿行于胰体尾实质内,夹闭脾动静脉后脾脏有明显的缺血表现,则不宜保留脾脏。

(5) 胰腺残端处理:有条件者以 EC60 或 EC45 切割缝合器,根据胰腺厚度选用合适长度的订舱予以切断胰腺,该法具有缝合可靠、胰瘘发生率低的优点。亦可在结扎主胰管后,用 4-0 无损伤线褥式缝扎胰腺残端。

(6) 笔者习惯从近胰头侧开始分离胰腺,离病灶 3cm 处(若离胰头过近则以术中冰冻切片检查残端有无肿瘤)以 EC60 或 EC45 切割缝合器,根据胰腺厚度选用合适长度的订舱予以切断胰腺,然后由胰体向尾部、脾脏方向仔细分离胰体尾并完整切除胰体尾,在胰腺断面处置引流管一根。

(7) 保留脾脏的胰体尾切除:因裸露的脾动静脉距离较长,在游离脾动静脉时切忌损伤外膜,并通畅引流,避免胰瘘并腹腔感染致脾动静脉破裂引起致命性的腹腔大出血。

5. 术后监测与处理

(1) 监测生命体征:术后常规监测生命体征,需监测患者血压、脉搏、呼吸、血氧饱和度、血糖、24 小时出入量等指标的变化。

(2) 常规治疗措施:术后常规禁食,胃肠减压,预防应激性溃疡,静脉营养支持,维持水电解质平衡,合理应用抗生素。

(3) 观察腹腔引流管的引流量及性状、保持腹腔引流管的通畅:准确记录每日引流液的量和性状。如引流量每天小于 10ml,淀粉酶检测正常,进食后引流液未增加,同时患者无发热等感染症状,可拔除腹腔引流管。

(4) 伴有胰腺炎或是胰腺残端处理不满意的患者,术后使用生长抑素,预防胰瘘的发生有一定的作用。有胰瘘的患者术后须给予静脉营养支持或是经空肠营养管给予肠内营养支持。

6. 术后常见并发症的预防与处理

(1) 胰瘘:同前。

(2) 腹腔感染:同前。

(3) 出血:同前。

(4) 胃潴留:同前。

(5) 脾动脉血栓形成:术后常规监测血小板,必要时给予抗凝治疗,避免脾动脉血栓或脾梗死形成。如有脾梗死形成,患者无高热、寒战等感染表现可不必切除脾脏。若左上腹剧烈疼痛并伴寒战、高热者,且影像学提示脾脏大面积梗死者应切除脾脏。

四、APLLYBY 及其改良术式

(一) Appleby 手术

Appleby 手术是 1953 年 Appleby 为胃癌根治术提倡的手术方法,手术包括全胃切除加胰体尾、脾脏切除,将腹腔干、脾动脉及肝总动脉切除,廓清腹腔干及肝总动脉周围的淋巴结。肝动脉的血流从肠系膜上动脉通过胰头、十二指肠动脉弓到达肝固有动脉。胰体尾癌浸润胃、肝总动、脾动脉或腹腔干时可行 Appleby 手术。

1. 适应证　适用于胰体尾癌侵犯肝总动脉、脾动脉或是腹腔干,但未侵犯胰头、肝固有

动脉、胃十二指肠动脉、肠系膜上动脉并无远处脏器转移的患者。

2. 禁忌证

（1）腹腔干与肠系膜上动脉共干，或是肠系膜上动脉受癌浸润。

（2）阻断肝总动脉后肝固有动脉无搏动者。

（3）年龄较大、一般情况较差，估计难以耐受手术者。

3. 术前准备　术前评估心脏、肺部、肝脏、肾脏的各项功能，纠正营养不良及电解质紊乱，调节血压、血糖至正常范围。

4. 手术要点、难点及对策

（1）常规腹腔镜探查，若发现肝脏或腹膜转移则取活检明确诊断以备后续治疗，并完成手术，若无转移，则行开腹手术。

（2）切口选择：上腹部正中切口、左上腹正中旁切口或左上腹 L 形切口。

（3）进一步探查肝脏、第一肝门区、肠系膜根部等部位确认无转移者，行十二指肠降部外侧 Kocher 切口，将十二指肠、胰头拉向左侧显露下腔静脉、左肾静脉，探查胰头、腹腔干和肠系膜上动脉根部有无侵犯，解剖肝固有动脉和肝总动脉，探查胃十二指肠动脉和肝总动脉分叉处有无肿瘤侵犯。若以上任何部位有肿瘤侵犯应终止手术，仅取肿瘤组织活检，以备后续治疗。再以无损伤血管夹夹闭肝总动脉，仔细触摸肝固有动脉，若肝固有动脉无搏动亦应终止手术。

（4）经以上探查确定可以手术者则开始胰腺切除手术。应注意保护胃右动脉、胃网膜左右动脉弓，在弓外游离胃结肠韧带，完整切除胃结肠韧带前叶至胰腺下缘，沿肠系膜上静脉游离胰腺颈部至胰腺颈部上缘，离肿瘤边缘至少 1.5cm 处切断胰腺（胰腺残端处理同胰体尾切除），切缘送快速冰冻切片检查确定切缘为阴性。

（5）在胃十二指肠动脉和肝固有动脉分叉的左侧切断肝总动脉，断端以 5-0 血管缝线缝扎。向左前方牵拉胰腺颈部断端暴露脾静脉，在脾静脉汇入门静脉处离断脾静脉，断端以 5-0 血管缝线缝扎。继续向左分离胰腺肿瘤及后腹膜组织，暴露肠系膜上动脉、腹腔干，在腹腔干根部离断腹腔干并以无损伤线缝扎腹腔干断端，靠近胃小弯侧结扎切断胃左动脉，并完整切除小网膜。继续向左离断胃脾韧带、胃结肠韧带，骨骼化左肾动静脉、并切除左肾上腺和左肾周脂肪囊和脾脏，在这过程中尽量避免损伤胃大弯侧血管弓。切开胰体尾上下缘后腹膜，从胰尾处钝性分离胰腺后壁直至胰颈部。

（6）分离胃结肠韧带，离断胃网膜右动静脉，分离肝胃韧带，离断胃右动脉，分离胃幽门十二指肠结合部，在幽门环下 1～2cm 切断十二指肠。分离食管贲门周围组织后于贲门部切断食管。

（7）在胰颈部肠系膜上动脉左侧离断胰腺，切除胆囊。

（8）胰腺残端用 5-0 无损伤线褥式缝扎胰腺残端，结扎主胰管。十二指肠残端间断 8 字缝合后包埋处理。

（9）行食管空肠 Roux-Y 吻合，重建消化道。

5. 术后监测与处理

（1）监测生命体征：术后常规监测生命体征，需监测患者血压、脉搏、呼吸、血氧饱和度、血糖、24 小时出入量等指标的变化。

（2）常规治疗措施：术后常规禁食，胃肠减压，预防应激性溃疡，静脉营养支持，维持水电解质平衡，合理应用抗生素。

（3）观察腹腔引流管的引流量及性状，保持腹腔引流管的通畅：准确记录每天引流液的量和性状。如引流量每天小于10ml，淀粉酶检测正常，进食后引流液未增加，同时患者无发热等感染症状，可拔除腹腔引流管。

（4）伴有胰腺炎或是胰腺残端处理不满意的患者，术后使用生长抑素，预防胰瘘的发生有一定作用。有胰瘘的患者术后须给予静脉营养支持或是经空肠营养管给予肠内营养支持。

6. 术后常见并发症的预防与处理

（1）感染：术后若患者出现腹痛、发热、白细胞和中性粒细胞比例升高，应考虑腹腔感染，须及时予以B超或是CT等检查，明确腹腔有无积液，积液应在B超或CT导向下穿刺引流。无法穿刺引流者，应考虑剖腹探查引流并加强支持治疗。若腹腔无感染证据，应检查有无肺部或其他部位感染并作相应的处理。

（2）胰瘘：腹腔引流液淀粉酶检查大于3倍以上且清流量达10ml者，可诊断为胰瘘。若胃肠动力正常且引流量小于500ml者，可正常进食低脂饮食，流量大于500ml者可禁食7~10天，同时使用生长抑素抑制胰酶的分泌，待引流量明显减少者可向外退腹腔引流管；若培养物无细菌生长且引流量小于10ml/24h者，应及时拔除引流管，大多数患者能痊愈，极少数瘘管形成且经久不愈的患者可行瘘管空肠吻合术。

（3）食管空肠吻合口瘘：该术式切除范围广、损伤大，特别是有大量胰瘘且伴有腹腔感染者，食管空肠吻合口瘘的发生率增高，一旦发生漏又会加重腹腔感染，严重者可能发生感染性休克而导致患者死亡。因此，术中应合理放置引流管并保证术后通畅引流，并给予充分的营养治疗尽量预防吻合口瘘的发生，一旦出现吻合口瘘，应保证通畅引流，同时禁食饮并给予静脉和空肠营养，并治疗腹腔感染以促进吻合口瘘的愈合。

（4）腹腔出血：分早期腹腔出血和晚期腹腔出血。发生在术后24小时的出血为早期腹腔出血，多为手术创面的渗血，一般量较小，不引起血流动力学的异常或血红蛋白的明显下降，可通过输注止血药物和支持治疗，减少渗出而达到止血的目的，少数由于结扎线脱落或使用超声刀、能量平台切割血管致术后血管断端开放，导致早期腹腔大出血而致血流动力学的明显异常，甚至休克或血红蛋白的明显下降者，应在快速扩容和输血的条件下，及时手术止血以挽救患者生命。晚期出血指在术后24小时发生的腹腔出血，这类患者多伴有胰瘘且腹腔有感染，多发生在术后7天以后，表现为腹胀且腹腔引流管短时间内引流出较多红色或暗红色液体，并有心率增快或血压下降、严重者有神志改变，这类出血多由于腹腔感染性动脉瘤破裂出血所致，其特征是来势凶猛，出血量大、迅速出现休克，应积极输血、输液抗休克治疗，同时迅速行选择性动脉造影，确定出血部位并作栓塞治疗；若造影未能发现出血部位且患者继续出血不止，应及时剖腹探查止血。少数出血量较少，患者造影未发现动脉出血且血流动力学稳定，可严密观察并使用止血药物，并加强腹腔感染的治疗可达到止血目的，若再发大出血可再行选择性动脉造影检查，无动脉出血者应考虑较大静脉出血，应停止观察及时剖腹探查止血。这类晚期出血多由于胰瘘并腹腔感染所致，若抢救不及时可危及患者生命，所以应重点预防和治疗术后胰瘘及腹腔感染。

（5）十二指肠残端瘘：发生率较低，重点在处理残端时遵循无张力且血供良好的原则。一旦出现残端瘘，应通畅引流且保证充分的营养支持治疗。

（二）改良的 Appleby 手术

标准的 Appleby 手术切除范围广，损伤大，术后并发症多，加之胰腺导管腺癌预后比胃癌侵犯胰腺的要差，因此在患者的手术适应证方面应从严，我们的经验是患者年龄低于 60 岁，一般状况较好，腰背部疼痛较明显药物控制不理想且患者本人及家属强烈要求手术且承担手术风险能力较强者，可考虑行标准 Appleby 手术。对于仅侵犯腹腔干、未侵犯胃壁或侵犯范围较小者，可行改良的 Appleby 手术，即切除腹腔干而保留胃。手术基本操作除不切除全胃外，余同标准的 Appleby 手术，强调试行阻断肝总动脉起始部后肝固有动脉搏动良好，且避免损伤胃右动脉、胃十二指肠动脉、和胃网膜右动脉及膈动脉，同时胰体尾切除完毕后应仔细评估胃的血液供应，血供良好者可保留胃。术后给予疏通微循环的药物，持续胃肠减压引流 7～10 天，术中空肠造瘘早期行空肠营养治疗。其术后并发症明显少于标准 Appleby 手术，且生活质量较好。华中科技大学同济医学院附属协和医院胰腺外科共行 18 例 Appleby 手术，无一例出现术后胃瘘且无围手术期死亡，而行标准 Appleby 手术的 8 例患者中，有 1 例患者术后 20 天死于严重腹腔感染（并发有食管空肠吻合口瘘），另 1 例死于反复腹腔出血。改良 Appleby 手术在彻底切除胰体尾肿瘤的基础上患者损伤较小，恢复较快。

五、胰腺肿瘤局部切除术

（一）胰头下部切除术

由于胰腺外科手术的发展和对胰腺疾病的认识，对于某些胰腺头部良性或低度恶性病变，除了采取保留十二指肠的胰头切除术和胰腺钩突切除术等手术方式外，对局限于胰头下部的某些病变也可实施再缩小的胰头切除术，即胰头下部切除术。2000 年日本学者 Nakagohri 首先报道该术式的治疗体会。胰头下部切除术尚属于部分胰头切除手术范围，与胰头钩突切除术相类似。

1. 适应证

（1）慢性胰腺炎：特别是局限于胰头下部的炎性肿块等良性病变。

（2）局限于胰头下部的胰腺囊肿。

（3）位于胰头下部的胰腺囊性肿瘤：如浆液性胰腺囊腺瘤。

（4）主要位于胰头下部的分支型胰管内产黏液乳头状瘤。

（5）位于胰头下部的胰岛细胞瘤等良性胰腺内分泌肿瘤。

2. 手术要点、难点及对策

（1）体位选择仰卧位，切口通常选用上腹正中切口、右上腹正中旁切口或经右腹直肌切口，并选择适当的手术拉钩，使手术视野能够充分显露。

（2）腹腔探查：进入腹腔后先探查腹膜、盆腔、肝、肝门区及肠系膜根部等处有无转移灶。继而沿横结肠边缘无血管区分离胃结肠韧带，显露胰腺头部。行 Kocher 切口，但不宜过分分离胰腺后方的十二指肠系膜，向右侧牵拉分离十二指肠第三段，显露胰头和胰腺钩突。探查胰腺病变的部位、大小及与周围脏器的关系，决定是否有恶性浸润性肿瘤样病变，以及是否适合实施胰头下部切除术。若病变性质难以确定，应首先常规行手术中冷冻切片检查,或及时更改手术方案,扩大手术切除范围。

(3) 分离胰腺钩突:沿肠系膜上动静脉分离附着于肠系膜上动静脉处的胰腺钩突系膜,充分分离显露十二指肠第3段与胰腺钩突的交界区域后,于腺头部下缘仔细分离胰十二指肠下前动脉和胰十二指肠下后动脉,保留此处的动、静脉进入十二指肠的分支,避免造成十二指肠血供障碍。若发现十二指肠循环障碍,应放弃单纯的胰头下部切除,需联合部分十二指肠切除。

(4) 分离 Vater 壶腹部:沿十二指肠近胰腺侧逐步分离胰头部胰腺组织,于壶腹部分离显露主胰管和胰内胆管。

(5) 切除胰头下部:将游离的胰头下部包括胰腺钩突部的胰腺组织一并切除。

(6) 胰腺空肠吻合:先将空肠远端经横结肠系膜切口向上提出,在距空肠断端1cm处,将空肠后壁浆肌层与胰腺距其残端1cm处的后壁包膜用3-0号可吸收线间断缝合固定,再将肠壁全层与胰腺组织间断缝合1层,然后将空肠前壁全层与胰腺组织间断缝合1层,最后将空肠前壁浆肌层与胰前壁包膜行间断缝合,使胰腺套入空肠。

3. 术后处理

(1) 生命体征监测:胰头下部切除术后需要注意患者的血压、脉搏、呼吸、血氧饱和度、血糖、尿量等指标的变化。

(2) 常规治疗措施:禁食,胃肠减压,预防胃肠道应激性溃疡,维持水电解质平衡,合理应用抗生素治疗。

(3) 保持腹腔引流管通畅要保持腹腔引流管的通畅,准确记录每日引流液的性状和量:胰头下部切除术后腹腔引流管拔出的时间一般需等待引流液的量每天小于10ml,并进食后引流液无增加,患者无发热等感染征象后尚可拔出。此期间,若患者出现感染和腹痛等不适,或引流液的量和性质发生改变,应及时实施B超或CT检查,排除腹腔积液和感染。

(4) 抑制胰腺分泌和酶的活性:对于全身情况较差、胰腺炎或胰腺吻合处理不理想的患者,可以使用生长抑素和其他胰酶抑制药,预防胰瘘的发生。

(二) 胰腺钩突切除

1. 适应证

(1) 慢性胰腺炎:特别是局限于胰腺钩突的炎性肿块等良性病变。

(2) 局限于钩突的胰腺囊肿、浆液性囊腺瘤、胰岛细胞瘤、胰腺导管内黏液状乳头状瘤等。

2. 禁忌证　胰腺的恶性肿瘤。

3. 术前准备　术前评估心脏、肺部、肝脏、肾脏的各项功能,纠正营养不良及电解质紊乱,调节血压、血糖至正常范围。

4. 手术要点、难点及对策

(1) 切口:选择上腹部正中切口、右上腹正中旁切口。

(2) 仔细探查肝脏、第一肝门区、盆腔、肠系膜根部等有无转移病灶。然后打开胃结肠韧带,显露胰腺,探查肿瘤的部位、大小、浸润程度和范围,以判断能否行肿瘤局部切除。

(3) 沿肠系膜上动静脉离断胰腺钩突附着于肠系膜上动静脉的系膜。紧贴胰腺钩突下缘仔细分离,缝扎肠系膜上动静脉进入胰腺的分支,避免损伤肠系膜上动静脉。

（4）距屈氏韧带下方 10cm 处离断空肠，完全游离胰腺钩突及十二指肠第三、第四段后，确认病变局限、并无恶性浸润后，沿胆总管方向切除胰腺钩突或其他局限性肿块，注意避免损伤胆总管。胰腺断端与远端空肠行端端或是端侧胰肠吻合，同时行 Roux-Y 吻合，重建消化道。

5. 术后监测与处理

（1）监测生命体征：术后常规监测生命体征，需监测患者血压、脉搏、呼吸、血氧饱和度、血糖、24 小时出入量等指标的变化。

（2）常规治疗措施：术后常规禁食，胃肠减压，预防应激性溃疡，静脉营养支持，维持水电解质平衡，合理应用抗生素。

（3）观察腹腔引流管的引流量及性状保持腹腔引流管的通畅，准确记录每日引流液的量和性状：如引流量每天小于 10ml，淀粉酶检测正常，进食后引流液未增加，同时患者无发热等感染症状，可拔除腹腔引流管。

（4）伴有胰腺炎或是胰腺残端处理不理想的患者，术后使用生长抑素，预防胰瘘的发生。有胰瘘的患者术后须给予静脉营养支持或是经空肠营养管给予肠内营养支持。

6. 术后常见并发症的预防与处理

（1）感染：术后若患者出现血象高，伴有腹痛或是发热等感染症状，须及时予以 B 超或是 CT 等检查，排除脾窝积液和感染。证实有腹腔积液应予以积极的引流，腹腔引流管引流不畅者可考虑行 B 超或是 CT 导向下穿刺引流。

（2）胰瘘：术后若有腹腔引流液淀粉酶检查大于 3 倍以上，应予以延迟进食，同时使用生长抑素，抑制胰酶的分泌。

（3）出血：早期少量出血，一般使用抑酸、输血、应用止血药物可止血。若出血量较大，颜色比较鲜红，则需急诊行剖腹探查止血。

（4）胃潴留：较少见，一般予以持续胃肠减压、全身营养支持、胃动力药物的使用，或是针灸技术的使用均能缓解症状，需一定时间才能恢复正常饮食，病程中要注意静脉营养支持及电解质的平衡。

六、胰腺肿瘤姑息性手术

（一）适应证
肿瘤无法切除，仅解除黄疸、消化道梗阻或是仅解除疼痛。

（二）禁忌证
可以切除的胰腺恶性肿瘤。

（三）术前准备
术前评估心脏、肺部、肝脏、肾脏的各项功能，纠正营养不良及电解质紊乱，调节血压、血糖至正常范围。

（四）手术要点、难点及对策
1. 解除黄疸

（1）胆囊空肠袢式吻合：术中快速病理检查证实为胰腺癌，全腹探查不适合行根治性切除，同时胆囊管通畅，可行胆囊空肠袢式吻合以解除黄疸。方法为行胆囊空肠吻合后，为预防胆道逆行感染,在屈氏韧带下方15cm常规行空肠两侧间侧侧吻合。

(2)胆囊空肠 Roux-en-Y 吻合:术中快速病理检查证实为胰腺癌,全腹探查不适合行根治性切除,同时胆囊管通畅,可行胆囊空肠 Roux-en-Y 吻合以解除黄疸。方法为在屈氏韧带下方15cm离断空肠,远端空肠经结肠前或是结肠后与胆囊行胆囊空肠吻合,近端空肠在胆囊空肠吻合口下方40cm处行 Y 形肠肠吻合。

(3)胆总管空肠吻合:病理检查证实为胰腺癌,全腹探查不适合行根治性切除,同时胆囊管不通畅、或胆囊管开口距肿瘤仅2~3cm,此时可选择胆总管空肠吻合或是肝总管空肠吻合。

2. 解除黄疸、消化道梗阻 胆肠、胃肠 Roux-en-Y 吻合术:适用于胰腺癌合并梗阻性黄疸及消化道梗阻的患者。可行胆肠、胃肠 Roux-en-Y 吻合术,也可以采用胃空肠袢式吻合、胆囊空肠 Roux-en-Y 吻合,或是采用胆囊空肠袢式吻合、胃空肠 Roux-en-Y 吻合。

3. 解除顽固性疼痛 胰腺癌晚期80%左右的患者具有疼痛症状,部分患者疼痛为轻度,可能是胆管或十二指肠梗阻所致,疼痛多在相应的转流术后消失。疼痛严重者,多见于胰体尾癌和胰头癌,肿瘤沿神经束扩散、浸润神经丛,引起难以忍受的顽固性腹痛或腰背部疼痛。受累的神经丛位于腹腔干、肠系膜上动脉和腹主动脉周围,手术切除上述神经丛极为困难。如完全切除肠系膜上动脉周围神经丛,将导致发生难以控制的腹泻,甚至会引起患者营养障碍而死亡。对于无法切除的胰腺癌患者的疼痛,目前比较有效的方法为放疗及化学性内脏神经去除术。

(1)放疗:术中一次大剂量20Gy直接照射肿瘤组织,可使癌细胞溶解、坏死,能迅速明显缓解胰腺癌导致的顽固性疼痛。术中同样可以在肿瘤内植入放射性^{125}I粒子达到局部放疗的目的。未手术的病例可采用体外放疗,照射剂量为50~65Gy,约有50%的患者疼痛缓解。

(2)化学内脏神经去除术:可在 CT 导向下经皮将药物注射到椎体、腹主动脉和膈肌脚包绕的间隙内。后方于第一腰椎右侧与右肾之间进针,针前超过椎体前方1~2cm,通常的药物为50%~75%酒精20~40ml,或是5%石炭酸杏仁油40ml。

(五)术后监测与处理

1. 术后常规监测生命体征 需监测患者血压、脉搏、呼吸、血氧饱和度、血糖、24小时出入量等指标的变化。

2. 常规治疗措施 术后常规禁食,胃肠减压,预防应激性溃疡,静脉营养支持,维持水电解质平衡,合理应用抗生素。

3. 观察腹腔引流管的引流量及性状保持腹腔引流管的通畅 准确记录每天引流液的量和性状。若无明显引流物应及时拔除。

(六)术后常见并发症的预防与处理

1. 感染 术后若患者出现血象高,伴有腹痛或是发热等感染症状,须及时予以 B 超或是 CT 等检查,排除脾窝积液和感染。证实有腹腔积液应予以积极的引流,腹腔引流管引流不畅者可考虑行 B 超或是 CT 导向下穿刺引流。

2. 胰腺炎 少数注射酒精或放疗患者可能出现胰腺炎,但多为轻型,经禁食、利用生长抑素或类似物多能治愈。

3. 胆瘘　原因及处理方法同前。

七、纳米刀消融术

随着社会的进步和医疗技术的发展,基于不可逆性电穿孔(irreversible electroporation, IRE)原理的纳米刀消融术(nanoknife ablation)已进入人们的视野,逐渐应用于临床治疗中,并取得了良好疗效。其技术原理为:纳米刀消融术是基于 IRE 原理而形成的新型非物理消融微创治疗技术。特殊材料制成的纳米刀电极短时间内释放高压电脉冲作用于细胞膜,产生不稳定电势,使细胞膜通透性增大,脂质双分子层发生穿孔,形成纳米级小孔,随着电场强度、作用时间、及脉冲周期的变化,细胞膜形成 IRE,最终导致细胞不可逆凋亡,进而被吞噬细胞吞噬,纤维组织增生、再生修复,逐步被正常组织取代,最后肿瘤组织彻底消融。该治疗最大的优势是:①治疗区域的血管、胆管及神经等重要组织架构得以保留。传统的消融方式,是以升温或降温的方式让蛋白质发生变性,使得各类蛋白质和 DNA 均被破坏,病灶区的结构便会遭到破坏无法修复。纳米刀消融技术的另一个特点是能够保护消融区内重要的组织结构。所有经过纳米刀治疗的肝组织中,其重要结构,如肝动脉,肝静脉,门脉,肝内胆管不会造成永久性的不可逆伤害,故而均能得到良好的保护。②消融时间短:治疗直径约 3cm 的实体肿瘤时,纳米刀肿瘤治疗一般只需 90~100 毫秒的超短脉冲。一组治疗时间不到 1 分钟。因此即使有 3 个或 4 个相互重叠的消融区,全程的消融时间也不会超过 5 分钟。治疗结束后,当天或第 2 天即可出院。自 2015 年 7 月首次在广州应用于晚期胰腺癌患者以来,已在国内多家医疗单位成功应用。目前,临床上主要使用的纳米刀消融系统主要由高能直流发生器、开关、电极针组成。其中电极针分为单极针(16G)和双极针(18G),长度分别为 15cm 和 25cm;发生器可产生直流(25~45A)高压(1500~3000V)电脉冲。通常情况下,每次消融由连续 $70\mu s$ 的共计 90 次脉冲组成。通常在超声或 CT 导引下,根据肿瘤部位、体积及电导率,并选用合适的电极针适当布针,固定良好后打开开关,按照预定的组数及设定时间进行消融,同时观察脉冲电流变化,实时进行调整,若电流超过 48A,提示局部组织已消融,可停止施加脉冲。亦可开腹在 B 超引导下行纳米刀消融。

(一) 适应证

关于手术适应证及时机的选择尚未统一,有研究报道,目前纳米刀消融术更适用于直径≤3cm 且无远处转移的患者,对肿瘤直径>3cm 和(或)出现远处转移时,纳米刀消融疗效并未肯定。

(二) 禁忌证

能完整手术切除的胰腺肿瘤。

(三) 术前准备

术前评估心脏、肺部、肝脏、肾脏的各项功能,纠正营养不良及电解质紊乱,调节血压、血糖至正常范围。

(四) 手术要点及难点

1. 选取合适的电极针　双极针主要适用于穿刺困难或<2.5cm 的瘤体,相邻电极针之间最大距离一般为 2~2.5cm。设置参数:电压多在 1.5~3.0kV/cm 之间,电流多在 8000~28 000mA,单次脉冲时间一般为 0.07ms。

2. 术前应充分评估患者一般情况,消融应在全身麻醉条件下进行,还应实时监测患者生命体征。

(五) 术后并发症处理

1. 胰腺炎　任何有创操作均易造成胰管的机械性损伤而导致胰腺炎,多为轻型,经保守治疗可治愈。极少为重型,需按重型急性胰腺炎的原则治疗。

2. 胃肠道损伤　虽然纳米刀探针更细,但由于操作不当等原因,仍有可能造成胃壁、肠管的机械性穿刺损伤,造成局部水肿、出血等。操作时电极应离空肠脏器 1cm 以上,并适当降低消融电压。一旦发生应及时通畅引流并加强支持治疗。

3. 静脉血栓形成　在流速较慢的静脉系统存在形成血栓的可能。

4. 心律失常、骨骼肌和膈肌收缩、心动过速、丙氨酸转氨酶和胆红素一过性升高等。

目前尚存在的问题:①在消融过程中如何最大限度保护正常组织、确保肿瘤组织完全消融;②目前国内外尚缺乏多中心大样本量的长期随访研究,长远疗效尚缺乏循证医学的有力支持;③受医疗设备条件及技术水平限制,目前国内绝大多数医院尚不能开展。

(吴河水　王博)

参 考 文 献

1. ASSI C, FALCONI M, SALVIA R, et al. Management of complications after pancreaticoduodenectomy in a high volume centre: results on 150 consecutive patients. Digestive surgery, 2001, 6(6): 453-457; discussion 458-0.

2. PARK BJ, ALEXANDER HR, LIBUTTI SK, et al. Operative management of islet-cell tumors arising in the head of the pancreas. Surgery, 1998, 6(6): 1056-1061; discussion 1061-1062-0.

3. 中国抗癌协会胰腺癌专业委员会. 胰腺癌综合诊治指南(2018 版). 中华外科杂志, 2018, 56(7): 481-494.

4. HALLORAN CM, GHANEH P, BOSONNET L, et al. Complications of pancreatic cancer resection. Digestive surgery, 2002, 2(2): 138-146.

5. 陈益君, 朱学锋, 黄建军, 等. 贯穿缝合式胰肠吻合术. 中华肝胆外科杂志, 2012, (2): 81-84.

6. 赵玉沛. 作好胰头癌外科治疗的基本策略与思考. 中华肝胆外科杂志, 2011, (1): 1-4.

7. 朱坚刚, 喻强, 秦锡虎. 胰腺肿瘤局部切除术的临床研究. 实用临床医药杂志, 2017, 21(21): 209-211. doi: 10.7619/jcmp.201721087.

第四十二章

胰腺肿瘤的腹腔镜手术治疗

第一节　微创外科技术在胰腺外科中的应用

微创外科(minimally invasive surgery,MIS)是通过微小的创伤或者入路,把较为特殊的器械或者其他的化学药剂等安全送到人体内,进行手术操作或治疗,实现清除人体内的病变和畸形,治愈体内的创伤、切除多余的组织、修复或重建有用的组织等一系列外科手术过程的一个新概念。其最终目的是以微小的创伤通过外科手段治愈疾病。微创技术包括现代的内镜技术、腔镜技术、介入超声技术、介入放射技术(X线或CT引导)以及微创化的外科技术(显微外科、机器人、基因治疗、纳米外科)等五大现代微创技术。微创技术最大的特点就是对患者的创伤比传统的外科手术要小很多,有最佳的内环境稳定状态、最轻的全身炎症反应、最小的手术切口、最佳的切口瘢痕愈合、更确切的手术疗效、更短的住院时日、更好的心理效应,对机体的免疫系统及代谢干扰更小。微创技术,尤其是腔镜技术对外科手术的发展起到巨大的推动作用。20世纪60至70年代,德国Semm配套设计了气腹机、冷光源、热凝装置及其他专用器材。1983年,英国一位泌尿外科医生Wickham首次提出了微创外科的概念。自1987年法国里昂的Philippe Mouret完成世界上首例腹腔镜胆囊切除术从而开创微创外科先河以来,腹腔镜手术凭借切口小、视野清、术中出血少、术后恢复快及美容效果好等优势,深受医生和患者欢迎。在20世纪90年代初由于腹腔镜刚兴起,人们担心气腹对人体血流动力学的影响,使用悬吊腹壁即免气腹的方法,随着腹腔镜手术技术的飞速进步,气腹的影响已不成为主要问题,免气腹技术逐渐冷落,只有日本等少数专家在使用。随着腹腔镜技术的不断提高和腔镜器械的快速发展,腹腔镜技术在普通外科、泌尿外科及妇产科等手术上都获得成功并取得良好治疗效果,其在外科的各个领域得到了广泛应用。

一、3D腹腔镜系统的原理及发展

生理条件下,人类获得立体视觉源于双目视差。首先,双眼向关注的物体聚焦;接着,大脑将左、右眼捕捉到的图像相近部分进行匹配并产生视差信息;最后,基于所产生的视差信息,左、右眼信息融合为一张3D图像。立体成像技术由Charles Wheatstone在1838年发明,其基本原理可概括为:①建立左右不同视角的图像;②在显示设备上分别呈现左右图像;③阻止左眼接收右眼的图像信号,阻碍右眼接收左眼的图像信息,因此3D成像得以实现。基于以上技术,第一代3D腹腔镜于1991年开始应用于动物实验,1993年进入临床,首先应用于胆囊切除术。当时腹腔镜3D系统将两组不同的图片以毫秒级间隔分别呈现给左右眼来实现立体视觉,频率为50~60Hz,手术者需佩戴头套显示器来实现3D效果。该系统存在着明显的缺陷:①视角改变时视差变化不明显;②放大倍数随距离变化而改变,不能有效聚焦;③有效立体范围小;④图像分辨率低;⑤术者易出现眩晕、疲劳、恶心症状,因此第一代3D腹腔镜系统遭到了淘汰。

随着3D技术的发展,快门式3D技术被偏振式3D技术所取代。发展出来的第二代3D腹腔镜通过两个独立的摄像系统采集不同视角图像,在高清显示器上呈递图像,手术者只需佩戴3D偏光眼镜即可实现立体视觉。新一代3D腹腔镜系统分辨率、解析率上都有所提高,而且使用方便,真实地模拟了人眼立体成像过程。同时,随着多视点裸眼3D技术的发展,3D腹腔镜系统也将得到更多的临床应用及推广。

二、3D腹腔镜系统的临床应用

在20世纪末,医学界迎来了一次3D技术大爆炸,有学者想到了可以将3D技术运用于腹腔镜,以加强外科医生对于深度觉的感知。经过20多年的发展,3D腹腔镜技术上也从当初的快门式低分辨率3D眼镜图像,发展到目前最流行的偏光式3D显影技术,不仅可以让外科医生对深度进行感知,也可以一定程度缓解术者眼睛疲劳的问题。

国内外学者为了评价3D腹腔镜相比传统2D腹腔镜的效果,进行了一系列的试验研究。Smith等通过模拟实际腹腔镜外科手术中的四项基本操作,如抓握、切纸、穿刺针戴帽、缝合等,对每次操作时间、出现的错误次数进行统计学分析,结论证实3D腹腔镜系统能显著提高初学者的微创学习能力。Qi等纳入了34名外科医师,其中包括18名无微创经验医师和16名具有丰富经验的医师做模拟实验,比较在2D腹腔镜和3D腹腔镜系统下完成开放、腹腔镜和机器人腹腔镜操作的差异,结果显示3D腹腔镜系统下可显著降低操作难度和时间,该研究认为,对于一些较复杂的手术操作,使用3D腹腔镜系统能提高手术的效率、减少犯错的机会。Kong等和Storz等也通过类似的对比试验,得出3D腹腔镜系统能提高微创学习的能力,缩短操作时间的结论。同时有Meta分析也表明,腹腔镜手术与开腹手术相比能达到相同的近远期疗效。

目前,3D腹腔镜系统运用于胃肠外科手术领域及泌尿外科领域有较多报道。3D腹腔镜在胃手术中的优势主要体现在腹腔镜下解剖层面更好的立体辨识和腹腔镜下胃肠道吻合的精细操作。由于3D腹腔镜下对手术操作区域的局部放大倍数更高,且立体纵深感和层次感更强,使得手术操作更精细,可有效避免在2D腹腔镜下行胃部手术一些容易出血的情况。清扫第5、12a淋巴结根部,处理胃右动脉时,显露胃十二指肠动脉、肝总动脉和肝固有动脉,根部处理胃右动脉时,对血管解剖的空间走向和各血管关系之间的判断也更为精确。许祖存等通过3D腹腔镜系统完成41例胃间质瘤手术,他的研究表明在消化道重建时,3D腹腔镜立体视野的优势更为明显,对缝合时的持针、打结等三维立体判断都有非常重要的帮助。术后患者均获得长期受益。

另一方面,结肠手术中3D腹腔镜的高清晰分辨率加上其立体效果,除了在血管分离、淋巴结清扫时给术者带来更清晰的画面,更能辨清组织结构的前后层次,腔隙结构辨认更精确,血管壁损伤机会减少。在2D腹腔镜下要分辨间隙难度虽然较开放手术有所降低,但还是需要术者具备有牢固的解剖学知识和丰富的手术经验,方能在手术中准确行走在各解剖间隙之间。在高分辨率的3D腹腔镜下,各个间隙的筋膜组织和不同脂肪结构差别显现明显,极容易辨认,发生间隙层次判断错误的概率降低,使结肠手术进程顺利许多。李春生等应用 3D 腹腔镜系统完成全结肠切除术,右半结肠切除术等共计 46 例,并通过对手术情况、病理学检查结果及短期疗效指标进行统计学分析,得出 3D 腹腔镜具有手术时间短、术中出血少、操作准确度高及术后恢复饮食时间早等优点的结论。

3D 腹腔镜在泌尿外科领域也有着广泛的运用,李汉忠等首先报道了运用 3D 腹腔镜系统进行肾上腺肿瘤切除术 12 例,肾囊肿去顶减压术 3 例,根治性肾切除术 15 例,肾部分切除术 19 例,肾盂输尿管成形术 6 例,根治性前列腺切除术 5 例,全膀胱切除术 2 例,共 62 例手术均获成功,并统计手术时间、出血量、肾蒂阻断时间、缝合时间和术后住院时间等数据,并总结了相关的手术经验,认为 3D 腹腔镜系统具备腹腔镜与开放手术共同优势,手术解剖更精确,缝合操作相对容易。梁朝朝等在完成 10 例前列腺癌根治术、5 例膀胱癌根治术、6 例肾部分切除术、5 例肾盂输尿管离断成形术及 2 例乳糜尿肾周淋巴管结扎术之后,也总结了相关经验,认为 3D 腹腔镜的立体视野可以清楚地分辨持针的方向,明显减少调整缝针的次数,更好地观察器官组织的立体结构,可以最大限度地避免淋巴管及血管损伤。

三、3D 腹腔镜系统在胰腺外科的应用与发展

1994 年 Birkett 等首次报道 3D 腹腔镜用于胰腺癌探查术,这一报道标志着 3D 腹腔镜开始运用于胰腺外科。但因当时的 3D 显示系统采用快门式的 3D 腹腔镜,获取立体图像必须佩戴沉重且价格较高的快门式 3D 眼镜,给术者带来了极大的不便。随着技术的进步,后期由快门式改为轻便廉价的偏振式 3D 眼镜,不仅术者眼睛舒适感得到显著的提升,而且在分辨率和解析率上也有明显改善。虽然快门式 3D 显示技术在当时 3D 腹腔镜系统中仍为主流,但由于对其术者眼睛带来明显的负担,致使 3D 系统并未真正替代传统的腹腔镜,直到 2012 年 Buchs 等再次运用偏振式 3D 腹腔镜顺利完成 1 台腹腔探查术与 1 台胰腺炎被膜松解术,3D 腹腔镜系统才逐渐回到人们视野。Buchs 文章表明,偏振式的 3D 腹腔镜为术者提供舒适的 3D 操作环境,长时间操作也不会导致术者视疲劳。McLachlan 等发表文章表明,偏振式 3D 腹腔镜已经被陆续运用到胰腺外科的手术当中,并在多个国家相继开展。

在中国,3D 腹腔镜在临床的应用起步相对较晚,近年来 3D 腹腔镜系统才逐渐应用到了胰腺外科诊疗之中。姚健等在 2013 年首次报道国内运用 3D 腹腔镜治疗胰腺囊性肿瘤病例,他认为 3D 腹腔镜系统提供医师三维立体视野,不仅还原手术中的三维视觉且能够在各种外科操作上如缝合、结扎等表现得更好,但是对于一些有二维腹腔镜手术经验的外科医生而言,最初接触 3D 腹腔镜可能需要一段适应期。在 2013 年,范应方等运用 3D 腹腔镜系统施行胆囊切除术治疗胆源性胰腺炎,他认为 3D 腹腔镜可以更好的展现术区的组织层次结构,使腔镜下操作变得更加精确,同时手术的安全性与传统手术相比也有明显提高。

有学者曾指出 LPD 的术后并发症与手术医师的技术水平密切相关,LPD 手术最重要的环节是肠系膜上动(superior mesenteric artery,SMA)/静脉(superior mesenteric vein,SMV)以及门静脉(portal vein,PV)的处理,因为胰头部与上述血管毗邻紧密,致使 LPD 手术操作更加复杂,风险显著增高。因此,为达到侵犯血管的肿瘤切除的最佳安全性,国外学者做了较多探索。笔者团队亦推出一种胰腺肿瘤的分型方式来指导手术:采用 CT 扫描和血管重建技术,对 SMV/PV、SMA 受侵犯的程度进行评估,建立规范胰腺肿瘤微创手术的分型方式。根据术前的影像学检查可准确地评估 SMV/PV、SMA、肝动脉(hepatic artery,HA)、脾动脉(splenic artery,SA)、SV、腹腔干(celiac trunk,CA)等是否受肿瘤压迫或侵犯,并可以根据肿瘤的位置及其与上述血管的关系将胰腺癌进行分型。

Ⅰ型:肿瘤位于胰头部,SMV/PV 和 SMA 均未受肿瘤压迫和侵犯;Ⅱ型:肿瘤位于胰头部,仅 SMV/PV 受肿瘤压迫或侵犯,SMA 未受肿瘤压迫或侵犯;Ⅲ型:肿瘤位于胰头的钩突部,SMA 受肿瘤压迫或侵犯,SMV/PV 未受肿瘤压迫或侵犯;Ⅳ型:肿瘤位于胰头部,SMV/PV 和 SMA 均受肿瘤压迫或侵犯;Ⅴ型:肿瘤位于胰腺头颈体交界处,SMV/PV、SA、SV 受压迫或侵犯,SMA 受压迫或侵犯;Ⅵ型:血管未受肿瘤压迫或侵犯的胰体尾部肿瘤;Ⅶ型:SA、SV 和(或)CA、HA 受压迫或侵犯的胰体尾部肿瘤,Ⅷ型:美国国立综合癌症网络(National Comprehensive Cancer Network,NCCN)指南中规定不能行根治性切除的胰腺肿瘤(图 42-1)。

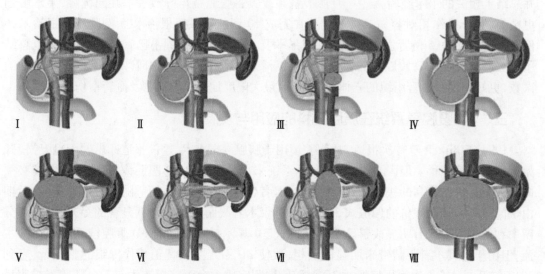

图 42-1　基于肿瘤的位置及其与血管关系的胰腺癌分型

由于胰腺解剖位置较深、与周围的组织结构关系复杂、胰腺本身血管供应丰富、后腹膜解剖层面较多、胰腺手术消化道吻合重建技术困难等原因,微创技术的应用在胰腺外科难度相对较高。3D 腹腔镜系统具有放大手术视野使解剖更加细致,能提高手术操作精准性的优势,特别是在胰腺手术解剖肠系膜上血管等大血管的过程中,3D 腹腔镜更加安全可靠,让淋巴结清扫更加彻底。因此,3D 腹腔镜在大血管的精准分离中具有尤为重要的临床意义。此外,胰腺手术中吻合口重建,尤其是胰肠吻合口是手术的重点与难点,而应用 3D 腹腔镜手术系统行腹腔镜下的胰肠吻合、胆肠吻合等,由于立体感更强,给手术医师提供的深度感觉更丰富,使得吻合操作更流畅、动作更精准,缩短腔镜下缝合和吻合口重建的手术时间和学习曲线,是高质量消化道重建的重要保证。

第二节　腹腔镜胰体尾联合脾脏切除术

对于胰体尾部疾病,可采用腹腔镜胰体尾切除术,Cuschieri A 等于 1996 年首次报道成功进行腹腔镜胰体尾联合脾脏切除术(laparoscopic distal pancreatosplenectomy,LDP)。自第一例报道 LDP 以来,已有多篇关于 LDP 与开腹远端胰腺切除术(ODP)比较的大样本病例对照研究。2012 年一项涉及 1814 名手术病例的 Meta 分析结果显示,相对于 ODP,LDP 具有更低的术后并发症,更少发生术后感染,更短的手术时间。2015 年,一项涉及 69 个中心的 2266 名病例的多中心联合研究指出,LDP 相对于 ODP,更可能保留脾及脾血管,需要更少的术中输血、更低的胰瘘发生率、更短的住院时间,但是手术时间更长。综上所述,与开腹手术相比,LDP 具有术中出血少,术后疼痛轻、住院时间短等微创优势。已有不少作者推荐,LDP 可作为治疗胰腺体尾部良性或低度恶性病变的金标准术式。对于胰腺癌 LDP 和 ODP 的对比也有多篇文献报道。2015 年一篇关于胰腺导管腺癌 LDP 与 ODP 比较的 Meta 分析(261 例,80 例 LDP,181 例 ODP),两组的 R_0 切除率无差异,且术后并发症、术后胰瘘率、二次手术率无差异,LDP 组手术时间更长,术中出血少,住院时间短,肿瘤体积更小。同年,一项关于胰腺癌 LDP 与 ODP 对比的单中心的病例对照研究指出,LDP(n=51)与 ODP(n=51)在病例匹配对比情况下相比较,LDP 病例住院时间更短,且术后恢复正常进食需要的时间更短,其他如手术时间、清除的淋巴结数、切缘阳性率、术后胰瘘等与 ODP 均无明显差异。由上可知,对于胰腺恶性肿瘤,亦可优先选择 LDP。

一、适应证

1. 胰腺体尾部良性或交界性病变(累及脾动静脉和脾脏、脾血管闭塞导致左侧门脉高压征者)　包括:胰腺囊肿(先天性囊肿、淋巴上皮囊肿、潴留性囊肿)、浆液性囊性瘤、黏液性囊腺瘤、胰腺导管内乳头状黏液瘤、胰腺实性假乳头状肿瘤、神经内分泌肿瘤、慢性胰腺炎、胰腺创伤。

2. 胰腺体尾部恶性肿瘤

二、术前准备

1. 术前行薄层 CT、MRI 或超声内镜检查以评估病变性质、位置、大小、毗邻关系(尤其与脾动静脉走行关系)。

2. 心、肺、肝、肾等重要器官功能检查。

3. 胸部 X 线检查排除转移性病灶。

4. 若有合并结肠切除可能时应作肠道准备。

三、手术步骤

1. 采用气管插管吸入和静脉复合全身麻醉,患者仰卧位,头部轻度抬高。主刀者站于患者右侧,第二助手(持镜)及第一助手站于患者左侧。

2. **建立气腹**　于脐下做弧形小切口,气腹针穿刺建立气腹,气腹压力 12 ~ 15mmHg。套管分布:改用 10mm 套管穿刺,插入腹腔镜镜头。腹腔镜明视下于左、右腋前线肋缘下 2cm 处分别置 5mm 套管各一个作牵引孔。右侧腹直肌外缘脐上 2cm 水平置 12mm 套管一个为主操作孔,其左侧对应位置再置一个 5mm 套管为牵引孔,5 个穿刺孔呈"V"形分布(图 42-2)。

3. **探查**　初步明确肿瘤分期,是否存在腹膜转移、脏器表面转移等。

4. **暴露胰腺**　以超声刀切开胃结肠韧带,进入小网膜囊;然后逐步切断胃结

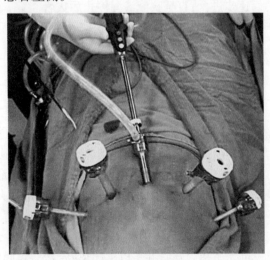

图 42-2　气腹的建立

肠韧带和胃脾韧带(包括其中的胃短血管)。将胃向上翻起,显露胰体尾部,再次探查确定胰体尾病灶的位置、大小及毗邻关系,以确定是否可行病灶的切除。

5. 脾动脉的处理 于胰腺上缘找到脾动脉的起始段,游离一段后使用 Hemlock 或可吸收钛夹夹闭、切断,以减少术中失血,使脾脏内血液回流而达到自身输血的目的。

6. 胰腺颈部的游离 游离胰腺下缘,显露肠系膜上静脉、脾静脉和门静脉,在门静脉前钝性游离,局部骨骼化后,以悬吊带提拉胰腺,以避免损伤门静脉。

7. 胰腺的离断 于拟定胰腺切线处用腔镜直线切割闭合器或超声刀离断胰腺,具体情况视胰腺局部厚度而定。

8. 脾静脉的处理 显露脾静脉与门静脉主干,游离足够长度的脾静脉后,按上述方法夹闭后切断脾静脉。

9. 胰体尾及脾脏的游离 将胰体尾部和脾脏整块自右向左分离,切断脾膈韧带、脾肾韧带及脾结肠韧带,完全游离胰体尾部和脾脏。

10. 取出标本 标本装袋后,扩大脐下方穿刺孔成绕脐半周 L 形切口,取出标本。常规病理检查。

11. 冲洗腹腔 检查无活动性出血后,于胰腺残端旁及脾窝处各放置一根引流管。

四、术后处理

1. 严密地观察生命体征和各种临床指标。

2. 常规补液,维持水电解质平衡。

3. 胃肠减压管,导尿管视患者术后恢复情况,一般于术后 24 小时内拔除。

4. 肠道功能恢复后恢复流质饮食,并逐渐过渡到半流质饮食。

5. 监测血糖,防止血糖过高。

6. 测定腹腔引流液淀粉酶活性(术后 1 天、3 天、5 天),以便早期发现胰瘘,胰瘘的诊断标准可参见国际胰瘘小组的指南。

7. 胰瘘处理原则 保持引流通畅。若无明显临床表现,继续进食或带管出院。若临床表现明显,予以禁食、应用抑制胰液分泌药物如生长抑素及其衍生物、穿刺引流,临床症状缓解后逐步进食,直至胰液渗漏停止后拔管。

8. 视腹腔引流情况,术后 3~5 天拔除引流管。

五、术中注意事项

1. 若为良性或低度恶性病变,应尽可能争取行腹腔镜保留脾脏胰体尾切除术。

2. 处理脾血管 原则上按前述先动脉再静脉顺序,断脾静脉前夹闭或离断脾动脉。一些特殊情况下,应根据肿瘤的大小、位置及其与脾血管的关系,选择下列个体化方案:①当肿瘤较大并压迫脾动脉,解剖脾动脉时仅能部分显露而不足以上三个夹子,可先夹闭脾动脉,再断胰,然后游离一段脾动脉后将其夹闭离断,最后离断脾静脉;②当肿块较大,脾动脉无法显露时,先离断胰腺,再解剖游离脾动脉并将其夹闭离断,最后夹闭离断脾静脉;③当脾静脉难以游离,肿块靠近胰颈部时,先离断脾动脉,再用超声刀切开胰实质显露脾静脉,然后用切割闭合器断胰,最后夹闭并离断脾静脉;④当肿块位于胰尾部,此处脾静脉分支多,难以游离。可先游离脾动脉并予以夹闭离断,然后将胰腺和脾静脉一并用切割闭合器离断。

3. 切割闭合器离断胰腺时,胰腺质地较软选择白钉(钉高:1mm),质地较硬选择蓝钉

（钉高：1.5mm）。

第三节　腹腔镜保留脾脏胰体尾切除术

随着对脾脏的免疫和造血功能的进一步理解以及外科技术的进步，在胰体尾良性肿瘤切除术中，尽可能将健康的脾脏予以保留已成为公认的观点。1996 年 Kimura 率先报道了保留脾血管的胰体尾切除术，即 Kimura 法。1998 年 Warshaw 等报道首例离断脾血管而保留胃短血管的胰体尾切除，即 Warshaw 法。在最近几年，越来越多的外科医生在腹腔镜下实施保留脾脏的胰体尾切除术。腹腔镜保脾胰体尾切除术行脾脏保留，目前主要有两种方法：保留脾血管的 Kimura 法以及不保留脾血管的 Warshaw 法。不保留脾脏血管的腹腔镜保脾胰体尾切除术，术后脾梗死发生率明显高于保留脾脏血管者。在腹腔镜提供的清晰放大视野下，分离和保留脾脏血管相对容易，尤其对于胰腺体尾部的良性肿瘤更为适用。随着腹腔镜器械的发展，腹腔镜胰体尾切除术的保脾率可达 29.6%～84%。

一、适应证

1. 胰腺体尾部良性或交界性病变（未侵及脾动静脉及脾脏，且不适合行剜除者）　如囊腺瘤、胰腺导管内乳头状黏液瘤、胰腺实性假乳头状肿瘤、神经内分泌肿瘤等。

2. 其他少见的胰腺体尾部肿瘤

二、术前准备

1. 术前行薄层 CT、MRI 或超声内镜检查以评估病变性质、位置、大小、毗邻关系（尤其与脾动静脉走行关系）、脾血管通畅性

2. 心、肺、肝、肾等重要器官功能检查

3. 胸部 X 线检查排除转移性病灶

三、手术步骤

1. 采用气管插管吸入和静脉复合全身麻醉，患者仰卧位，头部轻度抬高。主刀者站于患者右侧，第二助手（持镜）及第一助手站于患者左侧。

2. 建立气腹　于脐下做弧形小切口，气腹针穿刺建立气腹，气腹压力 12～15mmHg。套管分布：改用 10mm 套管穿刺，插入腹腔镜镜头。腹腔镜明视下于左、右腋前线肋缘下 2cm 处分别置 5mm 套管各一个作牵引孔。右侧腹直肌外缘脐上 2cm 水平置 12mm 套管一个为主操作孔，其左侧对应位置再置一个 5mm 套管为牵引孔，5 个穿刺孔呈"V"形分布。

3. 探查　初步明确肿瘤分期，是否存在腹膜转移、脏器表面转移等。

4. 暴露胰腺　以超声刀切开胃结肠韧带，进入小网膜囊；然后逐步切断胃结肠韧带和胃脾韧带（包括其中的胃短血管）。将胃向上翻起，显露胰体尾部，再次探查确定胰体尾病灶的位置、大小及毗邻关系，以确定是否可行病灶的切除。

5. 脾动脉的悬吊　在胰腺上缘找到脾动脉的起始段，将脾动脉分离一段长度后，使用橡胶带提拉悬吊，以备必要时阻断脾动脉。

6. 胰腺颈部的游离　游离胰腺下缘，显露肠系膜上静脉、脾静脉和门静脉，在门静脉前钝性游离，局部骨骼化后，以悬吊带提拉胰腺，以避免损伤门静脉。

7. **胰腺的离断**　于拟定胰腺切线处用腔镜直线切割闭合器或超声刀离断胰腺,具体情况视胰腺局部厚度而定。切除病灶:轻轻提起胰腺远端,用超声刀沿脾动静脉与胰腺之间的疏松组织向左游离,逐步将脾动静脉从胰腺实质内分离出来,其间有横行小血管分支,大多超声刀凝闭即可,遇较粗分支需用钛夹夹闭。

8. **标本取出及处理**　标本装袋后,扩大脐下方穿刺孔成绕脐半周切口,取出标本。肿块及切缘行冰冻病理检查。

9. 冲洗腹腔,检查无活动性出血后,于胰腺残端旁放置一根引流管。

上述手术操作称为保留脾血管的保脾胰体尾切除术(Kimura 法),另一种用于保留脾脏胰体尾切除手术时出现血管损伤、出血及肿瘤与血管粘连致密的术式称为切除脾血管的保脾胰体尾切除术(Warshaw 法),后者与前者手术操作基本相同。不同之处在于胰腺颈部分离脾动、静脉后予以离断,在脾动、静脉入脾门处再次离断,同时注意保留胃网膜左血管、胃短血管。

四、术后处理

1. 严密地观察生命体征和各种临床指标。

2. 常规补液,维持水电解质平衡。

3. 胃肠减压管,导尿管视患者术后恢复情况,一般于术后 24 小时内拔除。

4. 肠道功能恢复后恢复流质饮食,并逐渐过渡到半流质饮食。

5. 监测血糖,防止血糖过高。

6. 测定腹腔引流液淀粉酶活性(术后 1 天、3 天、5 天),以便早期发现胰瘘,胰瘘的诊断标准可参见国际胰瘘小组的指南。

7. **胰瘘处理原则**　保持引流通畅。若无明显临床表现,继续进食或带管出院。若临床表现明显,予以禁食、应用抑制胰液分泌药物如生长抑素及其衍生物、穿刺引流,临床症状缓解后逐步进食,直至胰液渗漏停止后拔管。

8. 视腹腔引流情况,术后 3~5 天拔除引流管。

五、术中注意事项

1. **Kimura 法**　需从胰腺实质中游离出脾动脉和脾静脉,对于保留脾脏的免疫功能有重要意义,但手术难度高,文献上其围手术期效果类似甚至优于 Warshaw 法。Warshaw 法术后脾梗死发生率高于 Kimura 法。因此,保留脾血管(Kimura 法)是腹腔镜保留脾脏胰体尾切除术的首选术式。

2. 行 Kimura 法时应尽量保护胃短、胃网膜左血管,以备不时之需(为 Warshaw 法留余地)。

3. 术中仔细游离并保护脾动脉,可放置血管吊带。若分离过程中损伤脾动脉,则应提起血管吊带用钛夹暂时夹闭,争取用血管缝线缝合止血。如不能缝合修补止血,可先离断脾动脉,观察脾脏色泽。如脾脏血供佳,亦可考虑保留脾脏(即 Warshaw 法);如脾脏血供差,应果断地将脾脏与胰体尾一并切除。如病灶与脾血管无法分离,在确保脾脏供血的基础上可考虑 Warshaw 法保脾。

第四节　腹腔镜胰腺中段切除术

对于胰颈部的良性或交界性肿瘤,为了保留胰腺内外分泌功能,可以实施胰腺中段切除术(central pancreatectomy,CP)。2003 年,Baca 等报道了首例腹腔镜胰腺中段切除术(laparoscopic central pancreatectomy,LCP)。近二十年,胰腺外科医生的经验积累不断积累、腹腔镜设备技术的发展突飞猛进,多项回顾性研究证明了腹腔镜下胰十二指肠切除术(LPD)及腹腔镜远端胰腺切除术(LDP)的可行性及安全性,但腹腔镜胰腺中段切除术(LCP)由于复杂的重建及许多条件的限制,报道较少,多为个案报道,缺乏大病例数的对照研究。近年来陆续出现较大病例数的报道,如 2015 年,国外 Palanivelu C 报道了 14 例 LCP,病例时间跨度为 2004—2013 年,提示,LCP 具有可行性及安全性,并且未出现复发及严重的胰腺内外分泌功能紊乱;2016 年,国内洪德飞教授报道了 10 例腹腔镜胰腺中段切除、捆绑式胰胃吻合术,病例时间跨度为 2011—2014 年,证明胰腺中段切除、捆绑式胰胃吻合术不仅具有微创优势,而且能有效防止胰胃吻合口瘘的发生及保存胰腺的内、外分泌功能,是胰腺质地良好的胰腺颈部、体部良性或低度恶性囊实性病变的理想术式。现结合文献,介绍如下。

一、适应证

1. 胰腺颈部(未超过胃十二指肠动脉右侧)或胰体近端(估计切除后远端胰腺长度≥5cm)、边界清、脾动静脉未受累的良性或交界性肿瘤　如囊腺瘤、胰腺导管内乳头状黏液瘤(分支型)、胰腺实性假乳头状肿瘤、神经内分泌肿瘤、慢性胰腺炎。

2. 其他少见的胰颈部或胰体近端肿瘤。

二、术前准备

1. 术前行薄层 CT、MRI 或超声内镜检查以评估病变性质、位置、大小、毗邻关系(尤其与脾动静脉走行关系)、脾血管通畅性。

2. 心、肺、肝、肾等重要器官功能检查。

3. 胸部 X 线检查排除转移性病灶。

三、手术步骤

1. 采用气管插管吸入和静脉复合全身麻醉　操作同前。

2. 建立气腹　操作同前。

3. 探查　操作同前。

4. 暴露胰腺　操作同前。

5. 游离胰腺中段　在胰腺上缘游离肝总动脉、胃十二指肠动脉及脾动脉的起始段;分离胰腺下缘,显露肠系膜上静脉、脾静脉和门静脉,在门静脉前钝性分离,贯通胰后隧道,使用橡胶带提拉悬吊胰腺,以避免损伤门、脾静脉。

6. 切除病灶　于拟定胰腺切线处(肿块的右侧)用内镜直线切割闭合器离断胰腺。轻轻提起胰腺远端,用超声刀沿脾动静脉与胰腺之间的疏松组织向左游离,逐步将脾动静脉从胰腺实质内分离出来,其间有横行小血管分支,大多超声刀凝闭即可,遇较粗分支需用钛夹夹闭。用超声刀离断胰体(肿块的左侧),移除标本。

7. 取出标本　标本装袋后,扩大脐下方穿刺孔,取出标本。肿块及切缘进行冰冻病理检查。

8. 消化道重建　可采用胰肠吻合或胰胃吻合。

(1) 胰肠 Roux-en-Y 吻合:距屈氏韧带 15cm 处离断空肠,远端上提与胰腺残端进行胰肠吻合,距胰肠吻合口40~50cm行空肠-空肠侧侧吻合。根据胰管的大小,胰肠吻合可采用端侧吻合(胰管显露不清,直径<2mm)或导管对黏膜吻合(胰管显露清楚,直径≥2mm)的方法。

(2) 胰肠端侧吻合:先将空肠浆肌层与胰腺断端背面包膜进行间断缝合,使两者靠近。再切开空肠对系膜缘肠壁,长度与胰腺的断面相当。将胰腺断端(胰腺实质及包膜)与空肠壁作全层的间断或连续缝合,先后壁,再前壁。

(3) 胰肠导管对黏膜吻合:先将空肠浆肌层与胰腺断端后壁包膜作4~5针间断缝合。再在胰管对应的空肠壁上作一个胰管孔径大小的口子。一般胰管直径2~5mm时,两者间断缝合4~5针,胰管内置入长约10cm、直径与胰管相当的硅胶管作支架,再将前壁空肠浆肌层与胰腺断端前壁包膜作间断缝合。对于直径大于5mm者,间断缝合6~10针,不必放入支架管。

(4) 胰胃吻合:先切开胃前壁和后壁,将胰腺断端经胃后壁切口提入胃腔,经前壁切口将胰腺残端与胃壁黏膜作缝合,胃后壁浆肌层与胰腺包膜再作缝合固定。然后缝合关闭胃前壁切口(胰腺实质及包膜)与胃壁全层的间断缝合。

9. 冲洗腹腔,检查无活动性出血后,于胰肠吻合口、近端胰腺残端附近各放置一根引流管。

四、术后处理

1. 严密观察生命体征和各种临床指标。

2. 适量补液,维持水电解质平衡。

3. 胃肠减压管,导尿管于术后24小时内拔除。若行胰胃吻合,胃管留置5~7天。

4. 肠道功能恢复后恢复流质饮食,并逐渐过渡到半流质饮食。若行胰胃吻合,术后7天后可进食。

5. 胰岛素瘤切除术后,及时监测血糖,防止血糖过高。

6. 测定腹腔引流液淀粉酶活性(术后1天、3天、5天),以便早期发现胰瘘。

7. 如发生胰瘘,保持引流通畅。若无明显临床表现,继续进食,可带管出院。若临床表现明显,予以禁食、应用抑制胰液分泌药物如生长抑素及其衍生物、营养支持、穿刺引流,临床症状缓解后逐步进食,直至胰液渗漏停止后拔管。

8. 如无胰瘘发生,术后3~5天拔除引流管。

五、术中注意事项

1. 术中应行冰冻切片检查(肿块、切缘定性),证实为良性或低度恶性肿瘤时方可行中段胰腺切除术;若切缘阳性,应及时改为胰十二指肠或胰体尾切除术。

2. 对于胰管细小,难以进行导管对黏膜吻合者,宜采用胰肠端侧吻合方法。

第五节　腹腔镜胰十二指肠切除术

近20年以来,随着外科医生手术技巧的不断提高以及手术设备如腹腔镜的逐渐普及,许多手术的"腔镜化"、"微创化"使得手术患者经受的手术打击减小,术后恢复的时间加快,住院时间缩短,住院费用降低。腹腔镜胆囊切除术,腹腔镜辅助胃癌根治术等许多腹腔镜腹部手术在许多医院得以蓬勃开展,而腹腔镜胰十二指肠切除术由于胰头区域的精细解剖,复杂的消化道重建,对术者要求高等原因,仍然未得到广泛开展,其中部分原因在于目前使用的多数腹腔镜视野为二维平面。与传统的开腹手术相比,手术者在观察腹腔情况时缺乏立体的平面观察,深度知觉无法通过 2D 的影像得以感知,对于腹腔内各个器官与不同组织的远近和前后关系无法作出准确判断,进而无法很好的掌握术中解剖层次,影响了解剖及手术的精确性,最终影响手术质量,甚至导致了整个手术的失败。

近年来 3D 高清腹腔镜(3D high-definition laparoscopy)在腹部手术中得到了广泛地运用。现有研究表明,3D 腹腔镜与传授手术相比,可以减少手术时间,减少手术并发症,同时并不增加住院时间和手术费用。笔者中心从 2014 年 7 月到 2016 年 3 月共完成 3D 腹腔镜下胰腺十二指肠切除术 146 例,现将相关手术临床经验结合文献报道共同探讨 3D 腹腔镜在胰十二指肠切除术中的临床应用价值。

一、适应证

原则上,腹腔镜胰十二指肠切除术(laparoscopic pancreaticoduodenectomy,LPD)的适应证与开放胰十二指肠切除术(open pancreaticoduodenectomy,OPD)相同。但 LPD 是新技术,尤其腹腔镜下切除胰腺钩突和胰肠吻合、胆肠吻合难度高、风险大,应根据患者不同疾病的病理解剖及术者的能力,谨慎选择。本团队已成功实施 200 余例 LPD,深刻体会到,不同疾病造成的病理解剖改变不同,其切除和重建的难度差别很大,尤其腹腔镜下小胰管和小胆管的重建非常困难,应根据下列顺序,从易到难,稳步推进。

(一)十二指肠乳头肿瘤

其距门静脉-肠系膜上静脉干较远,切除相对容易;同时,其胆管和胰管扩张,腹腔镜下胆肠吻合和胰肠吻合也相对容易;再者,术前可通过内镜活检取得病理诊断,手术必要性非常明确。故十二指肠乳头肿瘤是腹腔镜胰十二指肠切除术的首选适应证。建议开展 LPD 的初期,应该以十二指肠乳头肿瘤为主。

(二)胆总管下段肿瘤

常合并梗阻性黄疸,其手术指征强,胆管扩张,腹腔镜胆肠吻合相对容易;但黄疸患者术中渗血多;且胰管多不扩张,腹腔镜胰肠吻合难度高,胰瘘风险大。应待积累了一定的 LPD 经验后再开展。

(三)胰头或十二指肠良性或低度恶性肿瘤

十二指肠间质肿瘤、胰头部实性假乳头状肿瘤等良性或低度恶性肿瘤,淋巴结清扫要求不高,适于腹腔镜手术。但其胆管和胰管均不扩张,腹腔镜胰肠和胆肠重建难度大,要求术者掌握腹腔镜小胰管和小胆管的重建技能。

(四)胰头,特别是钩突部的恶性肿瘤

邻近门静脉-肠系膜上静脉干,易侵犯血管,淋巴和神经转移率高,淋巴结清扫要求高,手术切除率低,切除难度大;加以肿瘤术前定性诊断困难。要求术者积累较丰富的 LPD 经验和掌握腹腔镜胰腺钩突全系膜切除的技能。

二、术前准备

(一)常规检查

1. 血常规、尿常规、大便常规。

2. 肝功能、肾功能、电解质、凝血功能、肿瘤标记物检查(含 CA19-9、CEA、CA242)、感染

性疾病筛查(乙肝、丙肝、HIV、梅毒),血淀粉酶。

3. 心电图、胸片正侧位 X 线片。

4. 腹部增强 CT 检查,部分患者加行胰腺 MRI 或超声内镜,评估病灶大小、位置、毗邻关系和病灶与肠系膜上静脉/门静脉关系。

5. 对十二指肠肿瘤或壶腹部肿瘤,应进行胃镜或内镜超声检查活检,取得病理诊断。

(二)个体化检查

1. 年龄>60 岁,或者有心肺疾病的患者,应行心脏超声、肺功能检测。

2. 术前胸片发现可疑结节,需加查胸部 CT 检查。

3. 怀疑有远处转移者,应行 PET-CT 检查。

(三)术前治疗

1. **合并症的治疗** 对患者术前存在的高血压、糖尿病、中重度营养不良等合并症,应按相关要求予以对症治疗,减少其对手术及术后恢复的影响。

2. **术前减轻黄疸** 梗阻性黄疸患者是否需要减轻黄疸、如何减轻黄疸,至今仍有较大争议。鉴于重度黄疸时肝脏功能和凝血功能差,建议胆红素超过 300μg/L 者,可考虑行术前减轻黄疸。

三、手术步骤

1. 采用气管插管吸入和静脉复合全身麻醉,患者仰卧位,头部轻度抬高。主刀者站于患者右侧,第二助手(持镜)及第一助手站于患者左侧。

2. 采用 5 孔法置入 Trocar 脐下 10mm Trocar 放置腹腔镜作为观察孔,左锁骨中线脐上 12mm Trocar 作为主操作孔,右侧锁骨中线脐上 12mm 位置处及左右侧肋缘下腋前线位置处 2 个 5mm Trocar 均作为辅助操作孔。

3. **术中探查** 排除远处脏器、腹膜等转移灶后,使用超声刀打开胃结肠韧带,探查肿瘤可切除性后,行全腹腔镜下根治性胰十二指肠切除术。

4. **贯通胰后隧道** 用超声刀切开胃结肠韧带,暴露胰腺。沿胰腺上缘解剖显露肝总动脉、肝固有动脉、胃十二指肠动脉,肝总动脉旁淋巴结常规送冰冻切片检查。于血管根部夹闭离断胃十二指肠动脉,显露门静脉。沿胰腺下缘分离显露肠系膜上静脉,沿肠系膜上静脉/门静脉前方贯通胰后隧道,置入系带悬吊(图 42-3)。

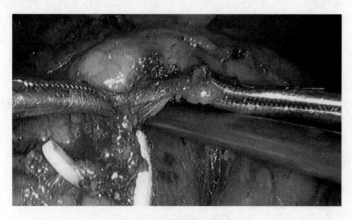

图 42-3 贯通胰后隧道

5. 游离胆总管　解剖胆囊三角,夹闭并离断胆囊动脉。将胆囊从胆囊窝中剥离,夹闭胆囊管,暂不离断。解剖游离胆总管,用血管吊带悬吊,暂不离断,以减轻胆汁污染。

6. 离断空肠　在距 Treitz 韧带约 15cm 处应用腔镜直线型切割闭合器(白钉)切断空肠,用超声刀离断近端空肠系膜及十二指肠系膜。将游离后的近端空肠经肠系膜上血管后方推向右侧。

7. 离断胃　应用腔镜直线型切割闭合器(金钉)横断胃窦体交界处,切除远端胃(约占整体 1/3)。

8. 离断胰颈　在门静脉左侧胰腺预定离断处,用超声刀逐步切断胰腺,胰腺断面确切止血。若见到胰管,采用剪刀剪开,易于胰肠吻合(图 42-4)。

9. 作 Kocher 切口　游离十二指肠降部及胰头,避免损伤下腔静脉,左肾静脉。

10. 离断钩突　提出已经肠系膜上血管后方推向右侧的近端空肠,用超声刀逐步沿肠系膜上动脉鞘右侧完整逐步离断胰腺钩突系膜(全系膜切除)。对肠系膜上动脉至胰腺钩突的分支及钩突至门静脉的属支,分别夹闭后离断(图 42-5)。

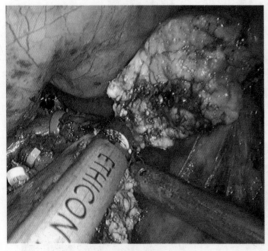

图 42-4　离断胰颈　　　　　　　　　　图 42-5　离断钩突

11. 离断胆管　在胆囊管与胆总管汇合部上方切断肝总管。一般采用剪刀,并使前壁稍高于后壁,右侧稍低于左侧,有利于腹腔镜下胆肠吻合。

12. 标本取出及处理　标本完全游离后,将标本袋放入腹腔,标本装入袋中。扩大脐部穿刺孔成绕脐半周切口,取出标本。标本切缘进行标记,冰冻切片,确保肝总管、胰颈、钩突切缘阴性。

13. 胰肠吻合　消化道重建顺序均采用 Child 法,其中胰肠吻合使用植入式胰管空肠吻合术:平门静脉左缘离断胰颈时保留胰管 0.2~0.5cm,适当游离胰腺残端,断面充分止血,胰管内置入带有侧孔的硅胶管作为胰管支撑管,以 4-0 可吸收缝线将硅胶管固定于胰腺断面。植入式胰管空肠吻合在胰腺残端与空肠襻之间共做 4 层缝合。①第 1 层缝合:缝合胰腺全层和空肠后壁浆肌层,先于胰腺上缘距胰腺残端 0.5~1.0cm 处用 4-0 Proline 线将胰腺全层与空肠浆肌层做水平褥式缝合,暂不打结;同法于胰腺下缘做褥式缝合,缝线于空肠浆肌层内相互交锁,2 针分别打结(缝合针数依胰管直径不同而多少不一,一般为 2~4 针);于胰管对应的空肠处全层切开空肠,切口大小与胰管直径相当,将胰管支撑管远端插入空肠切口,开始第 2 层缝合。②第 2 层缝合:缝合胰腺后壁全层和空肠切口后壁,第 2 层的缝合大致同第1层缝合,不同之处是,在空肠切口处,缝线贯穿空肠壁后壁全层,一般缝合2~4针。③第3层缝合:缝合胰腺残端前壁和空肠切口前壁,方法同第2层,但缝线于胰腺残端仅贯穿半层。④第4层缝合:缝合胰腺残端前壁和空肠前壁浆肌层,方法同第1层,但未贯穿胰腺全层。最后,将空肠前壁浆膜层与胰腺前壁被膜加缝间断缝合,以封闭吻合口上下缘的缝隙,并强化吻合口前壁(图42-6)。

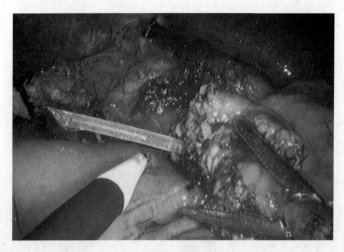

图 42-6　胰肠吻合

14. 胆肠吻合　一般在距胰肠吻合口10cm处行胆肠吻合。对于直径小于8mm的胆管,采用间断缝合;对于直径大于8mm的胆管,可采用连续缝合。首先将空肠浆膜层与胆管周围组织缝合一针,使两者靠近。在空肠对系膜缘切开一个与胆管口直径类似的口,行胆管-空肠黏膜对黏膜吻合。再将肠管浆肌层与肝门板组织间断缝合,以减少张力。若行连续缝合,在前壁的最后几针,可先穿针再一起拉线,这有利于避免最后几针误缝胆管后壁(图42-7)。

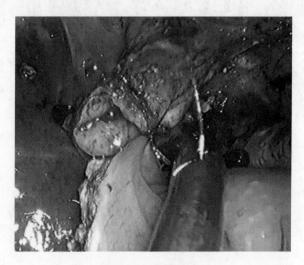

图 42-7　胆肠吻合

15. 胃肠吻合　采用侧侧吻合。于横结肠前方将胆肠吻合下方约45cm处空肠上提,分别在空肠侧壁及胃后壁开口,以腔镜切割闭合器(蓝钉)钉合胃和空肠。其共同开口再以3-0 Vicryle可吸收线缝合关闭,缝合前确定胃管处于胃肠吻合口附近。

四、术后处理

(一)检查项目

1. 血常规,肝肾功能,血电解质,凝血功能,血淀粉酶(术后1、4、7天),体液淀粉酶、总胆红素(术后 1、3、5、7 天,之后根据量及淀粉酶/总胆红素情况测定)。

2. 术后 1 周复查腹部 CT,了解腹腔有无积液,评价吻合口情况。

（二）术后用药

1. **抗菌药物**　预防性抗生素使用应选择二代头孢,术后用药时间不超过 48 小时,除外以下情况:①明确胰瘘、或者胆瘘患者;②术后体温持续>38.5℃;③术后血常规 WBC>20.0×10^9 或者<4.0×10^9;④免疫功能缺陷、一般情况差或术前即有明确感染者;治疗性抗生素使用应选择广谱抗生素,如三代头孢或碳青霉烯类,并留取标本进行细菌培养,根据药敏结果调整抗生素。

2. **PPI 及生长抑素**　可考虑使用 PPI 制剂及生长抑素,若有明确胰瘘,可适当延长生长抑素使用时间,禁食 1 周内的患者建议不使用静脉营养,酌情使用保肝药物。

3. **补液及容量治疗目标**　HR 控制于 60~100 次/分;Bp 控制于 90~140/60~90mmHg;CVP 控制于 5~10cmH$_2$O;尿量控制于每天 1000~2000ml,出入水量平衡,各项电解质指标正常范围。补液的种类,晶体液建议使用不含氯的乳酸钠溶液、乳酸林格液或醋酸钠溶液等,胶体液每天不超过 1000ml;禁食 1 周内的患者,每天给予热量(葡萄糖)400 大卡左右。

4. **血糖控制目标**　常规监测血糖,必要时可增加测血糖频率,将血糖控制于 5~10mmol/L。

5. **各种引流管的处理**　尽早拔除胃管(术后 3~5 天)、尿管(术后 2~4 天)、根据病情,尽早拔除引流管、深静脉穿刺管。

（1）胃管拔除指征:胃管引流量连续 3 天少于 250ml/d,颜色非血性;或肛门排气,肠蠕动恢复。

（2）尿管拔除指征:患者可下床或自行排尿。

（3）腹腔引流管拔除指征:连续 3 天腹腔引流管少于 50ml,淀粉酶小于血清淀粉酶 3 倍。

（4）深静脉穿刺管拔除指征:外周补液顺畅,无需使用 TPN;或考虑深静脉感染。

6. **饮食情况**　拔除胃管后,应予以低脂流质饮食,进食 1~2 天后改低脂半流质饮食,若怀疑 DGE,应行胃肠道碘水造影。

（三）并发症的预防和处理

1. **出血**　术后出血包括早期出血(术后 24 小时内)和晚期出血(术后 24 小时后)。早期出血多由术中止血不彻底所致。如量少,可在严密观察下保守治疗。一旦引流管持续引流出鲜血,则应严密观察患者生命体征、出入量及周围循环状况,并立即输液和输血,应用止血药物,若循环仍无法稳定应果断再次手术探查止血。后期出血是 LPD 最为严重的并发症之一,多数病例与存在的胰瘘、胆瘘或严重腹腔内感染有关,因此预防是关键。一旦出血,可先行动脉造影明确出血位置,并试行介入栓塞止血。非动脉性出血或栓塞止血失败,应果断手术止血,同时清除感染性积液,并充分引流。

2. **胰瘘**　术后一旦发生胰瘘,其治疗原则和方法与 OPD 术后胰瘘相同,一般应保持引流通畅,适当补充营养和维生素,维持水电解质平衡,必要时加用抑制胰液分泌药物,多可自愈(A 级和 B 级);若伴有出血、感染等,需及时再次手术治疗(C 级胰瘘)。本团队的经验是,术后若出现心率快、腹胀、发热等症状,应及时作腹部 CT 检查,及时穿刺引流。即使没有上述症状,术后 1 周左右也尽量复查 CT,以利患者早期安全出院。

3. **胆瘘**　可行 CT 引导下穿刺引流及经皮经胆管引流术(PTBD),要确保引流通畅。如引流不畅且有腹膜刺激征,应及时再次手术探查引流。

4. 吻合口狭窄　多由术中吻合不佳所致。其预防关键在于保证吻合处血供良好,控制好吻合处内翻边距,确保吻合口无血肿,吻合口狭窄多可预防。

5. 腹腔感染　常继发于胰瘘、胆瘘等并发症,其防治的关键是术中注意无菌操作,消化道重建前后进行冲洗,保持引流管通畅。如发生腹腔内感染,应积极控制原发病因,如吻合口瘘等。经验性抗感染治疗的同时取腹腔引流液做细菌涂片染色、培养和药敏试验,根据药敏结果调整用药。

6. 胃排空延迟　常规采用保守支持治疗,如鼻胃管减压引流,辅以生长抑素和促胃动力药物等,多可治愈。

五、术中注意事项

(一)出血

腹腔镜手术的突出优势是借助腹腔镜的放大视野和超声刀、腔镜切割闭合器等手术器械进行精细解剖,从而出血少、视野清。然而,一旦术中发生意外出血,必须在10~20秒内进行有效控制。否则,视野不清,意味着腹腔镜手术失败,需术中转移开腹。故一旦发生意外出血,必须立即有效控制。笔者的经验是,运用"五孔法"进行腹腔镜胰十二指肠切除术,主刀和助手分别使用右侧或左侧的两个操作孔,互相配合默契,有利于控制出血。遇到血管出血时,助手先用吸引器压迫止血,再一边吸引,一边用解剖钳提起出血点,主刀通过主操作孔置入钛夹或血管夹夹闭血管破口。如SMV、PV或一些重要的动脉分支出血,可先用钛夹控制出血,再采用5-0 prolene缝合血管破口,然后移除钛夹。门静脉或脾静脉小分支等撕裂出血时,尽量用纱布或止血材料压迫止血;无效时再用5-0 prolene缝合止血。但对于出血量大而腔镜下控制困难、视野暴露不清的情况,应及时中转开腹手术,以确保安全。

(二)保证吻合质量,预防吻合口瘘

吻合口的质量是影响漏发生率至关重要的因素。目前尚无证据证明哪种重建方式最安全,关键是保证吻合口密封、无张力和血供良好。

笔者的经验是,腹腔镜下要达到上述三个要求,胰肠吻合采用导管对黏膜的胰肠吻合为宜,并根据胰管直径进行个体化重建。对于胰管直径介于2~5mm者,胰肠吻合采用置入胰管支架的导管对黏膜吻合,分别在胰管口的3点、6点、9点、12点钟方向各缝一针进行吻合,并用6点钟缝线固定胰管支架。对于胰管直径大于5mm者,可不置入胰管支架,根据胰管大小,后壁间断缝合3~5针,前壁缝3~4针。

胆肠吻合同样应根据胆管直径采用个体化重建方案:对于直径小于8mm的胆管,采用间断缝合;而对于直径大于8mm的胆管,可采用连续缝合。首先将空肠浆膜层与胆管周围组织缝合一针,使两者靠近,在空肠对系膜缘切开一个与胆管口直径类似的口,行胆管-空肠黏膜对黏膜吻合,再将肠管浆肌层与肝门板组织间断缝合,以减少张力。若行连续缝合,在前壁的最后几针,可先穿针再一起拉线,这有利于避免最后几针误缝胆管后壁。

胃肠吻合口瘘的发生率一般不高,常与胃壁水肿、吻合器使用及手术操作不当有关。术中确保胃肠壁的全层吻合,防止切割和保证吻合口的良好血供。

(秦仁义)

参 考 文 献

1. Nakamura M,Wakabayashi G,Miyasaka Y,et al. Multicenter comparative study of laparoscopic and open distal

pancreatectomy using propensity score-matching. J Hepatobiliary Pancreat Sci,2015,22(10):731-736.

2. Venkat R,Edil BH,Schulick RD,et al. Laparoscopic distal pancreatectomy is associated with significantly less overall morbidity compared to the open technique:a systematic review and meta-analysis. Ann Surg,2012,255 (6):1048-1059.

3. Ricci C,Casadei R,Taffurelli G,et al. Laparoscopic versus open distal pancreatectomy for ductal adenocarcinoma:a systematic review and meta-analysis. J Gastrointest Surg,2015,19(4):770-781.

4. Shin SH,Kim SC,Song KB,et al. A Comparative Study of Laparoscopic vs Open Distal Pancreatectomy for Left-Sided Ductal Adenocarcinoma:A Propensity Score-Matched Analysis. J Am Coll Surg,2015,220(2):177-185.

5. Butturini G,Inama M,Malleo G,et al. Perioperative and long-term results of laparoscopic spleen-preserving distal pancreatectomy with or without splenic vessels conservation:a retrospective analysis. J Surg Oncol,2012, 105:387-392.

6. Jean-Philippe Adam,Alexandre Jacquin,Christophe Laurent,et al. Laparoscopic spleen-preserving distal pancreatectomy:splenic vessel preservation compared with the Warshaw technique. JAMA Surg,2013,148:246-252.

7. Ikeda T,YoshiyaS,Toshima T,H et al. Laparoscopic distal pancreatectomy preserving the spleen and splenic vessels for benign and low-grade malignant pancreatic neoplasm. Fukuoka igaku zasshi = Hukuoka acta medica, 2013,104:54-63.

8. Jain G,Chakravartty S,Patel AG. Spleen-preserving distal pancreatectomy with and without splenic vessel ligation:a systematic review. HPB (Oxford),2013,15:403-410.

9. Kimura W,Yano M,Sugawara S,et al:Spleen-preserving distal pancreatectomy with conservation of the splenic artery and vein:techniques and its significance. J Hepatobiliary Pancreat Sci,2010,17:813-823.

10. BaldwinKM,Katz SC,Espat NJ,et al,Laparoscopic spleen-preserving distal pancreatectomy in elderly subjects: splenic vessel sacrifice may be associated with ahigher rate of splenic infarction. HPB (Oxford),2011,13:621-625.

11. Kang CM,Chung YE,Jung MJ,et al. Splenic vein thrombosis and pancreatic fistula after minimally invasive distal pancreatectomy. Br J Surg,2014,101(2):119-120.

12. Hong D,Liu Y,Peng S,et al. Binding pancreaticogastrostomy in laparoscopic central pancreatectomy:a novel technique in laparoscopic pancreatic surgery. Surg Endosc,2016,30(2):715-720.

13. Senthilnathan P,Gul SI,Gurumurthy SS,et al. Laparoscopic central pancreatectomy:Our technique and long-term results in 14 patients. J Minim Access Surg,2015,11(3):167-171.

14. Baca I,Bokan I. Laparoscopic segmental pancreas resection and pancreatic cystadenoma. Chirurg,2003,74 (10):961-965.

15. Umemura A,Nitta H,Takahara T,et al. Current status of laparoscopic pancreaticoduodenectomy and pancreatectomy. Asian J Surg,2018,41(2).

第四十三章

胰腺肿瘤的辅助治疗及姑息治疗

第一节　胰腺癌术后辅助治疗

胰腺癌是较为常见的消化系统恶性肿瘤,国内外的大样本统计均提示胰腺癌的发病率正在逐年提高,而胰腺癌的病死率已高居各类肿瘤病死率的第 4 位。因为胰腺癌早期发病缺乏典型症状,故胰腺癌的早期诊断率较低,而对于少数(10%左右)可手术切除的胰腺癌患者,其 1 年复发率高达 80%以上,5 年生存率只有 5%左右。胰腺的血供及淋巴引流丰富,胰腺癌患者术后易出现复发转移,因此胰腺癌的辅助治疗一直是人们关注的焦点。

一、胰腺癌的术后辅助化疗

(一) 术后吉西他滨(GEM)单药化疗

2007 年,Oettle 等在 JAMA 杂志上发表了 CONKO-001 前瞻性研究的结果,此项研究对比了胰腺癌切除术后应用吉西他滨辅助化疗与术后单纯观察的无病生存期及总生存率,结果显示:术后应用吉西他滨辅助化疗可以显著提高患者的无病生存期和总生存率,而且在 T 分期和有无淋巴结转移的亚组分析中也得到了同样的结论。因此,这项研究为吉西他滨作为胰腺癌术后辅助化疗用药提供了重要证据。

(二) 术后 5-氟尿嘧啶(5-Fu)/亚叶酸钙化疗

2010 年,Neoptolemos 等在 JAMA 上发表 ESPAC-3 的初步研究结果,此项研究对比了胰腺癌切除术后应用吉西他滨辅助化疗与 5-氟尿嘧啶/亚叶酸钙化疗患者的生存期,结果显示两组患者的中位生存时间并没有显著性差异。2014 年,历时 8 年的 ESPAC-3 临床试验的最终结果显示,术后应用吉西他滨化疗与应用 5-氟尿嘧啶/亚叶酸钙化疗相比患者的总体生存率无显著性差异。

基于以上的研究,术后吉西他滨单药化疗和 5-氟尿嘧啶/亚叶酸钙化疗都被指南共识推荐为胰腺癌术后辅助化疗方案,而之后更多的研究提示,吉西他滨为基础的化疗一般多与 5-Fu 为基础的化放疗联合序贯应用,可以达到更好的治疗效果。

(三) 术后 S-1 单药化疗

2013 年,美国临床肿瘤学会(ASCO)年会上报告了 JASPAC-01 研究的结果,此项研究比较了胰腺癌术后 S-1 单药化疗与吉西他滨单药化疗的疗效和安全性。结果显示,S-1 治疗组的 2 年总生存率及中位无复发生存时间显著高于吉西他滨组,死亡风险降低 46%,且生活质量也有较明显的改善。因此,S-1 单药方案被接纳作为胰腺癌亚洲国家术后辅助标准治疗,我国《胰腺癌综合诊治中国专家共识(2014年版)》中也将S-1单药治疗作为推荐化疗项目；但是由于此项研究只是日本一个单人种的研究结果，所以S-1并没有被美国NCCN指南所推荐。

(四)胰腺癌术后辅助化疗指南推荐

《胰腺癌规范化诊治指南》及《胰腺癌诊治指南》推荐：未接受新辅助化疗和手术充分恢复后的患者应该接受系统的辅助治疗，辅助治疗的开始时间应该在术后1个月左右、12周以内，方案推荐单药化疗，对体力状况好的患者可以联合化疗。

二、胰腺癌的术后辅助放疗

胰腺癌解剖位置较为特殊，毗邻脏器较多且对放疗的耐受性较低，同时胰腺癌对放疗敏感性差，因此胰腺癌的常规放疗效果欠佳。早在1985年，胃肠肿瘤研究组织(GITSG)发表的研究结果显示，术后辅助化放疗联合治疗相较于单纯观察组有近1倍的中位生存期延长。但是，该结果发表之后也遭到了不少学者的质疑，其原因在于该研究病例数太少，所以患者的最终获益不一定来源于放化疗联合治疗。然而，自该研究以后，人们开始逐渐重视胰腺癌术后化放疗联合治疗的研究。

近年来，日趋成熟的调强放疗技术和高精度影像引导放射治疗设备的临床应用，使得非常规分割放疗治疗胰腺癌可以相较于常规放疗有着更好的靶区剂量分布、适形度以及更高的靶区剂量，同时还能降低危及器官的受照剂量，减轻周围正常组织的放射损伤。胰腺癌辅助放疗的临床研究也正逐渐增多。

1999年，欧洲癌症研究与治疗组织(EORTC)开展的大型Ⅲ期临床试验的结果显示，术后放化疗联合治疗并没有显著提高患者生存期，因此并不推荐其作为胰腺癌术后标准的辅助治疗方案。

2010年，肿瘤协作组(GERCOR)综合分析GERCORⅡ和GERCORⅢ两项研究内容后发表的回顾性分析中提示，放化疗联合组的生存期并不优于单纯化疗组。同年，欧洲学者Van Laethem等发表了Ⅱ期随机临床试验最终结果，此项研究支持术后化放疗联合治疗能提高胰腺癌患者局部控制率的有效性。

此外，美国学者Merchant等收集了胰腺癌术后辅助放化疗联合治疗以及仅行手术治疗的胰腺癌患者资料，综合分析后结果提示，辅助化放疗联合治疗在淋巴结阳性的患者中能明显提高生存率，而对于淋巴结阴性者则无明显获益。

目前为止，胰腺癌术后辅助放化疗联合治疗的疗效仍有较多分歧，仍有待大样本的Ⅲ期随机临床试验进一步证实。我国的胰腺癌辅助治疗共识推荐：对于可能切除的胰腺癌，直接手术切除导致R1或R2切除的可能性较大(Category 2B)，提倡对其进行新辅助治疗，治疗后再次影像学评估，如肿瘤降期或无进展，再行手术切除，以提高R_0切除率。关于新辅助治疗的意义评价，有较多回顾性研究表明其可提高R_0切除率，改善患者预后，而并未增加围手术期并发症的发生率，但前瞻性研究数量有限，样本量也普遍偏小，一些多中心、大样本量的前瞻性研究正在进行中，目前尚缺乏高级别证据的研究结果，治疗的周期及方案，也缺乏统一规范，提倡对此课题开展多中心前瞻性研究。

三、胰腺癌术后辅助治疗后的监测

监测时间：辅助治疗后2年内，每3~6个月监测一次；辅助治疗后2年以上，每6~12个月监测一次。

监测项目：①通过病史和查体进行症状评估；②肿瘤标志物监测：CA19-9水平；③影像学评估：腹部CT扫描。

第二节　晚期胰腺癌的化疗与放疗

局部晚期不能手术的胰腺癌是指肿瘤包绕肠系膜上动脉>180°、侵犯腹腔干和（或）侵犯肠系膜上静脉或门静脉汇合处，但尚未发生远处转移的病例。局部晚期胰腺癌和有远处转移的胰腺癌统称为晚期胰腺癌。

全身化疗能延长晚期胰腺癌患者的生存期，同时提高患者的生存质量。目前晚期胰腺癌首选全身化疗。

在选择化疗方案之前，首先需要对患者的体力状态进行评估，如若患者的ECOG评分达到0~1分、胆管扩张状态并且保证每天足量的营养摄入可被定义为体力状态好；无法达到此要求，为体力状态差。患者接受治疗前，若有黄疸，需要放置金属支架扩张胆管或经皮穿刺胆管引流，改善黄疸症状后才能接受进一步的治疗。

一、晚期胰腺癌的一线治疗

（一）晚期治疗中吉西他滨（GEM）单药化疗

1997年，Burris等发表了晚期胰腺癌吉西他滨（GEM）单药化疗对比5-氟尿嘧啶（5-Fu）化疗的Ⅲ期临床研究结果，该研究表明GEM组的生存率及临床获益率都要优于5-Fu组，而此后陆续进行研究的两药联合方案即，GEM+5-Fu，GEM+伊立替康，GEM+奥沙利铂，GEM+顺铂等在患者的总生存获益上均未能超越GEM单药。

（二）晚期治疗中S-1单药化疗

2011年，Ioka T等在美国临床肿瘤学会（ASCO）会议上报道了GEST临床研究的结果，该研究比较了晚期胰腺癌患者使用吉西他滨联合S-1（GS组）与S-1单药（S组）和吉西他滨单药（GEM组）之后的生存情况，结果证实S-1单药在中位生存期方面与GEM单药相当，且GS组的无进展生存期显著长于GEM组，但两组的中位生存期无显著性差异。该研究证实了口服S-1单药具有与GEM单药相似的疗效和耐受性。

（三）晚期治疗中FOLFIRINOX方案化疗

2011年，新英格兰医学杂志报道了关于胰腺癌晚期应用FOLFIRINOX方案的Ⅲ期随机对照临床研究，结果显示：FOLFIRINOX组的有效率远远超过GEM组，无进展生存期（PFS）和中位生存期也有显著的延长。该研究首次证实不含GEM的FOLFIRINOX方案与GEM单药相比可以带来更大的生存获益，但是同时由于多药联合而带来的不良反应也显著增加。经过后续的研究发现，在临床实践应用时，需要谨慎地选择体力状态好的患者进行应用，才有可能给患者带来最大的获益。

（四）晚期治疗中白蛋白紫杉醇联合吉西他滨化疗

2013年，美国胃肠肿瘤年会上报道的MPACT临床研究的结果提示，晚期胰腺癌使用白蛋白紫杉醇联合GEM化疗比GEM单药化疗，可显著延长患者总生存时间和无进展生存时间（PFS），而且联合化疗组在ORR及其他疗效终点均显著优于GEM单药组。

因此，基于以上循证医学证据，对于体能状况良好的晚期胰腺癌患者，推荐的一线化疗方案有 FOLFIRINOX 方案、GEM 单药、GEM+白蛋白紫杉醇、GEM+S-1 和 S-1 单药。对于体能状况较差者,不能耐受及不适合联合化疗者,一线治疗方案可选择 GEM 单药、氟尿嘧啶类单药、S-1 单药或卡培他滨单药及 5-FU 持续灌注。

(五) 放射治疗在晚期胰腺癌中的治疗作用

对于无远处转移的局部晚期胰腺癌患者,可在足够疗程的化疗后行同步放化疗,放疗作为局部治疗手段,可改善肿瘤局部控制率及延长患者生存期,国内外已有探索性研究。MD Anderson 癌症中心筛选肿瘤离胃肠距离大于 1cm 的 49 例局部晚期胰腺癌,在配合诱导及同步化疗、呼吸控制、图像引导的前提下,给予高剂量放疗,BED10 为 77.2~97.9Gy,主要处方剂量 63~70Gy/28 次或 60~67.5Gy/15 次,中位生存时间 17.8 个月,1 年、2 年、3 年、5 年总生存率分别为 63%、38%、33%、18%。国内夏廷毅等利用 TOMO 较普通调强放疗拥有更好的适形性和剂量聚焦性,能较好地保护胰腺周围危及器官的剂量分布优势特征,开展了靶区内剂量递增的 PTV 50Gy、CTV 60Gy、GTV 70Gy,15~20 分次的 Ⅰ~Ⅱ期临床试验,治疗 Ⅰ~Ⅳ期 33 例胰腺癌,3 级及以上胃肠道反应在 9.1%。近期他们报道的 109 例Ⅲ期胰腺癌放疗队列研究结果,中位 OS 为 10 个月,1 年生存率为 42.4%,中位 PFS 为 7 个月,1 年 PFS 为 25.3%,局控率为 85.3%(93/109),早期 3 级消化道反应 2.8%(3/109),3 级、4 级晚期反应分别占 7.3%(8/109) 和 2.7%(3/109)。这些研究中Ⅰ~Ⅱ期患者总生存不劣于文献报道的手术治疗总生存率,但仍缺乏高级别的循证医学证据,临床实践可根据具体情况酌情选择。

二、胰腺癌晚期的二线治疗

患者一线治疗失败后可积极进行二线治疗,因缺乏Ⅲ期临床研究证据,晚期胰腺癌的二线化疗尚无推荐方案,NCCN 指南首先推荐患者积极入组临床试验,其次,若患者体力状态仍较好可按照以下原则进行选择,若患者一线治疗选择的是以吉西他滨为基础的化疗方案可更改为氟尿嘧啶为基础的化疗方案进行二线治疗;若一线治疗选择的是以氟尿嘧啶为基础的化疗方案,则相反选择以吉西他滨为基础的化疗方案进行二线治疗;若患者的原始病灶为唯一进展病灶,则二线治疗方案也可以选择同步放化疗。

对于体力状态差的晚期胰腺癌患者,NCCN 指南推荐单药方案治疗,同时也可选择减轻症状及支持治疗。

由于胰腺癌恶性程度高,初次就诊时晚期比例高,药物治疗有效率低等因素导致胰腺癌患者预后极差。随着药物发展及治疗策略改变,晚期胰腺癌的生存期正在慢慢延长。MDT 诊疗模式下的胰腺癌患者全程管理使得全身药物治疗和外科手术、放疗得以最优布局,尽可能为患者赢得手术机会,改善预后,这种以循证医学为基础多学科协作诊疗模式将成为今后胰腺癌诊治的趋势和规范。

第三节 胰腺癌营养治疗

一、胰腺癌与营养不良

所有的肿瘤都会在不同程度上干扰营养素的摄入和(或)利用,从而造成营养不良。不同肿瘤营养不良的发生率不同,通常消化系统肿瘤高于非消化系统肿瘤,上消化道肿瘤高于下消化道肿瘤。实际上,至少有 80%患者在确诊为胰腺癌时伴有不同程度的体重下降。

胰腺癌患者营养不良的主要原因有:①腹痛、厌食、早饱、恶心、呕吐、腹泻及便秘等消化道症状极为常见,从而影响营养物质的摄入;②胰管和胆总管梗阻阻碍了胰酶和胆汁的释放,进而造成糖、蛋白质及脂肪等的吸收障碍;③胰腺癌手术也是一种外源性的创伤打击,加重术后患者代谢负担;④化疗药物引起的吸收和消化障碍;⑤上腹部放疗引起的胃肠道副作用进一步增加营养不良风险。营养不良严重影响患者的预后及治疗耐受性,降低生活质量。因此,及早鉴别营养不良或具有营养不良风险的人群并进行人为干预,能够显著地促进患者一般状况的恢复和改善预后。

二、营养筛查与营养评估

营养支持治疗的第一步就是营养风险筛查和营养状况评估,且在治疗过程中还需不断进行再评估,以便了解营养治疗的效果从而及时调整治疗方案。目前临床上常用的营养筛查与评估工具包括:营养风险筛查 2002(Nutritional Risk Screening 2002, NRS 2002)、主观整体评估(Subjective Globe Assessment, SGA)、患者主观整体评估(Patient-Generated Subjective Global Assessment, PG-SGA)、微型营养评估(Mini Nutritional Assessment, MNA)、营养不良通用筛查工具(Malnutrition Universal Screening Tools, MUST)等。

PG-SGA 是一种专门为肿瘤患者设计的营养状况评估方法,是美国营养师协会(American Dietetic Association, ADA)推荐用于肿瘤患者营养评估的首选方法,中国抗癌协会肿瘤营养与支持治疗专业委员会推荐使用。

PG-SGA 是在 SGA 基础上发展而来的,由患者自我评估及医务人员评估两部分组成,具体内容包括体重、摄食情况、症状、活动和身体功能、疾病与营养需求的关系、代谢方面的需要、体格检查等 7 个方面,前 4 个方面由患者自己评估,后 3 个方面由医务人员评估,总体评估结果分为定量评估和定性评估两种。定性评估将肿瘤患者的营养状况分为 A(营养良好)、B(可疑或中度营养不良)、C(重度营养不良)三个等级。定量评估为将 7 个方面的计分相加,得出一个最后积分,根据积分将患者分为 0~1 分(无营养不良)、2~3 分(可疑营养不良)、4~8 分(中度营养不良)、≥9 分(重度营养不良)。

根据 PG-SGA 积分给出的营养诊断分别处置:无营养不良者,不需要营养干预,直接进行抗肿瘤治疗;可疑营养不良者,在营养教育的同时,实施抗肿瘤治疗;中度营养不良者,在人工营养(EN、PN)的同时,实施抗肿瘤治疗;重度营养不良者,应该先进行人工营养(EN、PN)1~2 周,然后在继续营养治疗的同时,进行抗肿瘤治疗。无论有无营养不良,所有患者在完成一个疗程的抗肿瘤治疗后,应该重新进行营养评估。

三、营养干预

(一) 营养供给量

ESPEN2009 年指南建议:肿瘤患者能量摄入推荐量与普通健康人无异,即卧床患者 20~25kcal/(kg·d),活动患者 25~30kcal/(kg·d)。同时区分肠外营养与肠内营养,建议采用 20~25kcal/(kg·d)计算非蛋白质能量(肠外营养), 25~30kcal/(kg·d)计算总能量(肠内营养)。应该考虑患者的应激系数和活动系数。由于 REE 升高及放疗、化疗、手术等应激因素的存在,肿瘤患者的实际能量需求常常超过普通健康人,营养治疗的能量最少应该满足患者需要量的 70%以上。

（二）营养途径

对胰腺癌营养不良患者实施营养干预时,应该遵循五阶梯治疗模式:第 1 阶梯,饮食+营养教育;第 2 阶梯,饮食+口服营养补充;第 3 阶梯,完全肠内营养(口服和/或管饲);第 4 阶梯,部分肠内营养+部分肠外营养;第 5 阶梯,完全肠外营养。首选营养教育,次选肠内、肠外营养;首选肠内营养,后选肠外营养;首选口服,后选管饲。从营养教育,然后依次向上晋级选择口服营养补充、完全肠内营养、部分肠外营养、完全肠外营养。当下一阶梯不能满足60%目标能量需求 3~5 天时,应该选择上一阶梯。

（三）营养制剂与配方

生理条件下,非蛋白质能量的分配一般为葡萄糖/脂肪 =（60%~70%）/（40%~30%）;荷瘤状态下尤其是进展期、终末期肿瘤患者,推荐高脂肪低碳水化合物配方,两者比例可以达到 1∶1,甚至脂肪供能更多。中/长链脂肪乳剂可能更加适合肿瘤患者,尤其是肝功能障碍患者。ω-9 单不饱和脂肪酸(橄榄油)具有免疫中性及低致炎症反应特征,对免疫功能及肝功能影响较小;其维生素 E 含量丰富,降低了脂质过氧化反应。ω-3 多不饱和脂肪酸有助于降低心血管疾病风险、抑制炎症反应,动物实验证明其具有抑制肿瘤生长的直接作用。

含有 35%以上支链氨基酸的氨基酸制剂推荐用于肿瘤患者,可以改善肿瘤患者的肌肉减少,维护肝脏功能,平衡芳香族氨基酸,改善厌食与早饱。整蛋白型制剂适用于绝大多数肿瘤患者,短肽制剂含水解蛋白无需消化,吸收较快,对消化功能受损伤的患者如手术后早期、放化疗患者、老年患者有益,特别是胰腺癌患者伴消化功能障碍时。

免疫营养是手术患者一个优先选择。最常用的免疫营养物包含精氨酸、谷氨酰胺、ω-3多不饱和脂肪酸(PUFA)和核酸。免疫营养强调联合应用,一般推荐上述四种成分联合使用。单独使用的效果有待证实。

（四）不同情况下的营养治疗

1. 围手术期患者　2006 年 ESPEN 外科手术(包括器官移植)EN 指南指出:如果预计患者围手术期将有 7 天以上不能摄食,即使在没有明显营养不足的情况下,也应该使用 EN;实际摄入量不足推荐摄入量 60%超过 10 天,应该使用 EN;至少具备下列情况下之一者,应该推迟手术而进行手术前 EN:①6 个月内体重丢失>10%~15%;②BMI<18.5kg/m^2;③SGA 评估 C 级;④无肝肾功能障碍情况下,血浆白蛋白<30g/L。这些推荐意见同样适用于胰腺癌患者。

无论营养状况如何,均推荐手术前使用免疫营养 5~7 天,并持续到手术后 7 天或患者经口摄食>60%需要量时为止。免疫增强型肠内营养应同时包含 ω-3 PUFA、精氨酸和核苷酸三类底物。

2. 放化疗患者　放疗、化疗及联合放化疗患者不常规推荐营养治疗,因为常规营养治疗对放/化疗治疗效果及不良反应的正面影响尚未得到有效证据支持。但对于放疗、化疗伴有明显不良反应的患者,如果已有明显营养不良,则应在放、化疗的同时进行营养治疗;放疗或化疗严重影响摄食并预期持续时间大于 1 周,而放、化疗不能终止,或即使终止后较长时间仍然不能恢复足够饮食者,应给予营养治疗。肿瘤放疗和(或)化疗致摄入减少以及体重丢失时,强化营养咨询可使大多数患者摄入量增多、体重增加,肠内营养可以改善患者营养状况。肠内营养时建议使用普通标准营养剂,ω-3 PUFA 强化型肠内营养配方对改善恶病质可能有益,但对一般情况及营养状态的作用有争议。

3. 终末期患者　针对终末期胰腺癌患者,需个体化评估,制订个体化方案,选择合适的配方和途径。营养治疗可能提高部分终末期肿瘤患者生活质量,但当患者接近生命终点时,已不需要给予任何形式的营养治疗,仅需提供适当的水和食物以减少饥饿感。

终末期胰腺癌患者的营养治疗是一个复杂问题。考虑到疾病无法逆转且患者不能从中获益,而营养治疗可能会带来一些并发症,因而,国外指南不推荐使用营养治疗。但是在国内,受传统观念与文化的影响,终末期肿瘤患者的营养治疗在很大程度上已经不再是循证医学或卫生资源的问题,而是一个复杂的伦理、情感问题,常常被患者家属的要求所左右。

(五) 营养评价

营养治疗期间应进行动态营养评价,营养干预的疗效评价指标分为三类:①快速变化指标:为实验室参数,如血常规、电解质、肝功能、肾功能、炎症参数(IL-1、IL-6、TNF、CRP)、营养套餐(白蛋白、前白蛋白、转铁蛋白、视黄醇结合蛋白、游离脂肪酸)、血乳酸等,每周检测 1~2 次。②中速变化指标:人体测量参数、人体成分分析、生活质量评估、体能评估、肿瘤病灶评估(双径法)、PET-CT 代谢活性。每 4~12 周评估一次。③慢速变化指标:生存时间,每年评估一次。

(周福祥)

参 考 文 献

1. Siegel RL, Miller KD, Jemal A. Cancer statistics, 2016. CA Cancer J Clin, 2016, 66(1):7-30.

2. Chen W, Zheng R, Baade PD, et al. Cancer statistics in China, 2015. CA Cancer J Clin, 2016, 66(2):115-132.

3. StatBite US. Pancreatic cancer rates. J Natl Cancer Inst, 2010, 102(24):1822-1822.

4. Oettle H, Post S, Neuhaus P, et al. Adjuvant chemotherapy with gemcitabine vs observation in patients undergoing curative-intent resection of pancreatic cancer:a randomized controlled trial. JAMA, 2007, 297(3):267-277.

5. Neoptolemos JP, Stocken DD, Bassi C, et al. Adjuvant chemotherapy with fluorouracil plus folinic acid vs gemcitabine following pancreatic cancer resection:a randomized controlled trial. JAMA, 2010, 304(10):1073-1081.

6. Valle JW, Palmer D, Jackson R, et al. Optimal duration and timing of adjuvant chemotherapy after definitive surgery for ductal adenocarcinoma of the pancreas:ongoing lessons from the ESPAC-3 study. J Clin Oncol, 2014, 32(6):504-512.

7. Maeda A, Boku N, Fukutomi A, et al. Randomized phase Ⅲ trial of adjuvant chemotherapy with gemcitabine versus S-1 in patients with resected pancreatic cancer:Japan Adjuvant Study Group of Pancreatic Cancer (JASPAC-01). Jpn J Clin Oncol, 2008, 38(3):227-229.

8. 胰腺癌综合诊治中国专家共识(2014 年版). 临床肿瘤学杂志, 2014, 19(4):358-370.

9. 胰腺癌诊疗规范(2011 年版),中华人民共和国卫生部(卫办医政发[2011]122 号). 临床肿瘤学杂志, 2011, 16(11):1026-1032.

10. 胰腺癌诊治指南(2014),中华医学会外科学分会胰腺外科学组. 中华外科杂志, 2014, 52(12):881-887.

11. Abelson JA, Murphy JD, Minn AY, et al. Intensity-modulated radiotherapy for pancreatic adenocarcinoma. Int J Radiat Oncol Biol Phys, 2012, 82(4):e595-601.

12. Rousseau B, Chibaudel B, Bachet J-B, et al. Stage Ⅱ and stage Ⅲ colon cancer:treatment advances and future directions. Cancer J, 2010, 16(3):202-209.

13. Van Laethem J-L, Hammel P, Mornex F, et al. Adjuvant gemcitabine alone versus gemcitabine-based chemoradiotherapy after curative resection for pancreatic cancer:a randomized EORTC-40013-22012/FFCD-9203/GERCOR phase Ⅱ study. J Clin Oncol, 2010, 28(29):4450-4456.

14. Merchant NB, Rymer J, Koehler EAS, et al. Adjuvant chemoradiation therapy for pancreatic adenocarcinoma:who really benefits? J Am Coll Surg, 2009, 208(5):829-38-discussion 838-41.

15. Edge SB,Compton CC. The American Joint Committee on Cancer:the 7th edition of the AJCC cancer staging manual and the future of TNM. Ann Surg Oncol,2010,17(6),1471-1474.

16. Colucci G,Labianca R,Di Costanzo F,et al. A randomized trial of gemcitabine（G）versus G plus cisplatin in chemotherapy-naive advanced pancreatic adenocarcinoma:The GIP-1（Gruppo Italiano Pancreas-GOIM/GIS-CAD/GOIRC）study. J Clin Oncol,2009,27(15_suppl):4504.

17. Kindler HL,Ioka T,Richel DJ,et al. Axitinib plus gemcitabine versus placebo plus gemcitabine in patients with advanced pancreatic adenocarcinoma:a double-blind randomised phase 3 study. Lancet Oncol,2011,12(3): 256-262.

18. Conroy T,Desseigne F,Ychou M,et al. FOLFIRINOX versus gemcitabine for metastatic pancreatic cancer. N Engl J Med,2011,364(19),1817-1825.

19. Hoff Von DD,Ervin T,Arena FP,et al. Increased survival in pancreatic cancer with nab-paclitaxel plus gemcitabine. N Engl J Med,2013,369(18),1691-1703.

20. Crane CH. Improving Long-Term Survival in Patients with Locally Advanced Pancreatic Cancer via the Delivery of Definitive Radiotherapy Doses. Oncology,2015,29(8):561-562.

21. Xia T,Chang D,Wang Y,et al. Dose escalation to target volumes of helical tomotherapy for pancreatic cancer in the phase Ⅰ-Ⅱ clinical trial［abstract 2262］. International journal of radiation oncology,biology,physics, 2013,87(2):S303.

22. Ren G,Xia TY,Di YP,et al. Hypofractionated and Simultaneous Integrated Boost Radiation Therapy for Locally Advanced Pancreatic Cancer With Helical Tomotherapy. International journal of radiation oncology,biology, physics,2015,93(3):E149-E150.

23. 石汉平,李薇,齐玉梅,等. 营养筛查与评估. 北京:人民卫生出版社,2014.

24. 石汉平,李薇,王昆华. PG-SGA 肿瘤病人营养状况评估操作手册. 北京:人民卫生出版社,2013.

25. 石汉平. 肿瘤营养疗法. 中国肿瘤临床杂志,2014,41(18):1141-1145.

26. 石汉平. 肿瘤营养治疗通则. 肿瘤代谢与营养电子杂志,2016,3(1):28-33.

27. Bozzetti F,Forbes A. The ESPEN clinical practice Guidelines on Parenteral Nutrition:present status and perspectives for future research. Clin Nutr,2009,28(4):359-364.

28. 石汉平,许红霞,李苏宜,等. 中国抗癌协会肿瘤营养与支持治疗专业委员会. 营养不良的五阶梯治疗, 2015,2(1):29-33.

第七篇

十二指肠乳头及周围病变

第四十四章

Oddi括约肌功能障碍

　　肝胰壶腹括约肌(原称 Oddi 括约肌)由包绕胆管、胰管开口处和胆管及胰管的共同管道周围的括约肌组成,消化间期其以自发紧张性收缩调节胆汁流量,使肝脏分泌的胆汁约 80%进入胆囊,餐后括约肌松弛,配合胆囊收缩,使胆汁流入十二指肠。目前认为 Oddi 括约肌功能障碍(sphincter of Oddi dysfunction,SOD)是胆囊切除术后患者腹痛的主要原因,而测压是确定 SOD 的"金标准"。Oddi 括约肌功能障碍是指 Oddi 括约肌功能异常伴有或引起胆源性和胰源性疼痛、肝酶升高和(或)胰酶升高、胆总管扩张和反复发作的胰腺炎,可分为原发性和继发性两类。通常认为胆管括约肌功能障碍更易引起胆管的症状,而胰管括约肌障碍易引起胰腺病变,但也有动力测定研究表明两者常共存。Oddi 括约肌狭窄的特征性表现为胆管梗阻引起的显著肝功能异常和胆管扩张。

第一节　Oddi 括约肌生理

　　Oddi 括约肌(SO)位于胆道出口处,被认为是胆汁排泄的关键调节因素,SO 的主要功能是维持胆道内压力的平稳。SO 压力变化可影响胆囊充盈和胆汁流入十二指肠。SO 压力过高(24mmHg)可阻断胆汁排泄,并造成肝脏损害;而压力过低可造成过量胆汁流入十二指肠甚至十二指肠-胆道逆流。SO 可在压力变化时动态调整张力,胆管内压力升高可通过局部抑制性神经反射引起 SO 松弛。如前所述,胆囊的运动也可通过包括腹腔神经丛在内的局部神经反射性松弛 SO。深入研究人体的 Oddi 括约肌的技术难度较大,也存在安全性的担忧。目前研究显示,消化间期 SO 存在 2 种运动方式。A 期 SO 运动见于十二指肠Ⅰ、Ⅱ、Ⅳ期,收缩每 3 秒一次并持续约 5 秒,就时程而言是 SO 的主要运动方式;较短暂的 B 期 SO 运动主要见于十二指肠Ⅲ期,表现为高频高幅度收缩。除了这些节律性收缩外,SO 静息压力在消化间期也有改变,十二指肠Ⅲ和Ⅳ期静息压力也升高。引起 SO 节律性和强直性收缩压变化的机制未明,十二指肠-SO 括约肌的局部神经反射可能比迷走神经起更主要的调节作用。另外,餐后 Oddi 括约肌的压力下降,壶腹的节律性收缩消失,也是 SO 的生理特征之一。

第二节　原发性 Oddi 括约肌功能障碍

　　近年来,随着多种胃肠道激素的发现和胆管动力学研究技术和设计的改进,对 Oddi 括约肌运动功能的认识有所提高。随着内镜技术的广泛应用,逆行胰胆管造影(ERCP)为胆管胰腺疾病的诊断提供了有效方法,经 ERCP 插管直接进行 Oddi 括约肌压力测定,推动了

Oddi 括约肌动力的研究。

一、流行病学

很多胆囊切除术后,患者有持续性或发作性的疼痛。文献报道,SOD 的发病率在 1% ~ 37%,可能由于定义不同及观察人群不同致使差异较大。择期手术患者比急诊手术患者的发生率高,无胆囊结石及伴随其他非典型症状的患者发生率也较高。

二、病因

原发性 Oddi 括约肌运动功能障碍,常无胆管结石等明确病因,肝胰壶腹括约肌狭窄或其运动功能紊乱为其主要病因。十二指肠乳头纤维化,腺体或平滑肌增生、平滑肌肥厚等均可致肝胰壶腹括约肌狭窄。肝胰壶腹括约肌基础压力升高,静注胆囊收缩素或其他平滑肌松弛剂后压力下降,常提示肝胰壶腹括约肌紧张性增高;肝胰壶腹括约肌基础收缩频率加快,逆行性收缩增加,提示存在神经肌肉协调性紊乱;而对胆囊收缩素出现矛盾反应,则说明存在神经分布缺陷,使其仅表现为对平滑肌组织的直接兴奋作用。以上均为肝胰壶腹括约肌运动功能紊乱的表现。

三、临床表现和分型

本病主要表现为腹痛,常位于上腹部或右上腹部,可向肩背部放射,同时伴恶心、呕吐。每次发作可持续 3~4 小时,用解痉剂可减轻症状,约几周或数月发作一次。部分患者可表现为持续性上腹不适,在此基础上伴有急性发作。SOD 患者腹痛用鸦片类镇痛药无效,甚至可加重发作。急性发作时,体检可发现患者辗转不安,不停更换体位,以求减轻腹痛,腹部触诊常无阳性发现,可有上腹部或右上腹轻压痛,无局限性腹膜炎表现。少数患者可有巩膜轻度黄染。实验室检查可见白细胞计数及分类正常,发作后 3~4 小时部分患者可出现血清丙氨酸氨基转移酶、血胆红素和碱性磷酸酶升高。根据患者的临床表现将 SOD 分为胆管型(biliary type)和胰腺型(pancreatic type)两类。

四、辅助检查

(一)实验室检查

肝功能检测和血淀粉酶检测是反映胆汁和胰液排泄的有效指标。当 Oddi 括约肌运动功能紊乱时,可使胆汁和胰液排出受阻,部分患者可出现肝功能异常和(或)血淀粉酶升高。但在诊断 Oddi 括约肌功能紊乱时,必须先除外其他原因引起的胆汁和胰液排出受阻的情况。

(二)逆行胰胆管造影(ERCP)及内镜下 Oddi 括约肌测压

既往多使用灌注式三通道胆管测压导管进行检测,因灌注的水会流进胆管或胰管,故测压所致的胰腺炎并发症较多;此外,所得的数据较复杂,较难分析。上海长海医院采用的是袖套式感受器型带导丝侧孔的测压导管,先插入导丝,再顺导丝插入测压导管,可提高成功率;另一方面,灌注的水直接流入十二指肠腔,避开胆管或胰管,降低了测压所致胰腺炎发生率。

1. **适应证** 一般认为临床疑有 SOD 患者均为本检查的适应证。SOD 指肝胰壶腹括约肌运动异常致患者胆汁、胰液排出受阻,使胆管、胰管内压升高,临床上表现为胆源性腹痛、胆汁淤积性黄疸,胰源性腹痛或急性胰腺炎。

2. 禁忌证　ERCP 检查禁忌患者均为本病检查禁忌证,其中包括有上消化道狭窄、梗阻,估计内镜不可能抵达十二指肠降段者;有心肺功能不全及其他内镜检查禁忌者;急性胰腺炎或慢性胰腺炎急性发作者。

3. 结果分析

(1) 正常:基础压力比胆总管高 5~15mmHg,比十二指肠压力高 15~30mmHg,收缩频率为 3~6 次/min,多为顺式蠕动。

(2) 异常:①基础压力升高≥40mmHg;②收缩幅度超过 240mmHg;③收缩频率≥7 次/min;④逆行性收缩超过 50%。

(三) 其他运动功能检查

可借助吗啡-新斯的明激发试验、B 超、核素扫描等了解 Oddi 括约肌运动情况。

五、诊断

诊断的首要步骤是详细询问病史和体格检查,然后进行常规的肝脏和胰腺相关血液检查、上消化道内镜和腹部影像学检查。

(一) 功能性胆管型 SOD 诊断标准

罗马Ⅲ诊断标准中,将胆管型 SOD 分为Ⅰ、Ⅱ、Ⅲ三种类型,该诊断标准被广泛使用并验证,并发现不同亚型患者的括约肌测压异常分别为:Ⅰ型 65%~95%,Ⅱ型 50%~63%,Ⅲ型 12%~59%。有研究认为,内镜下或外科括约肌切开术对 90% 以上Ⅰ型患者有效,与测压结果无关,提示纤维化可能为其病因。因此对本组患者不建议行测压检查。另有随机对照研究数据显示,括约肌切开术对无客观异常的Ⅲ型 SOD 患者无效。因此,尽管存在这一类患者,同时伴有可疑的腹痛,但这些患者并不存在括约肌功能障碍。最新的罗马Ⅳ诊断标准不再将胆管型 SOD 进行分型,而肝酶异常和(或)胆管扩张是必备标准,而非支持标准。由于部分 SOD 引起的胆管疼痛发作患者肝酶升高可有轻度淀粉酶或脂肪酶升高,故最新的罗马Ⅳ标准将淀粉酶和(或)脂肪酶正常被移入胆管型 SOD 的支持标准。此外,小样本随机对照研究表明胆管括约肌测压异常,提示胆管括约肌切开术治疗有效,故罗马Ⅳ标准将 Oddi 括约肌测压结果异常也纳入支持标准中。具体诊断标准见表 44-1。

表 44-1　功能性胆管型 SOD 罗马Ⅳ诊断标准

必须符合下列全部条件:	支持条件:
1. 符合胆源性疼痛的诊断标准*	1. 淀粉酶/脂肪酶正常
2. 肝酶升高和(或)胆管扩张	2. Oddi 括约肌测压结果异常
3. 无胆囊结石或其他结构性病变	3. 肝胆核素扫描结果支持

*胆源性疼痛诊断标准:上腹部和(或)右上腹部疼痛符合全部以下标准:①稳定的疼痛并持续 30 分钟或以上;②发作间歇期不等(非每天发作);③疼痛程度影响患者的日常活动或迫使患者急诊;④与排便无明显相关(<20%);⑤与改变体位和抑酸剂无明显相关(<20%)

(二) 功能性胰管型 SOD 诊断标准

按照通常的诊断标准,即典型的胰源性疼痛,具备影像学胰腺炎证据或胰酶(淀粉酶和(或)脂肪酶)升高至正常上限 3 倍以上。排除其他引起急性胰腺炎的病因,如饮酒、吸烟、胆囊结石、药物、高甘油三酯血症、高钙血症、遗传因素、肿瘤、外伤和少见的感染与自身免疫病因等,可诊断为病因不明的急性胰腺炎。如怀疑 SOD 是胰腺炎的病因,必须通过测压明确诊断。因 SO 测压仅对符合共识标准的急性胰腺炎患者的反复发作有益,故将胰腺炎的诊断标准也纳入定义。我们期望并应尽力排除其他导致胰腺炎的病因,包括行超声内镜检查。SO 测压异常预示疾病进展,并预测括约肌切开术对 50% 患者有疗效,因此将其纳入诊断标准,但这一结论尚需在假手术为对照的研究中进一步确认。最新的罗马Ⅳ标准不再将胰管 SOD 分为三种类型,具体标准如下(表 44-2)。

表 44-2　功能性胰管型 SOD 罗马Ⅳ诊断标准

必须同时包括下列条件:

1. 明确的急性胰腺炎反复发作(典型的疼痛伴血清淀粉酶或脂肪酶>3 倍正常上限和(或)影像学显示有急性胰腺炎依据)
2. 排除其他胰腺炎病因
3. 超声内镜无异常
4. 括约肌测压结果异常

六、治疗

(一) 功能性胆管型 SOD 的治疗

目前的治疗主要基于专家共识。

1. 药物治疗　短时测压研究显示,多种药物可降低括约肌基础压力,可被用于治疗。如硝苯地平、5 型磷酸二酯酶抑制剂、曲美布汀、丁溴酸东莨菪碱、奥曲肽和一氧化氮等,都被证明能降低 SOD 患者和无症状志愿者的括约肌基础压力。组胺 H_2 受体拮抗剂、甲磺酸加贝酯、乌司他丁和胃动力药也能抑制 SO 运动。度洛西汀也被用于治疗 SOD。目前多数药物治疗试验规模较小,时间较短,且多被用于预测内镜介入的有效性。

2. 内镜下括约肌切开术　内镜下括约肌切开术被广泛用于可疑的括约肌动力障碍和狭窄。共识推荐对有确定 SO 梗阻依据的患者(原Ⅰ型 SOD)行内镜下括约肌切开术而无需测压。对于客观证据较少的患者(原Ⅱ型 SOD),括约肌切开的证据不强,多数研究是回顾性、非盲法的,也未采用客观的评价指标。EPISOD 研究表明,不宜对实验室检查和影像学检查正常的患者(原Ⅲ型 SOD)行测压检查。这类患者行胆道或双括约肌切开术后的预后与假手术组比无优势,测压也不能预测治疗后反应,至于哪些临床特征和检查能够预测括约肌切开有效,尚待进一步研究。SOD 患者介入治疗后并发症风险较高,ERCP 术后胰腺炎发生率也很高。此外,还包括出血、十二指肠后壁穿孔、远期再狭窄等并发症。

3. 外科治疗　对内镜下括约肌切开术失败的 SOD 患者,可行外科括约肌成行术。内镜下括约肌切开术后症状复发是外科括约肌成形术的指征。

4. 胆囊未切除的胆道 SOD 患者　目前关于胆囊未切除患者是否可能存在 SOD 的研究数据有限,多数学者认为不存在这种病例。目前观点认为,除外临床研究,一般不建议对胆囊未切除且无胆囊结石的患者行 ERCP、测压和括约肌切开术。

(二) 功能性胰管型 SOD 的治疗

告诫患者避免可能引起复发的因素,如酒精和阿片类药物等。尽管有些药物如解痉药和钙通道阻断剂等,被证明能松弛括约肌,但尚未有研究确定这些药物在此疾病情况下有效。既往通过外科手术行完全性的 SO 切开,随着内镜技术的不断发展,内镜治疗已快速取代了外科手术,但至今此方面的研究较少,仅有少量病例系列报告,其远期疗效及术后复发狭窄等问题尚存争议。此外,内镜下胰腺疾病治疗的急性和远期并发症风险较大,如 ERCP

术后胰腺炎和乳头再狭窄;其中后者可造成更频繁的胰腺炎发作和慢性腹痛。有观点认为,对胆囊未切除的不明原因胰腺炎患者,微结石是其发作的可能病因,因此可行胆管括约肌切开术并使用熊去氧胆酸,或行经验性胆囊切除术。单纯行胆管括约肌切开术和胆胰管双括约肌切开术的有效率报道也不尽相同,仍需进一步研究以明确针对括约肌的治疗是否有效,术式的选择(胆管、胰管单切开与双括约肌切开术疗效)以及不同治疗方法的有效率和并发症发生率等。

第三节　继发性 Oddi 括约肌功能障碍

一、病因

继发性 Oddi 括约肌运动功能障碍主要的病因为胆管结石。结石或含结石的胆汁可直接作用于肝胰壶腹括约肌,使其运动功能障碍;胆固醇沉积和胰腺炎致十二指肠乳头纤维化;壶腹部结石嵌顿或排出结石过程损伤肝胰壶腹括约肌,发生炎症反应,甚至纤维化;感染的胆汁致十二指肠乳头炎。此外,经手术或经内镜取石也可损伤十二指肠乳头。其他的病因有胆管手术、内镜下十二指肠乳头切开术、克罗恩病、慢性胰腺炎、壶腹部肿瘤、纤维肌性狭窄和异位胰腺等。

二、检测方法与临床表现

继发性 Oddi 括约肌运动功能障碍的检测方法及临床表现与原发性 Oddi 括约肌运动功能障碍相似,此处不赘。

（邹多武　张玲）

参 考 文 献

1. Cotton PB, Elta GH, Carter CR, et al. Rome IV. Gallbladder and Sphincter of Oddi Disorders. Gastroenterology, 2016.

2. Kawamoto M, Geenen J, Omari T, et al. Sleeve sphincter of Oddi (SO) manometry: a new method for characterizing the motility of the sphincter of Oddi. J Hepatobiliary Pancreat Surg, 2008, 15: 391-396.

3. Suarez AL, Pauls Q, Durkalski-Mauldin V, et al. Sphincter of Oddi Manometry: Reproducibility of Measurements and Effect of Sphincterotomy in the EPISOD Study. J Neurogastroenterol Motil, 2016, 22(3): 477-482.

4. Coté GA, Imperiale TF, Schmidt SE, et al. Similar efficacies of biliary, with or without pancreatic, sphincterotomy in treatment of idiopathic recurrent acute pancreatitis. Gastroenterology, 2012, 143(6): 1502-1509.

5. Pariente A, Berthelemy P, Arotcarena R. The underestimated role of opiates in sphincter of Oddi dysfunction. Gastroenterology, 2013, 144(7): 1571.

6. Cotton PB, Durkalski V, Romagnuolo J, et al. Effect of endoscopic sphincterotomy for suspected sphincter of Oddi dysfunction on pain-related disability following cholecystectomy: the EPISOD randomized clinical trial. JAMA, 2014, 311(20): 2101-2109.

7. Wehrmann T. Long-term results (≥10 years) of endoscopic therapy for sphincter of Oddi dysfunction in patients with acute recurrent pancreatitis. Endoscopy, 2011, 43(3): 202-207.

8. Pauls Q, Durkalski-Mauldin V, Brawman-Mintzer O, et al. Duloxetine for the Treatment of Patients with Suspected Sphincter of Oddi Dysfunction: A Pilot Study. Dig Dis Sci, 2016, 61(9): 1-6.

第四十五章

十二指肠乳头旁憩室

憩室是消化道的局部囊样膨出,有真性(全层膨出)和假性(仅有黏膜和黏膜下层膨出)两种。绝大多数憩室向消化道腔外膨出,极少数向腔内膨出,称腔内膨出。多个憩室同时存在称为憩室病,可见于全消化道,以结肠最为常见,十二指肠次之。

十二指肠憩室是小肠憩室中最多见的,憩室可位于十二指肠任何部位,但好发于降部。十二指肠乳头旁憩室(juxtapapillary duodenal diverticula,JPD)是指十二指肠乳头周围的憩室。目前关于 JPD 定义尚无统一共识,一般指以 Vater 壶腹为中心,半径 2~3cm 以内的十二指肠憩室,包括 Vater 壶腹本身或胆总管壁内部分的外腔黏膜的突起部分。十二指肠乳头在憩室内的被称为憩室内乳头(intradiverticular papilla,IDP)。有学者将 JPD 和 IDP 称为壶腹周围憩室或乳头周围憩室。

一、流行病学

十二指肠乳头旁憩室可见于任何年龄,发生率随着年龄增长而增高,40 岁以下患者罕见,但男女发病率目前未发现有明显差异。此外,有报道发现 JPD 的直径有随年龄增长而增大的趋势。早在 1710 年 Chomel 即首次描述了十二指肠憩室,随后 Lemmel 首次提出了胰胆系疾病与十二指肠憩室的关系。既往对十二指肠憩室的发病率很难评估,一般报告为 0.16%~27%,钡餐检查的发现率为 0.16%~6%。随着经内镜逆行性胰胆管造影(ERCP)等检查的推广应用,JPD 的阳性诊断率得以很大程度提高。国内外文献报道的 ERCP 发现的 JPD 的发生率范围为 4.1%~31.7%,绝大多数报道的发生率集中在 10%~20%。此外,尸检发现的 JPD 的发生率为 19.4%。各报道间发生率差异较大,可能与研究采用的诊断方法不同、研究对象的年龄不同以及 JPD 的定义不同等因素有关。绝大多数 JPD 发生在十二指肠乳头的口侧。

二、发病机制

局部肠壁薄弱和肠腔内压力增高是憩室发生的主要原因。肠壁薄弱的原因可能是先天性肠肌发育不全或内在肌张力低下,或年龄增加肠壁发生退行性变化而致。肠腔外病变如炎症性粘连造成的牵拉、肠外脂垂过多、肥胖、便秘和局部供血不足亦是憩室形成的相关因素。憩室形成的先天性因素主要是憩室肌层的局限性缺陷,随着年龄增大,肠道平滑肌变得薄弱,十二指肠腔的压力增高可加剧十二指肠壁的突出。JPD 与该处有胰管、胆管、血管通过且肌层较薄弱有关。

三、临床表现与诊断

大多数患者无症状。并发症包括胆石症、胆总管梗阻、胆管炎、复发性胰腺炎,其他少见并发症包括出血、穿孔、周期性呕吐等。伴有胆胰疾病患者可有上腹胀痛不适,伴恶心、嗳气、呕吐,饱食后加重。伴发胆管感染时会出现寒战、发热、黄疸;伴发胰腺炎时可出现腰背部放射痛。并发炎症或溃疡时,症状较重或持久。有学者提出,有以下表现时应考虑到 JPD 的可能:①胆囊切除术后症状仍存在,或反复发作胆管炎而无残留结石者;②胆总管探查术后反复发作胆总管结石、胆管炎者;③反复发作原因不明的胆管感染;④反复发作的胰腺炎。

诊断方法包括 X 线钡餐检查、内镜、ERCP、MRCP、CT 等;其中 X 线钡餐简单易行,价格低廉,目前仍是诊断 JPD 的重要手段。内镜检查特别是十二指肠镜检查,一方面可在直视条件下观察憩室的形态,憩室与乳头的关系,憩室内有无滞留物,憩室周围黏膜情况等;另一方面,可对憩室与胆管、胰管的关系、鉴别诊断等提供依据,同时为手术方式的选择提供参考。

目前 JPD 的分型尚无定论,有学者提出可分为 3 种类型,包括憩室内型、边缘型、旁型。还有研究根据十二指肠乳头与憩室的解剖位置关系、临床表现及病理学特点,将 JPD 分为 2 种类型:十二指肠乳头憩室旁型和十二指肠乳头憩室内型。此外,也有研究将其简单地分为十二指肠乳头憩室内型和十二指肠乳头憩室外型两种类型。

四、JPD 与胆胰疾病的关系

多项研究表明 JPD 与胆胰疾病关系密切,推测可能与下列因素有关:①憩室压迫胆总管、胰管而使其引流不畅;②憩室内食物残渣的化学刺激和细菌感染引起憩室炎、乳头炎,引起憩室内胰液淤积和逆行感染;③长期反复发作的憩室炎导致 Oddi 括约肌功能紊乱,胆管内压也相应改变,使胆汁反流或排出受阻,导致细菌生长繁殖;④反复发作的憩室炎、乳头炎引起乳头部炎症水肿、纤维化,导致缩窄性乳头炎。

Christoforidis 等进行的一项研究发现,在 420 例接受 ERCP 的患者中,JPD 的发生率为21.42%(90/420),JPD 患者胆管结石的发生率显著高于无 JPD 的患者(44% vs.24%),且多为原发性胆管结石。此外,该研究显示,无论有无胆管结石,JPD 还可影响胆管的直径,并认为 JPD 是胆管结石发生的重要病因之一。另有研究发现,JPD 患者胆囊切除术后发生胆总管结石的比率显著高于无 JPD 的患者。

由 JPD 引起的无胆管结石的胆管炎或黄疸被称为 Lemmel 综合征。该综合征在 1934 年由 Lemmel 首次报道,是指因 JPD 压迫胆总管影响胆汁和胰液排出,继而引起黄疸、胆管感染或胰腺炎等并发症。国内外的诊断标准主要包括:①临床表现及生化检验符合典型的胆汁淤积性黄疸,影像学改变符合憩室压迫、胆管梗阻且无胆管结石,经 ERCP 证实,除外其他疾病引起黄疸者;②由 JPD 所导致的反复发热、腹痛、急性胆管炎、急性胆囊炎、胰腺炎、胆系结石等一系列胆胰疾病,即凡有反复发作的胆管炎或胰腺炎症状的患者,B 超检查无胆管结石,但十二指肠 X 线钡剂造影或 ERCP 下见到乳头旁憩室并有上述症状者。

五、JPD 与 ERCP

JPD 对 ERCP 有一定的影响,可增加插管难度,且内镜括约肌切开术(EST)术后发生出血的风险增高。JPD 对 ERCP 难度的影响还取决于乳头在憩室的位置,如乳头是否在憩室内。可通过一些技术手段降低 JPD 患者胆管插管的难度,如用针状切开刀进行预切开。此外,有人提出将活检钳及导管通过同一孔道插入,通过活检钳钳住十二指肠黏膜,将乳头拉出憩室,从而降低憩室对操作的影响。但近年来的研究结果显示,JPD 患者 ERCP 插管成功率、并发症发生率及病死率与对照组相比无显著差异。可能与近年来 ERCP 技术及相关设备的不断改进相关。

六、治疗

无症状的 JPD 无需治疗。对于有症状的 JPD 患者可通过内科保守治疗、内镜或外科手术进行治疗,采取何种治疗方式取决于并发症的类型。保守治疗包括胃肠减压、广谱抗生素治疗穿孔。有急性并发症,如出血、穿孔等,需介入或外科手术处理。胆总管结石可通过抗感染等传统治疗方式进行治疗,也可以用内镜或外科方式治疗。文献报道内镜下括约肌切开术治疗 Lemmel 综合征的疗效较为肯定。

内镜下括约肌切开术治疗多用于治疗 JPD 的胆胰并发症,如合并胆管梗阻的胆管炎、反复发作的急性胰腺炎、无胆总管结石的胆管炎、憩室内肠石引起的胆汁淤积等。目前,ERCP括约肌切开术对 JPD 引起的胆胰相关症状的长期疗效尚无统一定论。据报道,该治疗方法早期并发症的发生率为 5%～7%。早期并发症包括胰腺炎、胆管炎、出血以及十二指肠穿孔。晚期并发症包括肠内胆汁反流、急性胆囊炎、括约肌切开术后狭窄。外科手术方式包括直接针对憩室进行的手术,如憩室单纯切除术、憩室内翻缝合术、Oddi 括约肌成型术等,间接手术包括各种转流和(或)内引流术,如 Billroth-Ⅱ式胃大部分切除术、Roux-en-Y 吻合术、胃空肠吻合术等。一般情况下,如无法行内镜下括约肌切开术,胆肠绕道手术优于十二指肠憩室切除术。因十二指肠憩室切除术容易损伤胆管或胰管,可增加并发症发生率和病死率。胆总管十二指肠侧侧吻合术和 Roux-en-Y 吻合术则不能降低术后反复发生胰腺炎的风险。胆总管十二指肠侧侧吻合术的手术方式较为简单,易于操作,特别适用于多种并发症的老年患者。

综上,JPD 引起的胆胰相关症状应首先考虑予以内镜下括约肌切开术,内镜治疗失败的患者则予以胆管消化道绕道手术。少数憩室穿孔病例综合各种因素后可暂予以保守治疗。出现出血并发症时,首选内镜止血治疗,如内镜止血失败,可以考虑予以栓塞治疗。如并发穿孔患者的一般情况较差或穿孔未及时发现、或内镜止血失败的大出血患者可予以外科手术,此时多选用憩室切除术。憩室切除术后发生十二指肠瘘的风险较高,十二指肠瘘相关的病死率高达 30%。

(邹多武　张玲)

参 考 文 献

1. Egawa N,Anjiki H,Takuma K,Kamisawa T. Juxtapapillary duodenal diverticula and pancreatobiliary disease. Dig Surg,2010,27(2):105-109.

2. 顾立飞,汪余勤,段晓燕,等. Lemmel 综合征合并自身免疫性肝炎 1 例. 实用医学杂志,2015,31(15):2593-2593.

3. Kim CW,Chang JH,Kim JH,et al.. Size and type of periampullary duodenal diverticula are associated with bile duct diameter and recurrence of bile duct stones. J Gastroenterol Hepatol,2013,28(5):893-898.

4. Kim KH,Kim TN. Endoscopic papillary large balloon dilation in patients with periampullary diverticula. World J Gastroenterol,2013,19(41):7168-7176.

5. Oukachbi N,Brouzes S. Management of complicated duodenal diverticula. J Visc Surg,2013,150(3):173-179.

第四十六章

十二指肠乳头肿瘤

十二指肠乳头肿瘤是指发生在十二指肠乳头区域（包含乳头内胆管和胰管）的肿瘤。肿瘤基底位于肝胰壶腹，又称壶腹肿瘤，是壶腹周围肿瘤中的一种，起病隐匿，发病率低，约占胃肠道肿瘤的 0.2%，占壶腹部周围肿瘤的 7%，遗传性家族性息肉病有 10%~12% 伴有十二指肠乳头部癌。

十二指肠乳头癌高发人群为 40~60 岁，近十年来，以每年 0.9% 的速度增长。随着人们保健意识逐渐增强和内镜等检查技术的广泛应用，加之该病位置特殊，梗阻性黄疸和胆管炎等出现较早，越来越多的患者可得到及时发现和早期诊断。该病恶性程度明显低于胰头癌和胆管下端癌，其转移途径主要是淋巴管，故十二指肠乳头肿瘤的手术切除率高达 50%，而胰头癌手术切除率仅有 10% 左右。虽然十二指肠乳头肿瘤 5 年生存率明显高于胰头癌，但仍低于 25%。原发性乳头癌随着疾病的发展，最终可浸润胰腺、胆管及邻近十二指肠。因此，这个类似于活瓣功能的十二指肠乳头部肿瘤是体积最小的致死性肿瘤。

一、病因

十二指肠乳头癌与其他恶性肿瘤，尤其是胃肠道恶性肿瘤的发生密切相关。吸烟、慢性感染、环境、免疫及遗传被认为是该病的重要易感因素。胰胆管的共同开口处是十二指肠乳头癌的重要原发部位。其发生与基因突变和基因表达水平有关：①微卫星不稳定性（Microsatellite instability, MSI）在癌前病变期即能检测出，是十二指肠乳头癌的早期表现之一；②约 40% 的壶腹癌早期，*K-ras* 基因第 12 位密码子发生突变，特别是肠型癌与 *K-ras* 突变关系更密切；③溃疡性肿瘤早期可检出 p53 蛋白过表达，甚至活检非恶性，但 p53 蛋白阳性，也有可能是癌；④p21 蛋白过表达提示预后不良。

十二指肠乳头癌的可能起始部位：①胰胆管共同开口处上皮；②胆总管末段上皮；③胰管末段上皮；④十二指肠乳头的十二指肠黏膜覆盖处；⑤十二指肠腺上皮；⑥迷行于共同开口处的异常胰腺腺泡。因此，共同开口处最有可能是肿瘤的原发部位。

二、病理

十二指肠乳头肿瘤发生在胆管与肠道交界的移行区，大多分化程度高，生长和转移速度相对缓慢，病理学上分为肠型和胰胆管型。肠型癌细胞质嗜酸性，起源于十二指肠黏膜；胰胆管型癌有乳头状突起伴散在纤维灶，胞质清晰，起源于胰胆管上皮，因胰管或胆管上皮通常呈乳头状突起,其发生率超过肠型癌。肉眼可见的溃疡多见于胰胆管型癌,其淋巴结转移率明显高于肠型癌,即使术中完整切除,还需彻底淋巴结清扫。而肠型癌。肿瘤切除后无需淋巴清扫,其长期生存率明显高于胰胆管型癌型癌患者。

十二指肠乳头良性肿瘤主要有腺瘤、脂肪瘤、纤维瘤、平滑肌瘤、错构瘤、血管瘤及神经内分泌肿瘤。腺瘤最多见,分为管状腺瘤、绒毛状腺瘤及混合瘤,绒毛状腺瘤易恶变。神经内分泌肿瘤罕见,以类癌为主,在黏膜下浸润性生长。小于 10mm 者,2% 可发生转移。

十二指肠乳头部恶性肿瘤几乎为腺癌,约 40%~50% 的小肠腺癌发生于十二指肠内,而乳头部最多,神经内分泌肿瘤、印戒细胞癌较少,淋巴瘤、黑色素瘤、肾上腺样瘤多从其他部位转移而来。腺癌分息肉型、溃疡型及混合型。息肉型又分为腔内突出型和壁内浸润型。腔内突出型突出肠腔,表面坏死、出血;壁内浸润型表面正常,癌肿主要向肌层和肠外浸润生长。淋巴结转移多见于溃疡型,壁内浸润型少见。十二指肠乳头腺瘤常合并家族性腺瘤性息肉病,许多患者行预防性结肠切除,而忽略了十二指肠乳头腺瘤,其发生癌变,成为患者死亡的主要原因,因此,对 FAP 患者进行十二指肠乳头腺瘤筛查十分必要。十二指肠乳头部 Brunner 腺增生和纤维腺瘤病在临床上和内镜下都与恶性肿瘤相似,需病理鉴别诊断。

三、诊断

1. 临床表现　十二指肠乳头肿瘤由于瘤体位于胆胰管汇合处,易引起胆胰管阻塞,大多因黄疸和发热就诊或行胃镜检查时偶然发现,早期出现食欲缺乏、发热及厌油等不典型症状,部分患者仅表现为肝功能异常。

(1)腹痛与腹部不适:①因胰胆管出口梗阻而强烈收缩,出现上腹部阵发性疼痛;②胆管或胰管内压力增高引起内脏神经痛,表现为上腹部钝痛,饭后 1~2 小时加重,数小时后减轻;③反复发作的胰腺炎也可致腹痛。

(2)黄疸:十二指肠乳头部肿瘤瘤体直径多<3cm,但位置特殊,易出现黄疸。以无痛性、进行性及波动性黄疸为特征,许多患者黄疸为首发表现。由于肿瘤可以溃烂、坏死及脱落,故黄疸呈明显波动性。

(3)消瘦、乏力:因食量减少、消化不良及肿瘤消耗导致体重减轻和全身乏力。

(4)胃肠道症状:患者常有食欲减退、厌油腻食物、恶心、呕吐及消化不良等症状。部分患者因肿瘤溃烂而有呕血和柏油样便,出现轻度贫血。

(5)发热:若患者胆道继发感染,可出现发热、寒战。

(6)体征:梗阻性黄疸可致肝胆淤胆性肿大。约半数患者可触及肿大胆囊。无痛性黄疸若同时伴胆囊肿大(Courvoisier 征)是十二指肠乳头肿瘤的特征,可与胆石症鉴别。晚期十二指肠乳头癌伴腹水,少数患者出现左锁骨上淋巴结(Virchow node)肿大。

2. 实验室检查

(1)血清生化检查:胆道梗阻时,血清胆红素进行性升高,以结合胆红素升高为主,肝脏酶类(AKP、γ-GT、ALP 及 GGT 等)升高,但缺乏特异性。

(2)免疫学检查

CA19-9:若术后血清 CA19-9 降低后再升高,常提示肿瘤复发或转移。对肿瘤有无复发、预后判断有一定价值。对早期肿瘤的敏感性较低，良性疾病如胰腺炎和梗阻性黄疸 CA19-9 也可升高，但往往呈一过性。

CEA:胆汁 CEA 升高对十二指肠乳头肿瘤有较高的诊断价值。

（3）基因检测:临床上用细针穿刺细胞活检、血液、十二指肠液、粪便或通过 ERCP 取纯胰液检测 *K-ras* 基因突变,能提高十二指肠乳头肿瘤诊断的敏感性和特异性。

3. 影像学检查 虽然影像学技术较难检出小于 1cm 的肿瘤,但各种影像技术的综合应用可提高检出率。所以,影像学仍是诊断十二指肠乳头肿瘤的重要手段。

（1）纤维十二指肠镜:是十二指肠乳头肿瘤最直接、最可靠、最有价值的检查,对早期诊断有极大帮助,确诊率达 84%~90%。可早期、直观观察乳头病灶的位置、性状、色泽、形态、大小及其与周围黏膜的关系,内镜放大技术还可发现十二指肠乳头肿瘤表面的结构和异常微血管变化,并能取材活检,或收集胆、胰液行细胞学检查,由于 CPV 多起源于壶腹部的胆管、胰管或共同开口,活检时应尽量靠近胰、胆管开口,以提高诊断率。肠镜对十二指肠癌早期定位、定性诊断具有重要价值,应列为常规检查。

若肿瘤为肿块型,应在肿瘤显露部位夹取 5~6 块组织送检;若为溃疡型,应在溃疡边缘活检;若为黏膜下或黏膜内肿瘤,内镜往往无法获得肿瘤组织,应切开并在切开边缘进行取材活检,近年来内镜引导下的细针穿刺活检可提高诊断率。尽管如此,深部癌组织仍不易被发现,有时靠活检结果判断良、恶难度较大。

（2）X 线钡餐:简便易行、无痛苦,特别是十二指肠低张造影,可观察肿瘤的表面情况,可全面、清晰、明确定位瘤体的轮廓。可见十二指肠乳头增大,见类圆形肿块突入肠腔。恶性肿瘤常可见到十二指肠部分黏膜增粗、紊乱或皱襞消失,肠壁僵硬,肠腔充盈缺损或有龛影等,但对早期诊断意义不大。上消化道造影与纤维内镜结合,可有效降低误诊率。

（3）超声检查（B 超）:B 超对胆道梗阻引起的胆管扩张较灵敏,胆、胰管同时扩张,应高度怀疑乳头占位性病变,同时可发现晚期肿瘤肝脏的转移情况、肿瘤进展情况及其与周围脏器之间的关系。B 超具有简便、经济、无创及灵活等特点,且可用多种促使胆道和局部肿块显示的方法了解梗阻部位,被广泛用于该病的筛查。受气体等因素的干扰,较小的肿瘤检出率低,需进一步行显微十二指肠镜检查。伴随超声造影和超声弹性成像等超声新技术的开发和临床应用,对提高诊断率有广阔的前景和临床价值。研究显示,B 超对 CPV 造成胆道梗阻的诊断准确率可达 95%,而对于诊断梗阻原因的准确率可达 88%,但在判断可切除性方面灵敏度仅为 42%。

（4）内镜超声（EUS）:对该病的早期诊断病程评价意义较大,可将超声晶片安置在内镜前端,也可将微型超声探头从胃镜的取材孔放入腔内,在直接观察腔内形态的同时,又可实时超声扫描,获得管壁高低间断 5 层结构的各层次组织学特征和周围邻近脏器的超声图像,其优势在于不受骨骼、腹部脂肪及肠道气体的干扰,可准确判断肿瘤累及肠壁的深度、肿瘤分期及周围淋巴结受累情况等,其准确率可达 82%。胆胰管内超声（IDUS）的出现,使诊断准确率进一步提高,尤其是可明显提高直径小于 1cm 的十二指肠乳头肿瘤检出率,可区分 0.1mm 大小的病灶,对<2cm 的肿瘤诊断率可达 85% 以上,有助于诊断肿瘤对脏器、周围血管及淋巴结的浸润程度,对提高诊断率和预测手术切除性有较大帮助。EUS 能避开气体和脂肪干扰,近距离观察十二指肠乳头,清晰程度,特别在评价淋巴结受侵方面更优于螺旋

CT。EUS 还可进行细针穿刺活检,对明确不能切除十二指肠乳头肿瘤的诊断、指导临床放化疗具有重要意义。在术前判断肿瘤分期方面,EUS 较 US、CT 及 MRCP 等方法有更高的灵敏度和特异性。

(5) CT:能有效评估肿瘤局部侵犯,淋巴结和远处转移情况,特别是多层螺旋 CT 和灌注 CT,对肿瘤术前分期、判断血管受侵程度及手术切除率,准确性高,并且无创,优于血管造影。通过三维 CT 重建,可清晰显示肿瘤与周围结构特别是血管的关系,可获取三维立体和旋转 360°的清晰图像,从而提高术前分期的可靠性,对病变的定位和定性均可作出较准确的诊断。对大于 1cm 的肿瘤患者,能清晰显示肿瘤边界与周围血管的关系,判断肿瘤能否切除的准确性达 90%以上。有研究表明,三维重建技术对于判断血管受侵,如肠系膜上动脉或静脉的诊断率高达 90%以上。另外,术前 CT 三维重建对于术前评估 CPV 手术可切除性的准确率也高达 98%。

CT 表现如下:①直接征象:十二指肠内侧乳头局部隆起占位(充盈缺损征和软组织块影)是十二指肠乳头肿瘤的直接征象。②间接征象:胆囊增大、胰管及胆总管扩张是十二指肠乳头肿瘤的间接征象。在肾门(第 2 腰椎)水平,胆管和胰管并列扩张,出现"双管征",部分患者可见胰体尾部萎缩或潴留性囊肿。应用薄层和高分辨 CT 扫描可更好地显示胰管和胆管的扩张情况。③周围浸润征象:肿瘤侵犯邻近脏器、血管及淋巴结转移。

(6) 经内镜逆行胰胆管造影(ERCP):可在内镜直视下直接观察十二指肠乳头的形态和开口,如发现乳头病变还可直接取材行病理检查,是目前诊断十二指肠乳头癌最好的检查方法之一。可显示胆管、胰管形态,有无扩张、狭窄、梗阻及中断等表现。同时在胆管内置入支架可术前减轻黄疸,也可收集胰液或用胰管刷获取细胞进行检测。缺点是 ERCP 可引起急性胰腺炎或胆道感染。

(7) 磁共振成像(MRI):对软组织分辨率高,在显示病灶与周围组织关系上更清晰,不需要造影剂,尤其适用于造影剂过敏、胆胰管畸形及不能耐受增强 CT 者。MRI 可发现大于 2cm 的肿瘤,横断面上扩张的胆管与正常胰管相连,形成十二指肠乳头癌特征性"苹果把"征样图像。磁共振血管造影(MRA)结合三维成像,能提供旋转 360°的清晰图像,可代替血管造影,三维 MRI 增强扫描对肿瘤向管腔内的侵犯显示更为直观。磁共振胰胆管造影(MRCP)为非介入性胆胰管成像技术,无创伤、图像清晰,能显示胰、胆管全貌,可直观显示梗阻部位及其扩张程度,胆管远端鼠尾型、偏心性狭窄,乳头区低信号占位,壶腹 V 形切迹。该方法是判断有无胰、胆管梗阻最直接的方法,可替代侵袭性的 ERCP。MRI 有较高的敏感性和特异性,是 CPV 较好的检查方法。MRCP 定位准确率达 93.55%～100%,定性准确率达 75%～90.5%。

(8) 选择性动脉造影(DSA):对伴有出血的肿瘤,可显示出血部位,肿瘤与邻近血管的关系、评估肿瘤可切除性等方面具有较大价值。

(9) 正电子发射断层扫描(PET):肿瘤部位摄取氟化脱氧葡萄糖(FDG)增加形成异常浓聚灶,对十二指肠乳头肿瘤亦有较高的检出率,对转移灶的早期发现有较大价值。PET 可检出 2cm 以上的十二指肠乳头肿瘤,肿瘤大小与荧光脱氧葡萄糖的摄取率不一定相关。对肝转移灶和转移的淋巴结显示良好,仅在需要判断有无全身转移时有意义,不作为常规检查。

（10）经皮肝穿刺胆道造影（PTC）：PTC可显示梗阻以上部位胆管扩张的情况，对肝内胆管扩张明显者，可置管引流（PTCD）减轻黄疸，由于存在出血和胆瘘的风险，目前无创检查基本可取代该方法。

4. 其他检查

（1）胰管镜检查（PPS）：主要用于十二指肠乳头肿瘤和胰腺癌的鉴别。PPS是近二十年来发展的新技术，利用母镜技术将超细纤维内镜，通过十二指肠镜的操作孔插入胰管，观察胰管内病变，是唯一不需剖腹便可观察胰管的方法。1974年Katagi和Takekoshi首次将PPS应用于临床，随着技术和设备的不断改善，电子胰管镜的出现，可早期发现细微病变，并可进行活检、细胞刷检、*K-ras*基因检测等。由于胰管镜操作复杂，易损坏，只能在有条件的医院开展。

（2）细针穿刺细胞学检查：在超声内镜引导下行细针穿刺细胞学检查，80%以上可获得正确的诊断。

四、治疗

1. 手术治疗　手术切除是治疗十二指肠乳头肿瘤的唯一手段，也是目前最有效的治疗方法，预后良好。手术方式与肿瘤部位、浸润深度及有无淋巴结转移相关。在肿瘤性质和分期不确定时，先局部切除，待术中冰冻结果，选择相应的治疗方式。保证局部切除的有效性必须满足两个条件：首先，确定无淋巴结转移；其次，保证足够的切缘。

（1）经内镜切除术：1983年首次报道了内镜下十二指肠乳头肿物的乳头切除术。近年来随着内镜技术和内镜下切除技术的发展，经内镜手术是乳头良性肿瘤和早期恶性肿瘤的首选方案，可提供准确的诊断，指导下一步治疗，同时避免不必要的外科手术。目前内镜下十二指肠乳头癌完整切除率为54%～92%，复发率为0～33%，并发症发生率低。十二指肠乳头癌与胰腺癌相比局部和神经、血管侵犯较少，结合超声内镜、胰胆管内超声微探头、放大内镜、色素内镜、窄带成像技术（narrow band imaging，NBI）、内镜智能分光比色技术（fuji intelligent chromoendoscopy，FICE）用于排除肿瘤是否侵及胰胆管和深部组织。未浸润者均可行内镜下局部切除，切除后将完整标本行病理检查；若发现肿瘤侵犯较深而未能彻底切除，可进一步行外科根治术，这是目前治疗早期乳头癌的最微创的方式；对于术后随访发现病变复发者，可再次经内镜切除病变。

内镜下乳头切除术仍存在挑战，对内镜技术要求高，操作困难，并发症不易处理，不能完整切除，高复发率等。发生急性胰腺炎、十二指肠穿孔、胆管炎、出血、乳头狭窄、癌细胞种植、肿瘤残留或复发等并发症的风险为23%，总病死率为0.4%。通过术后放置胆管、胰管支架，可防止胰胆管狭窄、胰腺炎、胆管炎等并发症发生。

经内镜切除术包括内镜下病灶切除和内镜下乳头切除。可用高频电刀，激光、微波凝固，射频消融，乙醇注射，黏膜下肿物捆扎或剥离切除，也可通过隧道技术行肿瘤切除。适应证：①不能耐受手术或不愿手术的早期十二指肠乳头癌；②腺瘤直径<4cm；③内镜下腺瘤呈良性表现；④病检为良性腺瘤（活检不同部位至少6块以上）；⑤ERCP示胆管和胰管正常。若病理提示恶性肿瘤浸润深度超出Oddi括约肌或切缘阳性，则需进一步行外科手术。

为了避免漏诊，可在乳头括约肌切开后行深层活检，以提高诊断的准确性，但乳头括约肌切开后,有可能影响病变的完整切除。因此,若内镜下见黏膜溃疡、组织脆、自发性出血等恶性表现,最好外科手术切除。随着内镜技术不断发展、内镜医师操作技巧的不断进步,纤维十二指肠镜在十二指肠乳头癌的治疗方面将有更为广阔的应用前景。

（2）十二指肠局部切除术:1899 年 Halsted 首次应用局部切除术成功治疗壶腹癌,目前局部切除得到了快速发展。随着人们对术后生存质量的重视,解剖学、现代检查手段及外科技术的发展,使早期诊断率提高,局部切除手术可以达到与根治切除相当的治疗效果,因此局部切除逐渐增多。十二指肠肿瘤血供较少,生长速度缓慢,单纯局部切除肿瘤组织,不破坏胰腺和十二指肠,可保留胰腺功能、不改变胃肠道结构和功能。与传统胰十二指肠切除相比,该技术创伤小,手术时间和住院时间短,花费少,术后生存质量高,并发症和病死率低,其疗效等同甚至优于胰十二指肠切除术,且 5 年生存率相似,因此胰十二指肠切除术逐渐减少。

局部切除方式有 3 种:除内镜十二指肠乳头切除术（endoscopic papillectomy,ESP）之外,还有开腹经十二指肠乳头切除术（transduodenalpapillectomy,TDP）和腹腔镜下经十二指肠乳头切除术（laparoscopic transduodenalpapillectomy,LTDP）。该类手术需要更为精细的手术技巧,否则其并发症常比胰十二指肠切除术更严重。

开腹经十二指肠乳头切除重建虽然损伤较内镜下切除大,但操作空间大、可行胆胰管重建、手术较容易,且切除较彻底,可避免切缘阳性,扩大了局部切除的适应范围。同时,可减少肿瘤残留和复发的风险,可根据术中冰冻病理结果调整手术方案,减少二次手术。可行单纯肿瘤切除、十二指肠乳头或壶腹部切除、胆胰管成形或十二指肠节段性切除,区域淋巴结清扫等手术。

适应证:①十二指肠乳头部良性肿瘤或局部恶变者;②对肿瘤小（直径<2cm）、分化程度较高、$T_1N_0M_0$ 期的恶性肿瘤,无周围浸润和淋巴结转移,能做到切缘无瘤组织残留者;③年龄较大、全身情况较差、合并其他器官疾病的老年患者、出于风险考虑或其他原因（如经济承受能力等）要求不做大手术者。对于早期发现的十二指肠乳头肿瘤,广泛切除乳头周围的肠壁、未端胆、胰管时,切缘距肿瘤至少 10mm 以上。注意寻找扩张的胰管,防止损伤,保证胆胰管开口于肠腔内,以防胆胰瘘并发症。常规作肠缘、胆、胰管 3 处活组织检查,若发现肿瘤残留,应扩大切除范围或改行胰十二指肠切除术。术后应积极抗感染、护肝、支持治疗,预防并发症发生。

行壶腹部切除、胆胰管成型术时要仔细辨认胆管和胰管的走向,最好先从胆总管内向下放置适合的胆道探条进行引导,以保证切开后的胆总管和十二指肠壁全层缝合确切,达到完全黏膜化是防治术后发生胆瘘、胰瘘、十二指肠瘘及出血的关键。术后负压吸引用于十二指肠减压,也是促进切口早期愈合及预防并发症发生的重要措施。

（3）保留胰腺的十二指肠切除术:适用于良性病变或癌前病变,与胰十二指肠切除相比,其优点是保留了胰腺,减少了并发症的发生。胰腺和十二指肠关系密切,有共同血供,较多的血管在其间环绕,注意保留胰头部血供是该手术的关键。对良性病变,既切除了肿瘤和好发部位,防止了复发,又保留了胰腺功能。

（4）胰十二指肠切除术（Whipple 手术）:是十二指肠乳头肿瘤的首选术式,主要有:开放胰十二指肠切除术,完全腹腔镜下胰十二指肠切除术 （laparoscopic pancreaticoduodenectomy,CLPD)、腹腔镜辅助下胰十二指肠切除术。该术式切除彻底,可裸化血管,完整清扫淋巴结,避免因肿瘤生长、糜烂、消化道出血引起的并发症和肿瘤转移引起的顽固性疼痛,只要无远隔脏器转移和重要血管浸润,均应行该手术。甚至有人认为,Whipple手术可使有淋巴结转移的患者获得长期生存,是十二指肠乳头癌标准的手术方式,可提高患者生存质量。但易出现胰瘘、胆瘘、腹腔感染及肝肾功能不全及大出血等并发症,术后并发症发生率为25.0%,术后胰瘘发生率为20%~65%,病死率约10%。

近年来随着医疗技术的发展和外科手术技巧和水平的提高,胰瘘的发生率不断下降,胰十二指肠切除术的病死率已下降至5%~10%,甚至更低。但作为腹部外科最为复杂的手术之一,其术后并发症依然高达30%~50%,明显影响患者的生存率,危害性大。鉴于患者对于术后生活质量的要求,缩小手术范围成为十二指肠乳头部肿瘤治疗的关键。

手术时间延长是增加感染危险性的一个重要因素。缺乏手术经验的外科医生发生率更高,可能归因于手术时间的延长。一方面是因为手术时间与污染机会有关,时间越长,污染机会越多;另一方面手术持续时间可能与手术难度和创伤大小有关。最好成立一个胰十二指肠切除手术组,尽量缩短手术时间,避免术野污染,减少组织创伤,妥善止血,努力防止胃肠道瘘和通畅引流等均是预防术后感染的重要措施。

术后主要的并发症:低蛋白血症、感染及出血。而年龄、肿瘤部位、术中输血量、手术方式、总胆红素、Cr及手术时间等是并发症发生的危险因素。同时高龄并非手术的禁忌证,结合术前对患者营养状况的评估,选择适当的手术方式,加上提高该病早期诊断率、强化手术组医师的熟练程度、手术技巧及配合默契以及围手术期积极详尽的治疗措施,均能有效降低术后并发症,进一步提高疗效。

高龄患者早期并发症的发生率明显升高。年龄≥60岁的患者发生上消化道出血和肺部感染的概率明显增加,对于老年患者要提前预防。年龄是原发性十二指肠肿瘤术后并发症的主要危险因素,且对术后低蛋白血症的发生有显著影响。因此,应做好高龄患者术前心肺功能评估和预康复,充分做好术前相关准备,控制好患者的血压和血糖。高龄并非手术的绝对禁忌证,只是相对禁忌证。充分的术前准备,根据不同患者的实际情况选择适当的手术方式,可减少高龄患者并发症发生率和病死率。鉴于患者对于术后生活质量的要求,手术范围的缩小成为了十二指肠乳头部肿瘤治疗的关键。

术中放置鼻肠营养管或经空肠起始部造瘘放置空肠营养管,可延长患者术后禁食时间,促进各种创面的吻合口愈合,减少并发症发生。胃管、T形管及十二指肠减压管的绝对负压和通畅是保障消化道功能恢复的关键。术后1周内每6小时抽吸1次胃液体和气体,能够保证十二指肠术区的绝对低张状态,从而减少出血和肠瘘的发生。

(5) 扩大的胰十二指肠切除术:十二指肠乳头癌早期即可浸润邻近的门静脉、肠系膜上动脉、肝动脉、下腔静脉、胆总管下端、横结肠及其系膜等,所以将浸润的脏器一并切除,可有效延长患者生存期,减缓肿瘤发展进程。①门静脉的处理:侵及门静脉的肿瘤,如果没有远处转移,可将门静脉切除,根据门静脉切除范围行修补、对端吻合或肠腔转流术。对切除门静脉侧壁长度不超过1.5cm,小于管径1/3者可行修补,否则行对端吻合,若切除段超过3cm,对端吻合困难,需行血管移植(颈静脉和大隐静脉)或者人工血管置换,必要时行肠系膜上静脉与下腔静脉转流。②邻近器官的处理:若肿瘤侵犯结肠和肠系膜血管,需处理邻近器官。

（6）姑息性手术治疗：对高龄、肿瘤分期晚及营养状况极差的患者，采用姑息性手术以提高患者生活质量，延长其生存期。上述患者可行外引流和内引流术。术前胆道引流不仅能有效缓解胆道梗阻，降低胆管内压力，恢复胆汁引流通畅，发挥胆汁在肠道内的消化吸收功能，同时可控制感染，减少内毒素血症、改善肝功能、提高免疫力及围手术期安全性、降低围手术期并发症和病死率等。

1）外引流：该病半数以上有黄疸，长期黄疸常导致机体一系列病理改变和多系统、组织及器官损伤。深度黄疸将增加手术风险，严重黄疸可致肝肾功能损害、凝血机制障碍、免疫功能下降，手术耐受性降低，常合并发热和胆管炎等感染表现。引流虽有许多好处，但外引流不能作为常规，短期的胆汁外引流并不能改善肝功能，反而会使胆汁丢失，造成水电解质紊乱，延误患者治疗。常用经皮经肝胆道引流（percutaneous transhepaticcholangial drainage，PTCD）有出血、胆瘘或感染风险。

2）内引流：①内镜下经十二指肠乳头支架植入术。合并黄疸者，在患者行新辅助等治疗前，应置入支架缓解黄疸，对常规插管有难度的肿块型，可直接采取乳头开窗术。支架材料的选择：由于肿瘤易穿透金属支架网眼导致支架早期堵塞，故采用塑料支架而不用金属支架，也可使用胆道覆膜金属支架，可有效解决支架早期堵塞。支架置入可引起急性胰腺炎、出血、胆道感染及十二指肠穿孔等并发症。②胃空肠吻合、胆总管或胆囊空肠吻合术：对不能切除的十二指肠乳头癌伴有十二指肠和胆总管梗阻者，该术式可缓解梗阻症状、减轻黄疸，提高患者生活质量。③胰管空肠吻合术：对减轻疼痛等症状具有明显疗效，尤其适用于胰管明显扩张者。为减轻疼痛，可在术中行内脏神经节周围注射无水乙醇或行内脏神经切断术、腹腔神经节切除术。

ERCP 对于其他的姑息减轻黄疸手段来说具有创伤小、并发症少及简便安全等优点。对于术前患有心肺肝肾等基础疾病的病例，同时合并有急性化脓性胆管炎且黄疸较重时，可考虑通过 ERCP 放置鼻胆管或胆道支架引流减轻黄疸来改善患者的一般情况，提高手术耐受力，即 ERCP 胆管引流可作为胰十二指肠切除术的术前过渡措施。

2. 化学药物治疗 淋巴结转移是十二指肠乳头癌复发和影响患者 5 年生存率的主要因素，行辅助化疗有益于控制区域性转移。

（1）全身化疗：早期氟尿嘧啶和铂类被广泛应用，而近年来吉西他滨已成为十二指肠乳头癌化疗的一线用药，常用剂量为：吉西他滨 $1g/m^2$，静脉滴注 30 分钟，每周 1 次，连续 3 周。目前主张以吉西他滨为基础的联合方案化疗，如：吉西他滨+氟尿嘧啶，吉西他滨+多西他赛，吉西他滨+奥沙利铂，吉西他滨+伊立替康及吉西他滨+卡培他滨等。以上方案仍缺少大样本随机对照试验支持，尚处于临床试验阶段。

（2）局部化疗：①介入性化疗：可增加局部药物浓度，减少化疗药物的全身毒性。胰腺血供主要来自腹腔动脉和肠系膜上动脉，通过插管选择性地将吉西他滨、氟尿嘧啶等化疗药物注入来自腹腔动脉的胰十二指肠上动脉、来自肠系膜上动脉的胰十二指肠下动脉。②化疗药物局部注射：可弥补切缘不足或深度不够的缺点，结合全身化疗可改善患者预后。

（3）腹腔化疗：通过腹腔穿刺或置管，将化疗药物注入腹腔，主要适用于不能耐受全身化疗者术后肿瘤复发的预防。

3. 放射治疗

（1）术中放射治疗：术中切除肿瘤后用高能射线照射，以期杀死残留的肿瘤细胞，防止复发，提高手术疗效。

（2）体外放射治疗：用于术前或术后，照射后可缓解顽固性疼痛。近年随着三维适行放射治疗（3DCRT）、调强放射治疗（IMRT）、γ射线立体定向治疗（γ-刀）等放疗技术的不断发展，放射治疗照射定位更精确，正常组织损伤小，对于缓解症状疗效确切。

4. 其他治疗

（1）免疫治疗：研究表明，肿瘤的发生、发展伴随着患者免疫功能的降低，十二指肠癌也不例外。因此，提高患者的免疫力也是治疗十二指肠癌的重要环节。通过免疫治疗可增加患者的免疫力，延长生存期。分为三种：①主动免疫：利用肿瘤抗原制备疫苗后注入患者体内，提高宿主对癌细胞的免疫杀伤力；②被动免疫：利用单克隆抗体，如针对 VEGFR 的贝伐单抗（bevacizumab）、针对 EGFR 的西妥昔单抗（cetuxirab）等；③过继免疫：将具有免疫活性的自体或同种异体的免疫细胞或其产物输入患者体内，或肿瘤中分离出的淋巴因子活化的杀伤细胞（LAK 细胞）或肿瘤浸润的淋巴细胞（TIL 细胞），经体外扩增后回输，可取得一定疗效。

（2）基因治疗：基因治疗是肿瘤治疗的研究方向，主要有：反义寡核苷酸抑制癌基因复制、抑癌基因导入、自杀基因导入等，目前尚处于试验阶段。

总之，十二指肠乳头肿瘤能切除者尽量切除，能微创尽量不开放手术；若肿瘤侵犯邻近器官和血管，造成肿瘤无法切除者，可采用减轻黄疸、介入治疗。减轻黄疸可以改善肝功能；介入治疗可减轻门静脉、肠系膜上血管的受侵程度，使肿瘤缩小或界限相对清楚，为手术创造条件。随着新理论和新技术的不断发展和广泛运用，必将推动不能切除十二指肠肿瘤的综合治疗，使不能切除的患者生存期明显延长。

（王昆华　徐玉）

参 考 文 献

1. Bai-Sen Li, Hui Shi, Min Wen, et al. Widespread lymph node recurrence of major duodenal papilla cancer following pancreaticoduodenectomy. World J Gastroenterol, 2015, 21(48): 13593-13598.

2. AmaneKitasato, Tamotsu Kuroki, Tomohiko Adachi, et al. Duodenal tubular resection using laparoscopic-endoscopic cooperative surgery: A new technique for the treatment of duodenal lesions. Asian J Endoscopic Surg, 2016, 9(1): 101-104.

3. Shia J, Agaram NP, Olgac S, et al. Adenocarcinoma of the minor duodenal papilla and its precursor lesions: a clinical and pathologic study. Am J Surg Pathol, 2014, 38(4): 526-533.

4. Soon Ha Kwon, Tae Hoon Lee, Hyun Jong Choi, et al., Prophylactic pancreatic duct stent placement after endoscopic snare papillectomy of duodenal major papillary tumors; prospective, randomized study, preliminary report. Pancreatoogy, 2013, 13; S1-S80.

5. Amir Klein, Nicholas Tutticci, Michael J Bourke. Endoscopic resection of advanced and laterally spreading duodenal papillary tumors. Digest Endosc, 2016, 28(2): 121-130.

6. Toru Matsui, Hiroyuki Matsubayashi, Kinichi Hottal, et al., A case of carcinoma in an adenoma of the duodenal minor papilla successfully treated with endoscopic mucosal resection. Case Report, 2016, 04(3): E252-E254.

7. ElN A, Salah T, Sultan A, et al. Pancreatic Anastomotic Leakage after Pancreaticoduodenectomy. Risk factors,

Clinical predictors, and Management (Single Center Experience). World J Surg, 2013, 37(6): 1405-1418.

8. Fahrtash-Bahin F, Holt BA, Jayasekeran V, et al. Snare tip soft coagulation achieves effective and safe endoscopic hemostasis during wide-field endoscopic resection of large colonic lesions. Gastrointest Endosc, 2013, 78(1): 158-163.

9. Afghani E, Akshintala VS, Khashab MA, et al. 5-Fr vs. 3-Frpancreatic stents for the prevention of post-ERCP pancreatitis in high-risk patients: A systematic review and network meta-analysis. Endosc, 2014, 46 (7): 573-579.

10. Bourke M. Endoscopic ampullectomy. In: Cotton PB, Leung J(eds). ERCP: The Fundamentals, 2nd edn. Chichester, UK: John Wiley and Sons, Ltd, 2015: 170-186.

11. Rustagi T, Jamidar PA. Endoscopic retrograde cholangiopancreatography (ERCP)-related adverse events: post-ERCP pancreatitisGastrointest. Endosc ClinN Am, 2015, 25 (1): 107-121.

12. Mathur A, Paul H, Ross S, et al. Transduodenalampullectomy for ampullary adenomas: a safe and effective procedure with long-term salutary outcomes. Am J Surg, 2014, 80 (2): 185-190.

13. Bourke MJ. Endoscopic resection in the duodenum: Current limitations and future directions. Endosc, 2013, 45 (2): 127-132.

第八篇

胆胰疾病的特殊问题

第四十七章

老年胆胰疾病

第一节 老年急性胰腺炎

急性胰腺炎(acute pancreatitis,AP)是一种临床的常见病和多发病,轻症可自限,重症引发多脏器功能损害甚至危及生命,且预后各有不同。近年来,随着社会饮食习惯改变及人口老龄化,老年 AP 的发病率逐年增高。有学者认为高龄(>60 岁)仍可作为独立指标,对 AP 的病情严重程度进行早期预测,故老年患者急性胰腺炎的诊治有其一定的特殊性。

一、病因与发病机制

目前研究发现急性胰腺炎常见的致病因素为胆道疾病、饮食不当、高脂血症及细菌、病毒感染等其他因素。胆道疾病多因结石阻塞于胆总管和胰管共同通道的远端时,胆汁反流入胰管,使胰酶原激活成为胰酶,从而引发 AP。饮食不当(暴饮暴食、大量饮酒)、胆汁逆流、胰管梗阻、酒精等刺激引起的胰腺炎,会使中性粒细胞过度激活,产生大量炎症介质如肿瘤坏死因子、白细胞介素等,使胰腺微循环障碍和血管通透性增高,导致胰腺炎症、坏死。随着生活水平的提高和饮食结构的改变,高脂血症与 AP 的关系越来越引起人们的关注。目前多数临床研究认为,高脂血症可促发或引发胰腺炎并提出游离脂肪酸学说,认为高脂血症释放的大量游离脂肪酸会损伤血小板及血管内皮细胞,导致胰腺腺泡细胞缺血及损伤;另一方面,高三酰甘油血症(HTG)可使血黏稠度增加、胰腺血运障碍,导致缺血及酸中毒并损伤胰腺微循环,最终导致 AP 的发生。

近年来研究还表明肠道细菌易位也是 AP 感染的主要原因。

据文献报道,我国以胆道疾病为主要病因约占全部 AP 病例的 40%～50%,与饮食有关者占 30%～35.7%,与饮酒有关者占 6.19%,高脂血症病因有明显升高趋势,约为 9.30%。

对于老年患者,胆道疾病是导致老年 AP 的首要病因。大约达到 50%～55% 左右,其次中老年人高脂血症者多于青年人。高脂血症也是老年 AP 的较常见病因。

随年龄的增长,胆石症及胰腺炎发病率升高,胆系疾病是老年 AP 最重要的发病因素,其中女性胆系疾病患病率相对较高,大约的男女之比 1:1.5 左右,故而老年 AP 患者以女性多见;近年来随着 B 超、CT、ERCP 等影像学技术发展更新,同时日益重视对胆总管小结石病和直径<2mm 的胆固醇结晶、胆红素钙颗粒及碳酸钙颗粒样的微小结石的研究,以往许多不明原因的胰腺炎被证实为胆系微小结石所致。

高脂血症已成为老年 AP 另一个主要病因。其可能原因:胰腺小叶是胰腺循环形态学的基本单位,高脂血症、动脉粥样硬化、恶性高血压等易造成胰腺小叶内微动脉痉挛、栓塞、血栓形成或间质水肿而出现所支配区组织供血不足,这可能是 AP 发病的始动因子,而胰腺持续缺血可能是 AP 持续恶化的重要因素。

在临床上,也不能忽视如药物、毒物、医源性损伤和胰腺肿瘤所致的胰腺炎。

二、病理

急性胰腺炎病理可分为急性水肿型及急性出血坏死型胰腺炎两型。

重症急性胰腺炎(severe acute pancreatitis,SAP)可导致多器官病理损伤。由于炎症波及全身,胰腺大量炎性渗出,常有胸水、腹水等,还可有其他脏器如肺、心脏、肝、肾、肠道等的炎症病理改变。

SAP 是临床常见的严重急腹症之一,病情凶险,病程进展迅速,病死率高达 20%~40%。老年患者因机体器官的衰老,常患有较严重的并存疾病,更增加了病情的危险性和治疗的复杂性。老年 SAP 主要临床特点有病情重、并存病多、并发症发生率高、住院时间长、病死率高等,常伴有各种严重的慢性病,如高血压、冠心病、糖尿病、高脂血症等。由于这些慢性病的存在,常使老年患者的临床症状复杂多变,给诊断和治疗带来了许多困难。SAP 不仅是胰腺局部的严重炎症,也是影响多器官功能的全身疾病。SAP 的局部病理改变可激活炎症细胞释放细胞因子,触发炎症介质瀑布样级联反应,从而使之迅速发展为 SIRS,造成血流动力学和全身血管通透性改变影响全身各系统。同时,SAP 也加重原有的一些慢性并存疾病,极大地增加了救治的难度。老年患者脑、肺、肾、肝等脏器储备功能低下,本身机体代偿、组织修复能力均较差,一旦发生胰腺炎,极易引起 MODS,甚至死亡。研究显示,老年 SAP 并发肺部感染、ARDS、肝肾功能损害、休克等发生率明显高于其他年龄层患者,其中以肝功能损伤尤为突出。

三、临床表现

(一) 老年 AP

老年 AP 患者仍以腹痛为主要临床表现,可伴随发热、恶心、呕吐等症状,但与非老年 AP 患者相比,老年患者腹痛发生率较低。部分老年 AP 患者临床表现不典型,可仅表现为隐痛或无腹痛,以腹胀、食欲减退、上腹不适或较早出现循环衰竭、呼吸困难、胸腹腔积液、麻痹性肠梗阻为主要表现,临床上易误诊或漏诊,需要提高警惕。另外老年 AP 患者的黄疸发生率较高,考虑与胆源性 AP 比例高有关。

(二) 老年 SAP

老年 AP 患者容易发展为 SAP,主要由于以下原因:

1. **症状体征不典型** 老年患者腹痛、发热、腹膜刺激征发生率均相对较低,与其疼痛阈值升高、反应迟钝及免疫功能下调有关。早期常难以明确诊断,易发展为重症 AP。

2. **自身因素** 老年人常伴有高血压、冠心病、糖尿病等多种疾病,机体抵抗力下降,器官功能退化,免疫功能障碍,从而引起水、电解质紊乱,休克及酸碱平衡紊乱等,加之器官代偿能力下降,发病后易并发多器官功能衰竭,这些因素均会导致老年患者病情较重,甚至患者发生死亡。

3. **胆石症** 老年人胆管蠕动减慢、胆汁淤滞,容易造成胰腺炎和胆管感染互为加重,易发生重症 AP。老年 SAP 患者胰腺局部并发症如胰瘘、胰腺脓肿等的发生率与非老年 SAP

患者无明显差异。但老年 SAP 合并 MODS、感染、休克的比例显著升高。

四、辅助检查

（一）常见的实验室检查标志物

1. 淀粉酶　血淀粉酶在起病后 6~12 小时开始升高,48 小时开始下降,持续 3~5 天,血清淀粉酶超过正常值 3 倍可临床确诊为 AP。尿淀粉酶常升高持续 1 周。部分老年患者因病情重,血清淀粉酶处于下降阶段,可能仅轻度升高,需要结合尿淀粉酶及其他生化及影像学检查协助诊断。

2. 脂肪酶　血清脂肪酶常在起病后 24~72 小时开始上升高,持续 7~10 天,对病后就诊较晚的急性胰腺炎患者有诊断价值,且特异性也较高。

3. CA19-9　CA19-9 是胰腺癌和结、直肠癌的标志物。血清 CA19-9 阳性的临界值为 37kU/L。急性胰腺炎 CA19-9 浓度也可增高,但往往呈"一过性",而且其浓度多低于 120kU/L。

（二）反映 SAP 病理生理变化的实验室检测指标

1. 白细胞总数$>16\times10^9$/L;

2. C 反应蛋白>150mg/L;

3. 血糖(无糖尿病史)>11.2mmol/L;

4. 血钙<2mmol/L;

5. 血氧分压<60mmHg;

6. TB、AST、ALT 升高;

7. 白蛋白降低;

8. BUN、肌酐升高;

9. 血三酰甘油升高;

10. 血钠、血钾、pH 异常等。

（三）影像学检查

1. X 线检查　主要为了排除其他急腹症,如内脏穿孔等,并发现肠麻痹或麻痹性肠梗阻。"哨兵祥"和"结肠切割征"为胰腺炎的间接指征,弥漫性模糊影、腰大肌边缘不清提示存在腹腔积液。

2. 超声检查　作为常规初筛检查,急性胰腺炎 B 超可见胰腺肿大、胰内及胰周围回声异常;亦可了解胆囊和胆道情况;后期对脓肿及假性囊肿有诊断意义。但超声检查在急性胰腺炎的诊断亦有其局限性,其影响因素包括:操作者的经验和熟练程度,对某些胰腺增大和回声改变认识不足,仪器的灵敏度不高等。早期患者胰腺炎形态学改变不显著,临床症状及体征变化不明显。患者高度肥胖或麻痹性肠梗阻引起 B 超声像图特征不典型,造成漏诊和误诊。动态超声检查可相对较及时、准确地监控胰腺的大小、形态、血流的变化,周围声像图表现以及内部结构回声,在特定情况下有一定的判断价值。

3. CT 检查　为确诊 AP 的主要方法,可评估胰腺炎的严重程度及有无局部并发症,是否存在胆道结石和扩张等,对鉴别水肿型与出血坏死型胰腺炎也有较大价值,且不受肠腔胀气影响。胰腺炎主要表现为胰腺局限性或弥漫性体积增大,胰腺密度正常或减低,严重者为混杂密度(高密度为出血,低密度为坏死及液化),胰腺边缘模糊不清(渗出使周围脂肪密度增高),胰周水肿、积液,肾前筋膜及侧椎筋膜增厚,可出现腹腔积液。胰腺 CT 增强扫描为诊断 AP 的"金标准",虽然部分老年患者因年龄、基础疾病等因素无法行 CT 增强扫描,但 CT 仍然为确诊 AP 的首选影像学检查。

4. MRI 与 MRCP 检查　常规 MRI 检查并不比 CT 优越,仅用于肾衰竭或严重过敏而不能耐受静脉造影剂者。主要表现为胰腺体积弥漫性增大,边缘欠光滑。T_1 加权呈低信号强度,T_2 加权信号明显增强。因胰腺水肿导致胰腺形态不清,伴有出血时,T_1 和 T_2 加权均呈高信号强度,主胰管扩张常超过 3mm。

磁共振胰胆管造影(magnetic resonance cholangiopancreatography,MRCP)可显示胆管阻塞形态、狭窄部位及程度,可旋转从不同角度、方向观察,消除周围结构如胃,十二指肠等对胆管的重叠。MRCP 是观察胰胆管形态的最好的可替代性方法。对梗阻性黄疸者有助决定梗阻的部位、范围及病理性质,其敏感性为 91%～100%。MRCP 不用造影剂即可显示胆道,操作简单、安全、无创伤、患者易接受且无并发症。对肝门水平以上胆管阻塞,MRCP 一次能显示各段阻塞扩张的胆管及阻塞远段及近段管道。

5. ERCP 检查　内镜逆行胆胰管造影(endoscopic retro-grade cholangiopancreatography,ERCP)是在内镜下经十二指肠乳头插管注入造影剂,从而逆行显示胆胰管的造影技术,是目前公认的诊断胆胰管疾病的"金标准"。通过 ERCP 可以行胆管支架引流术、胆总管结石取石术等微创治疗。老年 AP 患者常有较多禁忌,MRCP 因其无创、无 X 线照射、不需造影剂等优点已逐渐成为胆胰疾病首选的诊断方法,而 ERCP 逐渐转向胆胰疾病的治疗,由于 ERCP 创伤小,手术时间短,并发症较外科手术少,住院时间也明显缩短,成为当今胆胰疾病重要的治疗手段。MRCP 探测微小胆胰管异常或微小胆总管结石的效果有限,壶腹部成像不能准确区分嵌入的结石与壶腹内在的病变,不利于壶腹病变早期诊断。ERCP 可进行疾病动态观察,特别是活体组织和细胞学检查,这对胆胰疾病早期诊断有一定临床意义。

6. 超声内镜检查　超声内镜可紧贴胃壁或十二指肠壁进行扫描,与胰腺、胆道仅一壁之隔,可清晰的显示全部胰腺组织、胆管全长及胆囊。对于发现胰腺小的肿瘤、胆管末端肿瘤或十二指肠乳头部肿瘤有不可替代的作用。它可清晰地显示胰腺的实质结构和胰管的细小改变,如胰腺实质内高回声、腺体呈小叶样结构、囊性变、钙化,胰管扩张、胰管结石等征象,并能对胰腺假性囊肿等进行穿刺诊疗。

五、诊断及鉴别诊断

(一) 确定老年 AP

AP 的确诊依据症状,血清学指标及影像学检查结果。但老年 AP 因其症状不典型,易受基础疾病影响,部分患者血淀粉酶仅轻度升高或正常范围,故早期诊断存在一定的难度。应动态观察患者腹痛等症状变化,血清学指标、及时完善相应的影像学检查以尽早明确诊断。

(二) 确定是否为老年 SAP

主要依据 APACHE Ⅱ评分与急性胰腺炎 CT 分级,注意重视局部并发症及脏器衰竭情况。

(三) 鉴别诊断

老年 AP 患者常常合并心脑血管疾病、糖尿病等基础疾病,故应与急性心肌梗死,急性肠梗阻,胆石症等疾病鉴别。

六、治疗

AP 的治疗主要为积极控制炎症,并寻找治疗病因。AP 早期诊断和早期保守治疗可控制胰腺局部的炎症反应,减少重症 AP 的发病率。老年 AP 患者应实施早诊断、早治疗,以遏制病情的恶化、降低病死率。

老年 AP 因年龄,营养状况,基础疾病等因素影响,故以内科治疗为主,内镜微创治疗为辅,在严格适应证的情况下再选择手术治疗。

(一) 监护

年龄是影响 AP 预后的独立危险因素,对于老年 AP 患者,应给予更细致的监护。依据症状、体征、实验室检查、影像学变化及时了解病情发展,高龄、肥胖、糖尿病等是 SAP 高危人群,动态采用 APACHE Ⅱ 评分有助于动态评估病情程度。

生命体征的观察不仅包含体温、脉搏、呼吸、血压等,还应注意患者皮肤黏膜、瞳孔、神志及尿量等变化。

(二) 器官支持

1. 液体复苏　AP 患者常常需要足量补液,但老年 AP 患者应注意其心功能情况,且老年患者血管状况较差,含钾电解质溶液常导致外周静脉炎发生,有条件可进行中心静脉置管,减少对外周血管刺激,并有助于监测中心静脉压,指导补液及观察心功能情况。观察尿量情况,提倡边补液边利尿。

2. 呼吸支持　AP 患者都应鼻导管或者面罩给氧,老年 AP 患者血氧饱和度应力争>95%。当出现呼吸窘迫、急性肺损伤等情况应给予正压机械通气。

3. 肠道功能维护　老年患者肠道屏障功能减退,极易导致肠道菌群失调和影响肠道炎症反应,甚至发生二重感染。胃肠减压及灌肠有助于减轻肠道负担,胃管注入大黄水等中药及鼻饲肠道益生菌有助于调节肠道微生态,减轻肠腔内毒素等在肠道屏障功能受损时的细菌移位及减轻肠道内的炎症反应。笔者医院应用中药茴香外敷对缓解患者腹胀症状也有明显效果。

4. 连续性血液净化　老年 SAP 患者高病死率的关键因素不是局部病理改变,而是器官功能障碍,特别是心血管、肺、肾、脑功能障碍。因此,给予老年 SAP 患者积极有效的治疗尤为重要。连续性血液净化是通过弥散、对流、吸附方式清除多种对机体的有害物质,对肾脏、心脏、肺等多个器官和系统功能的恢复都有积极作用,并有助于改善患者营养状况,提高救治成功率。具体表现为:①通过清除体内炎症介质和血管活性物质,保持血流动力学稳定,改善患者心功能,患者耐受性好;②调整内环境,保持水、电解质和酸碱平衡,促进肾功能恢复;③清除肺间质水分、减轻肺部炎症、改善通气功能;④改善营养状况。与间歇性血液透析相比,CBP 较适合老年及血流动力学不稳定的危重患者。

(三) 抑制胰液分泌

1. 禁食、胃肠减压、灌肠通便

2. 抑制胃酸及使用生长抑素或生长抑素类似物　奥曲肽是人工合成的生长抑素八肽,保留了天然生长抑素十四肽的药理活性,且作用更强、更长效,其可明显抑制胰腺分泌,使胰腺对促胰液素、蛙皮素和胆囊收缩素等刺激反应性降低,使胰液量、碳酸氢盐和蛋白质的排出量减少 40%,还可提高前列腺素水平,防止胰腺缺血和改善微循环。

（四）控制感染

应选择针对革兰阴性菌、厌氧菌的,能透过血胰屏障的抗生素,目前推荐三代以上头孢类抗生素联合氟喹诺酮类及甲硝唑类抗生素治疗,严重患者可以选择碳青霉烯类抗生素。老年患者容易合并二次感染,应及时检测微生物学指标,必要时加用抗真菌治疗。

血必净能辅助清除血液中的炎症因子,早期联合抗生素治疗,对部分老年 AP 患者有一定的效果。

（五）营养支持

开始行全肠外营养,注意补充氨基酸及积极维持水电解质平衡,老年 AP 患者营养状况较差,可根据病情酌情补充白蛋白,免疫球蛋白等血液制品。

谷氨酰胺强化的肠内营养比常规肠内营养更能有效改善重症急性胰腺炎机体的高分解代谢。

丙胺酰谷氨酰胺注射液输注后在体内迅速分解出现谷氨酰胺,后者能调节蛋白质合成,促进组织愈合。早期肠内营养与谷氨酰胺联用可明显改善重症急性胰腺炎患者的营养和细胞免疫状况。

病情控制后,肠道功能初步恢复,有自主排气及排便时可酌情给予肠内营养,循序渐进,有利于恢复肠道功能。

（六）改善胰腺供血

研究发现,灯盏花素可以改善胰腺微循环,降低血液黏滞度,改善胰腺局部血液供应,纠正组织缺血、防止坏死,提高胰腺组织对缺氧的耐受性。其对胰及胰外器官损害具有保护作用,可促进胰腺细胞再生,从而促进胰腺恢复,在老年重症胰腺炎的临床治疗上收到良好效果。

（七）内镜治疗

对于年老体弱的胆胰疾病患者,传统的治疗方法包括内科保守治疗及外科手术治疗。内科保守治疗因抗生素等药物难以进入胆道,且无法解除胆道梗阻,故效果欠佳,患者多死于感染、败血症及淤胆所致的肝功能衰竭。常规外科手术创伤大、麻醉风险高,多不能耐受,病死率高,尤其合并梗阻化脓性胆管炎时急诊手术病死率更高,有报道达 25%~50%。内镜治疗具有微创、操作时间短,并发症发生率及病死率低等优点。对于胆源性 AP 应尽早进行治疗性 ERCP 治疗。

老年胆胰疾病 ERCP 治疗适应证是老年患者并发症严重而不适合外科手术者;既往胆道手术后合并原发或继发胆总管结石者,因再次外科手风险较大,而且术后结石易复发,反复多次手术无疑会对患者造成更大伤害。自从开展 EST 以来,不但可以引流排脓,还可以放置鼻胆管引流,降低了治疗风险,起到更好的治疗效果。可以肯定在胆总管结石治疗领域中 EST 完全可以代替某些外科手术。

老年患者由于多有糖尿病、高血压、冠心病等合并症,行 ERCP 治疗前应积极治疗原发病,详细做好术前准备工作,检查过程中亦要做好生命体征的监护并做好各种抢救措施,缩短操作时间,对于一般情况较差的患者,不要急于一次完全取出结石,可先置入鼻胆管或内支架引流,等一般情况好转后再做进一步处理。治疗性 ERCP 的常见并发症主要是出血、穿孔、胆管炎及胰腺炎。急性胰腺炎均为轻型,经生长抑素等保守治疗后痊愈。术前常规使用奥曲肽注射液,术中缩短插管时间,做到选择性插管,多用导丝指引,少用造影剂显影,注射造影剂时压力不要太高,可减少胰腺炎并发症的发生;胆管炎发生可能与术后乳头水肿、胆汁引流不畅有关,如治疗中 EST 为小切口或结石过大无法取净时,可行 ENBD 或 ERBD 预防胆管炎的发生。术中有时少量出血,给予局部电凝及喷洒肾上腺素后多半出血可以停止,如出血较多,可局部注射肾上腺素生理盐水或置放钛夹。

综上所述,内镜治疗老年胆胰疾病患者,特别是伴有各种并发症的患者,只要充分做好术前准备,调整心肺功能,严格掌握适应证,在老年胆源性 AP 治疗上值得尝试。

(八) 介入治疗

有研究显示,胰腺血流只占全身血流的 0.8%,血栓、炎症等因素易导致胰腺局部灌注障碍而缺血坏死。SAP 的血管造影显示 58% 的胰腺动脉有狭窄、未显影、粗细不均等异常改变,表明胰腺灌注障碍是导致胰腺炎由水肿向坏死演变的关键因素,并与病情的严重程度、并发症密切相关。因此,发生老年 SAP 时,采用常规的全身给药方式,很难在胰腺局部达到有效浓度,势必影响治疗效果。由于胰腺的血供主要来自腹腔动脉,因此经腹腔动脉插管给药灌注治疗,可增加胰腺组织的血药浓度,具有比静脉给药更大的优势。另外,经区域动脉所给药物经过静脉回流至肝代谢后进入体循环,再次进入胰腺组织,进行第 2 次治疗,提高了药物的有效利用。最近的研究显示,经选择性动脉灌注给药到达胰腺组织的药物浓度为静脉给药途径的 3~5 倍,从而有可能极大地提高药物对 SAP 的治疗效果,疗效明显优于全身用药治疗。另外,胰腺区域动脉灌注治疗还具有药物通过门静脉直接回流到肝脏,经代谢后全身药物不良反应小的优点。既减少了老年 SAP 的并发症,降低其病死率,还缩短了住院时间,减少治疗费用,也是一种疗效相对肯定、安全性高、不良反应少、患者耐受性较好的方法。

(九) 手术治疗

老年 AP 患者多合并有心、肺、肾等重要器官的慢性病症,无疑会增加手术的危险性。因此,在确定手术方式时应考虑老年患者耐受力差的特点,急症手术应力求简捷,手术范围宜尽量减小,使患者能顺利渡过手术关。减少术后并发症。对老年人重症胆源性急性胰腺炎,则应遵循个体化方案的治疗原则,重视维持水电解质酸碱平衡和血液循环的稳定,积极改善胰腺微循环,减少胰液和胃液分泌等处理手段,如有必要则应该及时手术,并加强围手术期治疗。

七、预后

老年 AP 轻症患者预后一般较好,但老年 SAP 病死率高于非老年 SAP 患者,主要由于年龄增高,出现身体功能衰退、心肺功能减弱、应激能力差等方面的原因,出现并发症尤其是心肺肾等重要器官功能障碍的概率较高。感染、肺和肾功能障碍是影响老年 AP 预后的独立危险因素。积极控制感染、防治多器官功能障碍对老年 AP 的治疗具有重要意义。

(熊枝繁)

参 考 文 献

1. Gloorb, Ahmedz, Uhlw, et al. Panceatic disease in the elderly. Best Pract Res Clin Grastroenterol, 2002, 16:159.

2. 杨雅美. 急性胰腺炎发病机制的中西医研究进展. 内蒙古中医药, 2012, 04(02):113-114.

3. Wig JD, Bharathy KG, Kochhar R, et al. Correlates of organ failure in severe acute pancreatitis. JOP, 2009, 18;10 (3):271-275.

4. Hirota M, Sugita H, Maeda K, et al. Concept of SIRS and severe acute pancreatitis. Nippon Rinsho, 2004, 62 (11):2128-2136.

5. Xin MJ, Chen H, Luo B, et al. Severe acute pancreatitis in the elderly: Eti-ology and clinical characteristics. World J Gastroenterol, 2008, 14(16): 2517-2521.

6. 谢红浪, 季大玺. 连续性血液净化在老年多器官功能衰竭治疗中的应用. 中华老年多器官病症杂志, 2008, 7(3): 242-244.

7. 周平红, 姚礼庆, 高卫东, 等. 重症急性胆管炎的急诊内镜治疗(附156例报告). 中国实用外科杂志, 2002, 22: 600.

8. Anselmi M, Salgado J, Arancibia A, et al. Acute cholangitis caused by choledocholithiasis: tradional surgery or endoscopic biliary drainage. Rev Med Chil, 2001, 129: 757-762.

9. 张东海, 李兆申. 中国ERCP的常见并发症及防治研究进展. 中国内镜杂志, 2002, 8(1): 32-35.

10. Fritz E, Kirchagatterer A, Hubner D, et al. ERCP is safe and effective in patients 80 years of age and older compared with younger patients. Gastrointest Endosc, 2006, 64(6): 899-905.

11. Katsinlos P, Paroutogiou G, Kpountouras J, et al. Efficacy and safety of therapeutic ERCP in patients 90 years of age and older. Gastrointest Endosc, 2006, 63(3): 417-423.

12. 王磊, 余深平. 胰腺区域动脉持续性灌注奥曲肽对重症胰腺炎的影响. 中华普通外科杂志, 2000, 15(5): 286-288.

第二节　老年胰腺癌

胰腺癌是消化系统恶性程度最高的肿瘤,近年来发病率呈上升趋势。据美国资料,胰腺癌发病率为10/10万,75岁以上老年人高达100/10万。2010年数据统计显示胰腺癌发病人数达43 140例(发病率居第10位),死亡人数达36 800例(病死率居第4位),上海市2005—2006年数据显示胰腺癌的男性发病率上升为第8位,女性第7位,65岁以上形成发病高峰,病死率与发病率基本相同。无法治疗和接受治疗的病例其平均生存期为3~5个月和6~10个月。

一、病因与发病机制

胰腺癌的病因与发病机制尚不十分清楚。目前认为其发病的高危因素有:吸烟、饮酒、高脂肪和高蛋白饮食、过量饮用咖啡等;近来发现糖尿病人群中胰腺癌的发病率明显高于普通人群;也有研究发现慢性胰腺炎患者发生胰腺癌的比例明显增高;另外还有许多因素与此病的发生有一定关系,如职业长期接触化学物品或环境污染、遗传因素等。

二、临床表现

老年胰腺癌临床症状并不典型,主要表现取决于癌的部位、病程早晚、有无转移以及邻近器官累及的情况。其临床特点是病程短、病情发展快和迅速恶化。最多见的是上腹部饱胀不适、疼痛、黄疸和消瘦为主。其中腹胀、腹痛常为首发症状多见。体征常见消瘦、上腹压痛和黄疸。腹部包块、腹水、淋巴结肿大在老年胰腺癌患者中也较多见。

1. **腹胀及上腹不适**　老年胰腺癌患者最多见的首发症状为腹胀及上腹不适,主要可能与胆总管下端及胰腺导管被肿瘤阻塞,胆汁和胰液不能进入十二指肠有关。其次肿瘤导致胰腺外分泌功能不良,也必然会影响食欲。其次可有恶心、呕吐、腹泻甚至脂肪泻。

2. **腹痛**　疼痛是胰腺癌的主要症状,不管癌位于胰腺头部或体尾部均有疼痛。部分老年胰腺癌患者痛觉神经功能减退或对疼痛有一定耐受,故而并不典型,一般主要位于中腹部或左上腹、右上腹部疼痛,少数患者可有左右下腹、脐周或全腹痛,甚至有睾丸痛,易与其他疾病相混淆。当癌累及内脏包膜、腹膜或腹膜后组织时,在相应部位可有压痛。

3. **黄疸**　黄疸主要是由于胆总管下端受侵犯或被压所致。对于老年胰腺癌,多半为进展期或晚期,常常伴随局部或远处转移,如肝脏转移患者亦可能出现黄疸。一般主要是胰头癌的重要症状。黄疸属于梗阻性黄疸,伴有小便深黄及陶土样大便,呈进行性,无痛性,虽可以有轻微波动,但不可能完全消退。黄疸的暂时减轻,在早期与壶腹周围的炎症消退有关,晚期则由于侵入胆总管下端的肿瘤溃烂腐脱。壶腹肿瘤所产生的黄疸比较容易出现波动,胰体尾癌在波及胰头或发生转移时才出现黄疸。大约 1/3 左右的老年胰腺癌患者发生黄疸的同时合并顽固性的皮肤瘙痒,往往为进行性。

4. **消瘦、乏力**　主要由于胰腺癌自身的消耗与其导致的食欲减退、吸收与消化功能障碍、焦虑失眠等因素有关,老年胰腺癌患者多有严重的营养不良,部分患者呈恶病质状态。

5. **其他症状**　症状性糖尿病、血栓性静脉炎、消化道出血、精神症状等。

老年胰腺癌患者常常出现焦虑、急躁、抑郁、个性改变等精神症状。

三、辅助检查

(一) 实验室检查

1. **血常规与生化检查**　老年胰腺癌患者常见贫血,部分患者常合并缺铁性贫血,白细胞常正常或偏低;黄疸时可见尿胆红素阳性,尿胆原阴性;粪常规提示粪便呈灰白色,粪胆原减少或消失,有时吸收不良患者可见脂肪滴。生化检查可见胆红素升高,以直接胆红素升高为主,常伴碱性磷酸酶、γ-GT、乳酸脱氢酶、胆汁酸等升高,血淀粉酶可不同程度升高,在并发胰腺炎或胰管梗阻时明显。血糖升高,白蛋白降低常见。

2. **肿瘤标志物 CA19-9**　在许多胰腺癌的血清标志物中,CA19-9 是敏感性和特异性最显著的一个,因此临床上常以 CA19-9 水平反映胰腺癌状况。CA19-9 正常阈值为 37U/L,胰腺正常情况下 CA19-9 基本不表达,然而当胰腺内部结构出现癌变时,明显升高的 CA19-9 逸入病灶基质中,渗进血液,所以能在血清中检测到较高水平的 CA19-9。但是其他消化道癌症也会使血清 CA19-9 水平增高,容易对胰腺癌的诊断产生干扰,对于老年胰腺癌患者,一般可认为 CA19-9>400U/L 有较大临床价值,当然也还需要结合影像学检查。另外 CA19-9 在评估胰腺切除性、预测预后及监测疾病进展方面起重要作用,也可用于作为对化疗的反应及术后再发风险的评估。CEA 对胰腺癌诊断敏感性为 30%~68%,缺乏特异性。CEA 水平与胰腺肿瘤大小、扩散和转移有一定相关性。复发可见 CEA 增高,可作随访监测。

3. **癌基因分析**　肿瘤抑制基因 *P53* 和致癌基因 *K-ras* 等基因检测可作为胰腺癌人群普查方法之一。

(二) 影像学检查

影像学在胰腺癌诊断中起重要作用。常用的影像学手段包括 B 超、CT、MRI(MRCP)、ERCP、EUS 等。其中敏感性最高的是 EUS 和 CT。老年患者因基础疾病多,营养及免疫力低下,一般以无创的检查入手,超声检查的特点是操作简便、价格低廉、无放射性,为常用的检查手段,但视野小,受肠气体和脂肪的影响较大,诊断的准确率不高,只能做一般筛查及判断有无腹水,肝脏及腹膜后转移病灶,明确诊断需要 CT 检查。动态多排螺旋 CT 为目前诊断胰腺癌最常用的诊断方法。MRI、MRCP 也是胰腺癌重要的辅助诊断方法,优点是无需造影剂、无创伤,缺点是空间分辨率不高不能显示未扩张的胰管分支。ERCP 一般只作为老年胰腺癌患者的治疗性检查项目。EUS 在胆管结石、胰腺癌和胰腺囊肿中敏感性和特异性均较高，EUS-FNA（超声内镜引导下细针穿刺病理学检查）为诊断胰腺肿瘤最有用的方法，在难以确定病因及反复发生的胰腺炎中，尤其是在胰腺癌体积<2cm，CT 或 MRCP 未能明确病变，高度怀疑恶性肿瘤时，应早期行 EUS FNA 以明确诊断。

四、诊断及鉴别诊断

老年胰腺癌患者绝大部分都是进展期及晚期，多半有明显的症状及体征，一般出现腹胀、腹痛、进行性黄疸与消瘦，上腹部扪及包块，黄疸，腹水等体征，影像学见胰腺占位性病变时诊断并不困难。但对于老年患者，无痛性黄疸进行性加重；不能解释的糖尿病或糖尿病加重；持续的消化道症状或进行性消瘦都应重视，及时完善实验室及影像学检查。

老年胰腺癌应与老年其他肿瘤性疾病，如胃癌、壶腹癌、胆囊癌等鉴别，亦需与急慢性胰腺炎等病进行鉴别。

五、治疗

（一）外科治疗

外科手术切除仍是目前胰腺癌治疗最有效的方法，术后生存率高于其他治疗方法。但对于老年胰腺癌患者，因为病期晚，高龄合并多脏器功能不全，切除率极低，大约仅仅为 6%。对于不能根治的姑息手术，可以作为重要的治疗方式以改善患者生活质量、延长生存时间。

单纯的高龄不是手术危险因素，与手术病死率无关，而胰腺癌的病期和伴发症才是老年患者手术死亡的主要原因。主要还是老年患者的手术耐受性低。老年胰腺癌患者本身合并症多，会加重抑制机体的免疫功能。因此，对老年胰腺癌患者术前应尽量纠正低蛋白血症和贫血，使血浆白蛋白水平高于 35g/L，血红蛋白高于 100g/L。加强围手术期营养支持，积极控制血糖等处理。术前评估有两个器官功能不全者，不宜行根治术。术式选择应结合患者一般情况、术前影像学检查、术中探查情况而定。对无远处转移、局部情况尚可切除、无明显心肺等重要脏器功能障碍者，应力争行根治性切除术。当术中发现有远处转移、局部已侵犯肠系膜上动静脉及门静脉甚至下腔静脉及腹主动脉则应放弃根治，选用姑息性手术以解决胆道及肠道的梗阻问题。姑息性手术的具体术式应根据术中探查情况决定，保证手术的规范性和安全性，减少术后并发症的发生。

（二）放化疗治疗

胰腺癌是一种少血供性肿瘤，以往全身化疗的疗效甚微。尤其老年胰腺癌患者基础疾病多，随疾病进展，厌食、疼痛、体重减轻以及虚弱等痛苦严重影响生活质量，使患者难以接受化疗，常常影响预后。全身化疗可以起到姑息治疗的作用，但很难显著提高患者的长期生存率。

吉西他滨单药是目前治疗晚期胰腺癌的标准一线治疗药物，但疗效仍欠理想，有效率（RR）仅为 5%~15%，中位生存期为 5~7 个月。且部分老年患者易出现重度骨髓抑制及血尿等毒副作用。因此人们不断寻求各种联合方案以期提高疗效。有研究发现对于老年晚期胰腺癌患者注射用薏苡仁油联合吉西他滨安全、有效，在改善生活质量，特别是控制癌痛方面具有一定优势。此外替吉奥为新型口服化疗药物，是氟尿嘧啶改变化学基团形成的衍生物，3 种亚成分按固定比例混合，既保留氟尿嘧啶对肿瘤细胞的疗效，又延长血液及肿瘤组织内氟尿嘧啶药效时间，同时也能减轻氟尿嘧啶的胃肠道反应。研究发现替吉奥可控制胃肠道肿瘤进展及改善患者的生活质量。用于治疗多种化疗失败的胰腺癌及其他胃肠道肿瘤,取得了较好疗效,与多种联合治疗方案相比无劣势。替吉奥毒副作用较少,患者能耐受,口服给药方便,可推荐用于一线治疗老年晚期胰腺癌,尤其适用于 PS 评分 2 分的不能耐受吉西他滨或其他联合化疗方案的老年晚期胰腺癌患者。

常规的外照射技术由于受到胰腺周围正常组织如胃肠道、肝脏、脊髓等耐受剂量的限制,不宜给予胰腺肿瘤区高剂量照射。立体定向放射治疗能最大限度地将放射线集中照射到靶区内,杀灭肿瘤细胞,而周围正常组织和器官少受不必要的照射,提高肿瘤照射剂量,增加局部控制率。对不能耐受手术或麻醉的老年胰腺癌患者止痛及缓解黄疸并改善患者生存质量有一定价值。立体定向放射治疗胰头癌引起的梗阻性黄疸,有效率为 57.8%,对于不能耐受手术并有梗阻性黄疸的患者,可先行立体定向放射治疗,治疗过程中观察黄疸有无消退,如治疗后 1 周黄疸仍无消退可考虑介入减轻黄疸治疗,也可先介入减轻黄疸治疗再行放射治疗。胰腺癌癌性疼痛的立体定向放射治疗效果突出,无须腹膜后神经切断术。

(三) 对症支持治疗

疼痛是老年晚期胰腺癌患者的主要症状之一,在疾病进展期,75%的患者经历着不同程度的疼痛,其中 25%~30%的患者经受着严重的疼痛,直接在患者躯体、心理、精神及社会等方面导致患者生活质量下降。对老年胰腺癌疼痛患者实施止痛治疗应充分、足量、安全。药物选择主要是阿片类镇痛剂,奥施康定是一种新型强阿片类镇痛药,其主要特点是有即释和缓释两种释放方式(38%即释,62%缓释),1 小时内迅速起效,12 小时内稳定控制疼痛。该药物无剂量封顶效应(即天花板效应),具有起效快,持续发挥镇痛作用,稳定的血药浓度保证了持久稳定的镇痛效果,长期使用,不会产生代谢产物蓄积。老年胰腺癌患者使用未出现严重不良事件,耐受性良好。

此外胰腺癌晚期,因胰腺外分泌功能不全出现脂肪泻者,可于餐中服用胰酶制剂以帮助消化。

(熊枝繁)

参 考 文 献

1. Luo Y, Hu G, Ma Y, et al. Acinar cell carcinoma of the pancreas presenting as diffuse pancreatic enlargement: Two case reports and literature review. Medicine (Baltimore), 2017, 96 (38): e7904.

2. Camara SN, Yin T, Yang M, et al. High risk factors of pancreatic carcinoma. J Huazhong Univ Sci Technolog Med Sci, 2016, 36 (3): 295-304.

3. La Rosa S, Sessa F, Capella C, et al. Acinar cell carcinoma of the pancreas: overview of clinicopathologic features and insights into the molecular pathology. Front Med (Lausanne), 2015, 2: 41.

4. Hammond NA, Miller FH, Day K, et al. Imaging features of the less common pancreatic masses. Abdom Imaging, 2013, 38: 561-72.

5. Raman SP, Hruban RH, Cameron JL, et al. Acinar cell carcinoma of the pancreas: computed tomography features: a study of 15 patients. Abdom Imaging, 2013, 38: 137-43.

6. 汤忠祝, 刘冠, 郑晓, 等. C 反应蛋白、白蛋白、血红蛋白与老年局部晚期胰腺癌放化疗的相关性. 中国老年学杂志, 2014, 34 (19): 5413-5414.

7. 刘新红, 王文霞, 衣金营. 三维适形放射治疗联合吉西他滨治疗老年晚期胰腺癌的近期疗效及安全性分析. 中国肿瘤临床与康复, 2013, 20 (09): 1009-1011.

8. 杨丽丽. 尼妥珠单抗与吉西他滨联合顺铂化疗方案在晚期胰腺癌治疗中的应用. 河南医学研究, 2017, 26

（15）:2766-2767.

9. Oliver H,Ismael G,Rula N,et al. Management of pancreatic cancer in the elderly. World Journal of Gastroenter-ology,2016,22（02）:764-775.

10. Xue Y,Jian H,Zhu CH,et al. Survival Benefits of Western and Traditional Chinese Medicine Treatment for Pa-tients With Pancreatic Cancer. Medicine,2015,94（26）:e1008-e1008.

第四十八章

儿童胆胰疾病

第一节　先天性胆管闭锁

先天性胆管闭锁占新生儿长期阻塞性黄疸的半数病例,其发病率为 1:14 000~1:8000 个存活出生婴儿,但地区和种族有较大差异。以亚洲报道的病例为多,东方民族的发病率高 4~5 倍,男女之比为 1:2。先天性胆管闭锁是一种肝内外胆管出现阻塞,并可导致淤胆性肝硬化而最终发生肝功能衰竭,是小儿外科领域中最重要的消化外科疾病之一,也是小儿肝移植中最常见的适应证。根据其梗阻部位,分为三型:Ⅰ型约占 2%,胆总管下段闭锁,近端胆管扩张;Ⅱ型约占 2%,闭锁发生在肝总管;Ⅲ型(约占 90%),肝门部绝大多数肝外胆管均实变。

一、病因

在病因方面有诸多学说,如先天性发育不良学说、血运障碍学说、病毒学说、炎症学说、胰胆管连接畸形学说、胆汁酸代谢异常学说、免疫学说等。

二、临床表现

胆管闭锁的典型病例婴儿为足月产,大多数并无异常,粪便色泽正常,黄疸一般在生后 2~3 周逐渐显露,有些病例的黄疸出现于生后最初几天常误诊为生理性黄疸。粪便逐渐变成棕黄、淡黄米色,以后成为无胆汁的陶土样灰白色。但在病程较晚期时偶可略现淡黄色。尿色较深将尿布染成黄色。黄疸出现后,通常不消退且日益加深,皮肤变成金黄色甚至褐色。个别病例可发生杵状指或伴有发绀。肝脏肿大,质地坚硬,脾脏在早期很少扪及。在疾病初期婴儿全身情况尚属良好,但有不同程度的营养不良,身长和体重不足,时常有母亲叙述婴儿显得兴奋和不安。疾病后期可出现各种脂溶性维生素缺乏现象,维生素 D 缺乏可伴发佝偻病串珠和阔大的骨骺。

三、检查

胆管闭锁时,血清总胆红素增高。碱性磷酸酶的异常高值对诊断有参考价值。γ-谷氨酰转肽酶高峰值高于 300IU/L 呈持续性高水平或迅速增高状态。5′-核苷酸酶在胆管增生越显著时水平越高,测定值>25IU/L。

(一)血清胆红素的动态观察

每周测定血清胆红素,若持续上升,提示为胆管闭锁。但重型肝炎并伴有肝外胆管阻塞时,亦可表现为持续上升,此时则鉴别困难。

(二) 超声显像检查

若未见胆囊或见有小胆囊(1.5cm 以下)则疑为胆管闭锁。若见有正常胆囊存在,则支持肝炎,如能看出肝内胆管的分布形态,则更能帮助诊断。

(三) 99mTe-diethyliminodiaceticacid(DIDA) 排泄试验

可诊断由于结构异常所致的胆管部分性梗阻,如胆总管囊肿或肝外胆狭窄。发生完全梗阻时,则扫描不见肠道显影。在胆管闭锁早期,肝细胞功能良好,5 分钟显现肝影,但以后未见胆管显影,甚至 24 小时后亦未见肠道显影。当新生儿肝炎时,虽然肝细胞功能较差,但肝外胆管通畅因而肠道显影。

(四) 脂蛋白-X(Lp-x) 定量测定

脂蛋白-X 是一种低密度脂蛋白,在胆管梗阻时升高。据研究,所有胆管闭锁病例均明显升高,且在日龄很小时已呈阳性。新生儿肝炎病例早期呈阴性,但随日龄增长也可转为阳性。若出生已超过 4 周而 Lp-X 阴性,可除外胆管闭锁,如>500mg/dl,则胆管闭锁可能性大。

(五) 胆汁酸定量测定

最近应用血纸片血清总胆汁酸定量法,胆管闭锁时血清总胆汁酸为 107~294μmol/L,一般认为达 100μmol/L 都属淤胆。尿内胆汁酸亦为早期筛选手段,胆管闭锁时尿总胆汁酸较正常值大 10 倍。

(六) 胆管影像学检查

ERCP 已应用于早期鉴别诊断,造影发现胆管闭锁有以下情况:①仅胰管显影;②有时可发现胰胆管合流异常,胰管与胆管均能显影,但肝内胆管不显影,提示肝内型闭锁。CT 及磁共振检查与超声检查相比无明显优势,不推荐用于Ⅲ型胆管闭锁的检查。

(七) 肝穿刺病理组织学检查

一般主张作肝穿刺活检或经皮肝穿刺造影及活检。新生儿肝炎的特征是小叶结构排列不整齐、肝细胞坏死、巨细胞性变和门脉炎症。胆管闭锁的主要表现为胆小管明显增生和胆汁栓塞、门脉区域周围纤维化,但有的标本亦可见到多核巨细胞。因此,肝、胆穿刺肝活检有时能发生诊断困难甚至错误。

四、诊断

1. 进行性黄疸加重,粪色变陶土色,尿色加深至红茶色。
2. 腹胀,肝大,腹腔积液。
3. 化验可见结合胆红素增高,肝功能先为正常,以后转氨酶逐渐增高。
4. B 超示胆管闭锁。
5. ERCP、CT 或者磁共振示胆管闭锁。

五、治疗

大多数患者将在 1 年内因为肝功能衰竭而死。手术是治愈的唯一方式。

(一) 葛西手术

手术方法包括三部分:①肝门纤维块的剥离,可能是最重要的部分;②空肠回路重建;③肝空肠吻合。葛西手术的基本思路在于即使肝外胆管已经闭锁,在肝门附近仍可能有残存的微小胆管。如果能将肝门纤维块适度的切除,则胆汁有可能顺利排出,患者得以存活。

（二）肝移植

肝移植是先天性胆管闭锁发展至终末期唯一有效的治疗手段。

第二节　先天性胆管扩张症

先天性胆管扩张症是临床上最常见的一种先天性胆管畸形。其病变主要是指胆总管的一部分呈囊状或梭状扩张，有时可伴有肝内胆管扩张的先天性畸形。女性发病高于男性，占总发病率的 60%～80%。

一、病因

病因仍未完全明了，曾有胚胎期胆管空化异常学说、病毒感染学说、胆总管远端神经、肌肉发育不良学说等。20 世纪 60 年代末 Babbitt 提出与胰胆管合流异常存在密切联系，特别是 70 年代后日本学者古味信彦（KomiNobuhiko）创立胰胆管合流异常研究会，将有关研究推向深入后，胰胆管合流异常在先天性胆管扩张症的发病过程中所起的作用越来越引起了大家的关注。

二、先天性胆管扩张症临床分型

（一）Ⅰ型

胆总管囊性扩张型，从胆总管起始部位到胰腺后的胆总管均呈囊性扩张。囊肿通常直径为 6～18cm，可容纳 300～500ml 胆汁，较大儿童甚至可达 1000～1500ml。

（二）Ⅱ型

胆总管憩室型。较少见，仅占 2%～3.1%，在胆总管侧壁有囊肿样扩张，囊肿以狭窄的基底或短蒂与胆总管侧壁连接，胆管的其余部分正常或有轻度扩张。

（三）Ⅲ型

胆总管囊肿脱垂罕见，仅占 1.4%。病变表现为胆总管末端扩张并疝入十二指肠内，此型在临床上有时被误诊为十二指肠内息肉或肿瘤。

（四）Ⅳ型

是指多发性的肝内或肝外的胆管扩张，分两个亚型。Ⅳa：肝外胆总管扩张同时合并肝内胆管扩张；Ⅳb：肝外胆管的多发性扩张。

（五）Ⅴ型

肝内胆管扩张。但随着对肝内胆管扩张了解的深入，目前多数作者认为这是一独立的病症（Caroli 病）。其与先天性胆管扩张症有着本质的区别。

三、先天性胆管扩张症临床表现

腹痛、黄疸及腹部包块为本病的 3 个典型症状，但许多患儿，特别是梭状型胆管扩张的患儿多不同时具有上述的"三主征"。临床上常以其中 1～2 种表现就诊。

（一）腹痛

多局限在上腹、右上腹部或脐周围。疼痛性质以绞痛为多，也可表现为持续性或间歇性的钝痛、胀痛或牵拉痛。高脂肪或多量饮食常可诱发腹痛。具有腹痛者占 60%～80%。

（二）包块

多于右上腹部或腹部右侧有一囊性感光滑包块，上界多为肝边缘所覆盖，大小不一，偶见超过脐下接近盆腔的巨大腹部包块病例。可有轻重不一的触痛。梭状型胆管扩张症则多不会触及腹部包块。

（三）黄疸

间歇性黄疸为其特点，多数病例均存在此症状。出现黄疸间隔时间长短不一。严重黄疸可伴有皮肤瘙痒，全身不适。

四、先天性胆管扩张症检查

（一）血生化检查

提示常有不同程度的肝功能受损，可有高胆红素血症的表现，以直接胆红素增高为主。少数患儿各项检查指标可基本正常。

（二）B超检查

肝脏下方显示界限清楚的低回声区，并可查明肝内胆管扩张的程度和范围及是否合并胆管内结石。

（三）X线检查

当囊肿较大时，于右上腹部可见边缘光滑，密度均匀的软组织肿块，并可见胃及结肠被推移，可见胃窦部被推向左上方，十二指肠段向右推移，十二指肠框部扩大。

（四）逆行性胰胆管造影（ERCP）

损伤相对较小，对小儿需全麻。对胰胆合流异常的诊断更为有效。

（五）CT检查

可明确胆总管扩张的程度、位置，胆总管远端狭窄的程度以及有无肝内胆管扩张，扩张的形态及部位等。

（六）磁共振及磁共振胰胆管成像技术（MRCP）

利用磁共振的特殊呈像技术获得清晰的胰胆管呈像效果，甚至可明确地判断出是否合并胰胆合流异常。

五、先天性胆管扩张症的诊断

根据临床表现、化验检查及各种影像学检查可明确诊断。

六、先天性胆管扩张症治疗

先天性胆管扩张症的治疗原则可以归纳如下：①在尽可能符合生理要求的前提下，进行肠管与近端胆管的吻合。解除胆总管的梗阻，恢复胆汁通畅地向肠道排出。胆管重建时要求保证吻合口足够大，避免吻合的肠管扭曲、成角。②切除扩张胆总管与胆囊，排除今后可能的胆管癌变的问题。③进行胰胆分流，解决胰胆管合流异常的问题。④了解并解决肝内胆管存在的扩张或狭窄及肝内胆管结石的问题。⑤了解并解决胰胆管共同通道可能存在的胰石问题。

第三节　Alagille综合征

Alagille综合征是具有表型特征的慢性胆汁淤积的最常见原因，是一种累及多系统的显性遗传性疾病。该综合征在 1969 年由 Alagille 等首次报道。Alagille 综合征涉及的脏器包括肝脏、心脏、骨骼、眼睛和颜面等,国外报道该病的发病率约为 1/70 000。

一、病因

为先天性肝内胆管发育不良症,表现为肝脏明显肿大,显微镜下大多数门管区无胆管,有时可见发育不良的胆管,多无明显管腔,伴有明显的淤胆现象和门管区轻度纤维化,睾丸可见间质纤维化等。

二、临床表现

男女均可发病,在出生后 3 个月内发生轻度黄疸,肝内胆汁淤积为本病的主要特征;严重瘙痒,前额突出,眼与鼻的距离大,下颏小而尖;肺动脉瓣可闻及收缩期杂音;脊椎前弓裂开,不融合,无脊柱侧突,有程度不等的智力发育迟缓;可有睾丸发育不良。

三、诊断

根据典型症状及肝活检才能确诊。具有下列 3 项或 3 项以上者方可诊断为本病:
1. 肝内胆管发育不全;
2. 肺动脉狭窄;
3. 典型的面部特征;
4. 脊柱前弓分裂;
5. 直系亲属中有一人以上患 Alagille 综合征。

四、治疗

无特殊疗法,可给予考来烯胺(消胆胺)或中药,以治疗胆汁淤积,并补充脂溶性维生素。

第四节　儿童胆石症

胆石症在儿童中比较少见,15 岁以下儿童发病率低于 0.2%。

一、病因

儿童常见原因是溶血性疾病,例如:镰状细胞贫血、海洋性贫血和遗传性球形红细胞增多症。非溶血性因素有:全肠外营养、囊性纤维化和代谢性疾病。

二、临床表现

大多数患者无症状,与成人一样,称为静止性胆结石。部分患者的胆囊结石的典型症状为胆绞痛,表现为急性或慢性胆囊炎。主要临床表现如下:

(一)胆绞痛

患者常在饱餐、进食油腻食物后或睡眠中体位改变时,由于胆囊收缩或结石移位加上迷走神经兴奋,结石嵌顿在胆囊壶腹部或颈部,胆囊排空受阻,胆囊内压力升高,胆囊强力收缩而引起绞痛。疼痛位于右上腹或上腹部,呈阵发性,或者持续疼痛阵发性加剧,可向右肩胛部和背部放射,可伴恶心、呕吐。部分患者因疼痛剧烈而不能准确说出疼痛部位。

（二）右上腹隐痛

多数患者仅在进食过量、吃高脂食物时感到上腹部或右上腹隐痛，或者有饱胀不适、嗳气、呃逆等。

（三）其他

1. 部分引起黄疸，较轻。

2. 小结石可通过胆囊管进入胆总管内成为胆总管结石。

3. 胆总管的结石通过 Oddi 括约肌嵌顿于壶腹部导致胰腺炎，称为胆源性胰腺炎。

4. 因结石压迫引起胆囊炎症并慢性穿孔，可造成胆囊十二指肠瘘或胆囊结肠瘘，大的结石通过瘘管进入肠道引起肠梗阻称为胆石性肠梗阻。

三、胆囊结石诊断

根据临床典型的绞痛病史，影像学检查可确诊。首选 B 超检查，可见胆囊内有强回声团、随体位改变而移动、其后有声影即可确诊为胆囊结石。仅有 10%～15% 的胆囊结石含有钙，腹部 X 线能确诊。CT、MRI 也可显示胆囊结石。

四、胆囊结石治疗

首选腹腔镜胆囊切除治疗，比经典的开腹胆囊切除损伤小，疗效确切。无症状的胆囊结石一般不需积极手术治疗，可观察和随诊。

五、胆总管结石的诊断

根据腹痛的特点，肝功能检查提示有梗阻性黄疸，碱性磷酸酶、γ-GT 及转氨酶增高，结合超声、CT、MRCP 等影像学检查可确诊。

六、胆总管结石的治疗

首选 ERCP 取石，且尽量不做 EST，尽量选球囊扩张乳头部（以免破坏 Oddi 括约肌功能）。少数不能 ERCP 取石病例再考虑行外科胆总管切开取石和 T 管引流。

（廖宇圣）

参 考 文 献

1. Chakhunashvili K, PavlenishviliI, et al. BILIARY ATRESIA：CURRENT CONCEPTS AND FUTURE PROSPECTS（REVIEW）. Georgian Med News, 2016,（255）:104-111.

2. Goldman M, Pranikoff T. Biliary disease in children. Curr Gastroenterol Rep, 2011,13（2）:193-201.

3. Domínguez-Comesaña E. Congenital dilations of the biliary tract. Cir Esp, 2010,88（5）:285-291.

第四十九章

胆胰疾病与妊娠

妊娠期内孕妇血清雌激素和孕酮的水平不断升高,胆囊组织细胞核及胞浆都具有雌激素、孕激素的受体,胆囊对缩胆囊素的反应减弱,胆囊排空能力降低,空腹胆囊的容量增加,且血中胆固醇升高,胆汁分泌发生变化,胆汁中胆汁酸盐、磷脂和胆固醇的比例降低,使胆固醇易析出结晶,这些生理上的改变,使得胆汁淤积,甚至结石形成。如进食过饱或进食油腻食物,胆结石可引起急性胆囊炎和急性胰腺炎等急腹症。由于妊娠期的特殊性,选择对患者和胎儿影响小且临床风险小的治疗方式有着十分重要的意义。

第一节　妊娠期急性胆囊炎

妊娠期急性胆囊炎(acute cholecystitis in pregnancy,ACIP)是较常见的急腹症,发生率高达 1/10 000~1/1600。可发生于妊娠各期,以妊娠晚期多见。急性胆囊炎可引起严重并发症,如胆囊周围脓肿、胆囊穿孔、急性腹膜炎、胆源性胰腺炎等,炎症可诱发宫缩而导致流产、早产、胎儿窘迫等,威胁母儿生命。临床上应早期识别该病,尽早诊断,积极治疗,预防并发症,可改善围生期母儿结局。

一、病因与发病机制

胆囊结石是妊娠期急性胆囊炎的主要病因,妊娠期内性激素水平的变化使得胆囊排空能力降低、胆汁淤积,形成胆泥及结石。当胆囊收缩排放胆汁时,可将囊内结石推向颈部或胆囊管内形成嵌顿梗阻、胆汁排泄不畅。起病时,胆囊内压力逐渐升高,临床表现为上腹胀痛,随着压力不断升高,胆囊平滑肌出现强烈收缩,临床表现为胆绞痛。梗阻部位胆囊黏膜充血水肿,进而加重梗阻,胆囊内压力进一步增大。长时间胆囊内高压导致胆囊壁血管及淋巴管受压,胆囊可出现缺血性损伤,胆囊周边渗出明显增加,缺血的胆囊容易继发细菌感染,加重胆囊炎进程。此外,胆囊黏膜上皮细胞因受炎症损伤释放磷脂酶,后者使胆汁中的磷脂酰胆碱变成有细胞毒的溶血卵磷脂,从而加重黏膜上皮的损伤,最终引起胆囊坏疽或穿孔、急性腹膜炎等并发症。胆囊底部和颈部是较容易穿孔的部位,但由于大网膜、结肠肝曲及胃十二指肠的包裹作用,较少形成弥漫性腹膜炎,大多数发展为胆囊周围的脓肿,如未及时处理,可进展为弥漫性腹膜炎危及母儿生命。

二、临床表现

（一）症状

1. **腹痛**　为 ACIP 的主要临床症状,以右上腹为主,也可见于上腹部正中或剑突下,常在饱餐或进食油腻食物后诱发,阵发性加剧,疼痛可放射至右肩部。起病时,多为上腹胀痛或阵发性绞痛,随着病程进展,炎症波及壁腹膜,可出现剧烈腹痛,患者深呼吸时感疼痛加剧。

2. **恶心、呕吐**　胆囊内压力升高,刺激囊壁上压力感受器,反射性引起恶心呕吐,呕吐过程腹腔压力升高,挤压胆囊,如结石排入胆管,疼痛可一过性缓解,但有时也可进一步加重结石嵌顿。

3. **发热**　患者可有轻至中度发热,体温一般在 37.5~38.5℃,如体温继续上升达 39℃以上,须警惕化脓性胆囊炎或急性胆管炎的可能。

4. **黄疸**　部分患者会出现巩膜黄染、尿黄,其机制为:①胆囊结石排入胆管,堵塞胆总管;②增大的胆囊压迫胆管,甚至胆囊结石造成胆囊与胆管之间形成瘘(Mirrizzi 综合征),随着胆管狭窄出现,胆汁排入肠腔不畅。

（二）体征

患者呈急性痛苦面容,呼吸表浅而不规律。严重呕吐者可有失水和虚脱征象。腹部检查时可见右上腹稍膨隆,腹式呼吸减弱,右肋下胆囊区可有局限性腹肌紧张,压痛及反跳痛,胆囊触痛征和 Murphy 征阳性。当腹部压痛及腹肌紧张扩展至腹部其他区域或全腹时,则提示已发生胆囊穿孔或急性弥漫性腹膜炎等并发症。

三、辅助检查

（一）实验室检查

1. **白细胞计数及分类**　白细胞计数升高,分类见中性粒细胞增多。

2. **血清学检查**　部分患者有胆红素、转氨酶、碱性磷酸酶、γ-谷氨酰转肽酶的升高,需警惕是否合并胆管结石。

3. **细菌学检查**　血培养和药敏实验便于鉴定致病菌,利于指导临床抗生素选择。

（二）影像学检查

1. **B 超检查**　无创、安全、方便、快捷,可重复进行。能清楚观察胆囊体积增大,壁增厚,胆囊的结石数量及大小,肝内外胆管有无扩张等。B 超同时检查胎儿发育情况,双顶径、股骨长度、腹周径、羊水及胎盘成熟情况。

2. **CT 检查**　由于 CT 的电离辐射可能对胎儿有潜在影响,故限制了其应用。

3. **MRI 检查**　MRI 在显示胆囊结石、胆管结石的部位、数量以及显示胆管梗阻部位、胆管扩张形态上有非常重要的意义。MRCP 能清晰显示自然状态下的胆管树解剖,多角度立体展示胆囊形态,在发现胰胆管病变和确定病变部位方面具有一定优势。MRI 对于妊娠期胆胰疾病的诊断是一种安全有效的方法。

四、诊断

根据临床症状、体征及超声检查结果,ACIP 的诊断大多都能明确。由于妊娠晚期的解剖和生理变化很大,增大的子宫使脏器移位,妊娠期急性胆囊炎的体征可表现不典型,易误诊为其他急腹症如急性阑尾炎、急性胰腺炎,还需和妊娠并发症如 HELLP 综合征、胎盘早剥等鉴别。超声检查结果不确定时,可加做 MRCP 检查,以提高诊断的准确性。

五、治疗

由于妊娠期手术治疗对于胎儿有潜在的风险,故多选用保守治疗,缓解症状,控制感染和预防并发症。但保守治疗复发率较高,增加住院次数和早产风险,国外有报道 ACIP 复发率高达44%。一旦复发,病情较前加重,增加手术难度,且容易引起早产。故 ACIP 治疗应根据病情严重程度以及妊娠时期不同来选择治疗方案。

(一)非手术治疗

在妊娠期的早期和晚期,患者具有自发流产和早产的危险,手术和麻醉都有可能对孕妇和胎儿造成不良影响,因此在妊娠早晚期对急性胆囊炎更倾向内科保守治疗。

1. 一般治疗　卧床休息;禁食以抑制近端小肠释放胆囊收缩素,减轻对胆囊的刺激;静脉营养支持治疗。

2. 维持水与电解质平衡　ACIP 患者通常需禁食一段时间,加之反复呕吐,可导致电解质紊乱,尤其以低钾、碱中毒常见。

3. 解痉、镇痛　严重的疼痛可导致流产及早产,但慎用强力镇痛药,以免掩盖病情。

4. 抗感染治疗　应用高效广谱抗生素,一般选用对胎儿无害的广谱抗生素,如头孢菌素、碳青霉烯类等。

(二)手术治疗

如有下列情况应考虑手术治疗:①保守治疗无效,病情进行性加重;②上腹部出现肿块或胆囊积脓;③有明显腹膜炎体征,或疑有坏疽性胆囊炎、胆囊穿孔或胆囊周围积液;④出现胆汁淤积性黄疸,并有胆总管结石、急性胆管炎或急性胰腺炎者;⑤妊娠期胆绞痛反复发作(超过3次)的胆结石。手术时机选择应尽量避免在妊娠早期和晚期手术,以免发生流产和早产。宜保守治疗后选择在妊娠中期或分娩后进行。国外报道,孕中期进行手术,胎儿病死率小于5%。如病情危及母儿生命,无论妊娠处在哪一期,均须急诊手术。

1. 腹腔镜胆囊切除(laparoscopic cholecystectomy,LC)　目前国内外大量文献报道认为妊娠期 LC 是安全、有效的治疗方法。具有手术时间短、创伤小、出血少、切口液化和感染概率低、术后疼痛减轻和住院时间缩短的优点。相对于开腹手术,该手术可减少对子宫的操作和激惹,降低早产的概率。

2. 经皮经肝胆囊穿刺引流术(percutaneous transhepatic gallbladder drainage,PTGD)　该手术创伤小,缓解症状快,对胎儿影响小,尤其针对耐受差、行胆囊切除术有较大风险且急须引流的危重胆囊炎患者。该手术操作简单、并发症少、安全性高,为择期 LC 创造治疗窗口。

(三)产科处理

妊娠期急性胆囊炎无论采取保守治疗抑或手术治疗,应兼顾母儿双方,尽量避免对胎儿损害,保护胎儿,需严密监测胎儿宫内情况,预防流(早)产。如果情况允许,建议有早产征象者给予宫缩抑制剂抑制宫缩;如果存在胎儿窘迫,则需尽快终止妊娠。当采用保守治疗时,应充分考虑胎儿生长对营养的需求,给予静脉营养支持治疗。对需要手术治疗的妊娠晚期胆囊炎患者,无产科终止妊娠指征时,可选用 PTGD 治疗胆囊炎,择期 LC。如患者一般情况差,而胎儿接近成熟,也可选择剖宫产,同时进行胆囊切除术。在终止妊娠的决策中,应以孕妇安全为首要目标,合理选择治疗方法和分娩方式,提高孕妇治愈率及胎儿存活率。

参 考 文 献

1. 陈灏珠. 实用内科学. 上海:人民卫生出版社,2005.

2. Pearl J,Price R,Richardson W,et al. Guidelines for diagnosis,treatment,and use of laparoscopy for surgical problems during pregnancy. Surg Endosc,2011,25(11):3479-3492.

3. Kolbeinsson HM,Hardardottir H,Birgisson G,et al. Gallstone disease during pregnancy at Landspitali University Hospital 1990-2010. Laeknabladid,2016,102(12):538-542.

第二节 妊娠期急性胰腺炎

妊娠期急性胰腺炎(acute pancreatitis in pregnancy,APIP)是妊娠期间并发的一种非常严重且较罕见的疾病,具有发病急、并发症多、病死率高的特点。随着生活方式的改变,妊娠期 AP 发病率呈上升趋势,在欧美发病率为 1/12 000~1/1000。该病可发生在妊娠的任何一个时期,大多数见于晚期妊娠。

一、病因与发病机制

正常情况下,胰腺腺泡细胞内酶蛋白的形成与分泌过程处于与细胞质隔绝状态。胰腺各种蛋白酶在进入十二指肠前是以无活性或微活性的酶原形式存在,当进入十二指肠后,由近端小肠产生的肠肽酶激活胰蛋白酶原,后者再激活其他各种相关酶原。多种因素致使胰酶原被提前激活是急性胰腺炎形成的主要始动因素。

(一)病因分类

1. 胆道系统结石 胆道结石和胆囊结石是 APIP 发病的主要病因。妊娠期孕激素水平升高,胆囊的功能有明显改变,胆道平滑肌松弛,收缩功能减弱,胆囊排空时间延长,使胆汁淤积、黏稠,易形成胆石;妊娠期间雌激素增加可使血液及胆汁中胆固醇浓度增高,胆盐分泌减少,胆汁内的胆盐、胆固醇及卵磷脂比例失调,促使胆固醇沉淀成为结石。Oddi 括约肌处有结石或发生炎症、水肿,或痉挛造成阻塞,胆囊收缩,胆管内压力超过胰管内压力时,胆汁反流入胰管内激活酶原形成自身消化;若胆石在移行过程中损伤胆管壶腹部,可引起 Oddi 括约肌功能障碍,如伴十二指肠内高压,十二指肠液可反流入胰管并激活酶原。

2. 高三酰甘油血症 高三酰甘油血症诱发妊娠期 AP 的发病率呈上升态势。正常妊娠期间,血浆三酰甘油浓度会逐渐升高,在妊娠晚期达到峰值,约为妊娠前的 2 倍,当三酰甘油≥11.30mmol/L,临床极易发生 AP;而当三酰甘油<5.65mmol/L 时,发生 AP 的危险性减少。诱发 AP 可能与脂肪栓塞胰腺血管导致血液循环出现障碍,使胰腺处于缺血和缺氧状态有关。

3. 其他病因 乙醇,Oddi 括约肌功能障碍(sphincter of Oddi dysfunction,SOD),药物(噻

嗪类利尿剂),高钙血症,血管炎,先天性(胰腺分裂、环形胰腺、十二指肠乳头旁憩室等),肿瘤性(壶腹周围癌、胰腺癌),感染性(柯萨奇病毒、腮腺炎病毒),自身免疫性(系统性红斑狼疮、干燥综合征)和 α1-抗胰蛋白酶缺乏症等均可诱发妊娠期 AP。

(二) 发病机制

APIP 发病机制第一步是胰腺腺泡内胰蛋白酶原大量激活为胰蛋白酶,后者又催化自身及其他酶原的激活,胰蛋白酶还能激活补体及激肽系统。活化的消化酶对胰腺产生自消化,启动更多的消化酶激活。胰腺腺泡受损后,胰酶渗漏至间质,引起水肿和炎症。脂肪酶导致胰周脂肪坏死,损伤的脂肪细胞可产生有害因子进一步加重周边腺泡细胞的损伤。磷脂酶 A_2 在小量胆酸参与下,分解细胞膜的磷脂,产生溶血磷脂酰胆碱和溶血脑磷脂,其细胞毒作用引起胰实质凝固性坏死和脂肪组织坏死及溶血。激肽释放酶可使激肽酶原变为缓激肽和胰激肽,使血管舒张和通透性增加,引起水肿和休克。弹性蛋白酶可溶解血管弹性纤维引起出血和血栓形成。此外,大量炎症介质参与损伤过程,如氧衍生自由基、血小板活化因子、前列腺素、白三烯、肿瘤坏死因子和一氧化氮等。在上述炎症介质共同参与下,进一步加重胰腺损伤。

二、临床表现

单凭病史及体格检查很难诊断 APIP,因为其临床表现类似于其他多种急性腹痛。

(一) 症状

1. **腹痛** 95%以上的患者均有不同程度的上腹痛,多为突发性、持续性剧痛或刀割样疼痛,伴有阵发性加重,常向背部放射,腹痛范围常与病变范围有关。腹痛原因主要是胰腺肿胀,被膜受到牵扯,胰周炎性渗出物或腹膜后出血侵及腹腔神经丛,炎性渗出物流至腹腔引起腹膜炎等所致。

2. **恶心、呕吐** 2/3 患者有此症状,呕吐物为食物、胆汁甚至血性物,呕吐后腹痛不能缓解。引起呕吐的原因可能是后腹膜炎症累及胃后壁、麻痹性肠梗阻,如为胆源性胰腺炎,胆管内高压亦可引起反射性呕吐。

3. **发热** 多达 38~39℃,一般持续 3~5 天,如持续多天不退,需警惕胰腺感染或脓肿形成。

4. **黄疸** 病情比较轻的妊娠期 AP 可无黄疸,如出现黄疸,与下列情况有关:①胆石症、胆道感染引起胆管梗阻;②肿大的胰头压迫后方胆总管;③合并肝损害等情况。

(二) 体征

1. **腹部压痛及腹肌紧张** 病情较轻则压痛可局限于上腹或左上腹,如胰腺渗出明显,渗液流至腹腔,则压痛、反跳痛及肌紧张明显,范围也广泛。

2. **腹胀** 后腹膜的炎症或出血刺激内脏神经可引起麻痹性肠梗阻,腹胀明显,肠鸣音消失。

3. **皮肤瘀斑** 腰肋部皮下瘀斑征(Grey-Turner 征)和脐周皮下瘀斑征(Cullen 征)。形成机制为胰酶穿过腹膜、肌层进入皮下引起脂肪坏死、出血所致。通常提示预后差。

三、辅助检查

(一) 实验室检查

1. **淀粉酶** 发病 6~12 小时升高,可持续 24~72 小时,此后很快被清除,半衰期约为 10

小时。AP 时淀粉酶一般升高至 3 倍以上,当为重症 AP 时,增高持续时间可达 2~3 周,也可因为胰腺腺泡严重破坏,淀粉酶不增高。淀粉酶降后复升提示病情反复,如持续升高提示可能有并发症发生。

2. 脂肪酶　诊断 AP 的敏感性和特异性均较高,发病后 24 小时开始升高,可持续 5~10 天。因其下降迟,对较晚就诊者有特殊意义。

3. 其他胰酶　AP 时,除淀粉酶及脂肪酶外,其他胰腺消化酶血浓度也会升高,如磷脂酶 A_2、弹性蛋白酶、羧酸酯酶及辅脂酶等,均可用来诊断,但均不及淀粉酶和脂肪酶应用广泛,临床应用较少。

4. 其他血液检查　血常规检查可见白细胞总数和中性粒细胞分类增高。血钙值明显下降,提示胰腺有广泛的脂肪坏死,血钙<1.75mmol/L(7mg/dl)提示患者预后不良。AP 时正铁白蛋白也升高,但特异性不高,限制其应用。C 反应蛋白(CRP)是一种急性时相蛋白,当血清 CRP 值>279mg/L 时,其诊断胰腺坏死的特异性可达 88%。

(二)影像学检查

1. B 超检查　对诊断 AP 有一定价值,但容易受肠气干扰影响。另外,B 超对是否合并胆系结石及胰腺炎并发症,如假性囊肿或脓肿,有诊断价值。

2. CT 检查　由于 CT 的电离辐射可能对胎儿有潜在影响,故限制了其应用。

3. MRI 检查　相比 CT,MRI 无电离辐射,对胎儿来说是安全的。MRI 在确定胰腺坏死和液体积聚方面有很大的诊断价值,且 MRCP 对胆总管是否扩张及有无结石具有较高敏感性。

4. 超声内镜检查(endoscopic ultrasonography,EUS)　对胆总管结石有高度的敏感性和特异性,可发现 2mm 甚至更小的结石或者胆泥,尤其针对不适合或禁忌 MRCP 检查者,但妊娠限制了 EUS 的应用。

5. 经内镜逆行性胰胆管造影术(endoscopic retrograde cholangiopancreatography,ERCP)　可发现更小的结石,仅限用于明确有胆道结石且需要治疗的患者中晚期妊娠患者。

四、诊断

临床上符合下述 3 项特征中的 2 项,即可临床诊断 APIP:①与 AP 相符合的妊娠期腹痛;②血清淀粉酶和(或)脂肪酶活性至少高于正常上限值 3 倍;③腹部影像学检查符合 AP 影像学改变。

五、严重度的判定及分级

根据病情的严重程度,可分为轻症急性胰腺炎(mild acute pancreatitis,MAP)、中重症急性胰腺炎(moderately severe acute pancreatitis,MSAP)及重症急性胰腺炎(severe acute pancreatitis,SAP)。妊娠期重症急性胰腺炎的比例高于非妊娠期,且并发症多、孕产妇围生期的病死率高。其可能机制是:①妊娠期体内激素对平滑肌的抑制作用,更易致肠道菌群移位和肠源性内毒素吸收,加重多脏器功能紊乱;②妊娠期各个脏器的负荷增加,对损伤的耐受能力降低。故在病程早期进行严重度预判,对于预防并减少器官衰竭和并发症具有重要意义。目前有多种评分标准及实验室指标用来预判 APIP 的严重程度。

1. Ranson 评分(针对胆源性胰腺炎,1982 年修订)

(1)标准:入院时年龄>70 岁,白细胞数>18×10^9/L,血糖>12.2mmol/L,血清 LDH>

400U/L,ALT>250U/L。入院 48 小时内:血细胞比容下降>10%,BUN 升高>0.72mmol/L,血钙<2mmol/L。

(2) 判定:3 个以下指标阳性为轻症;≥3 个为病重;≥5 个为预后较差。

2. 急性生理功能和慢性健康状况评分系统(acute physiology and chronic health evaluation,APACHE) Ⅱ计分 用于计分的指标有肛温、心率、平均动脉压、呼吸次数、氧分压(kPa)、动脉血 pH、血钠(mmol/L)、血钾(mmol/L)、血肌酐(μmol/L)、红细胞比容(%)、白细胞计数(×10^9/L)等 11 项。APACHE-Ⅱ计分≥8 分者,预后不良。

3. 急性胰腺炎严重度的床边指数(BISAP) 其评分包括 5 个指标:BUN>25mg/dl(8.93mmol/L),有明确证据证明受损的精神状态,系统性炎症反应综合征(SIRS);年龄>60岁;胸腔积液。总分 5 分,每个指标各占 1 分,大于 3 分列为重症。

根据上述评分系统,APIP 分级诊断:①MAP 为符合 AP 诊断标准,满足以下情况之一,无脏器衰竭、无局部或全身并发症,Ranson 评分<3 分,APACHE-Ⅱ评分<8 分,BISAP 评分<3分;②MSAP 为符合 AP 诊断标准,急性期满足下列情况之一,Ranson 评分≥3 分,APACHE-Ⅱ评分≥8 分,BISAP 评分≥3 分,可有一过性(<48 小时)的器官功能障碍,恢复期出现需要干预的假性囊肿、胰瘘或胰周脓肿等。③SAP 为符合 AP 诊断标准,伴有持续性(>48 小时)器官功能障碍(单器官或多器官)。

六、治疗

APIP 强调"个体化治疗"原则,根据不同病因、病程分期以及妊娠时期不同采取不同的治疗方案。

(一) 急性胆源性胰腺炎的治疗

妊娠期急性胆源性胰腺炎的治疗原则为:①妊娠早期应保守治疗,待到妊娠中期择期手术;②妊娠中期应在病情缓解后立即手术;③妊娠晚期应保守治疗,在产后早期择期手术;④对保守治疗无效或危及生命者,无论妊娠处于何时均应立即手术。

1. 一般治疗 类似非孕患者,禁食,胃肠减压,早期液体复苏,镇痛,营养支持等。推荐肠内营养,有助于维护肠道黏膜屏障。

2. 药物治疗 ①抑制胃酸分泌:包括质子泵抑制剂、H_2 受体阻断剂两大类。通过抑制胃酸分泌来减少胰液分泌量;②生长抑素及其类似物:通过直接抑制胰腺外分泌而发挥作用;③蛋白酶抑制剂:能广泛抑制与 AP 发展有关的胰蛋白酶、弹性蛋白酶、磷脂酶 A2 等的释放和活性,还可稳定溶酶体膜,改善胰腺微循环,减少 APIP 并发症,主张早期足量应用;④抗生素:对于抗生素的应用尚存争议,如合并感染的患者,建议早期使用,可选碳青霉烯类、三代头孢等;⑤治疗合并症:合并妊娠期高血压或糖尿病的患者应积极控制血压、血糖水平。

3. 内镜治疗 治疗前须明确胆管结石,方可考虑行 ERCP 治疗,最佳时期为妊娠中期。妊娠早期胎儿器官形成期尽量避免 ERCP 检查,由于 APIP 易复发,故待到妊娠中期择期 ERCP,可避免妊娠晚期复发。妊娠晚期增大的子宫导致解剖结构改变和早产的风险增加,ERCP 操作会变得很复杂,可先保守治疗,在产后早期择期 ERCP。如病情危重,不管妊娠哪一期,ERCP 均可实施。国外报道,胎儿在 ERCP 操作过程中 X 线的曝光剂量为 0.1~3mSv(milli Sievert,毫希沃特),低于胎儿致畸的阈剂量 5mSv,故 ERCP 由有丰富经验的专家操作是相对安全的。

4. 外科手术

（1）胆系结石的处理：单纯胆囊结石可行腹腔镜下胆囊切除术（laparoscopic cholecys-tectomy，LC），妊娠中期为最合适治疗窗口期。妊娠早期尽量避免 LC，保守治疗到妊娠中期行择期 LC。妊娠晚期增大的子宫影响腹腔镜的操作视野，可先保守治疗，在产后早期择期 LC。如胆囊结石合并胆总管结石，可按上述原则，先行 ERCP，再实施 LC。

（2）APIP 的外科处理：在 APIP 早期阶段，除因严重的腹腔间隔室综合征（abdominal compartment syndrome，ACS），均不建议外科手术治疗。在 APIP 后期阶段，若合并胰腺脓肿和（或）感染，应考虑手术治疗。

（二）高脂血症性急性胰腺炎的治疗

1. 保守治疗　同急性胆源性胰腺炎。

2. 高脂血症所致急性胰腺炎　缓解病情的关键在于及时降低血脂及阻断全身炎症反应，血液净化治疗可快速降低血三酰甘油水平，尽早实施（发病 48 小时内）效果越好，其能阻断全身炎症反应的恶性循环，阻抑病情进展，并且对母婴无明显的不良影响。

3. 对于妊娠晚期并发高脂血症引起的急性胰腺炎，其临床救治难度远大于非妊娠期。临床处理应按重症胰腺炎处理方案实施，先行剖宫产手术终止妊娠，有利于急性胰腺炎的救治，阻止出现多器官功能障碍。

（三）产科处理

1. 预防早产　多数妊娠期急性胰腺炎发生在妊娠晚期，其早产发生率高达 60%。因此，在保守治疗胰腺炎的同时需密切观察胎心率、宫缩及阴道分泌物的变化，并进行无刺激胎心监护（NST）、胎动计数及 B 超检查等监测胎儿宫内状况。

2. 终止妊娠　掌握终止妊娠时机对中晚期妊娠合并急性胰腺炎治疗非常重要。终止妊娠的指征：①孕妇已临产者可自然分娩，胎心、胎动消失者可引产分娩；②胎儿窘迫估计娩出后有生存能力，应及时剖宫产抢救胎儿。

（范彦　龚彪）

参 考 文 献

1. 莫剑忠,江石湖,萧树东. 江绍基胃肠病学. 第 2 版. 上海:上海科学技术出版社,2014.

2. 乔虹,王东信. 妊娠期及产后合并急性胰腺炎的临床分析. 中国妇产科临床杂志,2017,18(01):50-52.

3. Ducarme G,Maire F,Chatel P,et al. Acute pancreatitis during pregnancy:a review. J Perinatol,2014,34(2):87-94.

4. 中华医学会消化病学分会胰腺疾病学组,中华胰腺病杂志编辑委员会,中华消化杂志编辑委员会. 中国急性胰腺炎诊治指南(2013 年,上海). 中华消化杂志,2013,33(04):217-222.

5. Mali P. Pancreatitis in pregnancy:etiology,diagnosis,treatment,and outcomes. Hepatobiliary Pancreat Dis Int,2016,15(4):434-438.

6. Pedro V,Alba RB,Nils E,et al. Current knowledge of hypertrig-lyceridemic pancreatitis. European Journal of Internal Medicine,2014,25:689-694.

7. Banks PA,Bollen TI,Dervenis C,et al. Classification of acute pancreatitis-2012:revision of the Atlanta classification and definitions by international consensus. Gut,2013,62:102-111.

8. 中华医学会外科学分会胰腺外科学组. 急性胰腺炎诊治指南(2014). 中国实用外科杂志,2015,35:4-7.

9. Igbinosa O,Poddar S,Pitchumoni C. Pregnancy associated pancreatitis revisited. Clin Res Hepatol Gastroenterol,2013,37:177-181.

10. Khandelwal A,Fasih N,Kielar A. Imaging of acute abdomen in pregnancy. Radiol Clin North Am,2013,51:1005-1022.

11. Sun Y,Fan C,Wang S. Clinical analysis of 16 patients with acute pancreatitis in the third trimester of pregnancy. Int J Clin Exp Pathol,2013,6:1696-1701.

12. Charlet P,Lambert V,Carles G. Acute pancreatitis and pregnancy:Cases study and literature review. J Gynecol Obstet Biol Reprod (Paris),2015,44(6):541-549.

第五十章

胰腺和胰岛移植

一、胰岛移植的历史

(一) 1型糖尿病移植

根据世界胰岛移植登记处的资料,1974年以来共完成355例1型糖尿病的胰岛移植,其中269例于1990—1999年完成。移植方案包括:胰岛-肾同时移植(SIK)、肾移植后胰岛移植(IAK)、胰岛-肝同时移植(SIL)、单独胰岛移植(IA)。33例报道了1周以上的胰岛素不依赖期,其中17例为单一供体移植。胰岛素不依赖组平均移植胰岛11 118±1152IEQ/kg体重,胰岛素不依赖期为1年、2年、3年和4年以上者分别为13、7、4和1例,最长者迄今已超过5年。33例中29例采用单克隆或多克隆抗体诱导免疫抑制,多数采用激素、CsA和Aza或MMF。采用以下措施来提高胰岛生存率获得了最理想的胰岛移植物生存,包括:无内毒素试剂分离胰岛、高度净化胰岛、静脉内注射胰岛素(可以诱导β细胞休眠,休眠状态下的β细胞对免疫损伤更能耐受)、全胃肠外营养(避免门静脉高血糖状态,促进β细胞休眠)、静脉注射CsA(避免门静脉高压CsA状态,门静脉高压CsA状态可能影响移植物存活)、烟碱(刺激胰岛增殖,保护胰岛不受氧自由基损伤)、抑制TNF-α和肾保护剂。移植后12小时内CsA浓度维持在$300\sim400$ng/ml,同时移植后继续胰岛素治疗。进行的24例胰岛移植中,75%(9/12)的IAK和100%的SIK(12/12)移植后3个月内胰岛有功能,IAK组C肽水平为2.1 ± 0.6ng/ml,SIK组为1.6 ± 0.3ng/ml。12例中4例移植后1年停用胰岛素。胰岛移植登记处的资料表明,23%(21/92)移植前C肽阴性的1型糖尿病患者接受移植后1年内胰岛有功能(C肽>1ng/ml)。即使不能实现完全的胰岛素不依赖,患者仍能实现正常的血糖代谢,HbA1c正常,2例胰岛功能超过6年。根据胰岛移植登记处的资料,355例1型糖尿病胰岛移植中6例1年内死于与移植不相关的原因,其余病例与移植相关的并发症见于肝动脉出血、门静脉栓塞、胆囊穿孔、胰岛污染所致的败血症。

(二) 外科源性糖尿病

对于外科源性糖尿病的胰岛移植有两种移植方式:多数施行胰岛-肝同时移植,部分施行胰岛自身移植。胰岛-肝同时移植适用于原发性或继发性的肝胆管癌切除术后。移植中心完成的15例胰岛-肝同时移植,其中9例移植后停用胰岛素治疗(6例维持1年以上,2例移植后1年内死于肿瘤复发,死亡前不需胰岛素治疗而能够维持正常的胰岛素代谢),从移植至可以停用胰岛素治疗的平均时间是58天。9例最终均死于肿瘤复发,死亡前不需胰岛素治疗而能维持正常的血糖水平。胰岛自身移植适用于全胰切除后。移植中心完成的170例胰岛自身移植,仅18例有完整资料。18例中16例移植后可以停用胰岛素,13例维持1

年以上。

二、胰岛移植抗排斥反应治疗现状

由于移植后必须长期的免疫抑制剂治疗，这使糖尿病患者更可能导致感染、恶性肿瘤、心血管疾病等并发症，因此目前的胰岛移植仍限于因为其他原因而需其他器官移植的患者。免疫抑制剂治疗和诱导免疫耐受方法的改进，使 1 型糖尿病患者单独胰岛移植（IA）成为可能。早期的免疫抑制药物以激素、Aza、CsA 为主，现在，特异性更高的药物诸如 OKT3、15-DSG、tacrolimus、sirolimus 和 daclizumab 等的出现，使移植物存活率改善。抗 CD-154 抗体 5C8 被认为是最有潜力的药物，它不但可以选择性阻断 CD40-CD154 共刺激途径，抑制免疫反应，而且不具有其他免疫抑制剂常见的毒副作用，如胰岛细胞毒性，已开始进行临床尝试。雷帕霉素（rapamycine）也是一种具有广阔临床应用前景的药物，它不但可以阻断淋巴因子和其受体的相互作用，同时可以与其他药物产生协同作用，减少 50% 以上的环菌霉素和泼尼松的用量，从而减少对胰岛细胞的毒性。联合应用抗 CD-154 抗体（5C8）、雷帕霉素和抗 IL-2 受体抗体（daclizumab）等免疫抑制剂，可以使胰岛移植成功率达到 50% 以上。其他一些研究针对细胞间黏附分子展开，尤其是 ICAM-1，长期被认为是细胞毒性 T 淋巴细胞破坏 β 细胞的重要介质。细胞因子 TNF-α 或 IFN-γ 可以上调 β 细胞表面的 ICAM-1，使胰岛细胞易于被细胞毒性 T 淋巴细胞所溶解。用单抗阻断 ICAM-1 和 LFA-1 的反应，能有效延长同种胰岛移植存活时间。诱导免疫无应答是抗排斥治疗研究的一个热点，方法包括：胸腺内植入抗体、阻断免疫识别的共刺激途径、同期骨髓细胞移植、胰岛细胞内导入免疫调节基因、胰岛-Sertoli 细胞同期移植等。

三、影响临床移植成功的因素

尽管近年临床胰岛移植的成就令人鼓舞，但总的成功率仅约 10%，移植技术亟待改进。影响胰岛移植效果的可能因素包括：①器官获取和胰岛分离方法缺陷；②移植后早期胰岛丧失；③移植排斥和自身免疫。

（一）器官获取和胰岛分离方法

首要的问题是如何选择合适的供体。由于胰腺对代谢状态的改变敏感，诸如患者死亡时的状态，药物治疗情况等因素都直接影响到胰岛分离的结果。影响胰岛分离结果的因素包括：供体年龄大、高 BMI（body mass index）、近距离器官获取为有利因素，反之，供体死前长期的低血压（收缩压<90mmHg），高血糖（>10μmol/L），心跳停止时间长，冷缺血时间长为不利因素。其中，供体年龄<18 岁时明显影响胰岛移植的成功率，可能和年轻供体胰腺组织富含胶原组织和胰岛发育不完善有关。至于器官冷缺血时间，建议主动脉钳夹后至胰岛分离开始前时间不超过 8~16 小时，以防止早期胰岛失活。胰岛长时间低温保存也促进其失活。移植胰岛数量是影响移植预后的重要因素，11 000IEQ/kg 体重的胰岛数量足可以实现移植后胰岛素不依赖。Liberase 被认为是最适宜用于临床的胰岛分离酶，它不但可以提高每克胰腺组织分离后的细胞获得率，增加胰岛的数量，而且可以保持胰岛作为一个胰腺内分泌单位的完整性，减少对胰岛细胞的破坏。胰腺消化过程中内源性胰蛋白酶可以被激活。胰蛋白酶激活后可以降解胶原酶，降低胶原酶活性，从而减低胰岛的分离效率。pefabloc 是一种磺酰基氟化物，可以抑制丝氨酸蛋白酶的活性，从而阻止胰蛋白酶对胶原酶的降解，有效提高胰岛分离的效率，而不损伤胰岛细胞。此外，胰岛分离和保存过程中应避免温度和溶液渗透

压的快速改变,这两种因素都会促进胰岛失活。

(二) 移植后早期胰岛丧失

移植胰岛经门静脉注射后即在血液循环中聚集成团,并栓塞门静脉微循环。移植早期细胞团中央的低氧状态会使许多胰岛细胞凋亡,并进一步在低氧、低营养或药物作用下坏死,此后胰岛重新塑形、完全血管化,这个过程大概需 10 天左右时间,此后胰岛细胞才能发挥内分泌功效。多数移植的胰岛细胞在这个过程中丧失。一般认为,在 1 型糖尿病患者中,大概只有≤30%的移植胰岛可以存活,而在正常人中,约 50%左右可以存活。胰岛移植过程本身导致的非特异性创伤反应所产生的细胞因子和 NO 被认为对胰岛有损伤效应,移植后早期的胰岛丧失主要由于这种非特异性损伤引起,这要早于经典的 T 细胞介导的损伤。在这方面,有些研究针对 NO 展开,认为用异硫脲(isothioureas)抑制可诱导性 NO 合酶(iNOS)可以有效防止移植后早期的胰岛丧失。CD-154 也被认为可以抑制非特异性炎症介质的产生,减少移植后早期胰岛丧失。

(三) 移植排斥和自身免疫

关于移植物排斥,目前尚无有效的方法来早期检测和治疗,以防止不可逆转的移植物损伤。临床实践证实异体胰岛组织在自身免疫性环境中更易引起排斥,而且现行的免疫抑制剂对之无效。换言之,全器官移植之所以能够抵抗自身免疫性损伤,不仅归功于免疫抑制剂治疗,而且和伴随植入的大量淋巴组织有关。应用单抗封闭 MHC-Ⅱ类分子,从而功能性抑制 APC 细胞可以诱导供体特异性的免疫无应答。其他诱导 APC 无功能的方法包括:对移植胰岛紫外线照射、在低氧环境下培养胰岛。尽管这些措施被证实能够延长啮齿类动物的移植物存活,但临床有待验证。新的免疫抑制治疗方案,使连续 7 例经门静脉肝内胰岛移植都实现了胰岛素不依赖。其免疫抑制治疗方案包括:不使用激素、使用 IL-2 受体单克隆抗体 daclizumab、合并使用 sirolimus 和小剂量 tacrolimus。临床上,还可以通过同供体骨髓移植诱导受体嵌合状态来诱导供体特异性免疫耐受,从而预防排斥,延长移植物存活。

四、胰岛细胞移植部位的选择

作为细胞移植,胰岛细胞移植在移植部位上有很大的选择性,这也是他优于其他器官移植的优势之一,我们可以利用这一优势来寻找合适的移植部位,从而规避移植后的免疫排斥反应等并发症。肝门静脉是目前常用的临床胰岛移植部位,但肝门静脉的低氧状态以及因为低氧导致的炎症等原因往往造成随时间而呈现出的移植物功能衰退,所以寻找一个理想的移植部位也是我们面临的课题之一,在实验研究中,研究者曾经尝试将胰岛移植于肾被膜下、脾脏、腹膜、网膜、胃肠壁、睾丸、胸腺、骨髓、眼睛的前房、大脑、皮下以及肌肉的间隙等部位,这些移植部位有些证明是有效及可以临床推广的,但找到一个理想的部位,还需要进一步的研究。

五、人胰岛分离

(一) 胰岛供体的选择

目前,我国人胰岛移植供体主要来自脑死亡患者捐献,供体胰腺的采集不仅需要将胰腺周围的脂肪组织和淋巴结尽可能的去掉,还应确保胰腺外膜的完整。但在主动脉阻断前也应尽量减少处理时间和最大限度地提高胰腺氧合血流量。适宜供体的选择是胰岛分离、纯化和移植结果成功的关键。胰岛移植和全胰腺移植对理想胰腺供体的选择是相似的,但相比全胰腺移植的捐献者,胰岛移植的捐献者可以拥有相对较高的 BMI,因为若全胰腺移植的供体具有较高的 BMI,将会导致移植受体产生高风险并发症。为了能成功的从胰腺中分离胰岛细胞团,供体必须符合以下要求:①年龄在 20 岁~50 岁之间;②BMI>30kg/m²;③血糖水平正常。明尼苏达大学研究发现,供者年龄小于 50 岁且 BMI>27kg/m² 是胰岛移植成功的关键。当供体 BMI>30kg/m² 时,应避免患者 HbA1c>6.5%,因为此患者会具有隐匿型 2 型糖尿病的风险和胰岛素分泌相关未确诊的缺陷(会降低胰岛的有效性)。

(二) 胰岛的获取

胰岛移植过程中胰腺的获取与全胰腺移植过程中胰腺的获取相似,不同之处在于胰岛移植的胰腺取出后不需要进行血管保存,因为它的移植无需进行外科手术。在主动脉交叉夹闭并取出胸部器官后,应立即从十二指肠处切除整个胰腺,放入预冷的保存液(组氨酸-色氨酸酮戊二酸溶液)中,和一部分用于 HLA 分型的脾一起无菌运输至胰岛分离中心。整个胰腺获取过程中,胰腺的切除要先于腹部一切器官的切除。应尽量减少冷缺血时间和可能胰腺组织损伤,因为胰腺中的内源性蛋白水解酶对损伤和非特异性激活具有高灵敏性。

胰腺消化和胰岛纯化的主要步骤包括:①胰腺的扩张和胶原酶的灌注;②胰腺的振动分离与消化;③连续密度梯度离心纯化胰岛细胞;④胰岛细胞的培养。最后才能得到<5cm² 的胰岛组织颗粒。此过程需要历时 5~7 小时,每一个胰岛细胞团由成千上万个细胞构成,且只占全部胰岛组织的 1%~2%。一般推荐移植受体输入胰岛细胞的量应>5000IEQ/kg,如果从单一供体中能够获得满足>7000IEQ/kg 的胰岛细胞数量,则移植后患者更有可能脱离胰岛素。

外分泌腺和结缔组织是成功分离胰岛的一个限制因素。由于胰腺结构的复杂性,分离与消化过程需要使用不同类型的酶类,可通过手动或自动的方法将酶灌注至胰腺中,再利用 Ricordi 消化器震动分离和消化胰腺。研究者在早期尝试过程中为了从供体中分离得到大量的胰岛细胞而使用粗酶混合物,这种消化酶往往混合了各种各样的胶原酶、蛋白酶和未知酶类,以此降解各种类型的胶原。这意味着酶活性和浓度存在批次间的差异,难以实现胰岛分离的稳定性。

(三) 用于胰岛消化的酶

Liberase HI 是一个标准化且高度纯化的胶原酶和蛋白酶混合物,能够实现临床胰岛分离的稳定性。早期报道认为 Liberase HI 与传统的胶原酶制剂(胶原酶 P)相比,在不同批次酶的使用过程中,其胰岛产量显著较高,且没有观察到差异。然而,待进一步的研究后表明这种酶的混合物也存在很多变量。但这不影响国际知名胰岛分离与移植单位对它的喜爱。直至 2007 年,此酶才在临床胰岛分离中被正式停用,其原因主要为它是由溶组织梭状芽孢杆菌释放,此菌是在含有牛脑的培养基中培养,具有疯牛病传播的风险。

同一时期,SERVA 酶-胶原蛋白酶 NB1 和中性蛋白酶 NB(SERVA Electrophoresis GMbH)正在进行测试。Sabek 等人在 NOD-SCID 小鼠中证实这两种酶的组合方式能分离得到与 Liberase HI 相似产量、纯度和功能的胰岛。此外,这两种酶的优势在于它是 GMP 级别,符合欧洲药典 TSE 指南的要求。因此,它取代了 Liberase HI,成为胰岛分离与移植界的新宠。这些酶的用量要根据胰腺的大小而改变,一般胶原酶的用量为 18~24U/g,中性蛋白酶的用量为 1~2DMCU/g。

新型胶原酶-Liberase MTF(mammalian tissue free)与 Liberase HI 类似,从它的名字中可知它的生产过程中没有添加哺乳动物组织,因此它的制造级别是 GMP 级。此酶通过了荷兰、瑞典和法国的 9～12 例分离试验,证明其达到临床移植标准,且有研究表明 Liberase MTF 与 SERVA 酶可以得到相类似的胰岛当量。

2008 年,另一种消化酶—VitaCyte collagenase HA 诞生。它与 SERVA 酶的分离效果相似,有研究者通过检测其胰岛细胞团大小、培养后的活率、胰岛素分泌能力和细胞因子的表达等,证明 VitaCyte 比 SERVA 酶更好,因为它没有破坏胰岛细胞的完整性。

研究表明胰管内灌注胶原酶,不仅能机械性扩张破坏外分泌部腺泡,而且能更好地消化外分泌部组织,并可减少对胰岛的损伤,也为有效地纯化胰岛创造条件。通过主胰管将消化酶注入胰腺,经过分支穿透至胰腺的外分泌部分。因此,消化酶需均匀地分布在整个器官中,才能最大数量的释放胰岛细胞团。

胰腺灌注的方式有两种:手动式和压力控制的机械灌注装置。手动式是将消化酶装入 50ml 注射器中,通过胰管的插管缓慢注入胰腺。待胰腺完全膨胀后,将其剪碎至 $2cm^3$ 的小块,放入 Ricordi 消化器中振荡,利用 shear force 和 strain 拉开胰岛和外分泌腺细胞的粘连处,使胰岛细胞从腺泡和结缔组织中分离出来。

(四) 胰岛的培养

人胰岛细胞分离后,要对其进行纯化,所有的优化纯化过程都是围绕着密度梯度离心进行的。其主要的离心介质有 Ficoll、右旋糖苷、碘克沙醇以及其他的放射造影剂。离心后将纯化产物分别收集到 12 个离心管中,再分别提取每个离心管中的样品做纯化鉴定,根据每管中胰岛细胞的纯度可以将纯化产物分为高纯度(≥70%)、中等纯度(40%～60%)和低纯度产物(30%～39%)。

胰岛细胞分离后可以立即移植或培养一定时间后移植。培养时应用含有 10%～15% 人血清白蛋白的 CMRL1066 培养基,将胰岛细胞悬浮培养于 37℃含 5%CO_2 培养箱中过夜,之后在 22℃条件下继续培养 24～48 小时。如果胰岛的纯度小于 70%,应对其进行适当稀释。且在胰岛细胞培养过程中给予一定浓度的糖可以提高培养的效果,对于人胰岛细胞而言,最适糖浓度为 5.5mmol/L。

六、胰岛质量的控制

胰岛移植物的质量直接影响胰岛移植的效果,保持高活性的胰岛功能是冷冻胰岛移植的前提。影响胰岛移植术后效果的因素很多,很难确定哪个因素或参数是决定能否达到胰岛素不依赖的关键。合理的实验设想、临床前瞻性设计以及制订有关收集、保存、操作、质控、报告、临床分析等各步骤的标准是十分必要的。一个胰岛制备物是否值得给患者移植,须经多项质量控制指标评估。胰岛移植物中首先要保证充足的胰岛数量及良好活性,在此基础上,考虑采用一些预处理措施来降低其免疫源性,才有可能取得更好疗效。对于胰岛移植来说,对胰岛制备过程进行严格质控以及制定胰岛分离产物检测标准有助于限定一些不确定因素。

目前应用的人胰岛检测标准仍需进一步完善。临床上单个供者的胰岛移植术后几乎不能达到胰岛素不依赖,也证明了这一点。人胰岛产物的检测标准应遵循 FDA 制定的细胞组织制品中有关规定。关于人胰岛细胞和组织制品的检测一般遵循以下 4 条原则:①安全性;②产品的特点、性质;③生产过程中的质控;④产品的可重复性和稳定性。为确保产品的安全性,应做一些特殊检查确定致热原和内毒素含量、是否无菌(包括需氧菌、厌氧菌和真菌培养)、是否有支原体和其他外源性物质。同时,需要检测细胞或组织的性质、纯度、稳定性、活性和细胞或组织的数量。通过对生物制品的最终特性的检测和其他实验,可以确保生产过程中的质量问题。

需要特殊注意胰岛的安全性和特性,尤其是要注意取样的时间、类型以及检测技术。取样标准化对确定胰岛的特性是十分关键的。同时,应注意检测的地点。除一些关于胰岛活性等需要当时当地检测外,其余检测应在一个参比实验室进行。这样可确保实验结果的准确性和可重复性,也有助于对不同临床研究机构的资料进行比较分析。临床的实施方案决定了在进行胰岛检测是采用 release 标准还是 postrelease 标准。如果实施新鲜胰岛移植(不经过培养),那么就无法实施 release 标准,而 postrelease 标准就显得格外重要了。

胰岛安全性实验可分为检测细菌、致热原、内毒素、支原体和外来物质等类型。鉴定胰岛特性的实验包括确定胰岛的性质、数量、纯度、活性和分泌胰岛素的能力等方面。

(一) 胰岛无菌性

胰岛培养排除微生物污染,要求严格检测内毒素以及支原体感染。据报道,胰岛移植物应符合下述的最小需要量:胰岛数量 8000 IEQ/kg 体重,纯度>80%,活性>80%,体外功能显示葡萄糖刺激胰岛素分泌呈双相反应。移植前必须确认样品革兰染色阴性,内毒素的水平<5EU/kg(患者体重)。

(二) 胰岛数量、体积和纯度

采用双硫腙(DTZ)染色,DTZ 为螯合指示剂,可与铅、铜、锌等螯合,人和动物(豚鼠除外)的胰岛 B 细胞因含锌,DTZ 染色呈猩红色,其他胰岛细胞不着色,故 DTZ 对胰岛呈特异性染色,属于胰岛细胞的特异性染料。胰岛细胞计数:每次于细胞悬液中取出 50μl 的样品,镜下计数 DTZ 阳性细胞团并重复取样 3 次,按下列公式计数胰岛:胰岛产量=(3 次阳性胰岛数值之和/3)×[样本总量(ml)/50μl]。

DTZ 染色后计数染色阳性的胰岛细胞团并计算胰岛细胞当量(IEQ),按胰岛直径类别计数染色的胰岛,以指数换算为 150μm 直径的胰岛当量 IEQ 与体积,IEQ 根据表 50-1 换算因子进行计算。为了达到预期的移植效果,胰岛细胞的数量必须充足,通常要求大于5000IEQ/kg 或者更高(10 000~20 000IEQ/kg)。

DTZ 的配制及使用方法:将 10mg DTZ 溶于 10ml 的二甲基亚砜(DMSO)中,用 0.22μm 的孔径滤膜过滤除菌后分装储存于-20℃冰箱内。常规染色时,每 1ml 胰岛细胞悬液与 10μl 的 DTZ 储存液混合,于 37℃ 孵育 10 分钟后镜检,胰岛细胞被染成猩红色后观察细胞的形态。在胰岛细胞的制备过程中要求其纯度在 30% 以上。胰岛纯度=DTZ 染色阳性的胰岛细胞团数/细胞团总数×100%

DTZ 染色是鉴定胰岛纯度的一种简单的方法。其他简单又可靠的鉴定方法还有间接双抗冻切片荧光免疫法及电镜分辨法。最近文献报道扫描电镜以及同焦显微镜作为分析胰岛三维结构的一种技术,已用于探索胰岛形态特征及表面变化的研究。

表 50-1　胰岛细胞当量(IEQ)计数换算表

胰岛直径范围(μm)	换算因子	胰岛直径范围(μm)	换算因子
50~100	0.16	250~300	6.3
100~150	0.66	300~350	10.4
150~200	1.7	>350	15.8
200~250	3.5		

注:假设直径范围为 50~100μm 的胰岛细胞团为 100 个那么它们的胰岛当量 IEQ=100×0.16=16

(三) 胰岛活性鉴定

胰岛活性是鉴定胰岛移植效果的关键因素,采用吖啶(AO)-碘丙啶(PI)双色荧光染色检测细胞活性是鉴定胰岛移植物质量的一种可靠方法。AO 为浸润性染料,可浸入活细胞发出绿色荧光,PI 为排斥性染料,不能进入活细胞,与已死亡或正在死亡的细胞的核酸结合,发出红色荧光。双色荧光染色不仅可同时显示活性胰岛与胰岛外附着的死细胞,并可同时显示活性胰岛与已死亡的胰岛组成部分。用 Dulbeccos 液配制储备液,AO:$670\mu mol/L$,PI:$750\mu mol/L$,$4℃$,暗处保存,临用前取 0.01ml AO 与 1ml PI 混合,用 Dulbeccos 液 10 倍稀释,$0.22\mu m$ 孔径滤膜滤过,与胰岛制备物混合,荧光显微镜下用 490nm 激发光滤光片,510nm 光栅滤光片可同时见到绿色(AO)和红色(PI)荧光。该染色法背景清晰,着色鲜明,荧光可持续 1 天以上。移植的胰岛细胞活性必须大于 70%。

(四) 胰岛功能检测

可以直接测定胰岛组织中胰岛素含量,或应用葡萄糖、氨基酸等刺激物观察胰岛对刺激物的反应情况。其中胰岛葡萄糖灌流试验是体外测定胰岛功能的标准方法。计数 50~100 个胰岛,至于含滤膜的微型滤器中,$37℃$,分别用含 2.8mmol/L 葡萄糖与 16.7mmol/L 葡萄糖加 10mmol/L 茶碱刺激;第一与第三小时分别用 2.8mmol/L 葡萄糖与 Krebs 液各灌流 1 小时,于最末 20 分钟收集灌流液;第二小时用 16.7mmol/L 葡萄糖加 10mmol/L 茶碱灌流,并于 2、4、6、8、10、20、30、40、50、60 分钟收集灌流液,检测胰岛素含量,绘制胰岛素分泌动态图,并按公式计算刺激指数(SI):SI=(第二小时前 20 分钟分泌胰岛素量+后 20 分钟分泌胰岛素量)/(第一小时末 20 分钟分泌胰岛素量+第三小时末 20 分钟分泌胰岛素量)。培养过夜的胰岛细胞要求做糖刺激胰岛素释放试验,并且刺激指数应大于 1。

七、移植后疗效评估

胰岛分离及纯化技术的不断提高使胰岛移植成为治疗 1 型糖尿病的方法之一。而且,胰岛移植操作相对简单安全,如果胰岛被排斥不需再次手术去除移植物;另外也可反复多次移植,更为重要的是,移植物能够在体外进行修饰。然而,针对该治疗方法临床疗效评估研究尚少,胰岛移植术后疗效评价一直困扰着临床工作者。

胰岛移植的效果可以通过一定的方法进行测定,包括患者对生活的信心、移植物功能的存活、患者代谢状况的改善、糖尿病并发症的好转以及患者的生活质量提高等。

术后胰岛素用量是评价胰岛移植术后疗效的主要指标。2000 年 Shapiro 报告了 7 例胰岛移植患者达到脱离外源性胰岛素的状态。2005 年他们的随访结果显示:胰岛移植后 1、3、5 年的脱离胰岛素的患者的比例分别为 69%、37% 及 7.5%。这些结果表明,部分移植胰岛可长期保有功能,能够稳定控制血糖并减少外源性胰岛素用量,胰岛移植治疗有效。

国内外大量文献均表明,术后胰岛素的用量及 C-肽水平是评定胰岛移植治疗 1 型糖尿病疗效的重要指标。

术后临床表现及糖尿病并发症的改善也是评估胰岛移植疗效的一项重要指标。研究显示胰岛移植可改善微血管并发症,并改善心血管功能参数,并提高患者的自信心和生活满意度。

因此,胰岛移植治疗的疗效评价不仅需要考虑胰岛素减量这一指标,也需要参照其在防止并发症的发生、发展,改善生活质量等多方面指标进行综合评定。

八、胰岛移植疗效评估标准

(一) 胰岛素减量方面

1. 有效标准

(1) 术后胰岛素用量减少或不用：将术后胰岛素用量较术前减少≥30%持续3个月作为移植有效的标准。

(2) 血清C-肽≥1ng/ml

(3) 糖化血红蛋白<6.5%。

2. 显著疗效标准　24小时空腹血糖在3.9~6.0mmol之间，患者不出现低血糖，糖化血红蛋白<6.5%，外源性胰岛素用量较移植前减少30%以上，血清C-肽≥2ng/ml。

3. 治愈标准　24小时空腹血糖在3.9~6.0mmol之间，患者不出现低血糖，糖化血红蛋白<6.5%，不需要使用外源性胰岛素，血清C-肽≥3ng/ml，肝活检可见胰岛细胞移植物。

4. 无效标准　移植后仍然发生的低血糖(不包括减少外源性胰岛素用量后即可消除低血糖的状况)，特异性-C肽<0.3ng/ml或者移植后外源性胰岛素减量<30%。

(二) 患者并发症的改善及生活质量的提高方面

1. 有效标准　并发症减轻，每天的活动量可适量增大、疲劳感减轻、对社会活动逐渐提起兴趣以及对生活开始重燃信心。

2. 显著疗效标准　并发症得到明显缓解，每天的活动量强度增加、无疲劳感、积极参加社会活动以及对生活充满信心。

3. 治愈标准　无并发症，每天的活动量、疲劳感、对社会活动的兴趣以及对生活的信心和正常人无异。

4. 无效标准　并发症持续恶化，每天的活动量逐渐减少、疲劳感加重、对社会活动无兴趣以及对生活没有信心。

近年来胰岛移植在短期、长期效果方面已取得巨大进步，可以肯定的是胰岛移植拥有美好未来，在疗效评估方面仍需要不断完善。我们认为，除外使用外源性胰岛素减量及胰岛素水平等胰岛移植物功能的指标，也需要参照并发症的发生、发展、改善生活质量等多方面指标进行综合评定，可以为临床治疗提高更好的评估方法。

(荣鹏飞　王维)

参 考 文 献

1. 刘宝林,刘世庆,曹献馗.胰岛移植的临床与科研现状及展望.世界华人消化杂志,2012,20(33)：3186-3190.

2. Moassesfar S,Masharani U,Frassetto L,et al. A Comparative Analysis of the Safety,Efficacy,and Cost of Islet Versus Pancreas Transplantation in Nonuremic Patients With Type 1 Diabetes. Am J Transplant,2016,16(2)：518-526.

3. 尹注增,刘荣.胰岛移植部位的选择及优缺点.实用器官移植电子杂志,2016,4(06)：355-359.

4. 孙振,潘庆杰,朱丰龙,等.胰岛移植的应用及新方法.中国细胞生物学学报,2015,37(12)：1679-1684.

5. Wang X,Wang K,Zhang WM,et al. A bilaminated decellularized scaffold for islet transplantation：Structure,properties and functions in diabetic mice. Biomaterials,2017,138：80-90.

6. Leila M,Shahriar H,Shahin B,et al. Improvement of islet engrafts by enhanced angiogenesis and microparticle-mediated oxygenation. Biomaterials,2016,89：157-165.

7. Elisa C, Antonio C, Simona M, et al. Murine animal models for preclinical islet transplantation, No model fits all (research purposes). Islets, 2013, 5(2): 79-86.

8. Arjun R, Preeti C, Kenneth L, et al. Pancreatic Islet Transplantation in Type 1 Diabetes Mellitus: An Update on Recent Developments. Current Diabetes Reviews, 2013, 9(4): 294-311.

9. Simon K, Thomas V, Peter F. Pancreas transplantation. Surgery (Oxford), 2017, 357: j1321.

10. Mehrabi A, Golriz M, Adili-Aghdam F. Expanding the indications of pancreas transplantation alone. Pancreas, 2014, 43(8): 1190-1193.

11. Robertson R. Islet Transplantation for Type 1 Diabetes, 2015: What Have We Learned From Alloislet and Autoislet Successes? Diabetes Care, 2015, 38(6): 1030-1035.

中英文缩略词

英文缩写	英文全拼	中文
3DCRT	3 dimensional conformal radiationtherapy	三维适形放疗
AAST	American Association for the Surgery of Trauma	美国创伤外科协会
ABC	ATP binding cassette	ATP 结合盒
ACIP	acute cholecystitis in pregnancy	妊娠期急性胆囊炎
ACP	alcohol chronic pancreatitis	酒精性慢性胰腺炎
ADA	American Dietetic Association	美国营养师协会
ADC	apparent diffusion coefficient	表观扩散系数
AIP	autoimmune pancreatitis	自身免疫性胰腺炎
AJCC	American Joint Committee on Cancer	美国癌症联合委员会
AJPBD	anomalous junction of the pancreaticobiliary duct	胰胆管合流异常
ANA	antinuclear antibodies	抗核抗体
ANC	acute necrotic collection	急性坏死物积聚
AOSC	acute obstructive suppurative cholangitis	急性梗阻性化脓性胆管炎
APACHE	acute physiology and chronic health evaluation	急性生理功能和慢性健康状况评分系统
AP	acute pancreatitis	急性胰腺炎
APBU	anomalous pancreaticobiliary union	异常胆胰管结合
APFC	acute peripancreatic fluid collection	急性胰周液体积聚
APIP	acute pancreatitis in pregnancy	妊娠期急性胰腺炎
ASCAP	adeno squamous carcinoma of the pancreas	胰腺腺鳞癌
BA	biliary atresia	胆管闭锁
BBS	benign biliary strictures	良性胆管狭窄
CAP	critical acute pancreatitis	危重型急性胰腺炎
CA-199	carbohydrate antigen19-9	糖链抗原 CA19-9
CA-II	carbonic anhydrase II	碳酸酐酶 II
CCK	cholecystokinin	缩胆囊素
CCK-RP	CCK-releasing peptide	CCK 释放肽
CEACAM1	carcino-embryonic antigen related cellular adhesion molecule 1	癌胚抗原相关细胞黏附分子 1
CEA	carcino-embryonic antigen	癌胚抗原
CEH	carboxylic ester hydrolase	羟基酯水解酶
cfDNA	circulating cell-free DNA	循环游离 DNA
CLC	cholangiolocellular carcinoma	细胆管癌
CLPD	laparoscopic pancreaticoduodenectomy	完全腹腔镜下胰十二指肠切除术

CLS	capillary leak syndrome	毛细血管渗漏综合征
CP	central pancreatectomy	胰腺中段切除术
CP	chronic pancreatitis	慢性胰腺炎
CT	computed tomography	计算机断层扫描
CTC	circulating tumor cell	循环肿瘤细胞
DAMP	damage associated molecular pattern	损伤相关分子模式
DPPHR	duodenum-preserving pancreatic head resection	保留十二指肠的胰头切除术
DWI	diffusion weighted imaging	弥散加权成像
ED	elemental diet	基础食谱
EHL	electrohydraulic lithotripsy	液电碎石
EML	endoscopic mechanical lithotripsy	内镜下机械碎石术
ENBD	endoscopic nasobiliary drainage	内镜下鼻胆管引流
ENPD	endoscopic naso-pancreatic drainage	内镜下鼻胰管引流
EPBD	endoscopic papillo-sphinter ballon dilation	内镜下乳头括约肌气囊扩张术
EPS	endoscopic pancreatic sphinctreotomy	内镜下胰管括约肌切开术
EPT	endoscopic papillotomy	内镜下十二指肠乳头切开术
ERC	endoscopic retrograde cholangiography	内镜下逆行胆管造影
ERCP	encoscopic retrograde cholangio pancreatography	内镜逆行胰胆管造影
ERPD	endoscopic retrograde pancreatic drainage	内镜下逆行胰管支架引流
ERP	endoscopic retrograde pancreatography	内镜下逆行胰管造影检查
ESLBD	endoscopicsphincterotomy with large balloon dilation	内镜下乳头括约肌切开联用大气囊扩张术
ESP	endoscopic papillectomy	内镜下十二指肠乳头切除术
EST	endoscopic sphincteropapillotomy	经内镜乳头括约肌切开术
EST	endoscopic sphincterotomy	内镜下十二指肠乳头括约肌切开术
ESWL	extracorporealshock wave lithotripsy	体外冲击波碎石
ETN	endoscopic transluminal necrosectomy	经胃内镜胰腺坏死组织清除术
EUS	endoscopic ultrasonography	超声内镜检查
EUS-FNA	endoscopic ultrasound-guided fine needle aspiration	超声内镜引导下细针抽吸术
EUS-FNT	EUS-guided fine needle tattooing	EUS 引导下细针穿刺染色标记术
EVAC	endoscopically vacuum-assisted closure system	经胃内镜下放置封闭负压引流系统
FFA	free fatty acids	游离脂肪酸
FICE	fuji intelligent chromoendoscopy	内镜智能分光比色技术
FLR	future liver remnant	预留肝脏体积
FNA	fine needle aspiration	细针穿刺术
FREDDY	frequency-doubleddouble-pulse neodymium：YAG	双频双脉冲钕-YAG 激光
GEL	granulocyteepithelial lesion	粒细胞性上皮损害
GRE	gradient echo	梯度回波
GRP78	glucose-regulated protein	葡萄糖调节蛋白78
HA	hepatic artery	肝动脉
HIP/PAP-1	hepatocarcinoma-intestine-pancreas/pancreatic-associated protein-1	肝癌-肠-胰腺/胰腺炎相关蛋白-1

HLP	hyperlipidemic pancreatitis	高脂血症胰腺炎
HP	hempperfusion	血液灌流
HWJ	high-flow water-jet system	自膨式金属支架及高流速冲洗系统
IAC	IgG4 Associated cholangitis	IgG4 相关性胆管炎
IDCP	idiopathic duct-centric pancreatitis	特发性导管中心性胰腺炎
IDP	intradiverticular papilla	憩室内乳头
IDUS	intraductal ultrasonography	管腔内超声
IgG4-SC	immunoglobulin G4 related sclerosing cholangitis	IgG4 相关硬化性胆管炎
IOC	intraoperative cholangiogram	术中胆管造影
IOC	intraoperative choledochoscopy	术中胆管镜
IPMN	intraductal papillary mucinous neoplasm	导管内乳头状黏液肿瘤
IPN	infected pancreatic necrosis	感染性胰腺坏死
IRE	irreversible electroporation	不可逆性电穿孔
IRT	immunoreactive trypsin	免疫反应性胰蛋白酶
JPD	juxtapapillary duodenal diverticula	十二指肠乳头旁憩室
JPS	Japan Pancreas Society	日本胰腺协会
LC	laparoscopic cholecystectomy	腹腔镜胆囊切除
LCP	laparoscopic central pancreatectomy	腹腔镜胰腺中段切除术
LF	lactoferrin	乳铁蛋白
LPL	lipoproteinlipase	脂蛋白脂酶
LPSP	lymphoplasmacytic sclerosing pancreatitis	淋巴浆细胞硬化性胰腺炎
MAP	mild acute pancreatitis	轻症急性胰腺炎
MCA	magnet compression anastomosis	磁性压缩吻合技术
MCA	mucinous cystadcnoma	黏液性囊腺瘤
MCN	mucinous cyctic neoplasm	黏液性囊性肿瘤
MD-IPMN	main duct IPMN	主胰管型导管内乳头状黏液性肿瘤
MGB2	mammaglobin B	乳球蛋白 2 基因
MHA	methemalbium	正铁血红蛋白
MIC1	macrophage inhibitory cytokine 1	巨噬细胞抑制因子 1
MIP	maximum intensity projection	多角度最大信号强度投影
MIS	minimally invasive surgery	微创外科
MLC	minilaparoscopic cholecystectomy	小孔腹腔镜下胆囊切除术
MNA	mini nutritional assessment	微型营养评估
MRCP	magnetic resonance cholangiopancreatography	磁共振胰胆管造影
MSAP	moderately severe acute pancreatitis	中重症急性胰腺炎
MTBE	methyl-tert-butyl ether	甲基叔丁醚
MUST	malnutrition universal screening tools	营养不良通用筛查工具
NBI	narrow band imaging	窄带成像技术
NCCN	National Comprehensive Cancer Network	美国国立综合癌症网络
NEC	neuroendocrine carcinoma	神经内分泌癌
NET	neuroendocrine tumor	神经内分泌肿瘤
NOTES	natural orifice transluminal endoscopic surgery	经自然腔道内镜手术

NPTX2	recombinant neuronal pentraxin II	神经元正五聚体蛋白 II
NRS 2002	nutritional risk screening 2002	营养风险筛查 2002
N-CTCP	negative CT cholangiopancreatography	阴性法 CT 胰胆管造影
OCA	obeticholic acid	奥贝胆酸
OC	open cholecystectomy	开腹胆囊切除术
OPD	open pancreaticoduodenectomy	开放胰十二指肠切除术
PAD	peri-ampullary diverticula	十二指肠乳头旁憩室
PAF	platelet activating factor	血小板活化因子
PanIN	pancreatic intraepithelial neoplasia	胰腺上皮内瘤变
PanNETs	pancreatic neuroendocrine tumours	胰腺内分泌肿瘤
PBC	primary biliary cirrhosis	原发性胆汁性肝硬化
PCAA	pancreatic carcinoma associated antigen	胰腺癌相关抗原
PCD	percutaneous catheter drainage	经皮穿刺置管引流
PCN	pancreatic cystic neoplasm	胰腺囊性肿瘤
PCS	peroral cholangioscopy	经口胆道镜
PDT	photodynamic therapy	光动力学治疗
PE	plasma exchange	血浆置换
PET	positron emission tomography	正电子发射断层成像
PG-SGA	patient-generated subjective global assessment	患者主观整体评估
PLA2	phospholipase A2	磷脂酶 A2
PLAU	plasminogen activator urokinase	尿激酶型纤溶酶原激活因子
PNEN	pancreatic neuroendocrine neoplasm	胰腺神经内分泌肿瘤
PNET	pancreatic neuroendocrine tumor	胰腺神经内分泌肿瘤
POA	pancreatic oncofetal antigen	胰腺癌胚胎抗原
POC	post operative choledochoscopy	术后胆管镜
PPS	peroral pancreatoscopy	径口胰管镜
PSC	primary sclerosing cholangitis	原发性硬化性胆管炎
PSTI	pancreatic secretory trypsin inhibitorm	胰分泌性胰蛋白酶抑制物
PTCD	percutaneous transhepatic cholangio drinage	经皮经肝胆管引流
PTC	percutaneous transhepatic cholangiography	经皮经肝胆管造影
PTCS	percutaneous transhepatic cholangioscopy	经皮经肝胆管镜
PTGD	percutaneous transhepatic gallbladder drainage	经皮经肝胆囊穿刺引流术
PV	portal vein	门静脉
PWI	perfusion weighted imaging	灌注加权成像
RAC	revised Atlanta classification	修订版亚特兰大分类标准
RCAS1	receptor-binding cancer antigen	受体结合型癌抗原
RFA	radio frequency ablation	射频消融
ROI	Region of intestine	感兴趣区
RR	relative risk	相对危险度
SAA	serum amyloid-A	血清淀粉样蛋白 A
SAPE	sentinel acute pancreatitis event	前哨急性胰腺炎事件
SAP	severe acute pancreatitis	重症急性胰腺炎

SA	splenic artery	脾动脉
SCA	serous cystadenoma	浆液性囊腺瘤
SGA	subjective globe assessment	主观整体评估
SIRS	systemic inflammatory response syndrome	全身炎症反应综合征
SJS	Sjogren's syndrome	干燥综合征
SMA	superior mesenteric artery	肠系膜上动脉
SMV	superior mesenteric vein	肠系膜上静脉
SNT	surgical necrosectomy	外科坏死组织清除术
SOA	serous oligocystic adenoma	浆液性寡囊性囊腺瘤
SOCS1	suppressor of cytokine signaling 1	细胞因子信号转导抑制蛋白 1
SOD	sphincter of Oddi dysfunction	Oddi 括约肌功能障碍
S-MRCP	secretin stimulated MRCP	胰泌素刺激 MRCP
T_1WI	T_1 weighted imagine	T_1 加权像
TDP	transduodenalpapillectomy	开腹经十二指肠乳头切除术
THBS1	thrombospondin 1	血小板反应素 1
TIMP1	tissue inhibitor of metalloproteinases 1	基质金属蛋白酶的组织抑制剂
TLRs	Toll-like receptors	Toll 样受体家族
UCM	unknown confirmed material	未命名的复合物
UDCA	ursode-oxycholic acid	熊去氧胆酸
VPC	Vater ampulla carcinoma	乏特壶腹癌
WHO	World Health Organization	世界卫生组织
WON	walled-off necrosis	包裹性坏死